PSIQUIATRIA GERIÁTRICA

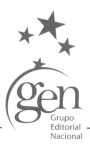

O GEN | Grupo Editorial Nacional – maior plataforma editorial brasileira no segmento científico, técnico e profissional – publica conteúdos nas áreas de ciências da saúde, exatas, humanas, jurídicas e sociais aplicadas, além de prover serviços direcionados à educação continuada e à preparação para concursos.

As editoras que integram o GEN, das mais respeitadas no mercado editorial, construíram catálogos inigualáveis, com obras decisivas para a formação acadêmica e o aperfeiçoamento de várias gerações de profissionais e estudantes, tendo se tornado sinônimo de qualidade e seriedade.

A missão do GEN e dos núcleos de conteúdo que o compõem é prover a melhor informação científica e distribuí-la de maneira flexível e conveniente, a preços justos, gerando benefícios e servindo a autores, docentes, livreiros, funcionários, colaboradores e acionistas.

Nosso comportamento ético incondicional e nossa responsabilidade social e ambiental são reforçados pela natureza educacional de nossa atividade e dão sustentabilidade ao crescimento contínuo e à rentabilidade do grupo.

PSIQUIATRIA GERIÁTRICA

Organizador chefe
IVAN APRAHAMIAN

Médico especialista em Geriatria (SBGG/AMB) e Psiquiatria (ABP/AMB). Professor Livre-Docente pela Faculdade de Medicina da Universidade de São Paulo (FMUSP). Mestrado em Gerontologia pela Faculdade de Ciências Médicas da UNICAMP e Doutorado em Psiquiatria pela FMUSP. É pesquisador honorário do Departamento de Psiquiatria geriátrica e do centro de pesquisa Rob Giel da Universidade de Groningen, Holanda. Professor Associado da Disciplina de Geriatria do Departamento de Clínica Médica da Faculdade de Medicina de Jundiaí. Coordenador do Ambulatório de Alterações Comportamentais em Idosos (ACId) da Disciplina de Geriatria da FMUSP (2015-2022). É fellow pela International Society of Affective Disorders, Londres, Reino Unido. Editor dos livros *Neuropsiquiatria Geriátrica*, segunda edição, *Psiquiatria Geriátrica* e *Depressão: Guia Prático*.

Organizadores associados
MARINA MARIA BIELLA

Médica com residência em Clínica Médica pela FMABC, residência em Geriatria pelo HC - FMUSP e especialização em Psiquiatria Geriátrica pelo Instituto de Psiquiatria (IPq - HC FMUSP). Título de especialista em Geriatria pela Sociedade Brasileira de Geriatria e Gerontologia (SBGG). Coordenadora do Ambulatório de Alterações Comportamentais em Idosos (ACId) da Disciplina de Geriatria da FMUSP (2015-2022). Estágio em Neurologia no Hospital Civil Fray Alcalde, Guadalajara, México, e em Psiquiatria Geriátrica pela Universidade de Coimbra, Portugal. Doutorado em andamento pelo IPq-HC FMUSP. Editora associada e autora do livro: *Depressão: Guia prático*.

JOAQUIM CEREJEIRA

Professor Auxiliar Convidado de Psiquiatria na Faculdade de Ciências da Saúde, Universidade da Beira Interior, Covilhã, Portugal. Especialista em Psiquiatria, Centro Hospitalar Universitário de Coimbra, Portugal. Investigador Integrado – Coimbra Institute for Clinical and Biomedial Research (iCBR), Coimbra, Portugal

TÂNIA CORRÊA DE TOLEDO FERRAZ ALVES

Título de Especialista de Psiquiatria e Psicogeriatria pela ABP/AMB. Pesquisadora do Projeto Terceira Idade do IPq-HCFMUSP. Doutorado pelo Departamento de Psiquiatria FMUSP. Professora colaboradora Departamento de Psiquiatria FMUSP

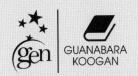

- Os autores deste livro e a editora empenharam seus melhores esforços para assegurar que as informações e os procedimentos apresentados no texto estejam em acordo com os padrões aceitos à época da publicação, e todos os dados foram atualizados pelos autores até a data da entrega *dos originais à editora*. Entretanto, tendo em conta a evolução das ciências da saúde, as mudanças regulamentares governamentais e o constante fluxo de novas informações sobre terapêutica medicamentosa e reações adversas a fármacos, recomendamos enfaticamente que os leitores consultem sempre outras fontes fidedignas, de modo a se certificarem de que as informações contidas neste livro estão corretas e de que não houve alterações nas dosagens recomendadas ou na legislação regulamentadora.

- Os autores e a editora se empenharam para citar adequadamente e dar o devido crédito a todos os detentores de direitos autorais de qualquer material utilizado neste livro, dispondo-se a possíveis acertos posteriores caso, inadvertida e involuntariamente, a identificação de algum deles tenha sido omitida.

- **Atendimento ao cliente: (11) 5080-0751 | faleconosco@grupogen.com.br**

- Direitos exclusivos para a língua portuguesa
  Copyright © 2019 by
  GEN | GRUPO EDITORIAL NACIONAL S.A.
  Publicado pelo selo Editora Guanabara Koogan

- Travessa do Ouvidor, 11
  Rio de Janeiro – RJ – CEP 20040-040
  www.grupogen.com.br

- Reservados todos os direitos. É proibida a duplicação ou reprodução deste volume, no todo ou em parte, em quaisquer formas ou por quaisquer meios (eletrônico, mecânico, gravação, fotocópia, distribuição pela Internet ou outros), sem permissão, por escrito, do GEN | Grupo Editorial Nacional Participações S/A.

- Capa: Luciana Mello e Monika Mayer
- Editoração eletrônica: Thomson Digital

- Ficha catalográfica

P969

Psiquiatria geriátrica / organizador chefe Ivan Aprahamian ; organizadores associados Marina Maria Biella, Joaquim Cerejeira, Tânia Corrêa de Toledo Ferraz Alves. - 1. ed. - [Reimpr.] - Rio de Janeiro : Grupo Editorial Nacional, 2022.

Inclui índice
ISBN 9788595150089

1. Psiquiatria geriátrica. 2. Idosos - Saúde mental. I. Aprahamian, Ivan. II. Biella, Marina Maria. III. Cerejeira, Joaquim. IV. Alves, Tânia Corrêa de Toledo Ferraz.

19-59608

CDD: 618.9768914
CDU: 616.89-053.9

Vanessa Mafra Xavier Salgado - Bibliotecária - CRB-7/6644

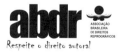

COLABORADORES

Abigail Betbedé
Médica Especialista em Psiquiatria (ABP). Membro Filiado ao Instituto Durval Marcondes da Sociedade Brasileira de Psicanálise de São Paulo (SBPSP). Pós-graduanda em Psicanálise pela Asociación Psicoanalítica Argentina/ Universidad del Salvador (APA/USAL). Médica Colaboradora do Ambulatório de Transtornos Somáticos do Instituto de Psiquiatria do HC-FMUSP (SOMA)

Adalberto Studart Neto
Neurologista do Grupo de Neurologia Cognitiva e do Comportamento da Divisão de Clínica Neurológica do Hospital das Clínicas da Faculdade de Medicina da USP

Alaise Silva Santos de Siqueira
Doutoranda pelo Instituto de Psiquiatria da Faculdade de Medicina da USP – HC-FMUSP. Especialização em Neuropsicologia pelo Instituto de Psiquiatria – HC-FMUSP. Psicóloga pela Universidade Nove de Julho. Pesquisadora Colaboradora no Ambulatório de Alterações Comportamentais no Idoso – ACId

Alexandre Leopold Busse
Professor Colaborador da Disciplina de Geriatria da FMUSP. Médico Assistente do Serviço de Geriatria do HC-FMUSP

Anita Liberalesso Neri
Psicóloga. Professora Livre-docente. Professora Colaboradora no Departamento de Psicologia Médica e Psiquiatria da Faculdade de Ciências Médicas da Unicamp. Professora do Programa de Pós-graduação em Gerontologia da FCM-Unicamp

Anna Laura Di Carvalho Gedda
Médica Formada pela Unimar. Especialista em Clínica Médica pela ISCM-SP. Especialista em Geriatria pelo HC-FMUSP. Especialista em Promoção de Saúde e Atenção Primária ao Idoso pelo HC-FMUSP

Antonio de Pádua Serafim
Neuropsicólogo. Doutor pela FMUSP. Diretor do Serviço de Psicologia e Neuropsicologia do IPq-HCFMUSP. Coordenador do Programa de Psiquiatria e Psicologia Forense (NUFOR) IPq-HCFMUSP. Professor Colaborador do Departamento de Psiquiatria da FMUSP. Professor do Programa de Neurociências e Comportamento do IPUSP. Bolsista de Produtividade em Pesquisa do CNPq - Nível 2

Bernardo de Mattos Viana
Graduado em Medicina pela UFMG. Psiquiatra pelo HC-UFMG. Psicogeriatra pelo IPq-HC-FMUSP. Doutorado pela FM-UFMG. Professor Adjunto do Departamento de Saúde Mental da FM-UFMG. Coordenador do Programa de Residência Médica em Psicogeriatria do HC-UFMG e do Programa de Extensão em Psiquiatria e Psicologia de Idosos da UFMG

Bruna Bartorelli
Médica Assistente do Instituto de Psiquiatria do HC-FMUSP. Coordenadora do SOMA (Ambulatório de Transtornos Somáticos). Serviço Multidisciplinar Especializado no Atendimento de Pacientes com Transtornos Somáticos

Camila Nascimento
Doutorado pela Faculdade de Medicina da USP. Mestrado em Biologia Celular e Tecidual pela USP. Graduação em Biologia pela Universidade Metodista de São Paulo

Cândida Coelho
Médica Interna de Psiquiatria, Centro Hospitalar Universitário de Coimbra, Portugal

Carla Jorge Machado
Graduada em Ciências Econômicas pela UFMG. Mestrado em Demografia pela FACE/UFMG. Doutorado pela Universidade Johns Hopkins/EUA (Bloomberg School of Public Health). Professora Associada do Departamento de Medicina Preventiva e Social da Faculdade de Medicina da UFMG

Carlos Braz Saraiva
Professor de Psiquiatria da Faculdade de Medicina da Universidade de Coimbra, Portugal (Aposentado)

Carlos Eduardo de Oliveira Alves
Professor da UFJF. Mestre em Psicogeriatria pela UFRJ

Carlos Eduardo Borges Marra
Psiquiatra – Especialista em Psiquiatria Geriátrica

Carmita Helena Najjar Abdo
Livre-docente e Professora Associada do Departamento de Psiquiatria da FMUSP. Coordenadora do Programa de Estudos em Sexualidade (ProSex) do Instituto de Psiquiatria do HC-FMUSP. Presidente da Associação Brasileira de Psiquiatria (ABP)

Cecilia Samamé
M.A. in Psychology and Psychological Assessment. Ph.D. in Psychology (University of Buenos Aires). Clinical Psychologist and Researcher at the Bipolar Disorders Program, Institute of Neurosciences, Favaloro University, Buenos Aires, Argentina

Chei Tung Teng
Médico Psiquiatra. Doutor em Psiquiatria pela USP. Vice-coordenador da Comissão de Emergências Psiquiátricas da ABP. Coordenador dos Serviços de Pronto-socorro e Interconsultas do Instituto de Psiquiatria do HC-FMUSP. Professor Colaborador da FMUSP

Claudia Kimie Suemoto
Professora Doutora da Disciplina de Geriatria da FMUSP. Doutorado pela FMUSP. Mestrado e Pós-doutorado em Epidemiologia pela Escola da Saúde Pública da Universidade de Harvard

Daniel Kawakami
Médico Psiquiatra Assistente do Pronto-socorro do HC-FMUSP. Médico Psiquiatra de Interconsultas do HC-FMUSP

Daniel Gomes Lichtenthaler
BSc, MD; General Physician and Geriatrician, São Paulo, Brazil

Daniel Guilherme Suzuki Borges
Psiquiatra e Especialista em Medicina do Sono. Médico Assistente do Laboratório de Sono e ambulatório de sono (ASONO) do Instituto de Psiquiatria do HC-FMUSP

David Mota
Médico especialista em Psiquiatria

David Spriggs
BSc, MBChB, FRCP(Lond), FRACP, MD; General Physician and Geriatrician, Auckland District Heath Board, New Zealand

Edson Shiguemi Hirata
Doutor em Psiquiatria pela FMUSP. Diretor Clínico do Instituto de Psiquiatria do HC-FMUSP

Eduardo César Queiroz Gonçalves
Graduação em Medicina pela UFJF. Residência em Psiquiatria pelo Hospital de Base do Distrito Federal. Residência em Psicogeriatria pelo IPq da FMUSP. Colaborador do Projeto Terceira Idade – PROTER – IPq-HCFMUSP.

Elisabete Albuquerque
Médica Interna de Psiquiatria, Centro Hospitalar Universitário de Coimbra, Portugal. Institute of Neuroscience, Psychology and Behaviour, University of Leicester. Leicestershire Partnership NHS Trust, Leicester

Elizabeta Mukaetova-Ladinska
Professor of Psychiatry, Leicester University, United Kingdom

Erico de Castro Costa
Graduado em Medicina pela UFMG. Psiquiatra pelo HC-UFMG. Mestrado e Doutorado em Saúde Pública pela UFMG. Pós-doutorado em Epidemiologia Psiquiátrica pelo Institute of Psychiatry, Londres. Pesquisador Associado e Professor da Pós-graduação em Saúde Coletiva do Centro de Pesquisa René Rachou/Fiocruz, Belo Horizonte

Fabiana Meirelles Almeida Costa
Psicóloga pela USP

Filipe Félix Almeida
Médico interno de Psiquiatria

Glenda Guerra Haddad
Graduação em Medicina pela UESB. Residência em Psiquiatria pelo IAMSPE. Prática Profissionalizante: Psiquiatria: Projeto Terceira Idade – PROTER (longa duração) (FMUSP). Colaboradora do PROTER – IPq-HCFMUSP

Helio Elkis
Professor Associado III (Livre-docente) - Departamento de Psiquiatria da FMUSP. Coordenador do Projesq – Programa de Esquizofrenia – Instituto de Psiquiatria – HC-FMUSP. São Paulo, SP. Pós-doutorado – Case Western Reserve University – Cleveland, USA

Henrique Salmazo da Silva
Gerontólogo. Bacharel em Gerontologia pela EACH-USP. Mestre em Ciências pela Faculdade de Saúde Pública da USP. Doutor em Neurociências e Cognição pela UFABC. Professor do Programa de Pós-graduação em Gerontologia e da Graduação em Psicologia e das Disciplinas da Área Básica de Saúde da Universidade Católica de Brasília

Isabelle Patriciá Freitas Soares Chariglione
Psicóloga pela Universidade Federal da Paraíba. Especialista em Neuropsicologia com Certificação pelo CRP 01. Mestre e Doutora na Área de Cognição e Neurociências pela Universidade de Brasília, com estágio Doutoral na Université de Montreal. Atualmente é Professora da Graduação em Psicologia e do Programa de Pós-graduação em Gerontologia pela Universidade Católica de Brasília

Jason Strauss
Director of Geriatric Psychiatry, Cambridge Health Alliance, Harvard Medical School, Cambridge, Massachusetts, USA

Joana Andrade
Médica Psiquiatra do CRI de Psiquiatria do CHUC. Assistente Convidada da FMUC. Doutoranda no Programa Doutoral em Ciências da Saúde da FMUC. Coordenadora da Unidade de Electroconvulsivoterapia do CRI de Psiquiatria do CHUC. Sub-coordenadora da consulta de Perturbação Obsessivo-Compulsiva do CRI de Psiquiatria do CHUC. Sub-coordenadora da Unidade Não Invasiva de Estimulação Cerebral do CRI de Psiquiatria do CHUC

Jorge López Álvarez
Servicio de Psiquiatría. Hospital Universitario 12 de Octubre. Madrid. España

José Eduardo Martinelli
Geriatra. Mestrado em Gerontologia pela Unicamp. Doutorado em Educação pela Unicamp. Professor Adjunto da Clínica Médica da FMJ

José Roberto Wajman
Pós-doutorado no Departamento FOFITO, da USP. Pesquisador Associado (Research Fellow) no Translational Neuroimaging Laboratory – TNL (McGill University). Mestre e Doutor pelo Programa de Neurologia do Comportamento e Neurociências no Departamento de Neurologia e Neurocirurgia da Unifesp. Neuropsicólogo no Conselho Federal de Psicologia (CFP). Licenciatura Plena e Bacharelado em Psicologia pela Universidade Presbiteriana Mackenzie

Juliana Emy Yokomizo
Doutorado pela Faculdade de Medicina de São Paulo. Especialização em Neuropsicologia e em Psicologia Hospitalar pelo Instituto de Psiquiatria da HC-FMUSP. Pesquisadora Colaboradora do Programa Terceira Idade – PROTER

Juliana Francisca Cecato
Neuropsicóloga. Mestrado em Ciências da Saúde pela FMJ. Doutorado em Psicologia Educacional pelo Centro Universitário Fieo. Doutoranda em Ciências a Saúde pela FMJ. Professora Colaboradora da Clínica Médica da FMJ. Professora Colaboradora do IPOG

Katharina Reichelt
Memory Assessment and Management Service. Northumberland, Tyne & Wear NHS Foundation Trust, Newcastle upon Tyne, United Kingdom

Katia Cristina de Oliveira
Professora Doutora do curso de Biomedicina da Universidade Anhanguera Educacional. Doutorado pela FMUSP. Doutorado Sanduíche na Julius-Maximiliams Universität Würzburg

Joana Fernandes Osternack Curi Lage
Psicóloga Clínica. Especialista em Psicologia Hospitalar

Laura del Nido Varo
Servicio de Psiquiatría. Hospital Universitario 12 de Octubre. Madrid. España

Leandro da Costa Lane Valiengo
Médico pela FMUSP. Psiquiatria pela FMUSP. Coordenador do Ambulatório de Psicogeriatria do LIM-27 e do Serviço Interdisciplinar de Neuromodulação do IPq-FMUSP

Licínia Gananço
Médica psiquiatra

Luan Gramelich Pogian
Psiquiatra pela UFJF. Psicogeriatra pela Unifesp

Luis Agüera-Ortiz
Servicio de Psiquiatría. Hospital Universitario 12 de Octubre. Madrid. España. Profesor Asociado de Psiquiatría. Universidad Complutense de Madrid. España

Luís Câmara Pestana
Professor Convidado da Faculdade de Medicina de Lisboa. Diretor do Serviço de Psiquiatria e Saúde Mental CHLN - Hospital de Santa Maria EPE

Marcelo Queiroz Hoexter
Psiquiatra. Pós-doutor em Psiquiatria pela FMUSP

Marcus Kiiti Borges
Médico Psiquiatra pelo IPUB-UFRJ. Título de Especialista em Psiquiatria e Psicogeriatria pela ABP. Mestre em Ciências pela UNIFESP-EPM. Doutorando pelo IPq-FMUSP.

Maria Alice de Mathis
Psicóloga Pós-doutora em Psiquiatra pela FMUSP

Maria Alice Scardoelli
Médica Psiquiatra do Instituto de Psiquiatria e Colaboradora do Projesq – Programa de Esquizofrenia do Instituto de Psiquiatria da HC-FMUSP – São Paulo, SP

Maria Cristina Passarelli
Professora Assistente da Disciplina de Clínica Médica da Faculdade de Medicina do ABC. Doutora em Ciências pela FMUSP. Especialista em Geriatria e em Clínica Médica (SBGG-SBCM-AMB)

Maria do Carmo Sitta
Professora Colaboradora da Disciplina de Geriatria da Faculdade de Medicina da USP. Medica supervisora da Disciplina de Geriatria na COREME (Comissão de Residência Médica da FMUSP). Médica supervisora do Grupo de Interconsultas do Serviço de Geriatria do Hospital das Clínicas da FMUSP. Médica coordenadora do ambulatório de Osteoporose do Serviço de Geriatria do Hospital das Clínicas da FMUSP. Doutora em Medicina pelo Departamento de Patologia da FMUSP

Maria Inês Falcão
Especialista em Neuropsicologia (CFP – Conselho Federal de Psicologia). Especialista em Psicologia Hospitalar (CFP). Psicóloga Supervisora do Serviço de Psicologia e Neuropsicologia e Colaboradora do PROTER (Programa Terceira Idade) do Instituto de Psiquiatria do HC-FMUSP. Afiliada à APA (American Psychological Association)

Mariana Medeiros Assed
Neuropsicóloga. Mestre em Neurociências pelo IPUSP. Professora de Psicologia na Universidade São Judas. Colaboradora no Serviço de Psicologia e Neuropsicologia do IPq-HCFMUSP

Marina de Marco Souza
Psicóloga pela PUC-SP. Mestre em Psiquiatra pela FMUSP. Especialista em Psicologia da Saúde pela Unifesp/EPM e em Neuropsicologia no Contexto Hospitalar pelo HC-FMUSP

Marina Moreno
Psicóloga. Especialista em Neuropsicologia e em Terapia Cognitivo-comportamental. Doutoranda pelo IPq-FMUSP. Pesquisadora no Serviço Interdisciplinar de Neuromodulação (SIN-LIM-27), Instituto de Psiquiatria da Faculdade de Medicina da Universidade de São Paulo (IPq-FMUSP)

Menila Neves
Especialização em Geriatria e Gerontologia pela UERJ (2008 - 2009). Especialização em Geriatria pela USP (2013 - 2015). Especialista em Geriatria pela Sociedade Brasileira de Geriatria e Gerontologia (2016). Docente da Graduação de Medicina na Universidade Estácio de Sá, UNESA, RJ (desde 2016 até o presente momento)

Mônica Braúna
Doutoranda em Gerontologia na Universidade do Porto. Master em Gerontologia Social. Graduação em Terapia Ocupacional. Professora Adjunta Convidada na Escola Superior de

Saúde do Instituto Politécnico de Leiria. Participação nos Projetos de Investigação CuiDem pela Universidade do Porto e Mind & Gait em Parceria com a Escola Superior de Enfermagem de Coimbra

Mônica Sanches Yassuda
Professora Titular da Escola de Artes, Ciências e Humanidades da USP. Doutora em Psicologia do Desenvolvimento Humano pela Universidade da Flórida, EUA

Natália Silva Dias
Psiquiatra pelo FMRP-USP. Mestre pelo Programa de Pós-graduação em Medicina Molecular da UFMG. Doutoranda pelo Programa de Pós-graduação em Neurociências da UFMG. Colaboradora do Programa de Extensão em Psiquiatria e Psicologia de Idosos (PROEPSI – UFMG)

Patricia Buchain
Doutora em Ciências pelo Departamento de Psiquiatria da Faculdade de Medicina da Universidade de São Paulo. Graduação em Terapia Ocupacional. Curso de Reabilitação Cognitivo-funcional e Treinamento para o LOTCA com a Professora Dra. Noomi Katz. Treinamento no Método Taillored Activitie Program (TAP) pelo Jonh's Hopkins Hospital (Prof. Dra. Laura Glitin e Prof. Dra. Catherine Piersol). Atualmente Terapeuta Ocupacional Chefe do Serviço de Terapia Ocupacional nas Unidades de Internação do Instituto de Psiquiatria do HC-FMUSP e Terapeuta Ocupacional Assistente da Unidade de Enfermaria Geriátrica do IPq-HC-FMUSP e Colaboradora do PROTER-HC-FMUSP

Paula Villela Nunes
Psicogeriatra. Doutora em Psiquiatria pela FMUSP. Pesquisadora e Orientadora de Pós-graduação pela FMUSP. Professora Coordenadora da Faculdade de Medicina de Jundiaí

Pedro Gomes Penteado Rosa
Médico Formado pela FMUSP. Residência Médica em Psiquiatria pelo Instituto de Psiquiatria do HC-FMUSP. Ex-preceptor do Departamento de Psiquiatria da FMUSP. Doutorando do Laboratório de Neuroimagem em Psiquiatria (LIM21) do HC-FMUSP. Membro do Corpo Clínico dos Hospitais Sírio-Libanês (HSL), Albert Einstein (HIAE) e Hospital do Coração (HCOR)

Pedro Kallas Curiati
Médico Formado pela FMUSP. Especialista em Clínica Médica e Geriatria pelo HC-FMUSP. Membro do Núcleo Avançado de Geriatria do Hospital Sírio-Libanês. Médico do Pronto Atendimento Geriátrico (Pro-AGe) do Hospital Sírio-Libanês

Ricardo Barcelos Ferreira
Professor Adjunto de Psiquiatria da UFJF. Pesquisador Colaborador do Programa Terceira Idade da FMUSP. Doutor em Psiquiatria pela FMUSP

Richard Worrall
BSc, MD; Psychiatrist, Auckland District Heath Board, New Zealand

Rodolfo Braga Ladeira
Psicogeriatra. Mestre em Psiquiatria pela FMUSP. Preceptor Voluntário do Programa de Residência Médica em Psicogeriatria do HC-UFMG. Membro do Programa de Extensão em Psiquiatria e Psicologia de Idosos da UFMG

Rosa Hasan
Médica Neurologista e Especialista em Medicina do Sono. Coordenadora do Laboratório de Sono e Ambulatório de Sono (ASONO) do Instituto de Psiquiatria do HC-FMUSP. Coordenadora do Laboratório de Sono e Ambulatório de Sono da Faculdade de Medicina do ABC

Salma Rose Imanari Ribeiz
Graduação em Medicina pela Unesp em 2002. Residência em Psiquiatria e Psiquiatria Geriátrica pelo IPq da FMUSP em 2005 e 2006. Doutorado em Ciências da Saúde pela FMUSP em 2013. Pós-doutoranda pela FMUSP

Sandra Neves
Assistente Hospitalar de Psiquiatria no Centro Hospitalar e Universitário de Coimbra, Portugal. Membro da Consulta de Prevenção do Suicídio. Membro da Consulta de Burnout. Membro do Corpo Docente do Mestrado Integrado em Medicina da FMUC

Sergio Strejilevich
Doctor of Medicine (University of Buenos Aires). Psychiatrist. Director of the Bipolar Disorders Program of the Institute of Neurosciences at Favaloro University, Buenos Aires, Argentina

Sivan Mauer
Psiquiatra Especialista em Transtornos do Humor. Residência em Psiquiatria da Infância e Adolescência e Experiência em Psicogeriatria. Mestre em Pesquisa Clínica pela Boston University School of Medicine e Doutorando em Psiquiatria no Instituto de Psiquiatria do HC-FMUSP. Além da Prática Privada Exercida em São Paulo e Curitiba, é Clinical Faculty na Tufts University School of Medicine, Boston (EUA)

Sônia Maria Dozzi Brucki
Prof. Livre Docente em Neurologia pela Faculdade de Medicina da Universidade de São Paulo, co-coordenadora do Grupo de Neurologia Cognitiva e do Comportamento e do Centro de Referência em Distúrbios Cognitivos do Hospital das Clínicas da FMUSP; coordenadora do Ambulatório de Neurologia Cognitiva do Hospital Santa Marcelina

Suelen Pereira Arcanjo
Residência de Clínica Médica pela FAMECA (2010-2012). Especialização em Geriatria pelo HC-FMUSP (2013-2015). Especialização em Psiquiatria Geriátrica pelo IPq do HC-FMUSP (2015-2016). Título de Especialista em Geriatria pela Sociedade Brasileira de Geriatria e Gerontologia (2016)

Tania Maria Alves
Médica Psiquiatra Assistente no HC-FMUSP. Mestrado e Doutorado pela USP

Walter Barbalho Soares
Doutor em Psiquiatria pela USP. Médico Psiquiatra e Preceptor da Residência Médica em Psiquiatria do Hospital Universitário Onofre Lopes - Natal, RN

Wilson Jacob Filho
Professor Titular da Disciplina de Geriatria da FMUSP. Diretor do Serviço de Geriatria do HC-FMUSP

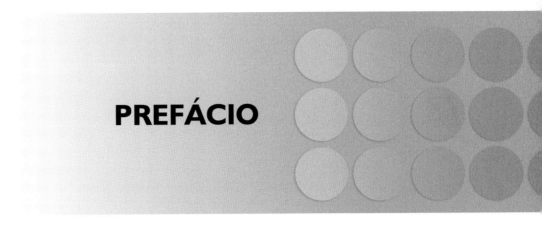

PREFÁCIO

Acreditam alguns que Shou Xing, Deus chinês da longevidade, teria abençoado os humanos, permitindo-lhes viver cada vez mais. Dos 18 anos de estimativa de vida, nos primórdios da era do Ferro e do Bronze, atingimos 49 anos no início do século XX, e 67, ao final desse mesmo século. Dentro de poucas décadas, serão comuns os joviais centenários, preconizam os mais otimistas.

Na verdade, os avanços tecnológicos e da medicina (antibióticos, vacinas, contraceptivos, psicofármacos, terapias genéticas preventivas), ocorridos de forma crescente e acelerada, em especial a partir do século passado, propiciaram um incremento exponencial na estimativa de vida e nas funções vitais.

Os homens, ao longo da história, reconhecidamente menos longevos do que as mulheres, prometem bater os 87 anos em 2030 e alcançá-las, segundo o Office for National Statistics (UK). Isso, em função do declínio do hábito de fumar, das melhores condições de trabalho e das doenças cardíacas adequadamente controladas.

Ninguém mais duvida, portanto, que envelhecer é um evento de sucesso, o qual depende de uma genética favorável; contudo, também de boa educação, estilo de vida saudável e acesso a cuidados de saúde.

Segundo a Organização Mundial da Saúde (OMS), entre as principais doenças que levam à incapacitação, aumentando a morbidade e a mortalidade, estão as neuropsiquiátricas, que só perdem para as infecciosas/parasitárias. Além disso, elas têm prevalência quase três vezes maior do que o câncer. Ainda segundo a OMS, entre as dez doenças mais incapacitantes, cinco são psiquiátricas: depressão, transtorno afetivo bipolar, dependência de álcool, esquizofrenia e transtorno obsessivo-compulsivo.

Os dados anteriormente referidos oferecem a dimensão da importância do psiquiatra nesse contexto e, mais do que isso, alertam à necessidade de profissionais preparados, atualizados, para lidar com uma população cada vez mais idosa, porém nem sempre saudável física e psiquicamente.

Para essa necessária atualização, *Psiquiatria Geriátrica* se constitui numa obra indispensável, a qual conta com um alinhado time de autores, nacionais e estrangeiros, líderes em suas respectivas áreas de atuação.

São 44 capítulos, agrupados em quatro seções distintas: Introdução e Avaliação do Idoso com Transtorno Mental, Transtornos Psiquiátricos em Idosos, Terapêutica em Psiquiatria Geriátrica e Psiquiatria Geriátrica em Contextos Específicos.

Estamos recebendo, portanto, um livro altamente diferenciado, que presenteia a Psiquiatria brasileira e internacional. Este presente muito irá contribuir para o conhecimento dos iniciantes, bem como para a reciclagem dos mais experientes.

Parabenizo o editor-chefe, os editores associados e todos os autores. E agradeço como psiquiatra que também atende esse crescente segmento da população.

Com certeza, um livro com essa excelência gera inspiração e incentivo à valorização do cuidado psiquiátrico de qualidade dirigido ao idoso, sendo um forte aliado contra o estigma da doença mental e da senescência.

Boa leitura, colega!

CARMITA ABDO
Psiquiatra, Professora do Departamento de Psiquiatria da Faculdade
de Medicina da Universidade de São Paulo (FMUSP).
Presidente da Associação Brasileira de Psiquiatria (ABP), triênio 2017-2020.

INTRODUÇÃO

Um vislumbre sobre a visão integrativa do cuidado ao paciente geriátrico e sua interdisciplinaridade entre a psiquiatria e a geriatria

A psiquiatria geriátrica pode ser vista por alguns como uma área complexa em termos de atuação e de interface, abrangendo uma gama de profissionais atuantes e interessados. Sua atuação não é necessariamente guiada por definições cronológicas, pois o envelhecimento não possui marcos de desenvolvimento psicológico bem definidos como na infância e na puberdade. Na verdade, é voltada ao paciente que marcadamente envelheceu em termos biopsicológicos, seja pela ação de múltiplas comorbidades, pela limitação física ou funcional, pela deterioração cognitiva ou por determinado evento ou estressor psicológico. Atrelado a tais fatores, somam-se as alterações fisiológicas inexoráveis de um organismo longevo, na farmacocinética e dinâmica próprias, na metabolização hepática e renal reduzida, e na composição corporal modificada.

O envelhecimento populacional é uma realidade e afeta potencialmente países emergentes ou de renda média como o Brasil. Apesar dessa realidade epidemiológica, especialidades atreladas ao cuidado de pessoas idosas, como a geriatria e a psiquiatria geriátrica, vêm passando por uma queda na procura e no exercício dessas áreas de atuação. No Brasil, mantemos uma projeção de geriatras titulados abaixo do ideal, cerca de um especialista para 24 mil habitantes, segundo a Sociedade Brasileira de Geriatria e Gerontologia em 2016. Nos Estados Unidos, talvez o quadro seja pior. Em 2010 havia 3,6 geriatras para cada 100 mil pessoas a partir de 75 anos. A projeção para 2030 é de 2,5 geriatras, apesar de a população idosa americana aumentar 60% nesse referido intervalo de tempo[1]. A psiquiatria geriátrica vem enfrentando problema semelhante. A psiquiatria geral é a quinta especialidade em consultoria médica dentro do Reino Unido, berço da geriatria. No entanto, somente 15% desse contingente médico se especializa no cuidado de pacientes geriátricos. Algo semelhante ocorre no Canadá, no qual seu Royal College of Physicians and Surgeons, até 2013, não reconhecia o termo "psiquiatria geriátrica" como subespecialidade. Ao contrário, ele era totalmente aberto a qualquer psiquiatra no Canadá que consultasse idosos com problemas de saúde mental. No Brasil, a residência médica em psiquiatria geriátrica tomou corpo somente após 2010.

Dessa forma, levando em conta a epidemiologia do envelhecimento, a atenção integrada ao adulto que vem passando pelo processo biológico do envelhecimento de forma mais marcante e o acesso mais restrito aos especialistas em geriatria e psicogeriatria, a saúde mental do idoso interessa e envolve potencialmente inúmeros profissionais de saúde, além de especialistas. A integração necessária de ambas as disciplinas, geriatria e psiquiatria geriátrica, pode ser claramente evidenciada em diversas situações clínicas. Por exemplo, pessoas com esquizofrenia perdem 15 anos de sobrevida devido às doenças cardiovasculares e outras complicações clínicas[2]. Muitas vezes mal chegam à terceira idade. O cuidado psiquiátrico deve vislumbrar tais fatores de alto risco para eventos cardiovasculares adversos, seja em seu aconselhamento ou em sua prescrição. Por outro lado, clínicos e geriatras devem estar atentos a esses mesmos fatores no atendimento de pacientes com esquizofrenia, em vez de virtualmente negar que tais eventos possam vir a ocorrer simplesmente por questões estigmatizadas da doença. A psicogeriatria pode aprender com a medicina geriátrica abraçando a complexidade, a multimorbidade e a avaliação ampla e sistemática do paciente idoso. Por outro lado, a geriatria poderia expandir seu conhecimento sobre a psicopatologia e a psicologia básica do envelhecimento, o plano terapêutico integrado da psiquiatria e o diagnóstico mais profundo de transtornos mentais mais comuns em idosos, incluindo a classificação nosológica presente no Manual de Diagnóstico e Estatística das Doenças Mentais. Esta é a visão que pretendemos disseminar neste livro.

Mudanças polêmicas no Manual de Diagnóstico e Estatística das Doenças Mentais para a psicogeriatria

O ano de 1980 foi um marco para a psiquiatria com a publicação do Manual de Diagnóstico e Estatística das Doenças Mentais terceira edição (DSM-3), introduzindo critérios padronizados para o diagnóstico de transtornos mentais. Clinicamente, houve melhora da confiabilidade desses diagnósticos, anteriormente guiados eminentemente pela impressão clínica idiossincrática. Uma especialidade estruturalmente clínica necessitava de alguma assertividade na classificação nosológica de suas morbidades. Apesar dos avanços em pesquisa, especialmente na identificação de biomarcadores associados a uma variedade de transtornos mentais, desde a publicação do DSM-3, ainda são escassos os testes laboratoriais ou imagéticos considerados como "padrões-ouro" para o diagnóstico em psiquiatria[3].

Evoluímos ao categórico DSM-5, muito semelhante ao anterior DSM-4.

Em termos estruturais, o DSM-5 eliminou a abordagem multiaxial, na qual os transtornos de personalidade, doenças médicas, estressores psicossociais e funcionamento global foram listados em diferentes "eixos" de transtornos psiquiátricos primários. Com relação à população geriátrica, algumas observações se fazem pertinentes para uma reflexão mais profunda e impactante nesse seguimento etário dentro de nosso livro. Um novo diagnóstico nomeado "transtorno do sintoma somático" substituiu uma variedade de transtornos somatoformes do DSM-4. Em seus critérios, o paciente deve apresentar um ou mais sintomas físicos perturbadores de forma significativa em sua vida diária nos últimos seis meses ou mais. Somado, eles devem ter pensamentos, sentimentos e comportamentos excessivos sobre tais sintomas ou problemas de saúde associados. Essa mudança substituiu a ênfase do DSM-4 em caracterizar "sintomas medicamente inexplicáveis" dentro dos transtornos somatoformes[4] e retirou uma pressão diagnóstica sobre médicos que atendem diversos idosos com queixas recorrentes de sintomas físicos sem desdobramentos terapêuticos ou em qualidade de vida, com os quais não estão muito preocupados. Ainda é precoce para concluir que essa nova categoria não irá "superidentificar" aqueles portadores de sintomas físicos como tendo um transtorno mental.

A demência ou síndrome demencial foi renomeada como "distúrbio neurocognitivo maior", termo menos estigmatizante e com apelo social negativo, mas talvez mais confuso. Dentro do corpo do texto deste tópico há a observação de que o termo "demência" ainda pode ser usado. Para que então trocamos? Já não basta a dificuldade em entender que demência senil não equivale à doença de Alzheimer em sua forma clínica ou que esses indivíduos não são "esclerosados". Os apelos nominais ditos mais sociais podem se revelar no fundo, antissociais.

Paralelamente, surge um novo diagnóstico atrelado a este último, o "transtorno neurocognitivo menor". Em sua essência, este é o comprometimento cognitivo leve, do inglês *mild cognitive impairment (MCI)*. No Brasil, essa nova terminologia, por si, não é tão controversa como o transtorno maior, pois não tínhamos algo oficial em nossa língua para o MCI, e sim algo oficioso e variável (comprometimento, declínio ou transtorno cognitivos leves corriqueiramente utilizados por diversos de nós). No seu corpo de texto do DSM-5, seus critérios diagnósticos demandam que o desempenho cognitivo do paciente esteja entre um e dois desvios-padrão abaixo da média para um dado domínio (estabelecido por meio de vários testes neurocognitivos possíveis), somado às preocupações cognitivas subjetivas ou às preocupações do informante do paciente ou de seu clínico sobre sua cognição. Quais testes devem ser utilizados, assim como seus pontos de corte, não são claros. Para potencializar a dificuldade, isto se alinha a uma população com escolaridade em termos qualitativos e quantitativos tão heterogênea como a brasileira e, consequentemente, tão variável em seu desempenho cognitivo. No ambiente clínico usual, os testes neuropsicológicos não são amplamente disponíveis ou quando o são, agregam custo razoável. O DSM-5 indica que "uma outra avaliação clínica quantificada" pode substituir o teste neuropsicológico. Temos aqui outro problema potencial de nomenclatura, mas sem perfazer estigma ou confusão conceitual. A questão importante é termos em mente que a prevalência do MCI muda razoavelmente segundo a testagem cognitiva, há um risco não desprezível de classificarmos declínios subjetivos de memória ou mesmo envelhecimento normal como MCI e posteriormente induzir tratamentos *off label*, uma vez que estamos nomeando uma condição clínica e não um transtorno mental real[5-7].

O diferencial entre luto e depressão maior também foi abordado pelo DSM-5. Tópico importante na população idosa, muito vitimada dentro da primeira condição. O DSM-IV, anteriormente, rechaçava um transtorno depressivo maior (TDM) dentro de dois meses após a morte de um cônjuge ou ente querido, a menos que houvesse um comprometimento funcional grave ou sintomas muito expressivos. No DSM-5, o TDM pode ser diagnosticado a qualquer momento após uma perda, desde que os critérios sejam atendidos, essencialmente removendo a "exclusão do luto". Inicialmente, a mudança foi vista com bons olhos, mas temos que analisar criticamente. Estudo prévio aponta que a "exclusão do luto" dentro de um ano do DSM-III para dois meses no DSM-IV, além de redução do número de sintomas expressivos, resultou em aumento de diagnóstico falso-positivo para TDM de 6,2 para 28,4%[8]. Um potencial aumento na medicalização de idosos, muitas vezes polimedicados, pode ser deletério. É possível que sem a exclusão de tempo, o DSM-5 seja associado ainda mais a falso-positivos, mas isso ainda não foi devidamente estudado. Finalmente, apesar do DSM-5, continuamos com dificuldades de confiabilidade interexaminadores e de validade externa para diversos critérios diagnósticos. Isto foi particularmente importante para depressão e transtorno neurocognitivo menor no DSM-5, tópicos de interesse particular em psicogeriatria[9]. Poderíamos supor que a confiabilidade entre aqueles que não utilizam tais critérios rotineiramente (por exemplo, geriatras e clínicos gerais) seja ainda menor. Toda a problemática diagnóstica em psiquiatria geriátrica não nos afasta dessa área de atuação, mas, sim, nos intriga e nos estimula, a estudar e nos aprofundar dentro de uma disciplina tão clínica, particular e encantadora.

Professor Ivan Aprahamian, editor-chefe, em nome dos demais editores.

Referências

1. Morley JE. Geriatricians: the super specialists. J Am Geriatr Soc. 2017;65:866-8.
2. Wahlbeck K, Westman J, Nordentoft M, et al. Outcomes of Nordic mental health systems: life expectancy of patients with mental disorders. Br J Psychiatry. 2011;199:453-8.
3. American Psychiatric Association. Diagnostic and statistical manual of mental disorders. 5th ed. Arlington, VA: American Psychiatric Association; 2013.
4. Dimsdale JE, Creed F, Escobar J, et al. Somatic symptom disorder: an important change in DSM. J Psychosom Res. 2013;75(3):223-8.
5. Ganguli M, Chang CC, Snitz BE, et al. Prevalence of mild cognitive impairment by multiple classications: the Monongahela-Youghiogheny Healthy Aging Team (MYHAT) project. Am J Geriatr Psychiatry. 2010;18(8):674-83.
6. Doody RS, Ferris SH, Salloway S, et al. Donepezil treatment of patients with MCI: a 48-week randomized, placebo-controlled trial. Neurology. 2009;72(18):1555-61.
7. Tricco AC, Soobiah C, Berliner S, et al. Efficacy and safety of cognitive enhancers for patients with mild cognitive impairment: a systematic review and meta-analysis. CMAJ. 2013;185(16):1393-401.
8. Wakefield JC, Schmitz MF, Baer JC. Did narrowing the major depression bereavement exclusion from DSM-III-R to DSM-IV increase validity?: evidence from the National Comorbidity Survey. J Nerv Ment Dis. 2011;199(2):66-73.
9. Regier DA, Narrow WE, Clarke DE, et al. DSM-5 field trials in the United States and Canada, Part II: test-retest reliability of selected categorical diagnoses. Am J Psychiatry. 2013;170(1):59-70.

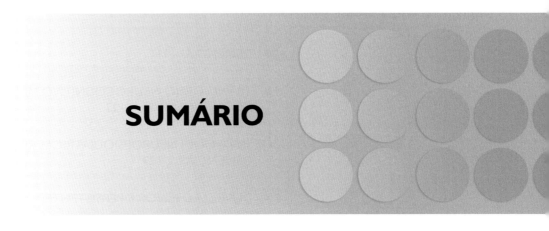

SUMÁRIO

PARTE I INTRODUÇÃO E AVALIAÇÃO DO IDOSO COM TRANSTORNO MENTAL

1. EPIDEMIOLOGIA DOS TRANSTORNOS MENTAIS AO REDOR DO MUNDO, 3
   Bernardo de Mattos Viana / Carla Jorge Machado / Erico de Castro Costa

2. ENVELHECIMENTO: ASPECTOS CLÍNICOS E FISIOLÓGICOS FUNDAMENTAIS, 11
   Wilson Jacob Filho / Alexandre Leopold Busse

3. O CÉREBRO IDOSO: ENVELHECIMENTO NORMAL E ALTERAÇÕES RELEVANTES NA PSIQUIATRIA, 17
   Camila Nascimento / Kátia Cristina de Oliveira / Claudia Kimie Suemoto

4. ALTERAÇÕES PSICOSSOCIAIS NA TERCEIRA IDADE, 23
   Anita Liberalesso Neri

5. COGNIÇÃO DURANTE O ENVELHECIMENTO, 33
   José Roberto Wajman / Mônica Sanches Yassuda

6. EXAME PSIQUIÁTRICO NO PACIENTE IDOSO, 41
   Ivan Aprahamian / Marcus Kiiti Borges / Marina Maria Biella

7. AVALIAÇÃO COGNITIVA, 47
   Alaise Silva Santos de Siqueira / Juliana Emy Yokomizo / Marina Maria Biella

8. AVALIAÇÃO NEUROPSICOLÓGICA NOS TRANSTORNOS MENTAIS DO IDOSO, 57
   Juliana Emy Yokomizo / Alaise Silva Santos de Siqueira

9. AVALIAÇÃO NEUROCOMPORTAMENTAL E FUNCIONAL EM IDOSOS COM TRANSTORNOS MENTAIS, 63
   Patricia Buchain / Mônica Braúna

10. ESCALAS E INSTRUMENTOS DIAGNÓSTICOS EM PSIQUIATRIA GERIÁTRICA, 73
    Carlos Eduardo Borges Marra / Tânia Corrêa de Toledo Ferraz Alves

11. PROPEDÊUTICA COMPLEMENTAR EM PSIQUIATRIA DO IDOSO: EXAMES LABORATORIAIS E OUTROS, 81
    Suelen Pereira Arcanjo / Menila Neves / Marina Maria Biella

12. NEUROIMAGEM BÁSICA EM PSIQUIATRIA GERIÁTRICA, 91
    Anna Laura Di Carvalho Gedda / Pedro Gomes Penteado Rosa / Pedro Kallas Curiati

PARTE II TRANSTORNOS PSIQUIÁTRICOS EM IDOSOS

13. *DELIRIUM*, 103
    Cândida Coelho / Elisabete Albuquerque / Joaquim Cerejeira

14 DEMÊNCIA, 111
Joaquim Cerejeira / Katharina Reichelt / Elizabeta Mukaetova-Ladinska

15 TRANSTORNO NEUROCOGNITIVO MENOR (COMPROMETIMENTO COGNITIVO LEVE), 123
Adalberto Studart Neto / Sônia Maria Dozzi Brucki

16 SÍNDROMES NEUROPSIQUIÁTRICAS RELACIONADAS ÀS DEMÊNCIAS, 129
Ricardo Barcelos Ferreira / Luan Gramelich Pogian / Carlos Eduardo de Oliveira Alves

17 DEPRESSÃO MAIOR E PERSISTENTE, 139
Eduardo César Queiroz Gonçalves / Glenda Guerra Haddad / Salma Rose Imanari Ribeiz

18 DEPRESSÃO SUBSINDRÔMICA, 149
Marina Maria Biella / Ivan Aprahamian / Marcus Kiiti Borges

19 ASPECTOS COGNITIVOS E BIOLÓGICOS EM DEPRESSÃO GERIÁTRICA, 159
Rodolfo Braga Ladeira / Natália Silva Dias

20 TRANSTORNO BIPOLAR, 167
Paula Villela Nunes / Rodolfo Braga Ladeira

21 ASPECTOS COGNITIVOS E BIOLÓGICOS DOS TRANSTORNOS BIPOLARES, 177
Cecilia Samamé / Sergio Strejilevich

22 TRANSTORNOS DA ANSIEDADE, OBSESSIVO-COMPULSIVO E PÓS-TRAUMÁTICO, 185
Maria Alice de Mathis / Marina de Marco e Souza / Fabiana Meirelles Almeida Costa / Marcelo Queiroz Hoexter

23 TRANSTORNOS SOMÁTICOS, 195
Bruna Bartorelli / Abigail Betbedé

24 ESQUIZOFRENIA NO PACIENTE IDOSO, 211
Walter Barbalho Soares / Maria Alice Scardoelli / Helio Elkis

25 TRANSTORNOS DELIRANTES E SINTOMAS PSICÓTICOS NO INDIVÍDUO IDOSO SEM DEMÊNCIA, 225
Walter Barbalho Soares / Maria Alice Scardoelli / Helio Elkis

26 TRANSTORNOS DE PERSONALIDADE NO IDOSO, 233
Antônio de Pádua Serafim / Mariana Medeiros Assed

27 TRANSTORNOS MENTAIS DECORRENTES DO USO DE SUBSTÂNCIAS PSICOATIVAS, 243
Edson Shiguemi Hirata

28 ALCOOLISMO EM IDOSOS, 253
Edson Shiguemi Hirata

29 DISFUNÇÕES SEXUAIS NA CLÍNICA GERIÁTRICA, 263
Carmita Helena Najjar Abdo

30 TRANSTORNOS DO SONO, 275
Daniel Guilherme Suzuki Borges / Rosa Hasan

PARTE III TERAPÊUTICA EM PSIQUIATRIA GERIÁTRICA

31 PSICOTERAPIA INDIVIDUAL E EM GRUPO COM IDOSOS, 293
Maria Inês Falcão

32 INTERVENÇÕES COGNITIVAS PARA IDOSOS, 307
Henrique Salmazo da Silva / Isabelle Patriciá Freitas Soares Chariglione / Mônica Sanches Yassuda

33 FARMACOLOGIA BÁSICA, INTERAÇÕES E EFEITOS ADVERSOS NO IDOSO, 313
Maria do Carmo Sitta / Maria Cristina Passarelli

34 ANTIDEPRESSIVOS, 319
Marcus Kiiti Borges / Jason Strauss / Sivan Mauer

35 LÍTIO E OUTROS ESTABILIZADORES DE HUMOR, 329
Sivan Mauer / Marcus Kiiti Borges

36 ANTIPSICÓTICOS, 339
Luis Agüera-Ortiz / Jorge López Álvarez / Laura del Nido Varo

37 BENZODIAZEPÍNICOS E ANÁLOGOS, 349
Luís Câmara Pestana / Licínia Ganança

38 MEDICAMENTOS ANTIDEMENCIAIS, 357
Daniel Gomes Lichtenthaler / David Spriggs / Richard Worrall

39 ELETROCONVULSOTERAPIA, 371
Joana Andrade / David Mota / Filipe Félix Almeida

40 NEUROMODULAÇÃO NÃO INVASIVA EM GERIATRIA, 381
Leandro da Costa Lane Valiengo / Marina Moreno

PARTE IV PSIQUIATRIA GERIÁTRICA EM CONTEXTOS ESPECÍFICOS

41 LUTO NO IDOSO, 391
Tania Maria Alves / Joana Fernandes Osternack Curi Lage

42 EMERGÊNCIAS EM PSIQUIATRIA GERIÁTRICA, 401
Daniel Kawakami / Chei Tung Teng

43 O SUICÍDIO NO IDOSO, 413
Carlos Braz Saraiva / Sandra Neves

44 CUIDADOS FÍSICOS E MENTAIS EM INSTITUIÇÕES DE LONGA PERMANÊNCIA, 423
José Eduardo Martinelli / Juliana Francisca Cecato

ÍNDICE 431

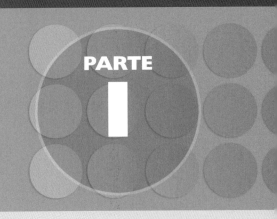

INTRODUÇÃO E AVALIAÇÃO DO IDOSO COM TRANSTORNO MENTAL

EPIDEMIOLOGIA DOS TRANSTORNOS MENTAIS AO REDOR DO MUNDO

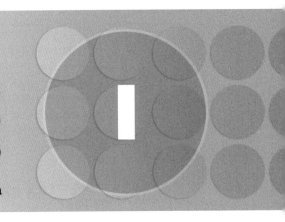

Bernardo de Mattos Viana / Carla Jorge Machado / Erico de Castro Costa

INTRODUÇÃO

O envelhecimento populacional é um fenômeno mundial. Em 2015, estimou-se que mais de 900 milhões de idosos viviam em todo o mundo[1]. Entretanto, o envelhecimento populacional ocorre com diferentes características ao redor do mundo, relacionando-se aos fatores socioeconômicos e culturais, bem como à disponibilidade de serviços de saúde e de assistência social.

Países de alta renda *per capita* têm populações proporcionalmente mais velhas devido a um processo de transição demográfica que ocorreu ao longo de todo o século XX. Esse lento e contínuo processo permitiu a adaptação de seus sistemas assistenciais e de saúde ao envelhecimento de seus cidadãos[2].

Por outro lado, a maioria da população idosa já vive em países de média e baixa renda, que apresentam um acelerado envelhecimento populacional. No Brasil, a população de idosos tem crescido de forma acelerada, aumentando de 7,2 milhões em 1980 para 19,6 milhões em 2010, e projeta-se que será de 29,2 milhões em 2020 e de 66,5 milhões em 2050, tornando-se a sexta maior população de idosos no mundo[3].

Esta rápida transição demográfica também está associada a uma mudança epidemiológica e, somado às desigualdades socioeconômicas brasileiras, um grande número de idosos com necessidades sociais e de saúde não atendidas é esperado.

Atualmente, o Brasil apresenta uma tripla carga de doenças. Ao mesmo tempo que a população apresenta significativos índices de mortalidade por violência e causas externas, as doenças infecciosas e as doenças crônicas não transmissíveis (DCNT) apresentam grande destaque. Dentro das DCNT, os transtornos mentais (TM) estão entre as mais prevalentes, mais comórbidas, com maior impacto na qualidade de vida, assim como com significativa contribuição para a mortalidade em diversas faixas etárias[4-9].

A prevalência global de TM é enorme. Uma metanálise de estudos de 59 países, com 665.433 sujeitos entre 1980 e 2013, observou que 17,6% de entrevistados em pesquisas apresentam critérios diagnósticos para um TM nos últimos 12 meses, e 29,2%, de 452.595 entrevistados de 38 países apresentaram um TM em algum momento ao longo da vida[6].

Em relação à gravidade, o importante estudo americano National Comorbidity Survey encontrou que, daqueles que preenchiam critérios diagnósticos nos últimos 12 meses, 40,4% apresentaram um TM leve, 37,3% moderado e 22,3% um TM grave. Considerando-se a prevalência de comorbidades, 55% apresentaram apenas um diagnóstico, 22% dois diagnósticos comórbidos e 23% três ou mais[10,11].

Uma importante medida de morbidade é a de anos vividos com incapacidade (*years lived with disability* – YLDs). Os TMs estão entre as condições com maior impacto e são as que os índices mais cresceram entre 1990 e 2013. Por exemplo, os YLDs dos transtornos relacionados ao uso de substância aumentaram 45% no período e, considerando todas as doenças e condições de saúde, a depressão é a segunda com maior impacto. É importante notar que dentre as 25 principais condições com maior YLD, oito são transtornos mentais, ou seja, um terço do total[7].

Apesar da alta prevalência, o alto impacto social e sua cronicidade, a proporção de pessoas que obtêm tratamento em serviços especializados em saúde mental é menor que 50%, mesmo considerando aqueles que apresentaram histórico ao longo da vida de um ou mais TM[11,12]. Em relação às demências, o não reconhecimento tende a ser de 52% em países de alta renda, enquanto no Brasil esse número possa se aproximar de 77%[13].

Em relação à mortalidade associada aos TM, as demências já se mostram importantes causas de mortalidade em idosos, especialmente em países de alta renda. Na Inglaterra, em 2015 as demências foram a principal causa de morte de mulheres idosas[14]. Por outro lado, outra causa cujos índices de mortalidade não devem ser menosprezados, especialmente em homens, é o suicídio. Nos Estados Unidos, o suicídio é a sétima causa de morte de homens e sua proporção de morte por 100.000 habitantes é maior conforme se aumenta a idade[9].

Por fim, ao avaliar as prevalências e a carga dos TM ao redor do mundo deve-se considerar diferenças entre as populações, tendo em vista que elas estão expostas aos diferentes fatores de risco. Mesmo quando se comparam países de alta renda, as diferenças ainda podem ser notadas e questões para além da discussão de renda e escolaridade devem ser ponderadas.

ASPECTOS METODOLÓGICOS DOS ESTUDOS EPIDEMIOLÓGICOS DE TM

A discussão sobre as inconsistências de estimativas relatadas ao redor do mundo é necessária, pois uma comparação direta dos dados sem uma avaliação criteriosa da metodologia empregada pode não refletir uma diferença genuína de ocorrência. A maioria das inconsistências é atribuída às diferentes metodologias empregadas nos estudos, principalmente em relação à amostra, à definição de idoso, aos instrumentos utilizados e suas propriedades psicométricas e adaptações transculturais.

Amostra

A maneira com que os participantes são incluídos nos estudos pode subestimar ou superestimar a magnitude da estimativa da condição investigada[15]. A representatividade e o tamanho da amostra, fonte de recrutamento dos participantes e métodos de seleção podem gerar um viés para os resultados encontrados. Geralmente, as amostras clínicas demonstram maiores estimativas quando comparadas à população geral. Dessa forma, esses resultados não devem ser generalizados para a população geral, uma vez que participantes hospitalizados ou atendidos em ambulatórios primários ou especializados apresentam, provavelmente, maior concentração de casos em comparação aos participantes vivendo na comunidade.

Por outro lado, estudos de base populacional na comunidade, a amostragem também pode afetar as estimativas[16]. Evidências demonstram que participantes com menor nível socioeconômico, presença de doença física e baixo suporte social são aqueles que demonstram menores taxas de resposta para participação de projetos de pesquisa[16].

No Brasil, assim como nos Estados Unidos, estudos apontam que idosos na comunidade apresentam menor prevalência de episódio depressivo maior comparado aos idosos na atenção primária, que apresentam menor prevalência comparada aos idosos hospitalizados e que é menor que a observada em idosos residentes de Instituições de Longa Permanência para Idosos (ILPI).

Definição empregada para o conceito de idoso

O Estatuto do Idoso, Lei n. 10.741 de 1º de outubro de 2003, define idoso como a pessoa com 60 anos ou mais de idade. Países de alta renda tendem a definir a pessoa idosa como aquela com 65 anos ou mais de idade. O importante é reconhecer que a idade cronológica não é um marcador preciso para as mudanças que acompanham o envelhecimento e o estabelecimento de pontos de corte arbitrários aos 50, 60 ou 65 anos utilizados nos estudos contribuem para as inconsistências entre as estimativas de TM em idosos ao redor do mundo.

A terceira idade pode ser compreendida como um construto social que leva em consideração questões relativas ao envelhecimento celular, ao envelhecimento dos sistemas fisiológicos, assim como mudanças psicológicas, funcionais e sociais que tendem a mudar ao longo do tempo e de acordo com o país.

A divisão por estratos etários também implica compreender que a "terceira idade" pode apresentar diferenças biopsicossociais entre esses grupos. Apesar de utilidade clínica, não há consenso sobre a melhor definição de faixa etária para cada grupo[20,21].

A diferenciação por faixas etárias pode auxiliar na valorização de condições incidentes e prevalentes para cada faixa etária, como a fragilidade[21] e as demências, que dobra a cada 5,5 anos nas Américas Latina e do Norte[22].

Outro dado importante é a idade de início dos TM. O conceito de quadros de "início tardio" incorpora a possibilidade de que fatores de risco para lesões do sistema nervoso central, como hipertensão e diabetes, poderiam estar relacionados à gênese ou à perpetuação de TM. Dessa forma, propõe-se que a apresentação clínica possa ser diferente da apresentação clássica, de "início precoce", na qual esses fatores não apresentam papel preponderante. Portanto, a prevalência de TM de início tardio e precoce pode diferir, assim como curso, morbidades e mortalidade.

A depressão de início tardio, por exemplo, é proposta como a ocorrência do primeiro episódio depressivo apenas após os 60 anos de idade. Esses quadros têm sido mais associados ao comprometimento cognitivo e às comorbidades do sistema nervoso central[23].

Instrumentos

Os principais instrumentos utilizados para avaliação dos TM em idosos são escalas de rastreamento e questionários padronizados baseados nos critérios diagnósticos da Classificação Internacional de Doenças (CID) e do Diagnostic and Statistical Manual of Mental Disorders (DSM) nas suas diferentes versões conforme o período de realização da investigação. Enquanto as escalas de rastreamento registram e quantificam a sintomatologia dos TM, os questionários padronizados detectam o diagnóstico clínico conforme o critério diagnóstico empregado. Dessa forma, o nível definição dos casos (síndromes ou diagnósticos clínicos operacionais), em decorrência dos diferentes instrumentos empregados, dificulta a comparação direta das estimativas observadas.

Além do tipo de instrumento, a maneira da sua aplicação também interfere na obtenção dos sinais e sintomas psicopatológicos nos estudos. As escalas de rastreamento são geralmente autoaplicáveis e com isso sofre interferências das características dos participantes (por exemplo, escolaridade, doenças físicas etc.), enquanto as entrevistas estruturadas e semiestruturadas sofrem influências das características do aplicador que pode ser um entrevistador leigo, treinado ou um psiquiatra (por exemplo, conhecimento, juízo e crítica). Evidências demonstram que entrevistas estruturadas administradas por entrevistadores leigos treinados podem subestimar as estimativas obtidas pelas entrevistas semiestruturadas aplicadas por psiquiatras[24].

Os instrumentos padronizados geradores de diagnósticos, em geral, são entrevistas estruturadas que podem ser aplicadas por não psiquiatras e não psicólogos e são capazes de gerar diagnósticos de TM de acordo com os sistemas classificatórios (DSM-III-R, DSM-IV, DSM-IV-R, CID-10 dentre outros). Os estudos populacionais, em geral, utilizam instrumentos, como o CIDI-2, SCID e o MINI-Plus[4,25].

Apesar de serem amplamente validados para esse uso em populações ao redor do mundo, não são instrumentos desenvolvidos especificamente para idosos. Dessa forma, fatores relativos às características dessas populações podem não ser contemplados. Por outro lado, há estudos que utilizam instrumentos desenvolvidos especificamente para a população idosa como o GMS-HAS-AGECAT e o CAMDEX, com boas características psicométricas para o diagnóstico de depressão e demência em idosos[26-28].

Por fim, ainda há estudos que utilizam escalas que avaliam sinais e/ou sintomas de TM, desempenho cognitivo e/ou funcionalidade independentemente de se enquadrar em uma categoria diagnóstica, como a Geriatric Depression Scale (GDS) e o Miniexame do Estado Mental (MEEM)[29,30]. Diferentemente de entrevistas estruturadas, o uso dessas escalas é para rastrear a presença desses sinais/sintomas independentemente da categoria diagnóstica, podendo se tornar um foco de interesse da intervenção.

Propriedades psicométricas dos instrumentos escolhidos e utilizados

Independentemente dos instrumentos utilizados nos estudos de TM ao redor do mundo, eles devem oferecer dados precisos, válidos e interpretáveis para a avaliação do TM com o fornecimento de resultados cientificamente robustos. O desempenho desses instrumentos é, em grande parte, devido à suas propriedades de medidas: a confiabilidade (capacidade em reproduzir um resultado de forma consistente no tempo e no espaço, ou a partir de observadores diferentes) e validade (capacidade do instrumento medir exatamente o que se propõe a medir)[31].

A confiabilidade é um dos principais critérios para determinação da qualidade de um instrumento, enquanto a validade determina o desempenho do instrumento em uma população definida. Assim, para comparações adequadas entre as estimativas dos estudos de diferentes regiões geográficas é importante a utilização de instrumentos com boas propriedades psicométricas.

Adaptações transculturais

Todas as entrevistas estruturadas, assim como escalas, devem ser submetidas ao procedimento científico de tradução e validação transcultural. O uso de critérios de inclusão bem definidos para cada pesquisa é de extrema importância para que as comparações sejam realizadas de forma mais adequada, quando utilizam a mesma metodologia. Entretanto, na literatura há poucos estudos que usam a mesma metodologia, em um mesmo momento, para diferentes populações como World Mental Health Survey[4] ou Survey of Health, Ageing and Retirement in Europe[32].

Assim como a comparação de estudos de regiões do mundo, outro ponto importante é o tamanho da população avaliada, os perfis socioculturais, de escolaridade, e entre outros.

PESQUISAS DE TRANSTORNOS ESPECÍFICOS

Em idosos, dois grupos de TM são altamente prevalentes: transtornos depressivos e transtornos neurocognitivos. A definição de caso para pesquisas relativas a esses transtornos é importante, tendo em vista que há um amplo espectro sintomático de grau leve a grave, bem como de impacto na funcionalidade, de leve a grave. Ou seja, há pesquisas que abordam sintomas depressivos ao invés de episódio depressivo maior e, para tanto, não utilizam critérios diagnósticos ou entrevistas estruturadas.

Avaliar sintomas depressivos em idosos é importante, pois estes são fatores de risco para diversas condições e podem causar impacto na funcionalidade. Em relação aos transtornos neurocognitivos leve e maior (comprometimento cognitivo leve e demência), pesquisas que avaliem a cognição e a funcionalidade geram informações importantes para o planejamento de ações de reabilitação, assim como futuras pesquisas de intervenções precoces.

O impacto da depressão na população mundial é enorme, com grande morbimortalidade associada, com grande número de dias vividos com incapacidade[8]. Em idosos esses impactos podem ocorrer mesmo na presença de sintomas que não preenchem critérios para episódio depressivo maior. Estes tendem a ser classificados nas pesquisas como depressão menor, depressão subsindrômica ou sintomas depressivos clinicamente significativos (SDCS)[33].

Em idosos, os SDCS, em geral, são duas a três vezes mais prevalentes que o TDM, com prevalência média na comunidade de 9,8% a 30% em serviços de atenção primária e de 45% a 50% em serviços de atenção secundária[33]. No Brasil, a prevalência de SDCS está entre 13% e 39% da população idosa na comunidade[17], 36% em pacientes ambulatoriais, 45% entre pacientes hospitalizados e 39% em residentes de ILPI[18].

Ao redor do mundo, diversos estudos avaliaram tanto episódios depressivos maiores quanto SDCS em idosos, mas é importante ressaltar que diversas metodologias foram utilizadas (Tabela 1.1).

Outro TM com significativa variação na prevalência ao redor do mundo é a demência (Tabela 1.2). Atualmente, 58% das pessoas com demência vivem em países de média e baixa rendas e espera-se que esse número cresça para 63% em 2030 e para 71% em 2050[22]. Em 2010 foi estimado que um milhão de pessoas no Brasil apresentava quadros demenciais[37].

A variabilidade de prevalência das demências ocorre tanto entre os países e as regiões, quanto em relação às faixas etárias. Portanto, dados dessa natureza auxiliam gestores de políticas públicas na alocação de recursos e planejamentos estratégicos.

Não é objetivo deste capítulo discutir todos os TM em idosos. Entretanto, é importante ressaltar que um TM geralmente negligenciado, mas com observação de aumento de prevalência em idosos ao longo do tempo são os transtornos relacionados ao uso de substâncias[38]. Estudos brasileiros com idosos da comunidade observaram a prevalência entre 2,1% e 2,9% para dependência ao álcool[39,40] e prevalência

TABELA 1.1 Prevalência de transtornos depressivos em idosos

	Índia[34]	Brasil[17]	Países Baixos[35]	Estados Unidos[36]	China[34]
TDM	13,6	7	2,02	1-4	1,1
SDCS	57,9	26	14,9	8-16	18,6

SDCS: Sintomas depressivos clinicamente significativos; TDM: transtorno depressivo maior.

TABELA 1.2 Prevalência de demência em regiões do mundo[22]

	América Latina	Estados Unidos	Europa Ocidental	Australásia	Ásia Oriental
60-64	1,3	1,1	1,6	1,8	0,7
65-69	2,4	1,9	2,6	2,8	1,2
70-74	4,5	3,7	4,3	4,5	3,1
75-79	8,4	7,0	7,4	7,5	4,0
80-84	15,4	13	12,9	12,5	7,4
85-89	28,6	24,3	21,7	20,3	13,3
90+	63,9	55	43,1	38,3	28,8

ao longo da vida de 7,9% para abuso[40]. Considerando o padrão de uso, um estudo que incluiu 400 idosos brasileiros observou que 12% relataram serem bebedores pesados (> 7 *drinks*/semana) e 10,4% apresentaram comportamento de beber pesado episódico (> 3 *drinks*/ocasião)[39].

PESQUISAS DE PREVALÊNCIA GERAL DE TRANSTORNOS MENTAIS

Estas pesquisas tendem a avaliar a prevalência de TM na comunidade em geral, incluindo toda a população adulta. Poucos são os estudos que avaliam diretamente a prevalência geral de TM em idosos brasileiros. Apresentamos para fins didáticos uma tabela comparativa de estudos ao redor do mundo considerando as ressalvas previamente discutidas (Tabela 1.3).

ESTUDOS DE MORBIDADE E COMORBIDADES

Tão importante quanto saber a prevalência dos TM é saber sua morbidade. Uma importante medida desse impacto é o *disability adjusted life-year* (DALY). Esse dado leva em consideração os anos de vida perdidos (*years of life lost* – YLL) por mortalidade precoce somado aos YLDs[8].

Os TM representam um terço das 25 condições de saúde com maior YLD[7]. Em relação aos idosos, os TM estão associados a um YLD maior que de outras condições médicas[5]. Em relação ao DALY, das 30 condições com maior impacto, a depressão está em décima quinta, autolesão em vigésima primeira, transtornos ansiosos em vigésima oitava e doença de Alzheimer em vigésima nona[8].

Considerando a funcionalidade, idosos em geral apresentam maior comprometimento medido pela escala de rastreio WHODAS II quando comparados à população geral[46]. A relação entre os TM com a funcionalidade é importante na avaliação de idosos; a depressão, a esquizofrenia e as demências, em geral, cursam com declínio funcional.

Não menos importante é notar que os TM apresentam alta comorbidade com outros TM e outras condições médicas. O maior número de comorbidades, como comprometimento cognitivo, diabetes e polifarmácia relaciona-se à incidência de transtornos depressivos em idosos brasileiros[47].

Por fim, outro ponto importante a ser considerado em relação aos idosos com TM é a fragilidade. Esta pode ser definida como uma vulnerabilidade a eventos adversos à saúde, como o aumento de dependência funcional e mortalidade[48].

Considerando idosos frágeis, observa-se maior prevalência de depressão do que na população de idosos robustos[33,49] e, por outro lado, idosos deprimidos têm maior risco de desenvolver o fenótipo de fragilidade[50]. Por fim, idosos frágeis apresentam oito vezes mais chances de ter comprometimento cognitivo ou demência[51].

TABELA 1.3 Prevalência dos transtornos mentais ao redor do mundo
Pesquisas de transtornos mentais de idosos da comunidade

Período	1 Mês			12 Meses		Ao longo da vida		
País	Brasil[24]	Estados Unidos[41]	China[42]	Estados Unidos[43]	Estados Unidos[44]	Brasil[40]	Estados Unidos[45]	China[42]
Idade	75+	65+	60+	55+	65+	65+	60+	60+
TM Orgânicos		4,9	4,45					4,66
Álcool – Dependência		0,9	2,45*		0	2,1	2,2	5,58*
Álcool – Abuso						7,9	6,2	
Esquizofrenia		0,1	0,58**					0,61**
TDM	15,4[§]	0,7	3,61	4,0	2,3	11,8	10,6	9,75
Distimia	4,6	1,8		0,8	0,5	2,9	1,3	
TAB				0,9	0,2	0,8	1	
Transtorno de ansiedade generalizada	3,8	5,5***	2,82***	2,0	1,2	4,5	3,6	3,71***
Transtorno de pânico		0,1		1,3	0,7	1,0	2,0	
Agorafobia sem pânico	1,9%[§§]			0,8	0,4	2,4	1,0	
Fobia social				3,5	2,3	2,0	6,6	
Fobia específica		4,8		6,5	4,7	8,9	7,5	
Estresse pós-traumático				2,1	0,4	2,5	2,5	

TAB: transtorno afetivo bipolar; TDM: transtorno depressivo maior; TM: transtorno mental.
*Transtornos relacionados ao uso de substâncias; **transtornos psicóticos; ***transtornos ansiosos; [§]transtornos depressivos exceto distimia; [§§]fobias.

TABELA 1.4 Taxa de mortalidade por 100.000 padronizada para a idade e pela população mundial padrão – 2013

	Estados Unidos	Reino Unido	Austrália	Brasil	África do Sul
Demência*	30,3	28,3	19,7	9,6	5,5
Suicídio	11,5	6,6	10,1	5	1,1
TM**	21,3	22,5	14,3	6,4	4,9

Fonte: http://apps.who.int/healthinfo/statistics/mortality/whodpms/.
*Alzheimer e outras demências; **total de mortes, capítulo 5 da CID (Transtornos mentais e comportamentais).

ESTUDOS DE MORTALIDADE

Os TM são altamente prevalentes e comórbidos nas populações, entretanto, pouca importância tem sido direcionada à discussão da mortalidade (Tabela 1.4).

As demências já se mostram como importantes causas de mortalidades em idosos, especialmente em países de alta renda. Na Inglaterra, as demências são a principal causa de morte de mulheres idosas, sendo responsáveis por 15,3% das mortes, seguidas por 8,8% por doenças cardiovasculares[14].

Se por um lado as demências representam o impacto direto de uma DCNT, o suicídio como causa externa de morte relaciona-se aos diversos TM. Ao menos 90% dos casos de suicídio estão relacionados a um TM, o que aponta para a possibilidade de intervenções para a sua prevenção[52].

Apesar de pouca atenção de políticas públicas direcionada aos TM, tanto em relação à mortalidade quanto à sua prevenção, dados apontam que os TM estão relacionados à mortalidade por diversas outras causas básicas[4].

ESTUDOS DE FATORES DE RISCO

Apesar de altamente prevalentes, os TM não são parte do envelhecimento normal. Diversos fatores estão associados ao risco para desenvolver um TM, tanto biológicos quanto psicológicos e sociais. Ao avaliar a diferença de prevalência entre os TM ao redor do mundo, também se devem levar em consideração as prevalências de fatores de risco e as características das populações de cada país.

Por exemplo, quando comparada à prevalência de demências em pessoas com 60 anos ou mais por regiões do mundo observa-se uma variação entre 5% e 7%. A área com maior prevalência foi a América Latina com 8,5%[22].

O uso de serviços de saúde mental por idosos também pode ser influenciado por esses fatores e, por outro lado, tanto a prevalência dos TM quanto o seu desfecho podem ser impactados. O uso de serviços de saúde mental tende a ser baixo por idosos, mesmo na presença de transtornos do humor e ansiedade[12].

Em relação aos fatores biológicos associados aos TM em idosos, é importante ressaltar que a literatura tem descrito a relação entre a vulnerabilidade do sistema nervoso central para o desenvolvimento de TM mediada por comorbidades clínicas. Compreender a relação entre dislipidemia, hipertensão arterial sistêmica grave, *diabetes mellitus* e TM deve ser valorizada no idoso[47].

Considerando a história familiar, estudos associam que o risco atribuível para desenvolver TM pode chegar a 12,4% em média, especialmente em países de alta e média rendas. Esse risco de transmissão é tanto genético quanto por mecanismos ambientais[53]. Em relação ao fator genético, a prevalência do alelo ε4 da APOE na população também deve ser considerada, uma vez que se mostra como um importante fator de risco para declínio cognitivo e demência da doença de Alzheimer[54]. Sua variação em relação à origem étnico-racial associa-se à taxa de declínio no MEEM[54].

Em relação ao gênero, a maior prevalência de depressão e demência em mulheres idosas também tem sido constada, inclusive como fator de risco para declínio cognitivo mais rápido na população brasileira[54,55].

A população brasileira de idosos acima de 65 anos apresentou, em 2011, uma taxa de alfabetismo de 71,96% segundo a Unesco, que pode ser considerada como baixa quando comparada a outras nações. Baixa escolaridade também é um fator de risco para declínio cognitivo mais rápido[54,55].

O local de moradia também parece afetar a prevalência de TM em idosos como apontado em um estudo avaliando o beber pesado de idosos brasileiros. Nesse estudo, observou-se que idosos moradores da região metropolitana de Belo Horizonte bebem pesado com maior prevalência que em uma cidade do interior, Bambuí[56]. Enquanto em Belo Horizonte o beber pesado se associou à escolaridade e à funcionalidade, em Bambuí relacionou-se a estar divorciado ou separado.

Efeitos de coortes históricas, como a exposição às guerras e catástrofes naturais, também podem influenciar a prevalência de TM. Dado importante é a maior taxa de transtorno de estresse pós-traumático de veteranos americanos. A coorte *baby boomer*, composta por pessoas nascidas nos Estados Unidos, Canadá, Austrália e na Europa entre 1946 e 1964, já está associada à maior taxa de suicídio comparada a outras coortes[57].

CONCLUSÃO

Os TM são condições que impactam enormemente o indivíduo, a família e a comunidade. São condições altamente prevalentes, com grande impacto econômico e social. Com o envelhecimento populacional espera-se um aumento expressivo no número total de pessoas com TM, especialmente demência e sintomas depressivos clinicamente significativos.

Caso investimentos em prevenção, detecção precoce e intervenção aos TM em idosos não ocorram, é possível que essa população necessite ainda mais de cuidados de saúde e suporte de assistência social, sobrecarregando ainda mais esses serviços, a comunidade e a família e com significativa piora nos índices de morbimortalidade para os pacientes.

Referências

1. World Health Organization. Mental health and older adults. Geneve; 2015. Contract No.: Fact sheet N° 404.
2. National Institute on Aging, National Institutes of Health, World Health Organization. Global Health and Aging. Bethesda; 2011.
3. Instituto Brasileiro de Geografia e Estatística, Coordenação de Geografia. Brasil: uma visão geográfica e ambiental no início do século XXI. Rio de Janeiro: IBGE; 2016.
4. Kessler RC, Aguilar-Gaxiola S, Alonso J, Chatterji S, Lee S, Ormel J, et al. The global burden of mental disorders: an update from the WHO World Mental Health (WMH) surveys. Epidemiol Psichiatr Soc. 2009 Jan-Mar;18(1):23-33.
5. Bruffaerts R, Vilagut G, Demyttenaere K, Alonso J, Alhamzawi A, Andrade LH, et al. Role of common mental and physical disorders in partial disability around the world. Br J Psychiatry. 2012 Jun;200(6)::454-61.
6. Steel Z, Marnane C, Iranpour C, Chey T, Jackson JW, Patel V, et al. The global prevalence of common mental disorders: a systematic review and meta-analysis 1980-2013. Int J Epidemiol. 2014 Apr;43(2):476-93.
7. Global Burden of Disease Study 2013 Collaborators. Global, regional, and national incidence, prevalence, and years lived with disability for 301 acute and chronic diseases and injuries in 188 countries, 1990-2013: a systematic analysis for the Global Burden of Disease Study 2013. Lancet. 2015 Aug 22;386(9995):743-800.
8. GBD 2013 DALYs and HALE Collaborators. Global, regional, and national disability-adjusted life-years (DALYs) for 315 diseases and injuries and healthy life expectancy (HALE), 1990-2015: a systematic analysis for the Global Burden of Disease Study 2015. Lancet. 2016 Oct 08;388(10053):1603-58.
9. National Center for Health Statistics. Health, United States, 2016: With Chartbook on Long-term. Hyattsville: National Center for Health Statistics2017.
10. Kessler RC, Chiu WT, Demler O, Merikangas KR, Walters EE. Prevalence, severity, and comorbidity of 12-month DSM-IV disorders in the National Comorbidity Survey Replication. Arch Gen Psychiatry. 2005 Jun;62(6):617-27.
11. Kessler RC, McGonagle KA, Zhao S, Nelson CB, Hughes M, Eshleman S, et al. Lifetime and 12-month prevalence of DSM-III-R psychiatric disorders in the United States. Results from the National Comorbidity Survey. Arch Gen Psychiatry. 1994 Jan;51(1):8-19.
12. Byers AL, Arean PA, Yaffe K. Low use of mental health services among older Americans with mood and anxiety disorders. Psychiatr Serv. 2012 Jan;63(1):66-72.
13. Nakamura AE, Opaleye D, Tani G, Ferri CP. Dementia underdiagnosis in Brazil. Lancet. 2015 Jan 31;385(9966):418-9.
14. O'Dowd A. Dementia is now leading cause of death in women in England. BMJ. 2017 Jul 14;358:j3445.
15. Van Exel E, Stek ML, Deeg DJ, Beekman AT. The implication of selection bias in clinical studies of late life depression: an empirical approach. Int J Geriatr Psychiatry. 2000 Jun;15(6):488-92.
16. Thompson MG, Heller K, Rody CA. Recruitment challenges in studying late-life depression: do community samples adequately represent depressed older adults? Psychol Aging. 1994 Mar;9(1):121-5.
17. Barcelos-Ferreira R, Izbicki R, Steffens DC, Bottino CM. Depressive morbidity and gender in community-dwelling Brazilian elderly: systematic review and meta-analysis. Int Psychogeriatr. 2010 Aug;22(5):712-26.
18. Castro-de-Araujo LF, Barcelos-Ferreira R, Martins CB, Bottino CM. Depressive morbidity among elderly individuals who are hospitalized, reside at long-term care facilities, and are under outpatient care in Brazil: a meta-analysis. Rev Bras Psiquiatr. 2013 Apr-Jun;35(2):201-7.
19. Glover J, Srinivasan S. Assessment of the person with late-life depression. Psychiatr Clin North Am. 2013 Dec;36(4):545-60.
20. Forman DE, Berman AD, McCabe CH, Baim DS, Wei JY. PTCA in the elderly: the "young-old" versus the "old-old". J Am Geriatr Soc. 1992 Jan;40(1):19-22.
21. Crews DE, Zavotka S. Aging, disability, and frailty: implications for universal design. J Physiol Anthropol. 2006 Jan;25(1):113-8.
22. Prince M, Bryce R, Albanese E, Wimo A, Ribeiro W, Ferri CP. The global prevalence of dementia: a systematic review and metaanalysis. Alzheimers Dement. 2013 Jan;9(1). 63-75 e2.
23. Alexopoulos GS, Kelly RE Jr. Research advances in geriatric depression. World Psychiatry. 2009 Oct;8(3):140-9.
24. Costa E, Barreto SM, Uchoa E, Firmo JO, Lima-Costa MF, Prince M. Prevalence of International Classification of Diseases 10th Revision common mental disorders in the elderly in a Brazilian community: The Bambui Health Ageing Study. Am J Geriatr Psychiatry. 2007 Jan;15(1):17-27.

25. Quintana MI, Andreoli SB, Jorge MR, Gastal FL, Miranda CT. The reliability of the Brazilian version of the Composite International Diagnostic Interview (CIDI 2. 1). Braz J Med Biol Res. 2004 Nov;37(11):1739-45.
26. Copeland JR, Dewey ME, Saunders P. The epidemiology of dementia: GMS-AGECAT studies of prevalence and incidence, including studies in progress. Eur Arch Psychiatry Clin Neurosci. 1991;240(4–5):212-7.
27. Roth M, Tym E, Mountjoy CQ, Huppert FA, Hendrie H, Verma S, et al. CAMDEX. A standardised instrument for the diagnosis of mental disorder in the elderly with special reference to the early detection of dementia. Br J Psychiatry. 1986 Dec;149:698-709.
28. Bottino CMC, Stoppe A Jr, Scalco AZ, Ferreira RCR, Hototian SR, Scalco MZ. Validade e confiabilidade da versão brasileira do CAMDEX. Arq Neuropsiquiatr. 2001;59. Suppl 3:S20.
29. Yesavage JA, Brink TL, Rose TL, Lum O, Huang V, Adey M, et al. Development and validation of a geriatric depression screening scale: a preliminary report. J Psychiatr Res. 1982;17(1):37-49.
30. Folstein MF, Folstein SE, McHugh PR. Mini-mental state" A practical method for grading the cognitive state of patients for the clinician. J Psychiatr Res. 1975 Nov;12(3):189-98.
31. Streiner DL, Norman GR. Health Measurement Scales: a practical guide to their development and use. 3 ed New York: Oxford University Press Inc; 2003.
32. Börsch-Supan A, Jürges H, editors. The Survey of Health, Ageing and Retirement in Europe – Methodology Mannheim: Mannheim Research Institute for the Economics of Aging (MEA); 2005.
33. Meeks TW, Vahia IV, Lavretsky H, Kulkarni G, Jeste DV. A tune in "a minor" can "b major": a review of epidemiology, illness course, and public health implications of subthreshold depression in older adults. J Affect Disord. 2011 Mar;129(1–3):126-42.
34. He W, Muenchrath MN, Kowal P, U.S. Census Bureau, editors. Shades of Gray: A Cross-Country Study of Health and Well-Being of the Older Populations in SAGE Countries, 2007-2010. Washington, DC: U.S. Government Printing Ofice; 2012.
35. Beekman AT, Deeg DJ, van Tilburg T, Smit JH, Hooijer C, van Tilburg W. Major and minor depression in later life: a study of prevalence and risk factors. J Affect Disord. 1995 Dec 24;36(1–2):65-75.
36. Blazer DG. Depression in late life: review and commentary. J Gerontol A Biol Sci Med Sci. 2003 Mar;58(3):249-65.
37.,2012 37. World Health Organization, editor. Dementia: a public health priority. Geneva: WHO Press; 2012.
38. Duncan DF, Nicholson T, White JB, Bradley DB, Bonaguro J. The baby boomer effect: changing patterns of substance abuse among adults ages 55 and older. J Aging Soc Policy. 2010 Jul;22(3):237-48.
39. Castro-Costa E, Ferri CP, Lima-Costa MF, Zaleski M, Pinsky I, Caetano R, et al. Alcohol consumption in late-life--the first Brazilian National Alcohol Survey (BNAS). Addict Behav. 2008 Dec;33(12):1598-601.
40. Viana MC, Andrade LH. Lifetime Prevalence, age and gender distribution and age-of-onset of psychiatric disorders in the Sao Paulo Metropolitan Area. Brazil: results from the Sao Paulo Megacity Mental Health Survey. Rev Bras Psiquiatr. 2012 Oct;34(3):249-60.
41. Regier DA, Boyd JH, Burke JD Jr, Rae DS, Myers JK, Kramer M, et al. One-month prevalence of mental disorders in the United States. Based on five Epidemiologic Catchment Area sites. Arch Gen Psychiatry. 1988 Nov;45(11):977-86.
42. Xu G, Chen G, Zhou Q, Li N, Zheng X. Prevalence of Mental Disorders among Older Chinese People in Tianjin City. Can J Psychiatry. 2017 Nov;62(11):778-86.
43. Byers AL, Yaffe K, Covinsky KE, Friedman MB, Bruce ML. High occurrence of mood and anxiety disorders among older adults: The National Comorbidity Survey Replication. Arch Gen Psychiatry. 2010 May;67(5):489-96.
44. Gum AM, King-Kallimanis B, Kohn R. Prevalence of mood, anxiety, and substance-abuse disorders for older Americans in the national comorbidity survey-replication. Am J Geriatr Psychiatry. 2009 Sep;17(9):769-81.
45. Kessler RC, Berglund P, Demler O, Jin R, Merikangas KR, Walters EE. Lifetime prevalence and age-of-onset distributions of DSM-IV disorders in the National Comorbidity Survey Replication. Arch Gen Psychiatry. 2005 Jun;62(6):593-602.
46. Sousa RM, Dewey ME, Acosta D, Jotheeswaran AT, Castro-Costa E, Ferri CP, et al. Measuring disability across cultures--the psychometric properties of the WHODAS II in older people from seven low- and middle-income countries. The 10/66 Dementia Research Group population-based survey. Int J Methods Psychiatr Res. 2010 Mar;19(1):1-17.
47. do Nascimento KK, Pereira KS, Firmo JO, Lima-Costa MF, Diniz BS, Castro-Costa E. Predictors of incidence of clinically significant depressive symptoms in the elderly: 10-year follow-up study of the Bambui cohort study of aging. Int J Geriatr Psychiatry. 2015 Dec;30(12):1171-6.
48. Walston J, Hadley EC, Ferrucci L, Guralnik JM, Newman AB, Studenski SA, et al. Research agenda for frailty in older adults: toward a better understanding of physiology and etiology: summary from the American Geriatrics Society/National Institute on Aging Research Conference on Frailty in Older Adults. J Am Geriatr Soc. 2006 Jun;54(6):991-1001.
49. World Health Organization. World report on ageing and health. Geneve: WHO; 2015.
50. Vaughan L, Corbin AL, Goveas JS. Depression and frailty in later life: a systematic review. Clin Interv Aging. 2015;10:1947-58.
51. Kulmala J, Nykanen I, Manty M, Hartikainen S. Association between frailty and dementia: a population-based study. Gerontology. 2014;60(1):16-21.
52. Turecki G, Brent DA. Suicide and suicidal behaviour. Lancet. 2016 Mar 19;387(10024):1227-39.
53. McLaughlin KA, Gadermann AM, Hwang I, Sampson NA, Al-Hamzawi A, Andrade LH, et al. Parent psychopathology and offspring mental disorders: results from the WHO World Mental Health Surveys. Br J Psychiatry. 2012 Apr;200(4):290-9.
54. Lipnicki DM, Crawford JD, Dutta R, Thalamuthu A, Kochan NA, Andrews G, et al. Age-related cognitive decline and associations with sex, education and apolipoprotein E genotype across ethnocultural groups and geographic regions: a collaborative cohort study. PLoS Med. 2017 Mar;14(3):e1002261.
55. Castro-Costa E, Dewey ME, Uchoa E, Firmo JO, Lima-Costa MF, Stewart R. Trajectories of cognitive decline over 10 years in a Brazilian elderly population: the Bambui Cohort Study of Aging. Cad Saude Publica. 2011;27(Suppl 3):S345-50.
56. Prais HA, Loyola Filho AI, Firmo JO, Lima-Costa MF, Uchoa E. A population-based study on binge drinking among elderly Brazilian men: evidence from the Belo Horizonte and Bambui health surveys. Rev Bras Psiquiatr. 2008 Jun;30(2):118-23.
57. Phillips JA, Robin AV, Nugent CN, Idler EL. Understanding recent changes in suicide rates among the middle-aged: period or cohort effects? Public Health Rep. 2010 Sep-Oct;125(5):680-8.

ENVELHECIMENTO: ASPECTOS CLÍNICOS E FISIOLÓGICOS FUNDAMENTAIS

Wilson Jacob Filho / Alexandre Leopold Busse

As projeções demográficas sugerem que as populações de todos os países estão envelhecendo, o que terá amplos efeitos sobre os sistemas sociais, econômicos e de saúde. A população do mundo com 60 anos ou mais tende a aumentar de 841 milhões em 2013, para mais de 2 bilhões em 2050, quando deve superar o número de crianças[1].

Essa mudança demográfica apresenta tanto oportunidades quanto desafios. A maioria das pessoas aspira viver uma longa e saudável vida, e os idosos podem proporcionar valiosos recursos econômicos, sociais, culturais e familiares. Além da capacidade potencial para trabalhar, os idosos incorporam grande reserva de capital humano, especialmente em educação e experiência de trabalho. Uma vida inteira de experiências pode torná-los mais adeptos a avaliar e abordar uma grande variedade de situações, além de orientação aos mais jovens. No entanto, o envelhecimento da população também pode ser associado à diminuição da população ativa e à maior demanda de cuidados de saúde, de assistência social e pensões sociais[2].

O envelhecimento populacional ocorreu de forma lenta nos países desenvolvidos e vem ocorrendo de forma mais acelerada nos países em desenvolvimento. Portanto, em paralelo com o aumento das desigualdades de renda, as disparidades no acesso aos cuidados de saúde e o apoio social. Assim, ainda não podemos dizer que a maioria das pessoas está vivendo mais e melhor; provavelmente estão apenas experimentando extensos períodos de morbidade[1].

Atualmente, as principais causas de morte e deficiência em idade mais avançada são as doenças não transmissíveis. Grande parte delas pode ser prevenida ou atrasada. Inclusive tem se dado ênfase crescente às estratégias iniciais de vida em relação aos comportamentos saudáveis e ao controle de fatores de risco. Alguns estudos sugerem que cerca de 25% da heterogeneidade relacionada à saúde e à capacidade funcional na velhice são determinados geneticamente, e o restante fortemente aos comportamentos e às desigualdades durante toda a vida[2].

Outras mudanças sociais amplas estão transformando a sociedade e interagindo com o envelhecimento e afetando a dinâmica social e intergeracional. Muitos idosos passarão a morar sozinhos ou apenas com seu cônjuge. O aumento da participação das mulheres na força de trabalho certamente traz benefícios para o desenvolvimento socioeconômico, mas também vai diminuindo a disponibilidade desse papel familiar tradicional na prestação de cuidados ao mesmo tempo em que a demanda está crescendo. Assim, é previsível que em muitos países aumente o número de idosos dependentes, sem parentes que possam lhes cuidar e ainda sem cuidadores formais treinados ou instituições capazes de recebê-los. Entretanto, não há exemplos históricos disponíveis para orientar as tomadas de decisão em relação a essas mudanças sociais; por isso, os países terão de contar com novas análises para propor novas políticas públicas[3].

À medida que a população idosa aumenta teremos uma epidemia de doenças crônicas. Os maiores aumentos vêm ocorrendo com as seguintes doenças: demências, acidente vascular encefálico, doença pulmonar obstrutiva crônica, diabetes, insuficiência cardíaca e insuficiência coronariana. Na realidade, os idosos são mais propensos a terem vários problemas coexistentes e inter-relacionados, o que se denomina multimorbidade[4].

Uma das consequências da multimorbidade é o uso de muitas medicações, que quando são quatro ou mais chamam-se polifarmácia. Esta está associada a maior risco de interações e reações adversas, que muitas vezes podem descompensar as doenças crônicas. Não é raro que o simples ajuste da prescrição melhore vários sintomas de idosos que procurem o clínico. Sabe-se que o envelhecimento fisiológico, denominado senescência, influencia tanto a farmacocinética quanto a farmacodinâmica; no entanto, os idosos são excluídos dos ensaios clínicos da maioria das doenças. Dessa forma, os resultados são extrapolados a partir de populações mais jovens ou de subanálises. Uma revisão sobre as recomendações americanas e canadenses acerca das principais doenças crônicas, inclusive para idosos, mostrou que eles representavam apenas 1% do total de participantes de todos os estudos revisados[5].

MULTIDISCIPLINARIDADE

Vivemos um momento sem precedentes na história da humanidade. Nunca, em nenhum outro período da nossa evolução, tivemos uma mudança tão evidente na expectativa de vida e ao mesmo tempo uma diminuição das taxas de fecundidade. O que aconteceu na última metade do século XX e está acontecendo na primeira metade do século XXI, muito provavelmente, será lembrado como a maior transição epidemiológica de todos os tempos.

Essa grande mudança na composição etária da população determinará repercussões em todos os setores da atividade humana, e não poderia ser diferente na área da saúde.

Acreditamos que o conhecimento acerca do envelhecimento passou a ser muito importante para praticamente todos os médicos, generalistas ou especialistas. Da mesma forma, todos os profissionais de saúde que atendem adultos passarão a atender cada vez mais idosos e, portanto, necessitarão de um aprimoramento para atendimento de excelência.

Consequentemente, como os idosos serão atendidos por muitos profissionais, o ideal seria alcançar uma coesão e sinergia entre todos aqueles que avaliam e discutem casos e condutas. Além disso, no contexto da interdisciplinaridade, fica mais claro o entendimento sobre a importância das ações de cada membro da equipe, melhorando os encaminhamentos e as ações gerais de saúde.

SÍNDROMES GERIÁTRICAS

As *síndromes geriátricas* se desenvolvem pela interação entre as mudanças fisiológicas relacionadas à idade, às doenças crônicas e aos estressores funcionais.

As síndromes geriátricas, à medida que prejudicam a capacidade funcional, são melhores preditores de sobrevida do que a presença ou o número de doenças específicas. A abordagem das síndromes geriátricas é fundamentalmente multidisciplinar no seu aspecto mais amplo, pois tanto para a identificação, quanto para o tratamento são necessários médicos de diferentes especialidades, além de outros profissionais da saúde.

Iatrogenia é decorrente da intervenção do médico ou da equipe multidisciplinar, seja ela justificada ou não, mas da qual resultem consequências prejudiciais à saúde do paciente. A omissão de uma conduta ou intervenção amplamente conhecida levando à disfunção, sem que haja uma contraindicação, também pode ser considerada iatrogenia.

Os idosos são mais suscetíveis às iatrogenias devido à condição de diminuição da reserva funcional. Os principais fatores de risco para sua ocorrência são: multimorbidades, polifarmácia, grau de complexidade das doenças, má condição clínica no momento da admissão, tempo de internação e grau de funcionalidade.

Podemos classificar a iatrogenia como: de ocorrência, diagnóstica ou terapêutica. As iatrogenias de ocorrência são eventos indesejáveis que acontecem durante a internação hospitalar, como úlceras por pressão, quedas e infecções hospitalares. A iatrogenia diagnóstica ocorre em procedimentos, como exames contrastados, endoscópicos, biópsias entre outros. A iatrogenia terapêutica é a mais frequente. Entre os exemplos temos as complicações na passagem ou no uso de sondas e cateteres, complicações perioperatórias e reação adversa aos medicamentos. Todos esses tipos podem ser prevenidos ou minimizados, mas para tal a equipe deve ter pleno conhecimento dos riscos e desenvolver as estratégias de forma sistemática.

Reação adversa aos medicamentos (RAM): qualquer resposta nociva e não intencional aos medicamentos, que ocorra em associação ao uso de doses normalmente empregadas em seres humanos para profilaxia, diagnóstico e tratamento de doenças ou para a modificação de uma função fisiológica, com a exclusão dos casos de falha terapêutica. Idosos têm duas a três vezes mais chance de reação adversa aos medicamentos do que jovens. Por volta de 28% das internações em idosos podem ser causadas por problemas relacionados aos medicamentos[6]. Também pode dobrar o tempo de internação[7].

Algumas medidas podem diminuir a RAM, como: atenção para interações medicamentosas, considerar benefícios e efeitos colaterais, considerar terapêutica não farmacológica, pedir ao paciente para trazer todas as medicações às consultas, simplificar a posologia, evitar medicamentos com ação em sistema nervoso, especialmente anticolinérgicos e procurar iniciar com doses baixas e aumentar mais lentamente.

É possível evitar a prescrição de medicações inapropriadas para idosos, consultando os critérios de Beers, que é uma ferramenta útil e abrangente para avaliar a qualidade da prescrição em idosos, identificando medicamentos potencialmente inadequados[8]. Também é muito importante descartar uma RAM para qualquer sintoma novo, pois evita a cascata iatrogênica que acontece quando um efeito adverso é tratado com um novo medicamento.

Alterações cognitivas: sejam dependentes das demências ou do transtorno neurocognitivo maior, seja pela sua fase pré-clínica, chamada de comprometimento cognitivo leve ou transtorno neurocognitivo leve, há que se valorizar as queixas relatadas pelo paciente ou pelos contactantes e avaliar o desempenho em testes das funções cognitivas para detectar se existe preservação da independência em atividades de vida diária complexas e/ou se há critérios para o diagnóstico de demência. Nem todas as pessoas com transtorno neurocognitivo leve evoluirão para demência; contudo, o risco aumenta até 30 vezes em comparação às pessoas sem comprometimento. Essa fase tem sido muito estudada tanto para receber as medicações em protocolos de pesquisa quanto para identificar testes laboratoriais que sejam marcadores da doença de Alzheimer. De fato, o aumento da proteína tau e a diminuição da proteína beta-amiloide 42 tem boa acurácia no diagnóstico precoce da doença[9].

Na fase leve, as queixas cognitivas trazem dificuldades nas atividades de vida diária mais complexas. A manifestação inicial geralmente é a perda de memória, em especial em relação aos fatos recentes. Aos poucos vai intensificando a desorientação temporal e posteriormente espacial. Se por qualquer outro motivo um paciente tenha baixa participação social e ocupacional, muitas vezes não se percebem as dificuldades e a doença pode ser detectada apenas em um estágio mais avançado. Em geral, na fase inicial o paciente percebe os próprios lapsos e as dificuldades; contudo, muitas vezes acredita que fazem parte do envelhecimento e não procura ajuda da família e de especialistas[9].

Na fase moderada, a perda de memória é facilmente percebida por todos, mas a própria pessoa não percebe a magnitude de suas perdas. Já existe dificuldade importante na realização de tarefas complexas e iniciam as dificuldades para tarefas mais simples. Como existe a necessidade de constante supervisão, é frequente ocorrerem conflitos entre o paciente e seus cuidadores, principalmente se não houver boa comunicação e bom preparo para lidar com esses conflitos. Nessa fase, são marcantes as alterações de comportamento[9].

Na fase grave, o paciente vai se tornando totalmente dependente, inclusive para cuidar da higiene pessoal e alimentar-se. Essa fase pode ser postergada por muito tempo, desde que tenha adequados estímulos físicos e mentais. Dependendo também da presença de outras doenças, o paciente pode evoluir mais rapidamente ou mais lentamente com disfagia, dificuldade de locomoção e ficar acamado[9].

O *delirium* ou estado confusional agudo é particularmente comum em idosos. Trata-se de outro transtorno neurocognitivo, mas que ocorre de forma aguda, diferentemente das demências. Há redução no nível de consciência e na percepção de estímulos ambientais, com variáveis déficits cognitivos, especialmente de atenção e orientação. O quadro clínico pode ser acompanhado de inversão do ciclo sono-vigília, de agitação psicomotora (hiperativo), sonolência (hipoativo) ou ambos (misto)[10].

Existe uma tendência à flutuação do quadro no decorrer do mesmo dia, assim é fundamental que toda a equipe de saúde seja treinada para identificar especialmente durante uma internação hospitalar. Como envolve sofrimento para o paciente e a família, além de ocultar causas potencialmente graves, o reconhecimento do *delirium* e a intervenção apropriada são fundamentais. O tratamento é baseado no uso de neurolépticos nos casos de agitação e principalmente remoção da causa que precipitou o quadro: desidratação, hipoxemia, distúrbios eletrolíticos, infecções, medicamentos com ação em sistema nervoso, especialmente anticolinérgicos, entre outras.

A *incontinência urinária* é a perda involuntária de urina em quantidade ou frequência suficiente para se constituir num problema social ou de saúde. Sua frequência aumenta com o envelhecimento, de forma que a prevalência estimada é de 30% a 50% em mulheres idosas e varia de 8% a 34% nos homens acima de 65 anos[11,12]. Os pacientes idosos, na maioria das vezes, não se queixam dessa situação; por isso, a pergunta deve ser direta: "Você já perdeu urina ou sentiu-se molhado?". Pode ter vários fatores determinantes: integridade do trato urinário, comorbidades, função cognitiva, mobilidade, ambiente e medicamentos. Algumas causas são potencialmente reversíveis, como: *delirium*, diabetes descompensado, uso de diuréticos, deficiência estrogênica, infecção do trato urinário, imobilidade temporária, impactação fecal, medicamentos (diuréticos, xantinas, anticolinérgicos, bloqueadores dos canais de cálcio, alfa-adrenérgicos, sedativos e/ou hipnóticos)[13].

As consequências da incontinência urinária devem ser consideradas do ponto de vista da saúde física (infecção urinária, dermatites, quedas, distúrbios do sono, úlceras de pressão); do bem-estar psicológico

TABELA 2.1 Tipos de incontinência urinária

Urgência	• Incapacidade de adiar o esvaziamento após sensação de plenitude vesical • Variáveis volumes
Esforço	• Perda involuntária com aumento de pressão intra-abdominal • Pequenos volumes
Sobrefluxo	• Perda por forças mecânicas de uma bexiga hiperdistendida sobre mecanismos de contenção • Pequenos volumes
Funcional	• Perda por incapacidade psicológica, cognitiva ou ambiental • Grandes volumes

(depressão, dependência, diminuição da autoestima); e do *status* social e econômico (isolamento social, estresse do cuidador, custos com fraldas, institucionalização).

Na abordagem da incontinência urinária é importante conhecer qual é o seu tipo (Tabela 2.1) por meio do exame clínico e/ou com complementação de ultrassonografia e teste urodinâmico.

O tratamento pode ser comportamental, medicamentoso e cirúrgico. A estratégia terapêutica depende da etiologia e da intensidade dos sintomas. Entretanto, algumas medidas podem fazer diferença, como: trocar diuréticos e bloqueadores de canal de cálcio por outros quando possível, micções programadas, redistribuição da ingesta de líquidos no decorrer do dia, perda de peso nos casos de sobrepeso, aumento global da força muscular nos casos de incontinência de esforço.

Instabilidade postural nos indivíduos idosos é um dos problemas de saúde mais frequentes e incapacitantes. A queda é considerada marcador de mortalidade, fragilidade, dependência, institucionalização e declínio na saúde de idosos. Mais de um terço dos idosos da comunidade sofre quedas a cada ano e a incidência aumenta com a idade (Tabela 2.2)[14].

Apesar de apenas 5% das quedas trazerem lesões, o medo de cair acaba sendo determinante para a diminuição das atividades, aumentando o risco de novas quedas. As consequências das quedas vão desde contusões a hospitalizações por traumatismo cranioencefálico ou fraturas, que podem prejudicar a independência e mobilidade, institucionalização e óbito[14].

As intervenções multidimensionais são as que, comprovadamente, trazem impacto na prevenção de quedas, já que as causas são multifatoriais. A orientação sobre segurança ambiental e comportamental tem maior impacto se realizada no domicílio de idosos com maior risco. Os exercícios físicos com múltiplos componentes, como flexibilidade, equilíbrio, coordenação e força, realizados em grupo ou mesmo em domicílio, reduziram tanto quedas quanto fraturas. Outras intervenções atuando na correção de catarata,

TABELA 2.2 Principais fatores de risco para quedas

Intrínsecos

- Idade avançada
- Sexo feminino
- Uso de quatro ou mais medicamentos
- Uso de psicotrópicos
- Déficit visual
- Fraqueza muscular
- Dor articular
- Neuropatia periférica
- Alteração cognitiva
- Depressão
- Desequilíbrio e alterações na marcha

Extrínsecos

- Piso escorregadio
- Desnível ou degrau não sinalizado
- Tapetes soltos
- Baixa luminosidade
- Animais e objetos no chão
- Objetos guardados em lugares altos
- Uso de calçado inadequado
- Uso inadequado de dispositivos de marcha

hipotensão postural, polifarmácia (retirada de psicotrópicos), suplementação de vitamina D, também têm evidentes benefícios[14].

A *síndrome de imobilidade* é caracterizada por restrição ou limitação do movimento para desempenhar atividades de vida diária em virtude de diminuição das funções motoras, caracterizadas por fatores que comprometem a independência, culminando no estado de incapacidade. Pode ser secundária à determinada condição específica ou às múltiplas disfunções. As consequências mais comuns são: fraqueza e atrofia muscular, osteoporose, dermatite amoniacal, úlcera por pressão, falta de apetite, constipação e fecalomas, ansiedade, depressão, insônia, agitação, irritabilidade, diminuição da tolerância à dor, broncopneumonia aspirativa, tromboembolismo pulmonar, catabolismo proteico e aumento da resistência à insulina. A mortalidade pode chegar a 80% maior nos pacientes internados com imobilidade[15].

Fragilidade é uma síndrome com múltiplas causas e fatores contribuintes, que se caracteriza pela diminuição da força, da resistência e redução da função fisiológica que aumenta a vulnerabilidade de um indivíduo para o desenvolvimento de aumento da dependência e morte.

Fried *et al.* propuseram alguns critérios de fragilidade que podem ser vistos na Tabela 2.3. Quando se apresenta um ou dois critérios atribui-se como pré-fragilidade e se apresentam três ou mais critérios é fragilidade[16].

O aumento significativo de quedas e fraturas, além do aumento da morbidade e mortalidade geral, estão entre as consequências da fragilidade. Existe maior chance de hospitalizações, infecções hospitalares e internações prolongadas[17].

TABELA 2.3 Critérios de fragilidade de Fried *et al.*

Perda de peso não intencional	5% no último ano
Fadiga	Avaliada por autorrelato
Inatividade física	Avaliada por questionário estruturado
Baixa velocidade durante a marcha	De acordo com altura e gênero
Força de preensão palmar diminuída	De acordo com peso, altura e gênero

As intervenções devem ser multifacetadas e multidisciplinares associando profilaxia de quedas, exercícios resistidos, adequação alimentar, suplementação de proteínas e vitamina D[18,19].

Avaliação global do idoso (AGI): é uma abordagem multifacetada que se concentra em entender os domínios físicos, cognitivos, psicológicos e sociais de um idoso. Também é conhecida como Avaliação geriátrica ampla ou Avaliação geriátrica global. É o ponto inicial para uma abordagem completa da saúde do idoso; seu componente crucial é avaliação abrangente da capacidade funcional e das síndromes geriátricas. A partir da AGI, é possível fazer diagnósticos das doenças, mapear os riscos de saúde e planejar as condutas. Além da avaliação clínica habitual, existem pontos fundamentais que devem ser destacados, como: humor, cognição, uso de medicamentos, risco de quedas, atividade física, vacinação, hábitos de vida, continência esfincteriana, sexualidade, perdas sensoriais e saúde bucal.

Uma revisão sobre seus benefícios concluiu que a AGI é mais eficiente que a avaliação habitual, pois proporciona uma visão geral do idoso, melhora a acurácia diagnóstica, gera subsídios para tratamento e acompanhamento a longo prazo, aumenta a sobrevida, reduz atendimentos de emergência, diminui institucionalização e reduz gastos em saúde. O ideal é que seja feita por equipe multidisciplinar, mas é fundamental a ação de uma equipe multidisciplinar para que pelo menos intervenções provenientes da avaliação sejam realizadas, visto que apenas assim a AGI pode ser considerada efetiva[20].

A funcionalidade pode ser avaliada por meio do questionamento da capacidade de realizar de forma independente as atividades básicas de vida diária (ABVD) e as atividades instrumentais de vida diária (AIVD). As atividades básicas são: locomover-se, vestir-se, tomar banho, alimentar-se e usar o banheiro. As atividades instrumentais são: usar transporte, usar o telefone, fazer compras, preparar refeições, lavar roupas, cuidar do dinheiro e tomar os remédios[21,22].

Também é possível ter uma avaliação da condição funcional com medidas objetivas obtidas por meio de indicadores de aptidão física, como: flexibilidade, força muscular, agilidade e equilíbrio[23].

A habilidade de executar as atividades cotidianas em um padrão normal, de acordo com comportamentos socialmente construídos, envolve as funções físicas, mentais e psicossociais. A avaliação da funcionalidade permite: detectar situações de risco, identificar áreas de disfunção, monitorar o declínio funcional, estabelecer um plano de cuidados adequado às demandas assistenciais, identificar a necessidade de utilização de serviços especializados e estabelecer elos para a compreensão multidimensional dos casos[24].

Para que esse perfil de avaliação torne-se cada vez mais frequente dentre os profissionais que atuam com essa faixa etária, tem-se buscado instrumentos de aplicabilidade facilitada na forma e no tempo de aplicação. A recém-publicada *Avaliação Geriátrica Compacta* (AGC10)[25] preenche esses critérios, pois além de oferecer uma análise adequada das principais funções relacionadas às atividades funcionais cotidianas do idoso, pode ser aplicada por diversos profissionais, previamente treinados, em tempo relativamente reduzido (10 minutos), o que lhe permite ser incluída nas consultas ambulatoriais rotineiras e/ou em outros ambientes assistenciais.

Referências

1. Chatterji S, Byles J, Cutler D, Seeman T, Verdes E. Health, functioning, and disability in older adults: present status and future implications. Lancet. 2015;385:563-75.
2. Beard JR, Bloom DE. Towards a comprehensive public health response to population ageing. Lancet. 2015;385:658-61.
3. Bloom DE, Chatterji S, Kowal P, Lloyd-Sherlock P, McKee M, Rechel B, et al. Macroeconomic implications of population ageing and selected policy responses. Lancet. 2015;385:649-57.
4. Mathers CD, Stevens GA, Boerma T, White RA, Tobias MI. Causes of international increases in older age life expectancy. Lancet. 2015;385:540-8.
5. Cox L, Kloseck M, Crilly R, Diachun L. Underrepresentation of individuals 80 years of age and older in chronic disease clinical practice guidelines. Can Fam Physician. 2011;57:e263-9.
6. Beyth RJ, Shorr R. Principles of drug therapy in older patients: rational drug prescribing. Clin Geriatr Med. 2002 Aug;18(3):577-92.
7. Passarelli MC, Jacob-Filho W, Figueras A. Adverse drug reactions in elderly hospitalised population – inappropriate prescription is a leading cause. Drugs Aging. 2005;22:767-77.
8. American Geriatrics Society 2015 Beers Criteria Update Expert Panel. American Geriatrics Society 2015 Updated Beers Criteria for Potentially Inappropriate Medication Use in Older Adults. J Am Geriatr Soc. 2015;63(11):2227-46.
9. Gil G, Busse AL, editors. Ensinar a lembrar. 2. São Paulo: Casa Leitura Médica. 2015;.
10. Sachdev PS, Blacker D, Blazer DG, Ganguli M, Jeste DV, Paulsen JS, et al. Classifying neurocognitive disorders: the DSM-5 approach. Nat Rev Neurol. 2014 Nov;10(11):634-42.
11. Hunskaar S, Arnold EP, Burgio K, Diokno AC, Herzog AR, Mallet VT. Epidemiology and natural history of urinary incontinence. Int Urogynecol J Pelvic Floor Dysfunct. 2000;11(5):301-19.
12. Umlauf MG, Sherman SM. Symptoms of urinary incontinence among older community-dwelling men. J Wound Ostomy Continence Nurs. 1996;23(6):314-21.
13. Morigushi M, Sirena SA. Promoção da saúde no idoso. In: Lopes AC. Tratado de clínica médica. Rio de Janeiro: Rocco. 2006;4275-81.
14. Gillespie LD, Robertson MC, Gillespie WJ, Sherrington C, Gates S, Clemson LM, et al. Interventions for preventing falls in older people living in the community. Cochrane Database of Systematic Reviews. 2012;(Issue 9.).
15. Silva TJ, Jerussalmy CS, Farfel JM, Curiati JA, Jacob-Filho W. Predictors of in-hospital mortality among older patients. Clinics. 2009;64(7):613-8.
16. Fried LP, Tangen CM, Walston J, et al. Frailty in older adults: evidence for a phenotype. J Gerontol A Biol Sci Med Sci. 2001;56A:M146-56.
17. Rockwood K, Mitnitski A. Frailty in relation to the accumulation of deficits. J Gerontol A Biol Sci Med Sci. 2007;62:722-7.
18. Tieland M, Dirks ML, van der Zwaluw N, Verdijk LB, van de Rest O, de Groot LC, et al. Protein supplementation increases muscle mass gain during prolonged resistance-type exercise training in frail elderly people: a randomized, double-blind, placebo-controlled trial. J Am Med Dir Assoc. 2012 Oct;13(8):713-9.
19. Cameron ID, Fairhall N, Langron C, Lockwood K, Monaghan N, Aggar C, et al. A multifactorial interdisciplinary intervention reduces frailty in older people: Randomized trial. BMC Med. 2013;11:65.
20. Gold S, Bergman H. Comprehensive geriatric assessment revisited again. Age Ageing. 2000;29(5):387-8.
21. Lawton MP. The functional assessment of elderly people. J Am Geriat Soc. 1971;(19):465-81.
22. Ramos LR, Simões E, Albert SM. Dependency on daily living and cognitive impairment strongly predicted mortality among urban elderly residents in Brazil: a two-year follow-up. J Am Geriatr Soc. 2001;49:1168-75.
23. Guralnik JM, Simonsick EM, Ferrucci L, Glynn RJ, Berkman LF, Blazer PA, et al. A short physical performance battery assessing lower extremity function: association with self-reported disability and prediction of mortality and nursing Home Admission. J. Gerontol. 1994;29:M85-94.
24. Duarte YAO. Desempenho funcional e demandas assistenciais. In: Lebrão ML, Duarte YAO. SABE – Saúde, Bem-estar e Envelhecimento – O Projeto SABE no município de São Paulo: uma abordagem inicial. Brasília: Organização Pan-Americana da Saúde. 2003.
25. Aliberti MJR, Apolinario D, Suemoto CK, Melo JA, Fortes-Filho SQ, Saraiva MD, et al. Targeted Geriatric Assessment for Fast-Paced Healthcare Settings: Development, Validity, and Reliability. J Am Geriatr Soc. 2018 Apr;66(4):748-54.

O CÉREBRO IDOSO: ENVELHECIMENTO NORMAL E ALTERAÇÕES RELEVANTES NA PSIQUIATRIA

Camila Nascimento / Kátia Cristina de Oliveira / Claudia Kimie Suemoto

ALTERAÇÕES MACROSCÓPICAS NO CÉREBRO DO IDOSO

Durante o envelhecimento normal, o cérebro humano passa por modificações importantes. No entanto, essas modificações do cérebro no idoso são alterações orgânicas decorrentes do processo normal de envelhecimento, mas que não estão associadas à diminuição significativa da funcionalidade e da *performance* cognitiva. A atrofia cerebral global e em certas regiões específicas são algumas dessas modificações, assim como leve diminuição do parênquima tecidual[1].

A atrofia, perda de volume e massa, tem seu início em torno da segunda década de vida. No entanto, a partir dos 40 anos, é verificada uma perda mais significativa[1], aumentando após os 70 anos[2]. No geral, essa perda é global, porém é mais significativa em algumas regiões, como córtex pré-frontal, córtex temporal e hipocampo. Observa-se também a dilatação de sulcos e ventrículos. A dilatação dos sulcos, que os torna mais profundos e alargados, resulta em regiões corticais menores, tornando os giros mais estritos. A causa dessa perda ainda não é muito clara, porém acredita-se que a perda neuronal tenha um papel importante na perda de substância cinzenta. Investiga-se, ainda, se a perda de massa cinzenta está associada às alterações cognitivas no envelhecimento normal. Exemplos disso são a perda de funções executivas e o declínio de habilidades frontais associado ao córtex pré-frontal durante o envelhecimento normal[1]. Em meados da sexta década de vida, observa-se também o estreitamento do corpo caloso, evidenciando redução de substância branca.

ALTERAÇÕES MICROSCÓPICAS NO CÉREBRO DO IDOSO

Uma vez que alterações macroestruturais são observadas no cérebro ao longo do envelhecimento, estudos microscópicos são ferramentas importantes que auxiliam no reconhecimento das causas, bem como de associações entre as alterações macroscópicas e microscópicas.

As alterações cognitivas estão acompanhadas por pequenas mudanças na morfologia neuronal[2]. Estudos estereológicos mostraram perda neuronal mínima em regiões corticais e no hipocampo[3], um dos fatores que difere do envelhecimento patológico. Com isso, linhas de evidência têm postulado que a perda de neurônios no córtex cerebral não seria a base neuroanatômica mais importante relacionada às alterações cognitivas e ao envelhecimento cerebral normal[4]. Em vez disso, essa base dependeria da manutenção sináptica entre botões axônicos e espinhos dendríticos[5].

Entre as modificações dendríticas verificadas, podem-se citar irregularidades na árvore dendrítica, tanto no comprimento, quanto no volume dos espinhos dendríticos, assim como nas mudanças na distribuição, número e mudança morfológica[5-7]. Diferentes estudos com cérebros humanos já demonstraram regressão na árvore dendrítica e dos espinhos dendríticos em neurônios piramidais localizados nos córtices pré-frontal, temporal e motor[8-10]. Essas alterações já foram associadas à redução funcional em estudos com cérebros de primatas não humanos, que têm sido um modelo bastante utilizado para o estudo de alterações cerebrais no envelhecimento[11-13]. Uma explicação para relação entre redução da função cognitiva e as mudanças na fisiologia sináptica pode dar-se pelas modificações da conectividade e integração de funções cerebrais de ordem superior, já que as alterações dendríticas parecem ocorrer em áreas cerebrais específicas. Estudos relacionados às modificações estruturais nos espinhos dendríticos, utilizando cérebros humanos de idosos, são relativamente mais antigos e escassos, em relação aos estudos que vêm sendo realizados em modelos animais. Apesar de as modificações morfológicas verificadas serem semelhantes entre estudos com humanos e modelos animais, estudos com animais têm proporcionado a obtenção de maior número de informações. Esses estudos em primatas não humanos revelaram que animais mais velhos apresentaram diminuição de 28% a 37% de dendritos nas porções apical e basal. Em relação à densidade sináptica, foi verificada uma diminuição de 23%[11,12]. Em humanos, análise de comprimento total, da média do comprimento, do número de seguimentos, do número de espinhos e da densidade dos espinhos em células piramidais (do córtex pré-frontal) demonstrou diminuição de 9% a 11% no comprimento dendrítico total e diminuição de 50% na densidade espinhal[14].

A diminuição das conexões entre neurônios parece estar acompanhada não apenas por mudanças estruturais, mas também por modificações neuroquímicas. Estudos de expressão gênica utilizando diferentes modelos animais e também em humanos verificaram mudanças significativas na expressão de genes relacionados à função sináptica[15]. No córtex pré-frontal de humanos e primatas não humanos, diversos genes envolvidos em neurotransmissão inibitória pelo ácido gama-aminobutírico (GABA) tiveram expressão diminuída com a idade, potencialmente alterando o balanço entre os sistemas de neurotransmissão excitatórios e inibitórios[16-18].

Existe uma forte associação entre mudanças dendríticas e os efeitos pós-sinápticos dos neurotransmissores. Alterações neuronais que ocorrem durante o envelhecimento têm grande efeito na distribuição de proteínas do neurofilamento e, portanto, impactam em parâmetros importantes dos sistemas colinérgicos, serotoninérgicos, dopaminérgicos e glutamatérgicos[19]. Mudanças nesses sistemas tornam os neurônios vulneráveis aos problemas de neurotransmissão, pois podem levar às desregulações em vias de sinalização corticocorticais, como aquelas que conectam o córtex temporal superior ao córtex pré-frontal[11]. Estudos já demonstraram mudanças na expressão da proteína do neurofilamento durante o envelhecimento. A expressão e a distribuição dos receptores para os neurotransmissores também estão afetadas. Em especial, tem sido demonstrado que o número de neurônios expressando subunidades de receptores de glutamato (Glu R) e receptor ionotrópico ativado pelo ácido glutâmico (NMDA R) estão significantemente reduzidos durante o envelhecimento[19]. Além disso, essas diminuições também parecem ser específicas para o córtex pré-frontal, quando comparado às outras regiões cerebrais.

Não apenas a diminuição de expressão de moléculas importantes para manutenção do funcionamento cerebral está alterada no cérebro idoso. Microscopicamente, são também verificadas alterações pós-traducionais em proteínas importantes para o funcionamento neuronal. Nosso organismo possui uma maquinaria que age na linha de frente para degradação, solubilização e controle de qualidade de proteínas malformadas. No entanto, com o envelhecimento, esse mecanismo de controle de qualidade proteica parece estar comprometido[20]. Isso faz com que o sistema apresente uma incapacidade de manter a homeostase proteica, isto é, a manutenção das proteínas em seu devido estado conformacional[20,21]. Como consequência, é verificado aumento na quantidade de proteínas malformadas, em relação à capacidade de processamento do sistema. As proteínas malformadas mais frequentemente observadas em cérebros idosos são a proteína tau hiperfosforilada, a proteína β-amiloide, a α-sinucleína e a *transactive response DNA binding protein* 43 (TDP43)[20]. A Figura 3.1 mostra esses tipos de alterações tanto na porção extracelular do tecido encefálico humano (Figura 3.1B), quanto na porção citoplasmática de neurônios (Figura 3.1A, C e D). Todas essas proteínas possuem papéis importantes para o funcionamento cerebral; no entanto, quando malformadas, perdem sua função e também oferecem toxicidade[21].

COMO DIFERENCIAR O ENVELHECIMENTO NORMAL DO PATOLÓGICO?

Todas essas alterações macroscópicas e microscópicas verificadas no cérebro do idoso proporcionam maior susceptibilidade ao envelhecimento patológico. Sendo o envelhecimento um processo contínuo e progressivo, a delimitação entre o envelhecimento normal e patológico parece ter uma linha muito tênue.

No entanto, já é sabido que o cérebro sofre alterações estruturais no envelhecimento normal semelhantes às alterações patológicas, porém padrões de velocidade e de regiões específicas com mudanças mais acentuadas são descritas como as diferenças macroscópicas entre normal e patológico.

A redução de volume global, observada em estudos de neuroimagem, mostra-se linear e moderada ao longo da idade no envelhecimento normal, enquanto no patológico essa redução é acelerada e está associada a um padrão único estrutural, afetando regiões específicas mais vulneráveis, como córtices frontal e parietal. Além disso, também é verificado aumento exponencial do volume de líquido cefalorraquidiano[22]. Há evidências de que a taxa de atrofia global anual seja o dobro no envelhecimento patológico, quando comparado ao fisiológico[23]. Ademais, o alargamento dos ventrículos é adiantado em cerca de dois anos em indivíduos que desenvolvem algum comprometimento cognitivo leve, quando comparados aos idosos normais[24]. As alterações macroscópicas, como alargamento de ventrículos e atrofia, estão relacionadas

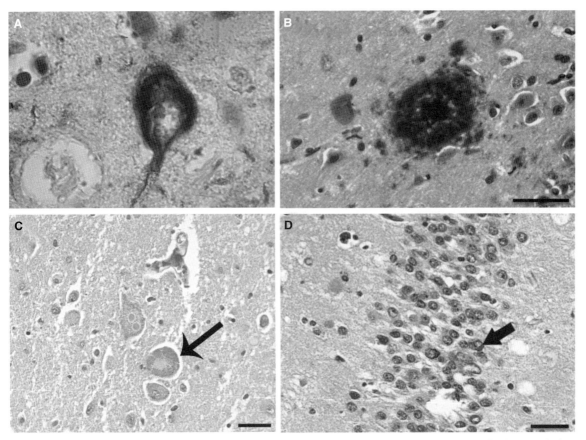

FIGURA 3.1 Fotomicrografias mostrando acúmulo de proteínas malformadas no encéfalo de indivíduos idosos. Em A, emaranhado neurofibrilar, formado por acúmulo da proteína tau hiperfosforilada. O acúmulo extracelular da proteína β-amiloide pode ser observado em B. As setas em C e D mostram alterações intracitoplasmáticas das proteínas α-sinucleína e TDP-43, respectivamente. Escalas em A e B: × μm, C: 50 μm e D: 20 μm. As fotomicrografias são de casos pertencentes ao banco de cérebros humanos do Grupo de Estudos em Envelhecimento Cerebral da Faculdade de Medicina da Universidade de São Paulo e foram gentilmente cedidas por Lea Grinberg (A e B), Roberta Diehl Rodriguez (C) e Camila Nascimento (D).

às alterações microscópicas já evidenciadas e explicam as alterações nas funções cognitivas verificadas. No entanto, há também uma diferenciação entre o envelhecimento normal e o patológico do ponto de vista microscópico. Por exemplo, enquanto as alterações cognitivas verificadas durante o envelhecimento normal estão associadas à diminuição do número de conexões entre neurônios por meio de diminuição da arborização dendrítica (diminuição do número e do tamanho de dendritos e espinhos) (ver tópico 2, Alterações microscópicas no cérebro do idoso), o envelhecimento patológico parece estar mais relacionado à perda neuronal[25]. Outro aspecto importante que parece também estar relacionado ao envelhecimento patológico é o acumulo de proteínas malformadas seguindo um padrão estereotípico com acometimento de áreas cerebrais específicas[26-28]. O acúmulo de proteínas malformadas é verificado em cérebros de indivíduos cognitivamente normais; entretanto, em casos de envelhecimento patológico, essas alterações são mais numerosas e seguem um padrão estereotípico de acometimento, que apresenta boa associação com as manifestações comportamentais verificadas no envelhecimento patológico.

Apesar de essas alterações estarem mais associadas ao envelhecimento patológico, existe uma particularidade individual verificada em relação à presença de alterações cerebrais, tanto macroscópicas quanto microscópicas, e o aparecimento de sintomas de doença. Alguns indivíduos parecem conseguir compensar essas alterações cerebrais, mantendo sua cognição intacta ou, ainda, apresentam crescimento intelectual, a isso dá-se o nome de reserva cognitiva[29]. Diante disso, diversos estudos têm explorado esse conceito e buscado respostas para a manutenção da cognição ou até melhora dela, mesmo na presença de alterações neuropatológicas importantes. Entre essas respostas, alguns fatores ambientais a que o indivíduo foi exposto são considerados protetores, como o nível educacional[30], e atividades de lazer e sociais[31].

Uma das evidências que apoiam a reserva cognitiva é o fato de que indivíduos com maior reserva suportam maior carga de alterações neuropatológicas, como a presença das proteínas malformadas verificadas na doença de Alzheimer, do que o indivíduo com menor reserva cognitiva[29]. Assim, a mesma quantidade de danos ao cérebro pode apresentar efeitos distintos em indivíduos diferentes. Esse fenômeno pode ser explicado por um mecanismo compensatório ou neuroprotetor, ou, ainda, pela combinação de ambos[31]. Dessa forma, a diferença de efeitos entre indivíduos pode estar relacionada às exposições ambientais diversas ao longo da vida. Desse modo, idosos submetidos aos ambientes com mais estímulos (atividades de lazer e sociais e melhor nível socioeconômico) teriam maior produção de novos neurônios e espinhos dendríticos e, portanto, apresentariam maior plasticidade neural[32].

Com isso, as alterações cerebrais (patológicas ou de neurogênese), juntamente com os fatores ambientais, resultam em variabilidade das funções cognitivas entre indivíduos, podendo impactar de maneira positiva ou negativa no processo de envelhecimento cerebral.

IMPACTO CLÍNICO DAS ALTERAÇÕES CEREBRAIS PARA COGNIÇÃO E SINTOMAS PSIQUIÁTRICOS

Cognição

No envelhecimento normal, memória, atenção, linguagem e função executiva são as funções cognitivas mais comumente alteradas[33]. Contudo, as causas dessas alterações ainda são discutidas em relação às alterações de atividade neural, conectividade e perda celular.

Estudos funcionais de imagem em humanos têm mostrado como a atividade neural modifica-se ao longo do processo de envelhecimento. Esses estudos verificaram que diferentes regiões cerebrais podem interagir para facilitar funções cognitivas superiores e que essa interação diminui com o envelhecimento, o que sugere uma perda global da função integrativa[33,34]. Além de o cérebro estar menos integrado, a atividade neural torna-se menos localizada em algumas regiões cerebrais, particularmente no córtex pré-frontal, em resposta às tarefas executivas. Essa redução da integração das atividades cerebrais pode estar associada ao baixo desempenho de diversos domínios cognitivos[35]. No entanto, esse quadro não está diretamente associado a um quadro demencial no futuro[36].

Dessa forma, observa-se que o indivíduo normal perde, gradativamente, a capacidade de aprender novos processos e formar novas memórias a partir da meia-idade[34]. Em contrapartida, um declínio cognitivo funcional ou clínico significativo apenas é observado em fases mais tardias[37]. É por isso que essa diferenciação é tão difícil, já que o declínio cognitivo do envelhecimento normal pode ser muito próximo do declínio dos estágios precoces de uma patologia[38]. À medida que a idade avança e, consequentemente, o declínio cognitivo, o indivíduo pode se tornar mais dependente.

Fatores externos, como educação, vida social, saúde, nível intelectual e personalidade, fazem com que o início do declínio cognitivo seja adiado. Assim como algumas atividades cotidianas (p. ex., atividade física e estimulação cognitiva), são considerados importantes para desacelerar a perda de cognição que ocorre ao longo do envelhecimento[39].

Sintomas psiquiátricos

Alterações psiquiátricas, como depressão, ansiedade e transtornos psicóticos, são comuns em torno de 20% dos idosos com idade acima de 65 anos[40]. Os sintomas comportamentais, como depressão, apatia e perda de apetite, podem ser observados em indivíduos com demência, ou, ainda, antes de se iniciarem as alterações cognitivas da doença, ou seja, na fase inicial ou pré-clínica da doença[41]. Pouco se sabe ainda sobre as relações diretas entre alterações cerebrais e esses comportamentos; porém, algumas evidências já mostram que alterações de substância cinzenta no córtex, substância branca e lesões cerebrovasculares parecem estar envolvidas não somente com a idade, mas com depressão em idosos[42,43]. Além disso, existem também uma associação entre comprometimento cognitivo e o desenvolvimento da depressão, sobretudo em indivíduos acima de 65 anos. O tipo de depressão que ocorre na fase tardia da vida é uma grande ameaça, pois muitas vezes não é percebida, não recebendo a atenção e o tratamento necessários[44]. Recentemente, novas descobertas sobre a via neuronal específica da doença de Alzheimer (DA) têm sido descritas. A princípio, as regiões cerebrais vulneráveis, a ordem em que eram afetadas e a distribuição de placas neuríticas e emaranhados neurofibrilares e neurofilamentos na DA foram descritas por Braak e Braak[26]. Nesse estadiamento, sete regiões foram estabelecidas; o aparecimento de emaranhados neurofibrilares era incialmente descrito nos córtices entorrinal e transentorrinal, bem como no hipocampo, representando os estágios iniciais da doença. No entanto, mais recentemente, observou-se que os estágios iniciais ocorrem no núcleo dorsal da rafe, encontrados no tronco encefálico[45]. Os núcleos da rafe são responsáveis pela produção de serotonina e suas projeções serotoninérgicas inervam o sistema límbico, podendo estar envolvidos com o desenvolvimento dos sintomas ansiosos, depressivos e alterações de sono[46,47].

A partir disso, o tronco encefálico foi incluído no estadiamento neuropatológico da DA. Acúmulo de emaranhados neurofiblilares no *locus coeruleus* (LC), situado na ponte, foi descrito em estágios ainda muito precoces da doença[27,48-50]. Além disso, foi verificada redução de volume do LC em torno de 8% em cada estágio do estadiamento de Braak para DA, começando pelo estágio zero, ou seja, ainda nas fases pré-clínicas[51]. O LC é um núcleo noradrenérgico, responsável pela síntese de norepinefrina, que, portanto, possui importante influência não somente nas respostas comportamentais de humor e ansiedade, como também no apetite e na regulação de ciclo sono e vigília[52,53].

Trabalhos recentes têm demonstrado a presença de alterações psiquiátricas em doenças neurodegenerativas e processos demenciais, ambos relacionados ao envelhecimento fisiológico. Entretanto, poucas evidências relacionam diretamente os processos de envelhecimento normal e as alterações psiquiátricas. Um ponto convergente que poderia conectar o envelhecimento com a susceptibilidade às alterações psiquiátricas, é o acometimento preferencial de áreas cerebrais específicas por todas as alterações citadas ao longo deste capítulo, tanto macroscópicas (atrofia cerebral), quanto microscópicas (perda de espinhos dendríticos, perda neuronal e acúmulo de proteínas malformadas). Como mencionado anteriormente, essas alterações mostram acometimento preferencial de regiões límbicas (hipocampo) e corticais, como o córtex pré-frontal, importantes para a formação das emoções. Alterações em ambas as regiões cerebrais são detectadas em cérebros de indivíduos com alterações psiquiátricas[54]. Outro fator importante é o desbalanço na produção de neurotransmissores que é verificado durante o envelhecimento. Diversas doenças psiquiátricas têm como característica a diminuição na produção de alguns neurotransmissores, por exemplo, a diminuição de serotonina na depressão[55].

Referências

1. Madison Oh HC, Villeneuve S, Markley C, Jagust WJ. Association of gray matter atrophy with age, beta-amyloid, and cognition in aging. Cereb Cortex. 2014;24(6):1609-18.
2. Scahill RI, Frost C, Jenkins R, Whitwell JL, Rossor MN, Fox NC. A longitudinal study of brain volume changes in normal aging using serial registered magnetic resonance imaging. Arch Neurol. 2003;60(7):989-94.
3. Morrison JH, Hof PR. Selective vulnerability of corticocortical and hippocampal circuits in aging and alzheimer's disease. Prog. Brain Res. 2002;136:467-86.
4. Freeman SH, Kandel R, Cruz L, Rozkalne A, Newell K, Frosch MP, et al. Preservation of neuronal number despite age-related cortical brain atrophy in elderly subjects without alzheimer disease. J Neuropathol Exp Neurol. 2008;67(12):1205-12.
5. Mostany R, Anstey JE, Crump KL, Maco B, Knott G, Portera-Cailliau C. Altered synaptic dynamics during normal brain aging. J Neurosci. 2013;33(9):4094-104.
6. Scheibel ME, Lindsay RD, Tomiyasu U, Scheibel AB. Progressive dendritic changes in aging human cortex. Exp Neurol. 1975;47(3):392-403.
7. Dickstein DL, Kabaso D, Rocher AB, Luebke JI, Wearne SL, Hof PR. Changes in the structural complexity of the aged brain. Aging Cell. 2007;6(3):275-84.
8. Nakamura S, Akiguchi I, Kameyama M, Mizuno N. Age-related changes of pyramidal cell basal dendrites in layers III and V of human motor cortex: a quantitative golgi study. Acta Neuropathol. 1985;65(3–4):281-4.
9. Anderson B, Rutledge V. Age and hemisphere effects on dendritic structure. Brain. 1996;119(6):1983-90.
10. De Brabander JM, Kramers RJ, Uylings HB. Layer-specific dendritic regression of pyramidal cells with ageing in the human prefrontal cortex. Eur J Neurosci. 1998;10(4):1261-9.
11. Page TL, Einstein M, Duan H, He Y, Flores T, Rolshud D, et al. Morphological alterations in neurons forming corticocortical projections in the neocortex of aged patas monkeys. Neurosci Lett. 2002;317(1):37-41.
12. Peters A, Sethares C, Luebke JI. Synapses are lost during aging in the primate prefrontal cortex. Neuroscience. 2008;152(4):970-81.
13. Dumitriu D, Hao J, Hara Y, Kaufmann J, Janssen WG, Lou W, et al. Selective changes in thin spine density and morphology in monkey prefrontal cortex correlate with aging-related cognitive impairment. J Neurosci. 2010;30(22):7507-15.
14. Jacobs B, Schall M, Prather M, Kapler E, Driscoll L, Baca S, et al. Regional dendritic and spine variation in human cerebral cortex: a quantitative golgi study. Cereb Cortex. 2001;11(6):558-71.
15. Blalock EM, Chen KC, Sharrow K, Herman JP, Porter NM, Foster TC, et al. Gene microarrays in hippocampal aging: statistical profiling identifies novel processes correlated with cognitive impairment. J Neurosci. 2003;23(9):3807-19.
16. Lu T, Pan Y, Kao SY, Li C, Kohane I, Chan J, et al. Gene regulation and DNA damage in the ageing human brain. Nature. 2004;429(6994):883-91.
17. Erraji-Benchekroun L, Underwood MD, Arango V, Galfalvy H, Pavlidis P, Smyrniotopoulos P, et al. Molecular aging in human prefrontal cortex is selective and continuous throughout adult life. Biol Psychiatry. 2005;57(5):549-58.
18. Loerch PM, Lu T, Dakin KA, Vann JM, Isaacs A, Geula C, et al. Evolution of the aging brain transcriptome and synaptic regulation. Plos One. 2008;3(10). E3329.
19. Hof PR, Duan H, Page TL, Einstein M, Wicinski B, He Y, et al. Age-related changes in Glur2 and NMDAR1 glutamate receptor subunit protein immunoreactivity in corticocortically projecting neurons in macaque and patas monkeys. Brain Res. 2002;928(1–2):175-86.
20. Elobeid A, Libard S, Leino M, Popova SN, Alafuzoff I. Altered proteins in the aging brain. J Neuropathol Exp Neurol. 2016;75(4):316-25.
21. Sherman MY, Goldberg AL. Cellular defenses against unfolded proteins: a cell biologist thinks about neurodegenerative diseases. Neuron. 2001;29(1):15-32.

22. Driscoll I, Davatzikos C, An Y, Wu X, Shen D, Kraut M, et al. Longitudinal pattern of regional brain volume change differentiates normal aging from MCI. Neurology. 2009;72(22):1906-13.
23. Fotenos AF, Snyder AZ, Girton LE, Morris JC, Buckner RL. Normative estimates of cross-sectional and longitudinal brain volume decline in aging and AD. Neurology. 2005;64(6):1032-9.
24. Carlson NE, Moore MM, Dame A, Howieson D, Silbert LC, Quinn JF, et al. Trajectories of brain loss in aging and the development of cognitive impairment. Neurology. 2008;70(11):828-33.
25. West MJ, Kawas CH, Stewart WF, Rudow GL, Troncoso JC. Hippocampal Neurons in pre-clinical Alzheimer's disease. Neurobiol Aging. 2004;25(9):1205-12.
26. Braak H, Braak E. Neuropathological stageing of Alzheimer-related changes. Acta Neuropathol. 1991;82(4):239-59.
27. Braak H, Thal DR, Ghebremedhin E, Del Tredici K. Stages of the pathologic process in Alzheimer disease: age categories from 1 to 100 years. J Neuropathol Exp Neurol. 2011;70(11):960-9.
28. Grinberg LT, Rueb U, Heinsen H, Brainstem:. neglected locus in neurodegenerative diseases. Front Neurol. 2011;2:42.
29. Stern Y. Cognitive reserve in ageing and Alzheimer's disease. Lancet Neurol. 2012;11(11):1006-12.
30. Farfel JM, Nitrini R, Suemoto CK, Grinberg LT, Ferretti RE, Leite RE, et al. Very low levels of education and cognitive reserve: a clinicopathologic study. Neurology. 2013;81(7):650-7.
31. Barulli D, Stern Y. Efficiency, capacity, compensation, maintenance, plasticity: emerging concepts in cognitive reserve. Trends Cogn Sci. 2013;17(10):502-9.
32. Brown J, Cooper-Kuhn CM, Kempermann G, Van Praag H, Winkler J, Gage FH, et al. Enriched environment physical activity stimulate hippocampal but not olfactory bulb neurogenesis. Eur J Neurosci. 2003;17(10):2042-6.
33. Harada CN, Natelson Love MC, Triebel KL. Normal cognitive aging. Clin Geriatr Med. 2013;29(4):737-52.
34. Richards M, Shipley B, Fuhrer R, Wadsworth ME. Cognitive ability in childhood and cognitive decline in mid-life: longitudinal birth cohort study. BMJ. 2004;328(7439):552.
35. Bishop NA, Lu T, Yankner BA. Neural mechanisms of ageing and cognitive decline. Nature. 2010;464(7288):529-35.
36. Prado MAC, Ferreira ST, Cammarota M, Izquierdo I. Envelhecimento e memória: foco na doença de Alzheimer. Revista F U.S.P. 2007;75:42-9.
37. Clouston SA, Brewster P, Kuh D, Richards M, Cooper R, Hardy R, et al. The dynamic relationship between physical function and cognition in longitudinal aging cohorts. Epidemiol Rev. 2013;35:33-50.
38. Ribeiro FC, Guerreiro M. Envelhecimento e declínio cognitivo ligeiro. Psicologia. 2002;16(1).
39. Collette F, Salmon E. Les effets du vieillissement normal et pathologique sur la cognition. Revue Médicale De Liège. 2014;69(5-6):265-9.
40. Skoog I. Psychiatric disorders in the elderly. Can J Psychiatry. 2011;56(7):387-97.
41. Xu X, Ang SL, Hilal S, Chan QL, Wong TY, Venketasubramanian N, et al. Association of neuropsychiatric symptoms and sub-syndromes with cognitive impairment in community-dwelling Asian elderly. Int Psychogeriatr. 2015;27(11):1839-47.
42. Disabato BM, Sheline YI. Biological Basis of late life depression. Curr Psychiatry Rep. 2012;14(4):273-9.
43. Vu NQ, Aizenstein HJ. Depression in the elderly: brain correlates, neuropsychological findings, and role of vascular lesion load. Curr Opin Neurol. 2013;26(6):656-61.
44. Wilkins CH, Mathews J, Sheline YI. Late life depression with cognitive impairment: evaluation and treatment. Clin Interv Aging. 2009;4:51-7.
45. Grinberg LT, Rub U, Ferretti RE, Nitrini R, Farfel JM, Polichiso L, et al. The Dorsal raphe nucleus shows phospho-tau neurofibrillary changes before the transentorhinal region in Alzheimer's disease A precocious onset? Neuropathol Appl Neurobiol. 2009;35(4):406-16.
46. Dos Santos L, De Andrade TG. Zangrossi Jr. H. Serotonergic neurons in the median raphe nucleus regulate inhibitory avoidance but not escape behavior in the rat elevated t-maze test of anxiety.. Psychopharmacology (Berl).. 2005;179(4):733-41.
47. Andrade TG, Zangrossi H Jr, Graeff FG. The median raphe nucleus in anxiety revisited. J Psychopharmacol. 2013;27(12):1107-15.
48. Tomlinson BE, Irving D, Blessed G. Cell loss in the locus coeruleus in senile dementia of Alzheimer type. J Neurol Sci. 1981;49(3):419-28.
49. Grudzien A, Shaw P, Weintraub S, Bigio E, Mash DC, Mesulam MM. Locus coeruleus neurofibrillary degeneration in aging, mild cognitive impairment and early Alzheimer's disease. Neurobiol Aging. 2007;28(3):327-35.
50. Theofilas P, Dunlop S, Heinsen H, Grinberg LT. Turning on the light within: subcortical nuclei of the isodentritic core and their role in Alzheimer's disease pathogenesis. J Alzheimers Dis. 2015;46(1):17-34.
51. Theofilas P, Ehrenberg AJ, Dunlop S, Di Lorenzo Alho AT, Nguy A, Leite REP, et al. Locus coeruleus volume and cell population changes during Alzheimer's disease progression: a stereological study in human postmortem brains with potential implication for early-stage biomarker discovery. Alzheimers Dement. 2017;13(3):236-46.
52. Gompf HS, Mathai C, Fuller PM, Wood DA, Pedersen NP, Saper CB, et al. Locus ceruleus and anterior cingulate cortex sustain wakefulness in a novel environment. J Neurosci. 2010;30(43):14543-51.
53. Sara SJ, Bouret S. Orienting and reorienting: the locus coeruleus mediates cognition through arousal. Neuron. 2012;76(1):130-41.
54. Gamo NJ, Arnsten AF. Molecular modulation of prefrontal cortex: rational development of treatments for psychiatric disorders. Behav Neurosci. 2011;125(3):282-96.
55. Cowen PJ, Browning M. What has serotonin to do with depression? World Psychiatry. 2015;14(2):158-60.

ALTERAÇÕES PSICOSSOCIAIS NA TERCEIRA IDADE

Anita Liberalesso Neri

O termo *terceira idade* foi cunhado nos anos 1960, quando a finalização do processo de envelhecimento populacional, vivido por vários países europeus, gerou a consciência de que era necessário diminuir os custos sociais da improdutividade e da incapacidade dos idosos, mediante o seu engajamento em atividades sociais e de lazer. Raciocinando que não seria fácil convencer pessoas mais velhas a participar se os programas fossem proclamados como "para velhos", os gestores dos primeiros programas de atividades de lazer para idosos preferiram propagar que eles eram destinados à "terceira idade". O termo parecia-lhes mais agradável e menos associado à doença e à incapacidade do que "velhice". "Terceira idade" parecia mais bem-soante e, assim, mais útil para motivar pessoas mais velhas a participar de programas de ocupação do tempo livre, culturais e educacionais. Com o sucesso dos primeiros programas, consolidou-se o uso do termo, que se tornou mais comum nos países de língua latina do que nos país anglófonos.

Nas décadas que se seguiram, a expansão dos limites da máxima duração da vida, o aumento do número de pessoas capazes de viver por mais tempo como idosas, a ampliação na heterogeneidade nas formas de envelhecer e os avanços nos conhecimentos científicos sobre a velhice deram origem às novas formas de periodizá-la. O período chamado de "terceira idade" passou a ser visto como equivalente à fase inicial da velhice. Evidências sociais e de pesquisa passaram a noticiar de forma cada vez mais unânime os aspectos positivos dessa fase: manutenção das competências cognitivas e sociais, desfrute de altos níveis de bem-estar subjetivo, alta capacidade adaptativa do *self*, elevado nível de compreensão das próprias emoções e as de outrem, percepção e administração das perdas da velhice. Em contrapartida, tornou-se cada vez mais evidente que o avanço da idade é associado a aumento das perdas no potencial cognitivo e na capacidade para aprender; a menor resistência aos estressores físicos, sociais e intrapsíquicos; e a níveis cada vez mais altos de morbidade, incapacidade, solidão e fragilidade. Os anos mais avançados da vida, nos quais sobrevivem octogenários, nonagenários e centenários, encerram probabilidades cada vez maiores de surgimento de demências irreversíveis, que comprometem de forma profunda a possibilidade de viver com a autonomia, a atividade, o envolvimento social e o nível de bem-estar subjetivo que caracterizam a velhice inicial[1].

Dessa forma, na atualidade, para compreender melhor os fenômenos do envelhecimento avançado e para poder adequar as práticas de atenção à saúde ao funcionamento físico, à cognição e ao bem-estar psicológico e social dos idosos faz-se necessário subdividir a velhice em pelo menos duas fases: velhice inicial, dos 60 ou 65 aos 79 anos e velhice avançada, a partir dos 80 anos (os limites etários não são rígidos). Respondendo aos novos imperativos criados pelo avanço da longevidade, teóricos da Gerontologia anunciam a necessidade de conciliar os conceitos de longevidade, fragilidade e velhice bem-sucedida, não mais como aspectos contrastantes a experiência de longevidade, mas complementares[2].

Tanto quanto os demais domínios do funcionamento humano, o psicossocial sofre progressivo declínio com o avanço da idade, declínio esse devido tanto a fatores intrínsecos quanto extrínsecos. Entre os primeiros podem ser citadas as perdas físicas (em energia, força e capacidade de resistir a estressores), cognitivas (principalmente em velocidade perceptual e em memória) e psicológicas (em motivação, curiosidade, variedade e intensidade das expressões emocionais e prontidão para responder a estímulos). Nos anos mais tardios da velhice aumenta o risco para a ocorrência de doenças, incapacidades, depressão e empobrecimento. Entre os fatores extrínsecos, os principais são o afastamento social, a perda de *status* e de oportunidades sociais e as mudanças em papéis sociais, geralmente acompanhados por preconceitos e estereótipos negativos com relação aos idosos e à velhice. Com o envelhecimento aumentam, também, os riscos de que os idosos venham a vivenciar perda de entes queridos, solidão social e adversidades que afetam sua descendência. Fatores demográficos, como a diminuição das taxas de natalidade e de fertilidade, determinam forte redução no tamanho das famílias, nas quais tendem a conviver poucos membros de cada geração, dificultando a oferta de cuidados aos idosos com dependências físicas e cognitivas. Fatores socioeconômicos, entre eles a perda de postos de trabalho, o desemprego e a falência do sistema previdenciário público, são outros fatores extrínsecos que determinam alterações nas formas como as sociedades se relacionam com seus idosos.

Entretanto, graças aos processos ontogenéticos, a tendência ao declínio no domínio psicossocial coexiste com a tendência a obter ganhos evolutivos no domínio psicossocial. Estes são representados pelo aumento da capacidade de selecionar relacionamentos sociais e experiencias emocionais positivas, pela utilização de estratégias de enfrentamento que protejam o *self*, pelo aumento da consciência do próprio envelhecimento, pela aceitação das perdas, pelo crescimento da compreensão de questões existenciais e pelo cultivo da empatia e da tendência ao aconselhamento[3].

Como em outros domínios do funcionamento, no psicossocial a dinâmica de perdas e ganhos é presidida por mecanismos de seleção, otimização e compensação, que são processos comportamentais universais de regulação, conscientes ou inconscientes, operados pela própria pessoa ou por outrem, por indivíduos ou por instituições. Seu objetivo é aumentar a chance de manutenção e de continuidade do desenvolvimento, resguardados os limites impostos pela história de vida do indivíduo e da coorte, pela saúde e pela cognição[4]. No âmbito da cultura, há provérbios exemplares a respeito desses processos. Para destacar a seleção, dizemos: "Não se pode chupar cana e assobiar ao mesmo tempo" e "Quem tudo quer, tudo perde". Para falar de compensação, declaramos: "Uma mão lava a outra", ou "Quem não tem cão caça com gato". Sobre a necessidade de otimização, recomendamos: "Deus ajuda quem cedo madruga", "Ajuda-te que Deus te ajudará", "A prática faz a perfeição".

Seleção significa a especificação e a diminuição da amplitude de alternativas permitidas pela plasticidade individual. Na velhice, ela é tanto um requisito para os avanços quanto uma necessidade, em um contexto de perda de energia e capacidade e de restrição do tempo de vida que ainda resta para viver. É exemplificada pela diminuição do número e pela reorganização da hierarquia de metas: idosos bem-ajustados tendem a investir no ajuste do nível de aspiração e no desenvolvimento de metas que possam ser cumpridas em menos tempo e que são compatíveis com os recursos pessoais e sociais de que dispõem[5].

Otimização quer dizer a aquisição, a aplicação, a coordenação e a manutenção de recursos internos e externos envolvidos no alcance de níveis mais altos de funcionamento. Na velhice, a otimização de capacidades pode ser realizada mediante a educação, a prática e o suporte social dirigidos à cognição, à saúde e às habilidades sociais. Nos dias atuais, o relacionamento dos idosos com novas tecnologias de informação e de comunicação e sua crescente interação com distintas formas de aplicação da inteligência artificial abrem perspectivas ainda pouco exploradas de otimização de competências cognitivas e sociais[4].

A compensação envolve a adoção de alternativas para substituir recursos ineficazes por outros mais funcionais. São exemplos de compensação o uso de aparelhos auditivos e de dispositivos de auxílio à marcha; o uso de lembretes e de agendas para compensar problemas de memória episódica, e o uso de técnicas mnemônicas para ajudar a reter ou a recuperar informações da memória. Crenças a respeito de si mesmo (autoconceito e autoimagem), valorização de si mesmo (autoestima), atribuição do controle de eventos estressantes a entidades espirituais (enfrentamento baseado na emoção) e mecanismos cognitivos de comparação social podem funcionar como elementos compensatórios, em situações que envolvem tomada de decisão sobre níveis de investimento, autoavaliação e motivação para comportar-se.

Processos de seleção, otimização e compensação aumentam a probabilidade de que, mesmo na presença de perdas normativas e não normativas associadas ao envelhecimento, os idosos preservem a funcionalidade e o bem-estar subjetivo. Porém, para que o desenvolvimento se estenda até idades avançadas, são necessários avanços cada vez mais expressivos na evolução cultural e na disponibilidade de recursos sociais e culturais. Existem limites à eficácia da cultura para promover desenvolvimento e reabilitação das perdas associadas à velhice, uma vez que os mais velhos têm menos plasticidade comportamental (menos capacidade de aprender) e menos resiliência biológica (menos capacidade de resistir e de recuperar-se da influência de estressores) do que os mais jovens[3,6].

PLANO DO CAPÍTULO

Sem perder de vista a grande heterogeneidade das suas manifestações, o intercâmbio existente entre elas e a não subordinação das mudanças a critérios temporais estritos, este capítulo apresentará cinco processos de mudança psicossocial que ocorrem na velhice:

1. Mudanças no tamanho e nas funções das redes de relações sociais.
2. Mudanças em papéis sociais primários no trabalho e na família: a aposentadoria, os novos papéis parentais, a chegada de netos e a assunção ao papel de cuidador.

3. Aperfeiçoamento das capacidades de autorregulação do *self* e colocação dos processos de comparação social a serviço do próprio desenvolvimento.
4. Investimento no bem-estar psicológico.
5. Sabedoria, como capacidade cognitiva e como virtude.

Mudanças no tamanho e nas funções das redes de relações sociais

Em todas as idades, as redes de relações sociais expressam-se como uma estrutura hierarquizada, em cujos níveis existem membros dos mais próximos aos mais distantes em termos afetivos, de parentesco ou de outro critério que porventura se deseje utilizar para agrupá-las. Na velhice, as redes de relações são menores do que na juventude e na vida adulta, evidenciando processos de declínio e de seletividade socioemocional. O número de parceiros indicados pelos idosos como afetivamente próximos e o número dos indicados como distantes tendem a diminuir com o envelhecimento, mas os grupos com relações mais periféricas (amigos distantes e conhecidos, profissionais e fornecedores) costumam sofrer mais redução. As relações indicadas como mais estreitas ou importantes tendem a ser mais simétricas ou homogêneas e a residir geograficamente mais perto dos idosos do que as relações mais periféricas[7].

O tamanho da rede de relações sociais é menos importante para o bem-estar subjetivo dos idosos do que os aspectos funcionais, a reciprocidade dos apoios e a eficácia dos membros em proporcionar satisfação das necessidades. Dar parece ser mais importante do que receber apoios[8,9], assim como o intercâmbio de apoios, mais relevante do que os apoios unilaterais[8,9]. Lins *et al.*[8] encontraram que, na opinião de cuidadores familiares, o tipo de apoio mais importante é o emocional.

Em estudo populacional com adultos e idosos brasileiros com 50 anos ou mais, Neri *et al.*[10] observaram que receber apoios instrumentais e emocionais de quaisquer fontes é mais importante à determinação de boa qualidade de vida percebida do que não recebê-los de ninguém. Observaram maior razão de prevalência de alta qualidade de vida percebida entre idosos que esperavam contar com apoio material proveniente dos descendentes da 1ª geração, possivelmente em função de o fato de tal ocorrência validar suas expectativas sociais de respeito e retribuição e do fato de fortalecer seu senso de autorrealização como pais. Idosos insatisfeitos com o apoio recebido da família têm grande chance de conviver com depressão, afetos negativos e sentimentos de solidão, que se relacionam ao aumento de doenças crônicas, à mortalidade e à baixa qualidade de vida percebida[11]. Interações sociais avaliadas como intrusivas, exageradas, estressantes e geradoras de dependência tendem a prejudicar o bem-estar subjetivo dos idosos, assim como relações obrigatórias (por exemplo, com familiares), podem ser menos satisfatórias do que relacionamentos de livre escolha (por exemplo, com amigos)[12].

Um tipo específico de rede de relações sociais é formado pelos "comboios sociais", nome dado aos grupos de parceiros sociais que se mantêm ao longo de toda a vida e que oferecem oportunidades para desfrutar de sentimentos de pertencimento e para ter bases seguras para exploração e desenvolvimento pessoal[7]. Dentro dos comboios, um conjunto de regras tácitas determina a direção, a intensidade e a reciprocidade dos apoios tangíveis (materiais e instrumentais) e intangíveis (informativos, sociais e emocionais) disponíveis e, principalmente, o grau de satisfação com os apoios disponíveis, um indicador de funcionalidade das redes e dos comboios de relações sociais entre os mais velhos.

Os comboios sociais influenciam positivamente a saúde e o bem-estar dos idosos, até mesmo compensando os efeitos da pobreza e da desigualdade social[10]. Os comboios sociais na velhice podem ser de formação relativamente recente do que os de vida inteira, porém os descritos como mais eficazes e satisfatórios pelos idosos são os formados por relacionamentos mais antigos e por pessoas da mesma faixa de idade. Por esse motivo, é comum ouvir idosos dizerem que os melhores amigos são os velhos amigos. As amizades de longa duração tendem a sofrer redução na velhice, em função do aumento da incidência de morbidades, incapacidades e mortalidade entre os idosos. Esse tipo de perda tende a gerar forte estresse psicossocial.

A redução das redes sociais é relativamente maior nas redes sociais dos idosos muito idosos, entre eles as mulheres. Os homens idosos beneficiam-se mais dos apoios sociais do que as mulheres idosas. Por questões sociais de gênero e por questões epidemiológicas, estas oferecem mais apoios do que os homens idosos, mas, quando atingem uma situação de dependência física ou econômica, tendem a ser mais prejudicadas por negligência e abandono do que eles[11,12].

A redução das redes sociais na velhice, com base em critérios econômicos, de gênero e de saúde tende a causar desprazer, diferentemente da constrição das redes sociais baseada em critérios eletivos. Essa ideia é perfeitamente apoiada pela teoria da seletividade socioemocional, proposta por Laura M. Carstensen[5]. Quando essa psicóloga deu ao público seu modelo explicativo do declínio das interações sociais entre os idosos[11], o pensamento dominante sobre o assunto derivava da teoria gerontológica do afastamento, segundo a qual a diminuição da rede de relações sociais é fruto de normas sociais que prescrevem inatividade e afastamento para as pessoas mais velhas, para manter o equilíbrio da oferta de oportunidades sociais às pessoas de várias gerações[13]. A autora recusou essa explicação, propondo que, na velhice, a redução na amplitude das redes de relações e a diminuição na participação social refletem a redistribuição intencional de recursos socioemocionais determinada pela redução na perspectiva de tempo futuro. É essa razão, de natureza ontogenética, que motiva os idosos a selecionar objetivos, parceiros sociais e formas de interação social.

O objetivo central do processo de seleção social não é o afastamento social, nem a justificativa prioritária é a falta de condições físicas. O que está em jogo é a otimização dos recursos de que os idosos dispõem e o cumprimento de motivos sociais mais relevantes para a idade. Trata-se, portanto, de um mecanismo adaptativo. Em vez da busca de conhecimentos e de prestígio social, objetivos típicos da juventude e da vida adulta, os idosos ativamente selecionam metas de vida e relacionamentos sociais que lhes oferecem experiências emocionais significativas e descartam os relacionamentos que não cumprem esses objetivos, geralmente os mais periféricos, como observado pelas pesquisas com base no modelo comboio social. As metas dos jovens tendem a ser de longo prazo, assim como suas redes de relações sociais são mais numerosas, porque o tempo é por eles percebido como ilimitado, e porque os jovens precisam ter mais parceiros sociais para implementar a sua trajetória de conhecimentos sobre o mundo externo e sobre si mesmos[5].

Paralelamente à alteração nos objetivos e no número dos relacionamentos sociais, os idosos vivem e demonstram emoções com menos intensidade, têm menor capacidade de decodificação de expressões emocionais e respondem mais aos estímulos emocionais positivos do que negativos, do que os jovens. Essas alterações foram demonstradas em estudos de laboratório[14]. Longe de significar simplesmente perdas, os processos de seleção emocional são de natureza adaptativa, porque permitem aos idosos poupar e canalizar recursos para alvos relevantes e otimizar seu funcionamento afetivo, cognitivo e social. Tal processo reflete-se em maior capacidade de calibrar o efeito da intensidade dos eventos emocionais sobre a própria adaptação, em maior integração entre cognição e afetividade, em mecanismos de defesa mais maduros, em mais uso de estratégias proativas e em maior satisfação com a vida[5,14].

Processos de seleção, otimização e compensação de natureza social e emocional relacionam-se fortemente entre si, à cognição, à afetividade e à motivação para a realização. Estão na base de um dos mais robustos modelos teóricos concebidos para explicar as mudanças na estrutura e nas funções das redes sociais na velhice, o da seletividade socioemocional[5,14].

Mudanças em papéis sociais primários no trabalho e na família: a aposentadoria, os novos papeis parentais, a chegada de netos e a assunção ao papel de cuidador

Ao longo da História, as sociedades não têm se mostrado capazes de oferecer os mesmos benefícios e as mesmas oportunidades sociais aos seus membros jovens e idosos. Por esse motivo, as tarefas evolutivas mais distintivas da velhice são afastar-se de papéis sociais primários, principalmente no âmbito do trabalho e da família e adaptar-se aos novos papéis de idoso, principalmente os de aposentados, de pais de filhos adultos, de avós e de cuidadores de outros idosos. Essas mudanças afetam diferencialmente idosos de diferentes idades e gêneros, dependendo, ainda, da influência de fatores sociais e culturais e de fatores de personalidade, que determinarão se serão vistos prioritariamente como ganhos, desafios e oportunidades ou como perdas.

Adultos mais velhos e idosos aposentam-se por idade e por tempo de serviço, por doença, para cuidar da saúde de um membro da família, por motivos econômicos, por fadiga e por insatisfação com o emprego, o trabalho ou a profissão ou por imposição do empregador. Também se aposentam por falta de disposição ou de capacidade para acompanhar mudanças no cenário de trabalho, em resposta às pressões familiares objetivas e subjetivas, por causa de fantasias sobre as excelências da vida fora do trabalho e pelo desejo ou pela necessidade de novas realizações em outro trabalho remunerado ou outra carreira, na comunidade ou na vida pessoal[15].

Salvo se ocorrer à revelia do controle pessoal — por exemplo, por motivos políticos ou por causa de um acidente —, a aposentadoria não é um evento de vida inesperado ou não normativo. Como qualquer outro evento de vida, requer mudança de papéis e de *status* e revisão de metas de vida[16]. Pode causar maior ou menor mobilização emocional, dependendo de outros temas do curso de vida que estiverem no foco de consciência do aposentando. Entre eles os mais relevantes são a prestação de cuidados aos idosos e a educação e o sustento de netos motivados pela ausência dos pais por motivos criminais, psiquiátricos e empregatícios. Por diferentes motivos e com diferentes implicações, todos esses eventos tendem a ser vividos como muito estressantes.

O equilíbrio da pessoa que se aposenta é afetado por outros eventos da vida social (por exemplo, inflação alta e insegurança financeira) e familiar (por exemplo, cônjuge que rejeita a ideia do retorno do companheiro ao convívio familiar) e por fatores psicossociais (por exemplo, apego ao exercício do poder, senso de que sem o trabalho em ambiente organizacional, a vida não tem sentido). Atuam também as atitudes sociais e pessoais e os estereótipos negativos em relação à velhice, que se contrapõem à consciência e à aceitação e ao manejo dos ganhos e das perdas do próprio envelhecimento[16].

A relação com a aposentadoria é afetada pelas oportunidades formais e informais de socialização antecipatória (por exemplo, mediante programas de preparação para a aposentadoria, encontros informais com colegas aposentados, comemorações de aposentadoria e acesso às consultorias econômicas e previdenciárias.

O envelhecimento inicial coincide com a chegada dos filhos à vida adulta, os quais, por sua vez, devem cumprir os papéis de reprodução biológica e cultural, provedoria e educação que deles se espera. Para os idosos, é a hora da transfomação social e interna em pais de filhos adultos, sogros, sogras e avôs e avós. Trata-se de processo complexo, que ativa o autoconceito (processos de autoconhecimento), a autoestima (processos de autovalorização) e o senso de realização dos idosos enquanto pais. Ao mesmo tempo que se desapegam dos papéis educacionais e da autoridade sobre os filhos, os idosos devem estabelecer laços com genros e noras, e devem desenvolver laços afetivos, educacionais e, muitas vezes, de educação e de provedoria envolvendo netos[17,18].

A provisão de apoios materiais aos filhos adultos e aos netos é tarefa mais comumente assumida pelos homens, ao passo que a oferta de apoios instrumentais, principalmente às filhas e aos netos, é mais uma tarefa feminina. As mulheres idosas são as principais responsáveis pela oferta de apoios emocionais e pelo gerenciamento dos laços e dos ritos familiares. A despeito das profundas mudanças observadas na estrutura, nas funções e nos valores da família, ainda é importante o seu papel na manutenção dos laços sociais e afetivos entre as gerações, assim como na construção da memória autobiográfica dos seus membros e da história da família e de seu grupo de referência, importantes ao desenvolvimento da personalidade e à continuidade cultural[17,18].

No Brasil, e mesmo em países que dispõem de boas redes de cuidados formais, a família é a principal agência social responsável pela prestação de cuidados aos idosos doentes, dependentes e incapacitados. Existe um padrão hierárquico que preside a assunção de adultos e idosos ao papel de cuidador familiar: em primeiro lugar a esposa, depois filhas viúvas, solteiras e casadas, em seguida outros parentes e, por último, pessoas de fora da família, incluindo profissionais e leigos. Esse padrão é, em parte, determinado por tendências sociodemográficas e epidemiológicas: em geral, as mulheres são mais novas que os maridos e, embora sejam geralmente mais doentes, vivem mais do que os homens. As cuidadoras familiares de idosos geralmente são mulheres com 65 anos ou mais, que enfrentam demandas competitivas, como cuidar da casa e muitas vezes de netos, trabalhar fora de casa e cuidar da própria saúde[19].

Existe forte determinação cultural na prescrição de papéis de gênero e, assim, cuidar é papel e tarefa feminina[20]. Com o aumento da longevidade, está crescendo o número de idosas que cuidam do cônjuge e de progenitores idosos, bem como está crescendo o número de mulheres idosas cuidadas pelo cônjuge. Os homens tendem a ser mais ajudados nas tarefas de prestação de cuidados do que as mulheres, uma vez que tendem a ser vistos como relativamente desprovidos das competências e da inclinação ao cuidado. Essa ajuda é geralmente proveniente de mulheres, confirmando a natureza feminina do cuidado. Por sua vez, os homens tendem a imprimir-lhe sua marca de gênero ao cuidado, atuando com menor envolvimento emocional e lidando com as tarefas como problemas a serem resolvidos[21].

A despeito da previsibilidade do cuidado aos idosos, tornar-se cuidador e desempenhar tarefas de cuidado são eventos comumente vividos como não normativos e altamente estressantes em termos físicos e psicológicos, principalmente quando o idoso alvo de cuidados tem problemas psiquiátricos associados à demência. São agravantes do estresse do cuidador e da família, a escassez de recursos financeiros e a dificuldade de acesso aos recursos médicos, hospitalares e de atendimento domiciliar. Cuidadores principais e familiares também se debatem em conflitos pela definição de responsabilidades e pelo esquema de provisão de apoios. A dependência dos idosos receptores de cuidados frequentemente acirra velhas disputas e ressentimentos familiares. Muitas vezes ocorre competição entre prestar cuidados e o desempenho de papéis profissionais e familiares, bem como entre a vida social e o autocuidado em saúde por parte do cuidador[22].

Mulheres cuidadoras relatam ônus físico e psicológico, pontuam mais alto em depressão e têm níveis mais baixos de bem-estar subjetivo e de saúde física do que não cuidadores da mesma idade e do que homens cuidadores. Quanto mais velhos e mais frágeis são os cuidadores, maior a probabilidade de o cuidado afetar negativamente a sua saúde e o seu bem-estar subjetivo. Assumir o papel de cuidador e, depois da morte do receptor de cuidados, desvincular-se desse papel e de seus efeitos sobre o funcionamento físico e psicossocial, são tarefas evolutivas de grande importância para a adaptação de um número crescente de idosos[22]. O uso de estratégias eficazes de enfrentamento com foco no problema e, principalmente, com foco na emoção são de grande valia na situação de cuidado familiar e por isso entram no rol dos ganhos associados ao envelhecimento.

Aperfeiçoamento das capacidades de autorregulação do *self* e colocação dos processos de comparação social a serviço do próprio desenvolvimento

A continuidade do *self*, definido como um sistema de conhecimentos e de estratégias que regulam o comportamento orientado ao mundo externo e ao bem-estar subjetivo, ao senso de ajustamento psicológico e à resiliência psicológica são associados à presença de mecanismos de autorregulação. Esse termo designa estratégias e crenças aprendidas ao longo da vida, por meio dos quais as pessoas se adaptam às demandas ambientais e intrapsíquicas, quer atuando sobre elas, quer se modificando em busca de equilíbrio[12]. São mecanismos internos e voluntários de controle, que incluem iniciativa e persistência. Incluem auto-observação e automonitoramento, autojulgamento, autorreforçamento e autopunição[23]. Ambos de cunho intensamente relacional, razão pela qual este texto as incluiu como processos psicossociais, as estratégias de enfrentamento e os processos de comparação social são relevantes à adaptação na velhice.

As estratégias de enfrentamento são classicamente definidas como ações cognitivas e instrumentais que o indivíduo adota de forma situacional, para lidar com pressões internas e externas avaliadas como superiores aos recursos pessoais[24]. São classificadas em dois tipos, de acordo com sua função. Um é o enfrentamento baseado no problema, cujo foco é a atuação motora ou verbal sobre o ambiente ou sobre si mesmo. Do lado positivo, é exemplificado por busca de informações, uso de técnicas que possam reduzir o porte do problema, delegação de tarefas, aceitação de ajuda e afirmação positiva de sentimentos e de necessidade de ajuda. Do lado negativo, as estratégias com foco no problema podem envolver excessos comportamentais e investimento de tempo e esforço superior às próprias forças. O enfrentamento baseado na emoção tem foco na regulação do desgaste emocional provocado pela situação estressante. Do lado positivo, são exemplos dessas estratégias, confiar na ajuda de um ser espiritual, fazer de conta que o evento não está acontecendo e atribuir um significado transcendente ao sofrimento. Do lado negativo, são exemplos a autoculpabilização e a autodepreciação[24].

O tipo de enfrentamento adotado depende, por um lado, da avaliação cognitiva do evento estressante (origem, tipo e duração) e dos próprios recursos para manejá-lo[25]. Depende igualmente de outros mecanismos de autorregulação do *self*, entre eles os sensos de controle e de autoeficácia, de experiências anteriores com estressores similares; do autoconceito, da autoaceitação e de autoestima; de fatores de personalidade como o otimismo e a flexibilidade e de inteligência para antecipar consequências, discernir possíveis cursos de ação e fazer escolhas[23,24].

Principalmente quando idosas, as mulheres têm mais permissão cultural para a adoção de estratégias de enfrentamento baseado na emoção do que os homens e do que os adultos jovens. Dos homens idosos e não idosos, espera-se a adoção de estratégias com foco no problema, ou pelo menos de negação e de escamoteamento das emoções. Estratégias de enfrentamento funcionais são dependentes da experiência e disso decorre a maior possibilidade de serem observadas em idosos do que em não idosos. As disfuncionais dependem igualmente da experiência. São mais comuns em pessoas não idosas, porque dispõem de mais recursos do que as idosas[24]. Sua adoção preferencial por idosos costuma produzir ansiedade, depressão e outros problemas psiquiátricos, além de interações sociais negativas, principalmente quando os idosos têm baixa resiliência.

Os seres humanos adotam a comparação social para validar as próprias competências (autoafirmação); para calibrar as autoavaliações feitas pelo *self* quanto a seus comportamentos, capacidades, realizações e opiniões; e para enfrentar as incongruências entre os eventos e suas crenças ou cognições[20]. Como mecanismo de regulação, a comparação social atua no processamento da informação sobre si mesmo. Dessa forma, para obter confirmação e para projetar o *self*, as pessoas realizam comparações com os iguais, as chamadas comparações sociais *laterais*, as mais confortáveis e preferidas por idosos, porque envolvem desafios mais toleráveis e oportunidades para aprender do comportamento do semelhante. Se a questão é autoproteção e redução da dúvida ou da frustração, o *self* realiza comparações com outros que estão em pior situação. São as chamadas comparações sociais *para baixo*, com outros mais doentes, menos capazes ou de *status* social mais baixo, o que permite manutenção da autoestima, em situações de estresse, incerteza, privação, incapacidade, doença ou discriminação. Trata-se de estratégia de natureza compensatória. Comparações sociais *para cima*, ou com alvos superiores em um ou mais atributos desejáveis são mais exigentes, oferecem modelos de realização, ajudam a estabelecer metas e estimulam o enfretamento de desafios[20,24].

Os idosos comparam-se com os outros e consigo mesmos no passado, como forma de dimensionar o esforço investido em direção à realização de metas[23,24]. Comparam o que pensam ser (*self* real) com aquilo que gostariam de ser (*self* ideal), e disso podem derivar autoconhecimento, senso de controle, regulação emocional, bem-estar, autoestima e resiliência psicológica[23,24].

Investimento no bem-estar psicológico

A satisfação com a vida, o equilíbrio entre afetos positivos e negativos e o senso de ajustamento pessoal derivado da busca de autoaperfeiçoamento ou excelência pessoal integram o construto bem-estar psicológico. A satisfação e o equilíbrio das emoções integram o aspecto hedônico ou de busca de prazer, ao passo que a busca de excelência pessoal diz respeito ao aspecto eudaimônico, ou da busca de desenvolvimento do próprio potencial.

Satisfação com a vida diz respeito à avaliação cognitiva sobre a própria vida como um todo, com base em critérios pessoais e socioculturais[26]. Estende-se à avaliação de aspectos ou domínios específicos da vida, como a saúde, a memória, as relações familiares, o suporte social e o ambiente[27]. Tende a ser estável ao longo da vida e a declinar na velhice em decorrência dos efeitos de doenças e incapacidades, dor e depressão, bem como de estressores de natureza psicossocial, não em função da idade. Uma vez controlados os efeitos desses fatores, a satisfação tende a voltar aos seus limites basais[20,26]. A estabilidade das avaliações de satisfação depende de fatores de personalidade, da regulação emocional e dos mecanismos de autorregulação do *self*.

Os idosos tendem a apresentar melhores avaliações de satisfação do que os jovens, graças aos efeitos das capacidades de ajustar aspirações e metas aos recursos disponíveis e à capacidade de resistir às frustrações. As mulheres idosas pontuam mais baixo do que os homens em satisfação com a vida, provavelmente porque são queixosas (aqui, de novo, provavelmente, por determinações culturais), mas também porque, objetivamente, mais doentes e oneradas, e têm maior probabilidade de ter incapacidades, dores crônicas e depressão do que os homens. São elementos que competem com boa regulação emocional[26,28].

O aumento da complexidade afetiva, caracterizada pela coocorrência de afetos positivos e negativos ("emoções agridoces") é evento característico da velhice. De acordo com o modelo dinâmico dos afetos, a proporção de afetos positivos em relação aos negativos determina o bem-estar subjetivo. Essa proporção é um indicador mais importante de funcionamento socioemocional do que medidas isoladas de afetos positivos ou negativos. A complexidade emocional é preditiva de níveis mais altos de saúde e de melhores estratégias de enfrentamento do estresse. A percepção de situações como altamente estressantes e incertas, sem a coocorrência de afetos positivos, tende a gerar estreitamento da atenção e da capacidade cognitiva. Em contrapartida, experimentar coocorrência de afetos negativos e positivos durante situações estressantes é um indicador de maior complexidade cognitiva e de mais rápida recuperação[29].

O conceito de bem-estar eudaimônico (dos étimos *eu;* = bom, e *daimon* = talento ou potencial, utilizados por Aristóteles para designar virtude associada à busca de excelência pessoal) foi operacionalizado com base em dados de pesquisa qualitativa em que se perguntou a cerca de 1.000 participantes adultos e idosos como definiam felicidade, ou uma boa vida, ou uma vida com significado[25]. Analisados com apoio de literatura clínica, da personalidade e existencial humanista e em sucessivas análises fatoriais, os dados produziram um modelo de seis fatores representativos do funcionamento psicológico positivo na vida adulta e na velhice: autoaceitação, autonomia, senso de domínio, senso de crescimento pessoal, propósito na vida e relações positivas com os outros[25].

Segundo Ryff e Friedman[30], altos escores em propósito, autorrealização, crescimento pessoal e autoaceitação relacionam-se à longevidade e à boa vida, assim como propósito prediz menor risco para doença de Alzheimer, derrame e infarto do miocárdio. Alto nível de propósito relaciona-se a mais motivação para se manter saudável, cuidar da própria saúde e valorizar a vida, para estabelecer metas e engajar-se em atividades significativas; para ter uma visão mais positiva do envelhecimento e para ter funcionamento mais eficaz dos vários sistemas biológicos, com efeitos protetores em relação às doenças. Pessoas com níveis mais elevados de propósito tendem a ser mais resilientes em face de adversidades.

Na velhice, as pessoas tornam-se mais expostas às perdas, aos riscos e aos efeitos adversos decorrentes da atuação de estressores normativos e não normativos de natureza ambiental, biológica e intrapsíquica. O acúmulo de perdas e de riscos contribui para o aumento da vulnerabilidade a outros estressores e para o fracasso da resiliência biológica e psicológica. No entanto, os idosos podem recuperar-se dos efeitos das adversidades, assim como podem manter seus níveis anteriores de desenvolvimento, graças à interveniência de recursos pessoais e sociais, que serão tanto mais importantes quanto maior a sua vulnerabilidade[31].

A resiliência psicológica envolve relações mutuamente benéficas (adaptativas) entre as características dos idosos (por exemplo, inteligência, personalidade e mecanismos de regulação do *self*) e aspectos de seu ambiente social (por exemplo, serviços de saúde e proteção social, adequação dos espaços urbanos e domésticos às condições dos idosos e apoios sociais informais e formais de natureza material, instrumental, informativa, social e emocional)[30,31].

Sabedoria, como capacidade cognitiva e como virtude

Existem numerosas concepções filosóficas sobre a sabedoria, assim como há várias tentativas de identificar e descrever as características de pessoas sábias. Não é disso que trata este tópico. Nosso interesse recairá sobre uma definição operacional de sabedoria considerada como manifestação da inteligência cristalizada, dependente da influência da cultura ao longo da vida, em contraste com a inteligência fluida, cujo desenvolvimento depende substantivamente de fatores genético-biológicos e da educação inicial[32].

Sabedoria é uma classe de conhecimentos altamente especializados envolvendo julgamento e aconselhamento no domínio da pragmática fundamental da vida. Tem maior probabilidade de ocorrência na velhice do que em fases anteriores do desenvolvimento porque depende da experiência de vida. Contudo, ser idoso não é uma condição suficiente para a emergência dessa sabedoria. São necessárias experiências relevantes do ponto de vista humano, ou de uma compreensão superior da condição humana, motivação para analisar questões existenciais, valorização de uma forma de aconselhamento aberta, relativista e contextualizada, que possa ajudar as pessoas a discernir as circunstâncias dos grandes eventos de vida e a tomar decisões a respeito do que fazer com relação a eles[32,33].

Em adultos e em idosos, o exercício de profissões que colocam as pessoas em contato com problemas existenciais, entre elas a Psicologia Clínica, a Psiquiatria e os ministérios religiosos, a riqueza de experiências pessoais, sócio-históricas, políticas e profissionais, fatores de personalidade e níveis elevados de inteligência cristalizada concorrem para o aparecimento de desempenhos sábios[27].

O grupo de Berlim, liderado por Baltes, Smith e Staudinger, criou um procedimento em que os participantes são expostos às situações experimentais que envolvem análise de casos fictícios que focalizam temas existenciais padronizados (por exemplo, suicídio, gravidez na adolescência). As respostas são analisadas por juízes independentes, que levam em conta teorias implícitas e ideias filosóficas sobre sabedoria, assim como teorias sobre o desenvolvimento intelectual adulto. Com base nesse trabalho, foram operacionalizados cinco critérios para avaliar respostas sábias: (a) excepcional conhecimento sobre os fatos da existência (por exemplo, necessidades e motivações humanas, trajetórias de vida, grandes temas da existência e relações humanas); (b) excepcional conhecimento sobre as formas de manejo das questões existenciais (capacidades de selecionar e organizar informações relevantes à solução, fazer predições, montar cenários possíveis e interpretar a experiência); (c) capacidade de considerar o contexto ao analisar os problemas existenciais (por exemplo, idade dos envolvidos, valores, época históricas, grau de normalidade das ocorrências; entendimento de que a vida envolve imprevisibilidade, tensões, conflitos e ambiguidades); (d) relativismo de valores (flexibilidade ao interpretar histórias de vida e decisões; consciência de que todos os julgamentos estão sujeitos a um sistema de valores; capacidade de separar seus valores dos de outras pessoas; ser capaz de perceber que há várias interpretações e soluções para um mesmo problema); (e) capacidade de compreender e lidar com a incerteza (reconhecimento de que nunca se pode saber tudo sobre um problema ou sobre a vida de um indivíduo, de que nem tudo é previsível e de que é preciso admitir a própria ignorância; conhecimento de estratégias para lidar com a incerteza, incluindo a construção de cenários alternativos). As duas primeiras competências são de mais fácil ocorrência e podem ser encontradas em especialistas em várias áreas do conhecimento científico e tecnológico e das artes. As três últimas são distintivas de comportamentos sábios e muito mais raras do que as primeiras[32,33].

Para o grupo de Berlim, a sabedoria é produto da orquestração entre a inteligência e a virtude, expressa na busca constante de excelência pessoal, utilizada em favor do manejo de problemas, dúvidas e incertezas existenciais com fortes significado pessoal e social[32]. A importância filosófica e cultural da sabedoria reside em seu potencial para favorecer a busca da excelência individual e coletiva e para representar um ponto de culminância na evolução cultural e no funcionamento pessoal[27,33]. Sob essa ótica, resulta altamente benéfica para as sociedades a implementação de programas educacionais dirigidos a adolescentes e a jovens adultos, programas esses que envolvem a exposição das jovens mentalidades a modelos culturais de virtude e de sabedoria e a oportunidades de desenvolvimento do pensamento abstrato de natureza relativista, aberta e flexível, compatível com desempenhos sábios.

CONCLUSÕES E PERSPECTIVAS

Este texto selecionou um conjunto inter-relacionado de mudanças psicossociais complexas e inter-relacionadas que ocorrem na velhice inicial e mostrou que elas se tornam qualitativamente diferentes na velhice avançada, quando os idosos passam a depender cada vez mais dos recursos da cultura, ao mesmo tempo que se tornam menos responsivos a eles.

Na velhice inicial, a maioria das pessoas são participantes ativas e artífices dos processos psicossociais que definem seus modos de viver e de se adaptar às mudanças do próprio desenvolvimento e às mudanças ambientais. Infelizmente essa vantajosa condição é finita: com o avanço do envelhecimento, os idosos ficam cada vez mais expostos à fragilidade biológica, à perda de autonomia cognitiva e moral, ao isolamento, a baixo nível de bem-estar psicológico e à baixa motivação para fazer investimentos no próprio comportamento e no ambiente. Ou seja, quando as perdas físicas, cognitivas e afetivas se acumulam, os processos de autorregulação do *self* e a resiliência psicológica perdem força na determinação da continuidade do funcionamento psicossocial e do bem-estar global dos idosos.

Por isso, o expressivo aumento da longevidade alcançado pela Humanidade acarreta desafios de monta para as sociedades. O maior deles é o manejo das condições que permitam continuidade dos processos psicossociais que facilitem a boa adaptação ao longo dos anos da velhice. Seguramente, o Brasil não está preparado para lidar com a grande longevidade. Nossos recursos sociais são distribuídos de forma desigual, os investimentos em saúde e educação fundamental são insuficientes para garantir a posse de autonomia e produtividade na vida adulta, não dispomos de recursos materiais nem de crenças culturais bem estabelecidas sobre o direito dos idosos a uma boa vida e a uma boa morte, e não trabalhamos precoce e sistematicamente para que as pessoas idosas passem cada vez menos tempo de sua velhice presas à incapacidade.

A grande pauta que se apresenta para a investigação e para o manejo da velhice é a conciliação entre condições de saúde, independência, bem-estar psicológico, participação social, autonomia, dignidade, fragilidade e necessidade de cuidado, tendo como pano de fundo a presença de suficientes recursos individuais e sociais de resiliência.

Referências

1. Baltes PB, Smith J. New frontiers in the future of aging: From successful aging of the young old to the dilemmas of the fourth age. Gerontologist. 2003;49:123-35.
2. Tesch-Römer C, Wahl HW. Toward a more comprehensive concept of successful aging: disability and care needs. J Gerontol B Psychol Sci Soc Sci. 2017;72(2):310-8.
3. Baltes PB. On the incomplete architecture of human ontogeny. Selection, optimization, and compensation as foundation of developmental theory. Am Psychol. 1997;52(4):366-80.
4. Smith J. The gain-loss dynamic in lifespan deveopment: Implications for change in self and personality during old and very old age. In, Staudinger UM, Linderberger U, editor. Understanding human development (pp.215-242). Dialogues with Lifespan Psychology. Norwell, Mass: Kluwe Academic Publishers, 2003.
5. English T, Carstensen LL. Selective narrowing of social networks across adulthood is associated with improved emotional experience in daily life. Int J Behav Dev. 2014;38(2):195-202.
6. Baltes PB, Baltes MM. Psychological perspectives on successful aging: The model of selective optimization with compensation. In, Baltes PB, Baltes MM, editors. Successful Aging. Perspectives from Behavioral Sciences. Cambridge: Cambridge University Press; 1991.
7. Antonucci TC, Birditt KS, Akyiama H. Convoys of social relations: an interdisciplinary approach (pp. 247-260). In, Bengtson VL, Gans D, Putney NM, Silverstein M, editors. Handbook of theories of aging, 2nd edition. New York: Springer; 2009.
8. Lins AES, Rosas C, Neri AL. Satisfaction with family relations and support according to elderly persons caring for elderly relatives. Rev Bras Geriatr Gerontol. June. 2018;21(3):330-41.
9. Rabelo DF, Neri AL. Arranjos domiciliares, condições de saúde física e psicológica dos idosos e sua satisfação com as relações familiares. Rev Bras Geriatr Gerontol. Set. 2015;18(3):507-19.
10. Neri AL, Borim FSA, Fontes AP, Rabello DF, Cachioni M, Batistoni SST, et al. Factors associated with perceived quality of life in older adults: ELSI-Brazil. Rev Saude Publica. 2018 Oct 25;52(Suppl 2). 16s.
11. Shankar A, Rafnsson SB, Steptoe A. Longitudinal associations between social connections and subjective well-being in the English Longitudinal Study of Ageing. Psychol Health. 2015;30(6):686-98.

12. Rafnsson SB, Shankar A, Steptoe A. Longitudinal influences of social network characteristics on subjective well-being of older adults: findings from the ELSA Study. J Aging Health. 2015;27(5):919-34.
13. Cummings E, Henry WE. . Growing old: The process of disengagement. New York: Basic Books; 1961.
14. Scheibe S, Carstensen LL. Emotional aging: recent findings and future trends. J Gerontol B Psychol Sci Soc Sci. 2010; 65B:135-44.
15. Hershey DA, Henkens K. Impact of different types of retirement transitions on perceived satisfaction with life. Gerontologist. 2014 Apr;IV(2):232-44.
16. Ryan LH, Newton NJ, Chauhan PK, Chopik WJ. Effects of pre-retirement personality, health and job lock on post-retirement subjective well-being. Transl Issues Psychol Sci. 2017;3(4):378-87.
17. Bordone V, Arpino B. Do grandchildren influence how old you feel? J Aging Health. 2016 Sep;28(6):1055-72.
18. Mahne K, Huxhold O. Grandparenthood and subjective well-being: moderating effects of educational level. J Gerontol B Psychol Sci Soc Sci. 2015 Sep;70(5):782-92.
19. Camarano AA, Kanso S. Como as famílias brasileiras estão lidando com idosos que demandam cuidados e quais as perspectivas futuras? As visões mostradas pelas PNADs. In: Camarano AA, organizador. Cuidados de longa duração para a população idosa. Um novo risco social a ser assumido? Rio de Janeiro: IPEA; 2010.
20. Mehlsen M, Mikkelsen MB, Andersen CM, Ollars C. Does aging and disease increase the importance of cognitive strategies? Social and temporal comparisons in healthy younger and older adults and in younger and older cancer patients. Int J Aging Hum Dev. 2017 Jan;1. 91415017748366.
21. Sharma N, Chakrabarti S, Grover S. Gender differences in caregiving among family – caregivers of people with mental illnesses. World J Psychiatry. 2016;6(1):7-17.
22. MacDonald LA, Fujishiro K, Howard VJ, Landsbergis P, Hein MJ. Participation in a US community-based cardiovascular health study: investigating nonrandom selection effects related to employment, perceived stress, work-related stress, and family caregiving. Ann Epidemiol. 2017 Sep;27(9). 545-52.e2.
23. Bandura A. . Social foundations of thought and action: a social cognitive theory. Englewood Cliffs. New Jersey: Prentice Hall; 1986.
24. Aldwin CM. . Stress coping and development. New York: The Guilford Press; 1994.
25. Ryff CD. Psychological well-being revisited: advances in the science and practice of eudaimonia. Psychother Psychosom. 2014;83(1):10-28.
26. Diener E, Suh EM, Lucas RE, Smith HL. Subjective well-being; Three decades of progress. Psychol Bull. 1999;125:276-302.
27. Wink P, Staudinger UM. Wisdom and psychosocial functioning in later life. J Pers. 2016 Jun;84(3):306-18.
28. Ng ST, Tey NP, Asadullah MN. What matters for life satisfaction among the oldest-old? Evidence from China. PLoS One. 2017 Feb 10;12(2). e0171799.
29. Zautra A, Smith B, Affleck G, Tennen H. Examinations of chronic pain and affect relationships: Applications of a dynamic model of affect. J Cons Clin Psych. 2001;69:786-95.
30. Friedman EM, Ryff CD. Living well with medical comorbidities: a biopsychosocial perspective. J Geront B Psych Soc Scien. 2012;67(5):535-44.
31. Smith GC, Hayslip Jr B. Resilience in adulthood and later life: What does it mean and where are we heading? In: Hayslip Jr B, Smith GC. Annu Rev Gerontol Geriatr. Emerging perspective on resilience in adulthood and later life. New York: Springer; 2012; v. 32,p. 3-28.
32. Neri AL, Fontes AP. Resiliência psicológica e velhice bem-sucedida (pp.1468-1475). Freitas EV, Py L, organizadores. Tratado de geriatria e gerontologia. 4. ed. Rio de Janeiro: Guanabara Koogan.
33. Baltes PB, Smith J. Toward a psychology of wisdom and its ontogenesis. In: Sternberg RJ, organizador Wisdom. Its nature, origins and development. Cambridge: Cambridge University Press; 1990.

Leituras complementares

Ardelt M, Gerlach KR. Vaillant GE early and midlife predictors of wisdom and subjective well-being in old age. J Gerontol B Psychol Sci Soc Sci. 2018 Oct 10;73(8):1514-25.

Vellas P. Le troisième souffle. Paris: B.Grasset; 1977.

COGNIÇÃO DURANTE O ENVELHECIMENTO

José Roberto Wajman / Mônica Sanches Yassuda

INTRODUÇÃO

Conforme projeções da Organização Mundial da Saúde (OMS), até 2025 o número de idosos no Brasil deverá aumentar em 15 vezes (três vezes mais do que a população geral), em comparação a 1950, fazendo do país a sexta maior nação com pessoas com 60 anos de idade ou mais[1]. As mudanças a médio e longo prazos nos padrões de morbidade associadas ao envelhecimento de uma determinada população estão relacionadas ao conceito de transição epidemiológica, segundo o qual há redução da mortalidade por causas infecciosas agudas, passando a ter maior peso as causas crônico-degenerativas que podem cursar com alterações cognitivas[2].

Ao longo do envelhecimento, mudanças fisiológicas tendem a ser observadas em diferentes níveis, nos mais diversos sistemas, de maneira contínua e com progressão inexorável. Com o avanço da medicina diagnóstica associada à pesquisa e ao aumento de informação disponível acerca dos processos patológicos do envelhecimento surge uma importante questão: o que significa envelhecer do ponto de vista cognitivo? Nessa linha, emerge ainda uma questão adicional não menos desafiadora: o que poderia ser considerado como normal no envelhecimento cognitivo?

Também vista como evolução na maturação do organismo (e não exclusivamente como um decurso em suas capacidades gerais), a senescência sob a ótica cognitivo-geriátrica representa uma contínua sequência de modificações estruturais e funcionais que, em última análise, sugerem o fortalecimento de habilidades utilizadas durante a vida *versus* a perda (ou o não desenvolvimento) de habilidades preteridas. Sobre esses processos tratam teorias sobre a neuroplasticidade[3] e a reserva cognitiva[4], que serão brevemente abordadas no decorrer deste capítulo.

Mudanças cognitivas, como um processo benigno durante o curso da vida, têm sido amplamente pesquisadas e devidamente documentadas na literatura especializada. Essas mudanças podem ser vistas, por exemplo, tanto em aspectos linguísticos cristalizados (por exemplo, no vocabulário), em que se observa uma relativa melhora ao longo do desenvolvimento, quanto na fluência verbal (na qual, por sua vez, se nota redução nos mecanismos de acesso e resgate). Estes e outros achados referentes às alterações cognitivas durante o envelhecimento também serão discutidos.

Há tempos, inúmeros pensadores e também pesquisadores de diversas áreas de concentração têm se dedicado ao estudo das influências do meio e da cultura sobre o transcurso biopsicossocial ao longo do envelhecimento. Ilustrativamente, em países ocidentais, termos como envelhecimento saudável, ativo, produtivo ou bem-sucedido permeiam livros-texto e tratados gerontológicos, ao passo que, em outras culturas (por exemplo, a japonesa) tais conceitos de juventude duradoura com infindável capacidade intelectual não são academicamente debatidos ou sequer socialmente estimulados. Nessa temática, a seguir veremos também algumas influências do meio sobre a cognição e o comportamento.

Para finalizar o capítulo, adentrar-se-á o tema dos cuidados que devem ser tomados na medida em que se extraem dados informativos de populações cuja abordagem necessita de atenção especial.

BASES BIOLÓGICAS E NEUROPSICOLÓGICAS DO ENVELHECIMENTO

Aspectos fisiológicos

Sistemas biológicos se desenvolvem de forma particular, em diferentes ritmos e sob a influência de múltiplos fatores. Superficialmente falando, não se trata de pré-programas estáticos que modificam os processos biológicos ao longo da vida, mas, sim, das contingências às quais um organismo está exposto no decorrer do tempo e à natureza da experiência em diferentes contextos. Na tentativa de controlar tais variáveis e prever etapas do desenvolvimento, ainda na década de 1940 foi utilizado o conceito de redução na reserva homeostática dos órgãos e sistemas, também chamado de *homeostenosis*[5]. A *homeostenosis* refere-se, da maturidade à senescência, à diminuição nas reservas fisiológicas, em contrapartida ao princípio de homeostase acarretando aumento na vulnerabilidade às doenças próprias do envelhecimento.

Nesse sentido, mecanismos neurais, neuronais e sinápticos subjacentes aos processos de envelhecimento cerebral sofrem, invariavelmente, redução em sua capacidade, que inclui, à vista microanatômica, perdas e/ou disfunções causadas por programas geneticamente preestabelecidos (como pode ser visto, por exemplo, no processo de morte celular programada: a apoptose celular). Em linhas gerais, a divisa que separa o envelhecimento cognitivo benigno do patológico pode ser considerada altamente tênue na medida em que o principal fator de risco para desenvolver tais alterações cognitivas é justamente o envelhecimento e, quanto mais se envelhece, maiores são os sinais de declínio cognitivo.

Mudanças cognitivas em domínios, como atenção (e suas modularidades), funções executivas, memória(s), linguagem/comunicação e habilidades visuoespaciais, sugerem que existe uma relação importante entre essas modificações nas propriedades das células neurais (neurônios e glias). Entretanto, diferentemente do que se observa em doenças neurodegenerativas, mudanças cognitivas associadas à senescência não estão obrigatoriamente vinculadas às lesões estruturais e/ou à morte sistemática dessas unidades[6]. Entretanto, ocorrem transformações em nível funcional dessas células, como a diminuição em sua ramificação dendrítica, espessura mielínica e na quantidade de informações transmitidas nas zonas de contato sináptico[7].

Aspectos cognitivos

Mudanças cognitivas associadas à idade nem sempre são uniformes em relação aos substratos neurológicos, tampouco homogêneas entre os indivíduos. Contudo, sobre os aspectos neuropsicológicos, evidências sugerem que certas modalidades da atenção e subtipos de memória podem ser mais propensos às alterações durante o envelhecimento cerebral[8].

Atenção

Pesquisas sobre aspectos atencionais durante o envelhecimento têm apresentado diferenças em relação ao tipo específico de atenção estudado. Autores sugerem que, em relação à atenção seletiva (habilidade em focar um determinado estímulo, em detrimento de outros irrelevantes à tarefa), pessoas mais velhas tendem a apresentar um maior tempo de resposta, sem dificuldade na discriminação entre estímulos[9]. Tal achado revela uma importante influência da velocidade de processamento sobre o desempenho final, independentemente do fator distração[10]. Em relação à atenção dividida (processamento de duas ou mais fontes de informação, simultaneamente), pessoas mais velhas tendem a apresentar menor capacidade de sustentação, manipulação mental e troca de paradigma entre atividades[11]. Por fim, sobre a atenção sustentada (também chamada de vigilância), não é comum encontrar diferenças entre os estratos etários.

Funções executivas

Nas últimas décadas, tem se dado grande importância a um conceito cognitivo abrangente chamado de funções executivas (FE). Pesquisas diversas sugerem que no envelhecimento ocorrem alterações significativas em funções associadas a esse conceito. Pode-se dizer que existem três pressupostos associativos (cérebro-cognição) sobre o declínio das FE no envelhecimento: (1) aqueles causados por disfunções nas estruturas frontais; (2) aqueles em porções temporoparietais; e (3) em funções típicas do hemisfério direito. Sobre essa conjectura, achados têm demonstrado uma considerável heterogeneidade nos padrões cognitivos entre pessoas mais velhas, a depender do teste utilizado e das características sociodemográficas do sujeito em questão[12].

Ainda assim, e de maneira abrangente, pode-se observar algumas normas em relação às FE durante o envelhecimento. Por exemplo, em relação ao que chamamos de tomada de decisão, uma pesquisa demonstrou que ao escolher sobre alternativas possíveis (plano de saúde, modelo de carro, seguro e outros produtos em geral), pessoas mais velhas tendem a manter sua escolha dentro do limite de seus conhecimentos prévios sobre o assunto, em vez de considerar novas informações. Pessoas mais jovens consideram os dados mais atualizados para sustentar sua opção de escolha antes de tomar decisões, aumentando, dessa forma, suas alternativas[13]. É de se supor que, apesar do valor associado à experiência de vida, tal regra seja reflexo de uma diminuída capacidade na flexibilidade cognitiva que, por sua vez, possuiria relação também com prejuízo no potencial agregado da capacidade operacional, planejamento e implementação de estratégias.

Nesse sentido, em um recente estudo envolvendo pouco mais de 100 idosos de diferentes estratos etários, os autores observaram que pessoas com idade até 60 anos não apresentavam dificuldades executivas relacionadas ao planejamento de metas (idealizar e organizar um plano de ação em vista de um ou mais objetivos) ou no recrutamento de estratégias (aplicação desses planos)[14]. De outro lado, o desempenho de pessoas com idades entre 65 e 76 anos encontrava-se significativamente inferior em comparação ao primeiro grupo, porém superior em relação às pessoas com mais de 76 anos. É possível inferir por meio dos achados dessa pesquisa que a idade afeta tarefas cognitivas que demandam mecanismos complexos, como planejar, organizar e colocar uma ou mais estratégias em funcionamento.

Memória

Não obstante, diferenças quantiqualitativas também podem ser notadas em relação aos diferentes subsistemas da memória. A memória operacional (MO), por exemplo, diz respeito a um modelo cognitivo multidimensional, cujo sistema básico de funcionamento envolve uma capacidade limitada de manutenção da informação via sistema atencional supervisor. Ao menos três teorias explicativas têm abordado o funcionamento alterado da MO durante o envelhecimento cognitivo: (1) redução dos recursos atencionais; (2) redução na velocidade de processamento da informação; e (3) falha nos mecanismos de controle inibitório[15]. Para cada uma das hipóteses há um correlato neuroanatômico, identificado em estudos de perfusão cerebral via técnicas de neuroimagem funcional, que, em geral, situa-se nas porções dorsolaterais do córtex pré-frontal.

Pessoas mais velhas (e a cada dia jovens também) se queixam de lapsos de memória. O mais natural, antes de considerar a prescrição de uma droga para atenuar os sintomas de uma demência incipiente, seria contextualizar essas queixas. Desde a sua concepção original, a memória como a conhecemos cientificamente não é um sistema unimodal e independente[16]. Tipos de memória dependem e articulam-se com outros subtipos de memória. Quase sempre (com a exceção de procedimentos implícitos basais de aprendizagem como a habituação), é necessário que uma informação seja processada em determinado sistema de memória, até ser alocada em certo sítio neurológico a depender de sua natureza. Em geral, problemas mais sérios de memória durante o envelhecimento dizem respeito a um aumento na frequência e na intensidade de alterações em dois tipos específicos de memória: a memória semântica (MS) e a memória episódica (ME).

A MS refere-se a um armazém de conhecimentos gerais acerca do mundo e de todas as coisas, incluindo significados, ideias e conceitos, sem que exista, necessariamente, um parâmetro temporoespacial associado. Normalmente, pessoas mais velhas não apresentam alterações desse domínio a não ser quando tarefas que recrutam essa habilidade demandam também outras capacidades (como velocidade na busca e organização no resgate de uma determinada classe de informações). Alterações essencialmente puras da MS costumam relacionar-se às mudanças em estruturas mediais temporais, sugerindo maior risco para doenças neurodegenerativas específicas. Quanto à ME (memória para eventos bem marcados quanto à ocasião, à época e ao local), pessoas mais velhas podem apresentar mais dificuldade em armazenar novas informações, o que levaria a um prejuízo em seu acesso futuramente. As principais falhas de ME são observadas em *setting* ecológico (lembrar-se de onde estacionou o carro, onde deixou algum pertence ou os detalhes de uma conversa). Esses hiatos costumam ser atribuídos à redução de estratégias eficazes de codificação em uma "nova" situação, no qual estaria sendo desempenhada uma atividade corriqueira.

Outro subtipo de memória que tem chamado atenção de pesquisadores é a memória prospectiva (MP). Entende-se como MP a capacidade de uma pessoa lembrar-se de fatos que ainda deverão acontecer, uma espécie de memória para o futuro (por exemplo, um compromisso no dia seguinte, pagar uma conta ao chegar em casa ou retornar um livro à biblioteca no final do mês). Tomados em conjunto, pessoas mais velhas (livres de transtornos cognitivos mais importantes) tendem a realizar essas tarefas sem dificuldades, principalmente se houver uma variedade de dicas externas e, portanto, de estratégias auxiliares (por exemplo, o uso de anotações e a constante verificação dessas anotações). Achados sugerem que, adaptados à sua realidade contextual de vida diária, pessoas mais velhas desempenham, da mesma maneira que pessoas mais jovens, esse tipo de tarefa valendo-se, todavia, de um planejamento mais apurado (ou seja, compensando com outras habilidades)[17].

Linguagem

Do ponto de vista prático, pessoas mais velhas possuem maior lentificação psicomotora se comparadas às pessoas mais jovens. Nesse sentido, características da linguagem diferem a depender da forma com que tais paradigmas são implementados psicometricamente. Dificuldades, como demorar em encontrar uma palavra durante situação informal de conversação, são as principais queixas vistas em pessoas mais velhas. Apesar de (eventualmente) conseguir acessar a unidade de informação verbal que estava buscando, essas falhas podem interferir na pragmática comunicativa, contribuindo para menor interação social por parte desse idoso. Nesse sentido, faz-se imperativo compreender a natureza das dificuldades observadas por meio da produção oral de pessoas mais velhas, seus mecanismos adaptativos e compensatórios.

Apesar do conjunto de palavras, termos e expressões de uma determinada língua (também conhecido como vocabulário) e da capacidade de compreensão de pessoas mais velhas não sofrerem redução durante o processo de envelhecimento, uma vez comparados às pessoas mais jovens, idosos tendem a apresentar mais erros em nomeação de figuras, produzir menos exemplares em tarefas de fluência controlada e, em relação ao discurso, utilizar mais referências ambíguas (em que um termo pode ter outros significados) e pausas com preenchedores vagos e/ou sonoros (por exemplo, "aquela coisa", "tipo", "hum", "ééé")[18]. Extraídos os elementos qualitativos relacionados principalmente à velocidade de processamento, o acesso às representações léxicas, sintáticas e semânticas em pessoas mais velhas costuma estar preservado[19]. É importante notar que, tarefas verbais variam, significativamente, em relação à sua relevância contextual. Figuras e cenas em testes formais são apresentadas em forma de desenho que, diferentemente de objetos ou acontecimentos reais, geralmente se encontram em segunda dimensão e possuem qualidade "artística" questionável.

Topográfica e hipoteticamente, assume-se que as habilidades linguísticas formais (citadas anteriormente) são próprias do hemisfério cerebral esquerdo e as habilidades funcionais, do direito. Na associação envolvendo linguagem e hemisfério direito, uma vez corrigido o desempenho bruto pela idade em testagem objetiva, é possível observar mudanças pragmáticas (relacionadas à qualidade comunicativa) com o envelhecimento, mas não déficits estatisticamente significativos. Em geral, os processos discursivo, pragmático-inferencial, léxico-semântico e prosódico (habilidades também chamadas de paralinguísticas ou extralinguísticas) não são marcadores cognitivos de risco aumentado para demência. Ao contrário, em alguns estudos observa-se tão somente a esperada diferença entre jovens e pessoas mais velhas[20].

Habilidade visuoespacial

Habilidades visuoespaciais (HVE) usualmente costumam sofrer declínio no decorrer do desenvolvimento humano. Entretanto, diferentemente do que se observa na maioria absoluta dos testes cognitivos clínicos, as HVE possuem uma aplicação direta às situações ecológicas do dia a dia (por exemplo, identificar objetos ao nosso redor, perceber a movimentação desses objetos, alcançá-los e manipulá-los), em vez de se restringirem à construção ou à reprodução de um determinado desenho geométrico sob comando do avaliador. Assim como descrito em outros domínios cognitivos, as HVE não representam uma função unitária, mas, sim, diversas subcategorias distintas, tais quais: visualização espacial (julgamento de direção, proporção, profundidade e distância), percepção espacial (concepção mental do objeto e sua alocação no espaço) e rotação mental (processamento, síntese, disposição e contextualização do objeto)[21].

Impulsionados pela realidade virtual, pesquisadores vêm estudando o fenômeno da navegação espacial (NE), modalidade cognitiva associada às HVE. NE diz respeito a uma complexa capacidade que pode ser dividida em duas modalidades: egocêntrica e alocêntrica. A primeira diz respeito à noção em relação à posição de um determinado objeto no espaço, enquanto a segunda independe da perspectiva individual (uma espécie de mapa cognitivo interno). Tanto a posição egocêntrica quanto a alocêntrica possuem substratos neurológicos específicos, sendo os lobos parietais as estruturas mais relacionadas à egocêntrica e os hipocampos, à orientação alocêntrica[22]. Em um recente estudo comparando jovens às diferentes faixas etárias de idosos, pôde-se observar que não houve diferenças entre os participantes em tarefa relacionada à orientação egocêntrica, ao passo que, uma vez comparados aos jovens e idosos mais novos (60 a 70 anos), idosos mais velhos (71 a 84 anos) apresentaram desempenho reduzido em tarefa alocêntrica[23].

Assim como ocorre com a cognição, sistemas sensoperceptivos e sensoriomotores (visão, audição, tato, olfato, paladar, destreza, velocidade de processamento e tempo de resposta, entre outros), também sofrem efeito da idade e das mudanças fisiológicas atreladas ao processo de envelhecimento. Tomando como exemplo aspectos de acuidade visual associada à destreza motora e tempo de reação, um estudo naturalístico envolvendo pouco mais de 650 motoristas com 70 anos de idade ou mais, em um intervalo prospectivo de até dois anos, mostrou que a sensibilidade ao contraste (métrica de contagem de fótons pelas células fotorreceptoras), a diminuição da visão periférica (causada pela disfunção em células retinianas, chamadas de bastonetes) e o consequente atraso na resposta visuoperceptiva respondiam por aumento de até 1,7 vez na chance de se envolver em uma situação de acidente ou "quase-acidente" automobilístico[24].

PERSPECTIVA TRANSCULTURAL DO ENVELHECIMENTO

Termo pouco difundido na clínica médica – seja do ponto de vista conceitual ou atrelado ao conteúdo didático em programas de educação médica continuada – a etnogerontologia procura estudar o envelhecimento sob a perspectiva da diversidade, agregando conhecimento e promovendo novas atitudes nos âmbitos da clínica e de ações na comunidade e sociedade em geral[25]. Variações multi e policulturais têm sido tema central de pesquisas nos mais diversos centros, com ênfase em países cuja população, há muitas gerações, é constituída de diversas etnias ou nações cuja história revela ocorrência de migrações em bloco. Originalmente cunhado para descrever um braço socioassistencial da geriatria[26], a etnogerontologia tem, em sua raiz, o estudo das variações clínicas e sociodemográficas em minorias étnicas, objetivando a comparação às populações majoritárias.

Considerando o pressuposto de que o envelhecimento é constituído de múltiplos fatores incorporados ao longo da vida (além de sua constituição genética), é possível assumir que fatores étnicos e socioculturais irão influenciar o resultado final. Essa conjectura teórica supõe que, apesar de relativamente previsíveis, as etapas biológicas relacionadas às fases cronológicas do desenvolvimento são permeadas e influenciadas por diferentes condições, de acordo com a exposição às contingências ambientais durante o curso da vida. Do ponto de vista cognitivo, não é diferente. Dados sugerem que os costumes ao longo de gerações tendem a contribuir para heterogeneidade cognitiva entre os povos. Até mesmo alguns processos cognitivos mais complexos como atenção, MO e FE podem ter seu funcionamento influenciado, em certo nível, por experiências que contribuem para essas diferenças socioculturais[27].

Em relação aos padrões neuropsicológicos (cognitivos, funcionais e comportamentais), incontáveis estudos têm sistematicamente demonstrado a influência da cultura na *performance* intelectual. Um deles procurou revisar a contribuição de aspectos transculturais na ontogenia humana[28]. De maneira resumida, a porcentagem de estudos sobre cognição realizados fora do contexto de sociedades ocidentais pode ser considerada insignificante. Ao mesmo tempo, as contribuições acerca dessa linha de pesquisa aplicada a outros povos têm apontado diferenças culturais tanto em processos cognitivos básicos, quanto em aspectos mais complexos como estratégias de aprendizado e evocação, linguagem e comunicação, raciocínio e funções executivas[29,30].

ASPECTOS ÉTICOS EM NEUROPSICOLOGIA GERIÁTRICA

Uma vez lidando com populações especiais, atentando para condições de fragilidade, estados de desvantagem e/ou situações de vulnerabilidade (por oferecer risco aumentado à integridade física e psicológica), algumas considerações de ordens bioéticas devem ser precisamente seguidas pelo profissional da área da saúde. É possível encontrar na literatura ao menos três princípios ético-legais que devem sempre ser seguidos quando do trato com idosos: beneficência e não maleficência; responsabilidade; e fidelidade[31]. Embora nem todas as pessoas que se encaixam em alguma população especial apresentem sinais de vulnerabilidade, à medida que se observam mudanças demográficas cronológicas deve-se redobrar a atenção a quaisquer indícios sugestíveis de inabilidade em cuidar plenamente de si próprio. Para dar conta do exponencial aumento de idosos na população geral, seja numa perspectiva regional ou mundial, profissionais da saúde (entre outros) precisarão ser instruídos e educados para melhor compreender e assistir esse estrato populacional.

O não reconhecimento e discernimento de que pessoas mais velhas "funcionam" de maneira diferente pode levar a um viés na identificação de particularidades próprias dessa faixa etária e também a precipitações de juízo que levariam a erros diagnósticos comprometendo a orientação e assistência dessas pessoas. Ter consciência de como se envelhece (fisiológica e cognitivamente) pode ainda ajudar a diminuir os estereótipos socialmente construídos que, em geral, colocam o idoso como pertencente a uma classe de pessoas reclusas e improdutivas. Quanto maior o conhecimento do profissional de saúde mental acerca do que é envelhecer, mais pontuais e efetivos serão a abordagem clínica, o tratamento, os cuidados, o acompanhamento e a aderência. Além disso, muitas vezes, contribui-se também para o conhecimento daqueles que convivem diariamente com essas pessoas. Mudanças cognitivas como consequência do deterioramento fisiológico são um fato. Já a mudança de atitude é uma opção, que pode ser influenciada por meio da oferta de informação.

CONCLUSÃO

Positiva ou negativamente, mudanças cognitivas ocorrem a todo o momento durante o processo de desenvolvimento humano. Achados de pesquisas tendem a apresentar padrões heterogêneos a depender da medida cognitiva utilizada, de variáveis socioculturais entre sujeitos (por exemplo, educação formal e demanda intelectual) e de mecanismos adaptativos e compensatórios para lidar com as perdas funcionais decorrentes do envelhecimento (por exemplo, reserva cognitiva e hábitos saudáveis de vida – construídos ao longo de toda a vida).

No tocante às influências ambientais, tais quais as exposições às mais diversas experiências e os hábitos exercidos ao longo da vida, cada vez mais têm se observado correlações entre o perfil cognitivo e os mais variados aspectos socioculturais que acompanham o processo de envelhecimento. Compreender esses mecanismos isoladamente e, em seguida, decifrar suas interconexões em relação à sua natureza e associações (diretas e/ou indiretas) representa um dos maiores desafios da clínica gerontológica e psicogeriátrica aplicada à neuropsicologia. Além de juntar e combinar informações acerca dessas peculiaridades, profissionais de saúde (e o público em geral) devem ser também formados quanto aos cuidados que essa população requer e suas responsabilidades para consigo mesmo num tempo futuro.

Finalmente, sobre a utilização de instrumentos neuropsicológicos na clínica geriátrica, considerações acerca das limitações observadas quando do emprego dos principais testes disponíveis (com ou sem estudo de normatização) dizem respeito – principalmente – à real utilidade de tarefas que, em verdade, pouco mimetizam as atividades desempenhadas espontaneamente em hábitat natural. Praticamente tudo na vida de uma pessoa idosa requer um processo de adequação e adaptação. Dessa forma, em vez de corrigir escores para idade, avaliações cognitivas deveriam também ser padronizadas às condições mais comumente observadas no dia a dia dessas pessoas para que, de fato, tenham maior utilidade prática[32], além de considerar de maneira abrangente o histórico sociodemográfico e a bagagem cultural nessa população heterogênea[33].

Referências

1. OMS/WHO. Envelhecimento ativo: uma política de saúde/World Health Organization; tradução Suzana Gontijo. Brasília: Organização Pan-Americana da Saúde; 2005.
2. Omram AR. The epidemiologic transition: a theory of the epidemiology of population change. Milbank Memorial Fund Quarterly. 1971;49(1):509-38.
3. Smith GS. Aging and neuroplasticity. Dialogues Clin Neurosci. 2013;15(1):3-5.
4. Baltes PB, Dittmann-Kohli F, Kliegl R. Reserve capacity of the elderly in aging-sensitive tests of fluid intelligence: replication and extension. Psychol Aging. 1986;1(2):172-7.
5. Cowdry EV. Problems of ageing: biological and medical aspects. 2nd ed Baltimore: Williams & Wilkins; 1942.
6. Lazarczyk MJ, Hof PR, Bouras C, et al. Preclinical Alzheimer disease: identification of cases at risk among cognitively intact older individuals. BMC Med. 2012;25(10):127.
7. Febo M, Foster TC. Preclinical magnetic resonance imaging and spectroscopy studies of memory, aging, and cognitive decline. Front Aging Neurosci. 2016;29(8):158.
8. Glisky EL. Chapter 1. Changes in cognitive function in human aging. In: Riddle DR, editor. Brain aging: models, methods, and mechanisms. Boca Raton (FL): CRC Press/Taylor & Francis; 2007.
9. Basak C, Verhaeghen P. Aging and switching the focus of attention in working memory: age differences in item availability but not in item accessibility. J Gerontol B Psychol Sci Soc Sci. 2011;66(5):519-26.
10. Ayers EI, Tow AC, Holtzer R, et al. Walking while talking and falls in aging. Gerontology. 2014;60(2):108-13.
11. van der Leeuw G, Leveille SG, Jones RN, et al. Measuring attention in very old adults using the Test of Everyday Attention. Aging Neuropsychol Cogn. 2017;24(5):543-54.
12. Gawron N, Łojek E, Kijanowska-Haładyna B, et al. Cognitive patterns of normal elderly subjects are consistent with frontal cortico-subcortical and fronto-parietal neuropsychological models of brain aging. Appl Neuropsychol Adult. 2014;21(3): 195-209.
13. Sanfey AG, Hastie R. Judgment and decision making across the adult life span: a tutorial review of psychological research. In: Park D, Schwarz N, editors. Cognitive Aging:. Philadelphia, PA: A Primer. Psychology Press; 2000.
14. Köstering L, Stahl C, Leonhart R, et al. Development of planning abilities in normal aging: differential effects of specific cognitive demands. Dev Psychol. 2014;50(1):293-303.
15. Park D. The basic mechanisms accounting for age-related decline in cognitive function. In: Park D, Schwarz N, editors. Cognitive aging: a primer. Philadelphia, PA: Psychology Press; 2000.
16. Baddeley AD, Patterson K. The relation between long-term and short-term memory. Br Med Bull. 1971;27(3):237-42.
17. Blondelle G, Hainselin M, Gounden Y, et al. Regularity effect in prospective memory during aging. Socioaffect Neurosci Psychol. 2016;6:312-38.

18. Burke DM, Shafto MA. Aging and language production. Curr Dir Psychol Sci. 2004;13(1):21-4.
19. Burke DM, Shafto MA. . In: Craik FIM, Salthouse TA, editors. The handbook of aging and cognition. New York, NY: Psychology Press; 2008.
20. Parente MAMP. Cognição e envelhecimento. Porto Alegre: Artmed; 2006.
21. de Bruin N, Bryant DC, MacLean JN, et al. Assessing visuospatial abilities in healthy aging: a novel visuomotor task. Front. Aging Neurosci. 2016;8:7.
22. Rodgers MK, Sindone JA, Moffat SD. Effects of age on navigation strategy. Neurobiol Aging. 2012;33(1):e15-202e22. 202..
23. Gazova I, Laczó J, Rubinova E, et al. Spatial navigation in young versus older adults. Front Aging Neurosc. 2013;5:94.
24. Huisingh C, Levitan EB, Irvin MR, et al. Visual sensory and visual-cognitive function and rate of crash and near-crash involvement among older drivers using naturalistic driving data. Invest Ophthalmol Vis Sci. 2017;58(7):2959-67.
25. Crewe SE. Ethnogerontology. J Gerontol Soc Work. 2005;43(4):45-58.
26. Klein, S., (ed), Ethnogeriatrics. In: a National Agenda for Geriatric Education: White Papers. Washington, DC: Bureau of Health Professions, Health Resources, and Service Administration; 1996.
27. Ojeda N, Aretouli E, Peña J, et al. Age differences in cognitive performance: A study of cultural differences in historical context. J Neuropsychol. 2016;10(1):104-15.
28. Luszcz M. Introduction. Back to nurture: cross-cultural research as a paradigm for understanding bio-cultural dynamics of cognitive ageing. Gerontology. 2006;52(5):290-4.
29. Gutchess AH, Yoon C, Luo T, et al. Categorical organization in free recall across culture and age. Gerontology. 2006;52(5):314-23.
30. Chiao JY, Li SC, Turner R, et al. Cultural neuroscience and global mental health: addressing grand challenges. Cult Brain. 2017;5(1):4-13.
31. Corcoran BC, Brandt L, Fleming DA, et al. Fidelity to the healing relationship: a medical student's challenge to contemporary bioethics and prescription for medical practice. J Med Ethics. 2016;42(4):224-8.
32. Wajman JR, Oliveira FF, Marin SMC, et al. Is there correlation between cognition and functionality in severe dementia? the value of a performance-based ecological assessment for Alzheimer's disease. Arq Neuropsiquiatr. 2014;72:845-50.
33. Apolinario D, Brucki SM, Ferretti RE, et al. Estimating premorbid cognitive abilities in low-educated populations. PLoS One. 2013;8(3):e60084.

EXAME PSIQUIÁTRICO NO PACIENTE IDOSO

Ivan Aprahamian / Marcus Kiiti Borges / Marina Maria Biella

ASPECTOS FUNDAMENTAIS NA AVALIAÇÃO DO ESTADO MENTAL

A investigação diagnóstica de sintomas ou transtornos psiquiátricos nos idosos é essencialmente clínica e tem como um dos principais fundamentos a entrevista. A semiotécnica psiquiátrica é o padrão-ouro do diagnóstico de transtornos mentais em idosos. Até o momento, nenhum exame complementar substitui a entrevista clínica. O grande problema é que para isto, necessitamos de tempo. Especialmente ao lidar com idosos, tempo é um fator crucial para uma boa avaliação. O início da consulta apresenta-se como um momento delicado, pois exige do médico paciência e sutileza para se obter as informações necessárias sobre a história pessoal do paciente. Diversos adultos idosos não referem, espontaneamente, seus sintomas num primeiro momento. A relação de confiança com o médico é alcançada de forma mais lenta e trabalhosa. O histórico da doença mental pode ser longo e pouco preciso temporalmente, demandando idas e vindas na história clínica para seu devido entendimento. Déficits visuais ou auditivos podem simular transtornos neurocognitivos, causando dificuldade no entendimento do que possa ser questionado. Alguns idosos devido aos sintomas comportamentais ou psicológicos não se sentem seguros ou confiantes para responder, tanto sozinhos quanto na presença de familiares ou acompanhantes. Muitas vezes, eles sentem-se cansados, não conseguem relatar fatos importantes da sua trajetória de vida ou sobre sua capacidade de realizar suas atividades de vida diária.

Segundo, há necessidade de depoimentos de parentes de uma ou duas gerações (preferencialmente) da família a fim de caracterizar personalidade, temperamento e apresentação psicopatológica. Frequentemente, o idoso não localiza ou relaciona, com precisão, seus sintomas passados aos atuais. Doenças clínicas, acidentes e incidentes no passado podem ter grandes repercussões atuais. A conversa com a família deve, na maioria dos casos, proceder com a autorização prévia do paciente. Por fim, muitos idosos têm uma visão pragmática dessa consulta e objetivam alguma proposta terapêutica (especialmente medicamentosa no Brasil) ao fim dela. Estes, frequentemente com ajuda de terceiros, vão à consulta com um panorama sobre seu problema e julgam seu próprio prognóstico e expectativa acerca do assunto. A consequência disso, alinhado a uma trajetória clínica pouco clara num primeiro contato, é focar a apresentação psicopatológica e sindrômica do quadro, seguido de posterior exploração detalhada dos antecedentes pessoais do paciente no decorrer das avaliações posteriores. Diante disso, alguns sintomas deveriam ser obrigatoriamente questionados de forma objetiva, como: fraqueza, lentificação, humor depressivo, desesperança, sentimento de solidão ou isolamento, alterações no apetite ou peso, pensamentos suicidas, agitação ou ansiedade, irritação, impulsividade, alterações no sono, sentimentos paranoides, alucinações, queixas de memória e dificuldades em atenção ou concentração. Muito semelhantemente à semiotécnica do exame clínico, cada sintoma referido deve ser caracterizado quanto ao seu início, à evolução, aos desencadeantes, aos fatores de melhora ou piora e aos sintomas acompanhantes. Ao trabalhar com pacientes idosos com transtornos mentais, é útil tentar caracterizar o intervalo de tempo da ocorrência dos sintomas para se ter a ideia evolutiva do quadro. Sem um intervalo temporal é comum nos depararmos com relatos superficiais sem clara referência evolutiva dele. Ainda, em psiquiatria, é extremamente importante caracterizar se esses sintomas já ocorreram e como se apresentaram anteriormente.

Antes mesmo de iniciar a entrevista, precisamos entender algumas particularidades psicológicas dos pacientes idosos. Eles usualmente veem seu avaliador dentro de um binômio pai-filho, podendo exercer ambos os papéis com seu examinador e, dessa forma, dificultando potencialmente sua própria avaliação. Por vezes, apresentam postura superior e autossuficiente ao médico, entendendo seu quadro clínico e suas possíveis consequências. Em outros, delegam a conduta da entrevista e terapêutica aos familiares e seu próprio médico de forma mais passiva. Em paralelo a isso, em alguns momentos os idosos apresentam poucos sintomas na entrevista, ao ponto de desvalorizá-los e guardá-los para si mesmo. Forçar uma série de questionamentos sobre alguns sintomas pode ser fonte de irritação e impaciência. Em outros, apresentam-se ansiosos e mais agitados, referindo uma série de sintomas somáticos e inespecíficos, exacerbando seu quadro clínico sem algum grau de caracterização mais típico ou direcionado. De qualquer forma, é via comum demandarem atenção e preocupação do médico, sendo sensíveis às frustrações nessa relação e muitas vezes podendo precipitar crises (por exemplo, tentativa de suicídio). Em decorrência do exposto, é comum a referência de que idosos possuem quadros clínicos atípicos ou paucissintomáticos se comparados aos adultos mais jovens. Aliado a isso, a terceira idade é marcada pela maior carga do processo de resiliência, que irá modular, inexoravelmente junto ao temperamento e à personalidade, como o ser humano interage com suas emoções em seu meio ambiente e, consequentemente, como transfere suas formas de afeto. O próprio meio ambiente interno e externo é um pano de fundo para o desencadeamento e a manifestação de diversas psicopatologias. Internamente, pensando na homeostase e em sua interação com o histórico mórbido, pode influenciar a apresentação e a prevalência de doenças mentais. Como exemplos comuns podemos citar a depressão frequente em pacientes com infarto do miocárdio, acidente vascular encefálico e doença de Parkinson. Externamente, o idoso sofre impacto direto da psicodinâmica familiar, o que pode ser o grande deflagrador e mantenedor de quadros relevantes.

AVALIAÇÃO DO PACIENTE

Organização da avaliação

O objetivo principal da avaliação psiquiátrica é selecionar as informações para, posteriormente, organizá-las ou interpretá-las de uma forma adequada. O *Diagnostic and Statistical Manual of Mental Disorders, American Psychiatic Association*, 2013 (DSM-5) é um dos manuais de maior utilidade para os clínicos, servindo como guia para o diagnóstico de transtornos mentais. Ele é baseado na avaliação dos critérios diagnósticos que identificam sintomas, comportamentos, funções cognitivas, traços de personalidade, sinais físicos, combinações de síndromes psiquiátricas e suas durações em grupos de pacientes específicos, como a população geriátrica. A seguir são descritas as etapas relacionadas à entrevista psiquiátrica.

Apresentação ou motivo da avaliação (queixa principal)

O entrevistador deve questionar: o idoso apresenta-se por livre e espontânea vontade ou comparece à consulta porque outras pessoas o trouxeram para a avaliação? Ele acredita que foi encaminhado sem necessidade? Acha que está precisando de ajuda? Possui crítica sobre seu estado mental? Qual motivo o levou a procurar ajuda no momento? Por que procurou atendimento?

A entrevista clínica objetivando uma avaliação do estado mental em adultos idosos envolve fatores além das condições fisiopatológica e cognitiva atuais. É necessário avaliar sua condição clínica, sua prescrição vigente e seus estados funcional e social atuais. Para que isso funcione de forma adequada, recomendo que se responda à seguinte pergunta: Quem está em minha frente? Idosos passam por vivências marcantes, como mortes de familiares e amigos, aposentadoria, restrições financeiras, alterações de papéis sociais e em família, limitações médicas e funcionais. Entendê-lo é fundamental. Meu paciente lê? Frequentou escola? Do que ele gosta? Quais são seus *hobbies* e expectativas da vida? O que o estimula a levantar da cama todos os dias? Baixa escolaridade, por exemplo, pode resultar em desempenho cognitivo similar ao presenciado em demências. Essas respostas são fundamentais para fortalecer nossa relação médico-paciente e para traçarmos um plano terapêutico eficaz. Além disso, alguns pontos na história do paciente idoso são particulares. Como está a marcha do paciente? Ele cai? Quantos medicamentos ele utiliza? Como ele os utiliza? Ele é independente? É autônomo? Dificilmente tais questões são tão fundamentais em adultos mais jovens, com históricos menores e por vezes menos complexos.

Por fim, a independência funcional e nossa autonomia confere um tipo de prognóstico singular e permite algumas medidas terapêuticas. O contrário é verdadeiro. Avaliar o estado funcional do paciente idoso é importante, verificando o grau de auxílio para atividades diárias básicas como vestir-se, banhar-se, realizar sua higiene íntima, alimentar-se, transportar-se e ter continência fecal e urinária. Adicionalmente, deve-se verificar sua atividade instrumental, ou seja, ações que requerem utilização de dispositivos, como cozinhar, utilizar transportes, fazer compras, realizar uma ligação telefônica, manejar seus medicamentos, entre outros.

História patológica pregressa

Para a avaliação de questões associadas aos problemas comportamentais ou psiquiátricos anteriores, o entrevistador deve considerar se o idoso já teve algum problema dessa natureza no passado, quais foram os estressores relevantes que os precipitou, e se o idoso teria alguma doença física (por exemplo, neurológica) que poderia contribuir ou causar esses problemas. Outras questões orgânicas também devem ser vistas, especialmente doenças graves ou incapacitantes que foram motivos para a internação do idoso.

Informações acessíveis contidas em prontuários e registros médicos, seja durante hospitalização ou durante acompanhamento ambulatorial, ajudam a identificar essas questões relevantes. Se possível, o psiquiatra dever registrar no prontuário as doenças importantes e discutir com outros médicos e profissionais da saúde que acompanham o paciente.

O idoso pode ser questionado se tem ou teve hábitos pessoais (por exemplo, história de abuso de álcool ou outras substâncias psicoativas, incluindo medicamentos psicotrópicos e opioides) que poderiam ter precipitado ou complicado o problema atual.

Outro ponto relevante da entrevista psiquiátrica é a abordagem de algum tipo de abuso, seja físico, psicológico ou sexual em qualquer momento da vida do idoso.

História medicamentosa

A avaliação do histórico de uso de medicamentos no idoso é crucial. Deve-se solicitar a ele e também ao familiar ou acompanhante que informem quais medicações foram prescritas e que estão sendo administradas, comparando as receitas médicas contendo as posologias com os frascos de medicamentos.

Devem ser documentados dados referentes ao tempo do uso de medicamentos psicotrópicos, resposta a cada medicação e efeitos colaterais. Na terceira idade iremos presenciar o maior número de interações droga-droga e droga-doença, assim como a interação de doenças clínicas com transtornos mentais. O risco de queda diante de um efeito adverso de um psicotrópico pode ser expressivo e a consequência dela pode ser desastrosa. A adesão terapêutica é algo importante, pois conforme envelhecemos, maior o número de drogas prescritas e menor nossa paciência e facilidade para utilizá-las.

História familiar

É necessário buscar informações sobre hospitalização de familiares devido ao transtorno depressivo, psicótico ou esquizoafetivo prévios (e, possivelmente, com diagnóstico prévio de depressão, ou transtorno bipolar do humor ou esquizofrenia na família), risco ou tentativa de suicídio, transtornos devido ao consumo de álcool e outras substâncias psicoativas ou eletroconvulsoterapia. História familiar de demência (principalmente, demência da doença de Alzheimer) é de extrema relevância em idosos com transtornos neurocognitivos.

AVALIAÇÃO DA FAMÍLIA

A avaliação da família é complementar e altamente recomendada. A necessidade de suporte social, e principalmente familiar, é observada nos atendimentos em psiquiatria geriátrica. Muitos idosos apresentam-se dependentes para suas atividades de vida diária e necessitam do apoio de familiares ou acompanhantes. Estes também passam a ser informantes quando o paciente não apresenta condições psíquicas de relatar os fatos que estão acontecendo no ambiente familiar. Os profissionais de saúde que atendem os idosos precisam estar preparados para avaliar a família nos seguintes aspectos: disponibilidade em ajudar, tolerância com os comportamentos disfuncionais que advêm dos transtornos psiquiátricos, suporte social ofertado e suporte financeiro.

Durante a anamnese, é fundamental saber como está o relacionamento atual do idoso com os membros da família que auxiliam no seu cuidado, e entender as demandas relativas ao cuidado intensivo que podem gerar estresse e prejudicar a convivência com os mesmos. Tentar detectar formas de abuso psicológico, emocional ou até mesmo financeiro pelas quais o idoso possa estar passando.

Diversas doenças mentais possuem histórico familiar positivo, como os transtornos de humor. Em muitos cenários clínicos é fundamental entrevistar os membros da família afetados por transtorno mental semelhante ao do paciente na tentativa de melhor elucidação diagnóstica. Isto é particularmente relevante em depressões recorrentes de longa data, as quais muitas vezes são transtornos afetivos bipolares. O histórico medicamentoso dos membros afetados por doenças psiquiátricas pode influenciar na proposta terapêutica do paciente em questão. É reconhecida a tendência de resposta psicofarmacológica semelhante entre familiares, especialmente entre antidepressivos. Devem-se destacar quatro pontos fundamentais no contato com a família: a disponibilidade de familiares para o contato com o idoso; os serviços ofertados pela família ao paciente; a percepção do idoso sobre sua relação familiar; e a tolerância da família sobre manifestações psíquicas do paciente. Um cenário muito comum é a sobrecarga de familiares no contato com o paciente idoso. Esse estresse do cuidado pode influenciar a descrição de sintomas e sua intensidade, resultando em um relato pouco factível. Um cônjuge responsável pelo paciente pode não ser forte o suficiente para cuidados físicos ou firme o suficiente para controlar maneirismos e hábitos deletérios. Sempre é interessante lembrar que o grau de tolerância familiar durante o tratamento de um paciente não é sinônimo de qualidade de cuidado. Dentre os cenários menos tolerados por familiares, destacam-se: incontinências, conflitos pessoais, quedas, agressividade, dificuldades de marcha, agitação motora ou perambulação e transtornos de sono.

ASPECTOS PSICOPATOLÓGICOS DENTRO DA ENTREVISTA PSIQUIÁTRICA: EXAME DO ESTADO MENTAL

A entrevista depende da avaliação longitudinal e da história do idoso, enquanto o exame do estado mental representa um corte transversal dessa avaliação. Alguns autores comparam o exame do estado mental a uma fotografia, visto que mostra um momento do funcionamento psíquico considerando desde as vestimentas do paciente até sua forma de apresentação. Como praxe em outras semiotécnicas médicas, a entrevista psiquiátrica deve apresentar alguma ordenação por parte de seu examinador. Existem diversas técnicas de entrevista que fogem do escopo deste capítulo. Pretendemos ilustrar uma sequência lógica e simples para a avaliação mínima de um paciente idoso. Nesse caso, recomendamos, especialmente num primeiro contato, a utilização de entrevista não estruturada (abordada à frente). Idosos frequentemente interpretam como insegurança e inexperiência o uso excessivo de instrumentos ou roteiros.

Diversos aspectos fundamentais na entrevista clínicas são percebidos logo no início do contato com o paciente e a estrutura mental desse exame é montada ao longo do período da conversa. Didaticamente, podemos oferecer uma ordem semiotécnica lógica conforme o exposto a seguir:

a) A *aparência e atitude* do paciente remontam a sintomatologia apresentada. Observar visualmente o paciente. Como ele se apresenta em termos de autocuidados gerais, higiene, trajes, postura, atitude global e tipo constitucional. A descrição do comportamento envolve desde a postura em relação à entrevista, quanto a um nível de comprometimento maior de perturbação psíquica. O paciente pode se apresentar colaborativo ou apático, desinibido e até mesmo agitado. Algumas vezes, a observação por parte do entrevistador coincide com o relato do informante sobre o comportamento do paciente, outras vezes depende da interpretação de uma das partes. Um idoso, que é trazido para atendimento contra a sua vontade, pode esboçar reações e comportamentos que não traduzem o relato do informante. Um idoso deprimido pode ter aspecto desleixado, com menor higiene e cuidado, atitude esquiva e indiferente. Por outro lado, um paciente maniforme pode já se apresentar agitado, logorreico, com vestimentas mais exuberantes e atitude mais desinibida. Pacientes com demência apresentam dificuldades com vestimentas e frequentemente podem se apresentar desleixados, com abotoaduras irregulares, roupas sujas ou até mesmo com trajes discordantes da condição climática.

b) A seguir, o *nível de consciência* é essencial para procedermos com a entrevista. Podemos classificar o paciente como vigil (normal), hipervigil, sonolento, obnubilado, torporoso, confuso, entre outros. Pacientes com transtornos de sensopercepção, paranoides ou maniformes podem se apresentar em hipervigilância. Diversos psicotrópicos podem diminuir a consciência e favorecer sonolência. Idosos com estados demenciais ou *delirium* podem se apresentar muito confusos.

c) A *orientação* permite confirmarmos um nível de consciência vigil ou confuso e nos certificarmos da acurácia das informações posteriores. Sugerimos a avaliação da orientação autopsíquica (orientado quanto à noção do eu) com duas questões simples: Qual seu nome e sua idade? A orientação alopsíquica normalmente envolve dados sobre tempo e espaço. Mais uma vez, sugerimos duas questões para cada item, como: Em que ano e mês nós estamos? Qual é seu endereço e qual bairro nós estamos?

d) Sem atenção ou memória recente, dificilmente a entrevista psiquiátrica apresentará um fluxo racional razoável. A atenção está comprometida quando o paciente é alertado por um estímulo significativo e mantém o interesse nele. Dessa forma, recomendamos a avaliação de *atenção sustentada e seletiva* que pode ser percebida ao longo da conversa, conforme o paciente se apresenta facilmente distraído. A hipotenacidade se caracteriza quando a atenção se afasta com demasiada rapidez do estímulo ou tópico (por exemplo, depressão grave, demência moderada). Ao contrário, a hipertenacidade (ou hipervigil) envolve a situação na qual a atenção se adere em demasia a algum estímulo ou tópico (por exemplo, mania, estados psicóticos). Pode-se, em algum momento, utilizar-se de testes de dígitos diretos (isto é, repetir exatamente uma sequência de cinco números) e indiretos (isto é, repetir uma sequência numérica na ordem inversa) para sua avaliação.

e) A *memória recente* também é percebida ao longo da avaliação, conforme o paciente demonstra intrusões de informações previamente conversadas fora de contexto (típico da demência de Alzheimer), insegurança em retomar fatos ou repetições recorrentes. Paralelamente, podem-se questionar fatos temporais e espaciais simples. Recomendamos questionar dois itens de cada, por exemplo, em que ano e mês nós estamos e qual bairro e rua o paciente reside. Além disso, pode-se solicitar ao paciente repetir três a cinco palavras ou prestar atenção em uma pequena história para posteriormente evocar, após alguma latência de tempo (ao redor de 1 a 3 minutos), essas palavras ou algum detalhe da história. Transtornos, como depressão, demência e *delirium*, podem afetar atenção e memória de forma substancial. A *memória remota* pode ser avaliada ao se questionar dados pessoais prévios, como histórico de doenças e histórico familiar.

f) A terceira função cognitiva a ser avaliada é a *linguagem*. Componentes importantes da fala seriam: fluência, ritmo, tom e volume. Linguagem é um sistema de comunicação que facilita o pensar pela forma como a semântica organiza ideias e conceitos. Tom e volume podem demonstrar alterações na linguagem de forma quantitativa ou qualitativa. Por exemplo, tom silencioso ou alto, tímido ou irritável, zangado ou pueril. A linguagem pode estar lentificada em impregnações por neurolépticos, logopênica em demências, disártrica ou afásica (falha na produção da linguagem, podendo ser central: motora ou de expressão [afasia de Broca]; ou semântica ou de compreensão [afasia de Wernicke] após acidente vascular encefálico e com produção muito elevadas acelerada e com pressão de discurso em quadros maniformes). Pacientes com quadros psicóticos podem apresentar diversas alterações de linguagem, como: perseveração (repetição sem sentido), ecolalia (repetição de últimas palavras), para-respostas (conteúdo sem relação com o que foi perguntado), neologismos (criação de novas palavras), parafasia (deformação de palavras), mussitação (mover os lábios com repetição sussurrada ou automatismo verbal).

g) *Afeto e humor* podem ser avaliados em conjunto pela "expressão emocional". O afeto seria a expressão do humor ou o sentimento que acompanha a resposta cognitiva, sendo descrito como: disfórico, feliz, irritado, agitado, ansioso, choroso e embotado. Embotamento afetivo é um termo utilizado para o afeto restrito de forma grave no paciente com esquizofrenia. O afeto pode ser descrito como: adequado ou inadequado (relacionado ao ambiente). Pode ser também congruente ou incongruente com o humor ou com o conteúdo do pensamento. Por exemplo, o idoso pode relatar sentir-se deprimido ou descrever situações que demonstram humor deprimido; entretanto, ao mesmo tempo estar sorrindo ou sem demonstração de tristeza (afeto incongruente com o humor). O afeto pode oscilar durante a entrevista (labilidade afetiva). Já o humor é definido como um estado emocional interno e continuado do paciente que se mantém ao longo do tempo, e geralmente é visível até o final da entrevista. Sua experiência seria subjetiva, e ao se descrever o humor, pode se utilizar as próprias palavras do idoso.

h) O *pensamento* constitui uma das partes mais importantes da entrevista. Didaticamente, a maioria dos autores procura caracterizar seu curso, fluxo e conteúdo. O *curso* refere-se à velocidade com que o pensamento é expresso e pode ir do acelerado (por exemplo, mania) ao retardado (por exemplo, depressão moderada a grave), passando por variações. Uma alteração relevante é a fuga de ideias (variação incessante do tema com dificuldade importante para se chegar a uma conclusão). A progressão do pensamento encontra-se seriamente comprometida, a tal ponto que, a ideia em curso é sempre perturbada por uma nova ideia que se forma. Pode ou não ser acelerado. Observado em pacientes com mania e psicoses. Outra alteração interessante é o roubo do pensamento, fenômeno pelo qual o indivíduo tem a vivência que os próprios pensamentos são "roubados" ou apropriados por um agente exterior a ele, muito típico de alguns casos de delírio primário. A *forma* é a estrutura básica do raciocínio: organizado, abstrato, concreto, empobrecido, rígido, obsessivo, prolixo (cheio de detalhes, rodeios, repetições) e circunstancial. O afrouxamento das associações ou descarrilhamento do pensamento caracteriza-se por ideias que mudam de um assunto para outro sem qualquer relação. Essa perturbação ocorre entre frases. Já a desagregação do pensamento é a situação na qual há fragmentos soltos de ideias, sem nexo, resultando numa justaposição incoerente de conteúdos. Em termos de *conteúdo*, verificamos a predominância do tema: grandeza, ciúme, reivindicação, genealógico, místico, de missão salvadora, erótico, de ciúmes, invenção ou reforma, ideias fantásticas, saúde excessiva, conteúdo hipocondríaco, capacidade física anormal, beleza, prejuízo, autorreferência, perseguição, influência, possessão, humildades, experiências apocalípticas, negação e transformação corporal, autoacusação, culpa, ruína, niilismo e tendência ao suicídio.

i) A avaliação do *juízo de realidade* é uma consequência do funcionamento do pensamento, podendo este se apresentar irreal e o paciente delirante. Os delírios podem ser simples ou complexos, sendo muito comuns aqueles envolvendo perseguição, autorreferência, ciúmes, culpa, ruína, furto, misticismo religioso, hipocondríaco, entre outros. O paciente percebe que tem um problema? Ele tem alguma ideia da causa do seu sofrimento psíquico? O clínico pode testar o julgamento do idoso fazendo perguntas como: Por que existem as leis? O que você faria se encontrasse um objeto que não lhe pertence?

j) A *sensopercepção* pode estar alterada em casos graves de transtornos mentais, constituindo uma manifestação psicótica, frequentemente associada a um distúrbio do pensamento e caracterizada por alucinações. A alucinação verdadeira possui características de corporeidade, vivacidade, nitidez sensorial, objetividade e projeção no espaço externo. Podem ser visuais, auditivas, táteis, olfatórias, gustativas, cinestésicas (movimento) ou cenestésicas (corpórea, visceral). As ilusões, outra forma de distúrbio, são percepções deformadas da realidade, de um objeto real e presente, interpretações errôneas do que existe. As pseudoalucinações apresentam ausência das características vivas das alucinações, e na alucinose o paciente percebe a alucinação como algo estranho a ele, periférico ao seu eu. O conteúdo das alucinações pode ser paranoide ou persecutório, místico religioso, depreciativo, de controle, de superioridade anormal, entre outros. Não é simples a avaliação de pacientes idosos, normalmente muito desconfiados em revelar alterações sensoperceptivas. Muitas vezes é interessante abordar esse tópico de forma indireta, como questionar se o paciente teve a impressão de ver pessoas que os outros não estavam vendo ou sofrer de outras pessoas não escutarem as mesmas mensagens ou vozes.

CONCLUSÃO

A avaliação do estado mental em idosos, definida amplamente pelo exame dos estados comportamental, psicopatológico e cognitivo, é fundamental para a formulação diagnóstica hipotética inicial em psiquiatria geriátrica. Nenhum exame a substitui. O idoso consiste em um indivíduo adulto com as maiores saturações biológica e fisiológica para ocorrência de transtornos orgânicos e, dessa forma, a saúde mental estará num plano de total interação com inúmeras condições clínicas, sociais e funcionais. Entender sua história clínica atual, seu curso e executar uma proposta terapêutica derivada disto consistem, muitas vezes, em uma arte.

Bibliografia

American Psychiatric Association. Diagnostic and Statistical Manual of Mental Disorders. 5th ed. Washington: American Psychiatric Association; 2013.

Blazer DG. Entrevista psiquiátrica do paciente geriátrico. In: Busse WE, Blazer DG, editors. Psiquiatria geriátrica. 2. ed. Porto Alegre: Artmed; 1999. p. 187-201.

Blazer DG. Entrevista psiquiátrica dos adultos mais velhos. In: Thakur ME, Blazer DG, Steffens DC, editors. Manual de psiquiatria geriátrica. São Paulo: A.C. Farmacêutica; 2015. p. 1-9.

Brown JB, Weston WW. O segundo componente: entendendo a pessoa como um todo – o indivíduo e a família. In: Stewart M, editor. Medicina centrada na pessoa: transformando o método clínico. Porto Alegre: Artmed; 2017. p. 61-80.

Caixeta L. Entrevista e avaliação psicopatológica em psicogeriatria. In: Caixeta L, editor. Psiquiatria geriátrica. Porto Alegre: Artme; 2016. p. 33-48.

Nurcombe B, Gwirstsman HE, Ebert MH. Entrevista psiquiátrica. In: Ebert MH, Loosen PT, Nurcombe B, editors. Psiquiatria: diagnóstico e tratamento. Porto Alegre: Artmed; 2002. p. 105-19.

Othmer E, Othmer SC, Othmer JP. Entrevista psiquiátrica, história e exame do estado mental. In: Sadock BJ, Sadock VA, Ruiz P, editors. Compêndio de psiquiatria. Ciência do comportamento e psiquiatria clínica. 11. ed. Porto Alegre: Artmed;; 2017. p. 192-205.

AVALIAÇÃO COGNITIVA

Alaise Silva Santos de Siqueira / Juliana Emy Yokomizo / Marina Maria Biella

ENVELHECIMENTO COGNITIVO

A transição entre o envelhecimento normal e a demência é sutil e difícil de ser detectada; entretanto, atualmente sabe-se que a deficiência de diversos domínios cognitivos é tipicamente observada vários anos antes do diagnóstico clínico.

A distinção entre o declínio cognitivo normal e o comprometimento cognitivo demanda critérios objetivos, uma vez que o segundo quadro pode necessitar de tratamento. A avaliação cognitiva, também denominada rastreio, é uma prática comum em avaliações geriátricas, psiquiátricas e neurológicas. Sendo útil na compreensão das alterações cognitivas nos idosos, além de contribuir para o diagnóstico de quadros etiológicos de demências e no planejamento de estratégias terapêuticas.

Sendo a cognição uma habilidade primordial para a manutenção de autonomia e independência de indivíduos idosos, é necessário avaliar se o funcionamento do idoso encontra-se íntegro ou comprometido, permitindo a distinção entre transtornos cognitivos maiores (demências) ou menores (declínio um pouco maior do que o esperado, comprometimento cognitivo leve, entre outros).

JUSTIFICATIVAS DA AVALIAÇÃO COGNITIVA

Assim como as demais práticas de rastreio, o rastreio cognitivo é mais justificável de se aplicar em grupos de maior risco para apresentarem problemas relacionados ao sistema cerebral, por exemplo: sujeitos que fazem uso abusivo de substâncias, pacientes que acabaram de ser internados em enfermaria psiquiátrica ou idosos. Sendo assim, é importante ter o conhecimento dos dados epidemiológicos dos quadros de declínio cognitivo que se pretende investigar.

O objetivo básico da avaliação cognitiva é a identificação de doença não anteriormente conhecida. Em suma, é a possibilidade de discriminar indivíduos suspeitos de uma determinada patologia ou outra condição.

AVALIAÇÃO COGNITIVA EM PACIENTES COM SUSPEITA DE COMPROMETIMENTO COGNITIVO

O paciente idoso geralmente apresenta diversas comorbidades, algumas mais relevantes que outras, o que pode ocasionar, por parte do profissional, uma atenção maior a elas, restando pouco tempo para o rastreio da condição cognitiva.

O rastreio cognitivo pode ser excelente ferramenta para levantar ou refutar hipóteses diagnósticas, principalmente em casos em que não se consegue fazer apenas por meio dos dados disponíveis da história e do exame físico. No entanto, há alguns fatores encontrados nos atendimentos aos idosos que podem vir a dificultar a detecção do comprometimento cognitivo:

- A falta de conhecimento da evolução da doença, tanto por parte dos pacientes quanto pelos familiares, que muitas vezes tendem a considerar os déficits cognitivos como inerentes ao envelhecimento e acabam não reportando os sintomas ao médico de forma objetiva até que se tornem mais relevantes, e indiquem avanço da doença. Pode-se citar como exemplo, alterações comportamentais[1].
- No que se refere aos aspectos ligados ao cuidado médico, há mais chances de que não se levante a hipótese de demência nas situações em que o profissional de saúde não esteja atento ao aumento da sobrecarga do cuidador[1].

- Outro cenário diz respeito ao fato de que alguns médicos não estão a par dos benefícios do uso de inibidores da colinesterase e acabam não voltando a atenção para a identificação do prejuízo cognitivo por achar que não há o que se fazer[1].
- O diagnóstico de demência é baseado em etiologia e psicopatologia difíceis de serem estabelecidas, além de apresentar grande variabilidade de sinais e sintomas[2].
- A relativa escassez de clínicas especializadas, de instrumentos adequados e de treinamento aos profissionais, dificulta a identificação da doença. Esse atraso pode aumentar os custos do tratamento e a sobrecarga de pacientes e familiares, podendo levar ao aumento do risco de mortalidade, em especial em casos moderados e graves[2].

Favorecer o acesso aos instrumentos adequados, com boas propriedades psicométricas e que não aumentem o tempo de consulta, é um passo importante rumo à detecção precoce de quadros demenciais. Tal prática favorece intervenções apropriadas, principalmente medicamentosas, que melhorem o curso geral da doença e potencialmente reduzam a sobrecarga dos cuidadores.

O que se espera de uma avaliação cognitiva efetiva é que inicialmente seja capaz de identificar o comprometimento de qualquer etiologia e, depois, consiga fornecer uma indicação quanto à etiologia mais provável em um caso particular. Para isso, o instrumento deve ter boa sensibilidade e especificidade para todos os tipos de demência em populações não selecionadas[3].

ROTEIRO PARA AVALIAÇÃO COGNITIVA

A avaliação cognitiva pode ser realizada por profissional de saúde que esteja treinado e familiarizado com os instrumentos de rastreio que objetivam uma visão global da cognição. Ademais, a avaliação cognitiva pode ser realizada no ambiente hospitalar, ambulatorial e em estudos populacionais, contanto que se utilize uma técnica e um método adequados para o contexto vigente. É importante ressaltar que o escopo deste capítulo não é tratar da avaliação neuropsicológica, que é uma técnica mais ampla de investigação, e que aborda o mapeamento cognitivo, comportamental e emocional do indivíduo. A avaliação neuropsicológica também deve ser realizada por profissional treinado e especializado no assunto.

O rastreio cognitivo pode variar desde avaliações mais breves, que não incluem todos os itens a seguir, até avaliações mais completas, dependendo do profissional que irá realizar, do tempo disponível, do contexto e dos objetivos. Seguem-se a seguir os itens que podem ser contemplados:

- Entrevista clínica:
  - Consiste em coletar dados da anamnese, como: identificação sociodemográfica, antecedentes familiares psiquiátricos, antecedentes pessoais clínicos, neurológicos e psiquiátricos, hábitos, estilo de vida e lista de medicações em uso. É importante que o entrevistador pergunte ativamente sobre alterações comportamentais e queixas cognitivas, com a melhor caracterização temporal possível sobre o início e evolução.
  - O profissional deve estar atento à forma como o paciente se apresenta, seu nível de consciência, orientação, atenção e concentração. Além disso, é preciso caracterizar o discurso e a fala (linguagem), assim como o curso, a forma e o conteúdo do pensamento. Deve-se também avaliar o senso de percepção, o juízo da realidade, as funções cognitivas, volição, humor, afeto, sono, psicomotricidade, alterações de personalidade, *insight* sobre sua condição médica e atitude com o entrevistador.
  - Deve-se checar fatores que podem influenciar o desempenho nos testes, por exemplo, fome, cansaço, medo e ansiedade, se sabe ler e escrever, se usa ou não óculos, a capacidade auditiva, entre outros.
  - Por fim, o ideal é a presença de um informante que possua conhecimentos atuais e prévios sobre o paciente. A entrevista com ele também permitirá a aquisição de informações sobre o funcionamento do idoso no seu contexto biopsicossocial.

  A partir dessa etapa já é possível que o profissional crie algumas hipóteses.
- Instrumentos de rastreio:

  Uma abordagem completa contempla a avaliação dos seguintes aspectos: atenção e concentração, memória, orientação, linguagem, percepção visuoespacial, praxia, cálculos, funcionamento executivo, avaliação do estado do humor, presença de sintomas neuropsiquiátricos e funcionalidade.

  Algumas observações são pertinentes na escolha dos instrumentos de rastreio:

  - Devem ser de fácil e, se possível, rápida aplicação;
  - Devem ter boas características psicométricas;
  - Recomenda-se estimar o custo para aplicação do instrumento, incluindo tempo e material;

- Devem ter uma acurácia diagnóstica satisfatória (de forma não oficial, em torno de 80%).
- Levar em consideração que podem ter sua acurácia diminuída em cenários como início de quadros demenciais, idades avançadas, baixa escolaridade, ambiente sociocultural e escolar muito elevado, nos déficits sensoriais auditivos e visuais e na presença de desordens mentais, como o transtorno depressivo e psicótico;
- É preciso ter conhecimento da confiabilidade, validade e sensibilidade do instrumento para o contexto em que se deseja aplicar o mesmo;
- É necessário que se tenha muito cuidado na utilização de testes cognitivos, pois a maior parte dos utilizados no Brasil foi criada em países desenvolvidos, para populações caucasianas, homogêneas e de escolaridade elevada. Em muitos aspectos, podem apresentar tarefas que não condizem com a realidade dos idosos brasileiros. Mesmo depois de rigorosas adaptações, existe certa dificuldade em se estabelecer critérios de normalidade para a nossa população.

A seguir, seguem instrumentos utilizados na prática.

Avaliação cognitiva: embora nenhum instrumento único para rastreio cognitivo seja adequado para uso global, pesquisas indicam que o *Mini Exame do Estado Mental (MEEM)*[4] é, predominantemente, o mais utilizado na prática clínica.

O MEEM é composto por diversas questões tipicamente agrupadas em sete categorias, cada uma delas com o objetivo de avaliar funções cognitivas específicas: orientação para tempo (5 pontos), orientação para local (5 pontos), registro de três palavras (3 pontos), atenção e cálculo (5 pontos), lembrança das três palavras (3 pontos), linguagem (8 pontos) e capacidade visuoconstrutiva (1 ponto). O escore do MEEM pode variar de um mínimo de 0 até um total máximo de 30 pontos.

Entre as críticas realizadas sobre o MEEM, Milne *et al.* comentam o fato de que, apesar de ser usualmente a primeira opção, o teste apresenta algumas limitações[2]. Dentre elas, o fato de ser muito longo, necessitar de maior cuidado ao interpretar os escores e mostrar vieses culturais e educacionais. Além disso, a ampla reutilização do teste como comparativo intrassujeito, pode provocar um efeito de aprendizagem nos pacientes.

Em nossa população estão bem documentadas as limitações e adaptações necessárias para o uso do MEEM no Brasil, como a influência da escolaridade e a consequente adaptação das notas de corte[5,6]. Outros fatores, como gênero, nível socioeconômico, idade, situação conjugal e presença de sintomas depressivos também foram documentados[7].

Comparado às ferramentas convencionais, como o MEEM, o *Montreal Cognitive Assessment (MoCA)*[8] é um instrumento sensível para detectar comprometimento cognitivo leve (CCL) e acompanhar o desempenho cognitivo ao longo do tempo. Ele apresenta sensibilidade para estágios leves da doença de Alzheimer (DA) e não DA. Requer aproximadamente 10 a 15 minutos para ser administrado. Inclui 11 subtestes (evocação de palavras, desenhos do cubo e do relógio, tarefa de trilhas, fluência verbal, abstração, cancelamento, subtração e *span* de dígitos, nomeação e repetição de frase, e orientação de tempo e espaço), destinados a avaliar aspectos de atenção, funções executivas, memória, linguagem, habilidades de visuoconstrução e orientação. Recente estudo brasileiro apresentou nota de corte para idade (50 a $\geq$ 80 anos) e escolaridade (de 0 a $\geq$ 20 anos). Para avaliar o teste, é necessário consultar a tabela do próprio estudo, na qual é possível encontrar a nota de corte para idade e escolaridade[9].

A *Bateria Cognitiva Breve*[10], desenvolvida em nosso país, tem como uma das vantagens mais reconhecidas poder ser administrada em analfabetos e indivíduos de baixa escolaridade. Essa minibateria consiste na apresentação inicial de uma folha de papel com 10 desenhos de figuras concretas. É solicitado ao indivíduo que nomeie os 10 itens. Em seguida, a folha é retirada e pede-se que ele diga quais as figuras que constavam na folha, permitindo o tempo de 1 minuto para a recordação. A folha, então, é reapresentada, com a instrução de que os itens sejam memorizados pelo indivíduo. Após 30 segundos, a folha é novamente retirada, pedindo-se que sejam mencionadas as figuras mostradas (tempo de 1 minuto). Esse procedimento é repetido mais uma vez, com a instrução de que será solicitada a lembrança após um intervalo. Outros dois testes são aplicados: fluência verbal (animais por 1 minuto), que avalia linguagem, memória semântica e funções executivas; e desenho do relógio, para funções executivas e habilidade visuoconstrutiva. Após cerca de 5 minuto, em que esses dois testes são realizados, o examinador solicita ao indivíduo que evoque as figuras previamente apresentadas, oferecendo 1 minuto para a evocação. No último teste, apresenta-se uma folha com 20 figuras, que contém as 10 figuras mostradas previamente e 10 outras figuras e, então, o paciente deve reconhecer quais figuras ele já tinha visto. Um estudo comparando a variação das notas de corte da Bateria Breve e outros instrumentos, como MEEM, Fluência verbal (FV), Teste do desenho do relógio (TDR) e Consortium to Establish a Registry for Alzheimer's Disease

(CERAD) mostrou que apenas a evocação tardia do CERAD e as duas evocações da Bateria Breve não apresentaram diferença significativa de nota de corte entre sujeitos analfabetos e sujeitos alfabetizados[11].

Outro instrumento desenvolvido no Brasil é o *10-Point Cognitive Screener 10-CS*[12], que é uma versão modificada do *Six-Item Screener* (SIS). No 10-CS, o paciente é questionado quanto ao ano, ao mês e ao dia atuais. Em seguida, o examinador diz: "vou dizer três palavras e quero que o(a) senhor(a) as repita e guarde, pois perguntarei depois. As palavras são: "carro-vaso-tijolo". Então, diz-se ao paciente "quero que o(a) senhor(a) fale o nome de todos os animais que conseguir lembrar durante 1 minuto", cronometrando-se 60 segundos. Por fim, as três palavras ditas anteriormente são requisitadas. O teste é pontuado de 0 a 10, conforme escore. Nota de corte: ≥ 8 pontos é considerado normal; 6 a 7 pontos, possível comprometimento cognitivo; e 0 a 5 pontos, provável comprometimento cognitivo. Ajustes podem ser feitos para educação: para analfabetos acrescentam-se mais 2 pontos (no máximo 10 pontos) e para três anos de escolaridade soma-se mais 1 ponto (no máximo 10 pontos)[12]. O 10-CS apresenta características importantes que o tornam particularmente vantajoso para uso na prática clínica:

- Sua aplicação é extremamente rápida, cerca de 2 minutos;
- Não necessita de materiais específicos;
- Não exige leitura, escrita e desenho, o que facilita a aplicação em população de baixa escolaridade;
- Não incluir pistas visuais ou tarefas motoras e, portanto, pode ser realizado sem desvantagem considerável por sujeitos com deficiências motoras ou sensoriais comuns na velhice;
- Pode ser facilmente administrado por telefone e possui uma estrutura fácil de ser lembrada e pontuada pelo aplicador.

A *Fluência Verbal (FV)*[13] configura-se como um instrumento de rastreio bastante rápido para ser aplicado e que não necessita de protocolo. A FV consiste em avaliar em 1 minuto o maior número de palavras verbalizadas pelo paciente, de acordo com determinada categoria. Pode-se avaliar a fluência verbal tanto por restrição semântica, quando é solicitado que o paciente fale o maior número de palavras de acordo com determinada categoria, quanto nomes de animais ou frutas. Pode-se também utilizar a restrição fonêmica, quando é solicitado que o paciente fale o maior número de palavras que se inicie com determinada letra, como palavras que começam com a letra M. Segundo Brucki *et al.*[6], o ponto de corte para o teste de FV é feito de acordo com a escolaridade: para analfabetos é ≥ 9 pontos; entre um e oito anos de escolaridade ≥ 12 pontos; e acima de nove anos, o ponto de corte é ≥ 13 pontos.

Outro instrumento rápido para aplicação e que necessita apenas de um pedaço de papel é o *Teste do Desenho do Relógio (TDR)*[14]. O TDR é um instrumento de rastreio de funções executivas que indica padrões de funcionamento frontais e temporoparietais, sendo frequentemente usado para diagnóstico de demências. Na versão do Teste do Relógio de Schulman Modificado, solicita-se ao paciente que desenhe o mostrador de um relógio com os ponteiros indicando 11 horas e 10 minutos. No entanto, há outras versões, com diferentes critérios de aplicação e pontuação[15].

A escala *6 Item Cognitive Impairment Test (6CIT)*[16] também é considerada um instrumento brevíssimo (3 a 4 min) e que apresenta alta sensibilidade sem comprometer a especificidade, mesmo em demência leve. A 6CIT avalia orientação temporal, atenção e memória de curto prazo. Consiste em seis tarefas: dizer o ano, o mês e o horário, contar de 1 a 20 de trás para frente, dizer os meses do ano de trás para frente e evocar um nome e endereço, totalizando 28 pontos. Ponto de corte: de 0 a 7 é considerado normal; de 8 a 9, comprometimento cognitivo leve; e de 10 a 28, prejuízo cognitivo significativo.

No que tange à detecção de déficits que caracterizam os estágios iniciais de demência, podemos utilizar o *Short Cognitive Performance Test (SKT)*[17]. O SKT avalia habilidades de memória e atenção, levando em conta a velocidade de processamento da informação. A pontuação total fornece informações sobre a gravidade da doença. A nota de corte 7/8 foi sugerida para idosos com até oito anos de escolaridade em um estudo brasileiro[18].

Para os mesmos fins, igualmente pode ser utilizado o *Addenbrooke's Cognitive Examination (ACE)*[19], que além de avaliar os estágios iniciais da demência, fornece a diferenciação entre seus subtipos: demência de Alzheimer, demência frontotemporal (FTD), paralisia supranuclear progressiva (PSP) e outras formas de demência associadas ao parkinsonismo. O teste pode ser administrado de 15 a 20 minutos e, juntamente com o MEEM, fornece uma avaliação mais completa de seis domínios cognitivos (orientação, atenção, memória, fluência verbal, linguagem e capacidade visuoespacial). O estudo brasileiro da versão reduzida (ACE-R) sugeriu uma nota de corte < 78 para separar controles de pacientes com demência[20].

Para esclarecer a dúvida em uma única função cognitiva prejudicada, como no caso da memória, é possível aplicar um único instrumento que avalie apenas essa área. O *Rivermead Behavioral Memory Test (RBMT)*[21] avalia a memória de curto prazo e é considerado uma bateria ecológica, pois simula tarefas diárias. É composto de 12 testes que exigem que o paciente recorde um nome e um sobrenome, um artigo de jornal curto e uma rota; o paciente também deve ser capaz de reconhecer objetos e rostos, lembrar de solicitar um pertence escondido, fazer uma pergunta quando soa um alarme e responder a perguntas sobre orientação de tempo e espaço. Um estudo brasileiro sugeriu as notas de corte de 15/16 para demência e de 19/20 para comprometimento cognitivo leve[22].

A fim de identificar uma melhor apuração dos tipos de erros cometidos pelo paciente, pode-se utilizar a versão curta do *Cognitive Abilities Screening Instrument (CASI)*[23]. Sua forma abreviada (CASI-S) abrange a capacidade de repetir (registrar) as palavras e, posteriormente, recuperá-las após um intervalo durante o qual são realizados testes de orientação temporal e fluência verbal. A pontuação é dada a partir do quão grosseiro foi o erro – por exemplo, se o paciente errou a data por um dia de diferença, menos pontos são descontados em comparação ao paciente que errou o mês e o ano. Um estudo brasileiro encontrou nota de corte 22/23 para demência em população idosa da atenção primária[24].

Por fim, para o contexto de atenção primária, o *General Practitioners Assessment of Cognition (GPCOG)*[25] foi desenvolvido para atender às demandas de clínicos gerais, com o objetivo de ser rápido, fácil de se utilizar e eficaz. O instrumento é dividido em duas partes: a avaliação cognitiva do paciente e questões de funcionalidade dirigidas ao informante. O tempo de aplicação dura de 4 a 5 minutos. O GPCOG mostrou boa *performance* na população brasileira na atenção primária, desde que ajustadas as notas de corte.

AVALIAÇÃO FUNCIONAL

Para complementar o rastreio realizado com o idoso, dever ser feita uma avaliação baseada nas respostas do informante a respeito da funcionalidade.

Pode-se utilizar a escala *Disability Assessment for Dementia (DAD)*[26]. A DAD consiste em 40 itens:

- 17 relacionados às atividades de vida diária: autocuidado, mobilidade, alimentação, higiene pessoal e atos de se vestir, despir e calçar.
- 23 itens relacionados às atividades instrumentais de vida diária: ir às compras, gerir o dinheiro, utilizar o telefone, limpar, cozinhar e utilizar transportes.

Cada item é avaliado para iniciativa, planejamento, organização e desempenho efetivo. O estudo brasileiro de validação da DAD (DAD-Br) apresentou boa consistência interna e boa correlação com o MEEM. Notas de corte são sugeridas, com os valores de sensibilidade e especificidade discriminados[27].

Outros dois instrumentos bastante utilizados na prática geriátrica são a *Escala Lawton*[28] e o *Índice de Katz*[29]. Eles permitem a avaliação da capacidade do idoso em realizar as atividades do cotidiano. Com a escala Lawton-Brody, avaliam-se as atividades instrumentais, que são atividades mais complexas, como preparo de refeições, trabalhos domésticos, cuidado com finanças, administração de remédios, uso de transportes, entre outros. Já o Índice de Katz, avalia as atividades básicas de vida diária, como o autocuidado, a capacidade de realizar a higiene pessoal, o controle esfincteriano, alimentação e transferência.

Por fim, pode-se também utilizar o *Questionário das Atividades Funcionais de Pfeffer*[30]. Esse instrumento é baseado em 10 itens relacionados à capacidade do indivíduo para realizar as atividades instrumentais de vida diária (AIVD) e funções cognitivas/sociais. Sua pontuação contempla um escore mínimo de zero e máximo de 30 pontos. Quanto menor a pontuação, maior a independência e autonomia. Pontuações acima de cinco são indicativas de comprometimento funcional. Uma vantagem do teste é a não influência da escolaridade.

AVALIAÇÃO DO HUMOR

A *Escala de Depressão Geriátrica de 15 itens (GDS-15)*[31] é um dos instrumentos mais usados para avaliação de depressão em idosos, originalmente desenvolvido com 30 itens. Com o passar do tempo foi alterado para versões mais curtas, incluindo sua versão com 15 itens. Essa escala foi validada para o português em 1999, com 64 pacientes com idade acima de 60 anos preenchendo critérios para transtornos depressivos. As opções de resposta são "sim" e "não". O rastreio para depressão é classificado da seguinte forma: 0 a 5 pontos é considerado normal; 6 a 10, depressão leve; e 11 a 15, depressão severa.

EXAME FÍSICO

Um criterioso exame físico, tanto clínico como neurológico, deve ser realizado por um profissional capacitado.

EXAMES SUBSIDIÁRIOS

Permitem excluir as causas potencialmente reversíveis de déficit cognitivo. Sugere-se solicitar função tireoidiana (TSH/T4l), sorologias (HIV/VDRL), deficiências nutricionais (ácido fólico, vitamina B12), alterações eletrolíticas e função renal. A dosagem de exames metabólicos, como lípides e glicemia, permite avaliar o risco vascular.

Somado a isso, a neuroimagem é importante para auxiliar nas hipóteses diagnósticas, na investigação da etiologia e na exclusão de diagnósticos diferenciais, como o hematoma subdural, a hidrocefalia de pressão normal e tumores.

Marcadores, como o teste genético da apolipoproteína E (APOE) épsilon 4 (ε4), são mais utilizados para fins de pesquisa e pouco para fins assistenciais. Não é recomendado para se estimar a probabilidade de progressão de CCL para demência, tampouco para se estabelecer risco para quadros demenciais na prática clínica geriátrica.

EVIDÊNCIAS PARA RASTREIO

De acordo com a USPSTF[32], o rastreio de uma patologia, quando é clinicamente indetectável ou em seus estágios mais iniciais, deve ser levado em consideração quando intervenções permitam prevenir ou retardar as consequências da doença. Baseando-se nas orientações da USPSTF, para idosos da comunidade maiores de 65 anos, sem sinal e/ou sintoma de comprometimento cognitivo, o rastreio não é recomendado (nível I: não houve evidência suficiente para se determinar o claro benefício ou malefício do rastreio cognitivo). Entretanto, nos casos em que há a demanda de queixas cognitivas seja por parte da equipe, da família ou do paciente, está indicada a avaliação dos domínios cognitivos, seja de forma livre ou guiada por instrumentos[32].

O profissional de saúde precisa avaliar benefícios e malefícios de se realizar o rastreio. Por um lado, o diagnóstico precoce permite discussão da doença, do prognóstico, tratamentos, abordagem de medidas preventivas e melhor controle de fatores de risco. Tal medida possibilita maior participação do paciente e da família com a equipe de saúde nas tomadas de decisões e nos planejamentos já no início do diagnóstico. Isto porque é na fase inicial da doença que o paciente ainda pode expressar seus desejos futuros diante do prognóstico e do curso da doença, fazer os planos financeiros de segurança e outros que desejar para garantir seu futuro. Deve-se levar em consideração que o início do tratamento precoce pode influenciar o curso natural da doença. Ademais, em alguns casos pode-se realizar o diagnóstico de causas potencialmente reversíveis e o paciente ter melhora ou resolução completa do quadro; como exemplos podem-se citar a deficiência de vitamina B12 e o hipotireoidismo. Por outro lado, não há evidência suficiente na literatura sobre os danos diretos ou indiretos de resultados falso-positivos ou falso-negativos e de danos psicológicos em se realizar o rastreio[32]. Entretanto, sabe-se que um diagnóstico equivocado de um quadro demencial pode levar a um quadro de depressão, ansiedade e até mesmo possível estigmatização do paciente. Somado ao cenário, também há o potencial risco à saúde que um tratamento errado pode causar. Uma das formas de minimizar esse erro é optar por notas de corte que apresentem altos valores de especificidade[33].

CONCLUSÃO

A avaliação cognitiva é uma ferramenta de auxílio para detecção de comprometimento cognitivo, uma das condições principais nas demências. Apesar de haver controvérsias com relação ao impacto do rastreio nas decisões clínicas, uma vez que as intervenções medicamentosas e não medicamentosas não remitem os transtornos neurodegenerativos, considera-se que, na prática, compreender o perfil cognitivo vigente auxilia no estabelecimento do diagnóstico e no prognóstico e permite discussões com paciente e familiares sobre medidas a serem tomadas em relação aos aspectos da vida do indivíduo. Outro fator que corrobora a indicação de um rastreio, deve-se ao alto custo que o tratamento das demências, em especial nas fases moderada e grave, tem como consequência. Portanto a realização de uma avaliação cognitiva permite a possibilidade de planejamentos a curto, médio e longo prazo.

Diversos instrumentos estão disponíveis, tendo sido traduzidos e validados em nossa população idosa. No momento da escolha do instrumento a ser utilizado, deve-se considerar o perfil da amostra em que o teste foi avaliado e que tipo de informações cognitivas e de funcionalidade é fornecido, de acordo com a demanda específica de cada caso segue na (Tabela 7.1).

TABELA 7.1 Instrumentos para rastreio clínico

Nome	Tempo	Áreas avaliadas	Vantagens	Desvantagens
Miniexame do Estado Mental (MEEM)[3]	10-15 min	Orientação, memória imediata, memória tardia, atenção, cálculo, linguagem e capacidade visuoconstrutiva	Mais utilizado na prática clinica	Influência da escolaridade e consequente adaptação das notas de corte
Montreal Cognitive Assessment – MoCA[8]	10-15 min	Função executiva, visuoespacial, memória, atenção, concentração, memória de trabalho, linguagem e orientação	Útil na avaliação de estágios intermediários de déficit cognitivo, e da DA leve e moderada	Um pouco mais longa de que outras baterias
Bateria Cognitiva Breve[10]	10-15 min	Percepção visual, nomeação, memória incidental, memória imediata, aprendizagem, fluência verbal, funções executivas, memória e reconhecimento	Pode ser administrada em analfabetos	Um pouco mais longa do que outras baterias
10-Point Cognitive Screener (10-CS)[12]	2 min	Orientação, memória, busca e recuperação de dados, habilidades de organização, autorregulação e memória operacional	Pode ser administrado em analfabetos. Pode ser facilmente realizado por telefone	
Fluência Verbal (FV)[13]	1 min	Busca e recuperação de dados, habilidades de organização, autorregulação e memória operacional	Rápida e fácil de aplicar	Avalia apenas fluência verbal
Teste do Desenho do Relógio (TDR) (Shulman et al., 1986)	2-5 min	Memória, função motora, função executiva e compreensão verbal	Rápido e fácil de aplicar	Difícil aplicação em analfabetos
6 Item Cognitive Impairment Test (6CIT)[16]	3-4 min	Orientação temporal, atenção e memória de curto prazo	Rápida aplicação, alta sensibilidade sem comprometer a especificidade, mesmo em demência leve. É fácil de se traduzir linguística e culturalmente	Pontuação e ponderação do teste confusa. No entanto, os modelos de computador simplificam
Short Cognitive Performance Test (SKT) (Lehfeld, 1997)	10 min	Memória, atenção e velocidade de processamento da informação	Fácil de aplicar	Um pouco mais longa do que outras baterias
Addenbrooke's Cognitive Examination (ACE)[19]	15-20 min	Orientação, atenção, memória, fluência verbal, linguagem e capacidade visuoespacial	Diferencia subtipos, como DA, DFT, paralisia supranuclear progressiva e outras formas de demência associadas ao parkinsonismo	Um pouco mais longa do que outras baterias
Rivermead Behavioral Memory Test (RBMT)[21] 1985).	30 min	Aspectos visuais e verbais, recordação, reconhecimento, memória imediata e tardia do dia a dia, memória prospectiva e a capacidade de aprender novas informações	Avalia memória ecológica	Longo tempo de aplicação
Cognitive Abilities Screening Instrument (CASI)[23]	15-20 min	Atenção, concentração, orientação, memória de curto prazo, memória de longo prazo, habilidades de linguagem, construção visual, fluência verbal, abstração e julgamento	Muitas áreas avaliadas	Longo tempo de aplicação
General Practitioners Assessment of Cognition (GPCOG)[25]	4-5 min	Orientação temporal, atenção e visuoespacial	Rápido e fácil de aplicar	Necessário acompanhante para um dos processos
Disability Assessment for Dementia (DAD-Br)[26]	15 min	Iniciação, planejamento, organização e desempenho efetivo nas AVDs e nas AIVDs	Avaliação das AVDs e das AIVDs	Um pouco mais longa do que outras baterias

(Continua)

TABELA 7.1 Instrumentos para rastreio clínico *(Cont.)*					
Nome	**Tempo**	**Áreas avaliadas**	**Vantagens**	**Desvantagens**
Escala Lawton[28]	2-5 min	Atividades instrumentais	Rápida e fácil de aplicar	Não avalia atividades básicas de vida diária
Índice de Katz[29]	2-5 min	Atividades básicas de vida diária	Rápido e fácil de aplicar	Não avalia atividades instrumentais
Questionário das Atividades Funcionais de Pfeffer[30]	2 min	Atividades instrumentais de vida diária (AIVD) e funções cognitivas/sociais	Extremamente rápido, fácil de aplicar. Não tem influência da escolaridade	
Escala de Depressão Geriátrica de 15 itens (GDS-15) (Almeida, et al., 1997)	5-10 min	Avaliação da depressão	Respostas diretas "sim" ou "não"	Avalia pouco as queixas somáticas bastante prevalentes em idoso

Ao término da avaliação, se um transtorno cognitivo for diagnosticado, o paciente deve ser encaminhado para um serviço com competência e estrutura, que permita o seu tratamento e seguimento (Tabela 7.1).

Referências

1. Valcour VG, Masaki KH, Curb JD, Blanchette PL. The detection of dementia in the primary care setting. Arch Intern Med. 2000;160(19):2964-8.
2. Milne A, Culverwell A, Guss R, Tuppen J, Whelton R. Screening for dementia in primary care: a review of the use, efficacy and quality of measures. Int Psychogeriatr. 2008;20(5):911-26.
3. Cullen B, O'Neill B, Evans JJ, Coen RF, Lawlor BA. A review of screening tests for cognitive impairment. J Neurol Neurosurg Psychiatry. 2007;78(8):790-9.
4. Folstein MF, Folstein SE. McHugh PR. "Mini-mental state". A practical method for grading the cognitive state of patients for the clinician. J Psychiatr Res. 1975;12(3):189-98.
5. Bottino CM, Zevallos-Bustamante SE, Lopes MA, Azevedo D, Hototian SR, Jacob-Filho W, et al. Combined instruments for the screening of dementia in older people with low education. ArqNeuropsiquiatr. 2009;67(2A):185-90.
6. Brucki SM, Nitrini R, Caramelli P, Bertolucci PH, Okamoto IH. Suggestions for utilization of the mini-mental state examination in Brazil. Arq Neuropsiquiatr. 2003;61(3B):777-81.
7. Scazufca M, Menezes PR, Araya R, Di Rienzo VD, Almeida OP, Gunnell D, et al. Risk factors across the life course and dementia in a Brazilian population: results from the Sao Paulo Ageing & Health Study (SPAH). Int J Epidemiol. 2008;37(4):879-90.
8. Nasreddine ZS, Phillips NA, Bedirian V, Charbonneau S, Whitehead V, Collin I, et al. The Montreal Cognitive Assessment. MoCA: a brief screening tool for mild cognitive impairment. J Am Geriatr Soc. 2005;53(4):695-9.
9. Apolinario D, Santos MF, dos, Sassaki E, Pegoraro F, PedriniAVA, Cestari B, et al. Normative data for the Montreal Cognitive Assessment (MoCA) and the Memory Index Score (MoCA-MIS) in Brazil: Adjusting the nonlinear effects of education with fractional polynomials. Int J Geriatr Psychiatry. 2018;1-7.
10. Nitrini R, Lefèvre BH, Mathias SC, Caramelli P, Carrilho PEM, Sauaia N, et al. Testes neuropsicológicos de aplicação simples para o diagnóstico de demência. Arq Neuropsiquiatr. 1994;52:457-65.
11. Nitrini R, Caramelli P, Herrera E, Porto SC, Charchat-Fichman H, Carthery MT, et al. Performance of illiterate and literate on demented elderly subjects in two tests of long-term memory. J Int Neuropsychol Soc. 2004;10:634-8.
12. Apolinario D, Lichtenthaler DG, Magaldi RM, Soares AT, Busse AL, Amaral JR, et al. Using temporal orientation, category fluency, and word recall for detecting cognitive impairment: the 10-point cognitive screener (10-CS). Int J Geriatr Psychiatry. 2015;31(1):4-12.
13. Brucki SMD, Malheiros SMF, Okamoto IH, Bertolucci PHF. Dados normativos para o teste de fluência verbal categoria animais em nosso meio. Arq Neuropsiquiatr. 1997;55(1):56-61.
14. Shulman KI, Shedletsky R, Silver IL. The challenge of time: Clock-drawing and cognitive function in the elderly. Int J Geriatr Psychiatry. 1986;1(2):135-40.
15. Shulman KL, Clock-drawing:. is it the ideal cognitive screening test? Int J Geriatr Psychiatry. 2000;15(6):548-61.
16. Brooke P, Bullock R. Validation of a 6 item cognitive impairment test with a view to primary care usage. Int J Geriatr Psychiatry. 1999;14(11):936-40.
17. Lehfeld H, Erzigkeit H. SKT: a short cognitive performance test for assessing deficits of memory and attention. Int Psychogeriatr. 1997;9(1):115-21.
18. Flaks MK, Forlenza OV, Pereira FS, Viola LF, Yassuda MS. Short Cognitive Performance Test: Diagnostic Accuracy and Education Bias in Older Brazilian Adults. Arch Clin Neuropsychol. 2009;24:301-6.
19. Mathuranath PS, Nestor PJ, Berrios GE, Rakowicz W, Hodges JR. A brief cognitive test battery to differentiate Alzheimer's disease and frontotemporal dementia. Neurology. 2000;55(11):1613-20.
20. Carvalho VA, Barbosa MT, Caramelli P. Brazilian version of the Addenbrooke Cognitive Examination-revised in the diagnosis of mild Alzheimer disease. CognBehav Neurol. 2010;23(1):8-13.
21. Wilson BA, Cockburn J, Baddeley A. The Rivermead Behavioural Memory Test. Pearson Assessment. 1985;.

22. Yassuda MS, Flaks MK, Viola LF, Pereira FS, Memória CM, Nunes PV, et al. . Inter Psychogeriatr Association. 2010;22(6):1003-11.
23. Teng EL, Hasegawa K, Homma A, Imai Y, Larson E, Graves A, et al. The Cognitive Abilities Screening Instrument (CASI): a practical test for cross-cultural epidemiological studies of dementia. IntPsychogeriatr. 1994;6(1):45-58.
24. Oliveira GM, de, Yokomizo JE, Vinholi e Silva L dos S, Saran LF, Bottino CM, Yassuda MS. The applicability of the cognitive abilities screening instrument-short (CASI-S) in primary care in Brazil. Int Psychogeriatr. 2016;28(1):93-9.
25. Brodaty H, Pond D, Kemp NM, Luscombe G, Harding L, Berman K, et al. The GPCOG: a new screening test for dementia designed for general practice. J Am Geriatr Soc. 2002;50(3):530-4.
26. Gauthier L, Gélinas L, McIntyre M, Gauthier S, Laberge H, Dauphinee SW. Disability Assessment for Dementia (DAD) user's guide. 1994;.
27. Bahia VS, Carthery-Goulart MT. Functional Disability in Alzheimer Disease A Validation Study of the Brazilian Version of the Disability Assessment for Dementia (DAD-Br). 2010.
28. Lawton MP, Brody EM. Assessment of older people: self-maintaining and instrumental activities of daily living. Gerontologist. 1969;9:179-86.
29. Katz S, Ford AB, Moskowitz RW, Jackson BA, Jaffe MW. Studies of illness in the aged. The index of ADL: a standardized measure of biological and psychosocial function. JAMA. 1963;185:914-9.
30. Pfeffer RI, Kusosaki TT, Harrah CH Jr, Chance JM, Filos S. Measurement of functional activities in older adults in the community. J Gerontol. 1982;37:323-9.
31. Almeida OP, Almeida AS. Confiabilidade da versão brasileira da Escala de Depressão Geriátrica (GDS) versão reduzida. Arq Neuropsiquiatr. 1997;57(2):421-6.
32. Virginia A, Moyer MD. MPH. Screening for Cognitive Impairment in Older Adults: U. S. Preventive Services Task Force Recommendation Statement. Ann Intern Med. 2014;160(11):791-7.
33. Lin KN, Wang PN, Liu HC, Teng EL. Cognitive Abilities ScreeningInstrument, Chinese Version 2. 0 (CASI C-2. 0): administration and clinical application. Acta Neurol Taiwan. 2012;21(4):180-9.

AVALIAÇÃO NEUROPSICOLÓGICA NOS TRANSTORNOS MENTAIS DO IDOSO

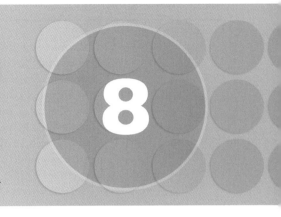

Juliana Emy Yokomizo / Alaise Silva Santos de Siqueira

A avaliação neuropsicológica (ANP) é um instrumento de auxílio diagnóstico, prognóstico, estabelecimento do perfil cognitivo (forças e fraquezas cognitivas do indivíduo), mensuração de possíveis ganhos após intervenção, acompanhamento de evolução de quadros neurológicos e neuropsiquiátricos com repercussão na cognição, além de contribuir com pesquisas e análises periciais[1].

Com a contribuição da ANP em estabelecer a "assinatura cognitiva" de diversos quadros psiquiátricos, sua importância vem sendo mais reconhecida como componente recomendado para a definição de alguns critérios diagnósticos. A quinta edição do *Diagnostic and Statistical Manual of Mental Disorders* (Manual Diagnóstico e Estatístico dos Transtornos Mentais) (DSM-5) incluiu a testagem neuropsicológica como medida objetiva de prejuízo que caracteriza o Transtorno Neurocognitivo Leve (Comprometimento Cognitivo Leve) e o Transtorno Neurocognitivo Maior (Demência)[2].

No Brasil, a avaliação neuropsicológica deve ser realizada por profissionais especializados em Neuropsicologia ou com formação semelhante. São necessários conhecimentos em diversas áreas, tais como neurologia, neurociência, biologia, psicologia clínica, avaliação psicológica e estatística. Apesar de alguns testes psicométricos serem de uso exclusivo do profissional psicólogo (como, por exemplo, as Escalas Wechsler de Inteligência), outros instrumentos são validados em estudos científicos e podem estar disponíveis aos especialistas em Neuropsicologia que tenham outras formações[3].

Na prática, sabe-se que a ANP é composta pelas seguintes etapas:
- Preparação do ambiente;
- Anamnese;
- Escolha dos instrumentos;
- Adesão do sujeito;
- Análise dos resultados;
- Entrevista devolutiva;
- Reavaliação.

A seguir, entraremos em detalhes sobre cada um desses aspectos no contexto específico da avaliação de idosos.

PREPARAÇÃO DO AMBIENTE

Considerando os déficits sensoriais naturais do envelhecimento, o ambiente da avaliação deve ser preparado para facilitar o acesso do paciente ao espaço e aos materiais. Assim, a sinalização de degraus e tapetes, a disposição de local para colocar bengala, andador ou cadeira de rodas, o conforto da cadeira na qual ele estará sentado, bem como a adequação da luz e do som, são aspectos que podem precisar de adaptação. Além do ambiente físico, o próprio contato com o paciente pode necessitar de ajuste, como aumento do volume de voz, caso haja hipoacusia auditiva importante.

ANAMNESE

Enquanto a entrevista de anamnese para ANP de crianças envolve detalhes de gestação, parto e desenvolvimento neuropsicomotor, a anamnese de um paciente idoso deve enfocar em outros aspectos – afinal, aquele indivíduo já viveu décadas com um aparato neurocognitivo que se desenvolveu de uma maneira específica. Assim, a maneira como o sujeito utilizou seus recursos de base será transparecida a partir de um panorama das diversas fases vitais. Alguns pontos importantes para se investigar na entrevista inicial estão resumidos a seguir.

1. *Aprofundamento das queixas.* Entender claramente o início dos sintomas, o curso (se em degraus ou progressivo) e o impacto funcional auxiliam, desde o primeiro contato, a levantar as primeiras hipóteses diagnósticas. É importante tentar ao máximo separar as queixas de acordo com as possíveis causas, a fim de filtrar as informações, dando prioridade às que possam ter relação com quadro neuropsiquiátrico. Por exemplo, se um familiar se queixa de que o idoso não ouve mais o rádio como costumava, porém isso passou a ocorrer desde a piora de um déficit auditivo, é diferente da queixa de que o idoso não ouve mais o rádio por apatia ou por não mais compreender as informações transmitidas pelo locutor.
2. *Contexto socioeconômico e cultural da infância e vida adulta.* Ter uma ideia do contexto em que o sujeito passou os primeiros anos de vida ajuda a compreender aspectos físicos, cognitivos e emocionais, bem como as oportunidades e escolhas da vida adulta. Um estudo de base populacional procurando fatores de risco para demência encontrou que fatores anteriores ao envelhecimento (*background* de área rural; presença ou não de alfabetização) e fatores ligados à vida adulta (ocupação e renda), estão diretamente relacionados à presença de demência. Além disso, a presença de mais de um fator aumenta progressivamente o risco de o indivíduo desenvolver demência, chegando a ser sete vezes maior do que sujeitos que não possuam nenhum desses fatores de risco[4].
3. *Vida escolar/acadêmica e vida laboral.* Informações sobre a escolaridade (desempenho geral, anos de estudo) e laboral (tipos de trabalho em que se envolveu ao longo da vida) ajudam a estimar o nível de reserva cognitiva. Desse modo, é possível analisar se os resultados cognitivos estão ou não de acordo com o nível prévio estimado.
4. *Relacionamentos interpessoais e características da personalidade.* Saber quão bem o sujeito desenvolveu uma rede social e afetiva, bem como os traços mais marcantes da personalidade, ajuda a levantar os recursos psíquicos e emocionais. Assim, possíveis alterações no comportamento decorrentes de quadro demencial podem ser mais facilmente detectadas durante a anamnese. Além disso, um padrão atípico encontrado na avaliação não necessariamente indicaria uma anormalidade caso o indivíduo já tivesse um padrão alterado em comparação à normalidade ao longo da vida (por exemplo, um paciente idoso com características compatíveis com espectro autista poderia apresentar dificuldade em testes que avaliam a cognição social, porém isso não representaria, *a priori,* um declínio demencial).
5. *História médica e antecedentes familiares.* Doenças prévias podem ser fatores de risco importantes para demência, principalmente de etiologia vascular. Além disso, algumas das demências possuem forte componente genético, como a DA pré-senil.
6. *Rotina atual.* Entender o dia a dia atual possibilita avaliar se o idoso está operando em um grau muito empobrecido ou muito estressante de estimulação cognitiva. Essas informações devem ser associadas aos resultados da testagem na interpretação dos resultados.

A entrevista de anamnese pode ser realizada em duas partes separadas, com familiar e com paciente, ou em conjunto. Em geral, é válido oferecer um espaço separado para cada uma das partes relatar preocupações ou dúvidas sobre as quais fique constrangida de expressar na presença dos demais. Além disso, a entrevista individual com o paciente pode ajudar a driblar possíveis resistências de sua parte, principalmente quando ele próprio não identifica, ou minimiza, as dificuldades cognitivas[5].

ESCOLHA DOS INSTRUMENTOS

Na clínica, a bateria de testes deve se adequar à demanda do caso. Os instrumentos devem estar de acordo com a classificação etária e sociodemográfica do paciente e, preferencialmente, possuir evidências de força psicométrica para esclarecer o perfil desejado. É importante ressaltar que, por mais que uma avaliação tenha um objetivo específico como esclarecer queixas de memória, a investigação deve contemplar instrumentos que recrutem diversos domínios da cognição.

A título de exemplo, um consenso brasileiro formatou um protocolo para investigação de DA a partir das evidências de cada um dos testes[6]:

- Memória: Lista de Aprendizagem de Palavras RAVLT; subteste Memória Lógica da *Wechsler Memory Scale Third Edition;* evocação de figuras da bateria CERAD; Figura Complexa de Rey;
- Atenção e Funções Executivas: Semelhanças (WAIS-III); teste de fluência verbal FAS; teste Wisconsin de Cartas; teste de Trilhas A e B;

- Linguagem: bateria Boston e bateria Arizona;
- Visuopercepção e visuoconstrução: subteste Raciocínio Matricial (WAIS-III); subteste cópia de Figuras do CERAD; Figura Complexa de Rey;
- Funcionalidade (complementar): *Informant Questionnaire on Cognitive Decline in the Elderly* (IQCODE); *Bayer Activities of Daily Living* (BADL) e escala Katz.

INTERPRETAÇÃO DOS RESULTADOS

Os resultados devem ser analisados a partir das informações de anamnese e dos resultados objetivos (quantitativos e qualitativos) obtidos. Alguns perfis que costumam demandar avaliação neuropsicológica diferenciada para elucidação diagnóstica são bastante esclarecidos na literatura. A seguir, seguem alguns dos principais diferenciais presentes na prática clínica.

ANP para diferencial entre depressão e demência

Depressão e demência são patologias distintas, mas que podem estar relacionadas de maneira direta ou em uma relação de sobreposição entre uma e outra. No último caso, de acordo com o DSM-5, um episódio depressivo maior envolve prejuízo da habilidade para pensar, concentrar-se e tomar decisões[2]; tais características são comumente parte da sintomatologia demencial.

Uma descrição inicial do termo "pseudodemência", condição em que os déficits cognitivos da depressão se confundem com quadro demencial irreversível, inclui: início dos sintomas abrupto e preciso; específicos lapsos de memória; déficit similar da memória tanto para eventos recentes quanto remotos; história prévia de doença psiquiátrica; reduzido esforço para lidar com a disfunção[7]. Ou seja, muitas vezes a investigação cognitiva envolve o esclarecimento diferencial entre as duas condições. Nesse caso, como se pode depreender dos aspectos citados, é extremamente importante avaliar não apenas os resultados quantitativos, como também qualitativos, como o grau de engajamento na *performance*.

Já no sentido da relação direta, a presença de quadro depressivo dobra o risco de desenvolver demência na velhice[8]. Além disso, atualmente sabe-se que a depressão de início tardio pode ser um fator prodrômico para demência, de modo que os déficits cognitivos se mantêm mesmo após a remissão do quadro depressivo[9]. Sendo assim, é possível que a hipótese final levantada pela ANP seja justamente a necessidade de acompanhamento da evolução dos déficits, caso alguns achados comuns em quadros demenciais (por exemplo, um rendimento abaixo do esperado nas tarefas de reconhecimento) sejam encontrados também na vigência de um quadro inicialmente depressivo.

ANP em transtornos do humor em idosos

Ainda não se sabe muito sobre o perfil cognitivo e o impacto estrutural cerebral em idosos com transtorno afetivo bipolar[10]. Estudos sugerem que o quadro de humor tende a levar a um perfil cognitivo específico, que com o passar dos anos pode amplificar os déficits esperados com o envelhecimento.

Um estudo brasileiro recente avaliou o perfil executivo de pacientes idosos diagnosticados com transtorno afetivo bipolar. Um quarto da amostra teve apresentação compatível com pseudodemência. Neste grupo, os piores resultados foram identificados nos testes: *Trail Making* parte B, *Stroop* parte 3, Dígitos ordem indireta e Teste Wisconsin de Cartas. Os autores concluíram que há dois desfechos cognitivos para esses pacientes, sendo o primeiro um prejuízo em um único domínio de função executiva e o segundo, um prejuízo em mais de uma função executiva que pode ou não ocorrer com pseudodemência[10].

Já no comparativo longitudinal entre controles e pacientes com transtorno bipolar de início tardio e pacientes com esquizofrenia, outro estudo encontrou que os déficits cognitivos na linha de base foram semelhantes entre os dois grupos neuropsiquiátricos. Na repetição da bateria neuropsicológica após três anos, o grupo com transtorno bipolar apresentou maior variabilidade individual, não estando diretamente relacionada ao perfil cognitivo presente na avaliação da linha de base e tampouco acompanhando a gravidade da doença[11].

Nessa perspectiva, a ANP pode ser solicitada para esclarecer se os déficits cognitivos de um paciente bipolar de longa data estão relacionados ao transtorno de humor ou se configuram um declínio demencial. Um estudo longitudinal canadense e norte-americano mostrou que indivíduos com transtorno bipolar apresentam maior risco para desenvolver demência tanto por conta de um declínio cognitivo mais acelerado quanto devido a um grau maior de prejuízo cognitivo decorrente do quadro de humor[12].

ANP em transtornos da personalidade em idosos

Em nossa prática clínica, consideramos a avaliação da personalidade extremamente importante nos casos de suspeita de Transtorno Factício ou Transtorno de Simulação (excludentes de um diagnóstico de demência). Uma das autoras já avaliou um caso em que a cônjuge do paciente, de 48 anos, relatava sintomas extremamente compatíveis com quadro demencial; tão compatíveis que pareciam realmente "copiados" de um manual. Seu esposo relatava que ela havia contraído dívidas após começar a apresentar problemas de memória, e que o laudo médico poderia ajudá-los a se livrar delas. Na ANP, a paciente se saiu muito bem, alcançando níveis superiores em tarefas de memória. Porém, o marido alegava que o padrão prévio era ainda melhor, uma vez que ela tinha um cargo de alta *performance* em uma empresa. A avaliação da personalidade mostrou um perfil dependente e sugestionável, com muita dificuldade em tolerar frustrações. A devolutiva foi recebida por eles com muita decepção; posteriormente, soube-se que eles estavam tentando buscar uma nova avaliação em outro estado do país.

Identificar recursos afetivos e emocionais pode ajudar também a compreender achados cognitivos; por exemplo, pacientes que revelem um perfil de personalidade obsessivo-compulsivo podem apresentar prejuízo em flexibilidade mental. Portanto, um resultado cognitivo reduzido poderia não representar um declínio anormal, e sim refletir um perfil prévio normal.

A avaliação da personalidade é geralmente realizada através de escalas autoavaliativas em conjunto com instrumentos projetivos, que sofrem menor interferência de tentativas do sujeito de "manipular" as informações fornecidas e do viés da autopercepção.

ENTREVISTA DEVOLUTIVA E REAVALIAÇÃO

A entrevista devolutiva é essencial, pois oferece um fechamento compreensivo do processo de avaliação[13]. Quanto mais acessível a linguagem adotada para traduzir os resultados ao paciente e à família, mais clara ficará a função da ANP.

Em casos de hipótese de doença, este é o momento em que se deve fornecer esclarecimentos sobre a caracterização sintomática e possíveis remanejamentos na rotina familiar e na organização da vida do paciente. A avaliação de acompanhamento geralmente visa demarcar o estágio atual, comparar os resultados da avaliação anterior e medir a eficiência as intervenções em curso. Também é possível levantar necessidade de encaminhamentos, como exames complementares ou intervenções não medicamentosas, como Terapia Ocupacional ou reabilitação neuropsicológica. Esta última tem apresentado resultados positivos com pacientes idosos saudáveis, comprometimento cognitivo leve e com DA leve[14-16].

Ademais, faz parte do profissional que avaliou o paciente esclarecer as diferenças entre o envelhecimento normal e o patológico, principalmente para que paciente e familiares possam relatar possíveis evoluções do quadro à equipe de saúde cuidadora. Isso favorece a intervenção precoce.

É importante também lembrar que cada familiar cumprirá o papel de cuidador dentro de suas possibilidades estruturais, financeiras e psicológicas, e esse relacionamento geralmente se dará de acordo com a maneira como a relação prévia com o paciente foi estabelecida[17-19]. O neuropsicólogo capaz de identificar esse estilo de cuidado poderá fornecer as informações de uma maneira mais digerível.

CONCLUSÃO

A ANP é um instrumento extremamente útil para auxiliar nas diversas etapas que compõem desde a detecção até a intervenção e o acompanhamento dos mais diversos quadros neuropsiquiátricos. A ANP de idosos possui particularidades, principalmente considerando o perfil biopsicossocial dessa população. Desse modo, é importante que o profissional psicólogo domine conhecimentos das diversas áreas de saúde que possam contribuir com os resultados cognitivos, de humor e personalidade, assim como seja capaz de traduzir seus achados para o colega da equipe de saúde, o paciente idoso e seus familiares.

Referências

1. Lezak MD, Howieson DB, Bigler ED, Tranel D. . Neuropsychologial assessment. New York: Oxford University Press; 2012.
2. American Psychiatric Association – DSM5: Manual diagnóstico e estatístico de transtornos mentais. 5 ed. Porto Alegre: Artmed; 2014. 992.
3. Cosenza RM, Fuentes D, Malloy-Diniz LF. A evolução das ideias sobre a relação entre cérebro, comportamento e cognição. In: Fuentes DF, Malloy-Diniz LF, Camargo CHP, Cosenza RM, organizadores. Neuropsicologia: teoria e prática. Porto Alegre: Artmed; 2008.

4. Scazufca M, Menezes PR, Araya R, Di Rienzo VD, Almeida OP, Gunnell D, et al. Risk factors across the life course and dementia in a Brazilian population: results from the Sao Paulo Ageing & Health Study (SPAH). Int J Epidemiol. 2008;37:879-90.
5. Argimon IIL, Camargo CHP. Avaliação de sintomas demenciais em idosos: questões essenciais. In: Cunha JA., et al., organizadores. Psicodiagnóstico – V.2000. Porto Alegre, Artes Médicas.
6. Chaves MLF, Godinho CC, Porto CS, Mansur L, Carthery-Goulart MT, et al. Doença de Alzheimer: avaliação cognitiva, comportamental e funcional. Dement Neuropsychol. 2011;21-33.
7. Small GW, Liston EH, Jarvik LF. Diagnosis and treatment of dementia in the aged. West J Med. 1981;135(6):469-81.
8. Ownby RL, Crocco E, Acevedo A, John V, Loewenstein D. Depression and risk for Alzheimer disease: systematic review, meta-analysis, and metaregression analysis. Arch Gen Psychiatry. 2006;63(5):530-8. doi: 10.1001/archpsyc.63.5.530.
9. Kennedy J. Depressive pseudodementia – how 'pseudo' is it really? Old Age Psychiatrist. 2015;62:30-7.
10. Caixeta L, Soares VL, Vieira RT, Soares CD, Caixeta V, Ferreira SB, et al. Executive function is selectively impaired in old age bipolar depression. Front Psychol. 2017;8:194.
11. Depp CA, Moore DJ, Sitzer D, Palmer BW, Eyler LT, Roesch S, et al. Neurocognitive impairment in middle-aged and older adults with bipolar disorder: comparison to schizophrenia and normal comparison subjects. J Affect Disord. 2007;101(1):201-9.
12. Gildengers AG, Mulsantaa BH, Begleya A, Mazumdara S, Hyamsa AV, Reynolds CF III, et al. The longitudinal course of cognition in older adults with bipolar disorder. Bipolar Disord. 2009;11(7):744-52.
13. Cunha JA. Passos do processo psicodiagnóstico.. In: Cunha JA, editor. Psicodiagnóstico. 5. ed Porto Alegr: Artmed; 2000.
14. Simon SS, Yokomizo JE, Bottino CM. Cognitive intervention in amnestic Mild Cognitive Impairment: a systematic review. Neurosci Biobehav Rev. 2012;36(4):1163-78.
15. Sitzer DI, Twamley EW, Jeste DV. Cognitive training in Alzheimer's disease: a meta-analysis of the literature. Acta Psychiatr Scand. 2006;114(2):75-90. doi: 10.1111/j.1600-0447.2006.00789.x.
16. Steultjens EM, Dekker J, Bouter LM, Jellema S, Bakker EB, van den Ende CH. Occupational therapy for community dwelling elderly people: a systematic review. Age Ageing. 2004;33(5):453-60. doi: 10.1093/ageing/afh174.
17. Pavarini SCI, Neri AL. Compreendendo dependência, independência e autonomia no contexto domiciliar: conceitos, atitude e comportamentos. In: Duarte YAO, Diogo MJD, editores. Atendimento domiciliar: um enfoque gerontológico. São Paulo: Atheneu; 2000. p. 49-70.
18. Saad PM. O envelhecimento populacional e seus reflexos na área de saúde. Anais do VII Encontro Nacional de Estudos Populacionais. Caxambu, 1990. . 353-69.
19. Sommerhalder C. Significados associados à tarefa de cuidar de idosos de alta dependência no contexto familiar. Campinas. Dissertação [Mestrado em Gerontologia] - Faculdade de Educação, Universidade Estadual de Campinas; 2001. 86 f.

AVALIAÇÃO NEUROCOMPORTAMENTAL E FUNCIONAL EM IDOSOS COM TRANSTORNOS MENTAIS

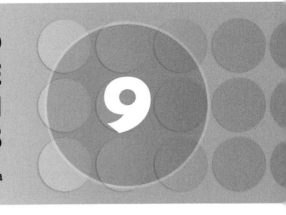

Patricia Buchain / Mônica Braúna

ALTERAÇÕES NEUROCOMPORTAMENTAIS: O ESTADO DA ARTE

O envelhecimento demográfico é uma realidade mundial, ao qual se associam índices de dependência acrescidos pelo aumento das situações de polimorbidade, com particular incidência para os distúrbios neuropsiquiátricos. Esse fenômeno, preocupante mundialmente, está em maior expansão nos países em desenvolvimento – nos quais o Brasil se inclui – projetando-se que aumente mais de 250% entre 2010 e 2050, na quinta maior população do planeta, abaixo apenas da Índia, China, Estados Unidos e Indonésia[1]. Sendo a Europa uma das áreas geográficas associadas tradicionalmente às estruturas socioeconômicas mais desenvolvidas, é expectável assistir a uma tendência futura para a estabilização do envelhecimento populacional.

Embora a velhice não seja sinônimo de doenças, o envelhecimento pode resultar na presença de múltiplas doenças, prejuízos e incapacidades com consequente deterioração na saúde dos idosos, sejam nos aspectos físicos e/ou mentais. Os distúrbios neuropsiquiátricos representam um grande risco para a perda da autonomia física, psíquica ou intelectual que, em sua maioria, exigem maior assistência formal ou informal, a fim de se realizar os atos correntes da vida cotidiana[2]. Ainda que existam diferenças entre países, a idade de 75 anos parece constituir um primeiro patamar de risco para ocorrência da deterioração física e mental, a qual tende a agravar para as idades próximas dos 85 anos. Destacam-se as patologias de foro mental, nomeadamente as demências e, em particular, a doença de Alzheimer (DA), as que traduzem em maior nível de dependência funcional condicionando fortemente a vida da pessoa idosa e do seu cuidador.

Estudos revelam que os cuidadores de idosos com dependência física apresentam queixas, como cansaço (45,5%), contrariamente aos cuidadores de idosos com dependência mental em que se destacam a tensão nervosa (59%) e a irritabilidade (46,9%) como causadores da sobrecarga[3]. No caso da DA, as principais dificuldades sentidas pelos cuidadores estão relacionadas às atitudes e aos comportamentos antissociais do doente.

Os transtornos mentais são um campo de investigação interdisciplinar que envolve áreas como a psicologia, a psiquiatria e a neurologia. A Classificação Internacional de Transtornos Mentais e de Comportamento[4] classifica os transtornos mentais como doença com manifestação psicológica associada a algum comprometimento funcional resultante de disfunção biológica, social, psicológica, genética, física ou química. Podem ser classificados, ainda, como alterações do modo de pensar e/ou do humor associadas a uma angústia expressiva, produzindo prejuízos no desempenho global da pessoa nos âmbitos pessoal, social, ocupacional e familiar. Os indivíduos idosos com perturbações mentais constituem um subgrupo considerável da população idosa e as estimativas de diagnóstico são maiores nos grupos hospitalizados, principalmente nos de longo internamento, do que nos grupos de comunidade.

A Organização Mundial da Saúde (OMS) estima que 30% a 35% da população idosa nos países industrializados apresentam algum tipo de distúrbio mental e que um em cada 10 idosos tem sintomas depressivos. Esses distúrbios implicam pior qualidade de vida, maior velocidade de progressão do declínio cognitivo, maior frequência de institucionalização, maior sobrecarga de familiares e cuidadores e maior mortalidade com grande impacto nos níveis de autonomia e independência no cotidiano da pessoa, especialmente nas limitações para a realização das atividades instrumentais e básicas de vida diária (AVD).

Os sintomas depressivos na população idosa podem não ser identificados devidos às situações de comorbidade em situações médicas com sintomas semelhantes, inclusive pela principal queixa das pessoas idosas centrarem-se nos sintomas físicos e menos na descrição de vivências de disforia e variâncias de humor. Para agravar, acrescenta-se o fato de os funcionamentos deficitários de demência e *delirium* serem mais prevalentes nessa população, tornando a distinção entre depressão e demência difícil devido aos sintomas comuns como distúrbio de sono, anedonia/apatia, queixas de memória[5].

Os sintomas ansiosos estão entre os mais prevalentes transtornos psiquiátricos que acometem a população idosa e desencadeiam alterações que afetam a qualidade de vida, restringindo, de forma significativa, sua participação social e diminuem, de forma gradual, a sua autonomia e independência. Estudos recentes apontam que é comum em idosos a comorbidade entre os transtornos de ansiedade e disfunções cardíacas, respiratórias e do aparelho vestibular que limitam o desempenho das atividades do seu cotidiano[6].

As alterações de comportamento no contexto das patologias neurodegenerativas e cerebrovasculares são chamadas de sintomas neuropsiquiátricos (SNP) e estão associadas a todos os estágios do declínio cognitivo. A demência constitui um dos maiores problemas de saúde da população idosa na Europa. A DA é a forma mais comum e atinge cerca de 60% a 80% de todos os casos de demência. Caracteriza-se por ser uma doença neurodegenerativa e progressiva, que afeta a estrutura e função cerebral, com perturbação de múltiplas funções corticais e comprometimento do pensamento abstrato, julgamento, memória, linguagem, capacidades visuoespaciais e funções executivas, além das alterações comportamentais[3]. Cerca de 6% a 8% das pessoas com mais de 65 anos sofrem de DA e a sua prevalência após os 60 anos duplica de cinco em cinco anos, atingindo aproximadamente 39% das pessoas com mais de 90 anos. Em 2011, estimou-se que em torno de 35,6 milhões de pessoas vivem com demência no mundo inteiro, dos quais 8,5% na América Latina e um milhão só no Brasil[1].

Na literatura encontram-se estudos que foram conduzidos com objetivo de avaliar os sintomas neurocomportamentais em amostras de pessoas com demência de corpos de Lewy, Parkinson, entre outras doenças crônico-degenerativas, porém com dimensão amostral reduzida. Outros estudos descrevem a relação dessas alterações com impacto negativo na saúde subjetiva e aumento da sobrecarga do cuidador.

Os SCPD podem ser divididos em dois agrupamentos psicopatológicos: (1) os *sintomas comportamentais*, que normalmente são identificados por meio da observação do paciente e incluem: agressão física, gritos, inquietação, agitação, perambulação, comportamentos culturalmente inapropriados e desinibição sexual; (2) os *sintomas psicológicos* identificados com base nas entrevistas com os pacientes, seus familiares e cuidadores e incluem: ansiedade, humor deprimido, alucinações e delírios.

Com uma organização mais fina, McShane[7] agrupa os SCPD em cinco grandes grupos: (1) agressão; (2) apatia; (3) depressão; (4) psicose; e (5) agitação psicomotora (Figura 9.1). Esses sintomas podem ser resultantes da disfunção cerebral, do sistema límbico e dos circuitos subcorticais ou como resultado de alterações psicológicas ou alterações ao nível social.

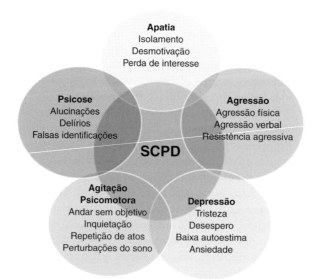

FIGURA 9.1 Sintomas comportamentais e psicológicos na demência. *Fonte*: Adaptado de McShane[7].

INSTRUMENTOS DE AVALIAÇÃO

A avaliação quantitativa das alterações neurocomportamentais em pacientes com demência, ou qualquer outro transtorno mental associado ao envelhecimento, é ainda bastante restrita. Um exame mental rigoroso e objetivo, com recurso a instrumentos com elevada validade e fiabilidade, permite identificar tipologia, frequência e intensidade dos sintomas neurocomportamentais, bem como o seu impacto na autonomia e nas atividades de vida diária, tanto do paciente quanto do seu cuidador. A esse exame mental devem ser associadas outras condutas diagnósticas e de recolha de informação, nomeadamente, a recolha de uma história clínica completa, a pesquisa orgânica/iatrogênica, o conhecimento da medicação concomitante e eventuais efeitos adversos, como as situações de polimedicação tão frequentes nesses grupos etários.

O desenvolvimento e o uso de testes e de outros instrumentos são elementos distintivos da prática profissional da avaliação psicológica, sendo fundamentais na definição psicológica do sujeito, na eficácia de técnicas e programas de intervenção e na investigação. Para além disso, a avaliação tem o objetivo de produzir informação útil na ajuda da tomada de decisão e, particularmente no que se refere aos sintomas neurocomportamentais, devem permitir detectar mudanças comportamentais ou deterioração mental em fases iniciais a fim de se fazer o diagnóstico diferencial de estados de confusão mental ou evolução do declínio cognitivo.

Na literatura existem vários instrumentos que são comuns a diferentes contextos culturais. Tornou-se comum, na pesquisa científica, a validação e adaptação de instrumentos de forma a garantir uma linguagem mais unificada na avaliação das necessidades e dos resultados das intervenções perante o idoso com alterações neurocomportamentais.

Um dos principais instrumentos de medida da depressão é a *Geriatric Depression Scale* (GDS) desenvolvida por Yesavage et al. (1983)[8], que passou a ser considerada uma escala com propriedades de validade e confiabilidade satisfatórias para rastreamento de depressão no idoso e tem como objetivo identificar e quantificar sintomas depressivos na população idosa. O instrumento consiste em um questionário de 15 questões, com duas opções de respostas: "sim" e "não". Os escores inferiores a cinco (5) são considerados normais; de cinco (5) a dez (10) indicam depressão leve à moderada; e acima de dez (10) indicam depressão grave.

A *Hospital Anxiety and Depression Scale* (HADS) foi desenvolvida por Zigmond e Snaith, em 1983. Vários estudos verificaram que a HADS apresentou boa sensibilidade, consistência interna e especificidade para avaliar os sintomas de ansiedade e depressão[9]. Essa escala é constituída por 14 itens, subdivididos em duas escalas, dos quais sete itens medem a ansiedade (HADS-A) e os outros sete, a depressão (HADS-D). Dessa forma, os conceitos de depressão e ansiedade encontram-se separados. Em ambas as escalas os valores de 0 a 7 indicavam a ausência de ansiedade ou depressão; entre oito a 10 indicavam possível caso de ansiedade ou depressão; e iguais ou superiores a 11, presença de ansiedade ou depressão.

O *Neuropsychiatric Inventory* (NPI)[10] é o instrumento mais utilizado para avaliar os sintomas comportamentais e psicológicos em que mede a frequência, a intensidade e o desgaste do cuidador em 12 domínios (delírios; alucinações; agitação/agressão; depressão; ansiedade; euforia; apatia; desinibição; irritabilidade/labilidade; comportamento motor aberrante; comportamentos noturnos; apetite; e alterações alimentares). A *frequência* dos sintomas é pontuada em uma escala de 1 (uma vez por semana) a 4 (uma vez por dia ou mais); a *gravidade*, de 1 (leve) a 3 (acentuada); e o *desgaste do cuidador*, de 0 (nenhum) a 5 (muito acentuado ou extremo). A pontuação total pode variar de 0 a 144 pontos (excluindo-se a pontuação do desgaste, que é realizada separadamente). Quanto maior a pontuação, maiores a frequência e a intensidade dos sintomas (Apêndice 1). O seu uso é válido para avaliar a gravidade dos sintomas comportamentais e psicológicos nas demências, assim como para monitorar a resposta ao tratamento.

A escala de classificação do *Inventário Neuropsiquiátrico – Clínico*[11] (NPI-C) é uma escala psicométrica projetada para avaliar os SNP tanto em contexto clínico quanto de pesquisa. A classificação incorpora, além das informações do cuidador/familiar, as impressões do médico especialista. O NPI-C engloba todos os domínios do NPI tradicional, porém expandiu os itens de *Agitação/agressão* e acrescentou-se um novo domínio *Vocalizações aberrantes* para avaliar os sintomas frequentemente presentes na demência avançada. O NPI-C está disponível para ser usado como uma escala de amplo espectro ou como única ferramenta direcionada aos domínios neuropsiquiátricos selecionados. A validação numa grande coorte brasileira mostrou forte correlação dos domínios do NPI-C e alta validade convergente.

A *Dementia Behavioral Disorder Scale* (BEHAVE-AD)[12] é uma escala constituída por 25 itens, aplicados aos familiares e/ou cuidadores em forma de entrevista semiestruturada e avalia as alterações comportamentais, das duas últimas semanas, em sete domínios: (1) ideação paranoide e delirante; (2) alucinações; (3) distúrbios da atividade; (4) agressividade; (5) distúrbios do ritmo circadiano; (6) distúrbios afetivos; e (7) ansiedade e fobias. Cada domínio apresenta quatro alternativas de escore, sendo *0 = ausente; 1 = presente; 2 = presente, geralmente com um componente emocional; 3 = presente, geralmente com um componente emocional e físico*. O escore total da escala varia de 0 a 75 pontos e quanto mais elevado o escore, mais grave a condição do paciente.

O *Frontal Behavioral Inventory* (FBI)[13] é um inventário comportamental padronizado útil para diagnosticar a demência frontotemporal e para diferenciá-lo de outras demências, assim como quantificar o transtorno do comportamento. Foi desenvolvido para capturar as principais mudanças de comportamento ou da personalidade, devendo, este, ser aplicado ao cuidador. As perguntas são feitas de forma positiva e negativa, para não influenciar o cuidador. É construído por 24 itens, com a pontuação máxima de 72 pontos, em que o cuidador é questionado sobre a gravidade da alteração do comportamento. Onze das questões detectam comportamentos deficitários e onze despistam comportamentos de desinibição. As respostas permitem estabelecer a presença do sintoma e quantificar a gravidade da perturbação. O score total máximo é 72 e o ponto de corte de 27 determina a presença de comportamento de tipo frontal, sugerindo uma possível Demência Frontotemporal. A cotação de 0 a 3 revela a presença ou ausência do comportamento, sendo *0 = nenhuma; 1 = leve (ocasional); 2 = moderado; 3 = grave (maior parte do tempo)*.

Esses instrumentos podem ser aplicados de forma isolada, porém tanto na prática clínica quanto na investigação científica, o uso associado a outros instrumentos tornou-se uma prática comum.

PONTOS-CHAVE

- A demência constitui um dos maiores problemas de saúde da população idosa na Europa.
- As principais dificuldades sentidas pelos cuidadores estão relacionadas às atitudes e aos comportamentos antissociais do doente, que causam impacto negativo na saúde subjetiva e aumento da sobrecarga do cuidador.
- Os sintomas comportamentais e psicológicos na demência podem ser classificados em cinco grandes domínios: agressão, apatia, depressão, psicose e agitação psicomotora.
- Um exame mental rigoroso e objetivo, com recurso a instrumentos com elevada validade e fiabilidade, permite identificar tipologia, frequência e intensidade dos sintomas neurocomportamentais.

CONCEITO DE FUNCIONALIDADE

A funcionalidade é o resultado do desempenho de um indivíduo na interação de suas capacidades intrínsecas, suas características físicas, cognitivas, sociais, na realização de atividades instrumentais e básicas de vida diária e de lazer em determinado ambiente, que por sua interferência pode oferecer barreiras ou facilitação para o desempenho das atividades de vida diária (AVD)[14] (Figura 9.2).

As AVD, que podem ser mais ou menos complexas e demandam habilidades físicas, cognitivas, comportamentais e sociais, são usualmente divididas em: atividades básicas de vida diária (ABVD), atividades instrumentais de vida diária (AIVD). Mais recentemente o termo atividades avançadas de vida diária (AAVD) tem sido utilizado para designar algumas atividades do dia a dia. Quando observamos o desempenho nas AVD, fatores contextuais e ambientais são altamente relevantes[15].

As ABVD são as atividades de cuidados pessoais e necessárias à automanutenção do indivíduo, como alimentação, vestuário, transferência, continência, banhar-se; são atividades que necessitam de habilidades básicas para o seu desempenho e que têm relação com os cuidados do próprio corpo.

As atividades instrumentais, AIVD, são mais complexas, necessárias para a vida independente no lar e na comunidade: cuidados com a casa, preparo de refeições, manejo de dinheiro, uso do telefone para se comunicar, manutenção da própria saúde etc. Diferem das ABVD pelo nível de complexidade para sua realização, tendo maior quantidade de etapas para serem realizadas. São as atividades nas quais o indivíduo administra e se relaciona com o ambiente em que está inserido; necessitam de habilidades de nível mais avançado para o desempenho de interações mais complexas com

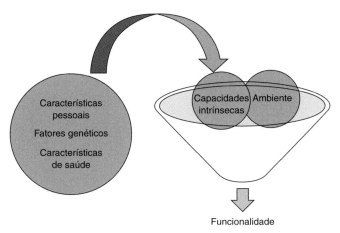

FIGURA 9.2 Funcionalidade. Adaptado de WHO[14].

o ambiente, além de interações sociais. Têm relação direta com a possibilidade de o indivíduo viver de forma independente[16].

As AAVD buscam diferenciar as tarefas que estão relacionadas às atividades mais complexas que as AIVD, porém não são fundamentais para a vida independente, por exemplo, tocar um instrumento, dirigir etc.[17].

FUNCIONALIDADE NO IDOSO COM TRANSTORNO NEUROPSIQUIÁTRICO

A OMS define envelhecimento saudável no relatório mundial de envelhecimento e saúde como: *Processo de desenvolver e manter habilidade funcional que permite o bem-estar em idade avançada*[14].

No envelhecimento, o declínio funcional está associado à necessidade de auxílio de terceiros e consequente aumento de sentimentos de angústia pelo idoso e pelos cuidadores com a necessidade maior de uso de serviços de saúde, maior possibilidade de ir morar em casas de repouso e com a diminuição de qualidade de vida[18]. O desempenho funcional no envelhecimento não está, necessariamente, estabelecido por determinantes cronológicos. É possível, nessa fase da vida, um indivíduo vivenciar período de capacidade estável, período de declínio de capacidade, período de significativo prejuízo de capacidade, que além de não serem lineares, podem diferir em função de diversos eventos de vida. As recomendações da OMS aos serviços de saúde são por ações que mantenham a capacidade funcional por mais tempo possível e que os serviços de saúde possam detectar e controlar os fatores de risco relacionados a um pior desempenho funcional, incluindo estratégias ambientais e cuidados relacionados aos fatores intrínsecos do indivíduo[14].

A limitação de desempenho em AVD no envelhecimento pode estar relacionada à presença de doenças ou ao próprio momento de vida. O declínio ou o comprometimento cognitivo, em virtude de transtornos neuropsiquiátricos seja de forma transitória ou definitiva, tem grande impacto na capacidade de desempenho funcional, sendo a cognição o fator intrínseco de maior impacto na autonomia do idoso. Alguns estudos relacionam pior desempenho em rastreios com medidas globais de avaliação de cognição como MEEM, CAMCOG, *Montreal Cognitive Assessment* (MoCA) com o declínio nas AIVD[19]. Funções executivas (FE) e memória episódica são os domínios cognitivos mais fortemente relacionados à piora do desempenho funcional[18]. Nos quadros demenciais observamos maior correlação do desempenho cognitivo com a funcionalidade; FE é o domínio que mais fortemente se relaciona ao pior desempenho em medidas de funcionalidade. As AIVD tendem a demandar mais de melhor capacidade em FE[19-21].

À medida que há um avanço nos prejuízos cognitivos, como nos casos demenciais, a cognição é mais determinante em termos de capacidade de funcionalidade; já nos quadros mais leves, como comprometimento cognitivo leve (CCL) e até mesmo fase inicial de demência, sintomas depressivos e apatia têm contribuição independente nas medidas de funcionalidade. Nos casos mais leves de comprometimento cognitivo, o uso de estratégias compensatórias e a influência das demandas do ambiente são fatores que podem diminuir a relação entre os resultados de avaliação em testes neuropsicológicos e o desempenho funcional no mundo real[18,22]. Observamos prejuízo hierárquico das AVD, isto é, perda inicialmente em AIVD e posteriormente em ABVD na presença de declínio cognitivo progressivo. Quanto menor a capacidade cognitiva do sujeito, menos possibilidade de se beneficiar do auxílio de estratégias e do ambiente ele terá.

INSTRUMENTOS DE AVALIAÇÃO

A compreensão da capacidade funcional impactada por declínio cognitivo pode ser considerada um aspecto central para verificar o impacto da doença no cotidiano do idoso, auxiliar diagnóstico e estadiamento dos transtornos neuropsiquiátricos. As avaliações de funcionalidade de um indivíduo também oferecem dados sobre a autonomia do paciente e, portanto, subsídios para orientações e cuidados para que o idoso viva em segurança. As informações a partir das avaliações podem auxiliar no planejamento e na reavaliação de intervenções. A relação entre prejuízos funcionais, funcionamento cognitivo e ambiente necessita ser delimitada, a fim de possibilitar melhor qualidade de vida para pacientes e cuidadores.

A avaliação da capacidade funcional é um processo que inclui a aplicação de um ou mais instrumentos, avaliação e observações clínicas. Os instrumentos para avaliar a funcionalidade envolvem testes que avaliam a habilidade do indivíduo em desempenhar tarefas relacionadas às AVD necessárias para o cotidiano.

Nos transtornos neuropsiquiátricos é especialmente importante que, ao avaliar funcionalidade, o examinador também avalie globalmente a cognição, sendo o uso de rastreios cognitivos em conjunto com instrumentos de avaliação funcional altamente recomendado. A fim de dimensionar de forma mais detalhada a capacidade do indivíduo, terapeutas ocupacionais realizam também avaliação objetiva e subjetiva do ambiente para mapear os possíveis facilitadores ou barreiras no desempenho.

Os instrumentos de avaliação são de fundamental importância no processo de avaliação, porém entrevista clínica e análise qualitativa dos profissionais de saúde são de extrema importância para a compreensão total da capacidade funcional do sujeito no ambiente que ele está inserido.

QUAL INSTRUMENTO ESCOLHER?

São diversos os instrumentos utilizados para a avaliação de funcionalidade que comparam o sujeito com ele mesmo ou com a população geral, a partir de notas de corte determinadas por diferentes populações e cultura. Verificar e conhecer os parâmetros dos instrumentos a serem utilizados é fundamental; na escolha de um instrumento devem ser analisados aspectos como a necessidade de treinamento, utilidade clínica etc. O mais recomendado é que sejam utilizados instrumentos com estudos de adaptação cultural e parâmetros psicométricos estabelecidos na população a ser avaliada.

Os instrumentos de funcionalidade se diferenciam tanto por áreas que avaliam, específicos para atividades básicas ou instrumentais de vida diária, quanto pela forma que avaliam, instrumentos diretos ou indiretos. Esses aspectos devem ser considerados na escolha de um instrumento ou uma bateria de avaliação, assim como o contexto que o paciente e o avaliador se encontram e o motivo pelo qual a avaliação está sendo realizada. Todos esses aspectos devem ser analisados para que seja feita a escolha mais precisa dos instrumentos a serem utilizados.

Avaliação indireta: escalas ou questionários respondidos/relatados pelo próprio sujeito ou por informantes sobre desempenho em tarefas relacionadas à funcionalidade.

Avaliação direta: são avaliações que verificam o desempenho em tarefas em tempo real. São testes denominados "ecológicos", que propõem tarefas relacionadas às situações cotidianas, enfatizam tarefas com relevância prática, simulando situações rotineiras[23]. As avaliações diretas também podem ser mediadas. Elas possuem sistema de pistas e/ou mediação para que as tarefas sejam completadas, examinando o auxílio necessário para que o paciente consiga realizar determinada atividade.

Ao se utilizar *avaliações indiretas*, diversos fatores, além da dimensão cognitiva, podem interferir nos questionários respondidos pelos cuidadores/informantes; por exemplo, a relação de afeto e proximidade entre informante e paciente, bem como a capacidade de compreensão e situação emocional que se encontra o informante. Diversos estudos apontam que os familiares podem subestimar ou superestimar a capacidade funcional do paciente de acordo com sua percepção do problema, o grau de estresse e sobrecarga, ou até mesmo suas características de personalidade e capacidade cognitiva[24]. No uso de avaliações indiretas deve-se levar em consideração, portanto, quem é o sujeito que está respondendo ao

TABELA 9.1 Tabela de instrumentos de avaliação de funcionalidade

	AVD	AIVD	Adaptação transcultural	Validação brasileira	Direta (D) ou Indireta (I)
DAFS	Sim	Sim	Sim (Pereira)	Sim	D
EFPT (Baum, 2008)	Não	Sim	Sim[37]	Sim[37]	D
Escala de atividades instrumentais (Lawton-Brody, 1969)	Não	Sim	Sim (Santos RL, Virtuoso Júnior JS, 2008)	Sim (Santos RL, Virtuoso Júnior JS, 2008)	I
Escala de Atividades de vida diária (Katz et al., 1963)	Sim	Não	Sim (Lino et al., 2008)	Sim (Lino et al., 2008)	I
Índice de Barthel (Mahoney et al., 1958)	Sim	Não	Sim (Minosso et al., 2010)	Sim (Minosso et al. 2010)	I
FAQ (Pfeffer et al., 1982)	Não	Sim	Sim (Dutra, 2014)[32]	Sim (Dutra, 2014)	I
MIF (Grander et al., 1986)	Sim	Não	Sim (Riberto et al., 2001)	Não para demências	I
IQCODE (Jorm et al., 1989)	Não	Sim	Sim (Sanchez, 2007)	Sim (Sanchez, 2007)	I
DAD (Gelinas et al., 1999)	Sim	Sim	Sim (Carthely-Goulart et al., 2007)	Sim (Bahia et al., 207, 2010)	I
DAD-L	Sim	Sim	Sim[33]	Não	
B-ADL (Lehfeld et al., 1996)	Sim	Sim	Sim[28]	Não	I
ADL-Q (Johson et al., 2004)	Sim	Sim	Sim (Medeiros e Guerra, 2009)	Sim (Medeiros e Guerra, 2009)	I

Adaptada e ampliada de Harder, 2018.

questionário e a relação que tem com o indivíduo que está sendo avaliado. No geral, as avaliações indiretas são breves e de fácil aplicação (papel e lápis), o que pode ser grande vantagem. Há um grande número de avaliações indiretas com adaptação cultural no Brasil. São instrumentos com estudo de confiabilidade, sensibilidade e especificidade já estabelecidos.

A avaliação direta do desempenho funcional (observação em tarefas) em alguns contextos pode ter maior relevância do que a avaliação indireta[25]. Até mesmo em fases avançadas, as avaliações diretas e ecológicas podem ser de grande valia. Embora o volume de instrumentos ecológicos desenvolvidos tenha sido uma tendência para a utilização na clínica e na indicação pela literatura, em língua portuguesa e adaptados culturalmente para o Brasil, temos um número menor de instrumentos disponíveis. Seguem alguns exemplos de instrumentos de avaliação de acordo com o que avalia e como avalia (Tabela 9.1).

***Informant Questionnaire on Cognitive Decline in the Elderly* (IQCODE)**[2]: entrevista indireta de atividades instrumentais de vida diária, com cuidador ou alguém que tenha contato próximo ao paciente. São 26 questões que avaliam o desempenho atual em diferentes situações da vida diária comparado ao desempenho anterior do próprio paciente, sugerindo comparação de 10 anos atrás. Cada atividade é analisada em relação à melhora ou à piora do desempenho na comparação temporal, "muito melhor", "melhor", "sem mudanças significativas", "pior" ou "muito pior. Os escores brutos variam entre 26 e 130; o cálculo do resultado é a média aritmética do total pelo número de questões respondidas. A nota de corte proposta é de 3,38 pontos, que indica declínio funcional. Sua aplicação não requer treinamento e leva aproximadamente 10 minutos. Possui também a versão curta, Short-IQCODE. Há estudo psicométrico e adaptação cultural realizados também em Portugal.

Atividades de Vida Diária (AVD) – Bayer[28,29]: o cuidador ou alguém próximo ao paciente deve responder a 25 questões, sendo a resposta pontuada em uma escala que varia entre 1 e 10, sobre a capacidade do indivíduo em realizá-las, que considera quanto mais próximo de 10 maior a dificuldade. Os itens verificam, na sua maior parte, a capacidade do indivíduo em realizar atividades específicas. Em estudo de amostra de idosos brasileiros, o ponto de corte sugerido foi 3,12 pontos.

Medida de Independência Funcional (MIF)[30]: A MIF é um instrumento de avaliação da incapacidade de pacientes com restrições funcionais de origem variada. Avalia o nível de dependência de uma série de ABVD. Os 18 itens da MIF são classificados em seis dimensões e duas subdivisões: motora e cognitiva. Cada atividade avaliada recebe uma pontuação de 1 (dependência total) a 7 (independência completa); a pontuação total varia de 18 a 126. Quanto mais elevado o escore, maior o nível de independência. Bastante utilizada em geriatria.

Pfeffer Functional Activities Questionnaire **(PFAQ/Pfeffer)**[31,32]: instrumento de avaliação que investiga AIVD em relação ao grau de independência para a realização de certas atividades. A pontuação varia de 0 a 30; quanto maior o escore, maior é o grau de dependência. Bastante utilizado no Brasil.

Escala de avaliação de incapacidade na demência – versão longa (DADL-BR)/*Disability assessment scale for dementia – long version* (DADL-BR)[33]: ampliação do instrumento DAD. Foram acrescentados itens a partir da classificação da AOTA para as Ocupações. A versão final inclui todas as Ocupações descritas pela AOTA, como ABVD, AIVD, Descanso e Sono, Lazer, Educação, Trabalho e Participação Social. É composta de 20 domínios e 109 itens. O instrumento verifica a capacidade de desempenho a partir da percepção do cuidador/familiar. Possibilita que seja examinado o perfil de desempenho ocupacional, avaliando também as capacidades de iniciativa, organização e planejamento, bem como realização efetiva dessas atividades.

Escala de Independência em atividades de vida diária (Índice de Katz)[34]: avalia desempenho em atividades básicas de vida diária, tem diferentes formas de classificação e demora poucos minutos para ser aplicada. Esta escala é indireta, respondida pelo cuidador ou pelo paciente.

Direct Assessment of Functional Status **(DAFS-Br)**[35]: instrumento que oferece dados sobre a magnitude do prejuízo em cada domínio funcional que examina. O paciente é observado realizando tarefas diárias de forma simulada e as estratégias (ou falta delas) usadas para cumprir metas ou corrigir o desempenho durante a execução. Avalia seis domínios diferentes de AVD, incluindo atividades instrumentais e básicas. Pontuação de 0 a 106; quanto maior pontuação, melhor desempenho funcional. É dividida em seis domínios: Orientação temporal (pontuação de 0 a 16); Comunicação (0 a 15); Habilidade para lidar com dinheiro (0 a 32); Habilidade para fazer compras (0 a 20); Habilidade de vestir-se e alimentar-se (0 a 13), gerando um total de até 106 pontos. No estudo brasileiro, o teste foi considerado capaz de discriminar controles, CCL e pacientes com demência.

Executive Function Performance Test **(EFPT-Br)**[36,37]: estudo de adaptação cultural e validade com pacientes com DA em fase de finalização. Avalia componentes de funções executivas em relação aos seguintes domínios: iniciação, organização, sequenciamento, segurança e julgamento e conclusão da tarefa, durante o desempenho de quatro tarefas instrumentais (culinária simples, comunicação, manejo de medicação, gerenciamento de dinheiro) em contexto real. Possui um sistema de pistas padronizado, hierarquizado e relacionado ao nível de prejuízo cognitivo. Sobre o desempenho de atividades instrumentais de vida diária, irá oferecer como resultado o nível de assistência de que o indivíduo necessita para conseguir desempenhar a tarefa, possibilitando elaborar um plano de suporte ambiental para que o indivíduo mantenha algum grau de autonomia.

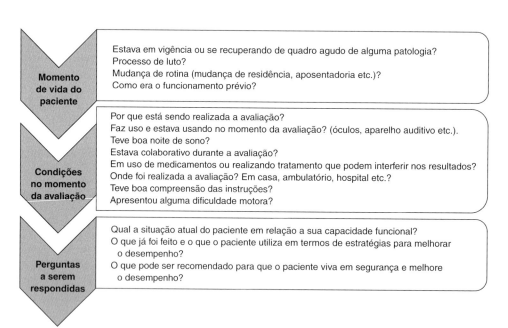

Figura 9.3 Questionário auxiliar para elaboração de relatório.

COMO INTERPRETAR E RELATAR OS RESULTADOS?

Não há um formato claramente estabelecido sobre como um relatório de Avaliação de Capacidade Funcional deve parecer; no entanto, os dados sobre o momento de vida do paciente e as condições dele e do ambiente durante a avaliação em conjunto com a resposta a algumas perguntas podem auxiliar a elaboração dele. Uma análise detalhada dos fatores intrínsecos e extrínsecos deve fazer parte do relatório final. Para análise dos resultados, são relevantes dados que ofereçam informações sobre o indivíduo que está sendo avaliado, como escolaridade, idade, desempenho funcional prévio, história ocupacional prévia etc. (Figura 9.3).

CONCLUSÃO

Quando os profissionais de saúde identificam, precocemente, a necessidade dos indivíduos em engajarem em intervenções de reabilitação, em virtude do declínio de desempenho funcional, aumentamos as possibilidades dos idosos usarem adaptações ou qualquer outra estratégia para compensar a diminuição de capacidade postergando as condições incapacitantes das doenças[26]. A mudança de desempenho funcional em AIVD é um forte indicador de declínio cognitivo, podendo ser determinantes para as equipes de saúde, seja no auxílio diagnóstico e/ou avaliação de risco para a vida em segurança e com autonomia. Conhecer a capacidade funcional do indivíduo auxilia os profissionais de saúde a elaborarem metas para a intervenção e garante que a capacidade de desempenho seja suficiente para a autonomia e vida em segurança. Para isto, é importante que sejam conhecidas as relações entre sujeito, ambiente e tarefas.

Referências

1. Miranda GMD, Mendes ADC, Silva AL. O envelhecimento populacional brasileiro: desafios e consequências sociais atuais e futuras. Rev Bras Geriatr Gerontol. 2016;19(3):507-19.
2. Veríssimo MT. coordenador. Geriatria fundamental saber e praticar. Lisboa: Lidel. 2014;.
3. Sequeira C. Cuidar de idosos com dependência física e mental. Lisboa: Lidel. 2010;.
4. American Psychiatry Association. . Diagnostic and Statistical Manual of Mental disorders – DSM-5. 5th ed Washington: American Psychiatric Association; 2013.
5. Madeira TCS, de Aguiar MIF, Bernardes ACF, Rolim ILTP, Silva RP, Braga VAB. Depressão em idosos hipertensos e diabéticos no contexto da atenção primária em saúde. Rev APS. 2013;16(4):393-8.
6. Machado MB, Ignácio ZM, Jornada LK, Réus GZ, Abelaira HM, Arent CO, et al. Prevalência de transtornos ansiosos e algumas comorbidades em idosos: um estudo de base populacional. J Bras Psiquiatr. 2016;65(1):28-35.
7. McShane RH. What are the syndromes of behavioural and psychological symptoms of dementia? Int Psychogeriatr. 2000;12(1):147-53.
8. Yesavage JA, Brink TL, Rose TL, et al. Development andvalidation of a geriatric depression screening scale: apreliminary report. J Psychiatr Res. 1983;17:37-42.
9. Martin C. What does the Hospital Anxiety and Depression Scale (HADS) really measure in liaison psychiatry settings? Curr Psychiatry Rev. 2005;1:69-73.
10. Cummings JL, Mega M, Gray K, Rosenberg-Thompson S, Carusi DA, Gornbein J. The neuropsychiatric inventory: Comprehensive assessment of psychopathology in dementia. Neurology. 1994;44(12):2308-14.
11. Kaufer DI, Cummings JL, Ketchel P, Smith V, MacMillan A, Shelley T, et al. Validation of the NPI-Q, a brief clinical form of the Neuropsychiatric Inventory. J Neuropsychiatry Clin Neurosci. 2000;12(2):233-9.
12. Stella F, Forlenza OV, Laks J, de Andrade LP, Avendanp MAL, Sé EVG, et al. A versão brasileira do Inventário Neuropsiquiátrico – escala de avaliação do clínico (NPI-C): confiabilidade e validade na demência. Psicogeriatria internacional. Cambridge Universitu Press. 2013;25(9):1503-11.
13. Reisberg B, Auer SR, Monteiro IM. Behavioral pathology in Alzheimer's disease (BEHAVE-AD) rating scale. Int Psychogeriatr. 1997;8(S3):301-8.
14. WHO. World report on ageing and health: World Health Organization; 2015.
15. Katz N. Neurociência, reabilitaçao cognitiva e modelos: de intervenção em terapia ocupacional. São Paulo: Santos editora. 2014;.
16. Orellano E, Colón WI, Arbesman M. Effect of occupation – and activity-based interventions on instrumental activities of daily living performance among community-dwelling older adults: a systematic review. Am J Occup Ther. 66(3):292-300.
17. Dias EG, Duarte YAO, Almeida MHM, Lebrão ML. Characterization of advanced activities of daily living (AADL): a review. Rev Ter Ocup Univ São Paulo. 2011;22(1):45-51.
18. Rog LA, Park LQ, Harvey DJ, Huang CJ, Mackin S, Farias ST. The independent contributions of cognitive impairment and neuropsychiatric symptoms to everyday function in older adults. Clin Neuropsychol. 2014;28(2):215-36.
19. Marshall GA, Rentz DM, Frey MT, Locascio JJ, Johnson KA, Sperling RA. Executive function and instrumental activities of daily living in MCI and AD. Alzheimers Dement. 7(3):300-08. http://doi.org/10.1016/j.jalz.2010.04.005.
20. De Paula JJ, Malloy-Diniz LF. Executive functions as predictors of functional performance in mild Alzheimer's dementia and mild cognitive impairment elderly. Estud Psicol. 18(1):117-24.
21. Martyr A, Clare L. Executive function and activities of daily living in alzheimer's disease: a correlational meta-analysis. Dement Geriatr Cogn Disord. 2012;33(2–3):189-203.

22. De Paula JJ, Bicalho MA, Ávila RT, Cintra MTG, Diniz BS, Romano-Silva MA, et al. A reanalysis of cognitive-functional performance in older adults: investigating the interaction between normal aging, mild cognitive impairment, mild Alzheimer's disease dementia, and depression. Front Psychol. 2015;6:2061.
23. Abreu ID, Forlenza OV, Barros HL. Demência de Alzheimer: correlação entre memória e autonomia. Rev Psiquiatr Clín. 2005;32(3):131-6.
24. Wajman JR, Oliveira FF, Marin SM, Schultz RR, Bertolucci PH. Is there correlation between cognition and functionality in severe dementia? The value of a performance-based ecological assessment for Alzheimer's disease. Arq Neuropsiquiatr. 2014;72(11):845-50.
25. Royall DR, Lauterbach EC, Kaufer D, Malloy P, Coburn KL, Black KJ, et al. The cognitive correlates of functional status: a review from the Committee on Research of the American Neuropsychiatric Association. J Neuropsychiatry Clin Neurosci. 2007;19(3):249-65.
26. Kingston A, Wohland P, Wittenberg R, Robinson L, Brayne C, Matthews FE, et al. Is late-life dependency increasing or not? A comparison of the Cognitive Function and Ageing Studies (CFAS). Lancet. 2017 Aug 14;.
27. Sanchez MAS, Lourenço RA. Informant Questionnaire on Cognitive Decline in the Elderly (IQCODE): adaptação transcultural para uso no Brasil. Cad Saude Publica. 2009;25:1455-65.
28. Mapi Research Institute. Cultural Adaptation of the Bayer Activities of Daily Living Scale (B-ADL) into Brazilian Portuguese; 1999.
29. Folquitto JC, Bustamante SE, Barros SB, Azevedo D, Lopes MA, Hototian SR, et al. The Bayer: Activities of Daily Living Scale (B-ADL) in the differentiation between mild to moderate dementia and normal aging. Rev Bras Psiquiatr. 2007;29(4):350-3.
30. Riberto M, Miyazaki MH, Jucá SSH, Lourenço C, Battistella LR. Independência funcional em pessoas com lesões encefálicas adquiridas sob reabilitação ambulatorial. Acta Fisiátr. 2007;14(2):87-94.
31. Assis Lde O, de Paula JJ, Assis MG, de Moraes EN, Malloy-Diniz LF. Psychometric properties of the Brazilian version of Pfeffer's Functional Activities Questionnaire. Front Aging Neurosci. 2014;6:255. Published 2014 Sep 25. doi:10.3389/fnagi.2014.00255.
32. Sanchez MAS, Correa PCR, Lourenço RA. Cross-cultural adaptation of the "Functional Activities Questionnaire – FAQ" for use in Brazil. Dement Neuropsychol. 5:322-27.
33. Canon MBF, et al. Disability assessment scale for dementia-long version (DADL-BR). Cad Ter Ocup UFSCar. 2016;24(2):323-34.
34. Duarte YAO, Andrade CL, Lebrão ML. O Índex de Katz na avaliação da funcionalidade dos idosos. Rev Esc Enferm USP. 2007;41(2):317-25.
35. Pereira FS. Funções executivas e funcionalidade no envelhecimento normal, comprometimento cognitivo leve e doença de Alzheimer. São Paulo. Tese – Faculdade de Medicina da Universidade de São Paulo; 2010.
36. Baum CM, Morrison T, Hahn M, Edwards DF. Executive Function Performance Test: Test protocol booklet. Program in Occupational Therapy. St. Louis, MO: Washington University School of Medicine. 2007;.
37. Neubern PCB. Funcionalidade e função executiva em idosos saudáveis e portadores de demência na doença de Alzheimer: estudo de validação do Executive Function Performance Test-Br. São Paulo. Tese [Doutorado]. Universidade de São Paulo; 2018.

ESCALAS E INSTRUMENTOS DIAGNÓSTICOS EM PSIQUIATRIA GERIÁTRICA

Carlos Eduardo Borges Marra / Tânia Corrêa de Toledo Ferraz Alves

INTRODUÇÃO

"Medicina é a arte da incerteza e a ciência da probabilidade". Essa citação, atribuída ao médico canadense Willian Osler (1849-1919), permanece ainda atual. No entanto, o desenvolvimento científico-tecnológico permitiu que revoluções ocorressem na medicina e contribuiu para ampliar os conhecimentos sobre os processos patológicos. A população idosa faz parte do grupo etário que mais cresce em todo o mundo, em especial no Brasil e nos países em desenvolvimento. Com o envelhecimento da população, aumenta-se a ocorrência das doenças mais prevalentes nessa faixa etária, estando a doença de Alzheimer e os transtornos depressivos como uns dos principais agravos à saúde do idoso. Aumenta-se, também, a necessidade de um maior número de profissionais capacitados para o atendimento de idosos, sobretudo com conhecimento de neuropsiquiatria. A correta triagem e o correto diagnóstico dos principais problemas neuropsiquiátricos de forma precoce podem reduzir a morbimortalidade desses pacientes e aumentar a qualidade de vida (não só deles, mas de seus familiares). Assim, a investigação das doenças mentais pode ser auxiliada por instrumentos de precisão diagnóstica (e prognóstica), desenvolvidos nos últimos anos: as escalas psicométricas para doenças mentais.

Nesse contexto, o uso de escalas de avaliação e de critérios diagnósticos pode auxiliar o melhor planejamento estratégico dos recursos pelos serviços de psiquiatria, neurologia, geriatria e gerontologia para o rastreio dos transtornos neuropsiquiátricos mais prevalentes. Este capítulo discorre, de maneira prática, sobre as principais escalas psicométricas utilizadas no cuidado aos idosos com doença mental. Contudo, é importante ressaltar que o uso de critérios diagnósticos e escalas clínicas de forma alguma substitui a necessidade de formação e treinamento de profissionais da saúde no campo da psicogeriatria, tendo em vista que tais instrumentos servem apenas de suporte ao diagnóstico e à investigação clínica. Finalmente, recomendam-se o estudo e o treinamento das diferentes escalas para sua melhor utilização.

COGNIÇÃO E DEMÊNCIAS

As funções cognitivas compreendem uma série de funções complexas e interligadas, que permitem a diversidade das atividades da vida humana. Do preparo de uma refeição à realização de uma cirurgia cardíaca, as funções cognitivas estão "ativadas". Para algumas tarefas, como dirigir um automóvel, elas encontram-se em automatismo do aprendizado.

O uso de testes de rastreio na avaliação da função cognitiva e na investigação das demências é ferramenta essencial na prática clínica, especialmente na atenção primária, que usualmente dista dos centros universitários e do acesso aos especialistas em cognição.

Miniexame do estado mental (MEEM)

O miniexame do estado mental (MEEM), ou minimental, é seguramente o recurso psicométrico mais utilizado para avaliar a função cognitiva. Desenvolvido por Folstein *et al.* e publicado em 1975, permanece como importante ferramenta para rastreio de demências[1]. De fácil aplicabilidade, o MEEM é dividido em grupos de questões para facilitar a avaliação das funções cognitivas: orientação temporal (5 pontos), orientação espacial (5 pontos), memória imediata (3 pontos), atenção e cálculo (5 pontos), evocação (3 pontos), linguagem (8 pontos) e capacidade visuoespacial/praxia construtiva (1 ponto). O resultado pode variar de mínimo de zero (comprometimento cognitivo avançado) a máximo de 30 (plenitude cognitiva). Finalmente, o MEEM faz parte de importantes baterias cognitivas, como CAMDEX e CERAD.

Instruções de aplicação do minimental[2]

Ao longo das últimas três décadas, estudos populacionais brasileiros foram produzidos na intenção de determinar os pontos de corte para o Brasil. Brucki *et al.* entendem que se deve utilizar a pontuação 24 como corte para idosos escolarizados, conforme estudo original de Folstein *et al.*, uma vez que existe heterogeneidade do sistema educacional, o que dificulta o estabelecimento de notas de corte precisas[3]. As funções cognitivas são funções mentais superiores e, dessa forma, são desenvolvidas por meio da educação formal. Maior a escolaridade, maior a nota de corte para detecção de comprometimento cognitivo. Numerosos estudos brasileiros mostraram que a escolaridade apresenta íntima relação com a pontuação esperada e evidenciam essa heterogeneidade (Tabela 10.1)[4-7].

Vale ressaltar que uma disfunção cerebral tem efeito direto sobre as funções cognitivas, podendo o resultado estar alterado não por uma demência, mas pela presença de uma doença mental em curso ou uma condição orgânica: por exemplo, depressão e *delirium*, respectivamente[8]. Sua utilização, portanto, deve ser precedida pelo adequado tratamento de doenças mentais e pela identificação de condições sistêmicas tratáveis.

Ademais, o MEEM não se limita ao rastreio, podendo ser utilizado também no seguimento prospectivo da perda cognitiva e na avaliação da resposta ao tratamento. Não há consenso em relação ao tempo de reaplicação do MEEM; recomenda-se repetir pelo menos a cada seis meses no seguimento ambulatorial. Nas fases avançadas da demência, pode-se utilizar o MEEM-grave (miniexame do estado mental para fase grave): instrumento baseado no MEEM que consiste em comandos simples e questões referentes à autobiografia do paciente (nome completo e data de nascimento), com pontuações[9] também entre zero e 30.

MoCA

A *Montreal Cognitive Assessment* (MoCA) tem ocupado uma posição semelhante à do MEEM em relação ao rastreamento de CCL (comprometimento cognitivo leve), sendo a versão final/atual contendo oito domínios: (1) visuoespacial e executiva; (2) nomeação; (3) memória; (4) atenção; (5) linguagem; (6) abstração; (7) evocação tardia; e (8) orientação. Os pontos de corte da MoCA apresentam boa sensibilidade e especificidade para detectar demência e comprometimento cognitivo leve. É interessante notar que a MoCA apresenta uma versão MoCA-B para ser aplicada em pessoas com menor escolaridade.

CAMCOG

O *Cambridge Cognitive Examination-Revised* (CAMCOG-R) é parte de uma entrevista diagnóstica estruturada (*Cambridge Examination for Mental Disorders of the Elderly* – CAMDEX) para doenças cognitivas e permite avaliar as funções cognitivas sem a precisão de uma avaliação neuropsicológica. O CAMDEX foi traduzido por Bottino *et al.* no início do século XXI, o que permitiu seu uso como

TABELA 10.1 Diferenças dos escores de corte conforme escolaridade

Autores	Escolaridade	Corte
Bertolucci *et al.*[3]	Analfabetos	13
	< 8 anos	18
	≥ 8 anos	26
Almeida *et al.*[5]	Analfabetos	19
	Escolarizados	23
Carameli *et al.*[6]	Analfabetos	20
percentil 50	1-4 anos	25
	4-7 anos	26
	> 7 anos	28
Brucki *et al.*[2]	Analfabetos	20
	1-4 anos	25
	5-8 anos	26,5
	9-11 anos	28
	> 11 anos	29
Kochhann *et al.*[7]	Analfabetos	21
	Baixa	22
	Média	23
	Alta	24

Resumido e adaptado de Chaves *et al.*[4]

importante ferramenta diagnóstica na clínica psiquiátrica brasileira. É um instrumento de avaliação estruturado direcionado ao diagnóstico de doenças mentais em idosos. Sua aplicação deve ser realizada dentro de um ambiente tranquilo e orienta-se seu treinamento prévio para melhor acurácia diagnóstica. Em virtude de sua extensão, não necessita ser realizado em um único momento.

O CAMCOG-R está estruturado em uma série de 69 itens e possibilita, ainda, investigar indivíduos em condições pré-clínicas das síndromes demenciais (comprometimento cognitivo leve) e populações de alta escolaridade (com alta reserva cognitiva).

Permite avaliar também oito domínios cognitivos e suas subcategorias: (1) orientação (temporal e espacial); (2) linguagem (compreensão e expressão); (3) memória (remota, recente e aprendizagem); (4) atenção; (5) cálculo; (6) praxia (ideacional, ideomotora e visuoespacial/cópia); (7) funções executivas (pensamento abstrato, fluência ideacional, fluência verbal, raciocínio visual); e 8) percepção (visual).

CDR

Instrumentos, como a Clinical Demential Rating (CDR), passaram a ser estimados especialmente para o seguimento dos casos de alto risco para progressão para demência e a identificação do comprometimento cognitivo leve ou do declínio associado ao envelhecimento. Não apresenta nota de corte, uma vez que é utilizada para avaliar o desempenho de um mesmo indivíduo, comparativa e longitudinalmente (Tabela 10.2).

A CDR consiste em uma escala de 5 pontos que avalia seis domínios da cognição e da funcionalidade: (1) memória; (2) orientação; (3) julgamento e solução de problemas; (4) relações comunitárias; (5) lar e passatempos; e (6) cuidados pessoais. Classifica-se de zero a 3 cada um desses domínios e depois calcula-se o resultado final por meio de regras validadas por Morris (Washington University). O escore final é utilizado para caracterizar o nível de prejuízo cognitivo ou demência.

BATERIA DE AVALIAÇÃO FRONTAL (FAB)

Proposta como instrumento de avaliação de indivíduos, com apresentação clínica da síndrome frontal caracterizada por prejuízo executivo de tarefas (idealização, planejamento, execução e finalização). Pode também ser utilizada para outros quadros demenciais, como doença de Alzheimer, demência frontotemporal, parkinsonismos e lesões vasculares focais[10].

O desempenho na bateria frontal, assim como outros instrumentos psicométricos, é influenciado pela escolaridade[11]. Utilizam-se seis domínios frontais (conceituação, flexibilidade mental, programação, sensibilidade às interferências, controle inibitório e autonomia ambiental) e pontua-se cada um desses domínios de zero a três, com pontuação mínima de zero e máxima de 18. Ressalta-se que a bateria frontal é uma avaliação rápida para rastreio e o prejuízo disexecutivo é mais bem avaliado por meio da avaliação neuropsicológica pormenorizada.

OUTROS INSTRUMENTOS PARA INVESTIGAÇÃO DE SÍNDROMES COGNITIVAS

Teste desenho do relógio

O teste do relógio de Tuokko talvez represente o instrumento mais simples de avaliação na prática clínica. Tal simplicidade, no entanto, não limita sua avaliação. A dificuldade de se transformar a representação mental do relógio em desenho envolve funções relacionadas à memória e à atenção, à capacidade abstrativa, à habilidade visuoespacial, à habilidade motora, à função executiva, entre outras[12].

TABELA 10.2 Pontuação da CDR – útil para caracterizar e acompanhar o prejuízo funcional

Pontuação	Grau de prejuízo
0	Normal
0,5	Questionável
1	Demência leve
2	Demência moderada
3	Demência grave

Adaptado do *site* http://alzheimer.wustl.edu/cdr/cdr.htm.

O teste é composto de três etapas pela pontuação de Tuokko: círculo (*clock drawing*), ponteiros e hora (*clock setting*) e leitura (*clock reading*). Há outras formas de pontuar o desenho do relógio, como a proposta por Schulman *et al.*, que descreve pontuações por gravidade de um a seis, por meio de uma série de erros no desenho do relógio[13,14] (Tabela 10.3).

Bateria breve

A Bateria Breve foi desenvolvida pelo Grupo de Neurologia Cognitiva do Hospital das Clínicas da FMUSP e apresenta características psicométricas desenhadas, especificamente, para a população brasileira, que possui significativa prevalência de analfabetos e de pessoas com baixa escolaridade. A Bateria Breve é um instrumento de rastreio cognitivo dirigido para avaliação da memória. De curta duração, pode ser aplicada em 7 minutos e utiliza imagens de objetos na análise da memória. Utiliza-se uma folha com 10 imagens (sapato, casa, pente, chave, avião, balde, tartaruga, livro, colher, árvore) e conduz-se uma série de etapas. A pontuação é dada pelo número de acertos em cada etapa, exceto no reconhecimento em que se subtraem as intrusões dos acertos.[15]

Teste de fluência verbal

O americano Louis Thurstone foi pioneiro nos estudos psicométricos da linguagem e desenvolveu o primeiro teste de avaliação da fluência verbal. A partir de seus estudos, a fluência verbal começou a ser categorizada[16]. Estudos recentes de neuroimagem fortaleceram teorias da neurolinguagem e permitiram compreender a linguagem e sua relação com as demais funções cognitivas[17]. Entende-se que a fluência verbal não somente representa a capacidade de armazenar e recuperar informações aprendidas na memória[18], mas também permite acessar outras funções mentais, como função executiva (processamento e raciocínio), inteligência (repertório de vocabulário) e criatividade (capacidade abstrativa).

De forma objetiva e simples, para avaliação da linguagem na clínica psicogeriátrica, investigam-se as fluências verbais semântica (por categorias) e fonética (por letras). O teste de fluência verbal usualmente é referido como o teste para avaliar a fluência semântica. No Brasil, foi normatizado por Brucki *et al.*, em 1997[19] (Tabela 10.4). Por meio desse teste, pode-se não somente quantificar o vocabulário, mas também avaliar a formação de subcategorias (*clusters*) e a troca de categorias (*switching*). Normalmente, utiliza-se a categoria de animais para avaliar a semântica da linguagem.

Para avaliar a fluência verbal fonética (ou fonológica), Machado *et al.* normatizaram o uso do teste FAS para população brasileira em 2009[20]. Para sua pontuação, excluem-se as intrusões (palavras iniciadas com outra letra), as perseverações (repetição da mesma palavra) e as derivações (palavras variadas em gênero, número e derivação verbal). Excluem-se nomes próprios e incluem-se palavras corrigidas. Embora valores de corte não estejam bem definidos para população brasileira, Steiner *et al.* mostraram resultados entre 48 e 56 pontos (P50-P75) para uma população geriátrica[21].

TABELA 10.3 Pontuação do teste do relógio

Pontuação	Avaliação semiquantitativa
6	Sem representação do relógio
5	Lembra um relógio, porém com grave desorganização
4	Desorganização, com hora errada, números em falta ou repetidos, confusão de posicionamento
3	Marcação errada da hora
2	Pequenos erros com hora e dígitos corretos
1	Relógio perfeito

Adaptada de Shulman *et al.*[14]

TABELA 10.4 Escores para o teste de fluência verbal semântica

Escolaridade	Corte
Analfabetos e < 8 anos	9 pontos
≥ 8 anos	13 pontos

Na categoria de animais, pontua-se cada animal mencionado, incluindo os imaginários (dragão) e excluindo os repetidos e seus gêneros (gato/gata).

Adaptado de Brucki *et al.*[19]

DEPRESSÃO

Idosos apresentam maior prevalência de sintomas depressivos subsindrômicos, transtorno depressivo menor e sintomas depressivos, ou seja, há menor prevalência de transtorno depressivo maior. Ainda assim, diferentemente dos adultos jovens, esses sintomas, em geral, são suficientes para causar prejuízo funcional e queda da qualidade de vida, sendo, portanto, foco necessário de intervenção. Para o rastreio da depressão, as escalas procuram investigar seus diferentes sinais e sintomas: emocionais, cognitivos, motivacionais e físicos.

Escala de depressão geriátrica

A *Geriatric Depression Scale* (GDS) é um importante instrumento para rastreio de depressão na população geriátrica. Existem múltiplas versões (com 1, 4, 10, 15 e 20 questões) da escala original de 30 questões. Descrita por Yesavage *et al.*, em 1983, teve sua versão reduzida para 15 questões, em 1986, por Sheikh e Yesavage, a partir de pontos com maior correlação com diagnósticos de depressão. Em 2005, Paradela *et al.*[22] sugeriram, para população brasileira, ponto de corte 5/6 como mais adequado (Tabela 10.5).

Em virtude do curto tempo para aplicação, a GDS-15 pontos possui boa aceitabilidade para aplicação e pode ser utilizada nos diversos ambientes de cuidado: rede básica, instituições de longa permanência, hospitais especializados, entre outros. A escala foca mais o domínio cognitivo da depressão, qualidade de vida e aborda poucos sintomas somáticos.

Inventário de depressão de Hamilton

Embora não seja utilizada apenas para população geriátrica, a Escala de Avaliação de Depressão de Hamilton (HAM-D) é considerada como referência para estudos de validação de outras escalas[23]. Inicialmente com 21 itens, foi reapresentada pelo próprio Hamilton com 17 itens ao excluir quatro de baixa especificidade (sintomas paranoides, sintomas obsessivos, desrealização, variação do humor), com pontuação variando entre zero e 52 pontos (Tabela 10.6).

Apesar de suas limitações (validação para população brasileira, necessidade de profissional treinado, foco em sintomas somáticos), apresenta excelente acurácia, possibilita a categorização de gravidade e pode ser utilizada para acompanhamento da resposta terapêutica aos antidepressivos[24].

Inventário de depressão de Beck

O Inventário de Depressão de Beck é um importante instrumento de rastreio de depressão por ser autoaplicável, permitindo fácil acesso para grandes populações[25]. Permite também a avaliação progressiva da gravidade. Inúmeros estudos brasileiros derivaram-se da aplicação do inventário de Beck[26] (Tabela 10.7).

Escala de rastreio de depressão de Montgomery-Åsberg (MADRS)

A ausência de sintomas somáticos ou psicomotores torna essa escala uma boa escolha para avaliação de depressão em pacientes idosos com comorbidade clínica. A *Montgomery-Åsberg Depression Rating Scale*

TABELA 10.5 Pontos de corte na Escala de Depressão Geriátrica

Corte	Sensibilidade	Especificidade
4/5	86,5	63,3
5/6	81,1	71,1
6/7	73,0	78,3

Reproduzido de Paradela *et al.*[22]

TABELA 10.6 Pontuações da Escala de Avaliação de Depressão de Hamilton

Pontuação	Gravidade
0-7 pontos	Normal
8-13 pontos	Depressão leve
14-18 pontos	Depressão moderada
19-22 pontos	Depressão grave
≥ 23 pontos	Depressão muito grave

Traduzido de Hamilton *et al.*[24]

TABELA 10.7 Pontuações do Inventário de depressão de Beck

Pontuação	Gravidade
< 10 pontos	Normal ou depressão mínima
10-18 pontos	Depressão leve a moderada
19-29 pontos	Depressão moderada a grave
30-63 pontos	Depressão grave

Traduzido de Center for Cognitive Therapy.

(MADRS) é composta de 17 itens, graduados em seis níveis de gravidade, o que confere a ela maior flexibilidade para classificar sintomas não exatamente correspondentes aos descritos (com classificações intermediárias).

Escala de rastreamento populacional para depressão (CES-D)

A *Center for Epidemiologic Studies – Depression Scale* (CES-D) é uma escala de rastreio desenvolvida para grandes estudos populacionais. A CES-D é adequada para o uso em idosos, assim como na população geral e em subgrupos com diversos agravos à saúde.

OUTRAS ESCALAS

Suicídio

Estudos epidemiológicos da Organização Mundial da Saúde evidenciam aumento das taxas de suicídio com o envelhecimento de uma população. No Brasil, a prevalência de suicídio é de 8,9 para cada 100 mil habitantes (contra 5,7 na população geral)[27].

Inúmeras escalas (como a escala de ideação suicida de Beck) podem ser utilizadas para classificar a gravidade do risco de suicídio e podem definir condutas de urgência, uma vez que se verificam riscos contra a vida do paciente.

Escala breve de avaliação psiquiátrica – versão ancorada (BPRS-A)

A *Brief Psychiatric Rating Scale – Anchored* (BPRS-A)[28] é utilizada para avaliar sintomas das síndromes psicóticas (esquizofrenia) e é composta de 18 itens que podem ser agrupados em quatro categorias: (1) distúrbio do pensamento; (2) retraimento/retardo psicomotor; (3) humor ansiedade-depressão; (4) comportamento de hostilidade-desconfiança.

Além de ser recurso precioso para o acompanhamento dos sintomas, permite, ainda, a diferenciação de grupos psicopatológicos dos sintomas e pode ser utilizada como ferramenta na prática clínica de auxílio na condução terapêutica (como associação de drogas psicotrópicas ou de terapias não medicamentosas).

Apatia

Apatia, caracterizada por falta da motivação, representa o sintoma neuropsiquiátrico mais comum às demências (especialmente na demência de Alzheimer). Guimarães *et al.*[29] validaram uma versão da Escala de Apatia para Cuidadores para uso na população brasileira. Essa escala consiste em 14 questões simples, pontuadas de zero ("muito") a 3 ("de jeito nenhum") e permite acompanhar a progressão do sintoma nas demências.

Escala de impressão clínica global (CGI)

A *Clinical Global Impression* (CGI) é amplamente empregada em estudos clínicos devido a sua simplicidade, mas pode ser utilizada na prática clínica para avaliar resposta ao tratamento. É composta de 3 itens (gravidade da doença, melhora global e índice de eficácia) e permite avaliar a gravidade da doença antes de e durante a aplicação de um tratamento[30].

Escala de Epworth para sono (EES)

Uma grande parcela de pacientes, que procuram por centros de estudos do sono, apresenta sonolência diurna excessiva. Para tanto, a EES foi desenvolvida para rastreio rápido desses pacientes uma vez que podem apresentar transtornos como apneia obstrutiva do sono, movimentos periódicos de membros, narcolepsia, entre outros[31].

A escala é composta de seis itens baseados em situações da vida diária em que há maior probabilidade de dormir. Cada item deve ser graduado em quatro níveis de probabilidade de um paciente cochilar: de "nunca" a "uma grande probabilidade".

Escala de Hamilton para ansiedade (HAM-A)

A *Hamilton Rating Scale for Anxiety* (HAM-A) é composta de 14 itens de sintomas, tendo sido dividida originalmente em dois domínios: (1) psíquico (humor ansioso, tensão, medo, insônia, dificuldades intelectuais, humor deprimido, comportamento na entrevista); e (2) somático (motores, sensoriais, respiratório, cardiovascular, gastrointestinal, geniturinário, neurovegetativos). Com a graduação de 0 a 4 para cada item, pode-se obter uma pontuação total de zero a 66 pontos[32].

Inventário Beck de ansiedade (BAI)

O estudo inicial contou com a aplicação de 86 itens para avaliar as características psicométricas para ansiedade em pacientes ambulatoriais, chegando, ao final do estudo, a 21 itens que apresentavam o maior poder de discriminação.

O inventário é composto de 21 itens que avaliam os sintomas comuns da ansiedade clínica: sintomas somáticos, afetivos e cognitivos. Para cada item deve ser indicado o grau de impacto de cada sintoma no paciente, variando de zero a 3, com pontuação total de zero a 63.

Por ser autoaplicável, rápido e fácil, o BAI se tornou um instrumento de grande utilidade para acompanhamento de resposta em terapia cognitivo-comportamental de pacientes com transtornos ansiosos[33].

Alcohol use disorders identification test (AUDIT)

É um instrumento de rastreio composto de 10 itens divididos em três subescalas: (1) consumo de álcool; (2) efeitos adversos e sintomas de dependência; (3) uso nocivo. Há também propostas de outras divisões em subescalas conforme a prevalência de transtornos relacionados ao álcool em uma determinada comunidade. Permite a rápida identificação dos transtornos relacionados ao consumo de álcool[34].

Referências

1. Folstein MF, Folstein SE, McHugh PR. Mini-mental state" – A practical method for grading the cognitive state of patients for the clinician. J Psychiatr Res. 1975 nov;12(3):189-98.
2. Brucki SMD, Nitrini R, Caramelli P, et al. Sugestões para o uso do mini-exame do estado mental no Brasil. Arq Neuropsiquiatr. 2003;61(3B):777-81.
3. Bertolucci PHF, Brucki SMD, Campacci SR, et al. O mini-exame do estado mental em uma população geral – Impacto da escolaridade. Arq Neuropsiquiatr. 1994;52(1):1-7.
4. Chaves ML, Godinho CC, Porto CS, et al. Doença de Alzheimer – Avaliação cognitiva, comportamental e funcional. Dement Neuropsychol. 2011;5(1):21-33.
5. Almeida OP. Mini mental state examination and the diagnosis of dementia in Brazil. Arq Neuropsiquiatr. 1998;56:605-12.
6. Caramelli P, Herrera E Jr, Nitrini R. O Mini-Exame do Estado Mental no diagnóstico de demência em idosos analfabetos. Arq Neuropsiquiatr. 1999;57(Supl 1):S7.
7. Kochhann R, Varela JS, Lisboa CS, Chaves MLF. The Mini Mental State Examination: eeview of cutoff points adjusted for schooling in a large Southern Brazilian sample. Dement Neuropsychol. 2010;4:35-41.
8. Melo DM, Barbosa AJG. O uso do mini-exame do estado mental em pesquisas com idosos no Brasil: uma revisão sistemática. Cien Saude Colet. 2015;20(12):3865-76.
9. Wajman JR, et al. Viés educacional na avaliação da demência grave: pontos de corte brasileiros para o miniexame do estado mental grave. Arq Neuropsiq. 2014;72(4):273-7.
10. Beato RG, Nitrini R, Formigoni AP, et al. Brazilian version of the Frontal Assessment Battery (FAB) – Preliminary data on administration of healthy elderly. Dement Neuropsychol. 2007;1:59-65.
11. De Paula JJ, Moura SM, Bocardi MB, et al. A bateria de avaliação frontal para o rastreio de disfunção executiva: análise de propriedades psicométricas e dados normativos representativos para idosos brasileiros. Psicologia em Pesquisa. 2013 jan-jun;7(1):89-98.
12. Atalaia-Silva KC, Lourenço RA. Tradução, adaptação e validação de construto do Teste do Relógio aplicado entre idosos no Brasil. Ver Saúde Púb. 2008;42(5):930-7.
13. Tuokko H, Hadjistavropoulos T, Miller JA, et al. The Clock Test: a sensitive measure to differentiate normal elderly from those with Alzheimer disease. J Am Geriatr Soc. 1992 jun;40(6):579-84.
14. Shulman KI, Gold DP, Cohen CA, Zucchero CA. Clock-drawing and dementia in the community: a longitudinal study. Int J Geriatr Psychiatry. 1993;8:487-96.
15. Nitrini R, Lefèvre BH, Mathias SC, Caramelli P, et al. Testes Neuropsicológicos de Aplicação Simples para o Diagnóstico de Demência. Arq Neuropsiquiatr. 1994;52(4):457-65.
16. Rodrigues AB, Yamashita ET, Chiappetta ALML. Teste de fluência verbal no adulto e no idoso: verificação da aprendizagem verbal. Rev CEFAC. 2008;10(4):443-51.
17. Montaño MBMM, Ramos LR. Validade da versão em português da Clinical Demential Rating. Rev Saúde Púb. 2005;39(6):912-7.

18. Li Y, Li P, Yang QX, et al. Lexical-Semantic Search Under Different Covert Verbal Fluency Tasks: An fMRI Study. Lexical Semantic Search. 2017 ago;11:1-15.
19. Brucki SMD, Malheiros SMF, Okamoto IH, et al. Dados normativos para o teste de fluência verbal categoria animais em nosso meio. Arq Neuropsiq. 1997;55(1):56-61.
20. Machado TH, Fichman HC, Santos EL, et al. Normative data for healthy elderly on the phonemic verbal fluency task – FAS. Dement Neuropsychol. 2009 mar;3(1):55-60.
21. Steiner VAG, Mansur LL, Brucki SMD, et al. Phonemic verbal fluency and age: A preliminary study. Dement Neuropsychol. 2008 dez;2(4):328-32.
22. Paradela EMP, Lourenço RA, Veras RP. Validação da escala de depressão geriátrica em um ambulatório geral. Rev Saúde Púb. 2005 dez;39(6):918-23.
23. Neto J, Junior MSC, Hubner CVK. Escala de depressão de Hamilton (HAM-D): revisão dos 40 anos de uso sua utilização. Rev Fac Ciênc Méd Sorocaba. 2001;3(1):10-4.
24. Hamilton M. A rating scale for depression. J Neurol Neurosurg Psychiatry. 1960;23:56-62.
25. Gorestein C, Andrade L. Validation of a Portuguese version of the Beck Depression Inventory and State-Trait Anxiety Inventory in Brazilian subjects. Braz J Med Biol Res. 1996 mai;29::453-7.
26. Aros MS, Yoshida EMP. Estudos de Depressão: instrumentos de avaliação e gênero. Bol Psicol. 2009;59(130):61-76.
27. Bech AT, Steer RA, Ranieri WF, Scale for suicide ideation: psychometric properties of a self-report version. Journal of Clinical Psychology. 1988;44(4):499-5.
28. Romano F, Elkis H. Tradução e adaptação de um instrumento de avaliação psicopatológica das psicoses: a Escala Breve de Avaliação Psiquiátrica - versão Ancorada (BPRS-A). J Bras Psiquiatr. 1996;45(1):43-9.
29. Guimarães HC, et al. Versão brasileira direcionada ao cuidador da Escala de Apatia. Dement Neuropsychol. 2009;3(4):321-6.
30. Lima MS, Soares BGO, Paoliello G, et al. The portuguese version of the Clinical Global Impression - Schizophrenia Scale: validation study. Rev Bras Psiquiatr. 2007;29(3):246-9.
31. Bertolazi AN, Fagondes SC, Hoff LS, et al. Validação da escala de sonolência de Epworth em português para uso no Brasil. J Bras Pneumol. 2009;35(9):877-83.
32. Hamilton M. The assessment of anxiety states by rating. Br J Med Psychol. 1959;32:50-5.
33. Beck AT, Epstein N, Brown G, Steer RA. An inventory for measuring clinical anxiety: psychometric properties. J Consulting and Clinical Psychology. 1988;56:893-7.
34. Saunders JB, Aasland OG, Babor TF, Fuente JR, et al. Development of the Alcohol Use Disorders Identification Test (AUDIT): WHO Collaborative Project on Early Detection of Persons with Harmful Alcohol Consumption-II. Addiction. 1993;88:791-804.

Leituras complementares

Bolsoni LM, Zuardi LM. Estudos psicométricos de instrumentos breves de rastreio para múltiplos transtornos mentais. J Bras Psiquiatr. 2015;64(1):63-9.

Santos KP, Santana APO. Verbal Fluency Test: a historical-critical review of fluency concept. Distúrbios da Comunicação. 2015;27(4):807-18.

PROPEDÊUTICA COMPLEMENTAR EM PSIQUIATRIA DO IDOSO: EXAMES LABORATORIAIS E OUTROS

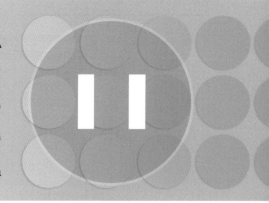

Suelen Arcanjo / Menila Neves / Marina Maria Biella

Uma abordagem inicial sistemática da saúde física em paciente com sintomas psiquiátricos tem sido valorizada, levando a realizar uma avaliação clínica global do paciente idoso. Além da história médica e psiquiátrica, exames do estado mental e físico completos, devem-se incluir exames de imagem (explorado em outro capítulo), laboratoriais e outros subsidiários quando indicados (por exemplo, polissonografia, eletroencefalograma e eletrocardiograma). A avaliação do estado de saúde geral possibilita rastrear doenças sistêmicas como desencadeadoras de um quadro psiquiátrico ou, até mesmo, como agravantes de diagnósticos prévios. Os sintomas psiquiátricos também podem representar a primeira manifestação de doença orgânica neurológica, infecciosa, inflamatória ou endocrinometabólica (Quadro 11.1). Além disso, os medicamentos psicotrópicos estão frequentemente associados aos agravos à saúde, como síndrome metabólica, hiperprolactinemia e obesidade[1].

Diante das particularidades da população idosa, a questão se torna ainda mais relevante. O envelhecimento acarreta redução das reservas homeostáticas, modificando a manifestação das doenças psiquiátricas preexistentes e dos novos diagnósticos, além da ação de medicamentos que pode passar a ser diversa do habitual. As mutimorbidades, o uso de múltiplos medicamentos e a frequente dificuldade em fornecer uma história clínica coerente e completa ampliam a necessidade de monitoramento laboratorial. As alterações cognitivas são mais prevalentes nessa faixa etária, tornando indispensável avaliação com exames para rastreio e diagnóstico diferencial[2].

No Quadro 11.2 estão listados exames que podem ser úteis na avaliação inicial do idoso com sintomas psiquiátricos.

VIGILÂNCIA MEDICAMENTOSA

O uso de alguns psicotrópicos pode ser monitorado pela dosagem sérica, permitindo segurança quanto ao nível terapêutico e evitando falhas na resposta terapêutica por subdoses ou complicações tóxicas. A avaliação sérica de medicamentos possibilita também confirmar a aderência do paciente e acompanhar com mais rigor o aparecimento de efeitos colaterais ou tóxicos (Tabela 11.1). Nos idosos, devido às alterações farmacocinéticas e farmacodinâmicas advindas do envelhecimento fisiológico, os sintomas adversos podem se manifestar mesmo em concentrações terapêuticas, não obstante o risco de toxicidade é maior. Drogas, como tricíclicos, estabilizadores do humor e anticonvulsivantes, representam margem terapêutica mais estreita para esses pacientes e demandam avaliações plasmáticas mais frequentes[3,4].

Além disso, deve-se sempre considerar a ação de certos fármacos sobre o sistema nervoso central (por exemplo, anticolinérgicos, hipnóticos, indutores do sono, antiepiléticos, antipsicóticos, drogas antiparkinsonianas) na avaliação inicial quando se suspeita de síndrome demencial.

QUADRO 11.1 Quando suspeitar de causa orgânica para sintomas psiquiátricos

Evolução diferente do habitual
Apresentação atípica
Início abrupto do quadro
Idade avançada
Ausência de transtorno mental prévio
Sintomatologia pleomórfica
Evidências no exame físico
Falha terapêutica com as medicações psiquiátricas

QUADRO 11.2 Exames laboratoriais na abordagem inicial

- Glicemia de jejum, hemoglobina glicada
- Sódio, potássio, cálcio
- Hemograma completo
- Creatinina, ureia
- TSH, T4 livre
- Albumina, bilirrubinas totais e frações, ALT, AST
- Fosfatase alcalina, GGT
- Colesterol total e frações

ALT: Alanina transaminase; AST: aspartato transminase; GGT: gama-glutamiltransferase; TSH: hormônio tireoestimulante; T4: tiroxina.

TABELA 11.1 Segurança no uso dos principais psicofármacos

Medicamento	Avaliação laboratorial
Lítio	Ureia, creatinina
	Clearance de creatinina
	Sódio, potássio, cálcio
	Osmolalidade urinária*
	TSH, T4 livre
	Titulação sérica
Antipsicóticos	Colesterol total e frações
Atípicos	Triglicérides
	Glicemia de jejum
Risperidona	Prolactina sérica
Clozapina	Hemograma
IRSS	Sódio
	Ureia, creatinina
Ácido valproico	Enzimas hepáticas
	Hemograma
	Amônia sérica*
Carbamazepina	Enzimas hepáticas
	Hemograma
	Creatinina, ureia, sódio
Amitriptilina	Titulação sérica
Nortriptilina	Titulação sérica
Clomipramina	Titulação sérica
Imipramina	Titulação sérica
Benzodiazepínicos	Titulação sérica

IRSS: Inibidor seletivo da recaptação de serotonina; TSH: hormônio tireoestimulante.
*Conforme indicação clínica.

- *Antipsicóticos atípicos*: são associados ao desenvolvimento e agravo de síndrome metabólica, diabetes *mellitus* tipo 2, dislipidemia, obesidade, acatisia, sonolência, aumento do risco cardiovascular e sintomas extrapiramidais. Assim, os riscos de ganho de peso, hipercolesterolemia e hiperglicemia, exigem dosagem regular do perfil metabólico, incluindo colesterol e glicemia. Para o uso de *Clozapina* deve-se solicitar um hemograma, devido ao risco de agranulocitose, sendo mais provável quando nível sérico alto da droga[5].
- *Inibidor seletivo da recaptação de serotonina (IRSS)*: não são necessários testes específicos antes de iniciar tratamento. As concentrações séricas de IRSS não são rotineiramente realizadas, mas podem ser utilizadas para avaliar a aderência do uso de certos fármacos, especialmente a fluoxetina. Sua dosagem é útil para monitoramento dos níveis terapêuticos e toxicidade, com níveis acima de 2.000 ng/mL sendo considerados críticos. Os IRSS podem desencadear síndrome da secreção inapropriada de hormônio antidiurético (SIADH), o que torna imprescindível a dosagem sérica de sódio em caso de sintomas que levem à suspeita de hiponatremia[6-8].

- *Carbamazepina*: um hemograma completo deve ser avaliado previamente e durante o tratamento, pois seu uso pode causar anemia, trombocitopenia e leucopenia. Também é necessária dosagem sérica de sódio regularmente por casos raros de hiponatremia e SIADH. Dosagem de enzimas hepáticas também deve ser realizada, pois essa medicação apresenta metabolismo hepático. Pode levar à indução das transaminases e ao consequente aumento de sua própria depuração, assim como de outras drogas. Essa autoindução é responsável pela diminuição da sua meia-vida após seis semanas de tratamento. Cerca de três a sete dias são necessários para que ocorra o estado de equilíbrio desse fármaco[9].
- *Carbonato de lítio*: diante de seu índice terapêutico estreito (a dose eficaz é próxima à dose tóxica), seu nível sanguíneo deve ser monitorado para segurança do paciente. O nível sérico alvo para tratamento de fase aguda e tratamento de manutenção está entre 0,8 e 1,2 mEq/L (0,8 e 1,2 mmol/L). Em idosos, a toxicidade pode se manifestar já em níveis abaixo de 1,2 mEq/L. Antes e durante o tratamento, deve-se monitorar função renal e tireoidiana pelo risco de desenvolver doença renal crônica e hipotireoidismo mesmo quando dentro da faixa terapêutica. Antes de introduzir lítio, os seguintes testes devem ser obtidos: análise de urina, ureia, creatinina, função tireoidiana e cálcio, além de um eletrocardiograma (ECG). Seguindo a avaliação periódica de ureia e creatinina a cada dois a três meses, nos primeiros seis meses de terapia, e após esse período inicial, a cada seis a 12 meses. A função tireoidiana uma ou duas vezes nos primeiros seis meses, e, posteriormente, a cada seis a 12 meses. Essa avaliação deve ser mais frequente em pacientes com maior risco[10].
  - A concentração sérica deve ser verificada após atingir a dose terapêutica, de cinco a sete dias após cada alteração da dose e, quando em uso de doses constantes, a cada seis ou 12 meses. Os níveis de lítio devem ser coletados pela manhã, aproximadamente 12 horas após a última dose e antes da primeira dose do dia. Níveis aumentados podem ser encontrados na insuficiência renal, desidratação, hiponatremia, uso de diuréticos, inibidores da ECA, haloperidol, clorpromazina e anti-inflamatórios não esteroides.
- *Valproato*: pode causar elevação de transaminases hepáticas, portanto requer avaliação antes e durante o tratamento. Em caso de alteração da consciência, a amônia deve ser dosada. Busca-se um nível sérico de valproato de 65 a 100 µg/mL, sendo a dosagem de dois a cinco dias após cada aumento de dose. A meia-vida e a fração de plasma livre do valproato podem aumentar com a idade e os pacientes idosos geralmente requerem doses menores para alcançar e manter um nível sérico constante[11].
- *Inibidores da monoaminoxidase*: podem estar associados à toxicidade hepática; por esse motivo é recomendada a solicitação periódica de testes de função hepática[12].
- *Antidepressivos tricíclicos (ADT)*: para introdução do fármaco, recomenda-se solicitar ECG para avaliação de alteração no QRS e QT, devido ao risco de alteração na condução cardíaca. Pode-se complementar a avaliação inicial com hemograma completo, eletrólitos e transaminases hepáticas. Existe correlação entre níveis plasmáticos do medicamento e resposta terapêutica para nortriptilina, amitriptilina, imipramina e clomipramina, podendo ajudar a estabelecer a dose adequada no tratamento de depressão maior. A nortriptilina possui janela terapêutica mais confiável do que os demais, entre 50 e 150 ng/mL, sendo o resultado clínico insatisfatório quando abaixo ou acima dessa faixa[13].
Os níveis séricos devem ser avaliados cinco dias após atingir dose terapêutica e a dosagem deve ser realizada 12 horas após a última dose.
Na avaliação do paciente em uso de ADT, é importante lembrar que variações genéticas na expressão das principais enzimas envolvidas no metabolismo dos tricíclicos (citocromo P450 2D6) têm efeito significativo na concentração plasmática. Em idosos, a diminuição do fluxo sanguíneo e do metabolismo hepático pode causar elevação dos níveis séricos.
- *Anticolinesterásicos*: o monitoramento de laboratório de rotina não é necessário para nenhum dos inibidores da colinesterase. É adequado solicitar ECG para descartar bradicardia antes do início do uso desses medicamentos[14-16].

CONDIÇÕES MÉDICAS COM SINTOMAS PSIQUIÁTRICOS PROEMINENTES

Síndrome demencial

O diagnóstico de demência tem como base fundamental a história clínica do paciente e o exame físico. Exames laboratoriais e de imagem são importantes como propedêutica complementar, fundamentais no diagnóstico diferencial das diversas causas. Embora sejam menos frequentes, as demências potencialmente

QUADRO 11.3 Exames laoratoriais solicitados na suspeita de demência

- Hemograma completo
- Creatinina, ureia
- TSH, T4 livre
- Cálcio
- Albumina
- Vitamina B12
- TGO, TGP, GGT
- Reações sorológicas para sífilis
- Sorologia para HIV (pacientes com idade inferior a 60 anos, com sintomas atípicos ou sintomas sugestivos)

Caramelli et al.[17]
GGT: gama-glutamiltransferase; HIV: vírus da imunodeficiência humana; TGO: transaminase glutâmica oxalacética; TGP: transaminase glutâmica pirúvica.

reversíveis podem ser tratadas e, portanto, devem ser rastreadas antes do diagnóstico definitivo daquelas com dano estrutural permanente do sistema nervoso central.

Os exames solicitados têm como objetivo determinar uma origem metabólica secundária a doenças sistêmicas (por exemplo, doença renal, hepática e endócrina) ou infecciosas, como sífilis e síndrome da imunodeficiência adquirida (Aids).

No Quadro 11.3, sugerem-se os exames a serem solicitados na avaliação inicial de síndrome demencial, segundo as recomendações da Academia Brasileira de Neurologia[17-19].

ESTUDO DO LÍQUIDO CEFALORRAQUIDIANO (LCR)

A análise do liquor é útil no diagnóstico de sintomas psiquiátricos causados por doença neurológica possivelmente reversível. Pode ser instrumento complementar na investigação de demência secundária à sífilis, ao HIV ou por príons, como a doença de Creutzfeldt-Jakob (detecção da proteína 14-3-3). Pode ser usado na detecção de anticorpos específicos de encefalopatias imunomediadas e na triagem etiológica de demências rapidamente progressivas (Quadro 11.4).

Na doença de Alzheimer tem se tornado um método promissor para detecção de biomarcadores. A elevação de proteína tau total e tau fosforilada e redução da B-amiloide no LCR podem identificar precocemente a doença. Porém, até o momento, não existe padronização desta análise laboratorial para uso rotineiro na prática clínica[20,21].

VITAMINA B12 E FOLATO

As deficiências de vitamina B12 e ácido fólico causam anemia megaloblástica, sendo mais comum em idosos e alcoólatras. A carência de B12 resulta em manifestações mentais, dentre outros sintomas, como a depressão e a disfunção cognitiva. Portanto, sua dosagem sérica é fundamental na diferenciação de

QUADRO 11.4 Líquido cefalorraquidiano em transtornos neuropsiquiátricos

Doenças infecciosas
- Tuberculose
- Doença de Lyme
- Sífilis
- Aids
- Herpes simples
- Citomegalovirose
- Virose por Epstein-Barr
- Criptococose

Doenças autoimunes
- Encefalomielite desmielinizante aguda
- Esclerose múltipla
- Doença neuronal autoimune (LES)

Distúrbios de pressão
- Pseudotumor cerebral

Neoplasias
- Invasão tumoral direta
- Meningite carcinomatosa
- Síndrome paraneoplásica

Quando solicitar análise de liquor em demência

- Hidrocefalia comunicante
- Idade < 65 anos
- Suspeita de doença inflamatória ou infecciosa do SNC
- Apresentação atípica

quadros de demência, *delirium* e distúrbios psiquiátricos graves, como psicose, alteração da personalidade, alucinações, paranoias e esquizofrenia.

Baixos níveis de folato não causam envolvimento do sistema nervoso central, mas podem ser identificados em usuários de fármacos estrogênicos e de fenitoína.

DOENÇAS INFECCIOSAS

Certas doenças psiquiátricas, como mania e abuso de substâncias, estão relacionadas à maior exposição e, consequentemente, ao risco alto de contrair doenças sexualmente transmissíveis. Tal risco também ocorre em alguns distúrbios cognitivos com alteração de comportamento, como a demência frontotemporal.

As infecções, como a sífilis, as hepatites virais B e C e a infecção pelo HIV, são frequentemente assintomáticas. Quando não detectadas, levam às complicações mais graves, como neurossífilis, cirrose hepática e Aids. Devem ser rastreadas nos idosos com funcionalidade preservada e suspeita de abuso de drogas ou vida sexual de risco. Os pacientes com alteração cognitiva em investigação merecem especial atenção[22,23].

- *Sífilis*: o diagnóstico é realizado exclusivamente por meio de testes imunológicos. Existem dois tipos de testes imunológicos: os não treponêmicos e os treponêmicos. Os testes não treponêmicos detectam anticorpos anticardiolipina, que não são específicos para os antígenos do *Treponema pallidum*. Destes, os mais utilizados atualmente são VDRL (do inglês *venereal disease research laboratory*) e RPR (do inglês, *rapid test reagin*). Já os testes treponêmicos, por sua vez, detectam anticorpos específicos para os antígenos do *T. pallidum* (geralmente IgM e IgG). O mais utilizado é o FTA-Abs (teste de anticorpos treponêmicos fluorescentes com absorção).
- *Hepatite viral*: as hepatites virais B e C são de grande relevância para a saúde pública, em razão da transmissibilidade, cronicidade e alta morbimortalidade. A maioria das pessoas infectadas pelas hepatites virais crônicas desconhece seu diagnóstico. A investigação sorológica deve ser realizada em caso de suspeita e ausência de histórico vacinal. As manifestações psiquiátricas incluem depressão, ansiedade, fraqueza e psicose, além de poder comprometer o metabolismo hepático de alguns medicamentos psicotrópicos. Recomenda-se a vacinação contra hepatite B para todas as pessoas, independentemente da idade e/ou condições de vulnerabilidade.
  - A testagem para HCV deve ser solicitada para os indivíduos em situações de risco, como: nascidos antes de 1975, receptores de transfusão de sangue e hemoderivados ou transplantes de órgãos antes de 1993, usuários de drogas, pacientes em hemodiálise, portadores de cirrose hepática, câncer hepático ou doença hepática sem etiologia definida e comportamento sexual de risco.
- *HIV*: em caso de manifestações cognitivas ou psiquiátricas suspeitas de Aids deve-se solicitar a sorologia para detecção de anticorpos anti-HIV 1 e 2. Na suspeita de infecção, uma nova amostra deve ser colhida após 30 dias mesmo que a dosagem inicial seja não reagente. O ELISA (ensaio imunoabsorvente ligado à enzima) positivo indica confirmação por *Western blot* ou ensaio de imunofluorescência.

ELETRÓLITOS

Distúrbios eletrolíticos são comuns em pacientes com transtornos alimentares, em particular, sódio, cálcio, potássio e fósforo, por abuso de laxantes, diuréticos ou vômitos psicogênicos.

Alcoolismo pode levar a hipomagnesemia, que está associada à agitação e à confusão mental; pode também levar à convulsão e ao coma. Nos pacientes com transtorno de ansiedade que hiperventilam, pode haver níveis baixos de bicarbonato e fósforo.

A hiponatremia está associada ao *delirium* e pode ser causada por polidipsia psicogênica ou medicamentos, como a carbamazepina e IRSS.

A hipocalcemia pode se manifestar com *delirium*, depressão, irritabilidade, e a hipercalcemia com depressão, psicose e fraqueza.

FUNÇÃO RENAL

As dosagens séricas de ureia e creatinina fazem parte da rotina de avaliação inicial e seguimento do paciente com transtorno neuropsiquiátrico. Aumento de ureia pode resultar em letargia e *delirium*. A depuração urinária de creatinina também é muito utilizada na avaliação da função renal, associando a coleta sérica de creatinina e na urina de 24 horas ou amostra. Para uso de lítio, o monitoramento da função renal é fundamental.

FUNÇÃO HEPÁTICA

A avaliação da função hepática torna-se necessária na suspeita de doença hepática como causa de alteração comportamental, *delirium* e encefalopatia. Deve-se considerar que muitos psicotrópicos possuem metabolismo de primeira passagem e, portanto, em caso de disfunção hepática seu efeito pode ser afetado. Os testes iniciais incluem dosagens de aminotransferases, gama-glutamiltranspeptidase, fosfatase alcalina. Já a função sintética, pode ser avaliada por dosagem de albumina e tempo de protrombina. A capacidade de transporte hepático é monitorada por bilirrubinas e amônia séricas.

FUNÇÃO ENDÓCRINA

Doenças endócrinas muitas vezes apresentam manifestações psiquiátricas e, por sua vez, doenças psiquiátricas podem ser complicadas por doenças endócrinas, além de dificultar seu tratamento.
- *Suprarrenal*: os níveis de cortisol e ACTH devem ser avaliados na suspeita de distúrbios da adrenal. Conforme sua titulação alta ou baixa, pode se apresentar como depressão, distúrbios de memória, mania, confusão mental e ansiedade. A síndrome de Cushing, em que há elevados níveis de cortisol, inclui mania, ansiedade, euforia, labilidade emocional, irritabilidade e paranoia. Já na doença de Addison, com baixos níveis de cortisol, manifesta-se com fadiga, perda peso e anorexia, que levam à depressão, podendo chegar a desenvolver disfunção cognitiva e psicose com alucinações.
- *Tireoide*: as doenças da tireoide podem estar relacionadas à depressão, à ansiedade, à demência, à psicose e aos sintomas de pânico. A triagem é feita com a dosagem de TSH e T4L.
- *Prolactina*: os medicamentos antipsicóticos levam ao bloqueio de receptores de dopamina na hipófise, podendo causar hiperprolactinemia por aumento da produção e liberação. Em caso de galactorreia ou redução na libido, o nível sérico de prolactina deve ser avaliado.

ELETROENCEFALOGRAMA (EEG)

O EEG avalia a atividade elétrica cortical cerebral e é comumente usado para excluir atividade epiléptica subclínica ou *delirium* como causa de sintomas psiquiátricos[24]. Indicado em outras situações especiais para diagnóstico de encefalopatia metabólica, como encefalopatia hepática ou na doença de Creutzfeldt-Jakob. Auxilia no diagnóstico de demência, quando não se identifica a causa após investigações iniciais. Nesses casos, a doença orgânica é sugerida pelo alentecimento da atividade elétrica cerebral e pela redução na frequência do ritmo dominante posterior. Em indivíduos com embotamento afetivo, EEG pode mostrar traçado típico de vigília, que ocorre na catatonia ou com lentidão difusa e ondas trifásicas, como na encefalopatia metabólica. Importante salientar que diversos psicofármacos podem alterar o traçado do EEG e, portanto, deve-se atentar quando o paciente estiver usando lítio, neurolépticos, tricíclicos, benzodiazepínicos, IRSS e inibidores da MAO[25].

O videoeletroencefalograma costuma ser indicado na suspeita de paroxismo não epiléptico de origem psicogênica ou em parassonias.

A Tabela 11.2 resume algumas possíveis indicações de solicitação de EEG no diagnóstico diferencial.

TABELA 11.2 Indicação de EEG em psiquiatria

Quando solicitar	Diagnóstico diferencial
• Estados de alteração do nível de consciência ou estados catatônicos • Estado confusional • Alteração de comportamento • Comprometimento cognitivo	• Estado de mal epiléptico (sinais motores sutis ou ausentes) • *Delirium* e intoxicação por lítio • Demência vascular, Aids-demência, doença de Alzheimer, encefalites, doença de Creutzfeldt-Jakob

Aids: Síndrome da imunodeficiência humana; EEG: eletroencefalograma.

POLISSONOGRAFIA

O estudo polissonográfico é utlizado para avaliar os transtornos do sono. Nesse exame, o EEG é associado ao ECG, ao monitoramento da saturação de oxigênio, à atividade respiratória, à temperatura corporal, ao eletro-oculograma e ao eletromiograma. Deve ser solicitado na investigação de parassonias, suspeita de síndrome da apneia obstrutiva do sono (SAOS) e comportamento noturno anormal, como sonambulismo, despertar confusional e terror noturno[26].

Pacientes depressivos evidenciam redução da quantidade de sono de ondas lentas, da latência do sono REM e do despertar precoce. Além disso, podem apresentar sonolência diurna, alteração de humor e de memória, tal como ocorre na SAOS.

O transtorno de ansiedade leva ao aumento da latência de sono, à eficiência de sono reduzida e amplia o tempo de vigília após início do sono.

O uso de medicações antidepressivas pode aumentar a latência do sono REM e alterar o resultado da polissonografia.

ELETROCARDIOGRAMA (ECG)

No contexto de neuropsiquiatria, o ECG é usado mais comumente para avaliar anormalidades na atividade elétrica do coração causadas por efeitos colaterais de medicamentos psicotrópicos. A sua relevância se amplia devido à prevalência aumentada de anormalidades eletrocardiográficas na população idosa. Deve ser solicitado antes da introdução e durante o uso de medicamentos que podem causar distúrbios de ritmo. Na suspeita de doença cardíaca ou presença de sintomas cardiovasculares durante acompanhamento de quadro psiquiátrico, também está indicado o estudo eletrocardiográfico[13,27].

A seguir estão listadas algumas alterações de condução cardíaca produzidos por medicamentos[28,29] (Quadro 11.5):

- *Ziprasidona e tioridazida*: podem causar prolongamento do intervalo QT [30].
- *Antidepressivos tricíclicos*: podem aumentar frequência cardíaca pelo efeito anticolinérgico. Podem causar prolongamento de intervalo PR, QT e QRS, anormalidades do segmento ST e da onda T. Podem piorar ou desencadear bloqueios atrioventriculares.
- *Lítio*: pode causar alterações de onda T e disfunção nodal sinoatrial, levando ao bloqueio cardíaco.
- *Anticolinesterásicos*: podem causar bradicardia. ECG deve ser solicitado antes da introdução do medicamento e durante o uso, caso o paciente desenvolva sintomas ou apresente frequência cardíaca baixa.

HOLTER

O monitoramento da atividade elétrica cardíaca pode ser necessário na avaliação de sintomas cardíacos intermitentes ou persistentes em qualquer paciente em seguimento psiquiátrico, em especial naqueles com transtorno do pânico e ansiedade.

O Holter é útil na investigação de quadros de síncope, tontura, palpitações e na diferenciação de sintomas adversos aos medicamentos.

RADIOGRAFIA DE TÓRAX

A radiografia de tórax tem pouca utilidade na avaliação inicial de pacientes com transtorno psiquiátrico em investigação. É reservada para situações especiais nas quais o paciente apresente queixa respiratória, como ocorre na ansiedade. Em caráter de urgência deve ser solicitado em quadros agudos de febre, dispneia, tosse, dor torácica ou *delirium*.

QUADRO 11.5 Medicamentos que necessitam de ECG antes do uso

- Lítio
- Antidepressivos tricíclicos
- Anticolinesterásicos
- Antipsicóticos

AVALIAÇÃO DE SINTOMAS PSIQUIÁTRICOS DE INÍCIO RECENTE

Em pacientes geriátricos são frequentes sintomas psiquiátricos (por exemplo, ansiedade, depressão, mania), que nem sempre completam todos os critérios para o diagnóstico definitivo de transtornos mentais, mas que são suficientes para reduzir a qualidade de vida e agravar morbidades. Justifica-se, então, uma investigação mais detalhada, incluindo uma avaliação laboratorial e complementar extensiva.

Algumas condições clínicas podem se manifestar com ansiedade, incluindo prolapso de válvula mitral, angina, infarto do miocárdio, feocromocitoma, hipertireoidismo e hipoglicemia. Sintomas cardiovasculares podem ser mascarados por ataques de pânico e negligenciados. Portanto, o monitoramento com ECG, ecocardiograma (ECO), teste de esforço ou Holter podem ser essenciais. Eventualmente, radiografia de tórax e provas de função pulmonar podem ser necessárias para quadros com sintomatologia respiratória. Outros exames devem ser considerados na suspeita clínica, como EEG, neuroimagem, estudo do liquor e análise toxicológica[31,32].

Os Quadros 11.6 a 11.8 resumem a investigação completar sugerida na avaliação inicial de condições clínicas frequentes em idosos.

QUADRO 11.6 Exames solicitados na suspeita de *delirium* ou encefalopatia

- Hemograma completo
- Enzimas hepáticas
- Creatinina, ureia
- Glicemia de jejum
- TSH, T4 Livre
- Vitamina B12
- Sorologia para HIV e sífilis
- Amônia sérica
- Urina I
- ECG
- Radiografia de tórax
- Culturas
- Tomografia de crânio
- EEG
- LCR
- Nível sérico de medicamento
- Nível sérico de álcool
- Triagem toxicológica em urina

ECG: Eletrocardiograma; EEG: eletroencefalograma; HIV: vírus da imunodeficiência humana; LCR: líquido cefalorraquidiano; TSH: hormônio tireoestimulante.

QUADRO 11.7 Abordagem inicial em sintomas ansiosos

- Enzimas hepáticas
- Creatinina, ureia
- Glicemia de jejum
- Marcadores séricos de isquemia
- TSH, T4 livre
- ECG, Holter, TE, ECO

ECG: Eletrocardiograma; ECO: ecocardiograma; TE: Teste de esforço; TSH: hormônio tireoestimulante.

QUADRO 11.8 Abordagem inicial em sintomas depressivos ou maníacos

- Hemograma completo
- Enzimas hepáticas
- Creatinina, ureia
- Glicemia de jejum
- TSH, T4 Livre
- Sorologia para HIV e sífilis
- Urina I
- ECG
- Nível sérico de medicamento*
- Nível sérico de álcool*
- Triagem toxicológica em urina*
- EEG
- Ressonância magnética de encéfalo

ECG: Eletrocardiograma; EEG: eletroencefalograma; HIV: vírus da imunodeficiência humana; TSH: hormônio tireoestimulante.
*Conforme indicação clínica.

Referências

1. Reifler BV, Bruce ML. Home-based mental health services for older adults: a review of ten model programs. Am J Geriatr Psychiatry. 2014;22:241.
2. Hiemke C, Baumann P, Bergemann N, et al. AGNP Consensus Guidelines for Therapeutic Drug Monitoring in Psychiatry: Update 2011. Pharmacopsychiatry. 2011;44:195.
3. Simonetti A, Sani G, Dacquino C, et al. Hippocampal subfield volumes in short- and long-term lithium-treated patients with bipolar I disorder. Bipolar Disord. 2016;18:352.
4. Gildengers AG, Butters MA, Aizenstein HJ, et al. Longer lithium exposure is associated with better white matter integrity in older adults with bipolar disorder. Bipolar Disord. 2015;17:248.
5. Vedal TSJ, Steen NE, Birkeland KI, et al. Free thyroxine and thyroid-stimulating hormone in severe mental disorders: A naturalistic study with focus on antipsychotic medication. J Psychiatr Res. 2018;106:74.
6. Jiang HY, Chen HZ, Hu XJ, et al. Use of selective serotonin reuptake inhibitors and risk of upper gastrointestinal bleeding: a systematic review and meta-analysis. Clin Gastroenterol Hepatol. 2015;13:42.
7. Nelson JC, Devanand DP. A systematic review and meta-analysis of placebo-controlled antidepressant studies in people with depression and dementia. J Am Geriatr Soc. 2011;59(4):577-85.
8. Issari Y, Jakubovski E, Bartley CA, Pittenger C, Bloch MH. Early onset of response with selective serotonin reuptake inhibitors in obsessive-compulsive disorder: a meta-analysis. J Clin Psychiatry. 2016;77(5):605-11.
9. Nevitt SJ, Sudell, Weston J, Tudur Smith C, Marson AG. Antiepileptic drug monotherapy for epilepsy: a network meta-analysis of individual participant data. Cochrane Database Syst Rev. 2017 Jun 29;.
10. Ott M, Stegmayr B, Renberg ES, Werneke U. Lithium intoxication: Incidence, clinical course and renal function - a population-based retrospective cohort study. J Psychopharmacol. 2016;.
11. Penchilaiya V, Kuppili PP, Preeti K, Bharadwaj B. DRESS syndrome: Addressing the drug hypersensitivity syndrome on combination of Sodium Valproate and Olanzapine. Asian J Psychiatr. 2017;28:175.
12. Milev RV, Giacobbe P, Kennedy SH, et al. Canadian Network for Mood and Anxiety Treatments (CANMAT) 2016 Clinical Guidelines for the Management of Adults with Major Depressive Disorder: Section 4. Neurostimulation Treatments. Can J Psychiatry. 2016;61:561.
13. Fanoe S, Kristensen D, Fink-Jensen A, et al. Risk of arrhythmia induced by psychotropic medications: a proposal for clinical management. Eur Heart J. 2014;35:1306.
14. Öhman H, Savikko N, Strandberg TE, et al. Effects of exercise on cognition: the Finnish Alzheimer Disease Exercise Trial: a randomized, controlled trial. J Am Geriatr Soc. 2016;64:731.
15. Farina N, Llewellyn D, Isaac MG, Tabet N, Vitamin E. for Alzheimer's dementia and mild cognitive impairment. Cochrane Database Syst Rev. 2017;1.
16. Howard R, McShane R, Lindesay J, et al. Nursing home placement in the Donepezil and Memantine in Moderate to Severe Alzheimer's Disease (DOMINO-AD) trial: secondary and post-hoc analyses. Lancet Neurol. 2015;14:1171.
17. Caramelli P, Teixeira AL, Buchpiguel CA, Lee HW, Livramento JÁ. Diagnosis of Alzheimer's disease in Brazil:. suplementary dement neuropsychol. 2011;5:167-77.
18. Gurnani AS, Gavett BE. The differential effects of Alzheimer's disease and lewy body pathology on cognitive performance: a meta-analysis. Neuropsychol Rev. 2017;27:1.
19. Davis DH, Creavin ST, Yip JL, et al. Montreal cognitive assessment for the diagnosis of Alzheimer's disease and other dementias. Cochrane Database Syst Rev. 2015;. CD010775..
20. Campbell NL, Boustani MA, Lane KA, et al. Use of anticholinergics and the risk of cognitive impairment in an African American population. Neurology. 2010;75:152.
21. Snyder HM, Corriveau RA, Craft S, et al. Vascular contributions to cognitive impairment and dementia including Alzheimer's disease. Alzheimers Dement. 2015;11:710.
22. Brasil. Ministério da Saúde. Secretaria de Vigilância em Saúde. Departamento de DST, Aids e Hepatites Virais. Protocolo Clínico e Diretrizes Terapêuticas para Atenção Integral às Pessoas com Infecções Sexualmente Transmissíveis / Ministério da Saúde, Secretaria de Vigilância em Saúde, Departamento de DST, Aids e Hepatites Virais. Brasília, 2015.
23. Workowski KA, Bolan GA. Centers for Disease Control and Prevention. Sexually transmitted diseases treatment guidelines, 2015. MMWR Recomm Rep. 2015;64:1.
24. Hshien TT, Inouye SK, Oh ES. Delirium in the Elderly. Psychiatr Clin North am. 2018 mar;41(1):1-17.
25. Jackson A, Seneviratne U, et al. EEG changes in patients on antipsychotic therapy: A systematic review. 7"Epilepsy Behav. 2019;95:1-9.
26. Rundo, Downey R, 3rd, et al. Polysomnography. Handb Clin Neurol. 2019;160:381-92.
27. Wenzel-Seifert K, Wittmann M, Haen E. QTc prolongation by psychotropic drugs and the risk of torsade de pointes. Dtsch Arztebl Int. 2011;108:687.
28. Beach SR, Kostis WJ, Celano CM, et al. Meta-analysis of selective serotonin reuptake inhibitor-associated QTc prolongation. J Clin Psychiatry. 2014;75:e441.
29. Girardin FR, Gex-Fabry M, Berney P, et al. Drug-induced long QT in adult psychiatric inpatients: the 5-year cross-sectional ECG Screening Outcome in Psychiatry study. Am J Psychiatry. 2013;170:1468.
30. Shah AA, Aftab A, Coverdale J. QTc prolongation with antipsychotics: is routine ECG monitoring recommended? J Psychiatr Pract. 2014;20:196.
31. Taylor WD, Clinical practice. Depression in the elderly. N Engl J Med. 2014;371:1228.
32. Chen S, Conwell Y, He J, et al. Depression care management for adults older than 60 years in primary care clinics in urban China: a cluster-randomised trial. Lancet Psychiatry. 2015;2:332.

NEUROIMAGEM BÁSICA EM PSIQUIATRIA GERIÁTRICA

Anna Laura Di Carvalho Gedda / Pedro Gomes Penteado Rosa / Pedro Kallas Curiati

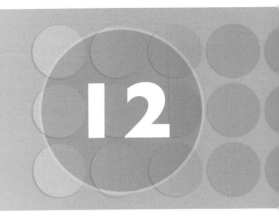

INTRODUÇÃO

O uso da tomografia computadorizada (TC) na prática médica, com início na década de 1970, permitiu pela primeira vez a visualização da anatomia cerebral *in vivo* (antes disso se usava a pneumoencefalografia) e a análise de lesões estruturais que pudessem explicar sintomas clínicos, com aplicação no diagnóstico diferencial. Posteriormente, outras modalidades de imagem, como ressonância magnética (RM), tomografia por emissão de pósitrons (PET), tomografia computadorizada por emissão de fóton único (SPECT), dentre outras, permitiram uma melhor análise dos processos fisiopatológicos das doenças[1].

A aplicação mais conhecida e mais estudada dos biomarcadores em neuroimagem ocorre nas doenças neurodegenerativas, especialmente aquelas manifestas por síndrome demencial. Por outro lado, a sua utilidade ainda é pouco conhecida em distúrbios de humor, como depressão, transtornos ansiosos e psicoses[2]. A neuroimagem pode ser uma importante ferramenta diagnóstica em casos de doenças neurogenerativas com dúvida quanto a etiologia, apresentação atípica ou mesmo sobreposição de diferentes processos patológicos[3]. Existem cenários nos quais exames de imagem também devem ser considerados em transtornos psiquiátricos com base em recomendações e evidências específicas[2,4] (Quadro 12.1).

PRINCIPAIS MÉTODOS

Consideramos na prática clínica duas modalidades de neuroimagem mais utilizadas, funcional e estrutural, conforme Tabela 12.1.

Imagem estrutural (TC e RM) permite avaliação anatômica dos tecidos (substância branca e cinzenta, sistema vascular e líquido cefalorraquidiano) em escala macroscópica[2,3]. É empregada para avaliação de doença cerebrovascular, doenças desmielinizantes, lesões expansivas, infecções do sistema nervoso central, edema cerebral, hematomas intracranianos, hidrocefalias e atrofia[4]. O uso de contraste endovenoso realça áreas de comprometimento vascular, neoplasia, infecção e inflamação, além de permitir a identificação de aneurismas e oclusões vasculares. No entanto, para a investigação de transtornos psiquiátricos e síndrome demencial, o exame sem contraste é, na maioria das vezes, suficiente[1,4]. Deve-se, portanto, limitar seu uso para casos com achados neurológicos focais não elucidados com método simples e para suspeita de neoplasia ou infecção, atentando-se ao risco de reação alérgica e disfunção renal relacionados ao contraste[4].

QUADRO 12.1 Indicações de exames neuroimagem em PG

Primeiro episódio de alteração de estado mental associado aos sintomas atípicos:
- Baixa resposta ao tratamento vigente ou falha terapêutica recorrente
- Necessidade de reavaliação do diagnóstico atual
- Antecedente de neoplasias
- Sintomas associados à deficiência intelectual (por exemplo, autismo)
- Doenças neurológicas ou sistêmicas que podem cursar com sintomas psiquiátricos (por exemplo, lúpus, esclerose múltipla, epilepsia)
- Alterações no exame neurológico (sinais neurológicos focais)
- História prévia de TCE, especialmente em indivíduos em uso de anticoagulantes
- Idade superior a 40 anos e início recente de sintomas psiquiátricos
- *Delirium*
- Déficit cognitivo

PG: Psiquiatria geriátrica; TCE: traumatismo cranioencefálico.

Tabela 12.1 Características dos exames de neuroimagem utilizados em PG

Exame	Vantagens	Desvantagens	Principais usos
TC	Análise estrutural com boa resolução, rapidez, baixo custo e maior disponibilidade Não invasiva	Exposição à radiação Não distingue pequenas estruturas com densidades semelhantes	Excluir lesões neurológicas expansivas ou vasculares em situações de urgência e emergência
RM	Análise estrutural com boa resolução espacial, sem radiação, versatilidade quando usado contraste injetável e melhor visualização de estruturas semelhantes Não invasiva Novas técnicas em desenvolvimento	Alto custo Pouco disponível nos serviços de saúde Tempo elevado de realização Contraindicações: fobias, uso de próteses metálicas e marca-passo	Visualizar alterações morfológicas globais e localizadas do SNC Uso em pesquisas para avaliar longitudinalmente as modificações relacionadas ao curso das doenças
PET/SPECT	Avaliação do funcionamento cerebral em tempo real Boa resolução espacial Possibilidade de uso de diferentes radiofármacos	Exposição à radiação Alto custo Pouco disponível nos centros de saúde	Avaliação de perfusão e metabolismo encefálico no diagnóstico diferencial de doenças degenerativas

PET: Tomografia por emissão de pósitrons; PG: psiquiatria geriátrica; SNC: sistema nervoso central; SPECT: tomografia computadorizada por emissão de fóton único; TC: tomografia computadorizada; RM: ressonância magnética.

Imagem funcional (PET e SPECT) permite estimativa de fluxo sanguíneo cerebral, atividade metabólica, funcionamento de sistemas neurotransmissores e depósito de proteínas por meio da infusão endovenosa de radiofármacos[2-4]. É possível, por exemplo, avaliar os sistemas dopaminérgico, GABAérgico, serotoninérgico e colinérgico, além do metabolismo de glicose e os depósitos de amiloide[3]. A PET pode apresentar resolução espacial discretamente maior que a SPECT, porém com maior custo e menor disponibilidade nos centros de saúde[4] (Figura 12.1).

Tomografia computadorizada

A TC emprega radiação para quantificar a densidade dos tecidos cerebrais, produzindo imagens em escala milimétrica e com resolução digital em poucos minutos de varredura. Apresenta capacidade limitada em distinguir substância branca e cinzenta, porém boa sensibilidade para detecção de sangramentos agudos, calcificações e coleções[4]. É largamente utilizada quando há suspeitas de acidente vascular encefálico, sangramento intracraniano, hematoma sub ou epidural e fraturas, principalmente em ambientes de urgência e emergência em função de rapidez, menor custo e maior disponibilidade nos serviços de saúde. Outra aplicação comum é a avaliação de pacientes com contraindicação à RM (uso de marca-passo, aneurismas clipados, fobia) e a investigação de doenças vasculares inflamatórias e/ou obstrutivas, para as quais pode ser realizada angiotomografia[2].

Ressonância magnética

As indicações da RM são semelhantes às da TC, porém as imagens de RM apresentam qualidade superior para avaliação do parênquima, com melhor detecção de lesões precoces em substância branca e substância cinzenta e patologias em fossa posterior e tronco encefálico. Apresenta maior número de sequências (T1, T2, difusão, FLAIR), que permitem o realce de diferentes tecidos e patologias cerebrais, com versatilidade, principalmente quando empregado o uso de contraste[2].

A RM utiliza um campo magnético intenso e ondas de rádio para criar imagens da distribuição de prótons (núcleos de hidrogênio) nos tecidos. Os sinais são derivados predominantemente de moléculas de água presentes no encéfalo e, em menor grau, de lipídeos e proteínas. Atualmente, existem técnicas avançadas, como espectroscopia protônica, imagens ponderadas em difusão e RM funcional, ainda aplicadas predominantemente em ambiente de pesquisa, mas com expectativa de aplicações clínicas promissoras no futuro[1,3].

As limitações ao uso da RM incluem tempo prolongado para a realização do exame, maior risco de artefatos por movimentação e contraindicação em pacientes que possuem próteses metálicas e marca-passo[1,2].

Tomografia por emissão de pósitrons (PET) e tomografia computadorizada por emissão de fóton único (SPECT)

PET e SPECT são técnicas de diagnóstico por imagem em medicina nuclear em que radiação ionizante é empregada na forma de radioisótopos de curta duração que são injetados por via endovenosa para

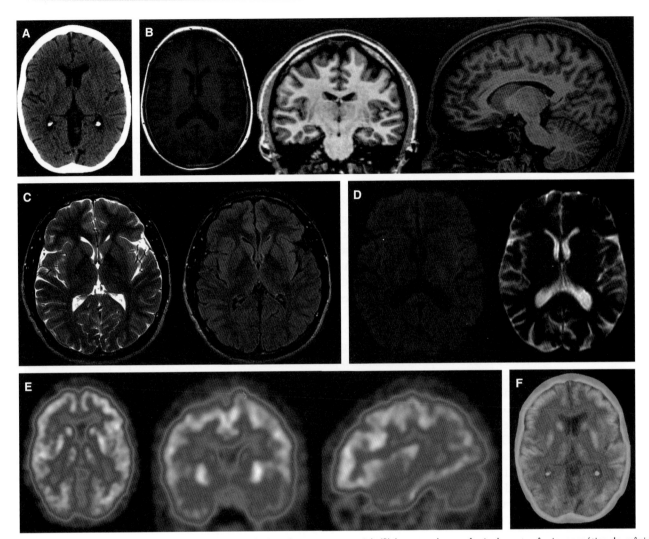

FIGURA 12.1 (A) Imagem de tomografia computadorizada de crânio em corte axial. (B) Imagens de sequência de ressonância magnética de crânio ponderada em T1 em cortes axial, coronal e sagital. (C) Imagens de ressonância magnética de crânio em cortes axiais ponderadas, respectivamente, em T2 e em FLAIR. (D) Imagens de sequência de ressonância magnética de crânio ponderada em difusão em cortes axiais. (E) Imagens de PET-FDG de crânio em sequências, respectivamente, axial, coronal e sagital. (F) Imagem de PET-FDG de crânio em corte axial sobreposta em tomografia computadorizada de crânio.

avaliar perfusão, metabolismo e processos neuroquímicos[2-4]. SPECT é usado principalmente para avaliar perfusão cerebral e emprega detectores de radiação e tomografia para reconstrução de imagem da distribuição do radioisótopo no encéfalo[4]. PET localiza a origem anatômica dos pósitrons resultantes da decomposição de radioisótopos ligados a marcadores de interesse, como a fluorodesoxiglicose (FDG), que avalia o metabolismo de glicose. Outros ligantes podem ser empregados para avaliar depósito de proteínas, como o β-amiloide; sistemas neurotransmissores, como dopamina, serotonina e acetilcolina; e nível de micróglia ativada, porém com aplicação ainda predominantemente em ambiente de pesquisa[2-4]. Os resultados são apresentados na forma de mapas e escalas de intensidade codificados em cinza ou colorido[4].

O principal uso das técnicas funcionais é a complementação diagnóstica quando a imagem estrutural não esclarece a etiologia de uma doença do sistema nervoso central e quando há suspeita de alterações metabólicas associadas. Destaca-se a sua aplicação no diagnóstico diferencial entre doença de Parkinson (DP) e demência por corpúsculos de Lewy (DCL) e entre doença de Alzheimer (DA) e demência frontotemporal (DFT)[3-5].

Ambas, PET e SPECT, contribuem para o diagnóstico diferencial das causas de demência e não há ainda evidência conclusiva quanto à superioridade de um deles, porém a SPECT é mais facilmente encontrada nos serviços de saúde e segundo a maioria das diretrizes deve ser o exame de escolha nesses casos[6].

PRINCIPAIS APLICAÇÕES

Transtornos cognitivos e demência (Tabela 12.2)

Imagem estrutural

Na prática clínica, a maioria das diretrizes recomenda a imagem estrutural como exame de rotina para investigar síndromes demenciais e excluir causas secundárias, como sangramentos, infecções, hidrocefalia e lesões expansivas, sendo a TC a mais usualmente solicitada em função de facilidade, rapidez, menor custo e maior disponibilidade nos serviços de saúde[1,5,6]. A RM é utilizada, com maior frequência, em ambientes de pesquisa e centros secundários e terciários por se tratar de um exame mais caro[3,6]. No entanto, se houver a disponibilidade de ambos os exames e o paciente não apresentar contraindicações, a RM deve ser preferida, pois permite melhor avaliação do tecido encefálico e de lesões vasculares e evita a exposição à radiação potencialmente nociva relacionada à TC[1,4,5].

Na DA ocorre atrofia encefálica global, sendo o achado mais precoce e característico a atrofia do hipocampo acima do esperado para a idade. Essa atrofia progride conforme o avanço da doença, tornando-se mais exuberante em fases avançadas. Entretanto, há relatos que ela se inicie, em média, cinco anos antes do diagnóstico[1,6,7]. A RM apresenta boa sensibilidade e especificidade para avaliar essa redução do lobo temporal medial, que afeta principalmente hipocampo e córtex entorrinal, considerada um marcador topográfico de dano neuronal na DA[5-8]. A atrofia encefálica resulta no alargamento dos espaços ventriculares, sendo a porção inferior (corno temporal) do ventrículo lateral a mais associada à redução hipocampal[1]. Nas fases precoces da doença, também podemos encontrar atrofia em amígdala e região parietal, particularmente na região do pré-cuneus e do cíngulo. Outros achados encontrados são atrofia em lobo temporal lateral, lobo parietal medial e lateral e lobo frontal, poupando lobo occipital e córtex sensoriomotor[3,7,8]. O acometimento parietal na DA pode auxiliar a sua diferenciação com as demências associadas à degeneração frontotemporal[8]. Cabe ressaltar que alterações de neuroimagem estão presentes anos antes do surgimento de qualquer sintoma e podem estar presentes em sujeitos sem manifestações clínicas de doença, o que reforça a importância do diagnóstico clínico.

A DFT engloba um grupo heterogêneo e pode ser dividida em variante comportamental (bv-DFT) e afasia progressiva primária (APP). A bv-DFT está associada a atrofia predominantemente em região frontal e paralímbica, incluindo córtex cingulado anterior, tálamo, córtex orbitofrontal, córtex frontal medial e estruturas subcorticais[3,6-8]. A APP clinicamente pode apresentar-se como variante logopênica (VL), variante semântica (VS) e variante não fluente (VN). Na VS há tipicamente atrofia bilateral e assimétrica (maior à esquerda) dos lobos temporais anteriores e inferiores, incluindo giro fusiforme anterior, hipocampo, amígdala, e córtex perirrinal, enquanto a VN caracteriza-se por atrofia perisilviana, em ínsula anterior e em córtex pré-motor[3,6,8]. A variante logopênica é comumente associada à DA e

TABELA 12.2 Resumo dos principais achados de neuroimagem em SD

Exame de imagem	DA	BV-DFT	APP	DV	DCL
Estrutural	Atrofia de lobo temporal medial, principalmente hipocampo. Perda global de volume encefálico. Atrofia parietal. Pode ocorrer atrofia frontal e temporal neocortical/insular	Atrofia frontal e temporal anterior. Atrofia de lobo temporal medial. Assimetria entre os hemisférios cerebrais	VS: atrofia temporal lateral, inferior e anterior esquerda. VN: atrofia perisilviana. VL: atrofia de lobo temporal posterior e parietal posterior. Assimetria entre os hemisférios cerebrais	Infarto lacunar. Leucoaraiose. Infartos corticais. Atrofia global. Acometimento de LTM	Perda global de volume encefálico
Funcional	Hipoatividade temporoparietal	Hipoatividade frontotemporal	VS: hipoperfusão temporal anterior esquerda. VN: hipoatividade frontal esquerda e peri-insular. VL: hipoperfusão temporoparietal esquerda	Áreas dispersas de hipoatividade	Hipoperfusão occipital. Redução da difusão de dopamina em gânglios da base

APP: Afasia Progressiva Primária; Bv-DFT: variante comportamental da demência frontotemporal; DA: doença de Alzheimer; DCL: demência de corpúsculos de Lewy; DV: demência vascular; SD: síndromes demenciais; LTM: lobo temporal medial; VL: variante logopênica; VN: variante não fluente; VS: variante semântica.

caracterizada pela atrofia dos lobos temporal posterior e parietal inferior. Apresenta maior assimetria em comparação à DA, acometendo principalmente o lobo esquerdo. Apesar das alterações características descritas, a DFT em fases iniciais pode apresentar imagem estrutural normal, sendo, nesses casos, a imagem funcional (PET ou SPECT) indicada[6,8].

A DCL apresenta atrofia difusa encefálica englobando regiões corticais e subcorticais, podendo ser mais intensa em substância cinzenta na região dorsal mesopontina e poupando relativamente os lobos temporais mediais, em especial o hipocampo, o que pode ser utilizado no diagnóstico diferencial com a DA[1,3,5,6,8,9].

O exame de imagem estrutural é mandatório no diagnóstico de demência vascular (DV) e a RM é o método mais recomendado devido sua maior sensibilidade na avaliação de doença de pequenos vasos (causa mais comum desse tipo de demência) e isquemias antigas[1,4-6,8]. As alterações de imagem características das doenças de pequenos vasos na RM incluem hipersinal em substância branca (ou leucoaraiose) em T2 e FLAIR, infartos subcorticais, infartos lacunares, espaços perivasculares proeminentes, sinais de microssangramentos e atrofia global, que podem ocorrer concomitantemente[1,3-6,8]. As lesões associadas à DV são comumente encontradas em lobo temporal medial, gânglios da base, cápsula interna, tálamo, centro semioval e tronco encefálico[1,8]. O hipersinal em T2 e FLAIR, as lacunas e as pequenas isquemias na RM são achados comuns em idosos cognitivamente intactos e podem ser considerados marcadores do risco vascular, sendo preditores de demência, porém insuficientes isoladamente para o diagnóstico[4,6,10]. Os achados dos exames de imagem, por não serem específicos, devem ser sempre contextualizados com quadro clínico, forma de início dos sintomas e fatores de risco, como idade, comorbidades, escolaridade e sedentarismo[5,6]. O hipersinal na RM nas imagens ponderadas em T2 e FLAIR também pode estar associado a outras patologias, como leucodistrofia, encefalopatia, esclerose múltipla e infecções[6]. Outros achados podem ser descritos nos exames de imagem durante a investigação de quadros demenciais, por exemplo, o aumento do espaço ventricular sem aparente causa obstrutiva, que pode ocorrer em pacientes idosos saudáveis como um achado normal associado ao envelhecimento ou estar associado ao quadro de hidrocefalia de pressão normal (HPN), que se caracteriza clinicamente por alteração de cognição, incontinência urinária e distúrbio de marcha[1,4,7].

Imagem funcional

Os métodos funcionais têm sua importância no estudo das síndromes demenciais, pois as alterações na composição e no metabolismo do tecido cerebral podem preceder a atrofia detectável na TC ou na RM[6]. Portanto, eles podem ser utilizados em casos especiais em que é necessário complementar os achados dos métodos estruturais[8]. Os exames de maior relevância na prática clínica são a SPECT, usada principalmente na avaliação da perfusão encefálica, e a FDG-PET, utilizada para o estudo do metabolismo cerebral de glicose[1].

Na DA ocorre hipoperfusão sanguínea e hipometabolismo em córtices parietal, temporal e pré-frontal, com preservação dos córtices sensoriomotor primário, occipital e do cerebelo[1,3,4,6,8]. Nas fases iniciais da doença, há redução da perfusão e do metabolismo do córtex cingulado posterior e do pré-cuneus. Em fases avançadas, é possível identificar alterações bilaterais em região temporoparietal posterior, temporal medial e frontal[1,3,6,8]. Estudos com PET associada a outros biomarcadores identificaram também depósito de amiloide em lobos frontal, temporal e parietal, córtex cingulado e pré-cuneus e redução da densidade sináptica de acetilcolinesterase, GABA, serotonina e dopamina em lobo temporal[3,7].

O uso da PET com marcador de amiloide tem representado grande avanço nas pesquisas atuais e é considerado um método promissor para o diagnóstico de DA, especialmente nos casos de doença em jovens ou com evolução atípica. No entanto, seu uso clínico é limitado por alto custo, ausência de um tratamento modificador de doença e risco de resultados falso-positivos[1,5,7]. Importante ressaltar que os biomarcadores muitas vezes marcam a presença de doença de Alzheimer, o que não significa, necessariamente, a ocorrência de comprometimento cognitivo e demência do ponto de vista clínico.

Na DFT, o exame funcional revela metabolismo e perfusão reduzidos nas mesmas áreas das alterações encontradas no exame estrutural, porém mais precocemente, em fases iniciais da doença, com melhor acurácia diagnóstica[6]. São esperados hipometabolismo e hipoperfusão em lobo frontal e temporal de forma assimétrica, com predomínio à esquerda[1,3,5]. Nos Estados Unidos, a FDG-PET é o exame mais usado em casos com dúvida diagnóstica entre DA e DFT e permite melhorar a diferenciação quando a técnica de imagem estrutural e a clínica não são suficientes[1,5].

A imagem funcional pode ser semelhante em DA e DCL, com redução de perfusão na região temporoparietal. No entanto, o achado de hipoperfusão e/ou hipometabolismo em região occipital (achados característicos de DCL e responsáveis por sintomas, como alucinações visuais) pode ajudar a diferenciá-las com 90% de sensibilidade e 71 a 80% de especificidade[3,4,9,11,12]. Achados adicionais em SPECT e PET incluem hiperatividade em corpo estriado e córtex frontal e hipoatividade parietotemporal em pacientes com DCL. A preservação do giro cingulado no PET pode auxiliar na diferenciação da DCL com a demência da DP[1,12]. O biomarcador de imagem mais confiável para diagnóstico de DCL é o ioflupano (123-I-FP-CIT) SPECT, transportador de dopamina que avalia sua absorção, com maior sensibilidade em fases moderadas da doença, pois nas fases iniciais apresenta até 20% de falso-negativos[5,6]. Na DCL é observada absorção assimétrica (anteroposterior) em corpo estriado, com queda importante da absorção em putâmen, enquanto o núcleo caudado se mantém preservado. Idosos saudáveis podem apresentar fisiologicamente degeneração nigroestriatal, porém esta afeta igualmente putâmen e núcleo caudado[6].

Pacientes com DV sem sinais de isquemia na imagem estrutural podem apresentar, nos exames funcionais, áreas dispersas com redução de metabolismo ou perfusão, geralmente múltiplas, assimétricas ou em territórios arteriais terminais (*watershed*). Em comparação à DA, na DV há hipometabolismo mais intenso em região subcortical e no córtex sensoriomotor primário, com áreas de associação menos afetadas[6].

Doença de Parkinson e parkinsonismo atípico (Tabela 12.3)

Imagem estrutural

Durante muitos anos, o principal foco dos estudos em neuroimagem na DP foi o sistema dopaminérgico, mas atualmente novas modalidades de imagem estrutural e funcional, com técnicas diversificadas (novos ligantes para uso em PET, diversas modalidades de RM e SPECT), têm sido estudadas com o objetivo de ampliar as aplicações. A maioria das modalidades ainda não faz parte da prática clínica, mas são promissoras para uso em diagnóstico diferencial e estudo da fisiopatologia das doenças[12]. O exame estrutural mais indicado para suporte ao diagnóstico na DP e nas síndromes parkinsonianas atípicas é a RM, ficando a TC limitada ao diagnóstico diferencial com doenças expansivas, alterações vasculares e HPN. Segundo algumas diretrizes, a ultrassonografia transcraniana também pode ser utilizada para o diagnóstico diferencial[9].

Existem várias doenças que podem mimetizar os sintomas da DP. Portanto, deve-se conduzir uma anamnese completa e sempre considerar a possibilidade dos principais diagnósticos diferenciais[12], que incluem paralisia supranuclear progressiva (PSP), atrofia de múltiplos sistemas (AMS), degeneração corticobasal (DCB) e DCL[9] (Quadro 12.2). As técnicas de neuroimagem ainda não têm um papel totalmente estabelecido nesse diagnóstico diferencial, que ainda é baseado predominantemente em sintomas clínicos e resposta terapêutica[9,12].

Indivíduos com DP podem apresentar na RM atrofia de substância cinzenta em cíngulo anterior esquerdo, giro reto, giro para-hipocampal esquerdo e lobo frontal direito, mas em alguns casos nenhuma alteração é identificada[3]. Sabe-se que ocorre na DP atrofia cortical mais rápida em relação aos indivíduos saudáveis, particularmente nas regiões do cíngulo, lobos occipital e temporal, ínsula, hipotálamo, núcleo *accumbens* e hipocampo[3,7]. A RM contribui para o diagnóstico diferencial da DP com parkinsonismo secundário à lesão vascular e aos tumores, mas em fases iniciais muitas vezes não é tão fácil distinguir das demais causas de parkinsonismo[12].

TABELA 12.3 Resumo dos principais achados de neuroimagem em SP

Exame de imagem	DP	PSP	AMS	DCB
Estrutural	Atrofia cortical e subcortical generalizada	Atrofia do mesencéfalo com aumento do 3º ventrículo: sinal do beija-flor	Atrofia de putâmen, pedúnculo cerebelar médio, ponte e cerebelo: sinal da cruz e sinal da borda do putâmen	Assimetria de regiões frontoparietais e aumento de ventrículos laterais
Funcional	Redução dopaminérgica em corpo estriado. Redução do metabolismo de glicose em região frontotêmporo-parieto-occipital, talâmica e gânglios da base	Hipoatividade em lobo frontal posterior, corpo estriado, tálamo e mesencéfalo	Hipoatividade em putâmen, tronco encefálico e cerebelo	Hipoatividades frontoemporais assimétricas

AMS: atrofia de múltiplos sistemas; DCB: degeneração corticobasal; DP: doença de Parkinson; PSP: paralisia supranuclear progressiva; SP: síndromes Parkinsonianas.

QUADRO 12.2 Possíveis diagnósticos diferenciais na DP idiopática

Secundários às causas degenerativas:
- Atrofia de múltiplos sistemas (AMS)
- Paralisia supranuclear progressiva (PSP)
- Degeneração corticobasal (DCB)
- Demência com corpúsculos de Lewy
- Variante genética da DP
- Doença de Alzheimer

Secundários às causas não degenerativas:
- Tremor essencial
- Distonia
- Tremor de causa psicogênica
- Tremor secundário ao hipertireoidismo
- Parkinsonismo de causa vascular
- Parkinsonismo induzido por drogas

DP: Doença de Parkinson.

Durante o curso da DP, 80% dos pacientes desenvolverão quadro de comprometimento cognitivo. Estudos com RM associada à análise morfométrica da espessura cortical revelam, na DP, atrofia generalizada de substância cinzenta, que ocorre de maneira progressiva conforme a piora cognitiva. Essa perda ocorre principalmente em lobo temporal, frontal e parietal, com menor acometimento de córtex occipital. Pode acometer também regiões subcorticais, como hipocampo (em menor extensão se comparado a DA), tálamo, putâmen, amígdala e núcleo caudado[10].

A PSP é a taupatia mais comum entre as síndromes parkinsonianas. Nessa doença, a degeneração neuronal ocorre em várias regiões do cérebro de forma progressiva conforme sua evolução clínica. Os locais mais comumente afetados são mesencéfalo, pedúnculo cerebelar superior, núcleo subtalâmico, globo pálido, núcleo denteado e lobo frontal. A atrofia do mesencéfalo, com consequente aumento do 3º ventrículo, é característica da PSP, e, associada à preservação da ponte, forma, no corte sagital do exame de RM, o "sinal do beija-flor", também conhecido como "sinal do pinguim". Esse sinal possui alta especificidade, porém baixa sensibilidade (68%), para o diagnóstico de PSP[1,9,13]. Medidas morfométricas da atrofia do mesencéfalo na RM também podem ser utilizadas para o aumento da precisão diagnóstica[1,9].

Existem duas formas de apresentação da AMS, uma com predomínio de sintomas parkinsonianos, mais comum, ocorrendo em 80% dos casos, e outra com predomínio de ataxia cerebelar. A atrofia de putâmen, pedúnculo cerebelar médio, ponte e cerebelo é encontrada nas duas formas clínicas e faz parte dos critérios diagnósticos revisados[9,13]. Há, nas imagens ponderadas em T2, hipersinal em ponte (sinal da cruz ou sinal do pão de Páscoa), pedúnculo cerebelar médio e cerebelo, que corroboram com o diagnóstico[1,9,12]. Já o "sinal da borda do putâmen" também pode ser encontrado em imagens ponderadas em T2 e resulta de hipointensidade em gânglios da base associada à hiperintensidade na borda posterolateral do putâmen[1,13].

A DCB é a menos comum, porém, provavelmente, a mais subdiagnosticada entre as taupatias. Está associada à atrofia assimétrica das regiões frontoparietais, com consequente aumento dos ventrículos laterais, predominantemente contralaterais ao lado mais afetado. Pode ocorrer hipossinal em putâmen e globo pálido e hipersinal em córtex motor ou substância branca subcortical. A assimetria resultante das atrofias lobares é mais bem visualizada na RM e em fases tardias da doença. Nas fases iniciais, por ser muito discreta, é mais bem visualizada por meio de PET ou SPECT, com hipometabolismo ou hipoperfusão unilaterais[9].

A ultrassonografia transcraniana apresenta-se como opção complementar de exame de imagem no diagnóstico diferencial da DP com as demais síndromes parkinsonianas. Sugere-se que a hiperecogenicidade na substância negra mesencefálica, refletindo disfunção da via dopaminérgica nigroestriatal, seria preditiva da DP, enquanto em núcleo lentiforme seria preditiva de PSP, AMS e DCB[12,13]. Ainda assim, os estudos relatam menor sensibilidade e especificidade para o diagnóstico diferencial em comparação à SPECT associada ao transportador de dopamina. Ainda não há conhecimento da acurácia do método nos estágios iniciais da DP[12].

Imagem funcional

Estudos com SPECT e PET utilizando diversos ligantes têm sido realizados na tentativa de quantificar perda e funcionamento dos neurônios dopaminérgicos no sistema nigroestriatal. Os ligantes mais

> **QUADRO 12.3 Cenários em que devemos considerar a solicitação de DAT-SPECT na DP**
>
> Dúvida diagnóstica após avaliações clínicas seriadas.
> - Tremores de longa data com características de DP, mas sem resposta satisfatória à levodopa.
> - Suspeita de parkinsonismo induzido pelo uso de medicações.
> - Indivíduos candidatos à implantação de estimulador cerebral, porém com dúvida quanto à possibilidade de causas não degenerativas de parkinsonismo e DP.
> - Confirmação diagnóstica de DP durante o recrutamento de indivíduos em pesquisa clínica.
>
> DP: doença de Parkinson.

usados são 6-[18F]Fluorodopa (FD), [11C]dihydrotetrabenazine (DTBZ) e [11C]carbometoxi-3-beta 4-fluorophenyltropane (DAT)[17]. A DAT-SPECT é considerada padrão-ouro na diferenciação entre tremores de causas degenerativas e não degenerativas, quando indicado (Quadro 12.3). Indivíduos com tremor essencial, tremor induzido por drogas e tremor de origem psicogênica não apresentam, neste exame, redução dopaminérgica em putâmen e núcleo caudado, diferentemente de casos de DP, DDP, AMS e PSP. Existem evidências de que este seria o exame mais eficiente para o diagnóstico da DP em fases pré-clínicas, porém ainda não há acurácia suficiente para diferenciar entre as causas degenerativas de tremores e o custo é elevado, o que limita seu uso na prática clínica[12-14].

Exames de imagem funcional na DP revelam progressiva redução de dopamina em todo o corpo estriado, iniciando na região dorsocaudal do putâmen contralateral ao lado do corpo clinicamente afetado[14]. Essa redução ocorre com maior velocidade nos estágios iniciais, tornando-se mais lenta e menos assimétrica com o avanço da doença. Na DDP, há evidência de perda dopaminérgica mais severa em corpo estriado, particularmente em núcleo caudado, quando comparado aos indivíduos com diagnóstico de DP sem comprometimento cognitivo[10].

O exame funcional mais estudado para diferenciar as síndromes parkinsonianas de causas degenerativas é o FDG-PET, que revela, na DP, redução do metabolismo de glicose nos lobos frontal, temporal, parietal e occipital, bem como em gânglios da base e tálamo[3,12,13]. Um estudo prévio em indivíduos com DP apontou que redução do metabolismo de glicose em região occipital e cingulado posterior seria preditora de conversão para quadros demenciais[10].

Também são observadas na DP redução serotoninérgica em córtex orbitofrontal, cingulado anterior, núcleo caudado, putâmen, tálamo e hipotálamo; redução colinérgica em lobos temporal e frontal; redução GABAérgica em ponte e putâmen; e redução de opioides em corpo estriado, tálamo, giro do cíngulo e região frontal[3,12].

Estudos usando FDG-PET e SPECT evidenciaram, na PSP, hipometabolismo e hipoperfusão em lobo frontal posterior, corpo estriado, tálamo e mesencéfalo. Na AMS, as alterações predominaram em putâmen, tronco encefálico e cerebelo[9].

Transtornos psiquiátricos

Nas últimas décadas, métodos de neuroimagem foram amplamente aplicados em investigações de alterações neurobiológicas subjacentes aos transtornos psiquiátricos, como depressão, transtorno afetivo bipolar e transtornos psicóticos. Tais investigações apresentam consistentes achados de perda volumétrica, principalmente em córtices frontais (pré-frontal e em cíngulo anterior) e temporal (neocórtex temporal e também regiões mesiais temporais), em portadores dessas entidades diagnósticas em comparação aos controles. Nota-se, ainda, que a gravidade e a cronicidade dessas entidades clínicas podem resultar na acentuação dessas perdas volumétricas ao longo dos anos. Entretanto, essas diferenças entre grupos são, em geral, pequenas e não permitem a diferenciação com acurácia suficiente entre portadores desses transtornos mentais e controles ou, ainda, a diferenciação entre diferentes transtornos mentais entre si, para que sejam úteis na prática clínica. Ainda que análises multivariadas de diversos fenótipos cerebrais com apoio de técnicas de inteligência artificial estejam em desenvolvimento para uso de neuroimagem na discriminação diagnóstica dessas entidades clínicas, nenhuma delas atingiu validação clínica suficiente incorporação à prática clínica.

Apesar disso, idosos com transtornos mentais novos (humor, ansiedade, psicose, abuso de substância, impulsividade) devem receber avaliação com neuroimagem estrutural, preferencialmente RM, com o objetivo de excluir causas orgânicas que podem ser responsáveis pelos sintomas e sinais apresentados. Outras indicações para a realização de neuroimagem estrutural em psiquiatria geriátrica se encontram no Quadro 12.1.

CONCLUSÃO

A aplicação de técnicas de neuroimagem estrutural e funcional na prática clínica atual em entidades neuropsiquiátricas entres idosos, principalmente em doenças neurodegenerativas, pode acrescentar informações sobre diagnóstico e prognóstico e, em algumas situações, auxiliar no tratamento a ser instituído. Em relação aos transtornos mentais, como depressão, transtorno afetivo bipolar e psicoses, indica-se investigação com neuroimagem para o auxílio na identificação de causas secundárias, algumas vezes potencialmente tratáveis, para os sinais e sintomas apresentados.

É importante que sejam realizados mais estudos para aprimorar o entendimento de como a neuroimagem pode contribuir para a decisão terapêutica, individualizando o tratamento a partir de perfis metabólicos cerebrais, principalmente em pacientes de difícil controle clínico. Também é importante o aprofundamento do conhecimento sobre a fisiopatologia dos transtornos mentais e sobre marcadores que permitam o diagnóstico precoce de processos degenerativos ainda em fases prodrômicas. Métodos mais precisos, como a ressonância magnética de alto campo (por exemplo, superior ou igual a 7 Tesla), que pode permitir avaliação microscópica *in vivo*, e técnicas de processamento e análise de neuroimagem com o apoio de inteligência artificial representam um grande potencial para o estudo de entidades neuropsiquiátricas no futuro próximo.

Os exames de imagem precisam ser encarados pelo profissional de saúde como ferramentas complementares à avaliação clínica, que deve abranger detalhada anamnese e exame físico completo, incluindo componentes de avaliação neurológica e psiquiátrica.

Referências

1. Bertelson JA, Ajtai B. Neuroimaging of dementia. Neurol Clin. 2014;32(1):59-93.
2. Power BD, Nguyen T, Hayhow B, Looi J. N in psychiatry: an update on neuroimaging in the clinical setting. Australas Psychiatry. 2016;24(2):157-63.
3. Risacher SL, Saykin AJ. Neuroimaging biomarkers of neurodegenerative diseases and dementia. Semin Neurol. 2013;33(4):386-416.
4. Silbert LC, Kaye J. Neuroimaging studies in the evaluation of dementia; 2017. https://doi.org/10.1111/j.1750-3639.2009.00368.x.
5. Livingston G, Sommerlad A, Orgeta V, Costafreda SG, Huntley J, Ames D, et al. Dementia prevention, intervention, and care. Lancet. 2017;390(10113):2673-734.
6. Valkanova V, Ebmeier KP. Neuroimaging in dementia. Maturitas. 2014;79(2):202-8.
7. Agosta F, Caso F, Filippi M. Dementia and neuroimaging. J Neurol. 2013;260(2):685-91.
8. Mortimer AM, Likeman M, Lewis TT. Neuroimaging in dementia: a practical guide. Pract Neurol. 2013;13(2):92-103.
9. Dąbrowska M, Schinwelski M, Sitek EJ, Muraszko-Klaudel A, Brockhuis B, Jamrozik Z, et al. The role of neuroimaging in the diagnosis of the atypical parkinsonian syndromes in clinical practice. Neurol Neurochir Pol. 2015;49(6):421-31.
10. Mak E, Su L, Williams GB, O'Brien JT. Neuroimaging correlates of cognitive impairment and dementia in Parkinson's disease. Parkinsonism Relat Disord. 2015;21(8):862-70.
11. Mosconi L, Tsui WH, Herholz K, Pupi A, Drzezga A, Lucignani G, et al. Multicenter standardized 18F-FDG PET diagnosis of mild cognitive impairment, Alzheimer's disease, and other dementias. J Nucl Med. 2008;49(3):390-8.
12. Politis M. Neuroimaging in Parkinson disease: from research setting to clinical practice. Nat Rev Neurol. 2014;10(12):708-22.
13. Diagnosis and differential diagnosis of Parkinson disease [Internet];1; 2017.
14. Perlmutter JS, Norris SA. Neuroimaging biomarkers for Parkinson disease: facts and fantasy. Ann Neurol. 2014;76(6):769-83.

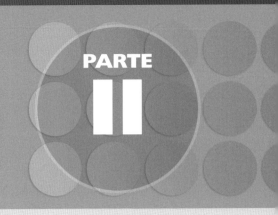

TRANSTORNOS PSIQUIÁTRICOS EM IDOSOS

DELIRIUM

Cândida Coelho / Elisabete Albuquerque / Joaquim Cerejeira

O *delirium* corresponde a um estado de disfunção cerebral aguda e reversível que ocorre no decurso de uma patologia médica (por exemplo, infeção) ou da exposição a fármacos/substâncias. Manifesta-se por alteração do estado de consciência, déficit de atenção, disfunção cognitiva global e alterações comportamentais.

Esta síndrome afeta, sobretudo, pessoas mais velhas com patologia médica aguda em ambiente hospitalar e agrava, significativamente, o prognóstico a curto e longo prazos. O reconhecimento atempado e o tratamento adequados têm implicações importantes na morbimortalidade do doente. Todavia, continua a ser um desafio na prática clínica corrente.

EVOLUÇÃO HISTÓRICA DO CONCEITO

As primeiras descrições de quadros de *delirium* remontam a Hipócrates, no século IV a.C., embora o termo tenha sido introduzido por Celsius séculos depois, como sinônimo de loucura em geral (*delirium* deriva do latim *de + lira*, que significa lavrar fora do sulco), nas suas cinco formas: frenite, letargia, histeria, melancolia e mania. A frenite era descrita como um transtorno mental agudo, usualmente associado aos estados febris, com alterações cognitivas, comportamentais, do ciclo sono-vigília e agitação psicomotora.

Até ao século XVIII, o significado do termo *delirium* permaneceu ambíguo, alternando entre designação geral de loucura e perturbações mentais agudas associadas a doenças febris. James Sims (1799) diferenciou *delirium* de loucura e distinguiu duas variantes clínicas: hipoativo ou hiperativo, de acordo com as alterações do comportamento motor.

Bonhoeffer, no início do século XX, descreveu um novo conjunto de doenças, as "reações exógenas", cujas manifestações nucleares seriam as alterações do estado de consciência, e das quais o *delirium* seria um exemplo paradigmático, cuja etiologia radicaria em patologia orgânica/lesão cerebral. Nasce, assim, o conceito de perturbação mental orgânica, desenvolvido ao longo do século e adotado na 3ª edição do *Manual de Diagnóstico e Estatística das Doenças Mentais*, DSM-3.

Entretanto, várias designações alternativas surgiram na história da psiquiatria, usadas de forma mais ou menos equivalente, nomeadamente estado confusional agudo, síndrome cerebral aguda ou encefalopatia tóxico-metabólica. Nas revisões subsequentes do DSM, seguindo o propósito de uma classificação ateórica das doenças mentais, o quadro foi designado por *delirium*, numa aproximação aos termos clássicos, denominação que permanece até os nossos dias.

EPIDEMIOLOGIA

A prevalência de *delirium* varia substancialmente de acordo com as características da população em estudo. A frequência é mais baixa na comunidade (1 a 2%) e mais elevada em contexto hospitalar com valores entre 11 e 42% em serviços de Medicina Interna[1], 15% após cirurgia, principalmente nas cirurgias ortopédicas ou de *bypass* coronário[2], atingindo taxas de 89% em Unidades de Terapia Intensiva[3]. Nas Unidades de Terapia Paliativa, a frequência é de 13 a 42%[4], mas pode atingir os 85% nos últimos dias de vida.

CARACTERIZAÇÃO CLÍNICA

Segundo o *Manual de Diagnóstico e Estatística das Doenças Mentais*, DSM-5, o *delirium* define-se como uma perturbação da atenção e do estado de consciência com disfunção cognitiva global que não se justifica por uma perturbação neurocognitiva preexistente ou em evolução.

Associadamente, caracteriza-se pelo desenvolvimento num curto período temporal (horas a dias, em geral), e a sua gravidade é tipicamente flutuante. Do ponto de vista etiológico, existe a evidência de que as manifestações clínicas decorrem do efeito cerebral de outra condição médica, intoxicação ou abstinência de substância, de exposição a certa toxina ou devido à combinação destes.

Na *Classificação Internacional de Doenças* (CID 10), o diagnóstico de *delirium* assenta na presença de sintomas em cada um de cinco domínios que se seguem: perturbação do estado de consciência e atenção, alterações cognitivas, distúrbios psicomotores, do ciclo sono-vigília e emocionais.

Características clínicas fundamentais

A perturbação do *estado de consciência* (em inglês *awareness*) consiste na incapacidade de integrar, no processo cognitivo, informação do meio ambiente e referente ao próprio.

Embora frequentemente se acompanhe de uma redução da vigília (em inglês *arousal*), este último aspecto deixou de ser considerado fundamental para o diagnóstico de *delirium*.

Ainda assim, muitos doentes com patologia médica aguda apresentam redução marcada da vigília (isto é, sonolência excessiva ou sedação) que dificulta ou impede a avaliação das funções cognitivas. Nesses casos, existência de *delirium* deve ser presumida até que se prove o contrário.

A *inatenção* corresponde a uma incapacidade de selecionar, focar e manter estímulos relevantes para o processamento cognitivo consciente. O déficit de atenção é caracteristicamente mais acentuado ao final do dia (fenômeno conhecido como *sundowning*), o que está associado a uma menor aferência sensorial e maior fadiga. O déficit de atenção pode ser óbvio (por exemplo, o doente não consegue seguir o curso de uma conversa) ou sutil e, nesse caso, apenas detectado por meio de testes, como *Digit Span* ou nomeação dos meses do ano por ordem inversa.

O *distúrbio cognitivo* que acompanha o quadro tem caráter *global* e pode incluir alterações na orientação temporoespacial, memória, linguagem, pensamento e percepção. As *alterações da percepção* – ilusões e alucinações – são particularmente frequentes, ocorrendo em 40% dos casos, e são, sobretudo, de modalidade visual (ao contrário do que é habitual em outras patologias psiquiátricas).

Características clínicas acessórias

Embora não constem nos critérios de diagnostico da DSM-5, os doentes com *delirium* apresentam frequentemente: (a) alterações do *ciclo sono-vigília* (com sonolência diurna a inversão completa do ciclo); (b) labilidade *emocional* (com flutuações rápidas das emoções e episódios de marcada irritabilidade); (c) *ideias delirantes*, tipicamente de temática persecutória ou autorreferencial e pouco sistematizadas; (d) *alterações motoras* com lentificação e/ou agitação.

Na prática clínica, é usual classificar um episódio de *delirium* de acordo com as características fenotípicas em: (a) hipoativo: caracterizado por lentificação psicomotora e sedação estando associado às menores taxas de reconhecimento e ao pior prognóstico do que os restantes subtipos; (b) hiperativo: caracterizado por agitação motora e sintomas psicóticos (ideias delirantes e alucinações visuais), sendo a forma menos frequente; e (c) misto: com características combinadas dos subtipos anteriores, é o subtipo mais comum[5].

Atualmente, considera-se, ainda, a existência de dois fenótipos adicionais de *delirium*: o subsindrômico, que não preenche todos os critérios de diagnóstico, mas que também se associa ao aumento da morbimortalidade; e o *delirium* persistente que, contrariamente à conceção tradicional, não tem uma evolução transitória[6].

FISIOPATOLOGIA E FATORES DE RISCO

O modelo diátese-estresse

As manifestações clínicas de *delirium* correspondem a uma disrupção aguda e global da homeostasia do sistema nervoso central (SNC). Embora essa falência cerebral aguda possa ser causada por um único fator etiológico, a maioria dos casos de *delirium* deve-se à conjugação simultânea de vários fatores. Estes incluem não apenas condições que afetam diretamente o SNC de forma primária (por exemplo, traumatismo cranioencefálico, encefalite, lesão vascular cerebral ou neoplasia cerebral) ou secundária (por exemplo, doenças sistêmicas com acometimento cerebral), mas também alterações no funcionamento de órgãos e sistemas periféricos (por exemplo, infecção urinária, infarto agudo do miocárdio, insuficiência respiratória). São em larga medida desconhecidos os mecanismos pelos quais as alterações fisiopatológicas em órgãos e sistemas periféricos, sem acometimento direto do SNC, podem condicionar uma falência cerebral aguda. Assim, a fisiopatologia do *delirium* é atualmente conceitualizada em termos gerais por meio do

TABELA 13.1 Fatores predisponentes e precipitantes comuns

Idade	Doença aguda/agudização de crônica
Declínio cognitivo/demência prévios	Anticolinérgicos
	Dopaminérgicos
	Benzodiazepínicos
	Anti-histamínicos
	Polimedicação
Déficit sensorial (auditivo, visual)	Agressão cirúrgica
História de abuso de álcool	Privação de sono
História de *delirium*	Infecção/sepse
Comorbilidades médicas/*status* funcional	Distúrbios metabólicos
	Imobilização

modelo diátese-estresse. Nesse modelo, um episódio de *delirium* resulta da ação de fatores precipitantes (isto é, causas diretas) que, juntamente com fatores de vulnerabilidade prévia, afetam a homeostasia do SNC de forma a induzir disfunção cerebral aguda. Portanto, indivíduos com fatores de vulnerabilidade significativa (por exemplo, atrofia cerebral) poderão desenvolver um episódio de *delirium* quando expostos aos fatores precipitantes de baixa intensidade (por exemplo, infeção urinária).

Idade, demência prévia, múltiplas comorbilidades médicas e déficits sensoriais são fatores predisponentes frequentemente identificados. Para além destes, outros são apontados para aumento do risco, como sexo masculino, sintomas depressivos e abuso de álcool. No grupo dos fatores precipitantes, fármacos como agentes sedativos-hipnóticos e anticolinérgicos, cirurgia, dor, infecção doença aguda ou agudização de doença crônica são precipitantes frequentes (Tabela 13.1).

Principais hipóteses fisiopatológicas

Pelas suas particularidades quanto à etiologia, à fisiopatologia e à abordagem, o *delirium* associado às substâncias tem merecido consideração independente. O *delirium tremens* é uma clássica síndrome de *delirium* agitado, acompanhado de hiperatividade autonômica e alucinações visuais/táteis, causada por abstinência alcoólica. Associa-se ao elevado risco convulsivo e de morte quando não tratado. A abstinência de benzodiazepínicos provoca um quadro clínico semelhante. A descontinuação de opioides pode cursar com *delirium* acompanhado de sintomas de hiperatividade autonômica, como diarreia e diaforese.

Tal como o *delirium* induzido por substâncias, o *delirium* pós-cirúrgico também possui características particulares. Dentro desse grupo, a cirurgia cardíaca tem sido distinguida da não cardíaca pela contribuição de fatores fisiopatológicos específicos (como circulação extracorporal e disfunção vascular), bem como pela associação aos fatores de risco independentes, como diminuição da fração de ejeção ventricular, fibrilação auricular, necessidade de transfusão sanguínea significativa, entre outros.

A *hipótese do estresse oxidativo* sustenta que perturbações no fornecimento de energia e na perfusão cerebral são passíveis de precipitar disfunção metabólica cerebral com produção de espécies reativas de oxigênio e produtos do metabolismo anaeróbio, culminando em disfunção neuronal difusa e *delirium*. A idade avançada e os níveis aumentados de inflamação prejudicam os mecanismos de autorregulação do fluxo cerebral no contexto de diminuição da pressão arterial, exacerbando déficit de perfusão dos tecidos[7].

HIPÓTESE NEUROINFLAMATÓRIA/ABERRANTE AO ESTRESSE

A resposta neurocomportamental à doença (em inglês, *sickness behaviour syndrome*) constitui uma resposta central adaptativa e fisiológica a um processo inflamatório periférico e caracteriza-se, clinicamente, por apatia, sonolência excessiva, anorexia e déficit cognitivo. Essas manifestações decorrem da capacidade do SNC para responder aos estímulos inflamatórios periféricos e desencadear, ele próprio, uma resposta neuroinflamatória, que culmina, por sua vez, na ativação de vias de comunicação com a periferia, das quais se destacam o eixo hipotálamo-hipófise-adrenérgico (eixo H-H-A) e a ativação do sistema nervoso simpático e parassimpático, por meio da produção de cortisol, catecolaminas e acetilcolina, respetivamente. A *hipótese neuroinflamatória/resposta aberrante ao estresse* baseia-se no pressuposto de que, perante um estímulo inflamatório periférico (doenças infecciosas, destruição celular ou stress cirúrgico), o SNC pode desencadear uma resposta imune anômala, responsável pela disfunção neuronal e consequentes manifestações neuropsiquiátricas[8]. As alterações neuroinflamatórias são responsáveis por disrupção da permeabilidade da barreira hematoencefálica (BHE), prejuízo da neurotransmissão, alteração da excitabilidade neuronal, bem como por alterações hemodinâmicas que passam por hipoperfusão e redução da oxigenação tecidular. A síntese de acetilcolina é particularmente sensível às alterações homeostáticas pela sua grande dependência da cadeia oxidativa; todavia, para além deste neurotransmissor, a neuroinflamação provoca desequilíbrios em outros sistemas e neurotransmissão, como dopamina, serotonina e adrenalina[7]. Além do mais, a associação da hiperatividade do eixo H-H-A e o hipercortisolismo consequente, apresentam efeitos negativos no funcionamento cerebral, por meio, dentre outros mecanismos, da exacerbação da neuroinflamação e pelos seus efeitos nocivos diretos ao nível do hipocampo.

HIPÓTESE DA NEUROTRANSMISSÃO

Uma das primeiras teorias explicativas para o *delirium* foi a do déficit de acetilcolina, na qual a redução da transmissão colinérgica central constituiria a via final comum das encefalopatias toxicometabólicas. Essas formulações sustentam-se na evidência de que fármacos/tóxicos com atividade anticolinérgica têm capacidade de induzir quadros de *delirium*, psicose e disfunção cognitiva[9]. De fato, o sistema colinérgico encontra-se amplamente distribuído ao nível do SNC e é fundamental no desempenho de processos neurofisiológicos essenciais, como vigília, atenção e memória. Além disso, é fortemente dependente de metabolismo aeróbio eficaz e torna-se progressivamente deficitário com o envelhecimento normal ou com patologia neurodegenerativa.

Além das alterações colinérgicas, foram descritas alterações em outros sistemas de neurotransmissão, incluindo aumento de noradrenalina e/ou glutamato e alterações variáveis de serotonina, histamina e ácido gama-aminobutírico (GABA)[7].

HIPÓTESE DO ENVELHECIMENTO NEURONAL

A idade corresponde a um dos fatores de risco mais importantes no desenvolvimento de *delirium*, implicando perda neuronal, alterações em vários sistemas neurotransmissores, particularmente diminuição da produção de acetilcolina, diminuição da perfusão tecidual e prejuízo dos mecanismos de autorregulação vascular cerebral, com exacerbação da resposta inflamatória sistêmica e da resposta neuroinflamatória.

Hipótese de desconexão de redes neuronais

Do ponto de vista da neuroanatomia funcional, a cognição, o comportamento e as emoções emergem de padrões de ativação de redes neuronais distribuídas ao longo do SNC e que estabelecem conexão entre estruturas cerebrais específicas. A *hipótese de desconexão de redes neuronais* propõe como explicação para o *delirium* a disrupção de sistemas neuroquímicos, cujo funcionamento e projeções cerebrais mediam funções fundamentais como a atenção[7]. O sistema cortical colinérgico, pelas suas implicações na ativação, focalização e sustentação da atenção para os estímulos assume, desde logo, um papel de relevo nesta teoria.

DIAGNÓSTICO

Sinais de alarme

O National Institute of Health and Clinical Excellence[9] recomenda uma avaliação diária do estado de consciência/alterações comportamentais dos doentes internados, para a identificação de sinais de alarme, especialmente para o *delirium* hipoativo, cujo diagnóstico está fortemente dependente de alta suspeição clínica. A avaliação deve incidir em alterações recentes do padrão comportamental, déficits atencionais e de concentração, alterações da fluência e coerência do discurso, desorientação, descrição de alucinações visuais, alterações da atividade motora, apetite ou padrão de sono, diminuição da relação interpessoal habitual, entre outros.

A pesquisa ativa de sinais de suspeição demonstra relevância, em especial nos doentes com conhecidos fatores de risco, em relação aos quais uma postura antecipatória reforçará medidas preventivas e facilitará o reconhecimento. No entanto, devem ser realizadas avaliações regulares em todos os doentes internados e, perante sinais de suspeição, o doente deve ser formalmente avaliado para confirmação diagnóstica.

Confirmação diagnóstica

As referências para a confirmação continuam a ser os critérios diagnósticos do DSM-5 e CID-10. Entretanto, outra ferramenta, o *Confusion Assessment Method* (CAM) e os instrumentos nela baseados como CAM-UCI, bCAM, 3D-CAM, são alternativas validadas e amplamente usadas no rastreio e confirmação de *delirium*.

TABELA 13.2 Diagnóstico diferencial de delirium

	Delirium	Demência	Depressão	Psicose
Alteração aguda do estado mental	+	–	–	±
Déficit de atenção	+	±	±	±
Consciência alterada	+	–	–	–
Desorganização do pensamento	+	±	–	+
Alteração do padrão psicomotor	+	±	+	+
Cronicidade	±	+	+	±

Adaptado de: Oh ES et al.[10].

Esse algoritmo baseia-se na presença de quatro características nucleares: *(a) início agudo e curso flutuante; (b) déficit de atenção; (c) desorganização do pensamento; e (d) perturbação da consciência.* As duas primeiras são condições necessárias, em conjunto com pelo menos uma das duas últimas.

Associadamente, corrobora a hipótese a presença de alterações sono-vigília, alucinações visuais, labilidade emocional etc. A confirmação diagnóstica deve, ainda, incluir uma avaliação cognitiva formal, com ferramentas como Miniexame do estado mental.

Importa reter que, perante alterações do estado mental, é crucial a averiguação da sua instalação aguda/subaguda, bem como da relação temporal com novos diagnósticos, exacerbações de doença existente/cirurgia/uso de substâncias. Para tal, torna-se indispensável o conhecimento do funcionamento prévio do indivíduo, fornecido por familiares ou cuidadores.

Além do CAM, várias outras escalas e instrumentos foram desenvolvidos para melhorar a detecção de *delirium* ou aferir a sua gravidade/intensidade:

- *Delirium Rating Scale* (DRS);
- *Memorial Delirium Assessment Scale* (MDAS);
- *Delirium Observation Screening Scale* (DOS).

Diagnóstico diferencial

Demência, depressão e alterações psicóticas agudas são as principais entidades que devem ser consideradas no diagnóstico diferencial de um caso suspeito de *delirium*. Uma história detalhada, com especial enfoque no curso da doença e função cognitiva basal do indivíduo, é essencial.

DEPRESSÃO

O *delirium* hipoativo pode mimetizar um quadro depressivo. Contudo, a alteração do estado de consciência e o caráter flutuante de alguns dos sintomas de *delirium* não caracterizam a depressão.

PSICOSE

Já um surto psicótico mais facilmente se assemelha a um episódio de delirium hiperativo, com a presença de delírios (geralmente pouco sistematizados), alucinações (frequentemente visuais no delirium) e com flutuação dos sintomas. Nos casos de difícil distinção, a lentificação elétrica no eletroencefalograma pode ajudar.

DEMÊNCIA

Delirium e demência são entidades clínicas fortemente inter-relacionadas: o risco de desenvolvimento de um episódio de *delirium* é duas a cinco vezes superior se existir diagnóstico prévio de demência e, por outro lado, um episódio de *delirium* é forte preditor de declínio cognitivo futuro, com risco relativo estimado em 5,7%.

Delirium e demência caracterizam-se por um distúrbio cognitivo global. Ao contrário do *delirium*, cujo déficit cognitivo tem instalação súbita e é acompanhado de alteração da consciência e inatenção, a

TABELA 13.3 Diagnóstico diferencial entre demência e *delirium*

	Delirium	Demência
Início	Bem definido, agudo (horas/dias)	Insidioso (meses/anos)
Precipitante	Sim	Não
Curso	Flutuante	Estável ao longo dos dias
Duração	Resolução típica em dias ou semanas	Irreversível e progressivo
Estado de consciência	Alterado	Habitualmente preservado (exceção: DCL, DVa)
Atenção	Alterado	Habitualmente preservado (exceção: DCL, DVa, DFT)
Labilidade emocional	Frequente	Rara (exceção: DVa)
Alucinações, ilusões	Frequentes, de predomínio visual	Raras (exceção: DCL)
Ideias delirantes	Frequentes (simples, fragmentadas)	Raras
Atividade motora	Hiperativo/hipo/misto	Sem características específicas

Adaptado de: Cerejeira *et al.*[13].
DCL: Demência por corpúsculos de Lewy; DFT: demência frontotemporal; DV: demência vascular.

demência apresenta tipicamente início gradual e evolução progressiva ao longo de um período temporal. Na maioria dos casos de demência por doença de Alzheimer, os doentes não apresentam redução da atenção ou do nível de consciência até fases tardias da doença. O diagnóstico diferencial com outras formas de demência pode ser mais complicado. Na demência de corpos de Lewy, cuja semelhança com quadros de *delirium* é alvo de investigação, alucinações, inatenção e alteração do estado de consciência estão frequentemente presentes.

Quase sempre as duas condições coexistem e pode ser difícil fazer a diferenciação entre uma manifestação demencial atípica, uma doença degenerativa em progressão ou um episódio de *delirium* sobreposto a um quadro demencial. Associadamente, doentes com demência e episódios de *delirium* apresentam quadros mais graves e recuperação mais lenta[11]. Por último, um episódio de *delirium* acarreta aumento do risco de desenvolvimento de demência em doentes previamente saudáveis e elevação do ritmo de declínio cognitivo em doentes com demência[12].

Hoje, sabe-se que demência e *delirium* partilham mecanismos fisiopatológicos, como o déficit colinérgico, neuroinflamação e diminuição do metabolismo cerebral, o que levanta a hipótese de arbitrariedade na sua diferenciação em duas entidades completamente distintas.

ABORDAGEM

A abordagem inicial de um caso em que se suspeita de *delirium* deve incidir nos seguintes aspetos:

- Assegurar a segurança do doente;
- Investigar a causa subjacente e corrigi-la;
- Controlar os sintomas neuropsiquiátricos.

Investigação etiológica

Depois de confirmado o diagnóstico, é necessária pronta e adequada avaliação, visando à identificação de eventuais causas precipitantes que devem ser corrigidas assim que possível.

- História clínica:
  - Evolução temporal dos sintomas;
  - Revisão atenta das comorbilidades do doente, novos diagnósticos e revisão de sistemas;
  - Revisão da farmacoterapia, com especial atenção para medição recentemente introduzida ou descontinuada;
  - Avaliação de dor ou desconforto (por exemplo, retenção urinária, obstipação).
- Exame físico:
  - Avaliação de sinais vitais, incluindo temperatura, saturação oxigênio e glicemia capilar;
  - Procura por sinais de infecção oculta, desidratação, abdômen agudo ou outra doença aguda;
  - Exame neurológico para avaliação de déficits focais, pesquisa de sinais meníngeos, dentre outros.

- Avaliações complementares para o diagnóstico:
  A escolha dos exames complementares deve ser guiada pelos achados da história e exame físico, não esquecendo que o delirium apresenta uma etiologia multifatorial em cerca de 50% dos casos.
  - Avaliação laboratorial básica com hemograma, ionograma, função renal, hepática, gasometria arterial, ECG, sedimento urinário e radiografia torácica;
- Avaliações adicionais conforme a suspeita:
  - *EEG* se suspeita de estado ictal e, ocasionalmente, para confirmação diagnóstica;
  - *Análise toxicológica* se suspeita de *delirium* por intoxicação ou privação de substâncias;
  - *Imagem cerebral* se suspeita de causa intracraniana ou história de trauma;
  - *Punção lombar* se suspeita de infecção do SNC.

TRATAMENTO

O tratamento do *delirium* inclui uma série de medidas, farmacológicas e não farmacológicas, que visam reduzir a gravidade e duração do quadro clínico.

Medidas não farmacológicas

As medidas não farmacológicas são consideradas medidas de *primeira linha* na abordagem ao doente com *delirium*. Estas passam por um ambiente seguro e calmo; suporte psicossocial fornecido pela equipe cuidadora e família; medidas de contenção física apenas se necessário e para segurança do doente; medidas de correção de déficits sensoriais; otimização do controle da dor e remoção, se possível, de potenciais causas de desconforto; normalização do ciclo sono-vigília, com estimulação da atividade diurna e promoção de um ambiente com pistas para orientação, bem como adequação do horário de medicação sedativa/ativadora e adequada nutrição. Nos casos de *delirium* por intoxicação, a abordagem deve passar por suspensão da substância implicada e medidas de suporte visando o sistema respiratório e cardiovascular.

Medidas farmacológicas

A utilização de psicofármacos deve ser reservada para os casos em que a agitação psicomotora coloca em risco a segurança do doente ou prejudica a prestação de cuidados, não estando recomendada nos casos de *delirium* hipoativo.

Quando indicada, a terapêutica farmacológica deve ser instituída precocemente, preferencialmente nas primeiras 24 horas após o diagnóstico.

Os antipsicóticos são os fármacos de eleição no controle das alterações de comportamento associadas aos quadros de *delirium* hiperativo. O haloperidol, pela sua meia-vida curta e escasso efeito anticolinérgico é, habitualmente, o fármaco de eleição. Ainda assim, os antipsicóticos de segunda geração, como a quetiapina, a olanzapina e a risperidona, parecem ser alternativas igualmente eficazes[10].

A utilização de benzodiazepínicos está comprovadamente associada ao aumento do risco de *delirium* e, quando utilizados com o intuito de sedar o doente agitado, podem elevar a duração do episódio, particularmente em idosos. O seu uso deve reservar-se para os casos de abstinência de substâncias sedativo-hipnóticas, como álcool, benzodiazepínicos e barbitúricos.

ABORDAGENS DIRIGIDAS ÀS ETIOLOGIAS ESPECÍFICAS DE DELIRIUM:

1. Tiamina no *delirium* por abstinência de álcool para prevenir a síndrome Wernicke-Korsakoff;
2. Inibidores das colinesterases para os casos de intoxicação anticolinérgica;
3. Flumazenil no caso de intoxicação por benzodiazepínicos;
4. Naloxona ou naltrexona nas intoxicações por opioides.

Os estudos que procuraram avaliar a eficácia de outras classes farmacológicas no tratamento dos quadros de *delirium* são escassos e limitados, não permitindo, até o momento, a sua recomendação.

No tocante à *prevenção* de um episódio de *delirium*, e muito embora alguns estudos sugiram que o uso de antipsicóticos em contexto pré-cirúrgico diminua a ocorrência de *delirium* e não implique maior incidência de efeitos adversos, o uso de antipsicóticos em pacientes internados em enfermarias médicas ou cirúrgicas de terapias não intensivas não mostrou benefício claro e não está recomendado[14].

O potencial benefício de outras classes de fármacos na prevenção dos quadros de *delirium*, incluindo inibidores da acetilcolinesterase, melatonina e o agonista do recetor da melatonina (ralmeteona), não está comprovado[14]. Assim e apesar de alguns resultados promissores, os dados científicos atualmente disponíveis são insuficientes para que se possa recomendar uma estratégia farmacológica preventiva de *delirium*.

IMPORTÂNCIA DA PREVENÇÃO

A prevenção é a estratégia mais eficaz na abordagem do *delirium*, permitindo reduzir a sua frequência e complicações. As estratégias preventivas visam à redução dos fatores de risco associados ao *delirium* e devem incluir avaliação e otimização de vários domínios de intervenção:

- Fornecimento de oxigênio;
- Equilíbrio hidroeletrolítico;
- Controle da dor;
- Redução do uso de fármacos psicoativos;
- Funcionamento intestinal e urinário;
- Nutrição;
- Mobilização precoce;
- Prevenção de complicações pós-operatórias;
- Adequada estimulação ambiental;
- Correção de déficits sensoriais (óculos, auxiliares auditivos).

Referências

1. Siddiqi N, House AO, Holmes JD. Occurrence and outcome of delirium in medical in-patients: a systemic literature review. Age Ageing. 2006;35:350-64.
2. Raats JW, van Eijsden WA, Crolla RMPH, Steyerberg EW, van der Laan L. . Risk factors and outcomes for postoperative delirium after major surgery in elderly patients. 2015;PLoSONE10(8). e0136071.doi:10.1371/journal.pone.0136071.
3. Zaal IJ, Slooter AJC. Delirium in critically Ill patients, epidemiology, pathophysiology, diagnosis and management. Drugs. 2012;72(11):1457-71.
4. Hosie A, Davidson PM, Agar M, Sanderson CR, Phillips J. Delirium prevalence, incidence, and implications for screening in specialist palliative care inpatient settings: a systematic review. Palliat Med. 2013;27:486-98.
5. Steiner LA, Postoperative delirium. Part 1: pathophysiology and risk factors. Eur J Anaesthesiol. 2011;28:628-36.
6. Maldonado JR. Acute brain failure: pathophysiology, diagnosis, management, and sequelae of delirium. Crit Care Clin. 2017 Jul;33(3):461-519.
7. Maldonado JR. Neuropathogenesis of delirium: review of current etiologic theories and common pathways. Am J Geriatr Psychiatry. 2013;21:1190-222.
8. Cerejeira J, Firmino H, Vaz-Serra A, Mukaetova-Ladinska EB. The neuroinflammatory hypothesis of delirium. Acta Neuropathol. 2010;119:737-54.
9. National Institute for Health and Clinical Excellence. Clinical Guideline 103 - Delirium. London: NICE; 2010.
10. Oh ES, Fong TG, Hshieh TT, Inouye SK, Ozbolt LB, Paniagua MA, et al. Atypical antipsychotics for the treatment of delirious elders. J Am Med Dir Assoc. 2008;.
11. Fong TG, Jones RN, Shi P, Marcantono ER, Yap L, Rudolph JL, et al. Delirium accelerates cognitive decline in Alzheimer disease. Neurology. 2009 May 5;72(18):1570-5.
12. MacLullich AM, Beaglehole A, Hall RJ, Meagher DJ. Delirium and long-term cognitive impairment. Int Rev Psychiatry. 2009;21(1):30-42.
13. Cerejeira J, Mukaetova-Ladinska EB. A clinical update on delirium: from early recognition to effective management. Nurs Res Pract. 2011;2011:875196.
14. Siddiqi N, Harrison JK, Clegg A, et al. Interventions for preventing delirium in hospitalised non ICU patients. Cochrane Database Syst Rev. 2016;.

Leituras adicionais

American Psychiatric Association. Diagnostic and statistical manual of mental disorders. 5th ed. Arlington, VA: American Psychiatric Publishing; 2013.

Campbell N, Boustani M, Limbil T, Ott C, Fox C, Maidment I, et al. The cognitive impact of anticholinergics: a clinical review. Clin Interv Aging. 2009;4:225-33.

Marcantonio ER. Delirium in hospitalized older adults. N Engl J Med. 2017;377:1456-66.

McCusker J, Cole M, Dendukuri N, et al. The course of delirium in older medical inpatients: a prospective study. J Gen Intern Med. 2003 Sep;18(9):696-704.

World Health Organization. The ICD-10 Classification of Mental and Behavioural Disorders: Clinical Descriptions and Diagnostic Guidelines. Geneva: World Health Organization; 1992.

DEMÊNCIA

14

Joaquim Cerejeira / Katharina Reichelt / Elizabeta Mukaetova-Ladinska

INTRODUÇÃO E CONCEITOS GERAIS

Demência designa um grupo de transtornos heterogêneos que afeta o encéfalo e se manifesta por meio de comprometimento sustentado da função cognitiva, sendo grave o suficiente para afetar a capacidade do indivíduo para realizar as atividades habituais de vida diária. Como a prevalência da demência aumenta exponencialmente com a idade (5% quando são considerados indivíduos ≥ 65 anos e até 20% naqueles com 80 anos ou mais), a expectativa é que o número de casos aumente devido às constantes mudanças demográficas. Porém, a prevalência da demência pode estar declinando em alguns países e o número de pessoas afetadas pode se estabilizar, apesar do envelhecimento da população[1]. A doença de Alzheimer (DA) responde por 60 a 70% dos casos, enquanto a doença cerebrovascular representa 20 a 30%. Outros tipos incluem a demência por corpúsculos de Lewy, demência frontotemporal e demência da doença de Parkinson. As causas menos frequentes de demência são a lesão encefálica traumática, a induzida por substância, as infecções, a doença priônica e a doença de Huntington.

APRESENTAÇÃO CLÍNICA E AVALIAÇÃO

Visão geral das demências

Na edição atual do *Manual de Diagnóstico e Estatística das Doenças Mentais* (DSM-5)[2], o termo demência foi agora incluído no conceito mais amplo de "transtorno neurocognitivo maior". As características diagnósticas são: (a) evidência de declínio cognitivo significativo a partir de um nível anterior de desempenho em, pelo menos, um domínio cognitivo (isto é, atenção complexa, função executiva, memória, linguagem, cognição motora perceptiva ou social); (b) os déficits cognitivos interferem na independência nas atividades diárias; (c) os déficits cognitivos não ocorrem exclusivamente durante *delirium* e não são mais bem explicados por outro transtorno mental. Além dos déficits cognitivos, sintomas comportamentais e psicológicos, também conhecidos como sintomas neuropsiquiátricos, são muito comuns em pacientes com demência, independentemente de seu subtipo. Estes incluem características psicóticas, depressão, ansiedade, agitação, apatia, perambulação, desinibição, transtornos do sono e alimentares. Estima-se que os sintomas não cognitivos afetem até 90% de todos os indivíduos com demência durante o curso de sua doença, e estão independentemente associados a maus desfechos, incluindo desconforto entre pacientes e cuidadores, hospitalização prolongada, mau uso de medicação e aumento dos custos com os cuidados de saúde.

Doença de Alzheimer

Tipicamente, o sintoma inicial da demência da DA é o comprometimento na aprendizagem e lembrança de informação recentemente aprendida. O declínio da memória tem um início insidioso e progride gradualmente (durante meses a anos, enquanto os déficits em outros domínios cognitivos se tornam aparentes). As apresentações não amnésicas (por exemplo, afasia logopênica e déficits visuoespaciais) são apresentações alternativas, menos frequentes, na DA[3].

Demência vascular

A etiologia vascular manifesta-se predominantemente com declínio na atenção complexa (incluindo a rapidez no processamento) e nas funções frontoexecutivas devido à ruptura dos circuitos corticais-subcorticais. Os pacientes com múltiplos infartos de grandes vasos tipicamente se apresentam com declínio gradual na cognição com uma relação temporal entre o início ou o agravamento dos déficits cognitivos e sinais físicos compatíveis com acidente vascular encefálico (por exemplo, hemiparesia, síndrome pseudobulbar). Já a doença de pequenos vasos que afeta a substância branca manifesta-se com início gradual e uma lenta progressão dos déficits cognitivos.

Demência por corpúsculos de Lewy (DCL)

Na DCL há déficits desproporcionais de atenção, na função executiva e no processamento visual relativo à memória e capacidade de denominação de objetos. As características clínicas principais incluem: (a) flutuação em cognição, atenção e disposição ao longo do dia; (b) alucinações visuais complexas recorrentes com a participação de pessoas, crianças ou animais; (c) parkinsonismo espontâneo que não se deve à medicação antidopaminérgica ou ao acidente vascular encefálico; (d) comportamento recorrente de representação onírica fantasiosa que inclui movimentos simulando o conteúdo de um sonho, particularmente quando envolve temas de caçada ou ataque. Outras características clínicas de apoio ao diagnóstico de DCL são: sensibilidade grave aos antipsicóticos, instabilidade postural, quedas repetidas, síncope ou outros episódios transitórios de irresponsividade, disfunção autonômica grave, hipersonia, hiposmia, alucinações visuais, delírios sistematizados, apatia, ansiedade e depressão[4].

Demência frontotemporal (DFT)

A apresentação mais comum da DFT é a chamada "variante comportamental", que se caracteriza pela progressiva deterioração dos sintomas comportamentais/cognitivos que consistem em: (a) desinibição; (b) apatia ou inércia; (c) perda de simpatia ou empatia; (d) comportamento perseverativo, estereotipado ou compulsivo/ritualístico; (e) hiperoralidade e alterações dietéticas; e (f) perfil neuropsicológico de déficits executivos, como abstração, planejamento, atenção, raciocínio e julgamento, poupando relativamente as funções de memória e visual. As variantes de linguagem da DFT incluem: (a) demência semântica caracterizada pela compreensão prejudicada do significado das palavras, rostos e objetos; e (b) progressiva afasia não fluente com produção de fala comprometida[5].

Avaliação clínica

O ponto de partida para muitas pessoas que apresentam problemas de memória geralmente é o médico de sua família ou o clínico geral que pode identificar e lidar com condições tratáveis, como transtornos do humor, infecção ou deficiência de vitamina. Hemograma de rotina, exames bioquímicos (eletrólitos, cálcio, glicose, funções renal e hepática, função tireóidea, níveis séricos de vitamina B12 e folato) devem ser solicitados antes do encaminhamento para um serviço especializado em memória.

AVALIAÇÃO INICIAL. Na entrevista inicial, o paciente deve ser informado sobre a finalidade da avaliação, assim como dos resultados (por exemplo, diagnóstico de demência, possível impacto sobre dirigir veículos), sendo necessário obter o seu consentimento para a avaliação. A avaliação inicial em um serviço especializado em memória envolve a obtenção de um histórico abrangente do problema de apresentação: o início do problema de memória (repentinamente ou gradual), quando foi notado pela primeira vez, qualquer progressão desde então e quaisquer flutuações. É importante estabelecer como o problema de memória está impactando o funcionamento da pessoa no dia a dia, incluindo o nível mais baixo das atividades de vida diária (AVD), como os cuidados pessoais, assim como um nível mais alto de AVD (por exemplo, capacidade de lidar com as próprias finanças, de usar um computador etc.). Se possível, é útil reunir informações adicionais com um parente ou outro informante que conheça o paciente logo após obter o consentimento deste. Pode ser adequado falar com o informante separadamente, a fim de reduzir o desconforto. Frequentemente, o paciente ou o informante se conscientizam das sutis alterações e, este último, antes que o paciente as notem. As responsabilidades do paciente podem ter "migrado" lentamente para os outros membros da família, à medida que a vigilância sobre o ente querido aumentava. Uma pergunta útil geralmente é: "você acha que pode simplesmente deixar seu parente se virar sozinho por uma semana se você sair de férias?"

QUESTÕES DE RISCO. É importante estabelecer se surgiram quaisquer questões de risco resultantes dos problemas de memória da pessoa, como o uso inadequado de aparelhos, dificuldades no controle da medicação, problemas para dirigir veículos ou dificuldades financeiras.

PROBLEMAS DE HUMOR. Há muito se estabeleceu que depressão, ansiedade e outras dificuldades de saúde mental impactam a capacidade de uma pessoa para prestar atenção, codificar e se lembrar das informações em uma data posterior[6]. Portanto, a avaliação da saúde mental da pessoa deve ser realizada rotineiramente e o tratamento oferecido se, e quando, apropriado.

HISTÓRICO DE SAÚDE FÍSICA E MEDICAÇÃO. Um histórico abrangente de saúde física ajudará a identificar os fatores de risco e fornecer os indicadores iniciais em relação ao tipo de déficit de memória com o qual a pessoa está lidando, como no caso da demência vascular. Isto deve incluir a presença de dor, histórico de lesão cefálica anterior, quedas, infecções recentes ou intervenções cirúrgicas, experiências incomuns, como alucinações, e histórico de saúde mental, além de histórico familiar de demência, diagnóstico neurológico ou problemas de saúde mental. É importante também reunir informações sobre estilo de vida, como a ingestão de álcool anterior e atual, tabagismo, uso de drogas ilegais, padrão de sono, exercício e dieta. Além disso, é importante revisar todas as prescrições e medicações para identificar quaisquer fármacos que possam comprometer o funcionamento cognitivo (por exemplo, anticolinérgicos, narcóticos, indutores do sono, tricíclicos).

ANTECEDENTES. Informações da fase inicial da vida, histórico educacional e de emprego fornecem importantes guias sobre o nível de funcionamento que pode ser esperado de uma pessoa. Também é importante reunir informações sobre os arranjos de vida atuais, se a pessoa está administrando seus negócios domésticos e quaisquer fatores de estresse atuais ou anteriores que possam estar impactando seu funcionamento.

AVALIAÇÃO COGNITIVA. A avaliação da cognição deve incluir: atenção e concentração, orientação, memória de curto e longo prazo, linguagem, função executiva e práxis. Uma gama de instrumentos para avaliação cognitiva encontra-se disponível, e o mais apropriado dependerá da apresentação da pessoa. Um princípio orientador geral é: quanto mais elevado o funcionamento pré-mórbido da pessoa e mais precoce for o seu processo patológico, mais abrangente deverá ser a avaliação. Uma pessoa com um problema de memória bem estabelecido terá menos probabilidade de necessitar de testes extensos. Se o quadro permanecer obscuro, se o paciente for jovem ou tiver dificuldade de aprendizagem, o encaminhamento para uma avaliação neuropsicológica pode ser indicado. É importante notar que, com o aumento da expectativa de vida, podemos não contar com normas apropriadas, tendo em vista que muitos instrumentos de avaliação não possuem dados para indivíduos muito idosos (mais de 90 ou 100 anos).

AVALIAÇÃO COM TERAPEUTA OCUPACIONAL. Nos casos em que permanece a dúvida sobre o funcionamento da pessoa, e não existam informações adicionais ou o risco doméstico não foi estratificado, pode ser indicada uma avaliação com um terapeuta ocupacional. Isto fornecerá outras informações para o diagnóstico, embora também possam ajudar a estabelecer pontos de intervenção, por exemplo, como a realização de adaptações ambientais.

EXAMES POR IMAGENS (SCANS). Neuroimagens são solicitadas rotineiramente nos serviços de atendimento aos transtornos de memória para excluir causas potencialmente tratáveis de comprometimento cognitivo e identificar alterações que possam indicar o subtipo do comprometimento (por exemplo, atrofia focal ou presença/extensão de doença cerebrovascular). É reconhecido que as imagens podem não ser necessárias naqueles pacientes cujos sintomas são moderados a graves e nos quais o diagnóstico já esteja claro[7]. Imagens estruturais são recomendadas para excluir outras patologias cerebrais, enquanto as Imagens estruturais são recomendadas para excluir outras patologias cerebrais, sendo a RM indicada para pacientes jovens e para detectar alterações vasculares subcorticais. Já o uso de imagens funcionais, como a tomografia computadorizada por emissão de fóton único (SPECT) de hexametilpropileneamina oxima (HMPAO) é recomendada com o intuito de diferenciar doença de Alzheimer, demência vascular e demência frontotemporal. Admite-se que, nos casos de transtornos do desenvolvimento, deve-se procurar um especialista; o National Institute for Health and Care Excellence (NICE) não recomenda imagens SPECT para pacientes com síndrome de Down, uma vez que esses pacientes podem demonstrar anormalidades semelhantes às da doença de Alzheimer durante a vida.

CONSULTA PARA DAR O DIAGNÓSTICO. Na consulta para o diagnóstico, o médico deve rever a questão do consentimento para o recebimento do diagnóstico e o nível dos detalhes desejados. Ao dar o diagnóstico, é importante estabelecer a compreensão do paciente sobre o que foi dito, incluindo o que ele acha que significa o seu diagnóstico, e abordar quaisquer crenças errôneas. Com frequência, isto levará, naturalmente, a discussões sobre as opções de tratamento (medicação), aconselhamento sobre o estilo de vida (por exemplo, exercício, tabagismo, bebida, socialização) e atividades que podem ajudar a apoiar a pessoa, a fim de maximizar seu funcionamento (p.ex., uma boa rotina, uso de diários). A consulta deve transmitir uma "esperança realista", e abordar as preocupações do paciente e de suas famílias para que possa ser estabelecido um plano e medidas de suporte ao paciente e familiares. Por exemplo, além da medicação, os pacientes podem se beneficiar dos grupos de apoio, como Memory Remediation Groups e Cognitive Stimulation Groups[9], e os cuidadores podem se beneficiar de um encaminhamento específico[10]. Diante da ausência de cura ou na impossibilidade de se modificar significativamente o curso da doença, a mensagem para os gestores políticos, profissionais, familiares e pessoas com demência, é que é fundamental promover a "boa convivência com a demência", como foco na manutenção da funcionalidade o maior tempo possível. Também é preciso focar na recuperação das funções perdidas quando plausível. Por fim, é necessário se adaptar as funções perdidas quando não podem ser recuperadas[11].

FISIOPATOLOGIA DA DEMÊNCIA

A patologia subjacente encontrada no encéfalo, na maioria dos casos de demência, consiste no acúmulo de agregados de proteínas anormais (condições neurodegenerativas) e/ou lesões vasculares. As alterações fisiopatológicas se desenvolvem anos antes do início dos sintomas clínicos (fase pré-clínica) e, à medida que as lesões se disseminam pelo encéfalo, sintomas cognitivos, comportamentais e emocionais emergem com gravidade crescente. Embora a demência seja classificada de acordo com a patologia dominante, podem coexistir patologias no mesmo paciente (patologia mista).

Condições neurodegenerativas

Doença de Alzheimer

CARACTERÍSTICAS PATOLÓGICAS. A DA é classicamente definida pela perda progressiva de neurônios associada à presença de duas características histopatológicas distintivas: (1) placas senis devido à deposição extracelular da proteína beta-amiloide; e (2) emaranhados neurofibrilares (ENF), que consistem em feixes intraneuronais de proteína tau (p-tau) agregada e proteína tau hiperfosforilada. De acordo com hipótese da "cascata amiloide" (revisada em Karran[12]), a fisiopatologia da DA está fortemente associada à expressão e ao processamento anormal da proteína precursora beta-amiloide (PPA) que se acumula nas formas alteradas como A-beta. Essa hipótese proporciona uma explicação razoável nos poucos casos em que a DA é diretamente causada por alterações genéticas que resultam na produção anormal de PPA (mutações de presenilina 1 – PSEN1, presenilina 2 – PSEN2, PPA e trissomia do 21). Porém, o papel de A-beta como o gatilho da DA em casos esporádicos (que representam a grande maioria) é bem menos óbvio. Embora a redução de $A\beta$-42 no LCE seja um achado inicial na DA, a patologia amiloide não se correlaciona com a gravidade da atrofia, com a função cognitiva ou com a patologia de tau. Além disso, encéfalos com estágios leves de DA mostram ENF, mas não placas amiloides, sugerindo que a DA é primariamente uma taupatia que se inicia subcorticalmente nas projeções noradrenérgicas do lócus cerúleo, neurônios colinérgicos e neurônios serotoninérgicos do núcleo da rafe dorsal. Subsequentemente, as regiões corticais são afetadas pela patologia tau incluindo o córtex transentorrinal dos lobos temporais mediais, hipocampo, alocórtex e o resto do neocórtex. A tau anormalmente hiperfosforilada é incapaz de estabilizar os microtúbulos e isso prejudica o transporte anterógrado axonal levando finalmente à apoptose prematura.

FATORES DE RISCO. Mutações genéticas nos genes específicos relacionados à doença (APP, PSEN1 e PSEN2) são os principais fatores causais nos poucos casos de formas autossômicas dominantes da DA. Em contraste, as formas esporádicas de DA têm uma etiologia complexa e multifatorial que inclui fatores genéticos e ambientais. A homozigosidade para o alelo e4 da Apolipoproteína E está associada a um aumento 15 vezes maior para o risco de DA, em comparação com a população geral. Outros fatores de risco incluem idade, histórico familiar da DA, doença cerebrovascular, diabetes, hipertensão, dislipidemia, inflamação crônica, traumatismo craniano e educação precária[13].

BIOMARCADORES. Os biomarcadores de DA são cada vez mais importantes na pesquisa e estudos clínicos e podem ser agrupados em: (a) biomarcadores de deposição de amiloide: amiloide na PET e $A\beta$-42 no LCR; (b) biomarcadores de patologia tau: tau na PET e fosfo-tau no LCR e (c) biomarcadores de lesão neuronal: [18F]-fluorodesoxiglicose-PET, RM estrutural e tau total no LCR[14].

Demência por corpúsculos de Lewy (DCL)

Como na doença de Parkinson, a patologia de base da DCL é a deposição intracelular de agregados de alfa-sinucleína, conhecidos como corpúsculos de Lewy (CLs). A progressão da patologia por CL não é clara e acredita-se que se origine no tronco encefálico caudal antes de se estender para o tronco encefálico rostral, substância negra, núcleos da base (gânglios basais) e córtex. Além disso, a patologia por CL é encontrada no sistema nervoso entérico até antes do envolvimento do SNC. A maioria dos pacientes com DCL mostra patologia mista, com presença concomitante de doença vascular e/ou patologia DA.

De acordo com os novos critérios revisados, os biomarcadores indicativos de DCL são: (a) captação reduzida de DAT (transportador de dopamina) nos núcleos da base demonstrada por imagens SPECT ou PET; (b) captação reduzida de metaiodobenzilguanidina na cintilografia miocárdica; (c) confirmação por polissonografia (PSG) de sono REM sem atonia. Os biomarcadores que apoiam a avaliação diagnóstica da DCL, mas não possuem especificidade diagnóstica, são: (a) preservação relativa de estruturas mediais temporais em imagens de TC/RM; (b) baixa captação generalizada em imagens de perfusão/metabolismo SPECT/PET, reduzida atividade occipital e o sinal da ilha do cingulado posterior em imagens FDG-PET; (c) proeminente atividade de ondas lentas posteriores no EEG com flutuações periódicas na faixa pré-alfa/teta.

Degeneração lobar frontotemporal (DLFT)

Este subtipo de demência afeta principalmente os lobos frontal e temporal do encéfalo, incluindo o córtex frontoinsular e polos temporais anteriores, assim como outras estruturas como os núcleos da base, tronco encefálico e tálamo[15]. A maioria dos casos está associada à deposição intracelular anormal da proteína tau ou da proteína 43 TAR ligante de DNA (TDP-43), enquanto os casos positivos para FUS (*fused in* sarcoma) respondem por 5% dos casos. Nos casos positivos para tau (45% do total), a proteína anormal pode estar presente na forma de inclusões conhecidas como corpúsculos de Pick ou na forma de ENF. Em cerca de 50% dos casos, a DLFT está associada aos agregados de TDP-43 em inclusões intracitoplasmáticas neuronais ubiquitinadas, neuritos distróficos e/ou inclusões intranucleares neuronais.

Em aproximadamente 40% dos casos, a DLFT está associada a um histórico familiar positivo em que 10% têm uma transmissão autossômica dominante. Mutações nos três principais genes foram descritas na DLFT: (a) gene da proteína tau associada ao microtúbulo (MAPT) no cromossomo 17 que causa a patologia tau; (b) gene da progranulina (GRN) no cromossomo 17; e (c) expansões em C9orf72 no cromossomo 9, ambos causam a patologia TDP-43. Em sua maioria, os casos de DLFT-FUS são esporádicos.

Na forma comportamental da DLFT (bvFTLD), todos os tipos de patologia podem ser encontrados (tau, TDP-43 ou FUS). Entretanto, a combinação de bvFTLD com doença do neurônio motor é altamente preditiva da patologia por TDP-43 e as formas herdadas são causadas por expansões em C9orf72 (cromossomo 9, *open reading frame 72*). A coocorrência de bvFTLD com degeneração corticobasal e a paralisia supranuclear progressiva são indicativas da patologia tau. As formas de início muito precoce da bvFTLD (antes dos 40 anos) estão associadas à patologia por FUS. A demência semântica é invariavelmente associada à patologia por TDP. Os casos autossômicos dominantes de afasia progressiva não fluente (APNF) são provocados por mutações em GRN (progranulina).

Doença vascular

Demência vascular (DV) ou comprometimento cognitivo vascular (CCV) refere-se a uma diversidade de condições em que os déficits cognitivos são causados por doença cerebrovascular (DCV), que afeta a perfusão encefálica (devido à isquemia e/ou hemorragia).

O tamanho do vaso sanguíneo e a origem da oclusão vascular são fatores críticos para a definição dos subtipos de DV. A demência por múltiplos infartos é causada por doença de grande vaso, enquanto a leucoencefalopatia de Binswanger envolvendo regiões subcorticais, incluindo a substância branca, resulta de alterações em pequeno vaso. Leucoaraiose é um termo usado em estudos de neuroimagens para designar a rarefação da substância branca periventricular devido à doença de pequeno vaso. A DV isquêmica subcortical parece ser o subtipo mais significativo de DV. Outros fatores que podem definir o subtipo e o grau de comprometimento incluem: multiplicidade, tamanho, localização anatômica, lateralidade e idade da lesão.

A categorização proposta por Newcastle[16] inclui os seguintes subtipos de patologias cerebrovasculares associados à demência: (i) grande infarto ou vários infartos; (ii) múltiplos infartos pequenos ou microinfartos; (iii) infartos estratégicos (por exemplo, tálamo, hipocampo); (iv) hipoperfusão cerebral;

(v) hemorragias cerebrais; (vi) alterações cerebrovasculares com a patologia da DA. O subtipo I pode resultar de oclusão de grande vaso (aterotromboembolismo), embolia de artéria para artéria ou cardioembolia. O subtipo II geralmente envolve as descrições de arteriosclerose, lipo-hialinose e hipertensivo, arteriosclerótico, amiloide ou angiopatia do colágeno. Os subtipos I, II e V podem resultar de aneurismas, dissecções arteriais, malformações arteriovenosas e várias formas de arterite (vasculite).

Os fatores de risco para demência após acidente vascular encefálico, que incluem idade, educação precária, sexo feminino, fatores de risco vascular e atrofias lobares temporais global e medial em imagens estruturais, sobrepõem-se extensivamente àqueles identificados para a DA, sugerindo possíveis interações mecânicas e risco cumulativo dessas duas patologias. As síndromes hereditárias de doença vascular, como arteriopatia cerebral autossômica dominante com infartos sucorticais e leucoencefalopatia (CADASIL), estão associadas aos padrões específicos de alteração, assim como a um processo patológico agressivo.

TRATAMENTOS DA DEMÊNCIA

Não existem tratamentos medicamentosos que curem a doença de Alzheimer, ou qualquer outro tipo comum de demência. Em vez disso, o tratamento da demência consiste em complexas prestações de cuidados, que incluem intervenções farmacológicas e não farmacológicas.

Amplificadores da cognição (fármacos antidemência)

Inibidores da colinesterase (ChEIs)

Donepezila, rivastigmina e galantamina impedem que uma das principais enzimas, a acetilcolinesterase, se decomponha em acetilcolina, e, assim, aumentam o nível de acetilcolina no encéfalo, levando à melhora da memória e capacidade de aprendizagem em pessoas com demência. Esses fármacos também reduzem a quantidade dos depósitos de beta-amiloide no tecido encefálico e podem ajudar a interromper a progressão neuropatológica do próprio processo de demência. Os três ChEIs têm um modo similar de ação neurobiológica, mas uma extensão diferente de inibição de ChE central e periférica. Essas diferenças explicam a extensão dos efeitos colaterais extrapiramidais bem como a intensidade dos efeitos colaterais parassimpáticos periféricos (isto é, tornando lenta a frequência cardíaca, o peristaltismo do estômago, prejudicando o tônus da bexiga e pressão de eliminação de urina, secreções do sistema respiratório e glandular) que as pessoas tratadas com ChEIa desenvolvem.

Antagonista de N-metil-D-aspartato (NMDA)

Memantina é o quarto fármaco licenciado para o tratamento de demência. Sua ação é diferente daquela dos ChEIs, uma vez que tem por alvo outro neurotransmissor envolvido na demência, o glutamato. O glutamato é responsável por pelo menos 70% da neurotransmissão excitatória no sistema nervoso central, especialmente nas áreas do hipocampo e corticais. Quando os receptores de NMDA são ativados pelo glutamato, há um influxo de íons cálcio nas células neuronais, desencadeando uma potencialização a longo prazo dentro dos neurônios, e facilitando a aprendizagem e a memória. Na DA, os receptores de NMDA parecem estar constantemente superativados, com o contínuo influxo de cálcio contribuindo para o aumento da neurotoxicidade e resultando em neurodegeneração na presença de maiores concentrações de glutamato. Além disso, os depósitos de amiloide que ocorrem na DA também podem aumentar a sensibilidade neuronal ao glutamato e contribuem para a perda neuronal adicional e influenciam a síntese, liberação e transporte axonal de acetilcolina.

Eficácia clínica dos fármacos antidemência

Os fármacos antidemência atualmente disponíveis são usados como tratamento de primeira linha em várias demências, em subtipos, como a demência de Alzheimer, demência mista (na qual a sintomatologia de DA é predominante), assim como na DCL e demência da doença de Parkinson (DDP). A evidência de sua eficácia em outras formas de demência mais raras, como as formas subcorticais e/ou demências do lobo frontotemporal, não é clara. As diretrizes do NICE recomendam o uso de ChEIs na demência leve a moderada, em particular na DA (embora haja forte evidência de que especialmente a donepezila possa ser útil na DA grave), enquanto a memantina é útil nos estágios graves da DA. Todos os tratamentos antidemência atualmente disponíveis podem ajudar a aliviar alguns dos sintomas cognitivos e comportamentais da demência, desacelerar sua progressão e retardar a necessidade de cuidados por 24 h. Entretanto, apenas 40 a 70% das pessoas com DA irão se beneficiar com esses tratamentos. Além disso, a melhora parece ser temporária nos primeiros 6 a 12 meses do início do tratamento, e em seguida os sintomas clínicos se agravam gradualmente. O uso combinado de ChEI e antagonista de NMDA parece proporcionar alguns benefícios adicionais, especialmente quando usados em pessoas com demência de moderada a grave. Também há indicações de que o tratamento dual combinado, que afeta dois neurotransmissores distintos, pode proporcionar benefícios a longo prazo e postergar significativamente as internações para cuidados por 24 h.

TRATAMENTO DOS SINTOMAS COMPORTAMENTAIS E PSICOLÓGICOS DA DEMÊNCIA (SCPD)

Tratamento não farmacológico

Com a progressão da demência, embora várias funções cognitivas superiores tendam a diminuir, as emoções e a criatividade permanecem viáveis por tempo mais longo. Assim, não surpreende que pessoas com demência, independentemente da extensão de seu comprometimento cognitivo, respondem bem a atividades criativas: tornam-se ativas tanto social como verbalmente. É um programa de intervenção não farmacológica organizado, regular e prolongado (isto é, pelo menos uma vez por semana, toda semana por no mínimo seis meses) de atividade física/exercício, musicoterapia, orientação para a realidade, arteterapia, terapia de reminiscências e terapia horticultural, que tem um efeito significativo na redução dos sintomas neuropsiquiátricos gerais (incluindo os psicóticos, afetivos e comportamentais) e com o potencial benefício de reduzir a carga do cuidador. Além disso, os participantes com demência mais avançada, SCPD mais graves e sintomas depressivos iniciais parecem se beneficiar com a maioria dessas intervenções (Tabela 14.1).

Arte, terapia com bonecas, terapia assistida por animais (*pet* terapia), assim como dançar, todos estes demonstraram reduzir a ansiedade, e aumentaram o prazer de pessoas com demência. Trazem "lembranças felizes" do passado, e melhoram a atenção, a interação social mediante participação em grupo, encorajam as pessoas a recordar, a compartilhar experiências passadas, e o bem-estar geral. Dançar, em especial, melhora a postura e reduz o risco de quedas. Embora nesse estágio muitas pessoas com demência possam não ser capazes de formar novas recordações, elas ainda são capazes de recuperar o prazer e a satisfação, seja criando ou desfrutando o que outros criaram.

TABELA 14.1 Categorias de intervenções não farmacológicas para SCPD

Amplificação/relaxamento sensorial	Contato social (real ou estimulado)	Terapia comportamental
• Massagem e toque; cobertores quentes • Música individualizada e musicoterapia • Ruído branco • Estimulação multissensorial controlada (Snoezelen) • Arteterapia • Aromaterapia • Jardinagem • Culinária	• Contato social individualizado • Reminiscências • Terapia assistida por animais (*Pet* terapia) • 1:1 Interação social • Interações simuladas/vídeos da família • *Skype* • Telefonemas • Cartas da família e amigos • *e-mails* da família e dos amigos	• Reforço diferencial • Controle de estímulo

Atividade estruturada	Modificações ambientais	Treinamento e desenvolvimento
• Atividades recreacionais • Caminhadas ao ar livre • Atividades físicas • Classe de exercício • Atividades significativas (por exemplo, dobrar a roupa lavada, entregar jornais, lavar louça, pôr a mesa do jantar etc.)	• Ambientes seguros com áreas para passear e ambientes naturais/melhorados • Estimulação reduzida • Fototerapia • Fácil acesso às áreas externas	• Equipe educacional [por exemplo, Caring Journey Dementia Education, Enhanced Behaviours, CARE Program, P.I.E.C.E.S. (Intellectual, Emotional, Capabilities, Environment and Social care tool)] • Equipe de suporte • Programas de treinamento para cuidadores da família (por exemplo, Caring Journey) • Vídeos Teepa Snow

Modificada de McGonigal-Kenney *et al.*[17]

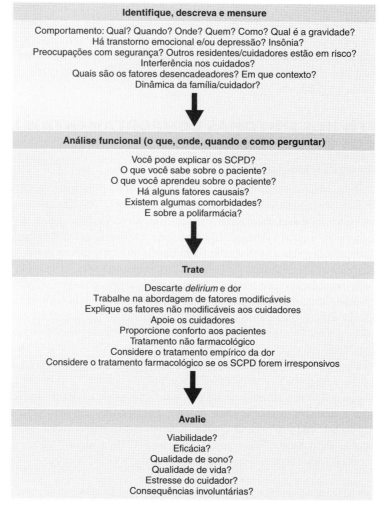

Figura 14.1 Passos a se considerar ao usar tratamentos não farmacológicos para sintomas comportamentais e psicológicos da demência (SCPD).

Aromaterapia, igualmente, é outra forma de tratamento não farmacológico que é simples de usar e sem efeitos adversos significativos. *Melissa officinalis* e óleo de lavanda são utilizados com mais frequência, e os resultados de seu emprego variam devido a diferentes métodos de administração de óleos (isto é, *spray*, fricção, massagem em várias partes corporais) e com diferente duração de tratamento.

Para que os tratamentos não farmacológicos de SCPD tenham sucesso, dois principais componentes essenciais devem ser considerados: (i) compreender a natureza dos SCPD ; e (ii) o conhecimento dos médicos para implementar a intervenção adequada para o SCPD correto, isto é, descrever, analisar, tratar/recomendar e avaliar as intervenções (Figura 14.1).

Tratamento farmacológico dos SCPD

Os SCPD mais prevalentes são apatia, depressão, irritabilidade, agitação e ansiedade, enquanto os mais raros são euforia, alucinações e desinibição. Porém, os fármacos mais prescritos no tratamento farmacológico de SCPD continuam a ser antipsicóticos a medicação antipsicótica, predominantemente usados para tratar agressão, delírios e/ou alucinações em pessoas com demência. Até o momento, o uso de antidepressivos para tratar a depressão em pessoas com demência mostrou benefícios bastante limitados, e atualmente seu uso empírico é amplo com o intuito de melhorar o tratamento com o uso conjunto de antipsicóticos e/ou antidemenciais. (Tabela 14.2).

Medicação antipsicótica para SCPD

Apenas a risperidona foi aprovada para o tratamento de SCPD em pacientes com demência (Tabela 14.2). É licenciada para um curto tratamento de agressão na DA (até 12 semanas), e somente se a agressão não respondeu a tratamentos não farmacológicos e causar risco para a pessoa com demência e a seu ambiente.

TABELA 14.2 Antipsicóticos, antidepressivos e benzodiazepínicos recomendados nos SCPD

Principais SCPD	Primeira linha
Depressão	Citalopram, Sertralina, Mirtazapina
Apatia	Citalopram, Sertralina
Psicose	Risperidona, Haloperidol
Agressão	Risperidona, Haloperidol
Agitação/ansiedade moderada	Citalopram, Mirtazapina
Agitação grave/ansiedade (após teste com antidepressivo)	Risperidona, Haloperidol
Transtorno do sono	Temazepam, Zopiclona, Melatonina, Clonazepam

A medicação antipsicótica não ajuda em SCPD adicionais, como desconforto, ansiedade, problemas de sono, inquietação e/ou agitação, e seu tratamento requer abordagem individualizada, descobrindo as causas potenciais dessas alterações, e abordando-as de maneira adequada. Assim, se a pessoa com demência ficar agitada durante toda a noite, não dormir, tender a andar e a perturbar as outras pessoas, é importante saber se essa pessoa tira sonecas durante o dia, e se tem um programa de sono diurno invertido. Se for assim, as intervenções não farmacológicas seriam mais benéficas para reverter o ciclo sono-vigília pela introdução de atividades diurnas, em vez de usar sedação no período noturno. Em qualquer caso, as causas tratáveis potenciais dos SCPD devem ser descartadas. Assim, o comportamento agitado e agressivo, ao lado de experiências alucinatórias angustiantes, podem ser um sinal de doença física aguda, confusão aguda (*delirium*), dor, constipação, desconforto físico e/ou depressão.

Se os SCPD forem graves, e ocorrerem com frequência, causando grande desconforto ao paciente e seus parentes (isto é, alucinações visuais vívidas de grandes animais na sala de estar e temor pela vida de alguém, delírios paranoides em que a pessoa tomará atitudes de acordo, ou seja, tornando-se agressiva em relação a um certo membro da família por pensar que ele está envenenando sua comida, atacando fisicamente o cuidador, tentando "escapar" dos "perseguidores" saltando de uma janela etc.), os antipsicóticos podem ser oferecidos como um tratamento de primeira linha. O início da administração de um antipsicótico precisa ser cuidadosamente considerado, levando em conta a idade do paciente, comorbidades, polifarmácia, sendo necessária constante supervisão clínica e revisão regular. Em particular, a medicação antipsicótica deve ser usada com muito cuidado em pessoas com DCL e DDP que tenham alucinações visuais vívidas que interferem em suas atividades diárias, e em indivíduos nos quais a medicação antipsicótica causa reações adversas graves, incluindo até a síndrome antipsicótica maligna (especialmente se forem usados os antipsicóticos tradicionais, como o haloperidol). O uso de antipsicóticos novos, atípicos, em especial a quetiapina, é preferido aos fármacos tradicionais. O uso de clozapina, defendido por alguns para o tratamento de alucinações visuais na DDP, precisa ser considerado com cuidado, e os pacientes encaminhados a clínicas adequadas para monitorar seus níveis de clozapina sanguínea e seus possíveis efeitos colaterais.

Ao iniciar a medicação, é melhor usar baixa dose, aumentando-a gradualmente até a dose terapêutica ideal, em que o paciente irá melhorar e permanecer estável. Durante esse período é necessário fazer um cuidadoso monitoramento dos efeitos colaterais conhecidos, especialmente sedação, quedas, náusea ou resultados menos esperados, como agravamento dos sintomas (Tabela 14.3). Alguns desses efeitos colaterais podem ser transitórios, e desaparecerão no decorrer do tratamento, porém nas apresentações clínicas mais drásticas, é melhor interromper a medicação recém-introduzida, e procurar alternativas (isto é, alteração da medicação antipsicótica, considerando a adição de um antidepressivo e/ou benzodiazepínico, revisão dos fármacos adicionais que o paciente possui), se o tratamento farmacológico de SCPD ainda for necessário.

A resposta, depois de iniciada a medicação antipsicótica, geralmente é notável dentro da primeira ou segunda semana. Se não houver melhora, considere a redução gradual da dose e descontinuação da medicação. A necessidade do tratamento antipsicótico também precisa ser revista, visto que muitos dos comportamentos em SCPD parecem não responder a esse tratamento, e estes incluem: perambulação, amontoar coisas, apatia, clamar, gritos, agitação noturna, atividades repetitivas, cuidados pessoais precários, não cooperatividade sem comportamento agressivo, expressões verbais e/ou comportamentos que não põem em risco o paciente ou seu ambiente. Nesses casos, tratamentos não farmacológicos alternativos podem ser mais benéficos. A medicação deve ser gradualmente reduzida quando o paciente permanece estável em seus SCPD por um período de três meses. O efeito dos SCPD clínicos devem ser monitorados, e a medicação reintroduzida se os SCPD ocorrerem novamente.

TABELA 14.3 Possíveis efeitos colaterais pelo uso de medicação antipsicótica em pessoas com demência e SCPD. (Note que a maioria dos efeitos colaterais refere-se aos antipsicóticos tradicionais, enquanto as informações sobre a medicação antipsicótica atípica é bastante escassa)

Sedação	Agravamento dos outros sintomas de demência
Efeitos colaterais extrapiramidais agudos (parkinsonismo induzido por medicamentos, acinesia, distonia e acatisia)	Confusão aguda
	Risco maior de morte
Síndrome antipsicótica maligna [inclui febre alta, rigidez, alteração da consciência e instabilidade do sistema autonômico (isto é, hipertensão instável, taquicardia, sudorese, palidez)]	Efeitos colaterais anticolinérgicos, isto é, boca seca
	Hipotensão ortostática,
	Distúrbios de condução cardíaca,
	Densidade mineral óssea reduzida
Discinesia tardia	Ganho de peso
Risco maior de infecções	Sonolência
Risco maior de quedas e fraturas esqueléticas	Infecções do trato respiratório superior
Risco maior de coágulos sanguíneos	Edema
Risco maior de edema de tornozelo	Infecções do trato urinário
Risco maior de acidente vascular encefálico	Febre
Síndrome metabólica	Hipotensão postural

Tratamento de depressão e ansiedade dentro de SCPD

Embora a ansiedade e a depressão pareçam ser relativamente mais frequentes no tipo de demência vascular, elas também estão presentes nas outras formas de demência, incluindo DA, DDP e DCL. O tratamento geralmente inclui iniciar a medicação antidepressiva, como os inibidores seletivos da recaptação de serotonina (ISRSs; isto é, sertralina e citalopram) e inibidores da recaptação de serotonina-noradrenalina (IRSNs; isto é, mirtazapina) como tratamento de primeira linha, independentemente da intensidade da ansiedade e da sintomatologia depressiva. O uso de antidepressivos antigos, como antidepressivos tricíclicos e inibidores da monoaminoxidase (IMAOs) devem ser evitados, uma vez que podem aumentar ainda mais a confusão e reduzir o funcionamento cognitivo em muitas pessoas com demência.

Entretanto, o tratamento farmacológico de SCPD parece ser modestamente eficaz. A alternativa de incluir terapias psicológicas adicionais, isto é, terapia cognitivo-comportamental etc., é, igualmente, de valor limitado para pessoas com demência e SCPD, visto que a maioria delas, especialmente nos estágios moderados e graves de demência podem não ser capazes de participar ativamente dessas terapias devido à sua reduzida atenção, concentração, cognição (memória e raciocínio) e comunicação.

Em vez disso, deve ser oferecida a elas uma rotina diária estruturada, para incluir atividades regulares com outras pessoas (para que o isolamento social seja minimizado), atividade física regular, isto é, caminhadas curtas, tai chi, dança, participar de atividades prazerosas, ou seja, recordações, histórias de vida, musica), interação individual, como ficar de mãos dadas, massagem delicada, aromaterapia, mudança de ambiente, por exemplo, reduzir luzes brilhantes, ruídos altos etc.

Evidências para prevenção da demência

Uma revisão mais recente destacou nove fatores de saúde e estilo de vida potencialmente modificáveis das diferentes fases da vida que, se eliminados, podem prevenir a demência[13]. Esses fatores incluem: educação no início da infância, tratar uma perda auditiva, hipertensão e obesidade na meia-idade, assim como diabetes e depressão na idade adulta tardia, cessar o tabagismo, estimular a atividade física e as interações sociais na idade adulta avançada. Essas nove intervenções podem reduzir em um terço a ocorrência da demência.

O treinamento cerebral usando jogos específicos reduz a probabilidade de desenvolver demência. Da mesma forma, dietas ricas em óleos poli-insaturados e ácido docosa-hexaenoico (DHA) e antioxidantes podem melhorar a saúde cerebral, retardar o início da demência e alentecer o envelhecimento cognitivo. A dieta mediterrânea, rica em frutas, vegetais, legumes e cereais, com consumo moderado de peixe oleoso e produtos lácteos, além de baixo consumo de carnes, açúcar e gorduras saturadas, moderado consumo de alimentos às refeições, reduz o risco de acidente vascular encefálico, diabetes tipo 2, doenças cardiovasculares e morte de qualquer causa, assim como a probabilidade de desenvolver demência em 70%. Os suplementos dietéticos, por outro lado, não se mostraram benéficos em postergar e/ou reduzir o risco de demência. A atividade física, até o exercício delicado, como ioga e/ou *tai chi chuan*, praticado por pelo menos 20 minutos/dia, ou mesmo a atividade física diária de rotina executando as tarefas domésticas, são eficazes na prevenção da demência.

Referências

1. Wu YT, Beiser AS, Breteler MMB, Fratiglioni L, Helmer C, Hendrie HC, et al. The changing prevalence and incidence of dementia over time - current evidence. Nat Rev Neurol. 2017 Jun;13(6):327-39.
2. American Psychiatric Association. Diagnostic and statistical manual of mental disorders. 5th ed Washington, DC: American Psychiatric Association; 2013.
3. McKhann GM, Knopman DS, Chertkow H, Hyman BT, Jack CR Jr, Kawas CH, et al. The diagnosis of dementia due to Alzheimer's disease: recommendations from the National Institute on Aging-Alzheimer's Association workgroups on diagnostic guidelines for Alzheimer's disease. Alzheimers Dement. 2011 May;7(3):263-9.
4. McKeith IG, Boeve BF, Dickson DW, Halliday G, Taylor JP, Weintraub D, et al. Diagnosis and management of dementia with Lewy bodies: Fourth consensus report of the DLB Consortium. Neurology. 2017 Jul 4;89(1):88-100.
5. Rascovsky K, Hodges JR, Knopman D, Mendez MF, Kramer JH, Neuhaus J, et al. Sensitivity of revised diagnostic criteria for the behavioural variant of frontotemporal dementia. Brain. 2011 Sep;134(9):2456-77.
6. Trivedi JK. Cognitive deficits in psychiatric disorders: Current status. Indian J Psychiatry. 2006;48(1):10-20. doi: 10.4103/0019-5545.31613.
7. NICE Pathways. Dementia avaliation and Diagnosis. http://pathways.nice.org.uk/pathways/dementia. Pathway last updated: 13 November 2017. Downloaded 14 January 2018.
8. Lee L, Weston WW. Disclosing a diagnosis of dementia: Helping learners to break bad news. Canadian Family Physician. 2011;57(7):851-2.
9. Spector A, Thorgrimsen L, Woods B, Royan L, Davies S, Butterworth M, et al. Efficacy of an evidence-based cognitive stimulation therapy programme for people with dementia: Randomised Controlled Trial. Br J Psychiatry. 2013;183:248-54.
10. National Institute for Health and Clinical Excellence (2006). Dementia: supporting people with dementia and their carers in health and social care. NICE clinical guideline 42, November 2006. www.nice.org.uk/guidance/cg42.
11. Poulos CJ, Bayer A, Beaupre L, et al. A comprehensive approach to reablement in dementia. Alzheimers Dement. 2017;3(3):450-8. doi:10.1016/j.trci.2017.06.005.
12. Karran E, Mercken M, De Strooper B. The amyloid cascade hypothesis for Alzheimer's disease: an appraisal for the development of therapeutics. Nat Rev Drug Discov. 2011 Aug 19;10(9):698-712.
13. Livingston G, Sommerlad A, Orgeta V, Costafreda SG, Huntley J, Ames D, et al. Dementia prevention, intervention, and care. Lancet. 2017 Jul 19; PubMed.
14. Jack CR Jr, Bennett DA, Blennow K, Carrillo MC, Feldman HH, Frisoni GB, et al. A/T/N: An unbiased descriptive classification scheme for Alzheimer disease biomarkers. Neurology. 2016 Aug 2;87(5):539-47.
15. Mann DMA, Snowden JS. Frontotemporal lobar degeneration: Pathogenesis, pathology and pathways to phenotype. Brain Pathol. 2017 Nov;27(6):723-36.
16. Kalaria RN, Kenny RA, Ballard CG, Perry R, Ince P, Polvikoski T. Towards defining the neuropathological substrates of vascular dementia. J Neurol Sci. 2004 Nov 15;226(1–2):75-80.
17. McGonigal-Kenney M, Schutte D. Evidenced-based practice guideline for non-pharmacologic management of agitated behaviors in persons with Alzheimer disease and other chronic dementing conditions. The University of Iowa Gerontological Nursing Interventions Research Center. (Revised 2004), as cited in the BC Best Practice Guideline for Accommodating and Managing BPSD.

TRANSTORNO NEUROCOGNITIVO MENOR (COMPROMETIMENTO COGNITIVO LEVE)

Adalberto Studart Neto / Sônia Maria Dozzi Brucki

CONCEITOS

A senescência comumente carrega consigo um declínio em algumas funções cognitivas, como na velocidade de processamento e nas memórias operacional e episódica, enquanto outros domínios cognitivos, como conhecimento geral e vocabulário, podem permanecer estáveis ou até melhorarem[1]. Tal declínio decorre de mudanças estruturais cerebrais associadas ao envelhecimento, como diminuição de peso e volume. As alterações neurobiológicas da idade podem ocorrer em diversos níveis: perdas em sistemas (como o sistema colinérgico), perdas neuronais, diminuição de sinapses e mecanismos moleculares e celulares (apoptose, danos secundários aos radicais livres, mudanças proteicas)[2]. Todavia, na maioria dos indivíduos, esse declínio é insuficiente para determinar prejuízo nas atividades de vida diária. Por outro lado, quando o declínio cognitivo leva ao comprometimento na sua independência funcional, temos uma demência, condição patológica associada às diversas etiologias (mais comumente processos neurodegenerativos)[3,4].

A definição de comprometimento cognitivo leve (CCL) surgiu, então, para classificar indivíduos que se encontram em um estágio intermediário entre a cognição normal e a demência[5,6]. CCL representa um declínio cognitivo mais acentuado que o esperado para idade, mas com preservação da funcionalidade para as atividades de vida diária (Quadro 15.1)[7]. Portanto, assim como demência, CCL trata-se de um diagnóstico sindrômico e não etiológico. O DSM, em sua quinta edição, propôs um novo termo cuja definição assemelha-se a de CCL: transtorno neurocognitivo menor (Quadro 15.2)[8].

Por outro lado, também nos deparamos com situações em que o indivíduo se queixa progressivamente de prejuízo cognitivo, sobretudo no domínio da memória episódica, porém com *performance* normal nos testes neuropsicológicos e sem comprometimento funcional. Essa situação que outrora era denominada uma queixa subjetiva de memória, hoje é definida como declínio cognitivo subjetivo[9,10]. Queixas de memória são frequentes, principalmente na população idosa. Alguns estudos descrevem frequência de queixas de até 50% entre idosos na comunidade[11]. Conforme já comentamos, a senescência é acompanhada de um declínio na cognição; todavia, estudos demonstraram que a presença de queixa de memória foi preditora do aparecimento de demência quatro anos depois, indicando provavelmente uma percepção de declínio pelo próprio indivíduo[12], corroborando a ideia de vários outros autores de que a queixa subjetiva pode indicar um prejuízo cognitivo futuro[13,14].

QUADRO 15.1 Critérios diagnósticos de comprometimento cognitivo leve[7]

1. Queixas cognitivas relatadas pelo paciente ou pelo informante
2. Sujeito ou informante relata declínio no funcionamento cognitivo em relação às habilidades prévias no último ano
3. Evidência de comprometimento em um ou mais domínios cognitivos, obtida por meio de exame cognitivo ou de uma avaliação neuropsicológica, em comparação a uma população normal de mesma faixa etária e nível educacional
4. Comprometimento cognitivo não tem repercussão importante nas atividades de vida diária. Pode haver problemas leves para executar tarefas complexas anteriormente habituais, no entanto o indivíduo ainda é capaz de manter sua independência com mínima assistência
5. Ausência de evidências de demência

> **QUADRO 15.2 Critérios diagnósticos de transtorno neurocognitivo menor pelo DSM-V[8]**
>
> A. Evidências de declínio cognitivo pequeno a partir de nível anterior de desempenho em um ou mais domínios cognitivos (atenção complexa, função executiva, aprendizagem e memória, linguagem, perceptomotor ou cognição social) com base em:
>   1. Preocupação do indivíduo, de um informante com conhecimento ou do clínico de que ocorreu declínio na função cognitiva; e
>   2. Prejuízo pequeno no desempenho cognitivo, de preferência documentado por teste neuropsicológico padronizado ou, em sua falta, outra avaliação quantificada
> B. Os déficits cognitivos não interferem na capacidade de ser independente nas atividades cotidianas (isto é, estão preservadas atividades instrumentais complexas de vida diária, como pagar contas ou controlar medicamentos, mas pode haver necessidade de mais esforço, estratégias compensatórias ou acomodação)
> C. Os déficits cognitivos não ocorrem exclusivamente no contexto de *delirium*
> D. Os déficits cognitivos não são mais bem explicados por outro transtorno mental (por exemplo, transtorno depressivo maior, esquizofrenia)

EPIDEMIOLOGIA

O risco anual de progressão para demência tem sido estimado em 5 a 10%, principalmente para doença de Alzheimer (DA), enquanto na população idosa em geral esse risco gira em torno de 1 a 2%[15]. Porém, alguns indivíduos com CCL não apresentam progressão para demência. Estudos epidemiológicos estimam uma incidência de CCL entre 51 e 76,8/1.000 pessoa-ano, segundo uma revisão sistemática[16], sendo 9,9 a 40,6/1.000 pessoas-ano nas formas amnésticas, enquanto nas formas não amnésticas essas taxas variaram de 28 a 36,3/1.000 pessoas-ano. Em outra revisão sistemática mais recente, observou-se variação entre 21,5 e 71,3/1.000 pessoas-ano para CCL e 8,5 a 25,9/1.000 pessoas-ano para CCL amnéstico[17]. Assim como os casos de demência, a incidência de CCL aumenta com a idade.

Já prevalência de CCL é estimada entre 3 e 42% em indivíduos acima de 70 anos[17]. Já em estudos de comunidade a prevalência de CCL amnéstico varia entre 2,1 e 11,5%[18]. Essas taxas são variáveis, pois os estudos sobre CCL apresentam diferenças metodológicas, como testes neuropsicológicos empregados e seus valores de corte, características da população estudada e desenho do estudo (retrospectivo *versus* prospectivo, transversal *versus* longitudinal). Em um estudo prospectivo na Mayo Clinic, encontrou-se prevalência de CCL de 16% entre idosos acima de 70 anos, sendo 11,1% de CCL amnéstico e 4,9% de CCL não amnéstico[19]. Com achado semelhante, um estudo italiano apresentou uma prevalência de CCL de 16,1%[20].

Dados nacionais sobre a prevalência de CCL também são escassos. Em um estudo realizado na cidade de Porto Alegre (Brasil), houve prevalência de 6,1% de CCL; 24% permaneceram estáveis e 38% melhoraram ao longo do acompanhamento. Nesse estudo, a taxa de conversão anual de CCL para DA foi de 8,5%[21].

DIAGNÓSTICO

Nem sempre é fácil o diagnóstico de CCL, pois devemos entender o CCL como parte de um *continuum*: envelhecimento normal – declínio cognitivo subjetivo – comprometimento cognitivo leve – demência. Não é infrequente termos dúvidas se o paciente apresenta um CCL ou uma demência leve. Além disso, um indivíduo com CCL pode ter uma avaliação cognitiva de rastreio normal (por exemplo, miniexame do estado mental e a *Montreal Cognitive Assessment* ou MoCA) e ser considerado como cognitivamente "normal". Nesses casos, devemos solicitar uma bateria de testes neuropsicológicos, cujos resultados são padronizados conforme idade e escolaridade em uma curva de distribuição normal. No entanto, qual seria a nota de corte para definirmos como normal e anormal? Os primeiros trabalhos definiram que um desempenho em teste de memória acima de -1,5 desvio-padrão da média estaria associado ao CCL[7,22]. Mais recentemente, esse critério tem sido revisto e alguns autores passaram a subdividir o CCL entre inicial (*early MCI*) e tardio (*late MCI*), definidos, respectivamente, a partir de um desempenho entre -1,0 e -1,5 desvio-padrão e acima de -1,5 desvio padrão da média populacional[23,24]. Vale salientar que os atuais critérios de CCL não definem essa nota de corte nos testes neuropsicológicos e na prática ainda usamos o corte de -1,5 desvio-padrão.

Após o diagnóstico de CCL ter sido feito, o passo seguinte é estabelecer o risco de progressão para demência, sobretudo para demência de DA. No tópico seguinte discutiremos sobre o CCL pela DA baseado em biomarcadores, mas os primeiros estudos epidemiológicos já mostravam que o déficit de memória episódica está associado a um maior risco de progressão para demência[25,26]. Por isso, inicialmente os critérios diagnósticos do CCL enfatizavam o comprometimento de memória. Daí, desde então vem se classificando o CCL segundo o declínio na memória em CCL amnéstico e não amnéstico (Figura 15.1)[27]. Todavia, posteriormente se reconheceu que o CCL era uma entidade heterogênea com relação à sua apresentação clínica, etiologia, prognóstico e que nem todo CCL amnéstico é por DA e evoluirá para demência. Lembremos que o CCL é um diagnóstico sindrômico e várias etiologias podem levar a um CCL. Portanto, todo paciente deve ser submetido à investigação de comorbidades sistêmicas (como doença tireoidiana, deficiência de vitamina B12, neurossífilis ou infecção pelo HIV), rastreio de depressão e pesquisa de lesões estruturais do SNC ou doença cerebrovascular por meio de exame de imagem (tomografia ou ressonância magnética de crânio). Diante da heterogeneidade de etiologias, não é incomum termos pacientes que permanecem como CCL ou mesmo melhoram para uma cognição normal e não evoluem para demência (Figura 15.2). Por isso, na última década, existe uma crescente procura por marcadores biológicos da patologia Alzheimer desde os estágios iniciais e que seriam úteis para o diagnóstico dos pacientes com CCL que provavelmente evoluiriam para um quadro sugestivo de DA.

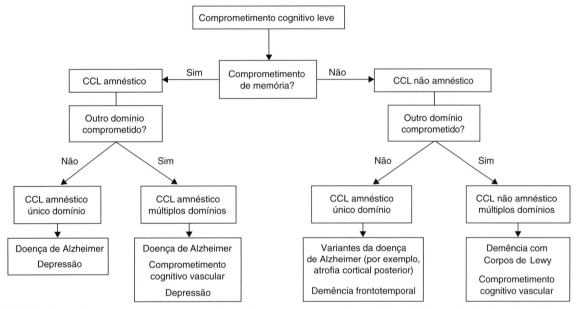

Figura 15.1 Classificação do transtorno cognitivo menor de acordo com o comprometimento de memória e os diagnósticos diferenciais das etiologias possíveis para cada subgrupo.

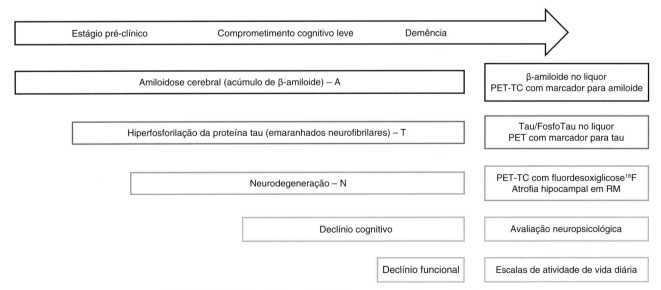

Figura 15.2 Estágios da doença de Alzheimer e os seus biomarcadores *in vivo*.

COMPROMETIMENTO COGNITIVO LEVE E BIOMARCADORES DA DOENÇA DE ALZHEIMER

Desde 2011, novas recomendações para o diagnóstico da demência pela doença de Alzheimer propuseram um modelo de evolução da doença baseado na hipótese da "cascata amiloide"[28]. Segundo esse modelo, a doença segue em um curso contínuo compreendido por três fases (Figura 15.2)[29]:

1. **Fase pré-clínica**: definida pela ausência de um declínio cognitivo em testes neuropsicológicos e pela presença de biomarcadores positivos para patologia Alzheimer.
2. **Fase de CCL da doença de Alzheimer**: caracterizado pelo declínio em pelo menos um domínio cognitivo (ou comportamental) em testes neuropsicológicos, pela ausência de prejuízo funcional e por biomarcadores positivos.
3. **Fase de demência**: comprometimento em pelo menos dois domínios cognitivos (ou um cognitivo e um comportamental) associados a um declínio funcional.

De acordo com o modelo da "cascata amiloide", a doença se iniciaria por um estágio de amiloidose cerebral (deposição de β-amiloide), seguido por hiperfosforilação da proteína tau e injúria neuronal levando à neurodegeneração. Esses processos patológicos podem ser pesquisados *in vivo* por meio de biomarcadores:

- **Patologia beta-amiloide (A)**: diminuição do peptídeo β-amiloide no líquido cefalorraquidiano e PET-TC com marcador para amilóide (por exemplo, o composto *Pittsburgh compound B* marcado com carbo no 11 - ^{11}C-PiB).
- **Patologia tau (T)**: aumento das proteínas tau e tau hiperfosforilada no liquor e PET-TC com marcador para proteína tau.
- **Neurodegeneração (N)**: atrofia dos hipocampos em ressonância magnética estrutural e hipometabolismo temporoparietal, pré-cuneus e cíngulo posterior no PET-TC com fluordesoxiglicose ^{18}F (FDG).

Atualmente, além dos critérios para CCL já estabelecidos, houve a inclusão do termo CCL devido à DA, na tentativa de diagnóstico precoce de indivíduos com substrato patológico de DA, porém antes do estágio de demência, principalmente para fins de estudo evolutivo e para tratamento modificador da doença. Assim, a probabilidade de um paciente com CCL ter doença de Alzheimer é definida por meio da mensuração dos biomarcadores (Tabela 15.1). Embora os critérios atuais recomendam a pesquisa de biomarcadores em indivíduos com CCL apenas em contexto de pesquisa, na prática médica cada vez mais tem sido solicitado um ou mais biomarcadores para se definir o risco de progressão.

TRATAMENTO

Até o momento não existem tratamentos farmacológicos aprovados para CCL. Vários ensaios clínicos falharam na demonstração de melhora cognitiva ou no retardo da progressão para demência com uso de inibidores da acetilcolinesterase (iAChE)[26]. Todavia, devemos ter crítica na análise desses ensaios. Não havia disponibilidade do uso de biomarcadores da patologia de DA; portanto, vários dos pacientes poderiam ter um CCL secundário a outras etiologias. Questiona-se que se os ensaios fossem apenas em indivíduos com CCL devido à doença de Alzheimer com alta probabilidade (os estudos foram realizados em período anterior a este critério), o resultado talvez fosse outro, levando-se em consideração que esse indivíduo, com tais características, já tem patologia de DA e está em estágio pré-demencial. Por isso, não é infrequente alguns especialistas em Neurologia Cognitiva afirmarem usarem, *off label*, iAChE em

TABELA 15.1 Critérios de pesquisa para comprometimento cognitivo leve (CCL) devido à doença de Alzheimer (DA)[4]

Categoria diagnóstica	Biomarcadores para amiloidose cerebral (liquor ou PET)	Biomarcadores de injúria neuronal (proteína tau, atrofia de hipocampo ou hipometabolismo)
CCL devido à DA – probabilidade baixa	Negativo	Negativo
CCL devido à DA – probabilidade intermediária	Positivo	Não testado
	Não testado	Positivo
CCL devido à DA – probabilidade alta	Positivo	Positivo

pacientes com CCL amnéstico, sobretudo quando há algum biomarcador positivo (por exemplo, atrofia hipocampal em ressonância magnética ou um hipometabolismo temporoparietal com cíngulo posterior em PET FDG).

O primeiro ensaio clínico para avaliar uma potencial terapia para CCL foi conduzido de 1999 a 2004, com randomização em três braços: Donepezila 10 mg/dia, vitamina E 2.000 UI/dia ou placebo; e seguimento por três anos. Não se observou diferença quanto à conversão em demência. No grupo de Donepezila, observou-se menor conversão para DA em indivíduos com CCL amnéstico, mas apenas nos primeiros 18 meses, igualando-se depois ao placebo. Indivíduos carreadores do alelo E4 da ApoE pareciam ter melhor resposta, com melhora cognitiva nesse subgrupo após 36 meses do uso de Donepezila[30]. Já em outro estudo, com uma amostra de 821 pacientes com CCL amnéstico, observou-se pequena e significativa diferença em medida cognitiva global após seguimento por 48 semanas, favorecendo o grupo Donepezila em relação ao grupo placebo, porém sem diferença na escala clínica de demência[31]. Por outro lado, ao se analisarem medidas secundárias de desfecho, notou-se que os pacientes tratados com Donepezila reportavam mais melhoras do que aqueles tratados com placebo.

Galantamina e Rivastigmina também foram testadas em ensaios clínicos em pacientes com CCL, também sem demonstrar um claro benefício. No caso da Rivastigmina, entretanto, a dose média utilizada no estudo foi de 5,67 mg, com 64% dos sujeitos recebendo uma dose diária menor do que 6 mg/dia, muito abaixo da dose máxima preconizada (12 mg/dia)[32,33]. De modo geral, a diferença entre grupo com iAChE e placebo variou entre um a três pontos no ADAS-Cog (em uma escala de 70 pontos), o que torna questionável se essa diferença representa alguma importância clínica. Além disso, nas medidas secundárias de sintomas neuropsiquiátricos e impressão clínica global, não foi demonstrada diferença entre grupos[31,32].

Além de ensaios clínicos em CCL, formas de tratamento não farmacológico e modificações do estilo de vida foram avaliadas, e alguns deles mostraram benefícios, como a prática de atividade física, dieta adequada e o controle de fatores de risco cerebrovascular[34,35]. Por exemplo, no estudo FINGER, 2.654 idosos sem demência foram randomizados para atividade física, intervenção na dieta, treino cognitivo e controle de fatores de risco vascular. Ao final de dois anos, o grupo intervenção apresentou melhora nas medidas cognitivas entre indivíduos idosos com discretos déficits em testes, submetidos a esse tipo de abordagem multimodal[35].

Referências

1. Park DC, Reuter-Lorenz P. The adaptive brain: aging and neurocognitive scaffolding. Annu Rev Psychol. 2009;60:173-96.
2. Katzman R. The aging brain: Limitations in our knowledge and future approaches. Arch Neurol. 1997;54:1201-5.
3. Frota NAF, Nitrini R, Damasceno BP, et al. Critérios para o diagnóstico de doença de Alzheimer. Dement Neuropsychol. 2011;5(Suppl 1):5-10.
4. McKhann GM, Knopman DS, Chertkow H, et al. The diagnosis of dementia due to Alzheimer's disease: Recommendations from the National Institute on Aging-Alzheimer's Association workgroups on diagnostic guidelines for Alzheimer's disease. Alzheimers Dement. 2011;7:263-9.
5. Albert MS, DeKosky ST, Dickson D, et al. The diagnosis of mild cognitive impairment due to Alzheimer's disease: recommendations from the National Institute on Aging-Alzheimer's Association workgroups on diagnostic guidelines for Alzheimer's disease. Alzheimers Dement. 2011;7:270-9.
6. Petersen RC. Mild cognitive impairment. N Eng J Med. 2011;2227-34.
7. Portet F, Ousset PJ, Visser PJ, Frisoni GB, et al. MCI Working Group of the European Consortium on Alzheimer's Disease (EADC). Mild cognitive impairment (MCI) in medical practice: a critical review of the concept and new diagnostic procedure. Report of the MCI Working Group of the European Consortium on Alzheimer's Disease. J Neurol Neurosurg Psychiatr. 2006;77:714-8.
8. Sachdev PS, Blacker D, Blazer DG, et al. Classifying neurocognitive disorders: the DSM-5 approach. Nat Rev. 2014 Nov;10(11):634-42.
9. Jessen F, Ammaniglio RE, Van Boxtel, et al. A conceptual framework for research on subjetive cognitive decline in preclinical Alzheimer's disease. Alzheimers Dement. 2014;844-52.
10. Studart A, Nitrini R. Subjective cognitive decline: The first clinical manifestation of Alzheimer's disease? Dement. Neuropsychol. 2016;10(3):170-7.
11. Craik FIM. Changes in memory with normal aging: a functional view. Adv Neurol. 1990;51:201-5.
12. Waldorff FB, Siersma V, Vogel A, Waldemar G. Subjective memory complaints in general practice predicts future dementia: a 4-year follow-up study. Int J Geriatr Psychiatry. 2012;27:1180-8.
13. Jessen F, Wiese B, Bachmann C, et al. Prediction of dementia by subjective memory impairment: effects of severity and temporal association with cognitive impairment. Arch Gen Psychiatry. 2010;67:41422.
14. Reisberg B, Shulman MB, Torossian C, et al. Outcome over seven years of healthy adults with and without subjective cognitive impairment. Alzheimer Dement. 2010;6:11-24.
15. Roberts RO, Knopman DS, Mielke MM, et al. Higher risk off progression to dementia in Mild cognitive impairment cases who revert to normal. Neurology. 2014;82:317-25.

16. Luck T, Luppa M, Briel S, Riedel-Heller SG. Incidence of mild cognitive impairment: a systematic review. Dement Geriatr Cogn Disord. 2010;29:164-75.
17. Ward A, Arrighi HM, Michels S, Cedarbaum JM. Mild cognitive impairment: disparity of incidence and prevalence estimates. Alzheimer's & Dementia. 2012;8:14-21.
18. Sosa AL, Albanese E, Stephan BCM, Dewey M, Acosta D, Ferri CP, et al. Prevalence, distribution, and impact of mild cognitive impairment in Latin America, China, and India: a 10/66 population-based study. Plos Med. 2012;9(2):e1001170.
19. Petersen RC, Roberts RO, Knopman DS, et al. Prevalence of mild cognitive impairment is higher in men. The Mayo Clinic Study of Aging. Neurology. 2010;75(10):889-97.
20. Di Carlo A, Lamassa M, Baldereschi M, et al. CIND and MCI in the Italian elderly: frequency, vascular risk factors, progression to dementia. Neurology. 2007;68:1909-16.
21. Godinho C, Camozza Al, Onyszko D, Chaves Ml. Estimation of the risk of conversion of mild cognitive impairment of Alzheimer type to Alzheimers disease in a south Brazilian population-based elderly cohort: the PALA study. Int Psychogeriatric. 2012;24:674-81.
22. Petersen RC, Smith GE, Waring SC, Ivnik RJ, Tangalos EG, Kokmem E. Mild cognitive impairment; clinician characterization and outcome. Arch Neurol. 1999;56-760.
23. Aisen PS, Petersen RC, Donohue MC, Gamst A, Raman R, Thomas RG, et al. Clinical core of the Alzheimer's Disease Neuroimaging Initiative: progress and plans. Alzheimers Dement. 2010;6:239-46.
24. Jessen F, Wolfsgruber S, Wiese B, et al. AD dementia risk in late MCI, in early MCI, and in subjective memory impairment. Alzheimers Dement. 2014;10(1):76-83.
25. Winblad B, Palmer K, Kivipelto M, et al. Mild cognitive impairment – beyond controversies, towards a consensus: report of the International Working Group on Mild Cognitive Impairment. J Intern Med. 2004;256(3):240-6.
26. Petersen RC. Mild cognitive impairment. Continuum (Minneap Minn). 2016 Apr;22(2 Dementia):404-18.
27. Petersen RC. Mild cognitive impairment as a diagnostic entity. J Intern Me. d. 2004;256:183-94.
28. Jack CR Jr, Knopman DS, Jagust WJ, et al. Hypothetical model of dynamic biomarkers of the Alzheimer's pathological cascade. Lancet Neurol. 2010;9(1):119-28.
29. Sperling RA, Aisen S, Beckett LA, et al. Toward defining the preclinical stages of Alzheimer's disease: Recommendations from the National Institute on Aging Alzheimer's Association workgroups on diagnostic guidelines for Alzheimer's disease. Alzheimers Dement. 2011;7(3):280-92.
30. Petersen RC, Thomas RG, Grundman M, et al. Vitamin E and donepezila for the treatment of mild cognitive impairment: Alzheimer's disease Cooperative Study Group. N Engl J Med. 2005;352:2379-88.
31. Doody RS, Ferris SH, Salloway S, et al. Donepezil treatment of patients with MCI: a 48-week randomized, placebo-controlled trial. Neurology. 2009;72(18):1555-61.
32. Feldman HH, Ferris S, Winblad B, et al. Effect of rivastigmine on delay to diagnosis of Alzheimer's disease from mild cognitive impairment: the InDDEx study. Lancet Neurol. 2007;6(6):501-12.
33. Winblad B, Gauthier S, Scinto L, et al. Safety and efficacy of galantamine in subjects with mild cognitive impairment. Neurology. 2008;70(22):2024-35.
34. Porto FH, Coutinho AM, Pinto AL, et al. Effects of aerobic training on cognition and brain glucose metabolism in subjects with mild cognitive impairment. J Alzheimers Dis. 2015;46(3):747-60.
35. Ngandu T, Lehtisalo J, Solomon A, et al. A 2 year multidomain intervention of diet, exercise, cognitive training, and vascular risk monitoring versus control to prevent cognitive decline in at-risk elderly people (FINGER): a randomised controlled trial. Lancet. 2015 Jun 6;385(9984):2255-63.

SÍNDROMES NEUROPSIQUIÁTRICAS RELACIONADAS ÀS DEMÊNCIAS

Ricardo Barcelos Ferreira / Luan Gramelich Pogian / Carlos Eduardo de Oliveira Alves

1 INTRODUÇÃO

Demência é uma síndrome frequente em idosos e um crescente problema de saúde pública, devido, entre outros fatores, ao aumento da longevidade e ao consequente aumento em sua prevalência. É caracterizada pelo comprometimento de múltiplas funções cognitivas, mas sem apresentar alteração do nível da consciência. As funções cognitivas que podem ser afetadas na demência incluem, principalmente, aprendizagem e memória, linguagem, solução de problemas, orientação, percepção, atenção e concentração, julgamento e habilidades sociais. Adicionalmente, o quadro é caracterizado por comprometimento funcional importante associado às alterações do comportamento[1]. Apesar de terem sido originalmente conhecidas como sintomas comportamentais e psicológicos das demências[2], essas alterações do comportamento serão aqui nomeadas síndromes neuropsiquiátricas relacionadas às demências, para fins de melhor entendimento.

As síndromes neuropsiquiátricas são caracterizadas por um conjunto de sinais e sintomas, que configuram alterações principalmente comportamentais nos pacientes portadores de transtornos neurocognitivos. Dentre essas alterações, temos distúrbios auditivos e visuais, piora do desempenho cognitivo, déficits de atenção, *insight* e memória, apatia, agressividade, psicose, depressão, agitação, ansiedade e irritabilidade[3]. A ocorrência desses sintomas é frequente em idosos residentes na comunidade. Além disso, idosos institucionalizados têm maior risco de apresentar síndromes neuropsiquiátricas, provavelmente em razão da privação do convívio familiar e comunitário, e maior prevalência de morbidades clínicas[4].

Alterações comportamentais estão presentes em todas as formas de demências[5], sendo fundamentais os estudos que avaliem as síndromes neuropsiquiátricas, de forma a possibilitar um diagnóstico precoce e tratamentos mais assertivos. Avanços em neurociências têm detectado a existência de conexões neuronais recíprocas entre o epicentro das emoções e o da cognição[5,6], fato esse que reforça ainda mais a inter-relação entre transtornos cognitivos e alterações do comportamento. Assim sendo, espera-se que as manifestações clínicas das demências não se limitem aos déficits cognitivos, havendo também uma alta probabilidade do surgimento das síndromes neuropsiquiátricas, até mesmo no período prodrômico das doenças[6].

Neste capítulo, abordaremos as principais síndromes neuropsiquiátricas relacionadas às demências em geral, com ênfase em epidemiologia, fatores de risco, fisiopatologia, tratamento e prognóstico. Por questões didáticas, serão avaliadas as síndromes neuropsiquiátricas principalmente no contexto das demências mais prevalentes, dentre elas, doença de Alzheimer (DA), demência vascular (DV), demência de corpúsculos de Lewy (DCL) e demência frontotemporal (DFT).

EPIDEMIOLOGIA

A prevalência das síndromes neuropsiquiátricas pode variar, dependendo do tipo de amostra estudada e dos métodos utilizados para avaliá-las. Entretanto, em alguns estudos comunitários, avaliou-se, sistematicamente, a frequência das síndromes neuropsiquiátricas[7], sendo encontradas em 75% dos pacientes com demência. As alterações mais comuns foram apatia (36%), depressão (32%) e agitação/agressividade (30%). Hwang *et al.* avaliaram as síndromes neuropsiquiátricas em 124 pacientes com DA leve, relatando que 89% dos pacientes apresentavam pelo menos uma síndrome, sendo os sintomas mais frequentes: apatia (51%), disforia (50%) e irritabilidade (38%)[8]. Geda *et al.* avaliaram 87 pacientes com DA leve, encontrando em 80% deles pelo menos uma síndrome neuropsiquiátrica; apatia (37,9%), irritabilidade (35,6%) e depressão (32,2%) foram as mais frequentes[9]. A seguir, citaremos as principais síndromes neuropsiquiátricas.

Apatia

A alta prevalência de apatia tem sido bem documentada em pacientes ambulatoriais e da comunidade, num espectro de severidade em condições neurodegenerativas. Na DA, uma prevalência mês de 72% entre 50 pacientes ambulatoriais com demência de leve a grave foi reportada em estudos que utilizaram o inventário neuropsiquiátrico (NPI)[6]. O mesmo grupo reportou prevalência de 51% em DA leve (n = 124), 39% no comprometimento cognitivo leve (CCL) (n = 28) e 2% em sujeitos normais (n = 50)[10]. Em contraste, o Cardiovascular Heart Study (CHS) encontrou 15% de prevalência de apatia em sujeitos com CCL e prevalência de 35,8% em sujeitos com demência[7]. Esses achados contrastam com a prevalência de 3,2% em sujeitos cognitivamente normais, encontrada no Cache County Study[11]. Além disso, a associação entre apatia e maior declínio cognitivo, em idosos normais, também foi sugerida pelos achados no Cache County Study[12].

Depressão

A frequência de depressão em DA já há muito tem sido reportada na ordem de 10 a 75% dos pacientes[13]. Essa extensa variação pode ser explicada por fatores confundidores, como as diferenças na avaliação psiquiátrica, critérios diagnósticos e origem amostral (por exemplo, pacientes provenientes de clínicas psiquiátricas, ou recrutados de amostras comunitárias).

Migliorelli *et al.* (1995) examinaram 103 pacientes com DA provável, utilizando uma entrevista psiquiátrica por critério diagnóstico estandardizado. Eles encontraram 51% dos pacientes com depressão (28% com distimia e 23% com depressão maior). Mulheres tiveram prevalências significativamente mais altas tanto para depressão quanto para distimia em relação aos homens. Os pacientes com depressão maior tiveram maior probabilidade de um início precoce da demência, mas a prevalência de depressão maior foi similar ao longo dos diferentes estágios da doença[13].

Starkstein *et al.* examinaram a frequência de depressão maior e menor em 670 pacientes demenciados em acompanhamento em uma clínica de memória, usando a entrevista clínica estruturada pelo DSM-IV. O achado mais importante foi que 26% dos pacientes tinham depressão maior e outros 26% depressão menor, havendo, portanto, alta prevalência de síndromes neuropsiquiátricas[14].

Ansiedade, agitação e agressividade

Comportamentos ansiosos, agitados e agressivos estão entre as mais complicadas síndromes neuropsiquiátricas em idosos com demência. São comumente vistos num *continuum*, que se inicia com a ansiedade, passando pela agitação, indo culminar com agressividade e violência. Esse comportamento ocorre em cerca de 20% dos pacientes ambulatoriais com DA e em 40 a 60% em instituições de longa permanência (ILP). Na prática, a "agitação" pode incluir uma variedade de comportamentos perturbadores. A agressão, um subconjunto do comportamento agitado com ameaça de violência, é encontrada em 10 a 25% dos idosos com DA. Os comportamentos agitados são mais proeminentes naqueles com demência moderada ou grave e tendem a persistir ao longo da evolução da demência. Agitação e agressão tipicamente refletem dificuldades no paciente e contribuem para atendimentos de urgência, hospitalização, institucionalização em longo prazo e sobrecarga de cuidadores. A agressividade também compromete a segurança do paciente, cuidadores e familiares[15]. Apesar da frequência desses sintomas e das suas contribuições para o sofrimento e a perda da funcionalidade, muitos aspectos da síndrome da agitação não são bem compreendidos. Em geral, o paciente pode se tornar ansioso ou agitado por diversas razões, dentre elas, sensação de medo ou ameaça, dor, gases, fome, sede e ideação delirante. As estratégias de gerenciamento disponíveis podem ser difíceis de implementar, pouco efetivas na melhor das hipóteses e com efeitos adversos.

Psicose

Psicose em pacientes com DA inclui a ocorrência de delírios e alucinações, porém aqueles são mais frequentes que estes[1]. As características fenomenológicas dos delírios na DA compilam dois grupos principais: delírios persecutórios e fenômeno da má identificação. Os delírios persecutórios são relacionados às ideias de roubo, perda, infidelidade ou abandono[16]. O fenômeno da má identificação foi descrito, inicialmente, como uma alteração da percepção[17], mas a literatura atual tem considerado o sintoma como um tipo de delírio[18]. Tal fenômeno está relacionado aos conceitos diversos, tais como "visitante fantasma" (uma pessoa real ou imaginária vivendo na casa do paciente), "sinal do espelho" (incapacidade em se conhecer no espelho), "sinal da televisão" e "sinal do quadro" (incapacidade de diferenciar uma televisão e um quadro, da realidade) "Capgras" (o cuidador foi substituído por um impostor), "não é minha casa" (incapacidade de reconhecer sua própria casa), e "mortos-vivos" (procurando parentes já falecidos). Além disso, as alucinações podem ser auditivas ou visuais, estas últimas sendo mais comuns[1].

FATORES DE RISCO

Em estudo desenvolvido por Steinberg *et al.*, no qual se reavaliou uma parte da amostra investigada no Cache County Study (n = 184) após 18 meses, as mulheres mostraram tendência aumentada em apresentar ansiedade (razão de chances – RC: 2,22) e delírios (RC: 2,15), mas os idosos de ambos os sexos demonstraram menores taxas de ansiedade. Com o incremento da gravidade da demência, aumentou a tendência de apresentar alucinações e agitação (RC: 2,42) e diminuiu o risco de depressão. A presença do alelo APOE ε4 elevou a tendência de comportamento motor aberrante (RC: 1,84), e entre os diagnósticos de demência, os pacientes com DA mostraram menor tendência a apresentar agitação (RC: 0,58), depressão (RC: 0,56) e desinibição (RC: 0,46). Maior tempo de observação elevou o risco da ocorrência de comportamento motor aberrante e delírios, e comorbidades médicas mais graves aumentaram o risco da ocorrência de agitação, irritabilidade, desinibição e comportamento motor aberrante. Portanto, nessa amostra representativa de uma população de idosos com demência, o gênero, a idade, a gravidade da demência, o alelo APOE ε4, o tipo de demência, o tempo de seguimento e as comorbidades médicas influenciaram a ocorrência de determinados sintomas neuropsiquiátricos[19].

Yatawara *et al.* avaliaram a prevalência, os subtipos e os fatores de risco associados à síndrome neuropsiquiátrica em uma coorte do Sudeste Asiático. Foram avaliados 38 pacientes com CCL e 198 pacientes com demência leve a moderada utilizando o INP. A síndrome neuropsiquiátrica foi igualmente prevalente entre os pacientes com CCL (74%) e demência leve a moderada (85%). Foram identificados três subtipos de sintomas para cada grupo de diagnóstico. Para CCL eles incluíam alterações de humor, ansiedade/alterações do sono e psicose, enquanto para a demência os subtipos incluíam alterações comportamentais, psicose/humor e comportamento hiperativo. O maior risco para a síndrome neuropsiquiátrica em pacientes com CCL e demência foi ser do sexo masculino. Entre os pacientes com CCL, a carga da doença cerebrovascular e o comprometimento cognitivo global representaram riscos pequenos para a síndrome neuropsiquiátrica, enquanto que para pacientes com demência, uma idade mais avançada (> 65 anos) foi um risco pequeno e um menor nível de escolaridade representou um risco moderado[20].

Outros estudos de seguimento são necessários para identificar fatores de risco para as síndromes neuropsiquiátricas que sejam potencialmente modificáveis.

FISIOPATOLOGIA

A síndrome neuropsiquiátrica não constitui um conceito unitário. É dividida em vários sintomas ou mais provável: grupos de sintomas, cada um possivelmente refletindo uma prevalência diferente, tempo, correlatos biológicos e determinantes psicossociais. Diante do exposto, não há uma única teoria que explica completamente a síndrome neuropsiquiátrica, estando sua patogênese provavelmente relacionada à interação complexa de fatores psicológicos, sociais e biológicos[21].

Porsteinsson e Antonsdottir postulam quatro caminhos possíveis (não mutuamente exclusivos), que interligam a síndrome neuropsiquiátrica ao comprometimento cognitivo[22]:

1) **Via etiológica:** a síndrome neuropsiquiátrica produzindo alterações fisiopatológicas no tecido cerebral que está causalmente associado ao desenvolvimento da patologia da DA;
2) **Via neuropatológica comum:** a síndrome neuropsiquiátrica pode ser uma manifestação direta não cognitiva da DA, tendo em vista afetar áreas cerebrais-chave subjacentes ao comportamento, à emoção e à percepção;
3) **Reação psicológica:** uma pessoa com declínio cognitivo pode desenvolver a síndrome neuropsiquiátrica em decorrência da consciência de perda gradual de habilidades cognitivas e funcionais;
4) **Interação:** uma interação sinérgica entre a síndrome neuropsiquiátrica e um fator biológico leva à doença de Alzheimer/CCL.

Muitos desafios existem para melhor compreensão da patologia subjacente à síndrome neuropsiquiátrica. Os sintomas podem diferir dependendo da causa subjacente (por exemplo, danos vasculares, densidade da placa, inflamação, patologia tau). Imagens sugerem que a patologia subjacente à síndrome neuropsiquiátrica é predominantemente cortical. Embora alguns sintomas possam associar-se a regiões específicas do cérebro, outros estão relacionados às alterações metabólicas mais amplas[6].

O metabolismo da glicose alterado, medido por meio de tomografia por emissão de pósitrons (PET), foi associado à ansiedade, à apatia, à agitação e à desinibição na DA, com múltiplas regiões cerebrais envolvidas[6].

Tekin *et al.* observaram que o acúmulo de emaranhados neurofibrilares no cíngulo anterior estava associado a maior gravidade de apatia em pacientes com DA submetidos à autópsia. Demonstraram também que a agitação e o comportamento motor aberrante são marcadores clínicos que sugerem maior intensidade de patologia neurofibrilar no córtex orbitofrontal[23].

Em relação aos sintomas depressivos, Rapp *et al.*, em um estudo que comparou pacientes com DA e história de vida com e sem depressão, encontraram maiores densidades de placas senis e de emaranhados neurofibrilares (lesões neuropatológicas características da doença) na formação hipocampal dos pacientes com história de vida com depressão[24].

A correlação entre demência e sintomas psicóticos também foi reforçada em alguns estudos apresentados por Robert *et al.* Tais estudos demonstram: redução da perfusão em lobos frontais e temporais, aumento significativo de placas senis e emaranhados neurofibrilares no córtex frontal médio e prosubiculo, diminuição do número de neurônios na região para-hipocampal e aumento de receptores muscarínicos colinérgicos M2 nos córtices temporal e frontal. A correlação com a agressividade também foi apresentada pelos mesmos autores em estudos que mostram redução de serotonina e seus metabólitos em lobos frontais e déficits colinérgicos mais severos[21].

É importante destacar que a síndrome neuropsiquiátrica também está frequentemente presente no CCL e está associada aos piores desfechos, ao aumento da carga neuropatológica e à maior conversão para a demência. Assim, a síndrome neuropsiquiátrica parece representar um preditor de progressão para a demência ao lado de fatores estabelecidos, como o estado do portador de apolipoproteína E, as taxas de peptídio β-amiloide/tau no líquido cefalorraquidiano, a imagem amiloide, a volumetria de hipocampo e as características da função de memória[22].

Com o avanço dos estudos de neuroimagem espera-se melhor compreensão dos substratos neuroanatômicos envolvidos na SNP, de modo a orientar mais precocemente as intervenções terapêuticas.

Implicações da síndrome neuropsiquiátrica de início tardio

Muito se discute em torno da possibilidade de a síndrome neuropsiquiátrica ser considerada um estágio de transição entre o envelhecimento normal e as síndromes demenciais em geral, como um dos sinais mais precoces. Faz parte de um espectro de sinais e sintomas cognitivos, funcionais e comportamentais relacionados à desconexão de circuitos fronto-gânglios da base-talâmicos, que compõem juntamente com o córtex pré-frontal o chamado "sistema frontal", que parecem particularmente associados ao funcionamento executivo, comportamento social e regulação do humor[25]. A interrupção de fibras que conectam áreas límbicas e paralímbicas, incluindo-se o córtex órbitofrontal, parece relacionar-se à síndrome neuropsiquiátrica.

Nos últimos 30 anos, foram observados esforços crescentes para a detecção de marcadores comportamentais em idosos que anunciem o declínio cognitivo. A detecção dos casos em que esses indivíduos supostamente estariam sob o risco de demência é importante, considerando que medidas preventivas e terapêuticas poderiam atuar precocemente, antes mesmo da desorganização do tecido nervoso e da morte neuronal associada aos quadros demenciais[26]. Também do ponto de vista clínico, poderia evitar a ocorrência de situações críticas relacionadas à doença, como o alto custo para a saúde pública, a sobrecarga de cuidadores e a vulnerabilidade a situações de risco social[27].

Não é claro se as alterações comportamentais na terceira idade representam um fator de risco para demência ou se ocorrem numa fase prodrômica da mesma[28], mas o que se tem observado é que o padrão evolutivo da síndrome neuropsiquiátrica pode revelar muito a respeito dos possíveis mecanismos etiopatológicos envolvidos na fisiopatologia das demências. Diferentemente das alterações comportamentais em adultos, quando essa patologia acomete indivíduos idosos é frequente a associação ao comprometimento cognitivo mesmo após o tratamento eficaz dos sintomas comportamentais[29]. Alguns estudos relataram que a síndrome neuropsiquiátrica pode estar associada ao comprometimento nos mais diversos domínios da cognição[30], incluindo aqueles classicamente relacionados às doenças de Alzheimer, vascular e DFTs[31]. A diversidade de apresentações cognitivas após o tratamento comportamental aponta para uma variedade de possíveis mecanismos fisiopatológicos ligando estas alterações afetivas de início tardio ao declínio cognitivo subsequente ao tratamento. Bhalla *et al.*, avaliando 109 indivíduos acima de 65 anos após tratamento para sintomas de humor e comparando-os a 65 idosos eutímicos e sem histórico de depressão, pareados por idade e escolaridade, encontraram em 38% dos indivíduos deprimidos diagnóstico de CCL (63% do tipo amnéstico, 37% do não amnéstico). A maioria dos indivíduos com CCL amnéstico (85%) também exibiu prejuízo em outros domínios da cognição. Neste trabalho, a idade do indivíduo, e não a idade de início dos sintomas depressivos, foi que melhor se relacionou ao prognóstico cognitivo[29].

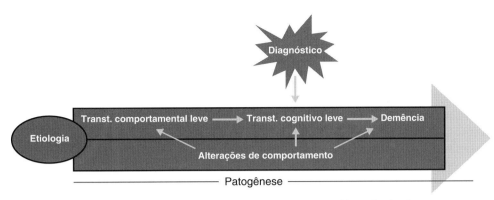

FIGURA 16.1 Alterações do comportamento no processo patológico das demências.

QUADRO 16.1 Critérios diagnósticos para transtorno comportamental leve por Taragano

1. Alterações comportamentais persistentes e especialmente desinibição
2. Ausência de alterações de memória importantes
3. Sem alterações nas atividades de vida diárias
4. 4. Ausência de síndromes demenciais

A presença de sintomas comportamentais iniciados em adultos velhos com cognição normal também confere maior risco de declínio cognitivo subsequente quando comparados aos adultos nessa faixa etária sem componentes da síndrome neuropsiquiátrica. A síndrome neuropsiquiátrica, como já mencionada anteriormente, pode se caracterizar como uma manifestação precoce de diversos tipos de demência. Taragano et al. descrevem uma amostra de pacientes com síndrome neuropsiquiátrica acompanhados por três anos e identificaram ao final do seguimento 36% com DFT, 28% com DA, 18% com DV e 18% com outros tipos de demência, sugerindo que, independentemente do diagnóstico etiológico da demência, esta pode abrir o quadro com uma apresentação comportamental na medida em que estes estão presentes em todo o processo patológico mesmo antes do surgimento dos sintomas cognitivos (Figura 16.1)[32,33].

Nesse sentido, tem sido cada vez mais estabelecida a relação da SNP e o pior prognóstico cognitivo trazendo a ideia de um constructo diagnóstico chamado de transtorno comportamental leve (TCL), com o objetivo de identificar aqueles casos com risco aumentado para o desenvolvimento de demência[32,33] (Quadro 16.1).

TRATAMENTO

A síndrome neuropsiquiátrica é contribuinte importante para a perda de autonomia, aumento da morbidade e institucionalização. Intervenções destinadas a melhorá-la podem ter grande impacto na vida dos pacientes, cuidadores e na sociedade[34].

O primeiro passo na abordagem da síndrome neuropsiquiátrica é identificar e quantificar as alterações neuropsiquiátricas, bem como avaliar a possibilidade de ser secundária às comorbidades frequentes em idosos com demência, como infecção (sobretudo do trato urinário ou respiratório), desidratação, descompensação metabólica, efeitos adversos de drogas, fraturas, traumatismo craniano, entre outras. Uma vez afastadas tais possibilidades, a intervenção terapêutica deve ser sempre iniciada por medidas não farmacológicas[35].

Várias organizações profissionais sugerem que a terapia medicamentosa deva ser usada somente após a falha em estratégias não farmacológicas ou em casos de grave perigo ou angústia, quando essas estratégias devem ser direcionadas especificamente ao estágio da demência[36].

Tratamento não farmacológico

As abordagens ambientais são estratégias que visam à etiologia das alterações do comportamento, uma vez que os pacientes tentam interpretar, entender e reagir com precisão a esse ambiente na configuração dos processos patológicos do cérebro[36]. Elas incluem adaptações ou modificações ambientais, instituição de rotinas específicas para os pacientes, orientações dirigidas aos cuidadores e familiares, além de programas de atividade física leve (por exemplo, caminhadas), emprego de musicoterapia e fototerapia. Muitos comportamentos inapropriados respondem positivamente a tais medidas e merecem consideração especial pelo clínico[35].

Alguns dos princípios gerais do manejo psicológico e comportamental incluem: aceitação, não confrontação, otimização da autonomia, simplificação, estruturação, repetição, orientação e demonstração, reforço, redução de escolhas, estimulação adequada, utilização de habilidades aprendidas, evitar atividades que exijam novo aprendizado e diminuição da ansiedade. É importante reconhecer e aceitar o nível de funcionamento do paciente, inclusive valorizando o que ainda está preservado[37].

Outro aspecto fundamental é a abordagem das necessidades sensoriais que não são comunicadas verbalmente, como audição, visão, calor, saciedade e sensação de conforto[36].

A repetição, muitas vezes, pode ser necessária por causa de alterações da atenção/concentração e lentidão da velocidade de processamento da informação. O reforço positivo imediato pode ser utilizado para encorajar comportamentos favoráveis[37].

Os terapeutas ocupacionais têm sido bem-sucedidos desenvolvendo regimes individualizados que incorporam estratégias ambientais e comportamentais[36].

O trabalho de um cuidador pode ser uma tarefa árdua, apresentando, como consequência, altas taxas de doenças e estresse. A fim de melhorar o cuidado e reduzir a sobrecarga do cuidador, as seguintes estratégias de enfrentamento podem ser úteis: desenvolver uma programação diária para o paciente, reservar um tempo pessoal, reservar um tempo diário para atividades relaxantes, participar de um grupo de apoio, obter aconselhamento individual, contratar ajuda profissional, considerar programas de serviço-dia e, quando indicado, a institucionalização do paciente[37]. A terapia cognitivo-comportamental (TCC) pode ajudar o cuidador a estabelecer a ligação entre as alterações ambientais e os distúrbios do comportamento em pacientes com demência; mudança de pensamentos automáticos negativos acerca dos comportamentos, e reforço da rede social do cuidador também podem ser benefícios da TCC[38].

Em relação à linguagem, a redução na capacidade de expressão e compreensão é um sintoma comum nas demências e tem implicações importantes para pacientes e cuidadores. Williams *et al.*, em um estudo observacional[39], concluíram que o padrão de discurso denominado *elderspeak* (infantilização da comunicação por cuidadores), caracterizado por "falar baixo" (por exemplo, usando termos, como "docinho", "mel" ou usando conversa de bebê), tem consequências negativas para os pacientes.

Ensaios clínicos randomizados e controlados quanto às abordagens não farmacológicas para o manejo da síndrome neuropsiquiátrica são inconclusivos; no entanto, há evidências crescentes de que essas estratégias, quando direcionadas e individualizadas, com educação e suporte de cuidadores, excedem os benefícios das intervenções farmacológicas e com efeitos adversos muito limitados. Apesar do sucesso relatado com esses tratamentos individualizados, as avaliações continuam fornecendo apenas evidências fracas para recomendar essas intervenções de forma consistente[36].

Tratamento farmacológico

Quando as abordagens não farmacológicas são insuficientes para reduzir ou controlar os sintomas, quando estes são muito intensos ou ocasionam muito sofrimento ao paciente e a seus familiares/cuidadores, o clínico deverá escolher um fármaco, procurando sempre ter em mente algumas questões fundamentais que devem anteceder o início do tratamento. São elas: (a) Qual é o problema de comportamento a ser tratado?; (b) Esta é a menor dose possível do medicamento?; (c) Este fármaco possui efeitos adversos que podem ocorrer com maior probabilidade em idosos?; (d) Esta é a escolha com a melhor relação custo-benefício?; (e) Por quais critérios e em quanto tempo os efeitos terapêuticos serão observados?[35].

Existem diversas classes de agentes farmacológicos em uso para a síndrome neuropsiquiátrica, incluindo, mas não se limitando aos seguintes: inibidores da colinesterase, antipsicóticos, antidepressivos, estabilizadores do humor e moduladores do receptor N-metil-D-aspartato[34].

A seguir, os principais resultados de dois estudos, uma revisão sistemática e metanálise[34] de Wang *et al.* e uma revisão sistemática[40] de Seitz *et al.*

a) *Inibidores da colinesterase:*

De 15 ECR (ensaio clínico randomizado) (oito para Donepezila, quatro para a Galantamina e três para o Metrifonato), sete mostraram benefícios estatisticamente significativos. No subgrupo da Donepezila, não foram detectados efeitos significativos sobre a síndrome neuropsiquiátrica. No subgrupo da

Galantamina, o resultado da metanálise indicou que a mesma poderia melhorar, significativamente, os distúrbios comportamentais de pacientes com DA[34].

Seitz *et al.* avaliaram o tratamento da síndrome neuropsiquiátrica com Donepezila e Rivastigmina comparado ao placebo e não encontraram benefícios no emprego dos anticolinesterásicos[40].

b) *Antipsicóticos:*
Benefícios no índice total do INP em pacientes tratados com antipsicóticos atípicos em comparação ao placebo foram observados. Nas análises de subgrupos, os resultados sugeriram que a Olanzapina beneficiou, significativamente, os sintomas comportamentais de pacientes com DA e o Aripiprazol também mostrou melhora significativa no INP[34].
Em 15 estudos comparando antipsicóticos atípicos (Risperidona, Olanzapina, Quetiapina e Aripriprazol) com placebo foram encontrados resultados estatisticamente significativos na diminuição dos escores no INP em dois estudos com Risperidona, dois com Olanzapina e um com Aripiprazol. Um estudo comparando a Risperidona e a Olanzapina não encontrou diferença estatisticamente significativa entre os dois grupos[40].

c) *Antidepressivos:*
Apenas dois ensaios clínicos randomizados com Sertralina foram avaliados. Não foram encontradas diferenças significativas nas pontuações totais do INP entre os grupos de Sertralina e placebo ao longo do tempo[34].
Caramelli e Bottino relataram eficácia de antidepressivos apenas para os sintomas depressivos, com aparente exceção para o Citalopram (o estudo envolveu cinco ECR)[35].

d) *Estabilizadores de humor:*
Um ECR em pacientes com DA institucionalizados usando Valproato não encontrou diferenças significativas nas mudanças das pontuações totais do INP entre o Valproato e grupos placebo, sugerindo, inclusive, uma tendência de piora na pontuação total do INP. O pequeno tamanho da amostra limitou a credibilidade do resultado[34].
Seitz *et al.* avaliaram quatro estudos controlados com placebo envolvendo anticonvulsivantes. Um examinou a Carbamazepina, dois o Divalproato e um a Oxcarbazepina. Apenas a Carbamazepina foi associada à redução estatisticamente significativa na síndrome neuropsiquiátrica[40].

e) *Antagonista do receptor N-metil-D-aspartato:*

Oito ECR, incluindo 1.496 pacientes em uso de Memantina e 1.333 pacientes no grupo placebo, foram conduzidos e nenhum benefício comportamental significativo foi observado na pontuação total do INP na metanálise[34].

A combinação desses resultados – baseados em evidências científicas – com a experiência de cada profissional e as características individualizadas de cada paciente, pode ser utilizada de forma personalizada e responsável pelos clínicos no momento de prescrever os psicofármacos para tratar a síndrome neuropsiquiátrica.

PROGNÓSTICO

Muito se tem discutido a respeito da importância da síndrome neuropsiquiátrica no processo evolutivo nas demências. Sintomas psiquiátricos estão presentes em todo o curso da doença, desde as fases mais incipientes até as mais avançadas. Estão presentes também nas síndromes cognitivas pré-demenciais, como CCL[41]. A síndrome neuropsiquiátrica no CCL confere maior risco de pior prognóstico cognitivo em comparação aos pacientes com CCL na ausência da síndrome neuropsiquiátrica. Ensaio clínico com CCL observou que cerca de 60% dos indivíduos da amostra apresentavam algum tipo de síndrome neuropsiquiátrica. A presença de sintomas comportamentais mostrou-se determinante para o pior desempenho cognitivo tanto nas avaliações globais, quanto em aspectos cognitivos e funcionais específicos quando comparados aos pacientes que não apresentavam síndrome neuropsiquiátrica[42]. Estudos longitudinais têm apresentado evidências adicionais de que a presença de sintomas comportamentais no CCL estão associadas às maiores taxas de conversão anual para quadros de pior prognóstico cognitivo, independentemente da gravidade dos sintomas psiquiátricos[43,44]. A presença de sintomas comportamentais também se mostrou associada às maiores alterações nos marcadores neuropatológicos de doenças neurodegenerativas, corroborando a íntima relação entre os sintomas comportamentais e o processo evolutivo das síndromes cognitivas na terceira idade[45].

Referências

1. Tascone LS, Bottino CMC. Neurobiology of AD neuropsychiatric symptoms. Dement Neuropsychol. 2013;7(3):236-43.
2. Finkel SI, Costa e Silva J, Cohen G, et al. Behavioral and psychological signs and symptoms of dementia: a consensus statement on current knowledge and implications for research and treatment. Int Psychogeriatr. 1996;8(3):497-500.
3. Campbell lll JJ. Neuropsychiatric Assessment. In: Coffey CE, Cummings JL, George MS, Weintraub D, editors. The American Psychiatric Publishing Textbook of Geriatric Neuropsychiatry; 2011 3rd ed. p. 101-19.
4. Rosenblatt A, Samus QM. Neuropsychiatry in the long-term-care setting. In: Coffey CE, Cummings JL, George MS, Weintraub D, editors. The American psychiatric publishing textbook of geriatric neuropsychiatry; 2011 3rd ed. p. 353-62.
5. Mesulam MM. From sensation to cognition. Brain. 1998;121:1013-52.
6. Lyketsos CG, Carrillo MC, Ryan JM, et al. Neuropsychiatric symptoms in Alzheimer's disease. Alzheimers Dement. 2011;7:532-9.
7. Lyketsos CG, et al. Prevalence of neuropsychiatric symptoms in dementia and mild cognitive impairment: results from the cardiovascular health study. JAMA. 2002;288(12):1475-83.
8. Hwang TJ, Masterman DL, Ortiz F, et al. Mild cognitive impairment is associated with characteristic neuropsychiatric symptoms. Alzheimer Dis Assoc Disord. 2004;18(1):17-21.
9. Geda YE, et al. Prevalence of neuropsychiatric symptoms in mild cognitive impairment and normal cognitive aging: population-based study. Arch Gen Psychiatry. 2008;65(10):1193-8.
10. Tsuang D, Kukull W, Sheppard L, et al. Impact of sample selection on APOE epsilon 4 allele frequency: a comparison of two Alzheimer's disease samples. J Am Geriatr Soc. 1996;44(6):704-7.
11. Lyketsos CG, et al. Mental and behavioral disturbances in dementia: findings from the Cache County Study on Memory in Aging. Am J Psychiatry. 2000;157(5):708-14.
12. Palmer K, et al. Predictors of progression from mild cognitive impairment to Alzheimer disease. Neurology. 2007;68(19):1596-602.
13. Migliorelli R, Teson A, Sabe L, et al. Prevalence and correlates of dysthymia and major depression among patients with Alzheimer's disease. Am J Psychiatry. 1995;152:37-44.
14. Starkstein SE, Ingram L, Garau ML, Mizrahi R. On the overlap between apathy and depression in dementia. J Neurol Neurosurg Psychiatry. 2005;76(8):1070-4.
15. Cohen-Mansfield J. Agitated behaviors in the elderly. II. Preliminary results in the cognitively deteriorated. J Am Geriatr Soc. 1986;34:722-7.
16. Ismail Z, Nguyen M-Q, Fischer CE, et al. Neurobiology of delusions in Alzheimer's disease. Curr Psychiatry Rep. 2011;13:211-8.
17. Burns A, Jacoby R, Levy R. Psychiatric phenomena in Alzheimer's disease. I: Disorders of thought content. Br J Psychiatry. 1990;157:72-6.
18. Reeves SJ, Goulda RL, Powell JF, Howard RJ. Origins of delusions in Alzheimer's disease. Neurosci Biobehav Rev. 2012;36:2274-87.
19. Steinberg M, et al. Risk factors for neuropsychiatric symptoms in dementia: the Cache County Study. Int J Geriatr Psychiatry. 2006;21:824-30.
20. Yatawara C, Hiu S, Tan L, Kandiah N. Neuropsychiatric symptoms in South-East Asian patients with mild cognitive impairment and dementia: prevalence, subtypes, and risk factors. Int J Geriatr Psychiatry. 2017;doi: 10.1002/gps.4693.
21. Robert PH, et al. Grouping for behavioral and psychological symptoms in dementia: clinical and biological aspects. Consensus paper of the European Alzheimer disease consortium. Eur Psychiatry. 2005;20:490-6.
22. Porsteinsson AP, Antonsdottir IM. Neuropsychiatric symptoms in dementia: a cause or consequence? Am J Psychiatry. 2015;172:410-1.
23. Tekin S, et al. Orbitofrontal and anterior cingulate cortex neurofibrillary tangle burden is associated with agitation in Alzheimer disease. Ann Neurol. 2001;49:355-61.
24. Rapp MA, et al. Increased hippocampal plaques and tangles in patients with Alzheimer disease with a lifetime history of major depression. Arch Gen Psychiatry. 2006;63:161-7.
25. Pavlovic DM, Pavlovic AM, Lackovic M. The anterior cingulate cortex. Arch Biol Sci. 2009;61(4):659-73.
26. Bruscoli M, Lovestone S. Is MCI really just early dementia? A systematic review of conversion studies. Int Psychogeriatr. 2004;16(2):129-40.
27. Truzzi A, et al. Burnout in a sample of Alzheimer's disease caregivers in Brazil. Eur J Psychiat. 2008;22(3):151-60.
28. Ismail Z, et al. Neuropsychiatric symptoms as early manifestations of emergent dementia: provisional diagnostic criteria for mild behavioral impairment. Alzheimers Dement. 2016;12(2):195-202.
29. Bhalla RK, et al. Patterns of mild cognitive impairment after treatment of depression in the elderly. Am J Geriatr Psychiatry. 2009;17(4):308-16.
30. Gabryelewicz T, et al. The rate of conversion of mild cognitive impairment to dementia: predictive role of depression. International J Geriatr Psychiatry. 2007;22(6):563-7.
31. Butters MA, et al. The nature and determinants of neuropsychological functioning in late-life depression. Arch Gen Psychiatry. 2004;61(6):587-95.
32. Taragano FE, Allegri RF, Krupitzki H, et al. Mild behavioral impairment. J Clin Psychiatry. 2009;70:584-92.
33. Taragano F, Allegri R. Mild behavioral impairment: The early diagnosis. Eleventh International Congress of the International Psychogeriatric Association. Chicago: Illinois; 2003. August 17-22.
34. Wang J, et al. Pharmacological treatment of neuropsychiatric symptoms in Alzheimer's disease: a systematic review and meta-analysis. J Neurol Neurosurg Psychiatry. 2015;86:101-9.
35. Caramelli P, Bottino CMC. Treating the behavioral and psychological symptoms of dementia (BPSD). J Bras Psiquiatr. 2007;56:83-7.

36. Barton C, et al. Non-pharmacological management of behavioral symptoms in frontotemporal and other dementias. Curr Neurol Neurosci Rep. 2016;16:1-14.
37. Zec RF, Burkett NR. Non-pharmacological and pharmacological treatment of the cognitive and behavioral symptoms of Alzheimer disease. Neuro Rehabilitation. 2008;23:425-38.
38. Wilkinson P. Cognitive behavioural therapy with older people. Maturitas. 2013;76:5-9.
39. Williams KN, Herman R, Gajweski B, et al. Elderspeak communication: impact on dementia care. Am J Alzheimers Dis Other Dem. 2009;24:11-20.
40. Seitz DP, et al. Pharmacological treatments for neuropsychiatric symptoms of dementia in long-term care: a systematic review. Int Psychogeriatr. 2013;25:185-203.
41. Tiel C, et al. Neuropsychiatric symptoms in vascular cognitive impairment: a systematic review. Dement Neuropsychol. 2015;9(3):230-6.
42. Feldman H, Scheltens P, Scarpini E, et al. Behavioral symptoms in mild cognitive impairment. Neurology. 2004;62:1199-201.
43. Rosenberg PB, Mielke MM, Appleby BS, et al. The association of neuropsychiatric symptoms in MCI with incident dementia and Alzheimer disease. Am J Geriatr Psychiatry. 2013;21:685-95.
44. Peters M, Rosenberg P, Steinberg M, et al. Neuropsychiatric symptoms as risk factors for progression from CIND to dementia: The Cache County Study. Am J Geriatr Psychiatry. 2013;21:1116-24.
45. Zubenko GS, Moossy J, Martinez AJ, et al. Neuropathologic and neurochemical correlates of psychosis in primary dementia. Arch Neurol. 1991;48:619-24.

DEPRESSÃO MAIOR E PERSISTENTE

Eduardo Cesar / Glenda Guerra Haddad / Salma Rose Imanari Ribeiz

INTRODUÇÃO

A descrição de sintomas depressivos data da medicina antiga, uma vez que, por volta de 400 a.C., Hipócrates usou o termo melancolia (do grego *bile negra*) para descrever transtornos mentais. O primeiro texto em inglês totalmente dedicado à depressão foi *Anatomia da melancolia*, de Robert Burton, de 1621. Entretanto, por muito tempo, essa condição foi entendida apenas como uma parte da psicose maníaco-depressiva, ou seja, dentro das manifestações do transtorno bipolar. Apenas nas últimas décadas, a depressão vem sendo estudada e reconhecida como entidade única[1].

Dados da Organização Mundial da Saúde apontam que a depressão já é a principal causa de problemas de saúde e incapacidade no mundo, com aumento de 18% entre 2005 e 2015. Ao redor do mundo, mais de 300 milhões de pessoas sofrem com tal doença, o que contrasta com os investimentos em saúde mental, pois os recursos destinados a essa área variam de 5% de todos os gastos em saúde de países de alta renda a até menos de 1% em países em desenvolvimento.

No idoso, a depressão traz consigo alguns desafios diagnósticos. Os transtornos mentais de início na terceira idade apresentam maior influência dos processos próprios do envelhecimento e de condições que estão mais frequentes nessa fase do ciclo vital, como a instalação ou o agravamento de doenças clínicas, a aposentadoria, o isolamento social ou abandono. Porém, é importante ressaltar que envelhecer não significa adoecer, o que difere a senescência (envelhecimento fisiológico) da senilidade (envelhecimento patológico). Os processos biológicos envolvidos no envelhecimento são naturalmente involutivos, mas não implicam adoecimento, podendo ser bem-sucedido quando livre de maus hábitos de vida e de doenças. A depressão de início tardio tem maior influência dos processos próprios ao envelhecimento, ao contrário dos quadros iniciados em outros momentos da vida, que têm um determinante genético mais importante[2].

O luto é outra situação bastante comum aos idosos, o que pode confundir-se ou mesmo precipitar quadros depressivos nessa fase da vida. Os sentimentos de vazio e o humor disfórico presentes nesse processo tendem a diminuir de intensidade e associam-se às lembranças do ente querido, sendo importante diferenciar do humor persistentemente deprimido e incapacitante da depressão. Além disso, o idoso enlutado pode, ainda, ter alterações do sono e do apetite, sintomas físicos de dispneia e opressão torácica, anergia, ansiedade e até alucinações, dificultando ainda mais esse diagnóstico diferencial[2].

A depressão no idoso permanece subdiagnosticada e subtratada[2], pois se confunde com diversas condições psicossociais e biológicas frequentes no envelhecimento, além do estigma da invalidez, que comumente o deixa numa posição de vulnerabilidade e desassistência. Saber identificar e abordar essa condição de saúde, que é passível de tratamento, implica garantir ao paciente qualidade de vida e dignidade em todas as fases de sua vida.

EPIDEMIOLOGIA

A depressão maior é o transtorno psiquiátrico mais comum ao longo da vida, com taxa de prevalência de 5 a 17%[1]; depressão moderada a grave é relatada em aproximadamente metade dos idosos em seu último ano de vida[4].

As mulheres correspondem a 52% dos casos de depressão em idosos, mas essa razão aumenta para até 2,2 mulheres para cada homem na faixa de 90 anos ou mais, em consonância à maior expectativa de vida do sexo feminino[5,6].

TABELA 17.1 Estudos nacionais de prevalência de sintomas depressivos na comunidade

Estudo/ano	Amostra (n)	Localidade	Escala	Prevalência
Nascimento et al.[10]	2.402 idosos ≥ 65 anos, sem declínio cognitivo	Campinas, SP; Belém, PA; Parnaíba, PI; Campina Grande, PB; Poços de Caldas, MG; Ermelino Matarazzo, SP e Ivoti, RS	GDS-15	20,2% (22,7% em mulheres e 15,4% em homens)
Hellwig et al.[11]	1.451 idosos ≥ 60 anos	Pelotas, RS	GDS-10	15,2% (18,3% em mulheres e 9,9% em homens)
Bretanha et al.[12]	1.514 idosos ≥ 60 anos	Bagé, RS	GDS-15	18,0% (21,4% em mulheres e 12,3% em homens)
Borges et al.[13]	1.656 idosos ≥ 60 anos	Florianópolis, SC	GDS-15	23,90% (26,3% em mulheres e 19,8% em homens)

GDS: Geriatric Depression Scale (modelos de 15 e 10 itens).

Conforme resultados de estudos internacionais, na população geriátrica, a depressão tem prevalência entre 10 e 38%, atingindo os valores mais altos nos idosos institucionalizados ou hospitalizados. Cerca de 35,5% dos casos são classificados como leves, 51,9% como moderados e 12,7% como graves, embora até 40% sejam subdiagnosticados. As variações nas taxas devem-se às diferenças nos critérios usados na metodologia, assim como diferenças nas características das populações estudadas[5].

A frequência dos transtornos depressivos aumenta com o envelhecimento, acometendo 20 a 25% dos idosos entre 85 e 89 anos e 30 a 50% daqueles com 90 anos ou mais, o que pode estar associado à maior presença de prejuízo cognitivo, à incapacidade, à pior condição socioeconômica e à maior proporção de mulheres[6].

Uma revisão sistemática com metanálise dos dados de pesquisas publicadas entre 1991 e 2009 de depressão em idosos na população brasileira encontrou resultados semelhantes àqueles de estudos internacionais. A prevalência média de sintomas depressivos clinicamente significativos, avaliados em 13 estudos por meio de escalas de rastreio para depressão, foi de 26%, enquanto a prevalência média de depressão maior foi de 7%, diagnosticada pelos critérios da CID-10 ou do DSM-IV por quatro outros estudos[7].

Grandes estudos nacionais recentes, de base populacional, mostram também altas taxas de prevalência de sintomas depressivos entre os idosos, com predomínio no sexo feminino (Tabela 17.1). Um estudo transversal com 462 idosos residentes em instituições de longa permanência em quatro cidades brasileiras identificou prevalência de 48,7% de sintomas depressivos nessa amostra, indicando que essa população está em situação de ainda maior vulnerabilidade às alterações do humor[8].

O Instituto Brasileiro de Geografia e Estatística, em sua Pesquisa Nacional de Saúde de 2013, encontrou a maior proporção de pessoas referindo diagnóstico de depressão na faixa etária dos 60 aos 64 anos, de 11,1%, em comparação a 7,6% na população brasileira adulta em geral[9].

FISIOPATOLOGIA

As causas da depressão maior no idoso ainda não estão totalmente compreendidas e não há uma única hipótese que explique todos os sinais e sintomas. Vários fatores (deficiência de monoaminas, genéticos, ambientais, imunológicos, endocrinológicos, vasculares e de neurogênese) têm sido estudados para elucidar a fisiopatologia da depressão no idoso.

Os fatores psicossociais foram a primeira contribuição conceitual para ocorrência da depressão na terceira idade, mas ainda carecem de evidência científica[14].

ALTERAÇÕES NEUROQUÍMICAS

O cérebro contém uma enorme quantidade de neurônios noradrenérgicos, serotoninérgicos e dopaminérgicos. Existe um vasto corpo científico sobre a relação entre a alteração nos níveis e funcionamento de serotonina, norepinefrina e dopamina, as chamadas monoaminas, e os estados depressivos. Nos primeiros achados, nas décadas de 40 e 50, descobriu-se, ao acaso, que um medicamento para tuberculose (inibidor da monoaminaoxidase) foi efetivo para melhorar o humor e, em contrapartida, um anti-hipertensivo (Reserpina), que diminuía os níveis das monoaminas, frequentemente produzia depressão como efeito colateral. Mais adiante, outros estudos demonstraram que idosos deprimidos com baixas dosagens de Serotonina no líquido cefalorraquidiano apresentavam melhora clínica substancial ao utilizar medicamentos que otimizavam o funcionamento das monoaminas na sinapse.

O sistema monoaminérgico está relacionado aos sintomas depressivos, como: humor deprimido, hipovigilância, redução da motivação, fadiga e alteração psicomotora[15]. Serotonina está relacionada às alterações em funções, como: apetite, sono, função sexual, resposta à dor, temperatura corpórea e ritmo circadiano. Por sua vez, alterações em Dopamina estão relacionadas ao prejuízo motivacional, à concentração e à agressividade, enquanto o bom funcionamento dopaminérgico está relacionado à motivação e à função executiva. Baixos níveis de norepinefrina (em conjunto com Serotonina e Dopamina) também estão relacionados aos sintomas depressivos, como falta de energia e irritabilidade[16].

A deficiência da monoaminas pode ser explicada por três hipóteses: alterações no funcionamento da monoaminoxidase, alterações na função das proteínas transportadoras (mecanismo de recaptura) e alteração no funcionamento de receptores[17].

ALTERAÇÕES CEREBRAIS ESTRUTURAIS

Estudos recentes demonstram que alterações estruturais cerebrais também ocorrem em resposta ao estresse e em pacientes com distúrbios do humor, principalmente em pacientes idosos. Além disso, alguns estudos demonstram que essas alterações estruturais podem ser reversíveis após administração de antidepressivos[18].

A regulação do humor parece depender da integridade das vias entre o córtex paralímbico-frontal e os gânglios da base. É possível que alterações do humor e do comportamento possam surgir como resultado de distúrbios na via fronto-caudado-temporolímbica. Redução da glia no cíngulo anterior e alterações nos neurônios do córtex pré-frontal dorsolateral são achados frequentes em pacientes deprimidos. Na depressão geriátrica, múltiplas áreas apresentam volume diminuído, principalmente a região do córtex orbitofrontal (COF), lobo temporal e a região límbica (hipocampo, amígdala e área para-hipocampal)[19].

Recentemente, nosso grupo conduziu um ensaio clínico com idosos com depressão que foram tratados de acordo com um algoritmo farmacológico[20] e eram submetidos ao exame de ressonância magnética estrutural no início do seguimento. Encontramos redução significativa do volume da substância cinzenta em COF no grupo dos idosos com depressão (sendo o volume do COF ainda menor nos pacientes que não remitiram em comparação aos que remitiram) em comparação ao grupo controle. Essa alteração em COF pode representar um potencial biomarcador da depressão geriátrica e da resposta ao tratamento farmacológico[21] – Figura 17.1.

O hipocampo também é uma região que vem recebendo significativa atenção nas pesquisas e parece desempenhar papel central na depressão no idoso, visto que essa estrutura torna-se mais vulnerável com o envelhecimento. Especificamente, as regiões hipocampais CA1 e CA2 são mais vulneráveis à isquemia e à hipercolesterolemia[22].

Particularmente em idosos, a disfunção frontoestriatal está intimamente ligada à depressão. A disfunção executiva, um sintoma de alteração frontoestriatal, é comum na depressão tardia e persiste mesmo após a melhora do humor. Esse tipo de alteração modifica a apresentação clínica e a evolução da depressão, aumentando o prejuízo executivo, a apatia e o retardo psicomotor. A disfunção executiva também está associada à pior resposta à terapêutica com antidepressivo[23].

Alterações na amígdala predispõem à depressão. A amígdala regula as emoções em resposta ao estímulo adverso e sinaliza aos centros responsáveis pelo comportamento e atividade autonômica. Alterações relacionadas à idade como atenuação da percepção emocional podem contribuir para estados apáticos e depressivos. Acidente vascular encefálico e alterações subcorticais podem ocasionar lesão entre amígdala, o núcleo talâmico medial dorsal e o córtex pré-frontal, predispondo à depressão. Hipercolesterolemia está associada ao aumento da função da amígdala levando ao aumento da produção de cortisol e à depressão. Durante o seu primeiro episódio de depressão maior, os pacientes têm volumes de amígdala maiores do que aqueles com depressão recorrente ou controles saudáveis[24].

Alterações imunológicas e inflamatórias em idosos deprimidos também estão descritas na literatura, como a diminuição da resposta proliferativa de linfócitos T aos mitógenos e o aumento nos níveis de interleucina-6[25].

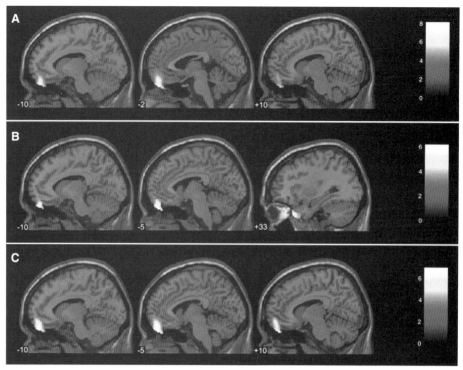

FIGURA 17.1 Diminuição do volume da substância cinzenta em pacientes com depressão geriátrica de acordo com os resultados de um estudo conduzido por nosso grupo[23]. (A) Diminuição do volume da substância cinzenta no grupo pacientes (n = 30) em relação ao grupo controle (n = 22). (B) Diminuição do volume da substância cinzenta no grupo remissão (n = 15) em relação ao grupo controle. (C) Diminuição do volume da substância cinzenta nos não remissão (n = 15) em relação ao grupo controle. Regiões cerebrais com focos que mostram diferenças significativas (branco; Z > 3,09 ponto de corte, correspondendo a p < 0,001, não corrigido para comparações múltiplas) em relação aos volumes de substância cinzenta entre os grupos. Os focos de significância foram sobrepostos em cortes cerebrais sagitais que foram espacialmente normalizados para se aproximarem do atlas estereotáxico de Talairach e Tournoux. Os números associados a cada quadro representam as coordenadas-padrão do eixo x.

DIAGNÓSTICO

A depressão em idosos tem sido subdiagnosticada: cerca de 70% dos casos não recebem diagnóstico adequado[3]. Diversos fatores contribuem para esse fato, como: dificuldade no acesso aos serviços de saúde, o estigma do diagnóstico psiquiátrico (o que faz com que as alterações psicopatológicas sejam encaradas como consequências normais do envelhecimento), além da dificuldade de reconhecimento das alterações psíquicas, visto que, muitas vezes, não se apresentam de maneira clássica. Nesse sentido, é fundamental aumentar a conscientização sobre o diagnóstico de depressão nos locais em que a população idosa é frequente: serviços médicos, departamentos de serviços sociais, lares de idosos e organizações não governamentais relacionadas[26].

Para o diagnóstico do transtorno depressivo maior de acordo com o DSM-V, o indivíduo deve apresentar os sintomas descritos na Tabela 17.2 por pelo menos duas semanas e representar uma mudança em relação ao funcionamento anterior. Deve estar presente ao menos um dos sintomas principais (humor deprimido ou perda de interesse ou prazer), além de quatro ou mais sintomas secundários (alteração significativa de peso/apetite, insônia ou hipersonia quase todos os dias, agitação ou retardo psicomotor, fadiga ou perda de energia, sentimentos de inutilidade ou culpa excessiva – que pode ser delirante –, capacidade diminuída de pensar ou se concentrar, pensamentos de morte/ideação suicida)[27] (Tabela 17.2).

Entretanto, comumente os idosos apresentam sintomas que não satisfazem critérios para o diagnóstico de transtorno depressivo maior, a despeito de apresentarem clínica depressiva. Esse quadro clínico chamado de "depressão subsindrômica" ou "depressão subclínica" também é capaz de impor importantes alterações de funcionalidade[28].

Nessa faixa etária, a manifestação pode ser bastante variada e os sintomas não são tão facilmente evidenciados, sendo sempre necessária investigação clínica para identificar possíveis alterações orgânicas que contribuam ou simulem sintomas depressivos, como hipotireoidismo e anemia.

TABELA 17.2 Critérios Diagnósticos para Depressão conforme DSM -V

A. Cinco (ou mais) dos seguintes sintomas estiveram presentes durante o mesmo período de duas semanas e representam uma mudança em relação ao funcionamento anterior; pelo menos um dos sintomas é (1) humor deprimido ou (2) perda de interesse ou prazer. Nota: Não incluir sintomas nitidamente devidos a outra condição médica.
1. Humor deprimido na maior parte do dia, quase todos os dias, conforme indicado por relato subjetivo (por exemplo, sente-se triste, vazio, sem esperança) ou por observação feita por outras pessoas (por exemplo, parece choroso).
2. Acentuada diminuição do interesse ou prazer em todas ou quase todas as atividades na maior parte do dia, quase todos os dias (indicada por relato subjetivo ou observação feita por outras pessoas).
3. Perda ou ganho significativo de peso sem estar fazendo dieta (por exemplo, uma alteração de mais de 5% do peso corpóreo em um mês), ou redução ou aumento do apetite quase todos os dias.
4. Insônia ou hipersonia quase todos os dias.
5. Agitação ou retardo psicomotor quase todos os dias (observáveis por outras pessoas, não meramente sensações subjetivas de inquietação ou de estar mais lento).
6. Fadiga ou perda de energia quase todos os dias.
7. Sentimentos de inutilidade ou culpa excessiva ou inapropriada (que podem ser delirantes) quase todos os dias (não meramente autorrecriminação ou culpa por estar doente).
8. Capacidade diminuída para pensar ou se concentrar, ou indecisão, quase todos os dias (por relato subjetivo ou observação feita por outras pessoas).
9. Pensamentos recorrentes de morte (não somente medo de morrer), ideação suicida recorrente sem um plano específico, uma tentativa de suicídio ou plano específico para cometer suicídio.
B. Os sintomas causam sofrimento clinicamente significativo ou prejuízo no funcionamento social, profissional ou em outras áreas importantes da vida do indivíduo.
C. O episódio não é atribuível aos efeitos fisiológicos de uma substância ou a outra condição médica.

Idosos costumam ter dificuldade em expressar suas emoções e podem apresentar queixas somáticas persistentes, como: dor hipocondríaca, fadiga, insônia, perda de peso ou apetite, sentimento de inutilidade, retardo psicomotor/agitação e pensamentos de morte. Muitas vezes não se observa o "típico" humor deprimido, sendo a depressão nomeada como "depressão sem tristeza". Gallo *et al.*[29] descreveram este quadro sendo composto principalmente por apatia, perda de prazer e interesse. E os distúrbios do pensamento encontrados nesses casos são: delírios de perseguição e a ideia de acreditar ter uma doença cujo tratamento é impossível[30,31].

A idade de início da depressão é um fator importante a ser considerado, uma vez que os fatores contribuintes para sua etiologia são diferentes. Nos quadros identificados antes dos 60 anos de idade (denominada depressão de início precoce) existe maior influência de alterações de personalidade, história familiar de doença psiquiátrica, carga genética e relações conjugais disfuncionais[30]. Já quando o primeiro episódio ocorre após os 60 anos (depressão de início tardio) são exibidas certas características clínicas, biológicas e de neuroimagem únicas. Em comparação à depressão precoce, os pacientes com depressão de início tardio são mais propensos a ter comorbidades médicas, como: *diabetes mellitus*, doenças gastrointestinais, artrite, maior uso de medicações, além de doenças cardiovasculares. A depressão piora o prognóstico das doenças clínicas, assim como estas pioram a evolução da depressão.

A denominada depressão vascular é mais comum entre as de início tardio, manifestando maior comprometimento adaptativo, na fluência verbal, na velocidade psicomotora, na memória de reconhecimento e no planejamento (função executiva). A depressão vascular está associada à menor prevalência de sintomas psicóticos, mais anedonia e maior incapacidade funcional em comparação à depressão não vascular.

DEPRESSÃO E COGNIÇÃO EM IDOSOS

Existe uma estreita relação entre depressão de início tardio no idoso e alterações cognitiva e funcional. O declínio cognitivo compreende alterações em diversos domínios, como: memória, atenção, fluência verbal, velocidade de processamento de informações, função executiva. Especificamente, cerca de 40% dos idosos deprimidos apresentam déficits de função executiva. Esse déficit pode piorar com o tratamento com inibidores seletivos da recaptação de serotonina e esses pacientes apresentam pior prognóstico[32,33].

A alteração cognitiva secundária aos transtornos depressivos, quando grave, é frequentemente denominada pseudodemência depressiva. Esta costuma ter caráter transitório e se resolver com o tratamento da depressão.

Tendo em vista o exposto, diversos mecanismos estão relacionados à associação entre depressão e declínio cognitivo. Sintomas depressivos e demência podem estar ligados por mudanças em áreas cerebrais similares. O primeiro episódio depressivo, quando tardio, deve ser cuidadosamente avaliado, pois há forte associação entre este e o desenvolvimento de déficits cognitivos. Nesses casos, a depressão pode ser um pródomo de síndrome demencial – uma manifestação precoce do processo neurodegenerativo, cursando com depressão e demência.

DEPRESSÃO E DOENÇAS CLÍNICAS

Uma vez que a depressão no idoso se manifesta, muitas vezes, por meio de queixas somáticas, é necessário ter clareza na possível correlação com doenças clínicas. Um estudo nacional de 2007, com amostra inicial de 1.120 idosos de um ambulatório de geriatria, investigou a associação entre depressão e comorbidades clínicas. A depressão foi identificada em 23,4% da amostra, sendo mais frequente em mulheres. Ter três ou mais doenças crônicas estava associado à presença de depressão. Além disso, a doença de Parkinson foi a doença que mais se associou à depressão, principalmente no sexo feminino[34].

Alexopoulos *et al.*[35] sugerem que exista uma influência recíproca entre a depressão e o impacto de uma doença clínica. Dessa forma, a depressão ocorre comumente associada às diversas patologias, influenciando o seu curso e também sendo influenciada por doenças, como doença de Parkinson (40 a 60%), coronariopatias submetidas ao cateterismo (20%), demência de Alzheimer (30 a 40%), câncer (25%), acidente vascular encefálico (30 a 60%), além de síndrome de Cushing, diabetes *mellitus*, dor crônica, comprometimento da nutrição e maior susceptibilidade às infecções[28,36].

TRATAMENTO

Após a identificação do quadro depressivo, a introdução do tratamento antidepressivo deve sempre ter como meta a remissão total de sintomas, observando-se todos os domínios avaliados para o diagnóstico. A melhora dos sintomas durante o quadro agudo é considerada resposta ao tratamento, e uma nova piora durante a fase aguda ou durante a continuação é considerada recaída. Caso haja piora sintomática após a recuperação, ao longo da fase de manutenção do tratamento, esse evento será considerado recorrência do quadro depressivo. Essas fases do tratamento estão representadas na Figura 17.2[37]. O retorno à linha de base não deve ser o único objetivo do tratamento no idoso, sendo importante levarem-se também em consideração os aspectos próprios da doença nessa fase da vida: as limitações funcionais, a independência para as atividades cotidianas, a qualidade de vida, a rede de apoio social e o funcionamento cognitivo[2].

No idoso, a depressão de início precoce apresenta melhor prognóstico que aquela iniciada de forma tardia. A doença cerebrovascular e seus danos no circuito frontoestriatal parece ter maior influência nos casos de depressão de início tardio, podendo levar a um prejuízo cognitivo, de natureza principalmente disexecutiva. Além disso, a depressão de início tardio tem um curso mais crônico, está mais associado às recaídas, às comorbidades clínicas, à maior mortalidade e pode ser um pródomo de um quadro demencial, sendo essencial a avaliação cognitiva no início e no seguimento dos casos[38].

A máxima *start low and go slow*, ou seja, iniciar o tratamento com doses baixas e progredir de forma gradual é especialmente importante nesse grupo etário. O envelhecimento traz, além de mudanças hepáticas e renais, diferenças nas proporções de água e gordura no corpo, alterando as taxas de absorção,

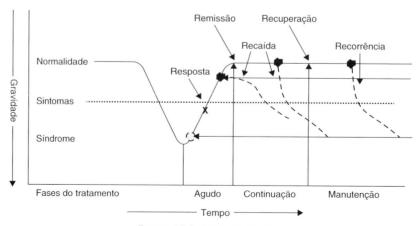

Figura 17.2 Gráfico de Kupfer.

biodisponibilidade e meia-vida das drogas[38]. Os idosos são particularmente vulneráveis aos efeitos adversos comuns às medicações psicotrópicas, como sedação, hipotensão ortostática, efeitos anticolinérgicos e extrapiramidais, atentando-se ao fato de que as quedas podem ter consequências desastrosas para esse grupo de pacientes, em maior risco para osteoporose e fraturas[3].

Os inibidores seletivos da recaptação de serotonina (ISRS) são, atualmente, os antidepressivos mais prescritos e são a primeira linha para o tratamento de depressão em adultos e idosos[39]. Podem causar náuseas, diarreia, alterações no peso, fraturas por quedas e disfunção sexual. Deve-se atentar ao risco de hiponatremia, principalmente nos pacientes em uso de diuréticos e em mulheres com baixo índice de massa corpórea, e de sangramento gastrointestinal, naqueles em uso de anti-inflamatórios não esteroides ou Varfarina[3].

Os inibidores da recaptação de serotonina-noradrenalina (IRSN) podem causar insônia, agitação e boca seca ao início do uso e, mais raramente, quedas ou alterações de ritmo cardíaco. A baixa inibição do citocromo P450 e baixa ligação às proteínas plasmáticas conferem à Venlafaxina um perfil farmacológico favorável ao idoso, com poucas interações medicamentosas, porém esta pode levar à hipertensão em doses maiores que 150 mg/dia. A ação noradrenérgica desse grupo de medicações permite também ação terapêutica em dor lombar crônica (Duloxetina) e dor neuropática (Venlafaxina)[3].

Os antidepressivos tricíclicos (ADT) são pouco utilizados em idosos devido aos efeitos colaterais anticolinérgicos e arritmogênicos, além do potencial letal de superdoses[39]. Nortriptilina permanece como o ADT mais bem tolerado, embora associado à taquicardia, à boca seca, à constipação, à sedação e à anormalidades do paladar[3].

Os inibidores da monoaminoxidase (IMAO) podem causar hipotensão postural, alterações de sono, tontura, náuseas e cefaleia, além da rigorosa restrição dietética de alimentos ricos em tiramina (pelo risco de crise hipertensiva) que pode limitar o uso dessas medicações[39].

Bupropiona, um inibidor da recaptação de noradrenalina e dopamina, tem como vantagem seu perfil ativador, podendo ser especialmente útil para pacientes com queixas de anergia e retardo psicomotor, atentando-se para o risco de convulsões e alterações de pressão arterial. Mirtazapina é um antidepressivo seguro e eficaz para a população geriátrica, e sua importante ação sedativa e orexígena deve ser considerada na escolha dessa medicação[3]. Vortioxetina é um novo antidepressivo que demonstrou eficácia para o tratamento de depressão no idoso, apresentando também melhora de desempenho em provas de velocidade de processamento e aprendizado verbal[38].

Antipsicóticos atípicos foram estudados no tratamento da depressão em idosos, com evidências positivas para Quetiapina em monoterapia e Aripiprazol enquanto estratégia de potencialização. Contudo, Aripiprazol esteve ligado a acatisia e parkinsonismo e, de forma geral, o uso de medicações antipsicóticas está associado ao aumento da mortalidade em pacientes com demência, devendo ser usada de forma parcimoniosa mesmo nos idosos sem prejuízo cognitivo[38]. A associação do antidepressivo com lítio é a estratégia de potencialização com evidências mais consistentes, atentando-se para a estreita faixa terapêutica do medicamento e o risco de intoxicação no idoso[38,39].

De forma geral, o uso de antidepressivos para o tratamento da depressão no idoso está bem fundamentado em revisões e metanálises. Uma das principais diretrizes internacionais de tratamento de transtornos de humor, a Canadian Network for Mood and Anxiety Treatments, propõe, em sua seção voltada para populações especiais, três linhas de tratamento para a depressão em idosos, ordenadas conforme os níveis de evidência da literatura científica[38]. As orientações estão dispostas na Tabela 17.3.

Recomenda-se esperar duas a quatro semanas antes de aumentar-se a dose ou a duração da farmacoterapia após a introdução de uma medicação em dose baixa. Caso haja apenas resposta parcial, deve-se ajustar a dose e aguardar de três a cinco semanas antes de optar-se pela mudança na escolha do antidepressivo[30]. Um terço dos pacientes remite do quadro com o tratamento inicial[39] e após três ou quatro cursos de antidepressivos, as taxas de respostas chegam a 80 a 90% do total dos pacientes[3].

Um estudo clínico que seguiu 56 pacientes idosos ambulatoriais com depressão maior e sem demência durante 24 semanas, realizado no Instituto de Psiquiatria da Universidade de São Paulo, atingiu aproximadamente 53% de taxa de remissão, seguindo um protocolo baseado nas diretrizes do Programa de Duke para Transtornos de Humor (STAGED). O algoritmo de tratamento iniciava com um ISRS (sendo Sertralina a medicação mais comum) ou com outra medicação específica caso houvesse história de resposta prévia. Após seis a 12 semanas, se não fosse atingida remissão, o próximo passo sugerido era a potencialização com lítio (nível sérico de 0,3 a 0,6) ou troca da medicação por Venlafaxina. De acordo com a resposta e ou gravidade do quadro depressivo, poderia ser recomendada a combinação de antidepressivos e a eletroconvulsoterapia[20].

TABELA 17.3 Algoritmo para tratamento farmacológico da depressão em idosos

Recomendação	Tratamento	Evidência
Primeira linha	Duloxetina, Mirtazapina, Nortiptilina	Nível 1
	Bupropiona, Citalopram/Escitalopram, Desvenlafaxina, Sertralina, Venlafaxina, Vortioxetina	Nível 2
Segunda linha	Mudar para Nortriptilina	Nível 1
	Moclobemida, Fenelzina, Quetiapina, Trazodona	Nível 2
	Bupropiona	Nível 3
	Combinar com: Aripiprazol, Lítio	Nível 1
	Metilfenidato	Nível 2
Terceira linha	Mudar para Amitriptilina, Imipramina	Nível 2
	Associar: ISRS ou IRSN com Bupropiona ou ISRS	Nível 3

Retirado das diretrizes Canadian Network for Mood and Anxiety Treatments (CANMAT)[38].
IRSN: Inibidor da recaptação de serotonina-noradrenalina; ISRS: inibidor seletivo da recaptação de serotonina.
Níveis de evidência:
Nível 1: metanálise com intervalos de confiança estreitos e/ou dois ou mais ensaios clínicos randomizados (ECR) com amostra adequada, preferencialmente controlados por placebo;
Nível 2: metanálise com intervalos de confiança amplos e/ou um ou mais ECRs com amostra adequada;
Nível 3: ECR com amostra pequena ou não randomizados, estudos prospectivos controlados ou séries de caso ou estudos retrospectivos de alta qualidade.

O tempo de manutenção do uso das medicações antidepressivas no paciente idoso ainda é alvo de pesquisa e investigação. Embora ainda não haja consenso na literatura científica, sugere-se a manutenção do tratamento pelo período de um ano após atingir-se a remissão do quadro, no caso de um primeiro episódio depressivo, seguindo-se da retirada gradual da medicação. No caso de um segundo episódio, deve-se manter a farmacoterapia por dois anos após a remissão, para, então, dar início à retirada gradual. Num contexto de três ou mais episódios depressivos, o paciente deve receber o tratamento antidepressivo por ao menos três anos, podendo estender-se até o fim da vida. A gravidade dos episódios, o número de tentativas de tratamentos até a remissão e a escolha do paciente são fatores que devem ser levados em conta ao se pesar o tempo de manutenção do tratamento[39].

Os pacientes que não atingem melhora de pelo menos 50% nos sintomas são considerados como não respondedores, implicando resistência ao tratamento. A incapacidade em atingir-se a remissão total dos sintomas deve levar o clínico a rever o diagnóstico e considerar a influência de possíveis comorbidades clínicas e psiquiátricas. A adesão às medicações deve ser sempre avaliada, assegurando-se de que o paciente está recebendo o tratamento em dose e pelo tempo adequados[3].

Os idosos com depressão e algum grau de prejuízo cognitivo podem ter maior dificuldade em coordenar a tomada das medicações conforme a prescrição médica, aumentando o risco de efeitos adversos e prejudicando a adesão ao tratamento. O contexto familiar, social e cultural do paciente deve ser cuidadosamente avaliado na tomada de decisão sobre as estratégias terapêuticas. Abordagens psicoeducacionais também devem fazer parte da rotina das consultas médicas, de forma a melhorar a adesão e o manejo das medicações por parte dos pacientes e seus cuidadores[3].

Eletroconvulsoterapia apresenta eficácia de 60 a 80% para depressão geriátrica, sendo o tratamento mais efetivo para depressão em adultos e também em idosos. Está bem indicada para pacientes em quadros graves e com sintomas psicóticos, além dos casos com desnutrição severa ou condições clínicas que se podem agravar pela recusa na tomada de medicações[39]. A estimulação magnética transcraniana é um tratamento aprovado para depressão resistente à farmacoterapia, consistindo em pulsos magnéticos de alta frequência aplicados ao córtex pré-frontal dorsolateral esquerdo. Essa modalidade de tratamento parece também ser eficaz para depressão vascular e é mais bem tolerada que eletroconvulsoterapia devido aos efeitos colaterais cognitivos, porém idade mais avançada e menor volume de substância cinzenta pré-frontal estão associados à pior resposta clínica[3].

Tratamentos psicoterápicos têm boa eficácia para o tratamento de depressão em idosos, com resultados ainda melhores quando incluídas depressão menor e distimia[38]. Os pacientes com quadros graves, recorrentes ou resistentes ao tratamento merecem receber uma combinação do tratamento farmacológico e psicológico. As abordagens mais frequentemente utilizadas são terapia cognitivo-comportamental, terapia interpessoal, sistema de análise comportamental cognitiva de psicoterapia e terapia cognitiva baseada em *mindfulness*. Embora a associação da psicoterapia com o uso das medicações tenha efeito limitado na fase aguda, sua maior importância se dá no seguimento do tratamento. As terapias cognitivas têm bons resultados em sintomas residuais, prevenção de recaídas e recorrência do quadro[3]. Há também evidências sugestivas de benefício da prática de atividades físicas, mesmo entre os pacientes de idade mais avançada[39].

Referências

1. Sadock BJ. Compêndio de psiquiatria: ciência do comportamento e psiquiatria clínica. Porto Alegre: Artmed; 2017.
2. Forlenza OV, Radanovic M, Aprahamian I. Neuropsiquiatria geriátrica. 2. ed. São Paulo: Editora Atheneu; 2014.
3. Bottino CMC, Barcelos-Ferreira R, Ribeiz SRI. Treatment of depression in older adults. Curr Psychiatry Rep. 2012;14(4):289-97.
4. Singer AE, Meeker D, Teno JM, Lynn J, Lunney JR, Lorenz KA. Symptom trends in the last year of life from 1998 to 2010: a cohort study. Ann Intern Med. 2015;162(3):175-83.
5. Valiengo LCL, Stella F, Forlenza OV. Mood disorders in the elderly: prevalence, functional impact, and management challenges. Neuropsychiatr Dis Treat. 2016;12:2105-14.
6. Luppa M, Sikorski C, Luck T, Ehreke L, Konnopka A, Wiese B, et al. Age- and gender-specific prevalence of depression in latest-life-systematic review and meta-analysis. J Affect Disord. 2012;136(3):212-21.
7. Barcelos-Ferreira R, Izbicki R, Steffens DC, Bottino CM. Depressive morbidity and gender in community-dwelling Brazilian elderly: systematic review and meta-analysis. Int Psychogeriatr. 2010;22(5):712-26.
8. Santiago LM, Mattos IE. Depressive symptoms in institutionalized older adults. Rev Saúde Públ. 2014;48(2):216-24.
9. Pesquisa Nacional de Saúde - PNS 2013: percepção do estado de saúde, estilos de vida e doenças crônicas. [Internet]. 2014 [cited 2018].
10. Nascimento PPP, Batistoni SST, Neri AL. Frailty and depressive symptoms in older adults: data from de FIBRA study - UNICAMP. Psicologia: Reflexão e Crítica. 2016;29(16):1-11.
11. Hellwig N, Munhoz TN, Tomasi E. Sintomas depressivos em idosos: estudo transversal de base populacional. Ciênc Saúde Colet. 2016;21(11):3575-84.
12. Bretanha AF, Fachinni LA, Nunes BP, Munhoz TN, Tomasi E, Thumé E. Sintomas depressivos em idosos residentes em áreas de abrangência das Unidades Básicas de Saúde da zona urbana de Bagé. RS. Rev Bras Epidemiol. 2015;18(1):1-12.
13. Borges LJ, Benedetti TRB, Xavier AJ, d'Orsi E. Fatores associados aos sintomas depressivos em idosos: Estudo EpiFloripa. Rev Saúde Públ. 2013;47(4):701-10.
14. Blazer D. Depression in late life: An update. Berlin, Heidelberg: Springer; 1990.
15. Krishman KRK. Neuroanatomical substrates of depression in the elderly. Eur Arch Psychiatry Clin Neurosci. 1993;243:41-6.
16. Jesulola E, Micalos P, Baguley I. Understanding the pathophysiology of depression: from monoamines to the neurogenesis hypothesis model - are we there yet? Behav Brain Res. 2018;341:79-90.
17. Grace AA. Dysregulation of the dopamine system in the pathophysiology of schizophrenia and depression. Nat Rev Neurosci. 2016;17(8):524-32.
18. Maes M, Meltzer H. The serotonin hypothesis of major depression. New York: Raven; 1995.
19. Brigitta B. Pathophysiology of depression and mechanisms of treatment. Dialogues Clin Neurosci. 2002;4:7-20.
20. Ribeiz SR, Avila R, Martins CB, Moscoso MA, Steffens DC, Bottino CM. Validation of a treatment algorithm for major depression in an older Brazilian sample. Int J Geriatr Psychiatry. 2013 Jun;28(6):647-53. PubMed PMID: 23015472.
21. Manji H, Moore GJ, Chen G. Clinical and preclinical evidence for the neurotrophic effects of mood stabilizers: implications for the pathophysiology and treatment of manic-depressive illness. Biol Psychiatry. 2000;48:740-54.
22. Andreescu C. Gray matter changes in late life depression - a structural MRI analysis. Neuropsychopharmacology. 2008;33:2566-72.
23. Ribeiz SR, Duran F, Oliveira MC, Bezerra D, Castro CC, Steffens DC. Structural brain changes as biomarkers and outcome predictors in patients with late-life depression: a cross-sectional and prospective study. PloS one. 2013;8(11):e80049. doi: 10.1371/journal.pone.0080049.
24. Ballmaier M. Hippocampal morphology and distinguishing late-onset from early-onset elderly depression. Am J Psychiatry. 2008;165(2):229-37.
25. Frodl T, Meisenzahl EM, Zezsche T. Larger amygdala volumes in first depressive episode as compared to recurrent major depression and healthy control subjects. Biol Psychiatry. 2003;53:338-44.
26. Kar N. Late-life depression: a silent epidemic. Journal of Geriatric Care and Research. 2017;4:37-8.
27. Association AP. Diagnostic and Statistical Manual of Mental Disorders.. 5th ed. (DSM-5) .
28. Grinberg LP. Depressão em idosos - desafios no diagnóstico e tratamento. Rev Bras Med. 2006;317-30.
29. Gallo JJ, Rabins PV, Lyketsos CG, Tien AY, Anthony JC. Depression without sadness functional outcomes of nondysphoric depression in later life. J Am Geriatr Soc. 1997;45(5):570-8.
30. Blazer DG. Depression in Late Life: review and commentary. J Gerontol. 2003;58:249-65.
31. Sozeri VG. Depression in the elderly - clinical features and risk factores, review. Aging Dis. 2012;3:465-71.
32. Arve S, Tilvis RS, Lehtonen A, Valvanne J, Sairanen S. Coexistence of lowered mood and cognitive impairment of elderly people in five birth cohorts. Aging (Milano). 1999;11:90-5.
33. Hickie I, Naismith S, Ward PB, Turner K, Scott E. Reduced hippocampal volumes and memory loss in patients with early and late-onset depression. Br J Psychiatry. 2005;186(1):97-202.
34. Duarte MB, Rego MAV. Comorbidade entre depressão e doenças clínicas em um ambulatório de geriatria. Cad Saúde Pública. 2007;23(3):691-700.
35. Alexopoulos GS, Buckwalter K, Olin J, Martinez R, Wainscott C, Krishnan KR. Comorbidity of late life depression: an opportunity for research on mechanisms and treatment. Biol Psychiatry. 2002;52(6):543-58.

36. Stella F, Gobbi S, Corazza DI, Costa JLR. Depressão no idoso: diagnóstico, tratamento e benefícios da atividade física. Motriz. 8:91-98.
37. Kupfer DJ, Frank E. The interaction of drug- and psychotherapy in the long-term treatment of depression. J Affect Disord. 2001;62(1–2):131-7.
38. MacQueen GM, Frey BN, Ismail Z, Jaworska N, Steiner M, Lieshout RJ, et al. Canadian Network for Mood and Anxiety Treatments (CANMAT) 2016 Clinical Guidelines for the Management of Adults with Major Depressive Disorder: Section 6. Special Populations: Youth, Women, and the Elderly. Can J Psychiatry. 2016;61(9):588-603.
39. Kok RM, Reynolds CFI. Management of depression in older adults: a review. JAMA. 2017;317(20):2114-22.

DEPRESSÃO SUBSINDRÔMICA

Marina Maria Biella / Ivan Aprahamian / Marcus Kiiti Borges

INTRODUÇÃO

Termos como "subclínico", "sublimiar" e "subsindrômico" são amplamente utilizados na medicina para denominar os indivíduos que estão no processo inicial de uma doença ou que perfazem alguns dos critérios diagnósticos de determinada doença, sem completá-los naquele momento. Essa fase, pode ser chamada também de prodrômica, e antecede o processo da doença estabelecida. Tal reconhecimento permite não só identificar populações de alto risco, como também realizar intervenções preventivas ou até mesmo curativas. Entretanto, quando se trata da denominada depressão subsindrômica (DSS), a psiquiatria diverge quanto às definições e às classificações aplicadas ao termo. De fato, a atual nosologia psiquiátrica, em parte, é responsável por essa pluralidade, considerando-se que os sistemas de classificação em psiquiatria são fortemente baseados em descrições subjetivas dos sintomas e na análise do fenômeno. Ademais, a fenomenologia detalhada pode implicar múltiplas sobreposições entre os distúrbios depressivos (primários ou secundários, uni ou bipolares), e não há, até o momento, características biológicas que distingam um subtipo do outro. Além disso, em especial na população idosa, a presença de doenças clínicas, sintomas atípicos ou inespecíficos, polifarmácia e suas interações, e doenças psiquiátricas, tornam os diagnósticos um desafio ainda maior.

DEFINIÇÕES

A literatura é bastante heterogênea quanto às definições atribuídas à depressão subsindrômica; seguem-se três grandes vertentes mais consolidadas:

I) Uma das definições bem aceitas e prevalentes na literatura, apoiada inclusive pelos autores deste capítulo, estabelece que a DSS contempla a presença de dois ou mais sintomas simultâneos de depressão, presentes durante a maior parte ou o tempo todo, com pelo menos duas semanas de duração. Os sintomas precisam estar associados à disfunção e ao impacto na vida do indivíduo, e devem ocorrer em pacientes que não atendem aos critérios diagnósticos de depressão maior e/ou distimia[1].

II) Outros defendem a ideia de que os sintomas depressivos menores, distímicos e subsindrômicos, são, na verdade, todos componentes integrantes da estrutura clínica longitudinal do transtorno depressivo maior (TDM). Cada nível da sintomatologia representa uma fase diferente da intensidade da doença, da atividade e da gravidade do distúrbio depressivo. Entende-se, portanto, que são estágios ao longo de um *continuum* dimensional de gravidade sintomática[2,3].

III) Alguns seguimentos definem a depressão subsindrômica como uma fase em que o paciente não teve a remissão completa e ainda apresenta sintomas residuais após o tratamento com antidepressivos[4].

TERMINOLOGIA

Seguem as principais terminologias encontradas na literatura: depressão subsindrômica, outro transtorno depressivo não especificado, outro transtorno depressivo especificado (episódio depressivo com sintomas insuficientes), depressão menor, depressão subclínica e sintomas depressivos clinicamente significativos.

TABELA 18.1 Fatores de risco para depressão subsindrômica

Gênero feminino	Nível socioeconômico baixo	Baixo suporte social
Baixa escolaridade	História familiar de depressão e/ou outro transtorno psiquiátrico	Antecedente pessoal de depressão e/ou outro transtorno psiquiátrico
Traços de personalidade neuroceticista	Viúvo(a), solteiro(a)	Atitudes negativas diante do envelhecimento
Residentes de instituições de longa permanência	Eventos negativos de vida	Incapacidade física
Idade avançada	Declínio cognitivo	Solidão/isolamento social
Déficit visual/auditivo	Comorbidades clínicas, por exemplo, AVE, doenças cardíacas, doença de Parkinson, doença renal crônica, diabetes, câncer etc.	Dor crônica não controlada
Insônia	Perda da funcionalidade	Falta de sentido na vida

* AVE (acidente vascular encefálico)

EPIDEMIOLOGIA

A heterogeneidade de critérios diagnósticos, das definições, do fato dessa condição ser subdiagnosticada, e da dificuldade encontrada em idosos em se distinguir os espectros dos transtornos depressivos, culminam na dificuldade de se pesquisar este tema, com consequente prejuízo em se fornecer números exatos. Entretanto, a prevalência tem sido constantemente relatada como superior à da depressão maior e da distimia, afetando cerca de 10% das pessoas que vivem na comunidade, 20% dos pacientes em cuidados primários, e até 30% dos pacientes hospitalizados e residentes de instituições de longa permanência[5].

De acordo com estudos epidemiológicos, o TDM afeta 1 a 4% de idosos na comunidade, 5 a 10% na atenção primária e 10 a 12% em indivíduos hospitalizados e residentes de casa de repouso[6], ao passo que a distimia atinge cerca de 2% da população idosa[7].

FATORES DE RISCO

Os fatores associados aos transtornos depressivos podem ser tanto a causa, quanto a consequência ou até mesmo ambas. Para melhor elucidação desse fenômeno, o aumento de estudos longitudinais, em detrimento dos transversais, seria uma boa estratégia. Seguem-se na Tabela 18.1 fatores de risco bem estabelecidos para os transtornos depressivos, incluindo a depressão subsindrômica[5].

DIAGNÓSTICO

Deve-se salientar que o diagnóstico de transtornos depressivos, no geral, é afetado pelo subdiagnóstico na terceira idade, sendo o cenário na DSS ainda pior se comparado ao TDM. Isso é consequência de vários fatores, como: ausência de relato de sintomas depressivos por parte do idoso, falta de questionamento ativo pela equipe de saúde ou até mesmo não reconhecimento como um distúrbio psiquiátrico, sintomatologia diferente do adulto, mito de que o sofrimento e a tristeza são condições inerentes ao envelhecimento e medo do estigma e tratamento.

Diagnósticos formais de transtornos depressivos usualmente são feitos usando a Classificação Internacional de Doenças (CID) e/ou o *Manual de Diagnóstico e Estatística de Doenças Mentais* (DSM). Eles são baseados principalmente na gravidade, no grau de comprometimento funcional e na duração dos sintomas.

No DSM-5, a depressão subsindrômica está representada como[8]:

OUTRO TRANSTORNO DEPRESSIVO ESPECIFICADO (EPISÓDIO DEPRESSIVO COM SINTOMAS INSUFICIENTES)

"Afeto deprimido e pelo menos um dos outros oito sintomas de um episódio Depressivo Maior, associado a angústia clinicamente significativa ou prejuízo que persistem por pelo menos 2 semanas em um indivíduo cuja apresentação nunca encontrou critérios para qualquer outro Transtorno Depressivo ou Bipolar, e atualmente não possui critérios ativos ou residuais para qualquer Transtorno Psicótico, e não atende aos critérios de Ansiedade mista e sintomas do Transtorno Depressivo."

Ou apenas como: Outro Transtorno Depressivo Não Especificado. Não há mais no DSM a classificação de Depressão Menor.

Portanto, a exigência pela busca por outros transtornos depressivos, bipolares, ansiosos e psicóticos, imposta pelo DSM-5, torna-se crucial para minimizar a possibilidade de diagnóstico e classificação equivocados.

INSTRUMENTOS DIAGNÓSTICOS

Não há na literatura notas de corte bem estabelecidas e consensuais para DSS nas escalas que avaliam depressão. Entretanto, esses instrumentos podem ser úteis para uma avaliação não só quantitativa, mas também qualitativa da sintomatologia depressiva. Observa-se que estudos que avaliaram sintomas depressivos por meio de questionários relataram maiores taxas de depressão do que aqueles que adotaram apenas uma abordagem categórica. O que se torna relevante em idosos é que muitas vezes diferem sua sintomatologia em relação ao adulto e apresentam taxas consideráveis de não diagnóstico. Seguem-se as escalas mais prevalentes em estudos com DSS, validadas no Brasil[9]:

- Escala de Depressão Geriátrica (GDS) com 30 itens;
- Escala do Centro de Estudos Epidemiológicos Depressão (CeS-D) com 20 itens;
- Escala de avaliação Hamilton para a depressão com 17 itens;
- Patient Health Questionnaire (PHQ-9).

QUADRO CLÍNICO

A depressão subsindrômica, abrange a mesma sintomatologia de outros transtornos depressivos, em especial o TDM. A distinção está no número, na duração, na prevalência, na gravidade, assim como nos fatores de exclusão. Seguem os sintomas no Quadro 18.1.

Outra forma de se analisar a sintomatologia é comparando os sintomas nos adultos e nos idosos, uma vez que a apresentação na terceira idade pode diferir. Seguem alguns exemplos na Tabela 18.2.

QUADRO 18.1 Sintomatologia depressiva

- Humor deprimido e/ou falta de interesse e prazer por atividades habituais
- Dificuldade de concentração e tomada de decisões
- Retardo ou agitação psicomotora
- Aumento ou diminuição do peso e apetite
- Sentimento de inutilidade e culpa excessiva
- Fadiga ou perda de energia
- Insônia ou hipersonia
- Pensamentos de morte e ideias suicidas

TABELA 18.2 Sintomatologia depressiva em idosos e adultos

Sintomas depressivos	Sintomatologia em idosos
Humor deprimido e/ou falta de interesse e prazer por atividades habituais	Tendem a ter diminuição do interesse e prazer em detrimento do humor sofrido, frequente em adultos. Pode estar associado ao quadro de apatia
Sentimento de inutilidade e culpa excessiva	Menos comum em idosos comparado aos adultos jovens
Dificuldade de concentração e tomada de decisões	Tendem a referir problemas de memória mesmo quando não possuem quadro demencial. E, se queixam menos de dificuldade de concentração e tomada de decisões como os adultos jovens
Fadiga ou perda de energia	Frequente e independe da idade
Retardo ou agitação psicomotora	Podem exibir ambos os sintomas, sendo a agitação mais frequente em depressão com sintomas ansiosos e na depressão bipolar
Insônia ou hipersonia	Hipersonia é um sintoma frequente em adultos jovens, sendo pouco incidente no idoso. Já a insônia é bastante prevalente
Aumento ou diminuição do peso e apetite	Não é comum em idosos o ganho ou aumento do apetite. O contrário é comum
Pensamentos de morte e ideias suicidas	Ruminações de morte são frequentes em idosos, porém a ideação suicida é mais comum em adultos jovens

> **QUADRO 18.2 Sintomatologia na depressão subsindrômica**
>
> - **Sintomas somáticos:** como dores inespecíficas, sensação de peso nas pernas, alteração do apetite, fadiga, perda de energia, distúrbios do sono, tontura, sensação de falta de ar e dor torácica (sensação de aperto/angústia), são comumente relatados, e muitas vezes podem ser o principal ou a única reclamação por parte do idoso
> - **Sintomas afetivos:** humor deprimido e falta de interesse/prazer, que compõem os critérios maiores no TDM, podem estar ausentes ou assumir um impacto menor no relato do paciente. Há na literatura inclusive o uso do termo, "depressão sem tristeza" e "depressão apática". Em idosos, o quadro pode estar associado à apatia
> - **Sintomas cognitivos:** são bastante comuns. Apresentam variável magnitude, podendo chegar a constituir a chamada síndrome demencial da depressão em casos moderados e graves
> - **Sintomas psicóticos:** estão presentes particularmente na depressão psicótica e não constituem sintomatologia característica da DSS
> - **Ideação suicida/tentativa de suicídio:** fazem parte dos critérios menores do TDM e são importantes marcadores de diferenciação entre TDM e DSS
>
> DSS: Depressão subsindrômica; TDM: transtorno depressivo maior.

Por fim, seguem no Quadro 18.2 os sintomas depressivos que configuram, em particular, a depressão subsindrômica.

Após compilar toda a sintomatologia do quadro clínico do paciente, é crucial classificar os sintomas em três possíveis quadros: como pródromos de um TDM, como sintomas residuais dele ou como sintomas da depressão subsindrômica. Uma vez que cada quadro terá uma abordagem distinta, para esse processo sugere-se:

- Anamnese detalhada;
- Investigação de episódios de TDM prévios;
- Uso atual ou prévio de antidepressivo(s) e outras medicações psicotrópicas;
- Avaliação de forma qualitativa e quantitativa dos sintomas vigentes;
- Uso de instrumentos diagnósticos (classificações categóricas/escalas);
- Dimensionamento do impacto (social, profissional, familiar, financeiro, pessoal e amoroso), assim como o sofrimento, na vida do indivíduo;
- Reavaliações seriadas do paciente.

EVOLUÇÃO E PROGNÓSTICO

Apesar das divergências na literatura acerca das definições, há concordância em relação ao impacto negativo que a DSS acarreta para o idoso, sua família e a sociedade. Seguem-se os principais no Quadro 18.3.

Alguns estudos demonstraram o impacto negativo na capacidade funcional, como recuperação mais lenta em pacientes hospitalizados, aumento do tempo de restrição ao leito, maior comprometimento nas atividades de vida diária, declínio objetivo em testes de desempenho físico, por exemplo, equilíbrio e velocidade de marcha, que correlacionaram-se linearmente à gravidade da depressão, iniciando seu comprometimento já na DSS[10].

Infelizmente, os desfechos descritos anteriormente, contribuem para reforçar e agravar os sintomas depressivos já vigentes.

Taxas de mortalidade

Os transtornos depressivos estão associados ao aumento das taxas de mortalidade. Em uma metanálise realizada por Cuijpers *et al.*, observou-se um risco relativo (RR) de 1,58 para TDM e um RR de 1,33

> **QUADRO 18.3 Desfechos negativos associados à depressão subsindrômica**
>
> - Diminuição na qualidade de vida
> - Aumento do risco de comprometimento cognitivo e demência
> - Maior mortalidade
> - Aumento da dependência ao álcool e às drogas
> - Aumento dos custos com a saúde
> - Piora das comorbidades clínicas
> - Maiores chances de hospitalização
> - Surgimento ou piora de outros transtornos psiquiátricos
> - Piora da incapacidade funcional
> - Maior procura por serviços de saúde
> - Risco aumentado para depressão maior e distimia

para DSS, ou seja, ambas foram associadas ao risco significativamente aumentado de mortalidade em comparação às amostras não deprimidas ($p < 0,001$). Embora o risco de morrer seja mais elevado na TDM, a prevalência desse transtorno é menor se comparada a DSS[11].

Taxas de conversão para o transtorno depressivo maior

A literatura é heterogênea. Seguem alguns estudos que relataram os seguintes valores:

- Broadhead et al., em torno de 10% ao ano[12];
- Kroenke et al. analisaram quatro estudos em que os pacientes apresentaram sintomas depressivos persistentes ao decorrer de 12 meses de seguimento, sendo que de um terço à metade, relataram comprometimento funcional moderado, e pelo menos 10 a 20% evoluíram para depressão maior[13];
- O estudo CASPER[14] e de Buntrock et al.[15] relataram taxas que variaram de 28 a 41% em 12 meses.

Isto implica a DSS como um fator de risco para evolução para o TDM, quando se comparam às amostras de indivíduos sem nenhum diagnóstico de transtorno depressivo. Contudo, apesar do risco aumentado, a maior parte dos pacientes afetados pela DSS não evoluirá para o TDM.

Taxas de conversão para a distimia

A DSS também apresenta risco aumentado para o desenvolvimento de distimia. Segundo um estudo longitudinal realizado na Itália, sexo feminino, autopercepção ruim de saúde ou do envelhecimento, relações familiares disfuncionais e alta percepção de estresse constituíram fatores de risco para o desenvolvimento de distimia e DSS[16].

Taxas de remissão

Quanto às taxas de remissão, na DSS variam de 20 a 50%[17].

Parece haver resposta da sintomatologia depressiva em DSS diante do tratamento comportamental de acordo com o estudo CASPER. No entanto, o impacto desse tratamento merece maior investigação[14].

DIAGNÓSTICO DIFERENCIAL

Tristeza normal e transtornos depressivos

A distinção entre envelhecimento normal e estados depressivos patológicos é permeada por uma série de mudanças biológicas, psicológicas e sociais resultantes da velhice, que contribuem para uma variação mais complexa de estados emocionais e comportamentais. Como exemplo, podem-se citar a morte de entes queridos, o declínio da saúde com potenciais incapacidades e deficiências, perdas de papéis sociais habituais, dentre outros. Por um lado, esse cenário leva ao aumento do risco de subdiagnóstico de transtornos depressivos, em especial o da DSS, pois o sofrimento pode ser associado ao comportamento esperado diante de uma perda ou mudança. Por outro, pode-se erroneamente diagnosticar uma tristeza transitória e intensa em resposta a um fator estressor, como um transtorno mental, possivelmente levando aos tratamentos desnecessários com seus potenciais efeitos colaterais e custos. Portanto, é mandatório a avaliação de critérios diagnósticos e impactos resultantes do fenômeno em questão.

Depressão subsindrômica e transtorno depressivo maior

Como dito anteriormente, os sintomas depressivos subsindrômicos apresentam-se de três formas em particular: podem ser pródromos de um TDM, podem ser sintomatologia residual de um episódio depressivo maior ou ser sintomas de uma DSS.

Uma forma específica de diferenciação pode-se dar por meio da análise de aspectos da sintomatologia depressiva, que são mais prevalentes no TDM quando comparados à DSS[18]:

- Falta de prazer/interesse e anedonia;
- Ideação suicida que se configura como um importante fator distintivo para o TDM;
- Sentimentos de culpa e inutilidade.

Outra questão relevante é a detecção de quais sintomas depressivos ou fatores de risco estão mais associados ao risco de progressão para um TDM. Infelizmente, a literatura discorre pouco sobre o assunto, mas alguns estudos identificaram[16,19,20]:

- Sentimentos de culpa ou inutilidade;

> **QUADRO 18.4 Doenças clínicas com sintomatologias psiquiátricas semelhantes**
>
> **Doenças cardiopulmonares:** cansaço, fadiga, falta de ar, palpitação, emagrecimento e dor torácica
> **Doenças dispépticas:** dor torácica, alteração do apetite e perda de peso
> **Síndrome da fragilidade:** fadiga, fraqueza nos membros, falta de apetite e emagrecimento
> **Doenças oncológicas:** fraqueza, diminuição do apetite, emagrecimento, apatia e dores

- Dificuldade de concentração;
- Número de sintomas depressivos;
- História familiar de depressão;
- Eventos negativos de vida;
- Características de personalidade;
- Doenças crônicas;
- Alterações no peso e no sono;
- Ideação suicida.

Depressão subsindrômica e distúrbios orgânicos

É relevante a distinção entre os sintomas que são inerentes a uma condição orgânica e os que são secundários ao quadro psiquiátrico. Isto porque idosos possuem múltiplas comorbidades com sintomatologias semelhantes. O desafio se impõe pela dificuldade na distinção entre ambos, ou até mesmo pela concomitância entre distúrbios clínicos e psiquiátricos nessa população. Alguns exemplos são mostrados no Quadro 18.4.

Caberá ao clínico diferenciar entre os sintomas que são apropriados para a condição física e aqueles que constituem exagero ou atipicidade ao quadro atual. Alguns fatos corroboram a probabilidade de depressão em detrimento da condição clínica: sintomas afetivos ou somáticos desproporcionais ao quadro vigente, conjunto de sinais e sintomas que não correspondem a nenhuma síndrome orgânica, resposta terapêutica clínica pobre, ausência de alterações em exames laboratoriais e de imagens, exame físico sem alterações que justifiquem o quadro, motivação inadequada do paciente e pouca aderência ao tratamento.

Por fim, a avaliação ainda deve contemplar a possibilidade de a sintomatologia depressiva poder ser o pródromo de doenças clínicas, como: o diabetes, a doença cerebrovascular, a doença de Parkinson, as síndromes demenciais, as doenças coronarianas, o câncer e o hipotireoidismo.

Depressão subsindrômica e outros

Dentre as possibilidades diferenciais é importante avaliar outras condições, como transtorno de personalidade *borderline* e histriônica, transtorno de ansiedade, transtornos do espectro esquizofrênico, transtorno bipolar, uso de drogas e efeito colateral de medicações. Em especial, a polifarmácia em idosos favorece a interação droga-droga, droga-doença e a maior prevalência de efeitos adversos, como tontura, indisposição, alteração no sono, confusão mental, alteração de apetite, e podem até mesmo piorar ou causar sintomas depressivos.

TRATAMENTO

Do ponto de vista clínico, são importantes o reconhecimento e a triagem de pacientes com risco para transtornos depressivos. Isto porque a identificação e a condução adequada desses pacientes com depressão subsindrômica não só diminuirão os impactos dos desfechos negativos que essa desordem acarreta, como também serão uma ferramenta para a prevenção do TDM. Diversos estudos atuais comprovaram que é possível reduzir o número de TDM intervindo em pacientes com depressão subsindrômica[21].

Espera vigilante

Consiste na observação cuidadosa e seriada do paciente. Pouco recomendada na literatura. Apenas se encaixa em casos particulares: bom suporte social, ausência de histórico de depressão, acesso médico fácil e rápido, para os que recusam tratamento farmacológico e/ou psicoterapêutico, mesmo após o profissional de saúde explicar os riscos e as opções de tratamento[22].

Abordagem psicológica

Diversos tipos de intervenções psicoterápicas mostraram benefícios, uma vez que permitem abordar vários aspectos da psique e do funcionamento global do idoso. Atualmente, as terapias breves demonstram a melhor evidência e configuram-se como primeira escolha[14,21].

O estudo CASPER demostrou relevância no tratamento da DSS. Ele consistiu em oferecer a um grupo de idosos um programa estruturado de suporte psicológico, em especial com uma abordagem comportamental. Os resultados demonstraram que o grupo submetido a essa intervenção teve queda da sintomatologia depressiva avaliada pela escala PHQ-9 após quatro meses, em relação ao grupo com tratamento usual para transtornos depressivos[14].

Seguem-se alguns tipos de terapias com benefícios em idosos:

- *Terapia cognitivo-comportamental (TCC)*: a vertente cognitiva visa modificar pensamentos, crenças e atitudes disfuncionais (por exemplo: "Não sou tão bom assim", "Não há mais nada que eu possa fazer" ou "Minha situação não tem solução"), comportamentos estes usualmente associados à depressão. Já o seguimento comportamental, foca a modificação das respostas comportamentais erráticas do paciente (por exemplo, isolamento social e inatividade) diante dos estímulos do ambiente ou de pensamentos disfuncionais.
- *Terapia de resolução de problemas*: contempla algumas estratégias de TCC e baseia-se no princípio de que a depressão está intrinsicamente associada aos problemas sociais. Este seguimento foca o desenvolvimento de habilidades para a resolução de problemas de forma racional e efetiva (orientação positiva em como lidar com as dificuldades). Os pacientes se empenham para identificar e definir seus problemas e, para cada problema, devem listar as barreiras à sua resolução. Com isso é possível planejar uma meta a ser alcançada, após enumerar e avaliar as vantagens e desvantagens de todas as soluções disponíveis.
- *Terapia interpessoal*: aborda relações ou circunstâncias interpessoais problemáticas que estão diretamente ligadas ao episódio depressivo vigente. São abordados quatro tipos de problemas: sofrimento envolvendo perdas (por exemplo, morte do cônjuge), conflitos laborais/sociais (problemas no trabalho ou no domicílio), mudança de papéis (divórcio ou aposentadoria) e déficits interpessoais (relações cronicamente maléficas e insatisfatórias).

Fitoterápicos

Terapia com resultados controversos na literatura. A erva-de-são-joão (*Hypericum perforatum*), por exemplo, não demonstrou benefícios quando comparada ao placebo[23].

Antidepressivos

Infelizmente, poucos estudos investigaram os efeitos farmacológicos em idosos com DSS, pois a maior parte dos existentes na literatura tem uma representividade baixa deles[24,25].

Uma metanálise que incluiu seis ensaios clínicos, com tratamento antidepressivo comparado ao placebo, não encontrou vantagens do psicotrópico sobre o placebo[26].

Já outro estudo que comparou Paroxetina com placebo, viu benefícios do antidepressivo na melhora dos sintomas depressivos, e teve impacto positivo nos pacientes com maior comprometimento funcional[27].

Em suma, o tratamento com antidepressivo não é primeira escolha no tratamento da DSS e também não é recomendado como terapêutica única[14]. Mas alguns estudos controlados viram benefícios em pacientes com DSS que apresentaram maior número e gravidade dos sintomas, maior comprometimento funcional e/ou ideação suicida[28-30].

Outros

- Controle adequado das doenças clínicas;
- Revisão das medicações tomadas pelo idoso;
- **Educação do paciente**: quanto ao quadro depressivo, com o fornecimento de informações e discussões sobre metas e tratamento;
- **Mudança de estilo de vida**: interrupção de etilismo e tabagismo, dieta apropriada e prática de atividade física regular;
- **Intervenções nas esferas sociais e familiares**: com o objetivo de resolução de conflitos e possibilidade de maior inserção social do idoso.

CONCLUSÃO

O estudo acerca da DSS permite concluir que o ideal não só para a classificação nosológica em psiquiatria geriátrica, mas também para melhor elucidação das causas, do curso e dos tratamentos dos distúrbios depressivos, seria a sincronização de fatores psicológicos, sociais e culturais, com marcadores neurobiológicos, fisiopatologia e conhecimento de distúrbios orgânicos. Esta abordagem integrativa permitiria melhor conceituação e condução dos transtornos mentais em idosos. Ademais, todo médico deve ter em mente que a impossibilidade precisa de uma classificação diagnóstica não exime a necessidade de uma correta intervenção terapêutica, seja ela farmacológica ou não. Caso contrário, o número de pacientes subdiagnosticados e não tratados não diminuirá, e a morbimortalidade se elevará.

Por fim, deve-se salientar que idosos possuem diversas doenças crônicas, incluindo as patologias psiquiátricas. Entretanto, o mais relevante não é o número de comorbidades, mas o impacto, as incapacidades e as limitações que elas proporcionam ao idoso, o que aumenta ainda mais a responsabilidade da equipe de saúde por identificação e tratamento das doenças na população geriátrica.

Referências

1. Judd LL, Rapaport MH, Paulus MP, Brown JL. Subsyndromal symptomatic depression: A new mood disorder? J Clin Psychiatry. 1994;55:18-28.
2. Cuijpers P, Smit F. Subthreshold depression as a risk indicator for major depressive disorder: a systematic review of prospective studies. Acta Psychiatr Scand. 2004;109:325-31.
3. Adams KB, Moon H. Subthreshold depression: characteristics and risk factors among vulnerable elders. Aging Ment Health. 2009;13:682-92.
4. American Psychiatric Association. Work group on major depressive disorder independent review panel. Practice guideline for the treatment of patients with major depressive disorder. 2010;10:11-152.
5. Meeks TW, Vahia IV, Lavretsky H, Kulkarni G, Jeste DV. A tune in "a minor" can "b major": A review of epidemiology, illness course, and public health implications of subthreshold depression in older adults. J Affect Disord. 2011;129:126-42.
6. Blazer DG. Depression in late life: review and commentary. J Gerontol A Biol Sci Med Sci. 2003;58:249-65.
7. Adams KB, Matto HC, Sanders S. Confirmatory factor analysis of the geriatric depression scale. Gerontologist. 2004;44(6):818-26.
8. American Psychiatric Association. Manual de diagnóstico e estatística dos transtornos mentais. 5. ed. Porto Alegre: Editora Artmed; 2014.
9. Covinsky KE, Cenzer IS, Yaffe K, O'Brien S, Blazer DG. Dysphoria and anhedonia as risk factors for disability or death in older persons: Implications for the assessment of geriatric depression. Am J Geriatr Psychiatry. 2014;22(6):606-13.
10. Penninx BW, Geerlings SW, Deeg DJ, Van Eijk JT, van Tilburg W, Beekman AT. Minor and major depression and the risk of death in older persons. Arch Gen Psychiatry. 1999;56:889-95.
11. Cuijpers P, Vogelzangs N, Twisk J, Kleiboer A, Li J, Penninx BW. Differential mortality rates in major and subthreshold depression: meta-analysis of studies that measured both. Br J Psychiatry. 2013;202(1):22-7.
12. Broadhead WE, Blazer DG, George LK, Tse CK. Depression, disability days, and days lost from work in a prospective epidemiologic survey. JAMA. 1990;264:2524.
13. Kroenke K. When and how to treat subthreshold depression. JAMA. 2017 February 21;317(7):728-37.
14. Gilbody S, Lewis H, Adamson J, Atherton K, Bailey D, Birtwistle JN, et al. CollAborative care for Screen-Positive EldeRs with major depression (CASPER plus): a multicentred randomised controlled trial of clinical effectiveness and cost-effectiveness. Health Technol Assess. 2017;21(67):1-252.
15. Buntrock C, Ebert DD, Lehr D, et al. Effect of aweb-based guided self-help intervention for prevention of major depression in adults with subthreshold depression: a randomized clinical trial. JAMA. 2016;315(17):1854-913.
16. Vaccaro R, Borrelli P, Abbondanza S, Davin A, Polito L, Colombo M, et al. Subthreshold depression and clinically significant depression in an Italian population of 70-74-year-olds: prevalence and association with perceptions of self. Biomed Res Int. 2017;2017:3592359.
17. Lyness JM, Chapman BP, McGriff J, Drayer R, Duberstein PR. One year outcomes of minor and subsyndromal depression in older primary care patients. Int Psychogeriatr. 2009;21:60-8.
18. Crum RM, Cooper-Patrick L, Ford DE. Depressive symptoms among general medical patients: prevalence and one-year outcome. Psychosom Med. 1994;56:109-17.
19. Fogel J, Eaton WW, Ford DE. Minor depression as a predictor of the first onset of major depressive disorder over a 15-year follow-up. Acta Psychiatr Scand. 2006;113:36-43.
20. Pietrzak RH, Kinley J, Afifi TO, Enns MW, Fawcett J, Sareen J. Subsyndromal depression in the United States: prevalence, course, and risk for incident psychiatric outcomes. Psychol Med. 2013;43:1401-14.
21. Willemse GRWM, Smit F, Cuijpers P, Tiemens BG. Minimal contact psychotherapy for sub-threshold depression in primary care: a randomised trial. Br J Psychiatry. 2004;185:416-21.
22. Naber D, Bullinger M. Should antidepressants be used in minor depression? Dialogues Clin Neurosci. 2018 Sep;20(3):223-8.
23. Rapaport MH, Nierenberg AA, Howland R, Dording C, Schettler PJ, Mischoulon D. The treatment of minor depression with St. John's Wort or citalopram: failure to show benefit over placebo. J Psychiatr Res. 2011;45(7):931-41.
24. Cherubini A, Del Signore S, Òuslander J, Semla T, Michel JP. Fighting against age discrimination in clinical trials. J Am Geriatr Soc. 2010;58:1791-6.

25. Cherubini A, Òristrell J, Pla X, Ruggiero C, Ferretti R, Diestre G, et al. The persistent exclusion of older subjects from on going trials on heart failure. Arch intern Med. 2011;171:550-6.
26. Barbui C, Cipriani A, Patel V, Ayuso-Mateos JL, Van Òmmeren M. Efficacy of antidepressants and benzodiazepines in minor depression: systematic review and meta-analysis. BR J PSYCHIATRY. 2011;198(suppl. 1):11-6.
27. Williams JW Jr, Barrett J, Òxman T, Frank E, Katon W, Sullivan M, et al. Treatment of dysthymia and minor depression in primary care: a randomized controlled trial in older adults. JAMA. 2000;284:1519-26.
28. Kroenke K. Minor depression: mid way between major depression and euthymia. Ann Intern Med. 2006;144(7):528-30.
29. Ackermann RT, Williams JW Jr. Rational treatment choices for non-major depressions in primary care: an evidence-based review. J Gen Intern Med. 2002;17(4):293-301.
30. Bruce ML, Ten Have TR, Reynolds CF III, et al. Reducing suicidal ideation and depressive symptoms in depressed older primary care patients: a randomized controlled trial. JAMA. 2004;291(9):1081-91.

ASPECTOS COGNITIVOS E BIOLÓGICOS EM DEPRESSÃO GERIÁTRICA

Rodolfo Braga Ladeira / Natália Silva Dias

INTRODUÇÃO

A depressão geriátrica tem se tornado um tema cada vez mais relevante para a pesquisa e para a prática clínica diária, tanto pelo aumento da frequência de idosos deprimidos em nossa população, quanto pela dificuldade de se fazer um diagnóstico diferencial preciso entre depressão e condições inerentes ao envelhecimento ou às manifestações de quadros demenciais – que muitas vezes se sobrepõem. Com o envelhecimento, aumentam-se os casos de pior prognóstico, maior índice de recidivas, pior resposta ao tratamento, presença de déficits cognitivos e recuperação funcional incompleta[1]. Este capítulo tem como finalidade descrever e discutir as alterações cognitivas e neurobiológicas da depressão no idoso.

ALTERAÇÕES COGNITIVAS E FUNCIONAIS NO CURSO DO TRANSTORNO DEPRESSIVO

A principal diferença clínica na depressão geriátrica, em comparação a outras faixas etárias, é o comprometimento cognitivo mais proeminente[2]. Queixas de memória e raciocínio, acompanhadas de prejuízos em testes neuropsicológicos, podem estar presentes na fase aguda de um episódio depressivo, ou mesmo após um episódio, na fase de remissão, e podem estar associadas ao estado de humor anormal ou a efeitos colaterais de medicamentos utilizados no tratamento. Além disso, a depressão pode se apresentar em comorbidade com uma demência, ou mesmo preceder um quadro demencial, como um pródromo, fator de risco ou consequência de processos neuropatológicos comuns a ambos os transtornos[3].

PREJUÍZO COGNITIVO (E "PSEUDODEMÊNCIA") COMO CARACTERÍSTICA DA DEPRESSÃO

Atualmente, o comprometimento cognitivo é bem reconhecido como uma característica comum em adultos de todas as idades sem demência que desenvolvem a depressão, mesmo naqueles que não evoluem para a demência nos anos seguintes, e, sem dúvida, faz parte do núcleo da doença depressiva[2].

As alterações na cognição dos idosos deprimidos compreendem domínios neuropsicológicos distintos que envolvem processos frontais – como funções executivas, resolução de problemas e planejamento, flexibilidade mental, capacidade de tomada de decisão e controle inibitório. Também há relatos de alterações na atenção seletiva e sustentada, memória de trabalho e fluência verbal semântica ou fonêmica[1]. Propõe-se que grande parte desse prejuízo resulte de um déficit central no processamento da informação, ou seja, a velocidade e a precisão com que as informações são tratadas. Entretanto, disfunção executiva e fatores de risco vascular também são relatados como variáveis explicativas subjacentes para maiores déficits corticais, e a idade poderia explicar uma parte dos déficits cognitivos na depressão geriátrica (dificuldade de processamento de informações, amnésia e disfunção executiva) – apesar de parte dos déficits cognitivos observados nos idosos com depressão poderem ser justificados pelo envelhecimento, essa justificativa não contemplaria todos os pacientes com transtorno depressivo, uma vez que os pacientes que tiveram a depressão iniciada na terceira idade teriam prejuízos maiores (provável sobreposição de fatores) que os pacientes que já tinham depressão e que envelheceram (ação do envelhecimento mencionada na primeira frase). Em alguns casos, esse comprometimento só pode ser detectado por exame neuropsicológico detalhado, mas em outros casos, ele é evidente na entrevista. Cerca de metade dos pacientes com depressão de início tardio (40 a 54%) preenche os critérios para comprometimento cognitivo leve[2].

As alterações cognitivas decorrentes da própria depressão, muitas vezes, podem levar a um comprometimento funcional importante, e esse quadro assemelhar-se a uma demência – a chamada "pseudodemência"[1].

Após um episódio depressivo, pode haver melhora dos déficits cognitivos, persistência dos déficits por algum período – que pode ser superior a quatro anos – ou, mesmo, evolução para um quadro demencial[2].

DEPRESSÃO E RISCO DE DEMÊNCIA

O aumento do risco de demência em indivíduos com depressão ao longo da vida ou com depressão de início tardio ainda é alvo de discussão. Os poucos estudos disponíveis acerca da associação entre depressão e demência têm resultados, por vezes, controversos, com achados que apoiam a depressão como fator de risco para demências; depressão como estágio prodrômico de uma demência; ou ainda, que a depressão de início tardio e a demência compartilham causas comuns[3].

Há mais de duas décadas, grandes investigações populacionais identificaram a depressão como um fator que aumentaria o risco de declínio cognitivo e o desenvolvimento de demência, em particular a doença de Alzheimer (DA). Entretanto, uma limitação metodológica importante a ser considerada foi a utilização do autorrelato de sintomas de depressão em escalas de rastreio, uma abordagem que também produziu resultados negativos. Uma metanálise de 23 estudos prospectivos populacionais revelou que a depressão tardia estava associada ao risco significativo de desenvolver tanto demência vascular (DV) quanto DA[3].

Também se investigou o risco da depressão de início precoce para o desenvolvimento de DA. Vários estudos demonstraram que tanto a depressão de início precoce quanto a depressão de início tardio aumentaram o risco de DA, e um grupo encontrou associação entre os sintomas de depressão e o desenvolvimento de DA, mesmo quando os sintomas de depressão tinham ocorrido mais de 25 anos antes do aparecimento da DA, sugerindo que a depressão é um fator de risco para o desenvolvimento da DA[3].

Em uma coorte dinamarquesa, o histórico de episódios depressivos prévios foi um importante preditor de gravidade da deterioração cognitiva. Nesse estudo, que investigou o desfecho demencial em uma grande amostra de pacientes com depressão maior ou transtorno bipolar, os autores observaram uma tendência global de aumento do risco de demência tanto em pacientes diagnosticados com depressão maior quanto transtorno bipolar e uma correlação positiva entre o número de episódios de alterações do humor com demanda de hospitalização e a ocorrência de demência. Nos pacientes com depressão maior, cada episódio adicional de internação aumentou, em média, 13% a taxa de diagnóstico de demência[4].

Entretanto, pode parecer simplista acreditar que apenas a presença de sintomas depressivos seria importante para determinar o risco de demência na depressão geriátrica. Assim, a maior compreensão dos potenciais mecanismos subjacentes é necessária para elucidar um efeito causal direto entre a depressão e a demência, o compartilhamento de causas comuns, ou ambos[5].

DEPRESSÃO COMO PRÓDROMO DE DEMÊNCIA

Apesar dos diversos achados que sugerem que a depressão possa ser um fator de risco para demência, estudo recente de uma grande coorte de 10.308 indivíduos, acompanhada ao longo de 28 anos, não encontrou evidências que apoiassem a hipótese de que a depressão aumentaria o risco para demência[6]. Esse estudo demonstrou uma associação significativa entre sintomas depressivos de início tardio e o desenvolvimento da demência – porém não sintomas depressivos de início mais precoce, ainda que recorrentes –, e mostra a emergência de sintomas depressivos na década anterior ao diagnóstico de demência, com aumento de até nove vezes na frequência desses sintomas à época do diagnóstico. Esses achados são consistentes com a hipótese de que sintomas depressivos são característica prodrômica da demência ou que ambas as condições compartilham causas neurobiológicas comuns. De fato, comprometimento de memória, alterações do sono e comprometimento de funções sociais são alterações observadas tanto na depressão quanto na demência, e vias patofisiológicas comuns, como inflamação, fatores de risco vasculares, desregulação do eixo hipotálamo-hipófise-adrenal, podem explicar satisfatoriamente essa associação.

Na atenção secundária, a taxa de conversão foi relatada como quatro a cinco vezes maior do que em pessoas idosas não deprimidas, enquanto na atenção primária foi encontrado um aumento de uma a duas vezes. Desse modo, aqueles que se apresentam com depressão pela primeira vez na velhice devem ser cuidadosamente avaliados para déficits cognitivos e funcionais, com o objetivo de tentar determinar se a extensão de tais déficits é consistente com a gravidade dos sintomas de humor. Nos casos em que os déficits apresentados destoarem do esperado para as alterações do humor, as avaliações neurocognitivas e de neuroimagem mais detalhadas podem ser indicadas para identificar uma demência. Em outros casos, apesar de haver uma forte suspeição, serão necessárias reavaliações regulares para monitorar o curso dessas deficiências e sua relação com os sintomas do humor. Embora uma melhora significativa no humor com o tratamento antidepressivo possa ser associada a melhora na cognição, isso não é uma regra e, quando ocorre, pode não descartar uma doença degenerativa subjacente. Por outro lado, mesmo naqueles com transtorno depressivo maior, reconhece-se, atualmente, que a persistência de alterações cognitivas ocorre após a remissão da depressão[2].

DEPRESSÃO EM DEMÊNCIA PREEXISTENTE

A depressão ocorre com bastante frequência em concomitância com um quadro demencial, seja como comorbidade ou como sintoma neuropsiquiátrico da demência, principalmente na DV e na demência por corpúsculos de Lewy (DCL), mas pode também estar presente na DA ou em outras doenças neurodegenerativas, como na doença de Parkinson. A depressão maior está presente em cerca de 24% das pessoas com demência em geral, 13% dos indivíduos com DA, 29% dos indivíduos com DV e 33% dos indivíduos com DCL[2].

DIAGNÓSTICO DIFERENCIAL ENTRE DEPRESSÃO E DEMÊNCIA

O diagnóstico diferencial acurado entre depressão e demência continua sendo um importante desafio clínico. Tanto quadros depressivos quanto a DA ainda são entidades diagnosticadas essencialmente segundo a apresentação sintomatológica e critérios operacionais meramente descritivos. Existe uma sobreposição na apresentação clínica e nos resultados de testes neuropsicológicos em pacientes com quadros depressivos (por apresentarem comprometimento cognitivo) e em pacientes com DA (por apresentarem sintomas de rebaixamento de humor), o que explica grande parte da dificuldade em se estabelecer um diagnóstico diferencial preciso. No contexto dos estudos clínicos, ainda se questiona se a depressão seria fator de risco, pródromo ou se compartilharia causas comuns com quadros demenciais[6,7].

As avaliações em ambiente de pesquisa envolvem qualidade e aprofundamento de testes cognitivos que vão além do que geralmente pode ser realizado no ambiente clínico, e são capazes de identificar tanto as deficiências proeminentes, que podem ser identificadas na clínica, quanto as anormalidades mais sutis. O prejuízo no processamento das informações pode se manifestar como uma dificuldade de concentração, e a memória e os problemas executivos podem até ser identificados por testes de rotina. Contudo, esses déficits em pacientes deprimidos se apresentam, em geral, muito mais brandos do que os encontrados em pessoas com demência (mesmo precocemente) e podem não ser constatados à avaliação clínica convencional. Quando esses prejuízos são mais acentuados, então uma demência prodrômica deve ser cuidadosamente considerada. Em tais casos, deve-se prestar especial atenção à identificação do momento do início dos sintomas de humor em relação às deficiências cognitivas e avaliar o impacto das alterações cognitivas na vida cotidiana; prejuízos mais evidentes são mais característicos de pacientes com demência. O padrão de déficits cognitivos é ainda mais útil para distinguir deficiências relacionadas à depressão daquelas que ocorrem em demência inicial e prodrômica. Problemas com a praxia e a linguagem são característicos da demência e raramente detectáveis na depressão "pura" e, portanto, a presença de afasia, agrafia, apraxia e acalculia e/ou alexia pode sugerir que uma demência subjacente está presente e isso deve ser investigado de acordo com a neuroimagem e avaliação neurocognitiva mais detalhada[2].

ACHADOS NEUROBIOLÓGICOS

O conhecimento dos correlatos neurobiológicos dos transtornos depressivos em pacientes idosos pode ser relevante para a compreensão desses quadros em uma população crescente e cujas características fisiopatológicas diferem da população adulta. Alterações psicomotoras, alterações cognitivas, apatia, resistência ao tratamento e ausência de história familiar são características clínicas mais proeminentes na depressão geriátrica em comparação à depressão no adulto[8], apontando para aspectos neurobiológicos distintos nas duas condições. Apesar de as pesquisas que envolvem pacientes idosos deprimidos serem realizadas há mais de uma década, ainda são poucas as que avaliaram especificamente esse grupo etário. As alterações neurobiológicas mais conhecidas para os transtornos depressivos são as que envolvem os neurotransmissores monoaminérgicos, como a serotonina, a norepinefrina e a dopamina, já que todos os antidepressivos convencionais atuam nessas vias. No entanto, a pesquisa sobre monoaminas é apenas uma pequena parte dos achados neurobiológicos de interesse nos indivíduos idosos com depressão. É importante dar atenção também às alterações neuroendócrinas, alterações em neuroimagem, correlatos cerebrovasculares, mecanismos inflamatórios e neurotróficos e perfil dos biomarcadores centrais (em especial, aqueles utilizados no diagnóstico da doença de Alzheimer)[2].

NEUROQUÍMICA

Os neurotransmissores relevantes para a depressão podem ser concebidos como tendo componentes executivos e moduladores. Os primeiros são os principais neurotransmissores dos neurônios de projeção nos circuitos frontossubcorticais, glutamato e ácido gama-aminobutírico (GABA), e algumas evidências implicam anormalidades nesses neurotransmissores na depressão. Os neurotransmissores moduladores são as monoaminas (serotonina, norepinefrina e também dopamina) que se projetam dos núcleos do tronco encefálico difusamente para o córtex, com densas aferências para as áreas dos circuitos frontossubcorticais. As anormalidades na neurotransmissão serotonérgica e noradrenérgica estão, sem dúvida, presentes na depressão tardia, e isso é mais claramente apoiado pela eficácia comprovada dos antidepressivos que visam esses sistemas transmissores. As alterações dopaminérgicas também podem estar presentes e podem ser especialmente relevantes quando há apatia, refletindo a perda de iniciativa, como frequentemente ocorre na "depressão vascular". Embora os distúrbios da neurotransmissão monoaminérgica estejam presentes na depressão tardia, não está claro que existam alterações associadas à idade nesses neurotransmissores que possam tornar as pessoas mais idosas mais ou menos vulneráveis à depressão. Além disso, a falha de uma proporção significativa de indivíduos idosos em responder aos antidepressivos convencionais à base de monoamina indica que não apenas outros transmissores merecem atenção, por exemplo, GABA e dopamina, mas também outros processos fisiopatológicos que possam ser relevantes, incluindo aqueles que afetam sistemas vasculares, imunes e neuroendócrinos[2].

SISTEMA IMUNOLÓGICO E CITOCINAS INFLAMATÓRIAS

A partir da década de 1990, ganhou força a hipótese inflamatória que explicaria, ao menos em parte, a fisiopatologia da depressão. Muitos estudos foram realizados com intuito de explorar as alterações em marcadores inflamatórios circulantes em pacientes deprimidos. Metanálises demonstram que, de modo geral, pacientes com quadros depressivos apresentam aumentos nos níveis séricos e/ou plasmáticos de citocinas pró-inflamatórias, especialmente interleucina (IL)-6, fator de necrose tumoral (TNF) e proteína C-reativa (PCR)[9]. Pacientes com quadros depressivos apresentam, ainda, elevações de outros marcadores inflamatórios, como as quimiocinas, marcadores relacionados ao recrutamento leucocitário, de nota a proteína quimiotáxica de monócitos (MCP-1)[10].

Assim como na população geral, idosos com sintomas depressivos exibem exacerbação de marcadores inflamatórios quando comparados aos controles, particularmente IL-8/CXCL-8, IL-6, TNF[10,11]. Postula-se que o próprio envelhecimento estaria associado às alterações dinâmicas no sistema imune, chamadas conjuntamente de imunossenescência. Resumidamente, essas mudanças caracterizam-se pela redução da imunidade adaptativa em paralelo com manutenção ou aumento das funções da imunidade inata e pelo deslocamento na produção de citocinas Th1 para Th2. A imunossenescência tem sido associada à maior susceptibilidade aos transtornos psiquiátricos (transtorno depressivo maior e transtorno bipolar), às doenças neurodegenerativas, ao prejuízo cognitivo, às doenças infecciosas, às neoplasias, às doenças metabólicas, à doença cardiovascular, dentre outras[12].

NEUROTROFINAS

Níveis de outros marcadores circulantes, como neurotrofinas, também estão alterados em pacientes deprimidos. O fator neurotrófico derivado do cérebro (BDNF) é uma das principais neurotrofinas (e a mais abundante no cérebro) e exerce um importante papel na manutenção e sobrevivência dos neurônios, integridade sináptica e plasticidade sináptica. O encontro de baixos níveis de BDNF em indivíduos deprimidos e a observação de que os antidepressivos revertem essa redução sugerem seu envolvimento na depressão maior[13]. Também foram descritas reduções dos níveis séricos de BDNF na DA e em outras doenças neurodegenerativas, como DV, demência frontotemporal (FTD), DCL, além da redução associada ao envelhecimento natural. Apesar dos achados controversos na literatura[14], grande parte das evidências aponta para níveis aumentados de BDNF na DA inicial ou semelhantes aos controles, e uma redução dos níveis de BDNF nas fases seguintes, bem como possível relação entre baixos níveis de BDNF e maior prejuízo cognitivo[15]. Nas fases iniciais, esse aumento poderia refletir uma tentativa de compensação do dano cerebral e poderia contribuir para a degradação da proteína β-amiloide[16]. Uma combinação de avaliações de redução do BDNF, aumento da homocisteína e redução de uma enzima chamada DYRK1A mostrou boa sensibilidade e especificidade para discriminar indivíduos com DA de controles saudáveis pareados por idade[17]. Não se sabe, ainda, se essa combinação de exames teria o mesmo potencial discriminatório para outras doenças neurodegenerativas ou transtornos psiquiátricos, como a depressão.

SISTEMA NEUROENDÓCRINO

A disfunção no eixo hipotálamo-hipófise-adrenal (HHA) pode ocorrer na depressão em todas as idades e está associada à hipercortisolemia, à ausência da inibição da secreção de cortisol no teste de supressão com Dexametasona e à perda do ritmo circadiano característico do eixo HHA. Estudos em humanos indicaram que a ativação do eixo HHA por citocinas representa um fator de risco para o desenvolvimento de depressão.

Uma revisão sistemática e metanálise sumarizaram as evidências disponíveis a respeito das alterações do eixo HHA na depressão com foco na população idosa. Foi observado que, comparada aos controles, essa população exibe níveis significativamente maiores de cortisol basal durante todas as fases do ciclo circadiano, mas principalmente durante o período da tarde e da noite. Apesar de a possibilidade de fatores clínicos e metodológicos terem um papel importante na determinação dessas alterações, parece claro que a depressão geriátrica está associada às alterações relevantes na atividade do eixo HHA[18].

Estudos em animais indicam, ainda, que a exposição prolongada a glicocorticoides pode reduzir a densidade dendrítica e aumentar a morte neuronal, e uma vez que o hipocampo possui a maior concentração de receptores de esteroides glicocorticoides e mineralocorticoides no cérebro, pode ser especialmente vulnerável a tal toxicidade. Também foi relatado que altos níveis de cortisol diminuem o BDNF no hipocampo, e que os antidepressivos revertem essa alteração. A disfunção do eixo HHA pode ajudar a explicar a proeminência dos déficits amnésicos na depressão tardia por uma possível relação entre a exposição potencial aos níveis elevados de cortisol e atrofia do hipocampo, embora não esteja clara essa relação, nem a importância desse mecanismo[2].

BIOMARCADORES LIQUÓRICOS

A determinação de biomarcadores no líquido cefalorraquidiano (LCR) tem um potencial de aplicação clínica para auxiliar em alguns casos de maior dificuldade de diferenciação entre os transtornos depressivos no idoso – assim como outros transtornos psiquiátricos primários na terceira idade – e transtornos neurodegenerativos com predomínio de alterações de comportamento. Os principais biomarcadores utilizados são a concentração da isoforma do peptídeo beta-amiloide com 42 aminoácidos (Aβ1-42), do total da proteína tau (tau total) e da sua fração fosforilada (p-tau). Schoonenboom *et al*. demonstraram que esses marcadores estão altamente relacionados à neuropatologia de Alzheimer e podem fornecer informações úteis na diferenciação entre DA e outros tipos de demência ou transtornos psiquiátricos primários[19]. Eles encontraram que pacientes com transtornos psiquiátricos e pacientes com queixas de memória apresentam concentrações normais de biomarcadores em 91 e 88% dos pacientes, respectivamente, enquanto nos indivíduos com DA observam-se diminuição mais acentuada dos níveis de Aβ1-42 e aumento dos títulos de tau total e de p-tau; e na demência frontotemporal, pode haver uma redução de Aβ1-42 e aumento da concentração de tau total com redução do índice p-tau/tau total, pelo aumento da fração não fosforilada da proteína tau (Tabela 19.1). Uma metanálise recente mostrou redução dos níveis de Aβ1-42 no liquor de idosos deprimidos, em comparação aos controles, menos proeminente do que na DA (mas que poderiam apontar para alterações na mesma direção daquelas observadas nessa condição)[20]. Entretanto, outra metanálise não encontrou diferença entre as concentrações tau total e p-tau de idosos deprimidos em relação aos controles[21]. Esse perfil liquórico de redução dos níveis de Aβ1-42, menos pronunciado que na DA, sem alteração evidente dos níveis de tau total ou p-tau se aproximaria mais do perfil observado na DV, dentre as principais doenças neurodegenerativas, e essas informações foram acrescentadas à Tabela 19.1. Todavia, os dados de biomarcadores liquóricos devem ser interpretados com cautela, por insuficiência de dados e heterogeneidade das pesquisas com esses biomarcadores para indicação clínica, principalmente fora do contexto de investigação para DA.

TABELA 19.1 Perfil de biomarcadores liquóricos nas principais síndromes demenciais e em transtornos psiquiátricos em comparação aos pacientes com queixas subjetivas de comprometimento da memória

	Aβ1-42	p-tau	tau total
QSM	Referência	Referência	Referência
DA	↓↓	↑↑	↑↑
DFT	↓	=	↑
DCL	↓	↑	↑
DV	↓	=	=
PSI	=	=	=
DMG	↓[20]	=[21]	=[21]

Adaptado de Schoonenboom et al.;[19] com informações de Nascimento et al.[20] e Brown et al.[21]
Aβ1-: peptídeo beta-amiloide (1-42); DA: doença de Alzheimer; DCL: demência por corpúsculos de Lewy; DFT: demência frontotemporal; DMG: depressão maior geriátrica; DV: demência vascular; PSI: transtorno psiquiátrico; p-tau: tau fosforilada; QSM: queixas subjetivas de memória.
↑: elevado, comparado à QSM; ↓: reduzido, comparado à QSM; ↑↑: bastante elevado, comparado à QSM; ↓↓: bastante reduzido, comparado à QSM; =: comparável à QSM.

ALTERAÇÕES DE NEUROIMAGEM

Estudos de neuroimagem estrutural e funcional em depressão geriátrica indicam perda significativa de volume encefálico, diminuição da integridade da mielina e lesões cerebrais em regiões límbicas frontoestriatais. Essas associações ajudam a explicar a síndrome de disfunção executiva observada na depressão geriátrica e suportam o envolvimento de alterações cerebrovasculares na patogenia do transtorno[22].

Apesar das diferenças encontradas na literatura, as regiões cerebrais mais frequentemente associadas à atrofia na depressão geriátrica são o lobo frontal, o sistema límbico, os núcleos da base e o tálamo. Na tentativa de identificar áreas específicas do lobo frontal reduzidas em volume, observou-se atrofia de córtex cingulado anterior, córtex pré-frontal dorsolateral (CPFDL) e córtex orbitofrontal[22]. Também foi descrita a diminuição dos volumes de substância cinzenta subcortical em estruturas límbicas e estriadas de indivíduos idosos deprimidos em amígdala, tálamo e hipocampo, bem como caudado e putâmen, e imagens funcionais também mostraram que essas áreas têm atividade e/ou fluxo de sangue reduzidos na depressão[2].

Estudos da conectividade funcional cerebral no estado de repouso por meio de imagens de ressonância magnética revelaram alterações na conectividade cerebral em redes neurocognitivas, como a rede de modo padrão, rede afetiva, rede de saliência e a rede de controle cognitivo. Ainda que pouco se saiba acerca das implicações funcionais dessas alterações, alguns achados sugerem relação positiva entre a melhora dos sintomas depressivos durante o tratamento e mudanças na conectividade cerebral – com tendência à restauração do funcionamento da rede neural em modo padrão, e de outras conexões corticolímbicas[1].

A depressão em idosos tem sido associada ao aumento de lesões de substância branca cerebral, geralmente chamadas de hiperintensidades de substância branca (HSB) – lesões visualizadas em imagens de ressonância magnética (RM) e que são frequentes na população idosa (Figura 19.1). HSB são mais comuns na depressão de início tardio do que na depressão de início precoce e têm sido associadas aos fatores de risco cardiovasculares, como hipertensão, aterosclerose carotídea, tabagismo, dentre outros, além de hipotensão ortostática e queda na pressão arterial sistólica[2].

Na depressão geriátrica, as hiperintensidades de substância estão especialmente aumentadas nos lobos frontais e nos gânglios basais, são mais frequentemente decorrentes de isquemia cerebral do que em controles pareados por idade e têm sido relacionadas às alterações neurocognitivas características da depressão[2].

O volume das HSB aumenta ao longo do tempo em pessoas mais velhas com depressão e essas lesões têm relação bidirecional com depressão tardia, ou seja, tanto a gravidade inicial das HSB prevê o desenvolvimento e a piora da depressão, quanto a depressão também prevê a piora das HSB[2].

Estudos neuropatológicos examinaram diretamente as HSB para avaliar sua patologia e observaram aumento das HSB profundas na depressão tardia, que seriam decorrentes de doença cerebrovascular – doença frequentemente associada à depressão tardia. Um exame microscópico das HSB profundas

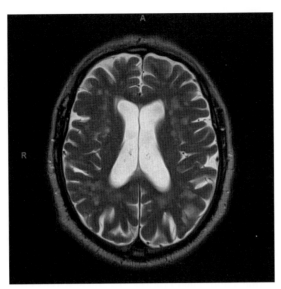

Figura 19.1 Ressonância magnética de encéfalo com aquisição de imagem em T2 em corte axial mostrando hiperintensidades de substância branca cerebral.

identificadas em imagem *post-mortem* de 20 pessoas com depressão tardia e 20 controles idosos mostrou que todas as HSB na depressão tinham origem isquêmica, enquanto algumas lesões nos controles foram atribuídas à palidez da mielina de etiologia não isquêmica. A diferença com relação aos controles foi mais pronunciada no CPFDL. Em contraste com os achados acerca da etiologia da HSB profunda, a investigação das HSB periventriculares encontrou que a maioria dessas alterações, seja em controles ou indivíduos deprimidos, não era isquêmica, mas geralmente devido à ruptura do revestimento ependimal dos ventrículos. Essas descobertas apoiam os trabalhos anteriores sobre a relação entre os fatores de risco vasculares (FRV) com as HSB, o que indica que as HSB profundas estão fortemente relacionadas aos FRV e são decorrentes de isquemia cerebral, enquanto as HSB periventriculares não são[2].

DEPRESSÃO VASCULAR

A hipótese da "depressão vascular" postula que o dano isquêmico cerebral nos circuitos frontossubcorticais predispõe e/ou perpetua a depressão nos indivíduos idosos. O modelo de "depressão vascular" explicita que a doença cerebrovascular é um importante fator etiológico na depressão tardia e, provavelmente, é importante em uma proporção dessas pessoas, mas não propõe um mecanismo unificador envolvendo doença vascular para toda a depressão tardia. Esse conceito recebeu críticas porque a delimitação de um subgrupo reconhecível de "depressão vascular" provou ser difícil. As estimativas da proporção de pessoas com depressão maior tardia, em que a doença vascular seria importante, indicam que isso provavelmente ocorreria em cerca de 50% dos casos, e essa delimitação foi baseada na evidência de HSB significativas na RM.

O achado de aumento das HSB na depressão tardia fornece evidência direta de um papel de isquemia cerebral, e isso é reforçado pela elevação da difusividade em imagens de tensor de difusão – que é um indicador adicional da presença de acometimento do trato da substância branca por isquemia cerebral. Como essa difusividade aumentada ocorre também em áreas sem HSB, sugere-se um impacto mais generalizado da doença cerebrovascular do que aquele identificado pelas HSB observadas na RM, e tal sugestão é reforçada por achados neuropatológicos de aumento da expressão de moléculas de adesão celular no CPFDL, que indicam alterações vasculares tanto na substância cinzenta quanto na substância branca frontal[2].

Estudos de intervenção, usando o bloqueador de canais de cálcio Nimodipina, também forneceram resultados encorajadores, sugerindo que o modelo de "depressão vascular" pode fornecer uma maneira de desenvolver novas abordagens de tratamento na depressão tardia, e essas abordagens são promissoras para indivíduos com HSB, que são aqueles que geralmente têm respostas e resultados mais pobres com os tratamentos atuais[2].

CONCLUSÃO

A depressão está entre as síndromes neuropsiquiátricas mais comuns na população idosa. Embora eventos adversos da vida e isolamento social sejam fatores precipitantes importantes, doenças físicas – como doenças cerebrais vasculares – e outros fatores orgânicos tornam-se especialmente importantes nessa faixa etária. A depressão em indivíduos idosos comumente acompanha-se de queixas de memória e concentração, com comprometimento cognitivo que tende a seguir um padrão de alterações que envolvem redução da velocidade de processamento e disfunções executivas, como alterações na memória de trabalho, flexibilidade cognitiva e atenção.

Deve-se ter particular atenção aos pacientes que apresentam sintomas depressivos de início tardio, considerando-se suas relações com quadros demenciais. O prognóstico a longo prazo é pobre, com maior refratariedade ao tratamento antidepressivo em estudos naturalísticos, que mostram mortalidade elevada, porém menos acentuada nos pacientes tratados.

Vislumbra-se que maior compreensão de mecanismos subjacentes ao transtorno depressivo maior no idoso poderá contribuir para diagnóstico mais acurado, para o entendimento de sua complexa relação com quadros demenciais, assim como para o melhor manejo desses pacientes. Os achados de alterações inflamatórias, neurotróficas, neuroendócrinas e vasculares relacionadas à depressão geriátrica colocam em pauta a possibilidade de que a abordagem desses mecanismos possa desempenhar algum papel na prevenção ou no tratamento da depressão na terceira idade, o que carece de futuras investigações.

Referências

1. Valiengo LCL, Stella F, Forlenza OV. Mood disorders in the elderly: prevalence, functional impact, and management challenges. Neuropsychiatr Dis Treat. 2016;12:2105-14.
2. Thomas A. Depression in older people. In: Dening T, Thomas A, editors. Oxford textbook of old age psychiatry. 2nd ed. New York: Oxford University Press; 2013. p. 545-69.
3. Steffens DC. Late-life depression and the prodromes of dementia. JAMA Psychiatry. 2017;74:673-4.
4. Kessing LV, Andersen PK. Does the risk of developing dementia increase with the number of episodes in patients with depressive disorder and in patients with bipolar disorder? J Neurol Neurosurg Psychiatry. 2004;75:1662-6.
5. Aizenstein HJ, Baskys A, Boldrini M, et al. Vascular depression consensus report - a critical update. BMC Med. 2016;14:161.
6. Singh-Manoux A, Dugravot A, Fournier A, et al. Trajectories of depressive symptoms before diagnosis of dementia: a 28-year follow-up study. JAMA Psychiatry. 2017;74:712-8.
7. Leyhe T, Reynolds CF 3rd, Melcher T, et al. A common challenge in older adults: Classification, overlap, and therapy of depression and dementia. Alzheimers Dement. 2017;13:59-71.
8. Naismith SL, Norrie LM, Mowszowski L, et al. The neurobiology of depression in later-life: clinical, neuropsychological, neuroimaging and pathophysiological features. Prog Neurobiol. 2012;98(1):99-143.
9. Haapakoski R, Mathieu J, Ebmeier KP, et al. Cumulative meta-analysis of interleukins 6 and 1β, tumour necrosis factor α and C-reactive protein in patients with major depressive disorder. Brain Behav Immun. 2015;49:206-15.
10. Eyre HÁ, Air T, Pradhan A, et al. A meta-analysis of chemokines in major depression. Prog Neuropsychopharmacol Biol Psychiatry. 2016;68:1-8.
11. Martínez-Cengotitabengoa M, Carrascón L, O'Brien JT, et al. Peripheral inflammatory parameters in late-life depression: a systematic review. Int J Mol Sci. 2016;17:2022.
12. Bauer ME, Wieck A, Petersen LE, et al. Neuroendocrine and viral correlates of premature immunosenescence. Ann N Y Acad Sci. 2015;1351:11-21.
13. Dwivedi Y. Involvement of brain-derived neurotrophic factor in late-life depression. Am J Geriatr Psychiatry. 2013;21:433-49.
14. Sampaio TB, Savall AS, Gutierrez MEZ, et al. Neurotrophic factors in Alzheimer's and Parkinson's diseases: implications for pathogenesis and therapy. Neural Regen Res. 2017;12(4):549-57.
15. Siuda J, Patalong-Ogiewa M, muda W, et al. Cognitive impairment and BDNF serum levels. Neurol Neurochir Pol. 2017;51:24-32.
16. Sopova K, Gatsiou K, Stellos K, et al. Dysregulation of neurotrophic and haematopoietic growth factors in Alzheimer's disease: from pathophysiology to novel treatment strategies. Curr Alzheimer Res. 2014;11(1):27-39.
17. Janel N, Alexopoulos P, Badel A, et al. Combined assessment of DYRK1A, BDNF and homocysteine levels as diagnostic marker for Alzheimer's disease. Transl Psychiatry. 2017;7:e1154.
18. Belvederi Murri M, Pariante C, Mondelli V, et al. HPA axis and aging in depression: systematic review and meta-analysis. Psychoneuroendocrinology. 2014;41:46-62.
19. Schoonenboom NS, Reesink FE, Verwey NA, et al. Cerebrospinal fluid markers for differential dementia diagnosis in a large memory clinic cohort. Neurology. 2012;78:47-54.
20. Nascimento KKF, Silva KP, Malloy-Diniz LF, et al. Plasma and cerebrospinal fluid amyloid β levels in late-life depression: a systematic review and meta-analysis. J Psychiatry Res. 2015;69:35-41.
21. Brown EE, Iwata Y, Chung JK, et al. Tau in late-life depression: a systematic review and meta-analysis. J Alzheimers Dis. 2016;54:615-33.
22. Agudelo C, Aizenstein HJ, Karp JF, et al. Applications of magnetic resonance imaging for treatment-resistant late-life depression. Dialogues Clin Neurosci. 2015;17:151-69.

TRANSTORNO BIPOLAR

Paula Villela Nunes / Rodolfo Braga Ladeira

INTRODUÇÃO

O transtorno bipolar (TB) é um transtorno mental crônico, caracterizado por períodos de elevação do humor (episódios maníacos, hipomaníacos ou mistos) que se repetem ou se alternam com períodos de depressão (episódios depressivos)[1]. É um transtorno recorrente, que cursa com elevadas taxas de morbimortalidade e traz prejuízos e custos significativos para seu portador e para a sociedade. Os primeiros sintomas costumam aparecer entre a segunda e a terceira décadas de vida, mas o TB pode acometer qualquer faixa etária e estima-se que 5 a 10% dos casos tenham início após os 50 anos de idade (TB de início tardio) e que até 25% dos pacientes com TB tenham mais de 60 anos (idosos com TB). A idade de 50 anos é a mais utilizada como corte para diferenciar o TB de início precoce do TB de início tardio. Essa divisão é útil, uma vez que esses grupos apresentam diferenças do ponto de vista clínico e, possivelmente, etiopatogênico[2].

Houve um crescimento recente da conscientização e da pesquisa sobre o TB em idosos, principalmente em decorrência do envelhecimento populacional nos países industrializados. Neste capítulo, descrevemos um panorama geral do TB em idosos, suas características clínicas, diferenças em relação ao quadro em adultos, diferenças entre o TB de início precoce e o de início tardio, doenças relacionadas, bem como discutiremos os principais tratamentos farmacológicos e não farmacológicos, com ênfase nas particularidades do tratamento para idosos.

NOÇÕES EPIDEMIOLÓGICAS E FATORES DE RISCO

As taxas de prevalência dos tipos I e II do TB são cerca de três vezes menores nos idosos (0,5 a 1,0%), comparados aos indivíduos mais jovens. Entretanto, as taxas de TB em idosos aumentam de forma expressiva nos ambientes protegidos, como lares e hospitais onde as taxas podem chegar a 10%. As possíveis explicações para isso são inúmeras, como a alta morbidade associada e a sobrecarga do cuidador[3], que acaba se valendo de estruturas de apoio para o cuidado. A maioria dos estudos sugere que a incidência de mania diminui com a idade e que 5 a 10% dos pacientes com TB têm seu primeiro episódio de mania ou hipomania após os 50 anos[2]. O sexo feminino predomina entre os idosos portadores do TB, o que pode ser um reflexo da maior proporção de mulheres na população idosa. Comorbidades clínicas e psiquiátricas são frequentes entre os pacientes idosos com TB, o que dificulta o tratamento, piora o prognóstico e aumenta o risco de interações medicamentosas.

As doenças cardiovasculares são as principais causas de morbidade e mortalidade em idosos com TB e os pacientes bipolares têm maior mortalidade devido aos eventos cardiovasculares e outras doenças físicas e morrem, em média, 10 anos mais cedo do que a população em geral[2]. Quando comparados aos idosos com depressão unipolar, aqueles com TB apresentam maior frequência de hipertensão e doenças endócrinas e metabólicas (diabetes, tireoidopatias, dislipidemia e obesidade), que contemplam os principais fatores de risco para as doenças cardiovasculares. Além disso, alguns medicamentos utilizados no tratamento do TB também podem agravar ou causar doenças, como hipotireoidismo, nefropatia ou síndrome metabólica, em pacientes predispostos[4].

Os idosos com TB também apresentam alta comorbidade com transtornos de ansiedade e com abuso de substância, em especial o alcoolismo (em torno de 38%), que, apesar de ter sua frequência reduzida em relação aos bipolares mais jovens, ainda mostra maior ocorrência que na população idosa sem o transtorno[5].

Algumas evidências indicam um risco aumentado para demência em pacientes com TB na terceira idade e um possível efeito protetor do lítio, a primeira medicação aprovada para o tratamento do TB[6].

A etiologia do TB é complexa e pouco esclarecida. Muito embora os mecanismos possam ainda ser heterogêneos, os fatores etiológicos melhor estabelecidos para o TB são familiares e genéticos. Além disso, fatores sociais e psicológicos podem também interferir de forma significativa na precipitação, curso e recorrência da doença em adultos e também em idosos. Desse modo, dificuldades de vida frequentes no idoso, como declínio financeiro decorrente da aposentadoria, adoecimento ou morte do cônjuge, limitações físicas e sensoriais do envelhecimento podem ter papel importante como estressores[7].

Prejuízos de memória e de visão são passíveis de comprometimento da aderência e uso correto das medicações, críticos para uma boa evolução do TB.

Do ponto de vista neurobiológico, há evidências apontando para disfunções nos sistemas de sinalização intracelular, de expressão gênica e neuroproteção, que podem estar associadas às interrupções nos circuitos reguladores do humor, como sistema límbico, estriado e córtex pré-frontal.

O conhecimento da patogênese e da fisiopatologia do transtorno bipolar progrediu rapidamente nas últimas décadas. Embora o transtorno bipolar seja um dos distúrbios psiquiátricos mais hereditários, atualmente, um modelo multifatorial em que gene e meio ambiente se interagem é o melhor para esse transtorno. Muitos alelos de risco de pequeno efeito, que se sobrepõem parcialmente com a esquizofrenia (por exemplo, CACNA1C, TENM4 e NCAN) e são descritos em estudos de associação genômica ampla, contribuem para o risco poligênico de transtorno bipolar. Historicamente, pensou-se que distúrbios do humor resultariam de um desequilíbrio em sistemas de neurotransmissores monoaminérgicos, como serotonérgico, noradrenérgico e, em particular, no transtorno bipolar – o sistema neurotransmissor dopaminérgico. Apesar de evidências de que esses circuitos desempenhem algum papel, não foi identificada nenhuma disfunção singular desses sistemas de neurotransmissores. A modulação da plasticidade sináptica e neural parece ser importante no circuito que rege funções cognitivas. Nesse sentido, moléculas neurotróficas, como o fator neurotrófico derivado do cérebro (BDNF), bem como a perda de espinhas dendríticas e outras vias que podem afetar a interconectividade neuronal, também estão em estudo, incluindo disfunção mitocondrial e estresse do retículo endoplasmático, neuroinflamação, oxidação, apoptose e alterações epigenéticas, particularmente a metilação de histonas e DNA[8].

Entretanto, algumas diferenças entre os pacientes com TB de início precoce e TB de início tardio sugerem que as alterações de humor naqueles que apresentam seu primeiro episódio em uma faixa etária mais tardia resultem, pelo menos em parte, de processos etiopatogênicos diferentes dos processos associados ao TB de início precoce. Enquanto o TB de início precoce está mais associado à história familiar de um transtorno afetivo, o TB de início tardio estaria associado à doença cerebral[2].

Apesar do conhecimento limitado sobre o TB de início tardio, duas hipóteses merecem atenção: a hipótese da mania vascular e a hipótese do transtorno do espectro bipolar associado à demência. Similarmente à hipótese de depressão vascular na terceira idade, a hipótese mania vascular tem recebido cada vez mais atenção e sugere que a doença cerebrovascular exerce um papel importante na etiopatogenia do transtorno[9]. Um ponto-chave que faz conexão entre o TB de início tardio e a doença cerebrovascular é a presença de hiperintensidades em substância branca, observadas em exames de ressonância magnética de encéfalo de pacientes com TB, principalmente naqueles com início tardio. Outra proposta interessante é a de que a demência e outras alterações biopsicossociais associadas ao envelhecimento poderiam apresentar alterações de humor como uma manifestação de bipolaridade latente, constituindo um transtorno do espectro bipolar de início tardio denominado de TB tipo VI. Para esses pacientes, o uso de antidepressivos e mesmo medicamentos utilizados para o tratamento de demência poderiam agravar as alterações comportamentais[10].

CARACTERÍSTICAS CLÍNICAS DO TB EM IDOSOS

Os critérios para o diagnóstico do TB no idoso são os mesmos utilizados para os adultos e compreendem a presença de períodos de elevação do humor (episódios maníacos, hipomaníacos ou mistos) que se repetem ou alternam-se a períodos de depressão (episódios depressivos). Os episódios de alteração do humor são períodos distintos de estado de humor anormal (ou seja, diferentes do usualmente apresentados pelo indivíduo) e que se encontram persistentemente alterados, por dias, semanas ou meses[1].

No episódio maníaco, o humor acha-se persistentemente elevado, expansivo ou irritável, pelo menos por uma semana, ou menos, se for grave o suficiente para requerer hospitalização ou houver manifestações psicóticas (delírios ou alucinações). O episódio hipomaníaco é similar ao episódio maníaco, exceto pela possibilidade de durar menos tempo (pelo menos quatro dias) e não ser grave o suficiente para causar comprometimento no desempenho social e ocupacional, nem apresentar manifestações psicóticas.

No episódio depressivo, o humor é persistentemente deprimido por pelo menos duas semanas, e podem ocorrer mudanças no apetite e no peso (ganho ou perda), alterações do sono (insônia ou hipersonia) e do nível da afetividade, perda de energia, sentimentos de culpa ou de inutilidade, dificuldade de raciocínio, indecisão, além de pensamentos recorrentes de morte e suicídio. O episódio misto cursa com alterações do humor com características tanto de episódio maníaco quanto de episódio depressivo, presentes quase todos os dias, durante um período mínimo de uma semana. A recente quinta edição do Manual Diagnóstico e Estatístico de Transtornos Mentais (DSM-5) discrimina duas variantes principais para o TB: o TB tipo I e o TB tipo II. O TB tipo I é definido como um curso clínico com um ou mais episódios maníacos (ou misto) e, por vezes, episódios depressivos maiores; o TB tipo II caracteriza-se por episódios depressivos e hipomaníacos, em vez de maníacos[1].

Em idosos com TB, observa-se frequência menor de sintomas psicóticos e prevalência maior de episódios depressivos do que em uma população comparável mais jovem[2]. No idoso com TB, parece haver diminuição da gravidade dos quadros maníacos, com menos sintomas relacionados ao aumento do interesse sexual, aparência exótica e impulsividade. Por outro lado, a elação do humor e a perda de *insight* são mais frequentes e, durante episódios afetivos – especialmente os maníacos – os pacientes facilmente deixam de tomar alguns cuidados que podem ser críticos para uma população que frequentemente depende de medicamentos de uso contínuo, como anti-hipertensivos e hipoglicemiantes. Aqueles que necessitam de internação tendem a ter resolução mais demorada[11].

Embora existam poucos dados sobre o risco de suicídio entre bipolares idosos, a idade avançada e o TB constituem fatores de risco isolados para o suicídio, o que faz pensar que a somatória desses fatores de risco torne o idoso com TB mais susceptível às tentativas de suicídio. Em uma pequena amostra de pacientes bipolares idosos, o uso de estabilizadores de humor e antidepressivos foi associado ao menor risco de suicídio em relação aos bipolares que não estavam em uso desses medicamentos[12]. Esses dados foram confirmados por estudos posteriores de amostras maiores e observou-se, assim como em adultos, que idosos bipolares têm risco aumentado de suicídio quando há alcoolismo e não adesão ao tratamento associado. Além disso, prejuízo cognitivo também contribuía para risco aumentado[13].

Durante as fases agudas do TB, é comum a ocorrência de alterações em diversas funções cognitivas, incluindo a atenção, a memória e o aprendizado, além da velocidade psicomotora[14]. Entretanto, estudos neuropsicológicos recentes, realizados em idosos, levaram ao reconhecimento de que, em uma proporção substancial de pacientes com história de TB ao longo da vida, ainda que eutímicos, as mudanças cognitivas podem ser duradouras, irreversíveis, com relevância e repercussão na funcionalidade suficiente para justificar o diagnóstico de demência.

O comprometimento cognitivo e a demência são cada vez mais sugeridos como parte da manifestação clínica do TB e estreitamente relacionados ao seu substrato patológico[15]. Os aspectos cognitivos e neurobiológicos do TB no idoso serão discutidos, com mais detalhes, em um capítulo à parte.

O IDOSO COM TB E O TB DE INÍCIO TARDIO

O TB em pacientes geriátricos abrange indivíduos com mais de 60 anos com esse transtorno e inclui duas apresentações que diferem quanto à idade do primeiro episódio de mania ou hipomania: a doença que se manifesta pela primeira vez após os 50 anos (o TB de início tardio) e o TB que surge em idades mais jovens e que persiste ao longo da vida (o TB de início precoce). Os limites de idade que definem o idoso com TB e o TB de início tardio/precoce são arbitrários e tendem a sofrer uma redução em pesquisas futuras, para se adequarem à menor expectativa de vida e ao comprometimento clínico dos indivíduos com TB[2].

Existem apenas pequenas diferenças na fenomenologia do TB de início precoce *versus* TB de início tardio. Os pacientes com TB de início tardio tendem a apresentar doença mais branda em relação à gravidade dos sintomas maníacos, quando comparados a pacientes com TB de início precoce que atingem a terceira idade ou com pacientes jovens em episódio maníaco, além de tendência para apresentar humor irritável em vez de humor eufórico.

Entretanto, os pacientes com TB de início tardio demonstram mais comorbidades clínicas e neurológicas, especialmente demência e doenças cerebrovasculares e têm menor influência de histórico familiar, quando comparados àqueles de TB de início precoce. Essas particularidades sugerem que a mania de início tardio resulta, pelo menos em parte, de processos etiopatogênicos diferentes dos processos associados ao TB de início precoce[2].

DIAGNÓSTICO DIFERENCIAL ENTRE TB NO IDOSO E DOENÇAS SISTÊMICAS E CEREBRAIS

Um primeiro episódio tardio de mania pode dever-se a um TB idiopático ou a uma "mania secundária", resultante de alguma condição médica. A mania secundária ocorre em qualquer idade, porém é mais comum em idosos. Portanto, sua possibilidade deve ser considerada em todos os pacientes idosos que apresentam sintomas maníacos, especialmente se associados a alguma condição farmacológica ou médica que possam estar relacionadas.

A mania secundária associa-se a ampla variedade de condições neurológicas (por exemplo, acidente vascular encefálico, trauma, epilepsia e demências), sistêmicas (por exemplo, alterações do cortisol, hipertireoidismo, lúpus eritematoso sistêmico, infecções sistêmicas e uremia), medicamentosas (por exemplo, corticosteroides, levotiroxina, agonistas dopaminérgicos), além de abuso e abstinência de substâncias psicoativas (por exemplo, álcool, cocaína, metanfetamina e opioides).

Assim, os pacientes com um episódio de mania de início tardio devem submeter-se a uma avaliação física cuidadosa, bem como aos exames laboratoriais apropriados e de neuroimagem estrutural (tomografia e/ou ressonância magnética de encéfalo, quando indicado). Os exames básicos devem incluir: hemograma, íons, ácido úrico, provas de função hepática, renal e tireoidiana, além da dosagem das vitaminas B12 e ácido fólico, exame de urina e eletrocardiograma.

O quadro clínico do estágio final do transtorno bipolar é heterogêneo, com possíveis alterações cognitivas e comportamentais, e pode se assemelhar aos transtornos neurodegenerativos, como a variante comportamental da demência frontotemporal e apresentações atípicas da doença de Alzheimer. Esses pacientes podem requerer acompanhamento em conjunto pela psiquiatria e neurologia, e a ampliação da propedêutica para além dos exames mencionados, com avaliação neuropsicológica, exames de imagem (estrutural e funcional) e, até mesmo a determinação de biomarcadores liquóricos. Em muitos dos casos, é o acompanhamento longitudinal que permitirá um diagnóstico mais preciso, quer pela confirmação ou pela exclusão de um processo neurodegenerativo subjacente[16].

A determinação de biomarcadores no líquido cefalorraquidiano (LCR) tem um potencial de aplicação clínica para auxiliar em alguns casos de maior dificuldade de diferenciação entre o transtorno bipolar no idoso — assim como outros transtornos psiquiátricos primários na terceira idade — e transtornos neurodegenerativos com predomínio de alterações de comportamento. Os principais biomarcadores utilizados são a concentração da isoforma do peptídeo beta-amiloide com 42 aminoácidos (Aβ1-42), do total da proteína tau (tau total) e da sua fração fosforilada (p-tau). Schoonenboom *et al.* demonstraram que esses marcadores estão altamente relacionados à neuropatologia de Alzheimer e podem fornecer informações úteis na diferenciação entre DA e outros tipos de demência ou transtornos psiquiátricos primários[17]. Eles encontraram que pacientes com transtornos psiquiátricos e pacientes com queixas de memória apresentam concentrações normais de biomarcadores em 91 e 88% dos pacientes, respectivamente, enquanto nos indivíduos com DA, observam-se diminuição mais acentuada dos níveis de Aβ1-42 e aumento dos títulos de tau total e de p-tau; e na demência frontotemporal, pode haver redução de Aβ1-42 e aumento da concentração de tau total com redução do índice p-tau/tau total, pelo aumento da fração não fosforilada da proteína tau (Tabela 19.1, Cap. 19). Entretanto, os dados de biomarcadores liquóricos devem ser interpretados com cautela, por insuficiência de dados e heterogeneidade das pesquisas com esses biomarcadores para indicação clínica, principalmente fora do contexto de investigação para DA.

PARTICULARIDADES DA TERAPÊUTICA DO TB EM IDOSOS

O primeiro passo na terapia do TB no idoso é tratar adequadamente condições médicas que possam causar ou contribuir para os sintomas. Isso inclui corrigir a função tireoidiana e outras anormalidades metabólicas.

O tratamento farmacológico do TB nessa faixa etária lança mão dos mesmos medicamentos utilizados para o tratamento do TB no adulto. Assim, bipolares idosos devem ter como base do tratamento um estabilizador de humor (lítio, anticonvulsivantes ou, em alguns casos, antipsicóticos) e, se necessário, o uso concomitante e racional de antidepressivos ou de benzodiazepínicos.

Entretanto, ao iniciar o tratamento, devem-se utilizar doses consideravelmente menores que as usuais e aumentá-las lentamente, pois, no idoso, as medicações podem apresentar uma concentração aumentada, metabolismo mais lento e efeitos colaterais mais intensos, mesmo nas doses terapêuticas usuais[18], em razão do menor volume de água corpórea, do menor ritmo de filtração glomerular renal e da maior vulnerabilidade do sistema nervoso central. Além disso, devido à ocorrência frequente de comorbidades clínicas no idoso, com uso concomitante de múltiplas medicações, deve-se dar atenção ao aumento do risco de interações medicamentosas[18,19].

São ainda poucos os estudos randomizados controlados acerca do tratamento farmacológico do TB em idosos e, portanto, as orientações disponíveis são baseadas principalmente em extrapolação de estudos randomizados realizados com adultos mais jovens e poucas evidências oriundas de ensaios clínicos abertos, estudos naturalísticos, relatos de caso e experiência clínica. Algumas particularidades importantes quanto ao uso dos estabilizadores de humor em idosos serão apresentadas a seguir.

Considera-se o lítio como tratamento de primeira escolha para idosos com mania clássica e mínimo comprometimento neurológico[19,20], além de ser usado no tratamento de mania secundária ou no tratamento de manutenção no TB. Os poucos estudos existentes apontam para boa eficácia e tolerabilidade dessa medicação em pacientes idosos[20]; porém, com menor eficácia que os anticonvulsivantes ou antipsicóticos em episódios mistos[18] e em quadros de mania associados ao distúrbio orgânico subjacente. O uso do lítio pode oferecer benefícios adicionais, como redução do risco de suicídio e do risco de demência[21]. Ainda assim, deve-se pesar os possíveis efeitos deletérios do lítio na função renal, acima do que se esperaria como efeito do envelhecimento[22].

Devido às alterações farmacocinéticas associadas ao envelhecimento, os pacientes geriátricos com TB podem responder a níveis séricos inferiores ao preconizado para adultos jovens[20]. No tratamento do idoso com TB, é aceitável que a concentração sérica do lítio se situe entre 0,4 e 0,99 mEq/L. Embora concentrações acima de 0,8 sejam mais efetivas, elas podem não ser toleradas e é importante uma abordagem individualizada que leve em conta a resposta clínica e efeitos colaterais[21]. Esses efeitos são prejuízo cognitivo (discreta diminuição da velocidade dos processos mentais, aprendizado e memória verbal); alterações de marcha; tremores; urgência urinária; deterioração renal (embora não confirmada em seguimento de longo prazo); diarreia; hipotireoidismo; ganho de peso; anormalidades cutâneas; piora de artrite e edema periférico. Deve-se ficar atento à ocorrência de confusão mental, ataxia e distúrbios cognitivos, indicadores possíveis de toxicidade pelo lítio. Mesmo em doses baixas, o lítio pode exercer seus efeitos tóxicos em idosos que apresentam *clearance* renal reduzido, maior vulnerabilidade a comorbidades clínicas (por exemplo, anormalidades cardiovasculares) e possibilidade de interagir com alguns medicamentos, como inibidores da enzima conversora de angiotensina, antagonistas de cálcio, diuréticos de alça, tiazídicos e anti-inflamatórios não esteroides (AINES), frequentemente utilizados no tratamento de comorbidades comuns a essa faixa etária[19]. Portanto, é importante controlar a possibilidade de mudanças dos níveis séricos, a cada associação ou retirada de um desses fármacos, ou o monitoramento de efeitos adversos ou da eventual perda de eficácia. Sugere-se considerar redução de 25 a 50% na dose diária do lítio nos períodos de uso concomitante de AINES (exceto ácido acetilsalicílico em baixa dose), para evitar aumento indesejado da concentração do lítio e intoxicação[23].

Recomenda-se iniciar o lítio com doses de 150 mg/dia, com aumento a cada cinco dias. Após a estabilização da medicação, o monitoramento dos níveis séricos deve ser feito com muita atenção[20], bem como a avaliação da função tireoidiana, devido ao risco de hipotireoidismo, que é maior nos pacientes que fazem uso de lítio, em comparação àqueles que utilizam o Valproato ou antipsicóticos atípicos[24].

Alguns anticonvulsivantes, como o Valproato, a Carbamazepina e a Oxcarbazepina, têm eficácia bem estabelecida no tratamento de mania em indivíduos jovens. Dados crescentes sugerem boa eficácia e tolerabilidade também em idosos, mas com resultados inferiores ao lítio para mania aguda[21]. Pacientes com mania que sofrem de doença neurológica primária podem responder melhor aos anticonvulsivantes que ao lítio[4]. Entretanto, o uso dessas medicações nessa faixa etária pode ser limitado por alguns efeitos colaterais, como maior ganho de peso[24] e pelo potencial de interações medicamentosas.

O Valproato pode interagir com Ácido acetilsalicílico, Varfarina e Fenitoína e, eventualmente, causar encefalopatia, especialmente em pacientes com distúrbio do ciclo da ureia[25]. Os níveis séricos desejados para o Ácido valproico no idoso não diferem dos níveis preconizados para o adulto (50 a 100 μg/mL), embora seja comum atingirem-se os níveis séricos adequados com o uso de doses mais baixas, uma vez que o Ácido valproico liga-se fortemente às proteínas, e idosos têm menos albumina sérica, resultando em maior fração livre desse fármaco na corrente sanguínea. Assim, recomenda-se iniciar com doses diárias menores (125 a 250 mg) com aumentos mais graduais (a cada cinco dias), até doses de 500 a 1.000 mg, embora muitos pacientes necessitem de doses tão altas quanto as utilizadas por adultos jovens. Os efeitos colaterais mais comuns são sedação, ganho de peso, náusea e tremores. São passíveis de ocorrência também enfraquecimento do cabelo, trombocitopenia e aumento de enzimas hepáticas. Hepatotoxicidade grave, apesar de rara, é bastante temida. Como o Ácido valproico é extensivamente metabolizado pelo fígado, também pode interagir com outras drogas metabolizadas pela mesma via[2].

Apesar do benefício demonstrado no tratamento de mania em adultos jovens, a Carbamazepina deve ser deixada como uma medicação de segunda linha em idosos devido ao seu grande potencial para interações medicamentosas e aos efeitos colaterais. Trata-se de um forte indutor das enzimas hepáticas e capaz de promover a redução da concentração de diversos medicamentos, como Varfarina, Teofilina, Haloperidol e Alprazolam, além de induzir o seu próprio metabolismo com consequente necessidade de aumento da dose após três a seis semanas de tratamento. Dentre seus efeitos colaterais, destacam-se hiponatremia, ataxia, leucopenia, sedação, tontura, nistagmo e visão borrada, além de efeitos colaterais anticolinérgicos. Recomenda-se iniciar com 100 mg uma ou duas vezes por dia, com aumento a cada cinco dias, até 400 a 800 mg/dia.

A Lamotrigina parece ser uma medicação bem tolerada pela população geriátrica e existem algumas evidências de sua eficácia no tratamento e prevenção de episódios de depressão bipolar nessa população. Para a Oxcarbazepina não existem estudos em bipolares idosos. Outros anticonvulsivantes, como Gabapentina, Topiramato e Pregabalina, não têm eficácia comprovada no tratamento do TB[2].

Os antipsicóticos atípicos já se estabeleceram como possibilidades terapêuticas para o TB, e estudos em idosos bipolares são favoráveis ao uso de Olanzapina, Quetiapina e Asenapina (esta foi descontinuada no Brasil) para mania em idosos[2]. Alguns antipsicóticos atípicos demonstraram eficácia no tratamento da depressão bipolar em idades variadas e, atualmente, três medicações estão aprovadas pela US Food and Drug Administration (FDA) para o tratamento da depressão bipolar: a combinação Olanzapina/Fluoxetina, Quetiapina e Lurasidona[26]. A Lurasidona se mostrou eficaz no tratamento de pacientes acima de 55 anos com depressão bipolar, tanto em monoterapia quanto em adição ao tratamento com Lítio ou Valproato[26]. Só temos estudos antigos em que a Clozapina demonstrou algum benefício para pacientes idosos com TB[27]. Por esse e outros motivos, deve ficar reservada para casos refratários: além do temido risco de discrasia sanguínea, nos idosos também oferece riscos por sedação, hipotensão postural, efeitos anticolinérgicos e aumento da possibilidade de convulsões[2].

Efeitos colaterais de particular importância com o tratamento com antipsicóticos no idoso incluem ganho de peso, anormalidades metabólicas, sedação, efeitos extrapiramidais, risco de quedas e síndrome neuroléptica maligna.

Embora a maioria dos consensos de especialistas recomende o uso de antipsicóticos, como medicamentos de primeira linha no tratamento de pacientes geriátricos com TB, muito se discute recentemente sobre o potencial de aumento da mortalidade associado aos antipsicóticos. Em 2005, a FDA divulgou uma nota sobre todos os antipsicóticos típicos e atípicos, alertando sobre o risco de morte em pacientes com demência[28], o que levanta a pergunta sobre a segurança desses medicamentos também para o tratamento do TB. Apesar da escassez de dados na literatura, novas pesquisas sugerem que os antipsicóticos também se associam ao risco significativamente aumentado de mortalidade em pacientes idosos com TB. Em um estudo com quase 5.000 veteranos com TB e mais de 65 anos, os investigadores encontraram maior taxa de mortalidade no grupo tratado com a Risperidona (11,8 por 100 pessoas-ano) ou Olanzapina (10,3 por 100 pessoas-ano) e taxas mais baixas no grupo tratado com Quetiapina (5,3 por 100 pessoas-ano), semelhantes aos do grupo tratado com Valproato (4,6 por 100 pessoas-ano)[29].

O uso de antidepressivos deve ser evitado, assim como no tratamento do paciente jovem com TB e a monoterapia com antidepressivos é contraindicada por haver risco de virada para um episódio maníaco[24].

Benzodiazepínicos podem ser utilizados quando se tem a intenção de promover efeitos ansiolíticos adicionais, mas as alterações em atenção, comprometimento de memória, sedação, ataxia e quedas frequentemente associadas ao seu uso podem ser indesejáveis. O Lorazepam seria uma boa opção no idoso devido à ausência de metabólitos ativos, interação com enzimas do citocromo P450 e completa eliminação, mesmo em pessoas com idade avançada[30].

A eletroconvulsoterapia (ECT) continua a ser um tratamento seguro e quase sempre eficiente na mania aguda e na depressão grave, com 80% de resposta na população em geral[19]. Existem pouquíssimos estudos realizados em idosos, mas parece ser eficaz e segura mesmo em mania refratária[31]. Naturalmente, deve-se dar atenção aos possíveis efeitos deletérios à cognição (no curto prazo), dessa forma costuma ser reservada para casos refratários, àqueles que não podem ou não toleram medicação ou em que se necessita de resposta rápida por risco de auto ou heteroagressão[2].

Um conjunto de diretrizes para o tratamento do TB foi publicado pela Rede Canadense para Tratamentos de Humor e Ansiedade (CANMAT) em parceria com a Sociedade para Transtorno Bipolar, em 2018[32], a partir da revisão de evidências disponíveis na literatura da área. A seção do CANMAT dedicada às "populações específicas" contém orientações para o tratamento do transtorno bipolar no idoso, a partir das quais foram elaborados os algoritmos a seguir.

TRATAMENTO FARMACOLÓGICO DO EPISÓDIO MANÍACO NO IDOSO

Sugere-se o algoritmo descrito na Figura 20.1 para o manejo farmacológico dos episódios maníacos em idosos. A monoterapia com Lítio ou Divalproato é recomendada como tratamento de primeira linha para o episódio maníaco no idoso. A Quetiapina pode ser considerada como segunda linha. Asenapina, Aripiprazol, Risperidona ou Carbamazepina podem ser empregados como tratamentos de terceira linha. Para episódios resistentes ao tratamento, a Clozapina e a ECT também devem ser consideradas[32].

TRATAMENTO FARMACOLÓGICO DO EPISÓDIO DEPRESSIVO BIPOLAR NO IDOSO

Sugere-se o algoritmo descrito na Figura 20.2 para o manejo farmacológico dos episódios depressivos em idosos. Análises *post-hoc* de ensaios clínicos randomizados sugerem eficácia de Quetiapina e Lurasidona em monoterapia e, portanto, estas são recomendadas como opções de primeira linha. No entanto, em idosos, devido às preocupações com os efeitos colaterais dos antipsicóticos atípicos, os clínicos podem preferir lançar mão do Lítio ou da Lamotrigina primeiramente, com base na eficácia desses medicamentos em populações adultas – embora a evidência de eficácia seja limitada em idosos. Divalproato, Aripiprazol e Carbamazepina são opções de terceira linha. A ECT é uma opção importante que deve ser considerada em casos resistentes ao tratamento, para pacientes com risco de morte por suicídio ou por ingestão inadequada de alimentos ou de líquidos. O uso de antidepressivos no TB permanece controverso e não houve estudos em pacientes com idade avançada. Entretanto, os antidepressivos são frequentemente usados por essa população (> 40% dos pacientes). Antidepressivos com menor potencial de virada maníaca (por exemplo, inibidores seletivos de receptação de serotonina e bupropiona) usados em combinação com estabilizadores de humor podem ser benéficos em pacientes selecionados que não conseguem tolerar/não respondem a outros agentes com uma base de evidências mais robusta.

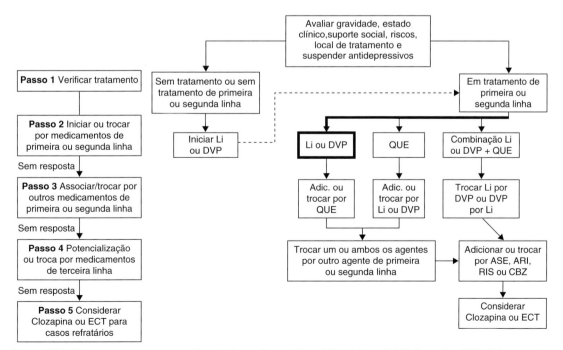

FIGURA 20.1 Algoritmo para o tratamento do episódio maníaco no idoso. ARI: Aripiprazol; ASE: Asenapina; CBZ: Carbamazepina; DVP: Divalproato; ECT: Eletroconvulsoterapia; Li: Lítio; QUE: Quetiapina; RIS: Risperidona.

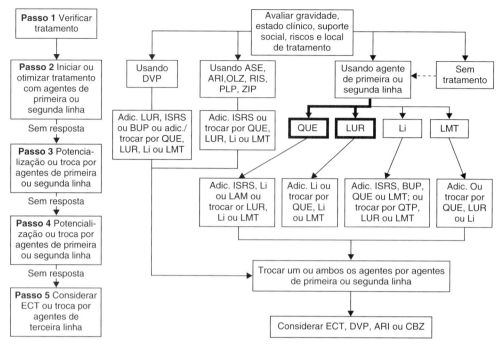

Figura 20.2 Algoritmo para o tratamento do episódio depressivo bipolar no idoso. ARI: Aripiprazol; ASE: Asenapina; BUP: Bupropiona; CBZ: Carbamazepina; DVP: Divalproato; ECT: eletroconvulsoterapia; ISRS: inibidor seletivo da recaptação de serotonina; Li: Lítio; LMT: Lamotrigina; LUR: Lurasidona; OLZ: Olanzapina; PLP: Paliperidona; QUE: Quetiapina; RIS: Risperidona; ZIP: Ziprasidona.

CONCLUSÃO

Os pacientes idosos com TB estão sujeitos a uma história de início precoce de alterações do humor ou a terem apresentado seu primeiro episódio dessa alteração em uma faixa etária mais tardia. Pacientes com TB de início tardio apontam diferenças do ponto de vista clínico e, possivelmente, etiopatogênico. A possibilidade de mania secundária deve ser considerada para o diagnóstico diferencial em todos os pacientes idosos portadores de sintomas maníacos, especialmente se associados a alguma condição farmacológica ou médica que possam estar relacionadas.

Comorbidades clínicas e psiquiátricas são frequentes entre os pacientes idosos com TB, o que dificulta o tratamento, piora o prognóstico e aumenta o risco de interações medicamentosas. Além disso, alguns medicamentos utilizados no tratamento do TB também podem agravar ou causar doenças.

No idoso bipolar, o diagnóstico e o tratamento seguem os mesmos algoritmos no adulto jovem. Entretanto, na maioria das vezes, inicia-se com doses mais baixas (por exemplo, metade da dose preconizada para o adulto jovem) e progride lentamente até a resposta ou doses que podem seguir a faixa terapêutica para o adulto jovem. Além disso, deve-se estar atento aos efeitos colaterais, por ser essa faixa etária mais vulnerável e à possibilidade de interações medicamentosas, devido à frequência com que esses pacientes são expostos à polifarmácia.

Referências

1. APA. American Psychiatric Association Diagnostic and Statistical Manual of Mental Disorders. 5th ed. Washington DC: American Psychiatric Association; 2013.
2. Sajatovic M, Strejilevich SA, Gildengers AG, et al. A report on older-age bipolar disorder from the International Society for Bipolar Disorders Task Force. Bipolar Disord. 2015;17:689-704.
3. Dos Santos GD, Forlenza OV, Ladeira RB, et al. Caregiver burden in older adults with bipolar disorder: relationship to functionality and neuropsychiatric symptoms. Psychogeriatrics. 2017;17:317-23.
4. Sajatovic M, Blow F. Bipolar disorder in later life. Baltmore: The Johns Hopkins University Press; 2007.
5. Goldstein BI, Herrmann N, Shulman KI. Comorbidity in bipolar disorder among the elderly: results from an epidemiological community sample. Am J Psychiatry. 2006;163:319-21.
6. Forlenza OV, De-Paula VJ, Diniz BS. Neuroprotective effects of lithium: implications for the treatment of Alzheimer's disease and related neurodegenerative disorders. ACS Chem Neurosci. 2014;5:443-50.
7. Beyer JL, Kuchibhatla M, Cassidy F, Krishnan KR. Stressful life events in older bipolar patients. Int J Geriatr Psychiatry. 2008;23:1271-5.
8. Grande I, Berk M, Birmaher B, et al. Bipolar disorder. Lancet. 2016;387:1561-72.

9. Vasudev A, Thomas A. 'Bipolar disorder' in the elderly: what's in a name? Maturitas. 2010;66(3):231-5.
10. Azorin JM, Kaladjian A, Adida M, et al. Late-onset bipolar illness: the geriatric bipolar type VI. CNS Neurosci Ther. 2012;18:208-13.
11. Depp CA, Jeste DV. Bipolar disorder in older adults: a critical review. Bipolar Disord. 2004;6:343-67.
12. Aizenberg D, Olmer A, Barak Y. Suicide attempts amongst elderly bipolar patients. J Affect Disord. 2006;91:91-4.
13. O'Rourke N, Heisel MJ, Canham SL, et al. Predictors of suicide ideation among older adults with bipolar disorder. PLoS One. 2017;12:e0187632.
14. Martínez-Arán A, Vieta E, Colom F, et al. Do cognitive complaints in euthymic bipolar patients reflect objective cognitive impairment? Psychother Psychosom. 2005;74:295-302.
15. Forlenza OV, Aprahamian I. Cognitive impairment and dementia in bipolar disorder. Front Biosci (Elite Ed). 2013;1:258-65.
16. Dols A, Krudop W, Möller C, et al. Late life bipolar disorder evolving into frontotemporal dementia mimic. Neuropsychiatr Dis Treat. 2016;12:2207-12.
17. Schoonenboom NS, Reesink FE, Verwey NA, et al. Cerebrospinal fluid markers for differential dementia diagnosis in a large memory clinic cohort. Neurology. 2012;78:47-54.
18. Nunes PV. O uso de lítio em Idosos. Psicofarmacologia geriátrica: o que todo médico deve saber. São Paulo: Artes Médicas; 2009. p. 200-5.
19. Sajatovic M, Chen P. Geriatric bipolar disorder. Psychiatr Clin North Am. 2011;34:319-33.
20. De Fazio P, Gaetano R, Caroleo M, et al. Lithium in late-life mania: a systematic review. Neuropsychiatr Dis Treat. 2017;13:755-66.
21. Young RC, Mulsant BH, Sajatovic M, et al. GERI-BD: A randomized double-blind controlled trial of lithium and divalproex in the treatment of mania in older patients with bipolar disorder. Am J Psychiatry. 2017;174:1086-93.
22. Tondo L, Abramowicz M, Alda M, Bauer M, Bocchetta A, Bolzani L, et al. Long-term lithium treatment in bipolar disorder: effects on glomerular filtration rate and other metabolic parameters. Int J Bipolar Disord. 2017;5(1):27. Epub 2017 Aug 1.
23. Brouwers JR, de Smet PA. Pharmacokinetic-pharmacodynamic drug interactions with nonsteroidal anti-inflammatory drugs. Clin Pharmacokinet. 1994;27:462-85.
24. Hayes JF, Marston L, Walters K, et al. Adverse renal, endocrine, hepatic, and metabolic events during maintenance mood stabilizer treatment for bipolar disorder: a population-based cohort study. PLoS Med. 2016;13:e1002058.
25. Depakote* (Divalproato de Sódio) [modelo de bula]. Rio de Janeiro: Abbott Laboratórios do Brasil Ltda. 2016. Disponível em: http://www.anvisa.gov.br/datavisa/fila_bula/frmVisualizarBula.asp?pNuTransacao=23824862016&pIdAnexo=3948965. Acesso em 28 jan 2017.
26. Sajatovic M, Forester BP, Tsai J, et al. Efficacy of lurasidone in adults aged 55 years and older with bipolar depression: post hoc analysis of 2 double-blind, placebo-controlled studies. J Clin Psychiatry. 2016;77:e1324-31.
27. Shulman RW, Singh A, Shulman KI. Treatment of elderly institutionalized bipolar patients with clozapine. Psychopharmacol Bull. 1997;33:113-8.
28. Maust DT, Kim HM, Seyfried LS, et al. Antipsychotics, other psychotropics, and the risk of death in patients with dementia: number needed to harm. JAMA Psychiatry. 2015;72:438-45.
29. Bhalerao S, Seyfried LS, Kim HM, Chiang C, Kavanagh J, Kales HC. Mortality risk with the use of atypical antipsychotics in later-life bipolar disorder. J Geriatr Psychiatry Neurol. 2012;25:29-36.
30. Nunes PV, Mauer S, Santos CB. Transtorno bipolar em idosos. Idosos e saúde mental. Campinas: Papirus; 2010. p. 147-64.
31. Wilkins KM, Ostroff R, Tampi RR. Efficacy of electroconvulsive therapy in the treatment of nondepressed psychiatric illness in elderly patients: a review of the literature. J Geriatr Psychiatry Neurol. 2008;21:3-11.
32. Yatham LN, Kennedy SH, Parikh SV, et al. Canadian Network for Mood and Anxiety Treatments (CANMAT) and International Society for Bipolar Disorders (ISBD) 2018 guidelines for the management of patients with bipolar disorder. Bipolar Disord. 2018;20:97-170.

ASPECTOS COGNITIVOS E BIOLÓGICOS DOS TRANSTORNOS BIPOLARES

21

Cecilia Samamé / Sergio Strejilevich

INTRODUÇÃO

Os transtornos bipolares (TBPs) constituem um grupo de transtornos de curso crônico e recorrente caracterizados por instabilidade patológica do estado de ânimo, cuja expressão mais evidente são os episódios de mania e depressão. Os TBPs não apenas afetam o ânimo e o humor, mas também a cognição e outros ritmos biológicos, e estão associados aos déficits em diversas áreas do funcionamento, gerando sofrimento e grandes custos econômicos[1].

No que se refere especificamente aos TBPs em idade avançada, o aumento da expectativa de vida e o consequente envelhecimento da população mundial que temos experimentado nas últimas décadas nos colocam diante de novos e grandes desafios. Atualmente, 25% das pessoas com TBPs têm 60 anos ou mais[2]. Essa porcentagem necessariamente aumentará devido ao envelhecimento populacional que vem ocorrendo. Por exemplo, na Austrália, a proporção de adultos mais velhos com TBPs aumentou de 2% em 1980 para 10% em 1998[3]. Além disso, foi documentado que em diferentes partes do mundo os TBPs explicariam, em média, 6% das consultas ambulatoriais em psiquiatria e de 8 a 10% das hospitalizações psiquiátricas em pacientes com idade mínima de 50 anos[4]. Mais ainda, esses números podem estar subestimando o ônus real associado à doença, uma vez que muitos estudos consideraram exclusivamente a fase maníaca do transtorno ou os TBPs com início posterior aos 60 anos[4].

Por esse motivo, já não podemos conceitualizar os TBPs na idade adulta tardia como uma "população especial" para a qual as abordagens recomendadas sejam simplesmente a extrapolação dos conhecimentos que temos sobre os TBPs em idades mais jovens ou outros transtornos neuropsiquiátricos[5]. Considerando a porcentagem significativa e crescente de pacientes bipolares idosos e o ônus social e econômico associado a eles, os TBPs na idade avançada representam um verdadeiro problema de saúde pública, que requer um planejamento adequado da atenção médica que permita cobrir as necessidades específicas dos indivíduos afetados. Por sua vez, a população de pessoas idosas que sofrem de TBP constitui um campo que oferece uma oportunidade única para explorar o curso da doença, os mecanismos de base e os efeitos a longo prazo dos tratamentos farmacológicos disponíveis.

Neste capítulo é apresentado o estado atual dos conhecimentos sobre os TBPs na idade avançada, organizados em torno de quatro eixos: (i) epidemiologia e características clínicas; (ii) achados neuropsicológicos; (iii) estudos de neuroimagem; e (iv) tratamento dos TBPs na idade avançada.

EPIDEMIOLOGIA E CARACTERÍSTICAS CLÍNICAS

De acordo com critérios padronizados[6], para estabelecer o diagnóstico dos principais subtipos de TBP é necessária a presença de, pelo menos, um episódio maníaco durante a vida (TBP-I) ou um episódio hipomaníaco seguido, ou precedido, de um ou vários episódios depressivos maiores (TBP-II). Embora não exista um consenso absoluto sobre a definição de "TBPs na idade avançada", a maioria das investigações utiliza esse termo para designar a presença do transtorno em pessoas com idades mínimas entre 60 e 65 anos. Recentemente, a idade de 50 anos foi proposta como critério de demarcação para a investigação, já que nessa idade é maior a prevalência de comorbidades médicas, um dos elementos característicos dessa população[5].

Os estudos epidemiológicos indicam que de 0,5 a 1,0%[7,8] dos adultos com 60 anos ou mais sofrem de TBP, e uma metanálise sobre a prevalência de transtornos psiquiátricos em indivíduos com idade mínima de 50 anos[9] relatou números similares para o transtorno. É preciso considerar que esses dados são conservadores, uma vez que levam em conta apenas os subtipos I e II, não sendo incluídas todas as manifestações do espectro bipolar. Na idade adulta tardia, a prevalência da doença é quase um terço daquela relatada em populações mais jovens – devido, em parte, a um risco maior de mortalidade prematura –, ainda assim o TBP parece explicar aproximadamente a mesma proporção de admissões aos serviços de psiquiatria (8 a 10%)[4]. Além disso, à medida que a população envelhece, o número absoluto de pacientes geriátricos com TBP é cada vez maior.

Estudos comparando a fenomenologia e o curso clínico da doença entre pacientes jovens e idosos permitiram apenas o estabelecimento de diferenças menores[4,5]. Relata-se que os adultos mais velhos com TBP tendem a apresentar manias menos graves[10], maior prevalência de episódios mistos[4] e menos doenças concomitantes aos transtornos por consumo de substâncias[4]. Também são menos propensos a apresentar sintomas psicóticos[11] e mais inclinados a sofrer recidivas depressivas[10]. Também é maior a prevalência de suicídio consumado em pacientes bipolares com menos de 35 anos[12]; por essa razão, o risco de suicídio seria menor entre os pacientes geriátricos.

Por outro lado, a população idosa de pacientes bipolares é extremamente heterogênea, já que inclui os indivíduos que apresentam os sintomas da doença na adolescência, ou durante a fase de adulto jovem, e envelhecem convivendo com esses transtornos, assim como os indivíduos que apresentam o primeiro episódio maníaco durante a idade adulta tardia. Foi sugerido que a idade de início dos sintomas do TBP é um critério útil para estabelecer, pelo menos, dois subtipos da doença, os quais apresentariam diferenças na patogênese, nas características neuropsicológicas, no curso clínico e nas necessidades de tratamento (Tabelas 21.1 e 21.2).

TABELA 21.1 Subtipos de TBPs na idade avançada

TBPs em idade avançada (idade > 50 anos)		
	Início precoce (idade < 40 anos)	Primeiro episódio maníaco na adolescência/idade adulta precoce
	Início tardio (idade ≥ 40 anos)	Primeiro episódio maníaco de início tardio na presença de história de transtorno depressivo de início precoce
		Primeiro episódio maníaco de início tardio, na ausência de história de transtornos do humor e sem causa clínica detectável, mas possivelmente associado aos fatores de risco cerebrovascular
		Mania secundária (diretamente relacionada ao fator desencadeador clínico subjacente específico)

TABELA 21.2 Diferenças entre subtipos de transtornos bipolares (TBPs) na idade avançada

TBPs em idade avançada	Início precoce	Início tardio	
Pico de incidência	19 anos	39 anos	Epidemiologia
Prevalência	+	– Aproximadamente 20% dos casos	
Sexo feminino	–	+	
História familiar de transtornos do humor	+	–	
História de doença vascular/ transtornos neurodegenerativos	-	+	
Déficits cognitivos	+	++	Etiologia
	• Similares aos observados em pacientes jovens • Aparentemente estáveis	• Mais extensos e pronunciados que os observados em pacientes jovens. • Possivelmente progressivos	
Duração da doença	+	–	
Nível de funcionamento psicossocial pré-mórbido	–	+	
Carga maníaca	+	–	Características clínicas
Carga depressiva	–	+	
Sintomas psicóticos	+	–	
Instabilidade do humor	+	–	
História de comportamento suicida	+	–	
História de outros transtornos psiquiátricos concomitantes	+	–	

O TBP de início precoce corresponde à forma mais "clássica" do transtorno e está fortemente relacionado ao histórico familiar de transtornos do humor[13]. O TBP de início tardio é menos prevalente e estaria associado às alterações vasculares e à doença concomitante com transtornos neurodegenerativos[13,14]. Nesse subtipo estão incluídos os casos de transtorno depressivo de início precoce, com desenvolvimento de sintomas maníacos na idade avançada, e as manias de início tardio sem transtorno depressivo preexistente que, em alguns casos, são secundárias a uma causa clínica direta detectável.

Embora ainda não haja uma idade exata para servir como critério de demarcação entre o início precoce e o início tardio, uma publicação recente do Grupo de Trabalho sobre Transtorno Bipolar em Adultos Mais Velhos da International Society for Bipolar Disorders[5] propôs a idade de 40 anos baseada nos resultados de estudos de subgrupos que documentaram um pico de incidência dos TBPs de início tardio próximo a essa idade[15].

Mania secundária

O termo "mania secundária" foi introduzido por Krauthammer e Klerman[16] para designar uma condição caracterizada pela presença de sintomas maníacos como resultado direto de uma causa orgânica não psiquiátrica. Esses autores destacaram a relativa ausência de antecedentes familiares e de histórico psiquiátrico prévio, em comparação aos TBPs "primários", nos quais existe uma forte carga genética na ausência de uma neuropatologia evidente. Para que os sintomas maníacos sejam classificados como mania secundária, o paciente não deve apresentar histórico de transtorno primário do humor ou evidência de delírio[17]. Embora a mania secundária possa ocorrer em qualquer idade, é mais frequente entre os pacientes idosos, devido à maior prevalência de condições clínicas e tratamentos farmacológicos. As causas de mania secundária incluem fatores neurológicos (transtornos neurocognitivos, traumatismo cranioencefálico, doença cerebrovascular, epilepsia, encefalite infecciosa, tumor cerebral, transtornos do movimento etc.), fatores sistêmicos (infecções, deficiências vitamínicas, anormalidades endócrinas, drogas ilícitas etc.) e fatores farmacológicos (antidepressivos, benzodiazepínicos, agonistas dopaminérgicos, terapia de reposição de hormônio tireóideo, antibióticos etc.)[17].

ACHADOS NEUROPSICOLÓGICOS

Nos últimos anos, os aspectos cognitivos dos TBPs despertaram um interesse que ultrapassou o campo da investigação, sendo reconhecidos atualmente como características clínicas essenciais da doença na abordagem terapêutica das pessoas afetadas. Até o momento, sabemos que uma porcentagem significativa das pessoas que convivem com TBPs apresenta baixo rendimento neuropsicológico, envolvendo domínios, como a memória episódica verbal, a atenção e as funções executivas, entre outros, e que está associado à persistente deterioração no funcionamento global, que é evidente mesmo nos períodos de remissão clínica. Os resultados de estudos metanalíticos realizados em adultos jovens demonstraram que, em média, a magnitude dos déficits cognitivos situa-se nas faixas média ($0,5 < d$ de Cohen $< 0,8$) e alta (d de Cohen $\geq 0,8$). No entanto, esses números são enganosos, uma vez que a distribuição de tais déficits é heterogênea entre as pessoas afetadas e, desse modo, não refletem a existência de um subgrupo de pacientes com funcionamento neuropsicológico íntegro e ainda um outro subgrupo com déficits que variam de leves a severos (para uma revisão, consulte Szmulewicz et al.[18]). De modo similar ao que se observa em adultos jovens bipolares, em um trabalho recente sobre funcionamento cognitivo em adultos mais velhos com TBPs[19], verificou-se que 33% dos pacientes não apresentavam déficits cognitivos clinicamente significativos, enquanto 36,4% apresentavam déficits seletivos ($z < -1,5$ em um único domínio cognitivo) e 30,3% apresentavam déficits globais ($z < -1,5$ em dois ou mais domínios cognitivos). Os pacientes sem déficits cognitivos assemelhavam-se aos controles saudáveis em termos de funcionamento geral, enquanto aqueles com alterações cognitivas apresentavam um funcionamento psicossocial deteriorado.

A única metanálise de funcionamento neuropsicológico em adultos mais velhos com TBPs[20] estudou diferentes variáveis neuropsicológicas, como a atenção sustentada, a lembrança verbal a curto e a longo prazos, a amplitude atencional, a fluência semântica, a fluência fonológica e a flexibilidade cognitiva, revelando resultados similares aos encontrados em metanálise de adultos jovens em relação à extensão e à magnitude dos déficits. Além disso, nesse trabalho, não foram observadas diferenças entre os pacientes idosos com TBPs e os controles saudáveis, no que diz respeito aos resultados obtidos em testes de triagem para detecção de transtorno neurocognitivo maior[20].

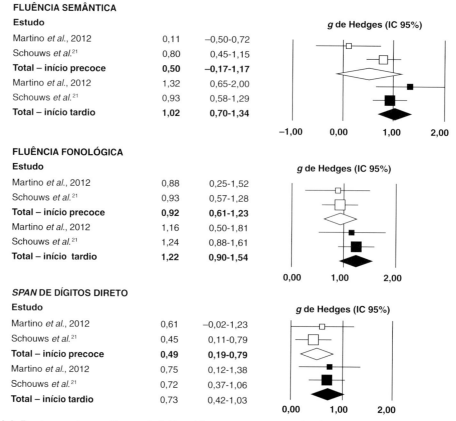

FIGURA 21.1 Funcionamento cognitivo em indivíduos idosos com transtornos bipolares (TBPs): pacientes de início precoce versus pacientes de início tardio. Adaptado de Samamé et al.[20]

Adicionalmente, é preciso considerar que, no momento de descrever o funcionamento cognitivo de adultos mais velhos afetados por TBPs, é importante discriminar entre pacientes com TBP de início precoce e os que apresentaram sua primeira mania depois dos 40 anos. Apenas dois estudos[21,22] compararam pacientes idosos com TBP de início precoce e pacientes bipolares de início tardio em relação às diferentes variáveis neuropsicológicas. Ambos os trabalhos demonstraram que os segundos manifestavam déficits de maior magnitude e mais extensos (Figura 21.1). Isto é, os pacientes com TBP de início tardio, apesar de apresentarem um tempo menor de evolução da doença – e, portanto, uma exposição menos prolongada às variáveis com possíveis efeitos deletérios sobre a cognição –, mostraram alterações neuropsicológicas mais severas e em domínios normalmente preservados nas formas mais clássicas de TBP, como a denominação.

TBPs em idade avançada e transtorno neurocognitivo maior

Alguns estudos documentaram que as pessoas afetadas por TBPs teriam risco maior de desenvolver transtorno neurocognitivo maior[23,24]. Foi sugerido que esse achado respalda a hipótese de neuroprogressão como evidência do estágio final a que se chegaria como resultado de um curso progressivo e deteriorante da doença. No entanto, essa hipótese não tem o respaldo dos resultados de estudos longitudinais que, apesar de escassos, não mostraram alterações no funcionamento cognitivo dos pacientes bipolares de diferentes idades, durante período médio de seguimento de 4,6 anos[25]. Da mesma forma, a hipótese de neuroprogressão não tem o suporte dos dados obtidos de adultos mais velhos – na maioria dos casos com evolução da doença há várias décadas –, para os quais se observou magnitude de déficit similar à encontrada em adultos jovens e rendimento comparável ao de indivíduos idosos saudáveis em testes de triagem para detecção de transtorno neurocognitivo maior[20]. Por último, mesmo assumindo que em aproximadamente 6 a 9% dos pacientes bipolares ocorre evolução para a demência, isto indicaria que mais de 90% não apresentam esse resultado. Então, o transtorno neurocognitivo maior seria a evolução pouco frequente de um subtipo de TBP e não a regra envolvendo todos os indivíduos afetados. Até o momento, os mecanismos subjacentes à associação entre TBP e demência permanecem desconhecidos. Em uma recente revisão, Strejilevich et al.[26] propõem diferentes explicações para essa relação. Por exemplo, há fatores de risco que seriam maiores nos sujeitos com TBPs, como doença vascular, abuso de álcool e de drogas, hábitos de vida pouco saudáveis e exposição crônica aos antipsicóticos, que poderiam contribuir para o aumento do risco de transtornos neurocognitivos observados nessa população. Além disso, a relação encontrada entre demência e TBPs poderia ser explicada, ao menos em parte, pela possibilidade de que condições neuropsiquiátricas, como a doença neurodegenerativa ou cerebrovascular se apresentem como TBPs de início tardio. Por último, foi sugerido que as pessoas com TBPs poderiam co-herdar fatores de risco para um transtorno neurocognitivo maior, da mesma maneira que ocorre com outras doenças[26].

ESTUDOS DE NEUROIMAGEM

Embora os mecanismos subjacentes ao TBP sejam desconhecidos, diferentes estudos tentaram encontrar biomarcadores específicos para o transtorno. Neste contexto, as técnicas de neuroimagem poderiam fazer contribuições significativas. No entanto, os estudos realizados especificamente em sujeitos idosos con TBPs são escassos, incluem um número reduzido de participantes e estão limitados à neuroimagem estrutural. A maioria desses estudos documentou anormalidades neuroanatômicas da substância cinzenta e anomalias microestruturais da substância branca em várias áreas neocorticais e estruturas límbicas subcorticais[27-30]. Todavia, também foram observados resultados discordantes[31]; por essa razão não é possível, no momento, estabelecer um padrão específico das alterações neuroestruturais para os TBPs na idade avançada. Finalmente, o único estudo longitudinal de adultos mais velhos com seguimento de dois anos relatou que as alterações na substância cinzenta e na substância branca não difeririam entre pacientes bipolares eutímicos e os controles saudáveis[32].

Por outro lado, o espectro das alterações vasculares e transtornos neurodegenerativos na fisiopatologia das alterações do humor e cognitivas dos TBPs na vida adulta tardia foi um importante foco de interesse nos últimos anos. Os estudos que compararam pacientes idosos com TBP de início precoce *versus* pacientes com TBP de início tardio, apesar das diferentes idades de corte, constataram que estes últimos apresentavam uma maior prevalência de doença cerebrovascular, mais gravidade nas hiperintensidades da substância branca profunda nas regiões frontais e parietais, além de redução no volume da substância cinzenta[27,30,33]. Assim, os achados de neuroimagem respaldam a noção de mecanismos etiopatológicos diferentes para os TBPs de início tardio, no que diz respeito às formas mais prevalentes da doença.

TRATAMENTO DOS TBPS NA IDADE AVANÇADA

Considerações gerais

A informação referente ao tratamento dos TBPs em idade avançada é escassa e provém, em sua maior parte, de relatos de casos, estudos não controlados e análises secundárias de grandes estudos com pacientes de diferentes idades. Por isso, as recomendações atuais sobre o tratamento dessa população clínica surgem principalmente da extrapolação dos conhecimentos sobre pacientes mais jovens e dos consensos dos especialistas.

Nos TBPs em idade avançada, uma abordagem adequada deve começar com um exame médico extenso que, no caso dos pacientes com TBP de início tardio, é direcionado à busca de fatores causais dos sintomas relativos ao estado de ânimo. Em contrapartida, no caso de pacientes bipolares de início precoce, os estudos de neuroimagem seriam essenciais. O conhecimento da etiologia dos sintomas é importante porque mesmo sendo similares os tratamentos para os estados maníacos primários e secundários, a abordagem apropriada da mania secundária envolve o tratamento de sua causa determinante[16]. Embora, em alguns casos, a correção dos fatores orgânicos subjacentes poderia reverter efetivamente o quadro (por exemplo, fatores tóxicos, metabólicos ou infecciosos), alguns fatores não são reversíveis e poderiam complicar os tratamentos antimaníacos tradicionais.

Por outro lado, a prescrição de fármacos para o tratamento dos TBPs em idade avançada constitui um verdadeiro desafio, já que nos pacientes geriátricos normalmente é maior a comorbidade médica e são mais frequentes o uso de tratamentos farmacológicos concomitantes e alterações fisiológicas relacionadas à idade nas funções hepática e renal, que afetam a farmacodinâmica e a farmacocinética dos tratamentos. Por isso, nesses pacientes, os tratamentos farmacológicos teriam tolerabilidade reduzida, em comparação aos pacientes jovens. No caso dos antipsicóticos, isto se manifestaria principalmente por meio de tremor ou outros sintomas extrapiramidais aos quais essa população é especialmente sensível[5]. Então, sugere-se começar com doses baixas para a maioria dos agentes terapêuticos (por exemplo, 150 mg/noite no caso do lítio) com ajustes cuidadosos até alcançar o limite inferior da variação terapêutica para adultos. Em seguida, as doses podem ser aumentadas, dependendo da eficácia e da tolerabilidade[17]. Deve-se considerar que alguns idosos com TBP irão necessitar da dose-padrão para adultos para alcançar a remissão clínica.

Também, o tratamento deve ser sempre acompanhado de um rigoroso monitoramento clínico (avaliação das funções hepática e renal, controle da síndrome metabólica e variáveis relacionadas etc.).

Finalmente, algumas intervenções psicológicas, como a psicoeducação grupal, complementam o tratamento farmacológico, aumentando a adesão e contribuindo para reduzir o ônus da doença a longo prazo. Por outro lado, devido à alta prevalência de alterações cognitivas nas pessoas com TBP, a avaliação neuropsicológica deve ser incluída como uma ferramenta de rotina na abordagem dos pacientes bipolares idosos. A avaliação deve ser realizada apenas quando os pacientes alcançam a remissão clínica, pois os sintomas relativos ao estado de ânimo têm influência negativa no rendimento neuropsicológico. À presença de déficits, o exame médico deve ser direcionado à identificação das condições possivelmente causadoras e potencialmente tratáveis (por exemplo, sintomas subclínicos relativos ao estado de ânimo, comorbidades médicas, efeitos secundários de alguns medicamentos). Naqueles pacientes cujos déficits cognitivos persistem depois de controladas essas variáveis, sugere-se sua inclusão em programas de reabilitação cognitiva.

Tratamento da mania aguda

Tanto o lítio quanto o ácido valproico são os estabilizadores do humor prescritos com mais frequência entre idosos com TBPs, sendo reconhecidos atualmente como tratamentos de primeira linha[17]. O único ensaio clínico controlado randomizado sobre o tratamento farmacológico em pacientes bipolares idosos (idade ≥ 60 anos) comparou a tolerabilidade e a eficácia desses estabilizadores do humor utilizados em monoterapia[34]. O estudo incluiu 224 pacientes com TBP tipo I em estados maníaco, hipomaníaco ou misto, os quais foram designados aleatoriamente ao tratamento com lítio (concentração sérica – objetivo: 0,80 a 0,99 mEq/L) ou com divalproato (concentração sérica – objetivo: 80 a 99 mg/mL) durante nove semanas. As medidas primárias de tolerabilidade foram: porcentagem de participantes que alcançaram as concentrações séricas desejadas em cada grupo de tratamento e a pontuação obtida em uma escala de sedação/sonolência. Os resultados desse trabalho não demonstraram diferenças significativas entre os grupos quanto à porcentagem de pacientes com concentrações séricas na variação objetiva nas semanas três (lítio: 35%, valproato: 33%) e nove (lítio: 57%, valproato: 56%) do tratamento. Da mesma forma, não foram observadas diferenças na medida da sedação utilizada. Em uma análise secundária, que incluiu tremores, aumento de peso e náuseas/vômitos, não foram observadas diferenças significativas, embora no grupo tratado com lítio fosse observada tendência a experimentar mais tremores. Além disso, as taxas de desistência foram similares para esses fármacos na semana três (lítio: 14%, valproato: 18%) e na semana nove (lítio: 51%, valproato: 44%). Quanto à eficácia, os resultados desse estudo revelaram que a porcentagem de pacientes que responderam ao tratamento (redução de, pelo menos, 50% da pontuação da Escala de Mania de Young) em três semanas (lítio: 63%, valproato: 57%) e em nove semanas (lítio: 79%, valproato: 73%) não diferiu entre os grupos. Além disso, a proporção de pacientes que alcançaram a remissão clínica (pontuação ≥ 9 na Escala de Mania de Young) foi similar entre os grupos nas semanas três (lítio: 46%, valproato: 44%) e nove (lítio: 70%, valproato: 63%). No entanto, uma análise longitudinal revelou maior redução na pontuação nessa escala em pacientes tratados com lítio.

Quando a monoterapia com lítio ou valproato não é eficaz ou é pouco tolerada, os antipsicóticos atípicos podem ser utilizados ou adicionados, se houver resposta parcial. Entre esses fármacos, a quetiapina conta com o maior nível de evidência clínica[17]. Por último, a eletroconvulsoterapia é considerada geralmente como um tratamento de segunda ou terceira linha para a mania geriátrica, e é utilizada quando os sintomas são refratários ao tratamento farmacológico ou os efeitos adversos dele sejam intoleráveis. No entanto, quando a gravidade do quadro põe em risco a segurança do paciente ou a de terceiros, essa terapia muitas vezes é considerada o tratamento de escolha[35].

Tratamento da fase depressiva

Em um estudo aberto de 12 semanas de seguimento[36], que incluiu 57 pacientes com TBP tipos I e II (idade ≥ 60 anos), utilizou-se a lamotrigina como tratamento adjuvante. As taxas de resposta e remissão foram 65 e 57% respectivamente, com dose média de 150,9 mg/dia. Por outro lado, uma análise secundária *post-hoc* (análise dos efeitos principais) de dois ensaios clínicos controlados randomizados com oito semanas de seguimento, compararam a quetiapina com placebo em pacientes de idades mistas[37]. Em um subgrupo de 72 pacientes com idades entre 55 e 65 anos, a remissão ocorreu mais frequentemente com quetiapina (300 mg/dia e 600 mg/dia) do que com placebo a 45, 48 e 28%, respectivamente. Outra análise *post-hoc* de dois estudos com pacientes de diferentes idades[38] examinou a resposta ao tratamento com lurasidona em adultos mais velhos (idade ≥ 55 anos) com depressão bipolar tipo I. Em um desses estudos, a lurasidona foi utilizada como monoterapia, e no outro estudo, como terapia adjuvante. Os participantes foram designados aleatoriamente ao tratamento com lurasidona (20 a 60 mg/dia ou 80 a 120 mg/dia) ou placebo (no estudo de monoterapia); ou com lurasidona (20 a 120 mg/dia) ou placebo adicionados ao lítio ou ao valproato (no estudo de tratamento adjuvante). No primeiro estudo, que incluiu 83 pacientes, a redução da pontuação na Escala Rastreio de Depressão de Montgomery-Åsberg foi maior no grupo tratado com lurasidona em comparação ao grupo placebo. Além disso, no estudo de terapia adjuvante, que incluiu 53 pacientes, o tratamento com lurasidona foi associado à redução maior nas pontuações dessa escala, embora seu resultado não tenha sido estatisticamente significativo.

Finalmente, embora a evidência disponível seja proveniente principalmente de relatos de caso, a eletroconvulsoterapia é considerada um tratamento seguro e efetivo quando há pouca resposta aos tratamentos farmacológicos ou um risco médico significativo[5].

Tratamento de manutenção

Em uma análise secundária de 86 pacientes idosos com TBP, a lamotrigina foi mais eficaz em retardar as recidivas depressivas, enquanto o lítio permitiu um controle melhor do surgimento dos sintomas maníacos[2]. Por outro lado, em um estudo aberto randomizado, comparando o lítio ao ácido valproico em uma amostra de pacientes de idades mistas, o lítio (como monoterapia ou em combinação ao valproato) foi superior ao valproato como monoterapia e, nos adultos mais velhos, a eficácia e a tolerabilidade não pareciam ser diferentes das observadas em pacientes jovens[39].

CONCLUSÃO

Apesar de a prevalência do TBP diminuir com a idade, o número absoluto de pacientes bipolares idosos está aumentando drasticamente. Assim como em adultos jovens, o TBP explica uma porcentagem significativa das admissões aos serviços de psiquiatria e está associado à deterioração da funcionalidade nos indivíduos afetados que varia de leve a grave. Soma-se à complexidade inerente ao transtorno, na idade avançada, o fato de que os pacientes contam com menos apoio social, apresentam mais comorbidades médicas e alterações das funções hepática e renal, que afetam os tratamentos farmacológicos. Essas considerações ressaltam a importância de um sistema de saúde que se adapte às mudanças demográficas e ofereça respostas às necessidades específicas dos indivíduos idosos com TBP, já que, no momento, há escasso conhecimento sobre essa população e não existem algoritmos para guiar as decisões terapêuticas.

Nos últimos anos, estudos epidemiológicos, neuropsicológicos e de neuroimagem respaldam a existência de diferenças na etiologia, nas características clínicas neuropsicológicas e nas necessidades de tratamento. Os TBPs, cujo início dos sintomas maníacos ocorre antes dos 40 anos, representam a forma mais prevalente do transtorno, a qual apresentaria melhor resposta aos tratamentos tradicionais e um curso clínico/neuropsicológico aparentemente estável na maioria dos casos. Em contraste, os TBPs de início posterior aos 40 anos apresentariam um curso menos favorável.

Por outro lado, muitas das perguntas teóricas sobre a evolução dos TBPs ao longo da vida e sobre os efeitos dos tratamentos existentes poderiam encontrar uma resposta a partir da investigação em pacientes idosos: A natureza do TBP... é estática ou progressiva?; Quais são os mecanismos subjacentes ao TBP de início precoce e ao TBP de início tardio?; Qual é a evolução "esperada" do TBP?; O lítio tem propriedades neuroprotetoras?; Qual é o efeito produzido pela exposição prolongada aos antipsicóticos? entre tantas outras perguntas. Tais indagações enfatizam a importância de não se relegar a um segundo plano a investigação sobre essa população.

Finalmente, investigações futuras devem ser preconizadas urgentemente para preencher a lacuna de evidências existente em torno da farmacoterapia dos TBPs na idade avançada e aprofundar o conhecimento sobre o manejo de indivíduos com diferentes comorbidades médicas e neuropsiquiátricas nessa população.

Referências

1. Ferrari AJ. The prevalence and burden of bipolar disorder: findings from the Global Burden of Disease Study 2013. Bipolar Disord. 2016;18(5):440-50.
2. Sajatovic M, Gyulai L, Calabrese JR, et al. Maintenance treatment outcomes in older patients with bipolar I disorder. Am J Geriatr Psychiatry. 2005;13(14):305-11.
3. Almeida OP, Fenner S. Bipolar disorder: similarities and differences between patients with illness onset before and after 65 years of age. Int Psychogeriatr. 2002;14(3):311-22.
4. Depp CA, Jeste DV. Bipolar disorder in older adults: a critical review. Bipolar Disord. 2004;6(5):343-67.
5. Sajatovic M, Strejilevich SA, Gildengers AG, et al. A report on older-age bipolar disorder from the International Society for Bipolar Disorders Task Force. Bipolar Disord. 2015;17(7):689-704.

6. American Psychiatric Association. Diagnostic and statistical manual of mental disorders. 5th ed. Arlington, VA: American Psychiatric Publishing; 2013.
7. Hirschfeld RM, Calabrese JR, Weissman MM, et al. Screening for bipolar disorder in the community. J Clin Psychiatry. 2003;64(1):53-9.
8. Kessler RC, Berglund P, Demler O, Jin R, Merikangas KR, Walters EE. Lifetime prevalence and age-of-onset distributions of DSM-IV disorders in the National Comorbidity Survey Replication. Arch Gen Psychiatry. 2005;62(6):593-602.
9. Volkert J, Schulz H, Härter M, Wlodarczyk O, Andreas S. The prevalence of mental disorders in older people in Western countries – a meta-analysis. Ageing Res Rev. 2013;12(1):339-53.
10. Kessing LV. Diagnostic subtypes of bipolar disorder in older versus younger adults. Bipolar Disord. 2006;8(1):56-64.
11. Oostervink F, Boomsma MM, Nolen WA. Bipolar disorder in the elderly; different effects of age and of age of onset. J Affect Disord. 2009;116(3):176-83.
12. Tsai SY, Kuo CJ, Chen CC, Lee HC. Risk factors for completed suicide in bipolar disorder. J Clin Psychiatry. 2002;63(6):469-76.
13. Hays JC, Krishnan KR, George LK, Blazer DG. Age of first onset of bipolar disorder: demographic, family history, and psychosocial correlates. Depress Anxiety. 1998;7(2):76-82.
14. Kennedy N, Everitt B, Boydell J, Van Os J, Jones PB, Murray RM. Incidence and distribution of first-episode mania by age: results from a 35-year study. Psychol Med. 2005;35(6):855-63.
15. Azorin JM, Bellivier F, Kaladjian A, et al. Characteristics and profiles of bipolar I patients according to age at-onset: findings from an admixture analysis. J Affect Disord. 2013;150(3):993-1000.
16. Krauthammer C, Klerman GL. Secondary mania: manic syndromes associated with antecedent physical illness or drugs. Arch Gen Psychiatry. 1978;35(11):1333-9.
17. Chen P, Dols A, Rej S, Sajatovic M. Update on the epidemiology, diagnosis, and treatment of mania in older-age bipolar disorder. Curr Psychiatry Rep. 2017;19(8):46.
18. Szmulewicz A, Samamé C, Martino DJ, Strejilevich SA. An updated review on the neuropsychological profile of subjects with bipolar disorder. Arch Clin Psychiatry. 2015;42(5):139-46.
19. Martino DJ, Marengo E, Igoa A, Strejilevich SA. Neurocognitive heterogeneity in older adults with bipolar disorders. Psychiatry Res. 2018;262:510-2.
20. Samamé C, Martino DJ, Strejilevich SA. A quantitative review of neurocognition in euthymic late-life bipolar disorder. Bipolar Disord. 2013;15(6):633-44.
21. Schouws SN, Comijs HC, Stek ML, et al. Cognitive impairment in early and late bipolar disorder. Am J Geriatr Psychiatry. 2009;17(6):508-15.
22. Martino DJ, Strejilevich SA, Manes F. Neurocognitive functioning in early-onset and late-onset older patients with euthymic bipolar disorder. Int J Geriatr Psychiatry. 2013;28(2):142-8.
23. Kessing LV, Nilsson FM. Increased risk of developing dementia in patients with major affective disorders compared to patients with other medical illnesses. J Affect Disord. 2003;73(3):261-9.
24. Wu KY, Chang CM, Liang HY. Increased risk of developing dementia in patients with bipolar disorder: a nested matched case-control study. Bipolar Disord. 2013;15(7):787-94.
25. Samamé C, Martino DJ, Strejilevich SA. Longitudinal course of cognitive deficits in bipolar disorder. J Affect Disord. 2014;164:130-8.
26. Strejilevich SA, Samamé C, Martino DJ. The trajectory of neuropsychological dysfunctions in bipolar disorders: a critical examination of a hypothesis. J Affect Disord. 2015;175:396-402.
27. Beyer JL, Kuchibhatla M, Payne M, et al. Caudate volume measurement in older adults with bipolar disorder. Int J Geriatr Psychiatry. 2004;19(2):109-14.
28. Beyer JL, Kuchibhatla M, Payne ME, et al. Hippocampal volume measurement in older adults with bipolar disorder. Am J Geriatr Psychiatry. 2004;12(6):613-20.
29. Haller S, Xekardaki A, Delaloye C, et al. Combined analysis of grey matter voxel-based morphometry and white matter tract-based spatial statistics in late-life bipolar disorder. J Psychiatry Neurosci. 2011;36(6):391-401.
30. Huang SH, Tsai SY, Hsu JL, Huang YL. Volumetric reduction in various cortical regions of elderly patients with early-onset and late-onset mania. Int Psychogeriatr. 2011;23(1):149-54.
31. Rej S, Butters MA, Aizenstein HJ, et al. Neuroimaging and neurocognitive abnormalities associated with bipolar disorder in old age. Int J Geriatr Psychiatry. 2014;29(4):421-7.
32. Delaloye C, Moy G, De Bilbao F, et al. Longitudinal analysis of cognitive performances and structural brain changes in late-life bipolar disorder. Int J Geriatr Psychiatry. 2011;26(12):1309-18.
33. Tamashiro JH, Zung S, Zanetti MV, et al. Increased rates of white matter hyperintensities in late-onset bipolar disorder. Bipolar Disord. 2008;10(7):765-75.
34. Young RC, Mulsant BH, Sajatovic M, et al. GERI-BD: a randomized double blind controlled trial of lithium and divalproex in the treatment of mania in older patients with bipolar disorder. Am J Psychiatry. 2017;174(11):1086-93.
35. Wilkins KM, Ostroff R, Tampi RR. Efficacy of electroconvulsive therapy in the treatment of nondepressed psychiatric illness in elderly patients: a review of the literature. J Geriatr Psychiatry Neurol. 2008;21(1):3-11.
36. Sajatovic M, Gildengers A, Al Jurdi RK, et al. Multisite, open-label, prospective trial of lamotrigine for geriatric bipolar depression: a preliminary report. Bipolar Disord. 2011;13(3):294-302.
37. Sajatovic M, Paulsson B. Quetiapine for the treatment of depressive episodes in adults aged 55 to 65 years with bipolar disorder. American Association of Geriatric Psychiatry Annual Meeting. New Orleans, LA; 2007.
38. Sajatovic M, Forester B, Tsai J, et al. Efficacy and safety of lurasidone in older adults with bipolar depression: analysis of two double-blind, placebo-controlled studies. American College of Neuropsychopharmacology (ACNP) 53rd Annual Meeting. Phoenix, AZ; 2014.
39. Geddes JR, Goodwin GM, Rendell J, et al. Lithium plus valproate combination therapy versus monotherapy for relapse prevention in bipolar I disorder (BALANCE): a randomised open-label trial. Lancet. 2010;375(9712):385-95.

TRANSTORNOS DA ANSIEDADE, OBSESSIVO-COMPULSIVO E PÓS-TRAUMÁTICO

Maria Alice de Mathis / Marina de Marco e Souza / Fabiana Meirelles Almeida Costa / Marcelo Queiroz Hoexter

Os transtornos de ansiedade são bastante prevalentes na população geriátrica e estão associados ao risco aumentado de incapacitação e mau funcionamento social, ao aumento do uso de serviços de saúde geral, ao declínio cognitivo e à pior qualidade de vida. Apesar disso, a população geriátrica tem duas a três vezes menos chance de procurar serviços de saúde mental em comparação às pessoas mais jovens. A seguir apresentaremos dados epidemiológicos, diagnósticos e terapêuticos dos transtornos de ansiedade em geral, destacando particularidades de cada transtorno específico (transtorno de ansiedade generalizada, fobias específicas, transtorno de ansiedade social, transtorno de pânico, transtorno obsessivo-compulsivo e do transtorno do estresse pós-traumático) nessa população.

EPIDEMIOLOGIA

Estima-se que a prevalência dos transtornos de ansiedade, de maneira geral em 12 meses, seja de cerca de 10% e ao longo da vida, de aproximadamente 15% na população idosa.

COMORBIDADES PSIQUIÁTRICAS

A presença de comorbidades tanto psiquiátricas quanto clínicas na população geriátrica com transtornos de ansiedade é frequente. Isso pode dificultar tanto o diagnóstico, devido à sobreposição de sintomas, como o manejo clínico desses quadros.

Assim como na população geral, a presença comórbida de outros quadros psiquiátricos é comum, principalmente com o transtorno depressivo. Estimativas reportam que cerca de 20 a 50% dos pacientes geriátricos com transtorno de ansiedade apresentam também depressão maior. Vale destacar que pacientes idosos com ansiedade e depressão comórbida apresentam maior declínio cognitivo e mais chances de ter o curso dos sintomas crônico quando comparados aos pacientes em que essas duas condições ocorrem separadamente. Por outro lado, ainda não existem conclusões se a presença de transtornos de ansiedade é um fator de risco para o desenvolvimento de quadros demenciais.

COMORBIDADES FÍSICAS

A população geriátrica com transtornos de ansiedade apresenta-se frequentemente com uma série de comorbidades clínicas gerais. De 80 a 85% dos pacientes maiores que 65 anos manifestam pelo menos uma condição médica geral crônica; entre elas, doenças cardiovasculares, pulmonares, gastrointestinais, diabetes, hipertiroidismo ou dor crônica. Como consequência, muitas vezes os sintomas de ansiedade podem coexistir com uma condição médica geral, dificultando o diagnóstico da condição psiquiátrica. Nesses casos, deve-se sempre investigar a possibilidade de diagnósticos diferenciais.

O DESAFIO DO DIAGNÓSTICO DE ANSIEDADE NA POPULAÇÃO GERIÁTRICA

O relato dos pacientes a respeito dos sintomas de ansiedade pode ser diferente na população idosa em comparação aos mais jovens. A população geriátrica tende a enfatizar sintomas somáticos em detrimento dos sintomas emocionais dos quadros ansiosos. Nesse sentido, pacientes idosos procuram muito menos os serviços de saúde mental e muito mais os serviços médicos gerais por conta dos sintomas ansiosos, o que aumenta ainda mais a dificuldade de diagnosticar os transtornos de ansiedade na população idosa.

DIRETRIZES GERAIS PARA O MANEJO DOS TRANSTORNOS ANSIOSOS GERAIS

Uma investigação clínica pormenorizada com o paciente, familiares e/ou cuidadores deve ser realizada. Isso deve incluir a avaliação da gravidade dos sintomas ansiosos, do impacto desses sintomas na qualidade de vida do paciente, da presença de comorbidades psiquiátricas e clínicas, do nível de funcionamento cognitivo, dos tratamentos anteriores e da resposta a estes tratamentos. Deve-se atentar para diagnósticos diferenciais como *delirium*, sintomas ansiosos decorrentes de uso de medicações coutilizadas e outras condições médicas, como disfunções tiroidianas, deficiência de vitamina B12, doenças cardíacas e outros quadros metabólicos.

Na medida do possível, o uso de benzodiazepínicos deve ser evitado uma vez que, entre outros efeitos, esses medicamentos aumentam o risco de quedas e piora cognitiva. Além disso, a diminuição imediata, porém temporária, dos sintomas de ansiedade provocados por essas substâncias reforça o comportamento mal adaptado de pouca tolerância diante dos sintomas. Isso tem como desdobramento a manutenção da ansiedade no longo prazo. O uso de outros medicamentos frequentemente utilizados no manejo de sintomas de ansiedade como anticolinérgicos e anti-histamínicos também deve ser evitado.

PSICOEDUCAÇÃO

Uma parte importante do manejo terapêutico dos quadros de ansiedade deve ser dedicado à psicoeducação. Os profissionais de saúde mental devem informar os pacientes a respeito da existência dos transtornos de ansiedade para diminuir o estigma e os maus entendimentos acerca da natureza desses transtornos e, assim, aumentar a adesão ao tratamento. Além disso, os profissionais devem estimular a discussão com familiares e cuidadores sobre a importância do tratamento dos transtornos de ansiedade na melhoria da qualidade de vida e condição médica geral. Além disso, sobretudo na população idosa, a orientação dos familiares é de especial importância, uma vez que são figuras que convivem com os pacientes e, assim, podem potencializar os efeitos da psicoterapia, na medida em que podem ser treinados para a realização de manejos de comportamento. Nesse sentido, é importante lembrar da importância dos cuidados dispensados também aos familiares e cuidadores, já que é comum o desgaste desses diante dos sintomas enfrentados pelos pacientes.

TRATAMENTOS DE PRIMEIRA ESCOLHA

Deve-se atentar, inicialmente, para a possibilidade de descontinuação de medicações potencialmente inapropriadas, como sedativos, anticolinérgicos e anti-histamínicos. As abordagens comprovadamente eficazes para o manejo dos quadros de ansiedade envolvem o uso de inibidores seletivos da recaptação de serotonina, os inibidores da receptação de serotonina-noradrenalina, técnicas de relaxamento e terapia cognitivo-comportamental. Uma vez que frequentemente pacientes idosos encontram-se polimedicados, a escolha da medicação psiquiátrica deve se basear no perfil de interação medicamentosa e no perfil de efeitos colaterais (por exemplo, sedação e piora cognitiva).

Devido à presença frequente de comorbidades clínicas, às mudanças farmacocinéticas e às interações medicamentosas, pacientes idosos são mais sensíveis e intolerantes aos efeitos colaterais medicamentosos. Os profissionais de saúde devem explicar os possíveis efeitos colaterais e informar o paciente sobre a natureza potencialmente transitória desses efeitos, a fim de diminuir a chance de descontinuação prematura do medicamento. Nesse sentido, tanto os inibidores seletivos da recaptação de serotonina quanto os inibidores da receptação de serotonina-noradrenalina devem ser iniciados em doses baixas, normalmente em subdoses, e aumentos para doses terapêuticas devem ser gradativas mediante a tolerabilidade do paciente. A dose ideal deve ser baseada na tolerabilidade e na diminuição dos sintomas de ansiedade, almejando-se sempre a remissão dos sintomas.

Terapia cognitivo-comportamental também mostra-se eficaz para o tratamento dos transtornos ansiosos e uma das técnicas mais eficazes envolve terapia de exposição com prevenção de resposta. Essa abordagem tem como ponto de partida o reconhecimento dos estímulos desencadeadores de ansiedade/medo e a realização de uma hierarquia em que cada paciente estabelece quais estímulos são mais e menos aversivos a ela. A partir disso, é feita a exposição controlada a esses estímulos e previnem-se as respostas (por exemplo, comportamentos evitativos ou realização de compulsões) que costumam produzir alívio da ansiedade como consequência. Ao se submeterem a esse procedimento, os pacientes sofrem um processo de habituação aos estímulos aversivos e, consequentemente, esses estímulos passam a não mais desencadear ansiedade, medo ou incômodo. A despeito disso, é importante considerar que a terapia de exposição com prevenção de resposta possui caráter aversivo inicial, já que a exposição aos estímulos temidos pode ser geradora de muita ansiedade. A partir dessa constatação foram agregadas outras técnicas aos protocolos de terapia, incluindo componentes cognitivos e outras intervenções comportamentais, como a exposição não sistemática. Dentre as técnicas cognitivas utilizadas, destaca-se a reestruturação cognitiva para pensamentos de hiper-responsabilização do indivíduo, superestimação do perigo e da supervalorização da importância dos pensamentos de medo.

MANUTENÇÃO DO TRATAMENTO

Tendo em vista que os transtornos de ansiedade são crônicos, a manutenção do tratamento medicamentoso e/ou psicoterápico por períodos prolongados faz-se necessária. Estudos mostram que a dose medicamentosa de manutenção deve ser mantida da mesma forma quando utilizada na fase ativa do tratamento. Se houver a possibilidade de redução da dose, esta deve ser feita de maneira gradual para evitar efeitos rebotes de retirada aguda e recaídas. Mesmo levando tudo isso em consideração, recaídas são frequentes e os pacientes devem ser alertados sobre a possibilidade de reutilização ou aumento da dose do medicamento.

TRANSTORNO DE ANSIEDADE GENERALIZADA

Assim como na população mais jovem, o transtorno de ansiedade generalizada é bastante prevalente na população idosa, podendo variar entre 1 a 10%. Embora a presença de transtorno de ansiedade generalizada seja mais frequente em mulheres ao longo da vida, essa diferença diminui com o passar da idade, principalmente depois dos 65 anos. A principal comorbidade associada ao transtorno de ansiedade generalizada é o transtorno depressivo. Esse quadro comórbido é mais frequente com transtorno de ansiedade generalizada do que para os outros quadros de ansiedade.

O transtorno de ansiedade generalizada se caracteriza pela dificuldade persistente em controlar preocupações. Essas preocupações são geralmente acompanhadas por sintomas físicos e psicológicos, como nervosismo persistente, tremores, tensão muscular, transpiração, dificuldades de sono, fadiga, sensação de vazio na cabeça, palpitações, tonturas e desconforto epigástrico (Quadro 22.1).

Pacientes geriátricos com transtorno de ansiedade generalizada e depressão comórbida têm risco aumentado de suicídio comparado aos idosos com depressão sem transtorno de ansiedade generalizada. Geralmente, o conteúdo das preocupações na população geriátrica difere das preocupações dos adultos jovens. Os adultos mais velhos apresentam preocupações mais relacionadas a sua própria saúde ou dos familiares, enquanto os adultos mais jovens se preocupam mais com desempenho no trabalho, na escola e sobre relacionamentos. Além disso, os idosos tendem a dar maior ênfase aos sintomas somáticos e reportar menos os sintomas emocionais e a falta de controle dessas preocupações. A presença de uma doença física pode ser fonte importante de preocupação excessiva no idoso.

> **QUADRO 22.1 Resumo dos critérios diagnósticos de transtorno de ansiedade generalizada de acordo com DSM-5**
>
> A. Ansiedade e preocupação excessivas (expectativa apreensiva), ocorrendo na maioria dos dias por, pelo menos, seis meses, com diversos eventos ou atividades (como desempenho escolar ou profissional)
> B. O indivíduo considera difícil controlar a preocupação
> C. A ansiedade e a preocupação estão associadas a três (ou mais) dos seguintes seis sintomas (com pelo menos alguns deles presentes na maioria dos dias nos últimos seis meses)
>   1. Inquietação ou sensação de estar com os nervos à flor da pele
>   2. Fatigabilidade
>   3. Dificuldade em concentrar-se ou sensações de "branco" na mente
>   4. Irritabilidade
>   5. Tensão muscular
>   6. Perturbação do sono (dificuldade em conciliar ou manter o sono, ou sono insatisfatório e inquieto)
> D. A ansiedade, a preocupação ou os sintomas físicos causam sofrimento clinicamente significativo ou prejuízo no funcionamento social, profissional ou em outras áreas importantes da vida do indivíduo
> E. A perturbação não se deve aos efeitos fisiológicos de uma substância (por exemplo, droga de abuso, medicamento) ou a outra condição médica (por exemplo, hipertireoidismo)
> F. A perturbação não é mais bem explicada por outro transtorno mental.

> **QUADRO 22.2 Resumo dos critérios diagnósticos de fobias específicas de acordo com DSM-5**
>
> A. Medo ou ansiedade acentuados acerca de um objeto ou situação (por exemplo, voar, alturas, animais, tomar uma injeção, ver sangue)
> B. O objeto ou situação fóbica quase invariavelmente provoca uma resposta imediata de medo ou ansiedade
> C. O objeto ou situação fóbica é ativamente evitado ou suportado com intensa ansiedade ou sofrimento
> D. O medo ou ansiedade é desproporcional em relação ao perigo real imposto pelo objeto ou situação específica e ao contexto sociocultural
> E. O medo, ansiedade ou esquiva é persistente, geralmente com duração mínima de seis meses
> F. O medo, ansiedade ou esquiva causa sofrimento clinicamente significativo ou prejuízo no funcionamento social, profissional ou em outras áreas importantes da vida do indivíduo
> G. A perturbação não é mais bem explicada pelos sintomas de outro transtorno mental

FOBIAS ESPECÍFICAS

Pessoas com fobia específica encontram-se inquietas, ansiosas ou se esquivam de objetos ou situações específicas. Medo, ansiedade ou esquiva são quase sempre imediatamente induzidos pelo contato com a situação fóbica, até um ponto em que se torna persistente e fora de proporção em relação ao risco real que se apresenta (Quadro 22.2).

Existem inúmeros tipos de fobias específicas: a de animais, ambientes naturais, sangue-injeção-ferimentos, situacionais e outros. No idoso, o tipo de fobia mais frequente é um pouco diferente da sua manifestação em pessoas com menor idade. Muitas vezes, ela se manifesta como medo de quedas. Embora a prevalência de fobia específica seja mais baixa na população idosa, ela permanece como um dos transtornos mais comumente experimentados no fim da vida, gerando uma série de comportamentos evitativos e diminuição da convivência social. Além disso, ela está frequentemente associada à presença de outros transtornos psiquiátricos, especialmente depressão nessa população. Alguns estudos comunitários sugerem que a prevalência de medo de quedas em pacientes idosos que não têm antecedência de quedas anteriores varia de 12 a 65%. Essa prevalência aumenta para 90% caso haja antecedente de queda prévia. O diagnóstico de fobia específica relacionada ao medo de queda é geralmente subestimado na população idosa por uma série de razões: tanto pacientes quanto familiares podem não considerar que o medo seja excessivo e descontextualizado; a fobia específica tende a ocorrer em comorbidade com condições médicas gerais em idosos; e muitas vezes os sintomas de ansiedade são atribuídos a uma condição médica. Abordagens multiprofissionais que trabalhem o medo de quedas são recomendadas. Isso pode envolver exercícios físicos para melhorar a marcha e o equilíbrio do paciente e reduzir o medo de quedas.

TRANSTORNO DE ANSIEDADE SOCIAL (FOBIA SOCIAL)

O transtorno de ansiedade social, também chamado fobia social, caracteriza-se pelo medo acentuado de ser exposto às situações sociais nas quais o indivíduo pode ser avaliado pelos outros. Esse medo leva a pessoa a evitar tais situações. A apresentação clínica desse quadro é manifestada por uma série de sinais e sintomas físicos, como rubor, tremor das mãos, transpiração excessiva, náuseas ou desejo urgente de urinar (Quadro 22.3). Se intensos, os sintomas podem evoluir para um ataque de pânico.

Um indivíduo com medo de tremer as mãos pode evitar beber, comer, escrever na frente de outras pessoas; um com medo de transpirar pode evitar apertar mãos de outras pessoas; e outro com medo de ruborizar pode evitar falar em público. Estudos mostram que a prevalência de 12 meses para adultos mais velhos varia de 2 a 5%. Em geral, são encontradas taxas mais altas de fobia social em indivíduos do sexo feminino do que nos do sexo masculino na população em geral, e a diferença de gênero na prevalência tende a diminuir na população mais velha. O isolamento social crônico para evitar situações de exposição pode resultar em transtorno depressivo maior, cuja prevalência é alta em adultos mais velhos. Outros quadros comórbidos também podem estar presentes como transtornos por uso de substâncias.

A ansiedade social entre adultos mais velhos também pode exacerbar sintomas físicos de doenças médicas existentes, como tremor, taquicardia e dificuldade em respirar. Enquanto adultos mais jovens expressam níveis maiores de ansiedade social para situações específicas, adultos mais velhos expressam ansiedade social em níveis menores, porém dentro de uma variedade mais ampla de situações.

Assim como para outros quadros de ansiedade na população idosa, a detecção da fobia social em adultos mais velhos pode ser desafiadora devido a uma série de fatores, incluindo foco nos sintomas somáticos, presença de doença médica comórbida, *insight* ou crítica limitada, mudanças no ambiente

> **QUADRO 22.3 Resumo dos critérios diagnósticos de fobia social de acordo com DSM-5**
>
> A. Medo ou ansiedade acentuados acerca de uma ou mais situações sociais em que o indivíduo é exposto a possível avaliação por outras pessoas. Exemplos incluem interações sociais (por exemplo, manter uma conversa, encontrar pessoas que não são familiares), ser observado (por exemplo, comendo ou bebendo) e situações de desempenho diante de outros (por exemplo, proferir palestras)
> B. O indivíduo teme agir de forma a demonstrar sintomas de ansiedade que serão avaliados negativamente (isto é, será humilhante ou constrangedor; provocará a rejeição ou ofenderá a outros)
> C. As situações sociais quase sempre provocam medo ou ansiedade
> D. As situações sociais são evitadas ou suportadas com intenso medo ou ansiedade
> E. O medo ou ansiedade é desproporcional à ameaça real apresentada pela situação social e o contexto sociocultural
> F. O medo, ansiedade ou esquiva é persistente, geralmente durante mais de seis meses
> G. O medo, ansiedade ou esquiva causa sofrimento clinicamente significativo ou prejuízo no funcionamento social, profissional ou em outras áreas importantes da vida do indivíduo
> H. O medo, ansiedade ou esquiva não é consequência dos efeitos fisiológicos de uma substância (por exemplo, droga de abuso, medicamento) ou de outra condição médica
> I. O medo, ansiedade ou esquiva não é mais bem explicado pelos sintomas de outro transtorno mental
> J. Se outra condição médica (por exemplo, doença de Parkinson, obesidade, desfiguração por queimaduras ou ferimentos) está presente, o medo, ansiedade ou esquiva é claramente não relacionado ou é excessivo

ou nos papéis sociais, os quais podem obscurecer o prejuízo no funcionamento social ou psíquico do paciente idoso. O comportamento evitativo de exposição social pode também estar relacionado a uma série de outros fatores que podem dificultar o diagnóstico, como vergonha em relação ao declínio do funcionamento sensorial (audição, visão), vergonha em relação à própria aparência (por exemplo, tremor como um sintoma da doença de Parkinson) ou vergonha diante da possibilidade de incontinência ou prejuízo cognitivo (por exemplo, esquecer os nomes das pessoas).

TRANSTORNO DO PÂNICO

A principal característica desse transtorno é a presença de ataques de pânico agudos (ataques abruptos de medo intenso), inesperados e recorrentes. Os pacientes com transtorno de pânico mantêm-se frequentemente apreensivos e preocupados com a possibilidade de ter novos ataques e isso gera uma série de comportamentos mal adaptados, que buscam controlar os ataques ou diminuir a chance que eles ocorram (por exemplo, evitar determinadas situações que possam desencadear os sintomas). Além disso, muitas pessoas com transtorno de pânico relatam ansiedade e preocupações constantes com a saúde em geral (por exemplo, indivíduos com transtorno de pânico com frequência preveem um resultado catastrófico a partir de um sintoma físico leve ou efeito colateral de medicamento) (Quadro 22.4).

A prevalência de transtorno de pânico aumenta gradualmente durante a adolescência, principalmente no sexo feminino e atinge seu pico durante a idade adulta. As taxas diminuem em indivíduos mais velhos. Alguns estudos sugerem que a frequência de transtorno de pânico em pessoas maiores que 64 anos seja em torno de 0,7%. Uma das explicações para essa diminuição em indivíduos mais velhos parece se relacionar à atenuação da resposta do sistema nervoso autônomo associado à idade.

Interessante notar que muitas pessoas com idades mais avançadas reportam sensações híbridas entre ataques de pânico propriamente ditos e sintomas de ansiedade generalizada. As atribuições dos pacientes sobre seus ataques relacionando-os às situações estressantes ou como fruto de problemas médicos gerais tendem a dificultar o diagnóstico de transtorno de pânico. Portanto, faz-se necessária uma avaliação clínica cuidadosa e pormenorizada em adultos mais velhos para avaliar se os ataques de pânico são ou não explicados por uma condição médica geral.

TRANSTORNO OBSESSIVO-COMPULSIVO

O transtorno obsessivo-compulsivo (TOC) é uma síndrome clínica cuja principal característica é a presença de obsessões (definidas como pensamentos, ideias, imagens, medos intrusivos) e compulsões (definidas como comportamentos visíveis ou atos mentais repetitivos realizados de maneira ritualística). Geralmente, as compulsões ocorrem em resposta à ansiedade, ao desconforto ou ao mal-estar que as obsessões causam. Tanto as obsessões quanto as compulsões são indesejáveis, geram ansiedade e, na maioria das vezes, são reconhecidas como desproporcionais e/ou irracionais. Apesar desse reconhecimento, dificilmente o indivíduo consegue evitar sua ocorrência.

> **QUADRO 22.4 Resumo dos critérios diagnósticos de transtorno de pânico de acordo com DSM-5**
>
> A. Ataques de pânico recorrentes e inesperados. Um ataque de pânico é um surto abrupto de medo intenso ou desconforto intenso que alcança um pico em minutos e durante o qual ocorrem quatro (ou mais) dos seguintes sintomas:
>   Nota: O surto abrupto pode ocorrer a partir de um estado calmo ou de um estado ansioso.
>   1. Palpitações, coração acelerado, taquicardia
>   2. Sudorese
>   3. Tremores ou abalos
>   4. Sensações de falta de ar ou sufocamento
>   5. Sensações de asfixia
>   6. Dor ou desconforto torácico
>   7. Náusea ou desconforto abdominal
>   8. Sensação de tontura, instabilidade, vertigem ou desmaio
>   9. Calafrios ou ondas de calor
>   10. Parestesias (anestesia ou sensações de formigamento)
>   11. Desrealização (sensações de irrealidade) ou despersonalização (sensação de estar distanciado de si mesmo)
>   12. Medo de perder o controle ou "enlouquecer"
>   13. Medo de morrer
>   Nota: Podem ser vistos sintomas específicos da cultura (por exemplo, tinido, dor na nuca, cefaleia, gritos ou choro incontrolável). Esses sintomas não devem contar como um dos quatro sintomas exigidos
> B. Pelo menos um dos ataques foi seguido de um mês (ou mais) de uma ou de ambas as seguintes características:
>   1. Apreensão ou preocupação persistente acerca de ataques de pânico adicionais ou sobre suas consequências (por exemplo, perder o controle, ter um ataque cardíaco, "enlouquecer")
>   2. Uma mudança desadaptativa significativa no comportamento relacionada aos ataques (por exemplo, comportamentos que têm por finalidade evitar ter ataques de pânico, como a esquiva de exercícios ou situações desconhecidas)
> C. A perturbação não é consequência dos efeitos psicológicos de uma substância (por exemplo, droga de abuso, medicamento) ou de outra condição médica (por exemplo, hipertireoidismo, doenças cardiopulmonares)
> D. A perturbação não é mais bem explicada por outro transtorno mental

> **QUADRO 22.5 Resumo dos critérios diagnósticos de transtorno obsessivo-compulsivo de acordo com DSM-5**
>
> A. Presença de obsessões, compulsões ou ambas:
>   Obsessões são definidas por (1) e (2):
>   1. Pensamentos, impulsos ou imagens recorrentes e persistentes que, em algum momento durante a perturbação, são experimentados como intrusivos e indesejados e que, na maioria dos indivíduos, causam acentuada ansiedade ou sofrimento
>   2. O indivíduo tenta ignorar ou suprimir tais pensamentos, impulsos ou imagens ou neutralizá-los com algum outro pensamento ou ação
>   As compulsões são definidas por (1) e (2):
>   1. Comportamentos repetitivos (por exemplo, lavar as mãos, organizar, verificar) ou atos mentais (por exemplo, orar, contar ou repetir palavras em silêncio) que o indivíduo se sente compelido a executar em resposta a uma obsessão ou de acordo com regras que devem ser rigidamente aplicadas
>   2. Os comportamentos ou os atos mentais visam prevenir ou reduzir a ansiedade ou o sofrimento ou evitar algum evento ou situação temida; entretanto, esses comportamentos ou atos mentais não têm uma conexão realista com o que visam neutralizar ou evitar ou são claramente excessivos.
> B. As obsessões ou compulsões tomam tempo (por exemplo, tomam mais de uma hora por dia) ou causam sofrimento clinicamente significativo ou prejuízo no funcionamento social, profissional ou em outras áreas importantes da vida do indivíduo
> C. Os sintomas obsessivo-compulsivos não se devem aos efeitos fisiológicos de uma substância (por exemplo, droga de abuso, medicamento) ou a outra condição médica
> D. A perturbação não é mais bem explicada pelos sintomas de outro transtorno mental

Para o diagnóstico ser feito, é preciso que os sintomas consumam pelo menos uma hora por dia, deflagrem sofrimento ao paciente e/ou aos seus familiares e interferiram na rotina do indivíduo (Quadro 22.5).

Geralmente, os sintomas obsessivo-compulsivos têm um início na infância ou adolescência, sendo mais raro um início nos idosos. O curso da doença tende a ser crônico se não tratado. O TOC é um transtorno heterogêneo, com o conteúdo diverso de sintomas, seja no mesmo paciente ou em pacientes distintos. É importante mencionar que nos idosos os conteúdos das obsessões e/ou compulsões são os mesmos apresentados por crianças, adolescentes e adultos.

A prevalência do TOC varia de 2,0 a 2,5% ao longo da vida. Em adultos, o TOC é equivalente nos dois gêneros em amostras clínicas. A apresentação do TOC tem um perfil bimodal de acordo com a idade de início do quadro: o sexo masculino está associado ao início mais precoce dos sintomas e à presença de tiques, com mais de 70% da amostra de crianças com TOC sendo do sexo masculino. Esse número praticamente se iguala ao aumento da incidência de TOC no sexo feminino na adolescência, chegando a uma proporção de 1:1 na idade adulta. Os estudos na população de idosos ainda são escassos. Entretanto, um estudo atual que foca a população de idosos encontrou que as taxas de prevalência parecem diminuir com a idade, variando entre 0 e 0,8% entre pessoas com mas de 60 anos. Vale mencionar que cerca de 5% dos pacientes que frequentam clínicas especializadas em TOC têm 60 anos ou mais de acordo com alguns estudos. O TOC raramente começa no final da vida, com a maioria dos pacientes com TOC tendo mostrado sintomas por décadas. No entanto, no final da vida, a maioria dos indivíduos com TOC parece melhorar, embora possam continuar a apresentar sintomas clínicos ou subclínicos.

Dentre os sintomas de TOC, a literatura aponta que, em idosos, há maior prevalência de sintomas de limpeza, bem como tende a ocorrer um aumento da preocupação em cometer pecados e em relação ao horário das medicações. Por outro lado, há indícios que os pacientes geriátricos têm menor presença de obsessões de simetria, de necessidade de toque, de checagem e de contaminação por doenças sexualmente transmissíveis. Cerca de 90% dos pacientes com TOC apresentam pelo menos um diagnóstico adicional psiquiátrico ao longo do curso da doença, principalmente depressão e outros transtornos de ansiedade. No idoso, tal perfil parece se repetir, não havendo discrepância significativa entre os achados de comorbidades nessa população e em indivíduos mais jovens. Na população idosa, um importante diagnóstico diferencial entre TOC e síndrome de Diógenes deve ser feito quando os sintomas envolvem principalmente acumulação. A síndrome de Diógenes é caracterizada como um distúrbio que envolve acumulação de lixo, descuido extremo com a higiene pessoal, negligência com o asseio da própria moradia, isolamento social, recusa em receber ajuda, comportamento paranoico e crítica mínima ou ausente sobre os sintomas.

Assim como em outros quadros ansiosos, as bases do tratamento do TOC envolvem psicoeducação, orientação de familiares e/ou cuidadores, psicoterapia comportamental e cognitivo-comportamental e abordagem psicofarmacológica.

No que diz respeitos às psicoterapias, a literatura na área do TOC aponta que os resultados mais satisfatórios são decorrentes da terapia cognitivo-comportamental e, entre uma gama de técnicas, uma das mais empregadas é a terapia de exposição com prevenção de resposta. Conforme foi discutido anteriormente, as obsessões são pensamentos experienciados de maneira intrusiva, que causam desconforto, ansiedade e podem ser seguidos de compulsões, que são comportamentos repetitivos e ritualizados, que têm a função de diminuir, ainda que temporariamente, o desconforto causado pelos pensamentos obsessivos.

Do ponto de vista psicofarmacológico, os primeiros estudos e tratamentos do TOC envolveram a Clomipramina, no entanto sua toxicidade e efeitos colaterais podem ser potencializados em idosos como consequência de alterações farmacocinéticas e farmacodinâmicas decorrentes da idade; os idosos podem ser, por exemplo, particularmente sensíveis aos efeitos anticolinérgicos, hipotensivos e cardíacos. Além disso, em idosos pode haver a queda por hipotensão postural e a piora ou desencadeamento de *delirium* em pacientes com outros fatores de risco. Os inibidores seletivos da recaptação de serotonina, como Fluvoxamina, Sertralina, Fluoxetina, Citalopram, Paroxetina e Escitalopram, que não causam esses efeitos adversos, são, portanto, considerados o tratamento de primeira linha do TOC de maneira geral e também na população idosa, levando em consideração as possíveis interações com medicamentos para outras indicações clínicas, e possíveis alterações no metabolismo e excreção das drogas, apesar de não serem isentos de efeitos adversos.

Os inibidores seletivos da receptação de serotonia tratam 40 a 60% dos pacientes com TOC. Para se considerar que um paciente não respondeu a uma determinada droga, é preciso que seja atingida a sua dose máxima tolerada ou recomendada e mantido seu uso contínuo naquela dose por, pelo menos, 12 semanas. Mesmo em pacientes respondedores, é comum a persistência de sintomas residuais, com algum prejuízo no desempenho profissional, acadêmico ou social.

O TOC é um transtorno neuropsiquiátrico de caráter crônico, com alta taxa de comorbidade psiquiátrica. Tendo em vista a heterogeneidade de sua manifestação clínica, é importante a suspeição diagnóstica, considerando-se as diferentes dimensões de sintomas, bem como a avaliação e tratamento dos transtornos associados. O uso de inibidores da recaptura de serotonina e a terapia cognitivo-comportamental são considerados os tratamentos de primeira linha para o transtorno.

TRANSTORNO DO ESTRESSE PÓS-TRAUMÁTICO

O transtorno do estresse pós-traumático (TEPT) se caracteriza pelo surgimento de uma série de sintomas após a exposição a um ou mais eventos traumáticos. Esses sintomas envolvem a revivência do evento traumático, também chamada de *flashbacks*, a esquiva ou evitação e a hipersensibilidade/reatividade. As revivências ocorrem de maneira recorrente, involuntária, intrusiva e geralmente são breves, mas podem gerar sofrimento prolongado e excitação elevada. A esquiva ou evitação de estímulos se caracteriza por esforços deliberados para evitar pensamentos, lembranças ou sentimentos relacionados ao evento traumático e também para evitar atividades, objetos, situações ou pessoas que desencadeiem lembranças do evento associados ao trauma. A hipersensibilidade/reatividade ocorre diante de situações de ameaças potenciais, incluindo as relacionadas à experiência traumática e as não relacionadas ao evento traumático, e manifesta-se com comportamentos irritadiços e raiva, hipervigilância e resposta de sobresalto exageradas (Quadro 22.6).

Embora ainda exista uma carência de estudos, a prevalência de TEPT completo é menor entre adultos mais velhos quando comparados à população em geral. Por outro lado, as apresentações subclínicas são

QUADRO 22.6 Resumo dos critérios diagnósticos de transtorno do estresse pós-traumático de acordo com DSM-5

A. Exposição a episódio concreto ou ameaça de morte, lesão grave ou violência sexual em uma (ou mais) das seguintes formas:
   1. Vivenciar diretamente o evento traumático
   2. Testemunhar pessoalmente o evento traumático ocorrido com outras pessoas
   3. Saber que o evento traumático ocorreu com familiar ou amigo próximo. Nos casos de episódio concreto ou ameaça de morte envolvendo um familiar ou amigo, é preciso que o evento tenha sido violento ou acidental
   4. Ser exposto de forma repetida ou extrema a detalhes aversivos do evento traumático (por exemplo, socorristas que recolhem restos de corpos humanos; policiais repetidamente expostos a detalhes de abuso infantil)
B. Presença de um (ou mais) dos seguintes sintomas intrusivos associados ao evento traumático, começando depois de sua ocorrência:
   1. Lembranças intrusivas angustiantes, recorrentes e involuntárias do evento traumático
   2. Sonhos angustiantes recorrentes nos quais o conteúdo e/ou o sentimento do sonho estão relacionados ao evento traumático
   3. Reações dissociativas (por exemplo, *flashbacks*), nas quais o indivíduo sente ou age como se o evento traumático estivesse ocorrendo novamente. (Essas reações podem ocorrer em um *continuum*, com a expressão mais extrema na forma de uma perda completa de percepção do ambiente ao redor)
   4. Sofrimento psicológico intenso ou prolongado ante a exposição aos sinais internos ou externos que simbolizem ou se assemelhem a algum aspecto do evento traumático
   5. Reações fisiológicas intensas aos sinais internos ou externos que simbolizem ou se assemelhem a algum aspecto do evento traumático
C. Evitação persistente de estímulos associados ao evento traumático, começando após a ocorrência do evento, conforme evidenciado por um ou ambos dos seguintes aspectos:
   1. Evitação ou esforços para evitar recordações, pensamentos ou sentimentos angustiantes acerca de ou associados de perto ao evento traumático
   2. Evitação ou esforços para evitar lembranças externas (pessoas, lugares, conversas, atividades, objetos, situações) que despertem recordações, pensamentos ou sentimentos angustiantes acerca de ou associados de perto ao evento traumático
D. Alterações negativas em cognições e no humor associadas ao evento traumático começando ou piorando depois da ocorrência de tal evento, conforme evidenciado por dois (ou mais) dos seguintes aspectos:
   1. Incapacidade de recordar algum aspecto importante do evento traumático (geralmente devido à amnésia dissociativa, e não a outros fatores, como traumatismo craniano, álcool ou drogas)
   2. Crenças ou expectativas negativas persistentes e exageradas a respeito de si mesmo, dos outros e do mundo
   3. Cognições distorcidas persistentes a respeito da causa ou das consequências do evento traumático que levam o indivíduo a culpar a si mesmo ou os outros
   4. Estado emocional negativo persistente (por exemplo, medo, pavor, raiva, culpa ou vergonha)
   5. Interesse ou participação bastante diminuída em atividades significativas
   6. Sentimentos de distanciamento e alienação em relação aos outros
   7. Incapacidade persistente de sentir emoções positivas
E. Alterações marcantes na excitação e na reatividade associadas ao evento traumático, começando ou piorando após o evento, conforme evidenciado por dois (ou mais) dos seguintes aspectos:
   1. Comportamento irritadiço e surtos de raiva (com pouca ou nenhuma provocação) geralmente expressos sob a forma de agressão verbal ou física em relação a pessoas e objetos
   2. Comportamento imprudente ou autodestrutivo
   3. Hipervigilância
   4. Resposta de sobressalto exagerada
   5. Problemas de concentração
   6. Perturbação do sono (por exemplo, dificuldade para iniciar ou manter o sono, ou sono agitado)
F. A perturbação (Critérios B, C, D e E) dura mais de um mês
G. A perturbação causa sofrimento clinicamente significativo e prejuízo social, profissional ou em outras áreas importantes da vida do indivíduo
H. A perturbação não se deve aos efeitos fisiológicos de uma substância (por exemplo, medicamento, álcool) ou a outra condição médica

mais comuns na velhice e esses sintomas estão associados a um prejuízo clínico e funcional importantes. Sabe-se que para a população idosa, a deterioração da saúde, a piora do funcionamento cognitivo e o isolamento social podem exacerbar os sintomas de TEPT.

A maioria dos adultos já foi exposta a um ou mais eventos traumáticos durante a vida. Em pacientes com início precoce de TEPT, a gravidade dos sintomas tende a diminuir com o avançar da idade. Um subgrupo de pacientes idosos, porém com "expressão tardia" dos sintomas, tende a vivenciar maior comportamento evitativo, hiperexcitação, problemas de sono e crises de choro do que adultos mais jovens expostos aos mesmos eventos traumáticos. Além disso, nos mais velhos, o transtorno está associado às percepções de saúde negativas, à maior utilização da rede de atenção básica e à ideação suicida.

CONCLUSÃO

Em resumo, transtornos de ansiedade na população geriátrica são bastante comuns e têm efeitos prejudiciais cognitivos, psicológicos e físicos. As manifestações dos sintomas de ansiedade na população geriátrica são diferentes da apresentação clínica nos adultos jovens. Pacientes idosos tendem a ter mais comorbidades médicas gerais, o que dificulta, muitas vezes, o diagnóstico dos transtornos de ansiedade, piora muito o prognóstico, a qualidade de vida dos pacientes e sobrecarrega o sistema de saúde. Os profissionais de saúde devem atentar a essas peculiaridades da apresentação dos sintomas ansiosos na população idosa para poder diagnosticar e tratar adequadamente esses pacientes.

Bibliografia

Abramowitz JS, Taylor S, McKay D. Obsessive-compulsive disorder. Lancet. 2009;374(9688):491-9.

Almeida OP, Draper B, Pirkis J, et al. Anxiety, depression, and comorbid anxiety and depression: risk factors and outcome over two years. Int Psychogeriatr. 2012;24:1622-32.

Andreescu C, Teverovsky E, Fu B, Hughes TF, et al. Old worries and new anxieties: behavioral symptoms and mild cognitive impairment in a population study. Am J Geriatr Psychiatry. 2014;22:274-84.

Bandelow B, Zohar J, Hollander E, et al. World Federation of Societies of Biological Psychiatry (WFSBP) guidelines for the pharmacological treatment of anxiety, obsessive-compulsive and post-traumatic stress disorders - first revision. World J Biol Psychiatry. 2008;9(4):248-312.

Bassil N, Ghandour A, Grossberg GT. How anxiety presents differently in older adults. Curr Psychiatr. 2011;10:65-71.

Blay SL, Marinho V. Anxiety disorders in old age. Curr Opin Psychiatry. 2012;25:462-7.

BottcheM, Kuwert P, Knaevelsrud C. Posttraumatic stress disorder in older adults: an overview of characteristics and treatment approaches. Int J Geriatr Psychiatry. 2012;27:230-9.

Bryant C. Anxiety and depression in old age: challenges in recognition and diagnosis. Int Psychogeriatr. 2010;22:511-3.

de Beurs E, Beekman AT, van Balkom AJ, et al. Consequences of anxiety in older persons: its effect on disability, well-being and use of health services. Psychol Med. 1999;29:583-93.

Dell'Osso B, Benatti B, Rodriguez CI, et al. Obsessive-compulsive disorder in the elderly: A report from the International College of Obsessive-Compulsive Spectrum Disorders (ICOCS). Eur Psychiatry. 2017 Jul 4;45:36-40.

El-Gabalawy R, Mackenzie CS, Shooshtari S, et al. Comorbid physical health conditions and anxiety disorders: a population-based exploration of prevalence and health outcomes among older adults. Gen Hosp Psychiatry. 2011;33:556-64.

Freiberger E, Haberle L, Spirduso WW, et al. Long-term effects of three multicomponent exercise interventions on physical performance and fall-related psychological outcomes in community-dwelling older adults: a randomized controlled trial. J Am Geriatr Soc. 2012;60:437-46.

Jorstad EC, Hauer K, Becker C, et al. Measuring the psychological outcomes of falling: a systematic review. J Am Geriatr Soc. 2005;53:501-10.

Mackenzie CS, Reynolds K, Cairney J, et al. Disorder-specific mental health service use for mood and anxiety disorders: associations with age, sex, and psychiatric comorbidity. Depress Anxiety. 2012;29:234-42.

Ruscio AM, Stein DJ, Chiu WT, et al. The epidemiology of obsessive-compulsive disorder in the National Comorbidity Survey Replication. Mol Psychiatry. 2010;15(1):53-63.

Schuurmans J, van Balkom A. Late-life anxiety disorders: a review. Curr Psychiatry Rep. 2011;13:267-73.

Wolitzky-Taylor KB, Castriotta N, Lenze EJ, et al. Anxiety disorders in older adults: a comprehensive review. Depress Anxiety. 2010;27:190-211.

Yehuda R, Schmeidler J, Labinsky E, et al. Ten-year follow-up study of PTSD diagnosis, symptom severity and psychosocial indices in aging Holocaust survivors. Acta Psychiatr Scand. 2009;119:25-34.

TRANSTORNOS SOMÁTICOS

Bruna Bartorelli / Abigail Betbedé

INTRODUÇÃO

Os transtornos somáticos (TS) são a denominação atual dos transtornos somatoformes e compreendem uma série de patologias em que existem queixas físicas que são incapacitantes para o indivíduo. A quinta edição do *Manual de Diagnóstico e Estatística dos Transtornos Mentais* (DSM-5) trouxe uma série de mudanças que visaram simplificar os critérios diagnósticos e minimizar a dicotomia mente/corpo presente na edição anterior. Talvez a alteração mais significativa seja a de não ser mais necessário excluir causas orgânicas que expliquem o quadro, pois o que se leva em consideração atualmente não é se um sintoma pode ser ou não justificado por uma doença física e, sim, como o paciente lida com esses sintomas, independentemente de haver ou não uma justificativa clínica.

Também houve uma redução do número de itens nos critérios diagnósticos e condensação do transtorno de somatização, transtorno doloroso somatoforme e hipocondria no transtorno de sintomas somáticos (TSS). O transtorno factício foi incorporado ao grupo dos transtornos somáticos, pois apesar de apresentar características psicopatológicas diversas também é caracterizado por uma maneira patológica de manifestar sintomas físicos e lidar com a doença.

Transtornos somáticos são vistos por todas as especialidades médicas e em todas as idades. Pacientes poliqueixosos passam a procurar inúmeros serviços de saúde em busca de uma explicação e resolução de seus sintomas, realizando, muitas vezes, exames e tratamentos desnecessários. Muitas vezes, a investigação mostra-se negativa ou os sintomas mantêm-se inalterados apesar do tratamento, e médicos e pacientes se deparam com sentimentos de frustração e raiva.

Para idosos, que comumente apresentam inúmeras patologias de base, essas mudanças são especialmente benéficas, facilitando o diagnóstico e a identificação precoce de um quadro somático.

Este capítulo abordará cada um dos subgrupos focando o diagnóstico, a apresentação clínica e as particularidades referentes à população idosa. Ao final serão discutidas estratégias de manejo desses casos.

TRANSTORNO DE SINTOMAS SOMÁTICOS (TSS)

O quadro de TSS é caracterizado pela presença de um ou mais sintomas, com a dor podendo ser um deles, que interferem de forma significativa na vida do indivíduo levando à incapacidade em todas as esferas da vida do paciente. Esse quadro pode ou não ter uma causa orgânica, mas o que se observa é um comprometimento além do esperado para os achados clínicos. O paciente apresenta ansiedade muito grande com os sintomas, dispendendo tempo, dinheiro e busca por atendimentos médicos de forma excessiva e crônica, por, pelo menos, seis meses (Quadro 23.1).

Quadro clínico

Inúmeras queixas físicas sem conexão entre si são relatadas espontaneamente pelo paciente, não se encaixando em nenhuma síndrome conhecida ou incoerentes com os exames físico e complementares. Quando existe um quadro orgânico definido, o comprometimento é desproporcional, com preocupação e demandas exageradas por parte do paciente, que insiste na realização de mais exames e novas avaliações médicas. Outra característica marcante do quadro clínico é a falta de *insight*, ou seja, geralmente o paciente não faz qualquer associação entre os conflitos psíquicos e sintomas físicos e qualquer tentativa do médico em fazê-lo costuma ser mal recebida. A resposta aos tratamentos propostos é pobre e existe

QUADRO 23.1 Transtorno de sintomas somáticos 300.82 (F45.1)

A. Um ou mais sintomas somáticos que causam aflição ou resultam em perturbação significativa da vida diária
B. Pensamentos, sentimentos ou comportamentos excessivos relacionados aos sintomas somáticos ou associados às preocupações com a saúde manifestados por, pelo menos, um dos seguintes:
  1. Pensamentos desproporcionais e persistentes acerca da gravidade dos próprios sintomas
  2. Nível de ansiedade persistentemente elevado acerca da saúde e dos sintomas
  3. Tempo e energia excessivos dedicados a esses sintomas ou às preocupações a respeito da saúde
C. Embora algum dos sintomas somáticos possa não estar continuamente presente, a condição de estar sintomático é persistente (em geral mais de seis meses)

Especificar se:
　Com dor predominante (anteriormente transtorno doloroso): este especificador é para indivíduos cujos sintomas somáticos envolvem predominantemente dor

Especificar se:
Persistente: um curso persistente é caracterizado por sintomas graves, prejuízo marcante e longa duração (mais de seis meses)

Especificar a gravidade atual:
Leve: apenas um dos sintomas especificados no Critério B é satisfeito
Moderada: dois ou mais sintomas especificados no Critério B são satisfeitos
Grave: dois ou mais sintomas especificados no Critério B são satisfeitos, além da presença de múltiplas queixas somáticas (ou um sintoma somático muito grave)

QUADRO 23.2 Quadro clínico

- Queixas físicas como principal sintoma
- Sintomas não são intencionais
- Quadro não pode ser totalmente explicado por doença orgânica ou psiquiátrica
- Fatores psicológicos estão envolvidos no aparecimento ou piora dos sintomas
- Preocupação com sintomas causa angústia constante
- Busca incessante por atendimento médico
- Passagem por diversas clínicas
- Falta de *insight*
- História médica imprecisa ou complicada
- Presença de acompanhante/cuidador
- Inúmeras queixas sem conexão
- Exames sem alterações
- Falta de resposta aos tratamentos
- Efeitos colaterais incomuns
- Personalidades dramáticas, sedutoras e manipuladoras
- História familiar de transtorno de personalidade
- Abuso sexual e maus-tratos durante infância
- Depressão atípica e abuso de substâncias

grande susceptibilidade aos efeitos colaterais, com muitas reclamações acerca das medicações e resistência em se comprometer com outras propostas terapêuticas, como fisioterapia, psicoterapia, atividade física etc., alegando que os sintomas impedem sua realização (Quadro 23.2).

Idosos oferecem alguns desafios a mais, pois comumente apresentam múltiplas patologias de base que podem cursar com os mais diversos sintomas físicos. Nesse caso, deve-se avaliar o quanto esses sintomas afetam o cotidiano e se o grau de comprometimento é compatível com a idade, organicidade e padrões prévios de funcionamento. Nessa população é muito importante avaliar o humor, uma vez que idosos deprimidos costumam apresentar mais queixas somáticas que deprimidos de outras faixas etárias, o que pode levar ao erro diagnóstico. Essa questão será discutida mais detalhadamente nos diagnósticos diferenciais.

TRANSTORNO CONVERSIVO

O transtorno conversivo caracteriza-se por alteração motora ou sensorial que não pode ser totalmente explicada por uma doença neurológica de base, sendo incompatível com as doenças conhecidas. Podem coexistir patologias orgânicas, porém estas não são condizentes com o exame neurológico encontrado e não são a causa dos déficits referidos. Os sintomas podem ser dos mais variados: paralisias, parestesias, tremores, crises epilépticas, alterações da visão, fala e audição, pseudoalucinações, distonias, déficits

> **QUADRO 23.3 Transtorno conversivo (transtorno de sintomas neurológicos funcionais)**
>
> A. Um ou mais sintomas de função motora ou sensorial alterada
> B. Achados físicos evidenciam incompatibilidade entre o sintoma e as condições médicas ou neurológicas encontradas
> C. O sintoma ou déficit não é mais bem explicado por outro transtorno mental ou médico
> D. O sintoma ou déficit causa sofrimento clinicamente significativo ou prejuízo no funcionamento social, profissional ou em outras áreas importantes da vida do indivíduo ou requer avaliação médica
> O código da CID-10-MC depende do tipo de sintoma (ver a seguir)
> *Especificar* o tipo de sintoma:
> (F44.4) Com fraqueza ou paralisia
> (F44.4) Com movimento anormal (por exemplo, tremor, movimento distônico, mioclonia, distúrbio da marcha)
> (F44.4) Com sintomas de deglutição
> (F44.4) Com sintoma de fala (por exemplo, disfonia, fala arrastada)
> (F44.5) Com ataques ou convulsões
> (F44.6) Com sintoma sensorial especial (por exemplo, perturbação visual, olfatória ou auditiva)
> (F44.7) Com sintomas mistos
> *Especificar* se:
> Episódio agudo: sintomas presentes há menos de seis meses
> Persistente: sintomas ocorrendo há seis meses ou mais
> *Especificar* se:
> Com estressor psicológico *(especificar estressor)*
> Sem estressor psicológico

de memória, perda de força súbita, quedas, episódios de desorientação, entre outros. É necessário que as atividades diárias estejam comprometidas ou que os déficits levem à procura por atenção médica (Quadro 23.3).

Estes quadros podem aparecer agudamente, muitas vezes após um evento traumático, sendo comum a relação temporal entre o início dos sintomas e algum evento estressante. O diagnóstico correto precoce é muito importante para evitar a cronificação e a atrofia por desuso dos membros acometidos e, muitas vezes, é necessário interconsulta de um neurologista experiente para avaliar a organicidade ou não do quadro. Uma vez descartada organicidade, a denominação mais adequada para esses quadros é funcional (por exemplo, tremor funcional, paralisia funcional, crise epiléptica funcional etc.), devendo-se evitar termos pejorativos como pseudo, DNV (distúrbio neurovegetativo ou "doença não verídica"), piti, crise histérica.

Mesmo com o avanço dos métodos diagnósticos estima-se que até 4% dos pacientes diagnosticados com quadros funcionais mostraram durante a evolução apresentarem um quadro neurológico orgânico de fato. Antes do avanço dos métodos diagnósticos de imagem e laboratoriais, estima-se que cerca de 20% dos casos inicialmente identificados como conversivos tenham recebido diagnósticos orgânicos no seguimento.

TRANSTORNO DE ANSIEDADE POR DOENÇA (TAD)

O termo hipocondria foi excluído do DSM-5 por ser considerado pejorativo e os vários quadros do "espectro hipocondríaco", podemos assim chamar, foram divididos em algumas categorias, dentre elas TSS, TAD e transtorno delirante persistente do tipo somático. Estima-se que 75% dos pacientes com diagnóstico de hipocondria pelo DSM-4 atualmente recebem diagnóstico de transtorno de sintomas somáticos e apenas 25% de transtorno ansioso por doença.

O TAD caracteriza-se por uma preocupação exagerada com a possibilidade de vir a ficar doente ou ser portador de patologia grave mesmo com exames negativos que afastem quaisquer doenças clínicas. As tentativas do médico em tranquilizar o paciente explicando exames e sintomas são recebidas com desconfiança e normalmente não o acalmam por muito tempo. Apesar de a preocupação ser evidentemente exagerada, não chega a ser delirante e neste caso os sintomas somáticos são muito leves e não são o foco de atenção do paciente. O temor do paciente é de ter ou vir a ter uma doença grave levando aos comportamentos disfuncionais como procura incessante por médicos e exames que possam confirmar suas suspeitas. A delimitação entre TAD e uma psicose às vezes é tênue e difícil de ser avaliada, especialmente em idosos. Como mostra a Quadro 23.4, a duração dos sintomas deve ser superior a seis meses, diferenciando-a de quadros de hipocondria transitória.

> **QUADRO 23.4 Transtorno de ansiedade de doença 300.7 (F45.21)**
>
> A. Preocupação com ter ou contrair uma doença grave
> B. Sintomas somáticos não estão presentes ou, se estiverem, são de intensidade apenas leve. Se uma outra condição médica está presente ou há risco elevado de desenvolver uma condição médica (por exemplo, presença de forte história familiar), a preocupação é claramente excessiva ou desproporcional
> C. Há alto nível de ansiedade com relação à saúde, e o indivíduo é facilmente alarmado a respeito do estado de saúde pessoal
> D. O indivíduo tem comportamentos excessivos relacionados à saúde (por exemplo, verificações repetidas do corpo procurando sinais de doença) ou exibe evitação mal adaptativa (por exemplo, evita consultas médicas e hospitais)
> E. Preocupação relacionada à doença presente há pelo menos seis meses, mas a doença específica que é temida pode mudar nesse período
> F. A preocupação relacionada à doença não é mais bem explicada por outro transtorno mental, como transtorno de sintomas somáticos, transtorno de pânico, transtorno de ansiedade generalizada, transtorno dismórfico corporal, transtorno obsessivo-compulsivo ou transtorno delirante, tipo somático
> Determinar o subtipo:
> Tipo busca de cuidado: o cuidado médico, incluindo consultas ao médico ou realização de exames e procedimentos, é utilizado com frequência
> Tipo evitação de cuidado: o cuidado médico raramente é utilizado

> **QUADRO 23.5 Fatores psicológicos que afetam outras condições médicas 316 (F54)**
>
> A. Um sintoma ou condição médica (outro[a] que não um transtorno mental) está presente.
> B. Fatores psicológicos ou comportamentais afetam de maneira adversa a condição médica em uma das seguintes maneiras:
>   1. Os fatores influenciaram o curso da condição médica conforme demonstrado por uma associação temporal próxima entre os fatores psicológicos e o desenvolvimento, a exacerbação ou a demora na recuperação da condição médica
>   2. Os fatores interferem no tratamento da condição médica (por exemplo, má adesão)
>   3. Os fatores constituem riscos de saúde adicionais claros ao indivíduo
>   4. Os fatores influenciam a fisiopatologia subjacente, precipitando ou exacerbando sintomas e demandando atenção médica
> C. Os fatores psicológicos e comportamentais do Critério B não são mais bem explicados por um transtorno mental (por exemplo, transtorno de pânico, transtorno depressivo maior, transtorno de estresse pós-traumático)
> *Especificar* a gravidade atual:
> Leve: aumenta o risco médico (por exemplo, adesão inconsistente ao tratamento anti-hipertensivo)
> Moderada: agrava a condição médica subjacente (por exemplo, ansiedade agravando a asma)
> Grave: resulta em hospitalização ou consulta em emergência
> Extrema: resulta em risco grave potencialmente fatal (por exemplo, ignora sintomas de infarto agudo do miocárdio)

FATORES PSICOLÓGICOS INFLUENCIANDO OUTRAS CONDIÇÕES MÉDICAS (FPM)

Como o próprio nome já diz, neste caso um ou mais fatores psicológicos afetam adversamente uma condição médica levando ao seu aparecimento, agravando o quadro ou prejudicando a recuperação. Os mais diversos fatores podem estar envolvidos neste quadro, desde conflitos interpessoais, estresse no trabalho, doença na família, dificuldades financeiras, entre outros. Esses fatores podem estar presentes cronicamente ou de forma aguda afetando condições médicas das mais diversas. Esse diagnóstico só pode ser aplicado quando é evidente a relação entre o fator psicológico desencadeante e a condição médica, mudando seu curso ou desfecho (Quadro 23.5).

Qualquer condição médica, inclusive aquelas com fisiopatologia bem definida, pode ser agravada por fatores psicológicos e comportamentais. A não aderência ao tratamento medicamentoso prescrito, tabagismo, maus hábitos alimentares, má higiene do sono, abuso de analgésicos, sexo desprotegido etc. são fatores comportamentais que influenciam diretamente condições médicas e, por sua vez, são influenciados por questões psíquicas.

TRANSTORNO FACTÍCIO (TF)

O transtorno factício caracteriza-se pela produção intencional de sintomas, físicos ou psicológicos, com o objetivo de receber atenção médica. O TF pode ser autoimposto, quando o próprio paciente provoca doenças em si próprio, ou imposto a outro, quando o cuidador faz adoecer propositalmente uma pessoa sob seus cuidados. Os critérios diagnósticos estão especificados nos Quadro 23.6 e 23.7.

QUADRO 23.6 Transtorno factício autoimposto 300.19 (F68.10)

A. Falsificação de sinais ou sintomas físicos ou psicológicos, ou indução de lesão ou doença, associada à fraude identificada
B. O indivíduo se apresenta a outros como doente, incapacitado ou lesionado
C. O comportamento fraudulento é evidente mesmo na ausência de recompensas externas óbvias
D. O comportamento não é mais bem explicado por outro transtorno mental, como transtorno delirante ou outra condição psicótica

Especificar:
Episódio único
Episódios recorrentes (dois ou mais eventos de falsificação de doença e/ou indução de lesão)

QUADRO 23.7 Transtorno factício imposto a outro (antes transtorno factício por procuração)

A. Falsificação de sinais ou sintomas físicos ou psicológicos, ou indução de lesão ou doença em outro, associada à fraude identificada
B. O indivíduo apresenta outro (vítima) a terceiros como doente, incapacitado ou lesionado
C. O comportamento fraudulento é evidente até mesmo na ausência de recompensas externas óbvias
D. O comportamento não é mais bem explicado por outro transtorno mental, como transtorno delirante ou outro transtorno psicótico

Nota: O agente, não a vítima, recebe esse diagnóstico

Especificar:
Episódio único
Episódios recorrentes (dois ou mais eventos de falsificação de doença e/ou indução de lesão)

O quadro foi descrito pela primeira vez por Richard Asher, em 1951, com o nome síndrome de Munchausen após a observação de três casos de pacientes com características em comum: inúmeras internações, múltiplas cirurgias, nomes falsos, histórias inverossímeis e evasão. Apesar de ser usada como sinônimo, a síndrome de Munchausen é uma variante mais grave do TF e compreende apenas 10% dos casos.

Existem várias maneiras de falsificar uma doença, em ordem crescente de gravidade:

1. Criar uma história falsa de sintomas: paciente procura atendimento médico, geralmente em serviços de emergência, referindo sintomas factícios como síncope, dor precordial, febre, tosse, hematêmese etc. e acaba sendo extensivamente investigado para essas queixas. Esse processo pode repetir-se em vários serviços;
2. Simular sintomas: fingir crises epilépticas, dor abdominal, desmaios, alterar exames, por exemplo, contaminando amostras de urina ou sangue com fezes ou outras substâncias;
3. Agravar condições preexistentes deixando de tratar-se adequadamente ou expondo-se aos fatores desencadeantes;
4. Provocar efetivamente uma doença em si próprio por meio do uso velado de substâncias, como anticoagulantes, diuréticos, antineoplásicos, contaminação e manipulação de feridas, provocar lesões de pele e mucosas etc. Na verdade, qualquer quadro pode ser falsificado, dependendo do conhecimento médico e criatividade do paciente.

É bastante comum que pacientes com TF sejam profissionais da área da saúde ou familiares deles, tendo familiaridade com o meio médico. A evolução do quadro é variável, podendo ocorrer episódios pontuais em períodos de maior tensão em indivíduos normalmente funcionais até os quadros muito severos em que o paciente cronicamente inflige doenças em si próprio para receber cuidados em inúmeros serviços, podendo chegar ao óbito devido às complicações.

Apesar de o TF imposto a outro ser amplamente descrito em crianças, idosos são igualmente vulneráveis a sofrer esse tipo de abuso. Nesse caso, o cuidador faz adoecer um idoso sob seus cuidados por meio de envenenamento, asfixia, uso incorreto de medicações, agravamento deliberado de doenças preexistentes, desidratação etc. O diagnóstico de TF imposto é dado ao cuidador, geralmente pessoas da família que aparentam num primeiro momento serem extremamente zelosas e solícitas. Algumas características importantes que devem levar à consideração dessa hipótese diagnóstica estão listadas no Quadro 23.8.

> **QUADRO 23.8 Indícios de transtorno factício imposto a outro**
>
> - História de doença rara que não responde ao tratamento
> - Exame físico e resultados de exames incompatíveis com o quadro
> - Desaparecimento de sintomas com o afastamento do cuidador
> - Cuidador bem informado, detalhista e com bom conhecimento médico, interessado em quadros de outros pacientes
> - Cuidador costuma ser superprotetor e extremamente atencioso
> - Afeto dissociado do cuidador com a gravidade do quadro
> - História similar de doença ou morte em irmãos da vítima
> - História familiar de Munchausen
> - Eventos traumáticos ou doenças psiquiátricas graves na família

EPIDEMIOLOGIA E FATORES DE RISCO

Os dados epidemiológicos são escassos e bastante discrepantes, não havendo números específicos quanto à população idosa. Após as mudanças na classificação, poucos estudos epidemiológicos foram realizados nessa área; portanto, forneceremos as taxas disponíveis até o momento.

Estudo europeu de Dehoust et al.[1], com 3.142 idosos entre 65 e 84 anos de seis países, encontrou taxa de prevalência de 3,8% no último ano para transtornos somatoformes (segundo DSM-4). Dentre esses indivíduos, a chance de ter sofrido um transtorno afetivo no último ano é quatro vezes superior ao grupo sem diagnóstico de um transtorno somatoforme e cinco vezes maior para transtorno ansioso.

Outro estudo de Hilderink et al.[2] avaliou o impacto de sintomas médicos não explicados sobre a qualidade de vida, e os dados evidenciaram que, em idosos, esse impacto é menor do que em jovens e que a prevalência é semelhante para ambos os grupos. Parece que idosos apresentam maior capacidade de lidar com sintomas sem explicação médica, talvez por já terem expectativas de apresentarem alguns problemas de saúde com a idade mais avançada.

A Tabela 23.1 fornece um resumo dos dados de vários estudos.

TABELA 23.1 Epidemiologia dos transtornos somáticos

Doença	Prevalência e incidência	Idade de início	Evolução
Transtorno de sintomas somáticos	4 a 6% 17% rede primária saúde	Início dos sintomas na adolescência ou início da vida adulta	Crônico com flutuações
Transtorno de somatização	0,2 a 2% da população feminina EUA 10M:1H	Início dos sintomas na adolescência, nunca após os 30 anos	Crônico com flutuações, mais intenso no início da vida adulta Remissão total rara.
Transtorno somatoforme indiferenciado	15% nos EUA 20% em Porto Rico	Variável	Variável
Hipocondria	4 a 9% rede primária M = H	Início da idade adulta	¼ evolui muito mal ⅔ curso crônico flutuante 10% remissão
Transtorno ansioso por doença	Desconhecidas	Desconhecida	Desconhecida
Transtorno conversivo	50/100.000 habitantes/ano 2 a 6% ambiente médico	Qualquer idade, inclusive idosos, raro antes dos 10 anos	Sintomas persistem ou pioram em até 66% dos casos Diagnóstico precoce favorece melhor evolução
Fatores psicológicos que afetam outras condições médicas	Desconhecidas Supostamente maior que todos os transtornos somáticos	Qualquer idade	Extremamente variável
Transtorno factício autoimposto	0,1% população geral 1% ambiente médico 8% enfermaria psiquiátrica	Início mais comum entre 20 e 30 anos, mas há relatos em todas as idades	Início frequente após hospitalização por uma condição médica ou psiquiátrica Evolução variável desde eventos pontuais a casos crônicos
Transtorno factício imposto a outro	0,5 a 89/100.000/2 anos em crianças e adolescentes	Mais comum em crianças, porém há relatos em todas as idades	Forma extrema de abuso com mortalidade de até 25% Tempo médio entre início dos sintomas provocados e diagnóstico é de 21,8 meses

> **QUADRO 23.9 Fatores de risco relacionados aos transtornos somáticos**
>
> - Sexo feminino
> - Poucos anos de instrução
> - Baixo nível socioeconômico
> - Outros estressores sociais
> - História de doenças crônicas na infância
> - História de abuso sexual ou outros traumas na infância
> - Doenças clínicas comórbidas (especialmente em idosos)
> - Transtornos psiquiátricos comórbidos (especialmente depressão e ansiedade)
> - História familiar de doenças crônicas

Os fatores de risco relacionados aos transtornos somáticos envolvem perturbações em fases precoces do desenvolvimento. O que ouvimos repetidamente nos relatos dos pacientes são histórias permeadas por negligência, maus-tratos, abuso moral e sexual durante a infância (Quadro 23.9).

DIAGNÓSTICO

O diagnóstico dos transtornos somáticos é totalmente baseado nos critérios diagnósticos detalhados anteriormente, não havendo exames específicos para auxiliar o médico. Muitas vezes, pacientes passam anos rodando por vários especialistas sem que se pense na hipótese diagnóstica de um quadro somático. Enquanto não se esgotam os mais diversos exames e possibilidades de tratamento, o médico não se convence.

Uma ferramenta muito simples de *screening* que pode ser aplicada a todos os pacientes na atenção primária é o *Patient Health Questionnaire* (PHQ-15), questionário composto de 15 perguntas referentes aos sintomas físicos frequentes, preenchido pelo próprio paciente. Cada sintoma é pontuado em 0 (nada), 1 (um pouco) ou 2 (muito), de acordo com o quanto cada sintoma esteve presente nas últimas quatro semanas. O resultado é obtido pela soma dos pontos e pontuações entre 5 e 9 são baixas; entre 10 e 15, moderadas; e entre 15 e 20, graves; estando associadas ao pior funcionamento, ao uso exagerado do sistema de saúde, a mais sintomas depressivos e ansiosos e às maiores probabilidades de um transtorno de sintomas somáticos (Tabela 23.2).

DIAGNÓSTICO DIFERENCIAL

Para facilitar o diagnóstico diferencial propomos caracterizar três grupos ou categorias diagnósticas que contemplam diversas patologias

Condições médicas gerais

A *somatização* não é sinônimo de patologia em si. Na verdade, trata-se de um mecanismo de defesa que nos alerta sobre alguma sobrecarga emocional que não consegue ser elaborada mentalmente ou emoções que não podem ser expressas por meio da palavra, direcionando-se ao corpo. O corpo serve para estancar e circunscrever essa sobrecarga, outorgando-lhe um nome: dor de cabeça, por exemplo. Isto pode acontecer eventualmente com qualquer um de nós, apenas precisamos ficar atentos à frequência. São queixas passageiras, que não interferem substancialmente na vida do indivíduo. Ao tornarem-se frequentes, ou seja, aquela pessoa que sempre está doente, um dia com dor de cabeça, outra vez nas costas, logo um resfriado, a comida que caiu mal, e assim por diante, como qualquer mecanismo defensivo utilizado em excesso, precisará de investigação psicológica.

Quando um paciente chega com uma queixa específica, que se estende no tempo e que lhe traz limitações e causa mudanças em sua rotina, uma investigação clínica exaustiva se faz mandatória. Nesses casos, cada médico será responsável por diagnosticar e tratar os *diversos estados mórbidos* característicos de sua especialidade e observar a evolução. Então, se o paciente refere que tem dor nas costas há dois meses e deixou de fazer atividade física por esse motivo e começou a ficar em casa por medo de sentir dor, precisamos avaliar melhor esse sintoma. Quando o comprometimento causado por qualquer condição médica é desproporcional ao esperado, deve-se pensar na possibilidade de um transtorno somático.

As doenças psicossomáticas caracterizam-se por serem doenças orgânicas, nas quais encontramos lesão de órgão e alterações fisiopatológicas concretas, mas que, sabidamente, guardam relação aos estados emocionais do paciente para seu desenvolvimento. São quadros clínicos específicos que também demandam tratamento médico e psicológico, mas não necessariamente psiquiátrico. Do ponto de vista

TABELA 23.2 Escala PHQ-15 da APA

Nome: _____ **Idade:** ____ **Sexo:** ____ **Data:** _____

Se o questionário estiver sendo preenchido por acompanhante, qual o grau de parentesco? _____
Quantas horas por semana você passa, em media, com o paciente? _____
Durante as últimas 4 semanas quanto você foi incomodado pelos sintomas abaixo?

	Nada (0)	Um pouco (1)	Muito (2)	Escore
1. Dor de estômago				
2. Dor nas costas				
3. Dor nos braços, pernas ou articulações (joelhos, quadris etc.)				
4. Cólica menstrual ou outros problemas relacionados à menstruação SOMENTE MULHERES				
5. Dores de cabeça				
6. Dor no peito				
7. Tontura				
8. Sensação de desmaio				
9. Palpitação, coração acelerado				
10. Falta de ar				
11. Dor ou dificuldades durante o ato sexual				
12. Prisão de ventre, intestino solto ou diarreia				
13. Náusea, gases, ou indigestão				
14. Cansaço ou falta de energia				
15. Dificuldade para dormir				
Escore Total:				

Desenvolvida pelos Drs. Robert L. Spitzer, Janet B.W. Williams, Kurt Kroenke *et al.*, com bolsa educacional da Pfizer Inc. Não há necessidade de permissão para reprodução, tradução, exibição ou distribuição. Tradução: Bruna Bartorelli.

psíquico, via de regra, encontraremos uma problemática relacionada aos estados de luto não elaborados ou pobremente elaborados. Classicamente, as doenças psicossomáticas são sete: hipertensão arterial sistêmica, artrite reumatoide, asma, úlcera gástrica, retocolite ulcerativa, tireotoxicose e neurodermatose, que são o campo de estudo específico da medicina psicossomática.

TRANSTORNOS PSIQUIÁTRICOS

Vários transtornos psiquiátricos cursam com sintomas somáticos, como taquicardia, dor ou pontadas no peito, sudorese, falta de ar, tontura, tremores, parestesias. Na *síndrome do pânico*, esses sintomas são paroxísticos. No *transtorno de ansiedade generalizada* também podem estar presentes, mas diversas questões ou eventos da vida preocupam muito o paciente, não apenas seu estado de saúde ou seus sintomas físicos. No *transtorno obsessivo-compulsivo*, o predomínio são de pensamentos intrusivos e reverberantes, não necessariamente ligados às questões da saúde/doença ou corpóreas, diferentemente do que acontece no transtorno de ansiedade por doença, em que o paciente tem uma grande desconfiança, senão uma quase certeza, de estar gravemente acometido por alguma doença. No entanto, só falaremos de *transtorno delirante* quando existirem delírios de cunho somático. No *transtorno dismórfico corporal*, a preocupação é com a aparência física, sem nenhuma consideração sobre a saúde estar comprometida, seja antes ou depois das intervenções corporais comumente realizadas por esses pacientes.

O *transtorno depressivo* talvez seja o diagnóstico diferencial mais difícil, pois na depressão podem existir queixas somáticas importantes, especialmente em idosos. Na depressão típica o que predomina são anedonia, lentificação psicomotora e humor deprimido, podendo ou não haver comemorativos somáticos. Mas, o contrário não será válido: no TSS os comemorativos somáticos não podem estar ausentes, sendo variável o humor, a disposição, assim como a atenção e a agilidade mental, conforme os diversos estágios de evolução da doença e o momento de vida do sujeito. Para concluir, sabemos também que a dor pode ser considerada um equivalente depressivo, inclusive, às vezes, ser a única expressão da depressão em pacientes com um repertório emocional muito restrito ou um mundo simbólico empobrecido. Muitas vezes é necessário acompanhar a evolução para concluir o diagnóstico diferencial, pois pacientes com TSS deprimidos sempre mantêm as queixas somáticas após atingirem eutimia.

TRANSTORNOS SOMÁTICOS

No *transtorno ansioso por doença* há poucos sintomas somáticos, predomina a preocupação com a saúde em comparação ao *transtorno de sintomas somáticos*, em que as queixas somáticas não podem estar ausentes e costumam ser floridas. No *transtorno conversivo*, a alteração somática é exclusivamente neurológica e não pode ter causa orgânica. Apesar de não fazer parte dos TS, a *simulação*, muitas vezes é confundida com o transtorno factício porque em ambos os casos o paciente relata sintomas falsos e provoca doenças ou lesões de forma consciente. A diferença reside em que no primeiro caso os benefícios são concretos (auxílio transporte, aposentadoria por invalidez, atestado médico) e geralmente imediatos. A rotina diagnóstica dificilmente precisará de procedimentos invasivos ou dolorosos e, uma vez que o paciente obtém o que deseja, some, não permanece no serviço. No segundo caso, os ganhos são inconscientes, o paciente não sabe ao certo qual é o benefício de sua doença. Recebe muita atenção médica, assim como investimento afetivo das equipes e família, mas não se limita a isso. Ele se submete aos procedimentos invasivos, dolorosos, às vezes mutiladores e iatrogênicos. Interpela os profissionais em busca de uma resposta a seu padecer e permanecerá no serviço enquanto consiga satisfazer seus instintos.

PROGNÓSTICO

Quanto mais precoce é realizado o diagnóstico, melhores são as chances de haver melhor evolução, especialmente para os casos de TC. De modo geral, são quadros crônicos com comprometimento muito grande da funcionalidade e a remissão dos sintomas é raríssima.

MECANISMOS NEUROBIOLÓGICOS E PSICOPATOLÓGICOS

Os mecanismos neurobiológicos associados aos TS são pouco conhecidos e algumas hipóteses procuram explicar esses quadros, porém nenhuma delas é unânime.

Do pouco que se pode falar a esse respeito, talvez o transtorno somático doloroso compartilhe de um mecanismo neurobiológico semelhante ao da fibromialgia e outras síndromes dolorosas, em que parece haver uma disfunção do sistema de supressão de dor em nível talâmico.

Alguns achados que não foram consistentemente replicados mostram redução de níveis plasmáticos de neurotrofina-3 e de serotonina plaquetária nos casos de TAD, além de possível redução na atividade do córtex cingulado anterior e do volume da pituitária. Teorias cognitivas justificam o surgimento do TAD a partir de uma tendência individual para valorizar alterações mínimas na fisiologia corpórea levando a erros na interpretação de sensações corpóreas fisiológicas como sendo patológicas. Essa percepção aguçada levaria a um estado de hipervigilância, que, por sua vez, altera ainda mais como o paciente percebe seu corpo.

Existem algumas evidências de alterações funcionais corticais no TC com exames de imagem, mostrando hiperatividade dos sistema límbico e hipoatividade de circuitos neurais responsáveis pelas funções sensitivas e/ou motoras levando à supressão dessas funções. Aventa-se também que uma anormalidade na junção temporoparietal poderia estar interferindo na noção de *self-agency*, ou seja, a noção de que se é o sujeito da própria ação.

Por outro lado, as evidências que explicam os TS por um viés psicopatológico parecem ser mais interessantes. A partir desse ponto de vista, destacamos que a causalidade psíquica de fenômenos somáticos e corpóreos vem sendo investigada, documentada e tratada com sucesso pela psicanálise há mais de 100 anos e podemos nos valer desse referencial teórico para explicar a heterogeneidade dos sintomas observados. Dois aspectos tornam-se relevantes para tal fim. O primeiro é compreender o mecanismo de formação dos sintomas e, em segundo lugar, considerar que sua expressão é favorecida pela estrutura de personalidade de base do sujeito.

Didaticamente nos referiremos a dois grandes grupos de pacientes: os neuróticos e os não neuróticos, apesar de existirem gradientes intermediários de funcionamento. Portanto, mesmo em pessoas neuróticas podemos encontrar núcleos de funcionamento psicótico e, ao contrário, em outras francamente comprometidas, existem áreas mentais preservadas.

A característica principal dos pacientes neuróticos é sua conflitiva ser relacional. Eles expressam uma insatisfação com um objeto de amor que não atendeu a suas demandas afetivas a contento. As queixas, em última instância, se endereçam a esse objeto podendo ser das mais variadas, sempre carregadas de intenso colorido emocional. Apresentam uma estrutura de personalidade bem desenvolvida, ou seja, percorreram as diferentes etapas do desenvolvimento psicossexual e adquiriram recursos mentais de qualidade suficiente para a estruturação de um psiquismo em que anseio, desejo e fantasias podem ser tramitados.

O que nos interessa para compreender o mecanismo de formação dos sintomas somáticos "neuróticos" é saber que existem desejos e fantasias, que por serem inaceitáveis para o sujeito, originam conflitos psíquicos. Esse embate entre o desejo e o dever ou entre a realidade externa e a subjetividade, entre outras possibilidades, se acompanha de um desagradável aumento de tensão psíquica que demanda um processamento. Existem diversas formas de livrar-se desse mal-estar, da chamada angústia. Uma, é satisfazer disfarçadamente esses anseios por meio de uma solução de compromisso que ganha corpo no sintoma. O que o paciente desejava e está proibido de realizar, na produção do sintoma, encontra sua satisfação. Por esse motivo, ele apega-se tanto a ele: porque tem um significado oculto e muito especial, em que existe um gozo.

Entre as patologias estudadas neste capítulo, o *transtorno conversivo* atende a um mecanismo de dissociação: a ideia inaceitável é reprimida e o afeto que acompanha essa ideia é deslocado para o corpo criando o sintoma. Enquanto o sujeito tramita o conflito dessa forma, a angústia está controlada e observamos a característica indiferença afetiva desse quadro, a famosa *belle indifférence*. O paciente chega gravemente acometido, por exemplo, não consegue andar, manifesta preocupação no discurso sobre sua doença, mas seus gestos não traduzem essa preocupação: o afeto se encontra dissociado.

Nos casos de *fatores psicológicos influenciando outras condições médicas (FPM)*, em grande medida, também encontraremos esse tipo de dinâmica em que o paciente utiliza sua doença, direta ou indiretamente, como meio para colocar-se no centro das atenções. Reagem de forma inadequada ao fato de estarem doentes e seguem uma lógica ilógica (poderíamos dizer: outra lógica, uma lógica inconsciente) na realização do tratamento, deixando todos ao seu redor preocupados. Nos casos mais graves, perniciosos, a doença torna-se uma verdadeira desculpa para a vida não acontecer.

Os pacientes não neuróticos se apresentam de uma maneira bastante diferente, pois sua problemática é consequência de uma estrutura psíquica com déficits. Diferentemente dos neuróticos, esses sujeitos sofreram percalços significativos em seu desenvolvimento psicossexual, principalmente nas etapas precoces, que deixaram "buracos" em sua trama mental. Para remendar esses déficits se estruturaram de uma forma rígida e, portanto, frágil. Sua capacidade para lidar com os estímulos, sejam estes internos ou externos, é limitada, gerando-se facilmente uma sobrecarga da economia psíquica. O excesso de intensidade que não consegue ser tramitado no plano mental transborda para o plano corpóreo, gerando sintomas somáticos.

Torna-se evidente a diferença com o grupo anterior dos pacientes neuróticos: não se trata mais de desejos reprimidos que tentam retornar à consciência disfarçados, senão dos efeitos de um *quantum* excessivo de energia livre que não encontrou ancoragem para sua simbolização. O circuito de significados nunca se estabeleceu e o excesso gera diversos sintomas: insônia, abuso de substâncias, compulsões de todo tipo, doenças psicossomáticas e, claro, sintomas somáticos.

Não é incomum que muitos desses pacientes tenham sido vítimas de diversos tipos de abusos que deixaram "cicatrizes" em seu psiquismo, porém eles não têm qualquer noção desses traumas. Para eles tudo é "normal", são sobreviventes, sujeitos hiperadaptados que encarnam o estereótipo da normopatia. Apresentam-se mais desconfiados, reservados e esquivos. Seu discurso costuma ser defensivo: abundante, mas não comunicar nada, ou escasso, resistente, precisando que o médico extraia a informação com persistência.

No paciente com *transtorno de sintomas somáticos (TSS)*, o sintoma é o resultado de um curto circuito excitatório. Nos casos mais graves, o sintoma costuma ser doloroso e recebe um investimento afetivo tão maciço que se torna estruturante: a dor é tudo o que o paciente tem para continuar existindo. Apesar de o sintoma não ser aleatório e sempre guardar relação com a história emocional do sujeito, a conexão psíquica é mais frouxa e primitiva. Dito de outra forma, o paciente não vai lembrar-se do conteúdo rechaçado, pois essa experiência não chegou a ser mentalizada. Estamos no nível das sensações, mais do que das emoções ou sentimentos. É fácil entender que a angústia presente é uma angústia livre, que não deriva de um conflito, senão do risco iminente de fragmentação do *self*.

Empatizar com esses pacientes não é fácil, pois manifestam sua irritação com o médico e o sistema de saúde, queixando-se de não receberem uma solução para seus problemas. Estão cansados, desesperançosos e quem os atende precisará ter muita paciência para acolhê-los e não desesperar-se junto, nem atuar na tentativa de livrar-se da carga perturbadora de angústia que esses pacientes costumam mobilizar e depositar nos profissionais (assim como nos familiares) envolvidos em seus cuidados.

Diferentemente dos transtornos anteriores nos quais encontramos sintomas físicos concretos, o *transtorno de ansiedade por doença (TAD)* caracteriza-se principalmente por ser um distúrbio do pensamento. Nesses casos, as queixas somáticas são menos relevantes comparadas às elucubrações mentais que ganham um enorme protagonismo. Existem duas linhagens. A mais leve atende a características obsessivas que obrigam o paciente a expiar suas culpas por meio de pensamentos recorrentes sobre doenças, que seriam um castigo, tornando-o prisioneiro em um labirinto de racionalizações.

A vertente mais grave possui características paranoides em que o sujeito projeta todo seu mal e toda sua hostilidade em uma doença misteriosa. Se o sujeito paranoide projeta seu ódio e agressividade fora dele, em perseguidores que querem seu prejuízo, o sujeito hipocondríaco projeta essas moções da mesma forma, só que dentro dele, em um órgão ou em um sintoma. O paciente fica depois à caça desse malfeitor interno, alerta, insone, consumindo-se em um processo que beira à psicose. Nesses estados mentais, as crenças sobre a doença são tão radicais que conversar sobre o assunto se torna quase impossível.

Por último, abordaremos os mecanismos psicopatológicos envolvidos no *transtorno factício (TF)*, que nos desafiam em termos teóricos, pois esses pacientes não se enquadram nas estruturas anteriormente mencionadas. Não se encaixam nem na neurose, nem na não neurose; o funcionamento deles está associado à perversão, indicando a existência de uma cisão que determina dois funcionamentos em paralelo e simultâneos; um deles respeita a realidade comum e, o outro, é particular do sujeito.

A morbidez encontra sua essência no sadismo marcante, sem um contraponto amoroso capaz de atenuar sua destrutividade, assim como na permanente e dissimulada subversão de valores, que leva a distorcer qualquer movimento de vida em ações de morte. Esses pacientes flertam com a morte, colocando-nos como testemunhas impotentes de uma tragédia anunciada. Sabemos que seus corpos precocemente foram alvo de um excesso excitatório concreto e perturbador, obrigando-os a fragmentar sua integridade mental para colocar-se a salvo. Essa é a cena que revivem, só que invertendo os papéis, tornando-se eles próprios os algozes.

Respeitando as singularidades, é sabido que cada faixa etária possui características próprias ligadas aos aspectos psíquicos que são marcantes desse período da vida. Na terceira idade alguns temas são inevitáveis, e a finitude e a proximidade com a morte precisam ser levadas em consideração para compreender as vicissitudes – e as eventuais patologias– desse momento da existência do sujeito.

O idoso deverá confrontar-se de forma obrigatória com a perda de um corpo jovem e o que isso acarreta: diminuição da força e resistência física, diversas restrições associadas às doenças crônicas, limitações funcionais próprias do declínio orgânico, inevitável flacidez dos tecidos, calvície e surgimento de rugas e manchas na pele. Alterações físicas que suscitam alterações da autoimagem e estranheza de si.

Do ponto de vista histórico e sociocultural, algumas culturas notadamente valorizam seus idosos e outras, pelo contrário, lhes negam um lugar de relevância. No ocidente não há tolerância com o sofrimento, a deterioração ou a feiura, nem tempo para histórias antigas que demandem compreensão de conflitos e paciência com o outro. Em uma cultura que valoriza a aparência, é comum que os idosos, fiquem identificados com o velho, ultrapassado e, portanto, sem valor. Nesse sentido, a autoestima pode ficar abalada pelo estigma da idade, que vem associada ao declínio do prestígio e influência social, ao prejuízo da produtividade laboral e financeira ligadas à aposentadoria, assim como à perda de uma posição familiar ativa. Fatores contundentes que, caso não encontrem contrapartidas em novos investimentos afetivos que permitam a continuidade do projeto de vida, podem afetar o sentido de identidade do idoso e, consequentemente, sua integridade psíquica.

A ideia de perda, que permeia os parágrafos anteriores, evoca o subsequente trabalho do luto necessário para reciclar a energia psíquica. O sujeito ao longo da vida certamente deve ter vivenciado diversas perdas e adquirido certa capacidade para processar os lutos, que são momentos críticos nos quais o psiquismo é testado em sua capacidade criativa. Por isso, a capacidade elaborativa das perdas constitui um fator prognóstico e determinante de saúde.

TRATAMENTO

O tratamento dos transtornos somáticos deve focar, em primeiro lugar, a proteção do paciente contra procedimentos desnecessários e potencialmente iatrogênicos, assim como o uso excessivo de medicamentos e lesões irreversíveis por desuso nos casos graves de queixas dolorosas ou quadros conversivos motores. Quanto mais precoce o diagnóstico, melhores são as chances de evolução mais favorável. A remissão dos sintomas não deve ser o foco e objetivo principal do tratamento; a manutenção e/ou recuperação da funcionalidade e preservação da integridade física e psicológica do paciente são o foco principal.

> **QUADRO 23.10 Diretrizes para o tratamento**
>
> - Reduzir ao máximo o número de especialistas envolvidos no atendimento
> - Manter comunicação entre a equipe
> - Um médico com bom vínculo com o paciente deve coordenar as condutas
> - Se for necessária a avaliação de outro especialista, encaminhar com uma dúvida específica e manter tratamento com o médico de origem
> - Marcar consultas em intervalos regulares curtos, semanais ou quinzenais
> - Reavaliar as queixas somáticas a cada consulta e pedir novos exames criteriosamente e não sob demanda do paciente
> - Ouvir as queixas com paciência
> - Evitar emitir comentários como: "é tudo da sua cabeça", "você não tem nada", "tente se ocupar e esquecer a dor" etc.
> - Prescrever o menor número possível de medicações
> - Escolher medicamentos com perfil de efeitos colaterais menos intensos
> - Fornecer explicações médicas de maneira clara e simples, checando se paciente e cuidador compreenderam
> - Aos poucos mudar enfoque das queixas físicas para questões emocionais
> - Tratar comorbidades psiquiátricas, principalmente ansiedade e depressão
> - Evitar prescrição de benzodiazepínicos
> - Evitar prescrição de opioides
> - Estimular que paciente mantenha funcionalidade (trabalho, cuidados pessoais, atividades domésticas, convívio pessoais)
> - Avaliar papel do acompanhante/cuidador na manutenção do quadro
> - Encaminhar para fisioterapia
> - Encaminhar para psicoterapia

Idealmente, o tratamento envolve equipe multidisciplinar composta de geriatra, psiquiatra, psicólogo, fisioterapeuta, enfermeiro, terapeuta ocupacional. A comunicação entre os profissionais envolvidos no tratamento é fundamental e um da equipe, geralmente um médico, deve ser responsável por determinar as condutas pertinentes em comum acordo. Sabemos que muitas vezes não é viável contar com uma equipe tão ampla no consultório particular ou mesmo em serviços de atenção primária e, nesses casos, o geriatra ou clínico geral pode fazer o papel de centralizar o tratamento, seguindo as diretrizes listadas no Quadro 23.10.

Muitas vezes é necessário o encaminhamento para o psiquiatra devido à dificuldade no manejo, especialmente por questões inerentes aos transtornos de personalidade, presentes em 80% desses pacientes.

Não existe um tratamento medicamentoso específico para transtornos somáticos que seja eficaz em reduzir as queixas físicas, devendo-se somente tratar com psicotrópicos as comorbidades psiquiátricas, se houver, de acordo com as condutas orientadas nos capítulos sobre depressão e ansiedade deste livro. Vale lembrar que é desejável dar preferencia às medicações com um perfil de efeitos colaterais mais toleráveis devido à sensibilidade exacerbada dos pacientes somatizadores.

É desejável evitar uso de opioides, pois eles oferecem muito pouco alívio da dor nos casos de TSS com dor predominante, além de serem drogas com potencial de causar abuso e dependência.

A psicoterapia é o padrão-ouro no tratamento dessas patologias. Não existe uma estratégia específica, nem um tempo determinado de tratamento para cada transtorno, ainda se tratando da população idosa. Um processo analítico não se restringe a uma ou outra questão, trata-se de um trabalho que considera a vida mental do sujeito como um todo e segue um padrão técnico específico coerente com seu método, que visa tornar conscientes os desejos, fantasias e conflitos, assim como elucidar as defesas, traumas e deficiências da estrutura de personalidade do indivíduo, tudo isso na relação com o analista. É um trabalho que demanda investimento de ambos os envolvidos e costuma ser demorado. Porém, seus efeitos são perenes, diferentemente dos resultados obtidos com outras técnicas, mais rápidas, que com a mesma celeridade que apresentam ganhos, os perdem.

Tornar esse tratamento viável será a meta de todos os profissionais envolvidos no atendimento desses pacientes, que implica a passagem de uma queixa física para uma queixa psíquica sobre a qual será possível trabalhar: uma queixa tratável. Trata-se de transformar a dor, um referente meramente sensorial, em sofrimento, que é um referente mental do qual é possível falar.

ANÁLISE PARA IDOSOS?

A literatura psicanalítica que versa sobre o envelhecimento e, mais especificamente, sobre o trabalho analítico com idosos, ainda é escassa. Talvez exista uma relação com o fato de que, nos primórdios da psicanálise, Freud observou certas limitações ao método por ele descoberto, sendo a idade avançada do paciente uma condição que o tornava não analisável por considerar seu psiquismo muito sedimentado, sem elasticidade. Desenvolvimentos posteriores da técnica psicanalítica ampliaram suas fronteiras possibilitando a análise de crianças e psicóticos, o que trouxe mudanças significativas nos critérios de analisabilidade, inclusive quanto à população idosa. Hoje em dia sabe-se que é mais importante a "idade da neurose" do que a idade cronológica do paciente. Os critérios de analisabilidade e acessibilidade ao idoso certamente dependerão da estrutura da personalidade do paciente, mas também das características pessoais do analista.

QUAL O PAPEL DO MÉDICO NÃO PSIQUIATRA NO TRATAMENTO DE PACIENTES COM SINTOMAS SOMÁTICOS?

Primeiramente, pode parecer óbvio ressaltar isto, o médico precisa estabelecer um bom vínculo com o paciente. Um vínculo de confiança que possibilite uma aliança terapêutica. É importante ter em mente que todo o manejo do caso encontra seu alicerce nesse vínculo, por isso não se devem poupar esforços para sua consolidação. Cada especialista deverá realizar sua avaliação e oferecer sua opinião técnica específica. Destacamos que o paciente percebe os esforços profissionais e pessoais que veem da figura do médico, respondendo a isso de forma positiva.

O que acontece quando o resultado da investigação é negativa, mas o paciente não se contenta com esse desfecho e insiste na veracidade de seus sintomas? O paciente com sintomas somáticos desconcerta o médico, desafiando-o a sair de sua zona de conforto e lançar mão de um outro repertório, não médico, muito mais amplo. Como prosseguir? O passo seguinte é escutar o paciente com atenção. Nesse caso, escutar significa examinar o discurso para além das queixas formais, manifestas, na direção de reconhecer algo ligado ao sofrimento que se encontra latente, não dito. Para essa abordagem, pode-se programar uma consulta com o objetivo de rever junto com o paciente todo o percurso da investigação clínica escutando agora os comentários do paciente de forma não apenas técnica, senão com curiosidade, abertura e continência. Passar a limpo a história da doença, mostrando o que foi descoberto, o que falta esclarecer, os sintomas que melhoraram, assim como os que permanecem, é uma maneira de mostrar interesse genuíno pelo paciente e validar seu sofrimento. É muito frequente o paciente não se contentar e, portanto, o colega não deve estranhar que esse procedimento precise ser repetido algumas vezes até que o paciente se sinta efetivamente compreendido. Só nesse momento ele estará pronto para ser encaminhado para o psiquiatra, antes não.

Em um segundo momento, a consulta psiquiátrica é introduzida como parte da própria investigação. É importante que o médico permaneça disponível como referência do paciente até ele vincular com o psiquiatra, depois como consultor da especialidade ou, inclusive, como coordenador do tratamento multidisciplinar – se for o caso.

QUAL O MANEJO DO PACIENTE COM SINTOMAS SOMÁTICOS NA INTERCONSULTA PSIQUIÁTRICA?

Inicialmente, como é costumeiro, o psiquiatra interconsultor acolhe o paciente, a família e a equipe multidisciplinar que o acompanha levando em consideração a especificidade do contexto institucional no qual todos estão inseridos. Para realizar um diagnóstico apurado avaliará cada componente do tripé da interconsulta psicodinâmica: paciente – equipe – instituição e como estão funcionando. O psiquiatra deve integrar-se à equipe e acompanhar a investigação clínica da causalidade orgânica dos sintomas, sempre atento e colaborando para evitar manobras invasivas ou intervenções medicamentosas agressivas que possam vir a ser iatrogênicas.

Além da avaliação psiquiátrica de praxe será de fundamental importância mapear as características psicodinâmicas do paciente, apresentando-lhe as variáveis do seu mundo mental. Com cautela, todos os profissionais contribuirão para iniciar o estabelecimento de uma ponte entre as queixas somáticas e a causalidade psíquica, nexo que posteriormente será o cerne do tratamento específico. Após a alta o paciente deve permanecer vinculado ao serviço de origem o tempo necessário até construir um vínculo com o psiquiatra. Não é raro que ainda precise ser acompanhado em várias clínicas, sendo importante a comunicação entre os profissionais envolvidos no atendimento.

CONCLUSÃO

Transtornos somáticos, apesar de não serem tão frequentes quanto outros transtornos psiquiátricos, são responsáveis pela procura incessante por atendimento médico, exames e procedimentos muitas vezes desnecessários. Gastos significativos do sistema de saúde são destinados à investigação clínica e ao tratamento desses pacientes, pois vários deles passam anos pulando entre especialistas sem receber o diagnóstico de um transtorno somático. Esse processo gera um desgaste enorme nos pacientes, nos familiares e nos médicos, contribuindo para a deterioração da relação médico-paciente.

Idosos oferecem um desafio a mais por frequentemente apresentarem inúmeras comorbidades clínicas que podem dificultar a avaliação. As mudanças feitas na nova classificação são especialmente benéficas para esse público, pois levam em consideração mais como o indivíduo lida com a doença do que se os sintomas podem ou não ser explicados por uma condição médica de base. Sempre que houver comprometimento maior que o esperado, muitas queixas, efeitos colaterais atípicos e má evolução do quadro, deve-se pensar na possibilidade de algum transtorno somático. O diagnóstico precoce previne iatrogenia e protege o paciente e médicos de realizarem condutas desnecessárias e medidas extremas. Programas de educação continuada para não psiquiatras podem contribuir para que outros especialistas identifiquem mais precocemente estes quadros e possam conduzir o tratamento de forma mais conservadora.

O tratamento ainda é um desafio para todas as especialidades médicas, pois não existem medicações eficazes específicas e o curso tende a ser crônico. São quadros que exigem muita paciência, dedicação e perseverança, e o objetivo não deve ser a eliminação dos sintomas. Pode-se considerar que houve êxito na evolução quando há melhora da funcionalidade do paciente e diminuição do número de consultas, exames e procedimentos.

Referências

1. Dehoust MC, Schulz H, Härter M, Volkert J, Sehner S, Drabik A, et al. Prevalence and correlates of somatoform disorders in the elderly: Results of a European study. Int J Methods Psychiatr Res. 2017;26(1.).
2. Hilderink PH, Collard R, Rosmalen JG, Oude Voshaar RC. How does ageing affect the impact of medically unexplained symptoms and medically explained symptoms on health-related quality of life? Int J Geriatr Psychiatry. 2014;30(7):737-43.

Leituras Complementares

American Psychiatric, Association. Manual diagnóstico e estatístico de transtornos mentais: DSM-5. 5. ed Porto Alegre: Artmed; 2015.

Andrade L, Walters E, Gentil V, Laurenti R. Prevalence of ICD-10 mental disorders in a catchment area in the city of São Paulo, Brazil. Soc Psychiatry Psychiatr Epidemiol. 2002;37:316-25.

Bartorelli B, Betbedé A. Sintomas somáticos e transtornos relacionados. In: Castro Humes E, Bergamini Vieira ME, Fráguas Júnior R, editors. Psiquiatria interdisciplinar. Barueri, São Paulo: Manole; 2016. p. 210-20.

Bass C, Glase D. Early recognition and management of fabricated or induced illness in children. Lancet. 2014;383:1412-21.

Bollas Ch. Hysteria. São Paulo: Escuta; 2000.

Catani J. Histeria, transtornos somatoformes e sintomas somáticos: as múltiplas configurações do sofrimento psíquico no interior dos sistemas classificatórios. J Psicanal. 2014;47(86):115-34.

Duddu V, Isaac MK, Chaturvedi SK. Alexithymia in somatoform and depressive disorders. J Psychosom Res. 2003;54(5):435-8.

Eikelboom EM, Tak LM, Roest AM, Rosmalen JGM. A systematic review and meta-analysis of the percentage of revised diagnoses in functional somatic symptoms. J Psychosom Res. 2016;88:60-7.

Feinstein A. Conversion disorder: advances in our understanding. CMAJ. 2011;183(8):915-20.

Fleming AM, Eisendrath SJ. Somatic symptom and related disorders: factitious disorders. In: Kay JA, Lieberman MB, Riba MB, editors. Psychiatry. 4th ed. Chichester (UK): John Wiley & Sons; 2015.

Gabbard GO. Psiquiatria psicodinâmica na prática clínica. Porto Alegre: ArtMed; 2016.

Gabbard GO. Tratamento dos transtornos psiquiátricos. Porto Alegre: ArtMed; 2009.

Goldberg DP, Reed GM, Robles R, Bobes J, IglesiasC, Fortes S, et al. Multiple somatic symptoms in primary care: a field study for ICD-11 PHC, WHO's revised classification of mental disorders in primary care settings. J Psychosom Res. 2016;91:48-54.

Irwin MR, Bursch B. Factitious disorder imposed on self (Munchausen syndrome). Waltham, MA: UpToDate Inc. [citado 24 abr. 2018]. Disponível em: https://www.uptodate.com/contents/factitious-disorder-imposed-on-self-munchausen-syndrome/print 3/24.

Kallivayalil RA, Punnoose VP. Understanding and managing somatoform disorders: making sense of non-sense. Indian J Psychiatry. 2010;52(Suppl 1):S40-45.

Katz J, Rosenbloom BN, Fashler S. Chronic pain, psychopathology, and DSM-5 somatic symptom disorder. Can J Psychiatry. 2015;60(4):160-7.

Kirmayer LJ, Robbins JM, Paris J. Somatoform disorders: personality and the social matrix of somatic distress. J Abnormal Psychol. 1994;103(1):125-36.

Kleinstäuber M, Witthöft M, Steffanowski A, Van Marwijk H, Hiller W, Lambert MJ. Pharmacological interventions for somatoform disorders in adults in Cochrane Database of. Syst Rev. 2014;(11):CD010628.

Koelen JA, Houtveen JH, Abass A, Luyten P, Eurelings-Bontekoe EH, Van Broeckhuysen-Kloth SA, et al. Effectiveness of psychotherapy for severe somatoform disorder: meta-analysis. Br J Psychiatry. 2014;204(1):12-9.

Kroenke K. Efficacy of treatment for somatoform disorders: a review of randomized controlled trials. Psychosom Med. 2007;69(9):881-8.

Kroenke K, Spitzer RL, Williams JB, Löwe B. The patient health questionnaire somatic, anxiety, and depressive symptom scales: a systematic review. Gen Hosp Psychiatry. 2010;32(4):345-59.

Kurlansik SL, Maffei MS. Somatic symptom disorder. Am Fam Physician. 2016;93(1):49-54.

Levenson JL. Somatic symptom disorder: Epidemiology and clinical presentation. Waltham, MA: UpToDate Inc. [citado 24 abr. 2018]. Disponível em: https://www.uptodate.com/contents/somatic-symptom-disorder-epidemiology-and-clinical-presentation/print.

Levenson JL. Psychological factors affecting other medical conditions: Clinical features, assessment, and diagnosis. Waltham, MA: UpToDate Inc. [citado 24 abr. 2018]. Disponível em: https://www.uptodate.com/contents/illness-anxiety-disorder-epidemiology-clinical-presentation-assessment-and-diagnosis/print 1/17.

Mackinnon RA, Michels R, Buckley PJ. A entrevista psiquiátrica na prática clínica. 2. ed Porto Alegre: Artmed; 2008. p. 379-89.

Pringsheim T, Edwards M. Functional movement disorders: five new things. Neurol Clin Pract. 2017;7:141-7.

Quinodoz JM. Ler freud. Porto Alegre: Art Med; 2007.

Sadock BJ, Sadock VA, Ruiz P. Kaplan and Sadock's synopsis of psychiatry: behavioral sciences/clinical psychiatry. 11th ed. London: Wolters Kluwer; 2014. p. 2946-3198.

Sheehan B, Banerjee S. Review: somatization in the elderly. Int J Geriatr Psychiatry. 1999;14(12):1044-9.

Stone J. Conversion disorder in adults: epidemiology, pathogenesis, and prognosis. Waltham, MA: UpToDate Inc. [citado 24 abr. 2018]. Disponível em: https://www.uptodate.com/contents/conversion-disorder-in-adults-epidemiology-pathogenesis-and-prognosis/print 1/11.

Tófoli LF, Andrade LH, Fortes S. Somatização na América Latina: uma revisão sobre a classificação de transtornos somatoformes, síndromes funcionais e sintomas sem explicação médica. Rev Bras Psiquiatr. 2011;33(Suppl 1):S59-80.

Yutzy SH. Somatic symptom and related disorders: somatic symptom disorder, illness anxiety disorder, and conversion disorder. In: Kay JA, Lieberman MB, Riba MB, editors. Psychiatry. 4th ed. Chichester (UK): John Wiley & Sons; 2015.

ESQUIZOFRENIA NO PACIENTE IDOSO

24

Walter Barbalho Soares / Maria Alice Scardoelli / Helio Elkis

INTRODUÇÃO

Emil Kraepelin foi o responsável pela pioneira descrição do quadro clínico da *Dementia Praecox*, a partir da observação de pacientes jovens que, após um período psicótico, sofriam "enfraquecimento psíquico", correspondendo ao que hoje chamamos de sintomatologia residual (em geral, inclui déficit cognitivo e afetivo-volitivo). Na classificação kraepeliniana dos transtornos mentais, a *Dementia Praecox* ocupava uma posição intermediária, porém totalmente distinta dos quadros considerados "exógenos", como as demências senis, e daqueles considerados "endógenos", como a insanidade maníaco-depressiva e a paranoia[1].

Kraepelin também foi um dos primeiros pesquisadores clínicos a admitir a possibilidade do início de quadros psicóticos não afetivos em indivíduos de meia-idade e em idosos. Reportou início após os 30 anos de idade em cerca de um terço dos seus pacientes. Além disso, também estudou indivíduos com quadro clínico marcado por importante paranoia, ideias delirantes, sem comprometimento importante do afeto e relativa preservação de funcionamento cognitivo, ao que denominou *Paraphrenia*[2,3]. Tanto Kraepelin quanto seus seguidores não consideravam que a *Paraphrenia* só poderia ocorrer em indivíduos mais velhos, tanto que caracterizavam a *Dementia Praecox* e a *Paraphrenia* como faces de uma mesma doença[3].

Entre 1908 e 1911, Manfred Bleuler rebatizou a Demência Precoce com o nome de "Esquizofrenia" e, embora a considerasse uma entidade clínica heterogênea ("grupo das esquizofrenias") procurou, para melhor definir seu diagnóstico, hierarquizar alguns dos seus sintomas. Assim, Bleuler definiu como fundamentais, ou específicos da esquizofrenia, sintomas, como desorganização do pensamento, embotamento afetivo, autismo e ambivalência, enquanto considerava outros sintomas "acessórios", ou seja, não específicos, e que poderiam ocorrer em outros transtornos. Entre os sintomas acessórios, encontravam-se delírios, alucinações e sintomas catatônicos[1].

Bleuler examinou 126 pacientes que iniciaram a doença após os 40 anos de idade; desses 4% tiveram início após os 60 anos[4]. Por volta de 50% desses indivíduos com início da doença após os 40 anos apresentavam quadros clínicos semelhantes aos de início em adultos jovens[3,4].

No início dos anos 1950, Roth adota o termo "Parafrenia Tardia" para o quadro clínico iniciado após 60 anos de idade, caracterizado por delírios paranoides e alucinações com preservação cognitiva e afetiva, de maneira a tentar diferenciar da esquizofrenia crônica e aproximar do quadro descrito por Kraepelin anteriormente[3,4]. Chama a atenção o fato de Kraepelin não ter restringido o diagnóstico de *Paraphrenia* a uma determinada idade de início e, posteriormente, com o passar do tempo, esse termo foi caindo em desuso[4].

A classificação diagnóstica continuou sendo discutida e modificada com a criação dos manuais de classificação. Os critérios diagnósticos da primeira edição do Manual de Diagnóstico e Estatística das Doenças Mentais (DSM-1) da Associação Psiquiátrica Americana de 1952, usou o termo "Reação psicótica involucional", que incluía ideação paranoide e quadros relacionados ao humor, como a depressão psicótica. No DSM-2 (1968), os quadros afetivos foram separados dos quadros psicóticos puros, por meio da respectiva nomenclatura, "estado paranoide involutivo (parafrenia involucional)" e "melancolia involucional". A presença de alterações importantes do pensamento distinguia tais quadros da esquizofrenia. Em ambos os casos, não havia restrição quanto à idade de início do quadro clínico[3].

Em 1980, o DSM-3 definiu 40 anos como a idade limite para se estabelecer o diagnóstico de esquizofrenia, mas essa restrição de idade foi abolida a partir do DSM-3-R, bem como na 9ª edição da

Classificação Internacional de Doenças (CID-9) que, por sinal, também incluía a parafrenia tardia. De maneira que desde então, nos manuais diagnósticos, os casos que preenchem critério para o diagnóstico de esquizofrenia, independentemente da idade, devem receber tal diagnóstico, ou seja, pertencendo à mesma categoria[4].

Em contradição aos critérios diagnósticos anteriormente citados, o International Late-Onset Schizophrenia Group considerou que de acordo com a observação clínica e as publicações científicas, haviam evidências suficientes para o reconhecimento de duas classificações quanto à idade de início de quadros de Esquizofrenia em adultos. Em 2000, o grupo publicou um consenso em que propôs que os pacientes com diagnóstico de esquizofrenia, com início do quadro clínico após os 40 anos de idade, seriam classificados como apresentando esquizofrenia de início tardio (EIT) e aqueles com início após os 60 anos seriam classificados como apresentando psicose de início muito tardio tipo-esquizofrenia[4]. Apesar disso, as possíveis diferenças entre os quadros clínicos de início em adultos jovens, de início tardio e de início muito tardio ainda são motivos de longos debates na literatura[5]. Algumas pesquisas tratam tais indivíduos, com início após os 40 anos, como um grupo isolado, o que dificulta a análise e especificação dos dados[4].

EPIDEMIOLOGIA

Nos últimos anos, a população idosa tem crescido de maneira considerável no mundo, inclusive no Brasil, e a tendência ao envelhecimento da população vem se consolidando cada vez mais. Dados do último censo do Instituto Brasileiro de Geografia e Estatística (IBGE), realizado em 2010, mostram que as pessoas com 60 anos ou mais somam cerca de 21 milhões e, em comparação ao censo realizado em 1991, quando tal população atingia por volta de 11 milhões, verifica-se que o número de idosos no Brasil duplicou em 20 anos[6].

Com o aumento da expectativa de vida, mais indivíduos com esquizofrenia estão vivendo por mais tempo do que no passado recente[6]. Até 2025, o número de pessoas no mundo com o diagnóstico de esquizofrenia com mais de 55 anos deverá dobrar, atingindo cerca de um milhão de pessoas, o que equivale a um quarto do total de pessoas com o diagnóstico[5,7]. Em 2050, o número de pessoas com 60 anos ou mais com o diagnóstico de esquizofrenia irão somar um número algo em torno de 10 milhões de pessoas[5].

Nos países desenvolvidos atualmente, é possível observar a convivência de duas diferentes gerações vivendo com esquizofrenia. Uma delas é o grupo mais idoso, em geral com 75 anos ou mais, os quais foram tratados por meio de modelos antigos de cuidado (por exemplo, ausência de diagnóstico ou tratamento precoce, medicações com importantes efeitos colaterais que limitavam a funcionalidade, intervenções multidisciplinares insuficientes), tendo como consequência institucionalização por longos anos, muitas vezes sem retorno à comunidade[5]. No entanto, outro grupo de faixa etária entre 55 e 74 anos, no qual os pacientes foram submetidos às intervenções mais modernas, teve menos internações, sendo exposto a um modelo de serviço mais focado nas necessidades pessoais e promoção de autonomia[5].

A prevalência geral de esquizofrenia na faixa etária de 45 a 64 anos varia entre 0,6 e 1,0%[2,7,8] e de 0,1 a 0,92% nos indivíduos com mais de 65 anos[2,7-9]. Estima-se que entre 14,8 e 36,4% dos pacientes com esquizofrenia começaram a apresentar sintomas após os 40 anos de idade[5,4,10-13]. Quanto à incidência, os dados são mais escassos; em 1975, estudo feito no Reino Unido demonstrou a incidência de 10 a 15 casos em homens/100.000/ano e 20 a 25 em mulheres[14]. Se considerarmos apenas os indivíduos com diagnóstico de psicose de início muito tardio tipo esquizofrenia, a incidência foi de 17 a 24/100.000/ano[15]. Copeland *et al.*, em 1998, estabeleceram que a incidência de Esquizofrenia de Início Tardio é de 12.6/100.000/ano[16].

O gênero feminino representa o maior fator de risco descrito na literatura; a razão entre os sexos pode chegar a 7:1, e tal diferença tende a ser maior com o aumento da idade[4,8]. Outro fator de risco bastante debatido na literatura é o comprometimento sensorial, principalmente o auditivo[4,8]. Em relação aos aspectos genéticos, o risco é menor em familiares de pacientes com psicose de início muito tardio, quando comparados àqueles que iniciaram o quadro mais precocemente. Já nos pacientes com EIT, a carga genética é semelhante àquela com os adultos jovens[4]. As personalidades esquizoides ou paranoides também são consideradas fatores de risco[4,8]. Os funcionamentos ocupacional, social e educacional estão menos comprometidos nos pacientes com quadros de início tardio do que os de início em outras faixas etárias[4].

QUADRO CLÍNICO

A esquizofrenia do início tardio apresenta um quadro clínico semelhante àquele observado nos pacientes de início típico, mas há importantes diferenças. De maneira geral, os sintomas positivos são qualitativamente semelhantes, mas, na maioria dos casos, são menos intensos; as alucinações visuais, olfatórias e táteis são mais frequentes, mas as auditivas continuam sendo as mais importantes; além disso, também há menos comprometimento das funções executivas[4,7]. Os sintomas negativos não dominam o quadro clínico nos indivíduos com início tardio, apresentando menor gravidade em termos de embotamento e, além disso, a intensidade e a frequência são menores quando comparados aos quadros de início típico[3,4,7].

Nos quadros de início muito tardio (acima dos 60 anos de idade), os delírios persecutórios/ideias persecutórias são ainda mais prevalentes, assim como as alucinações visuais, olfativas e táteis[7]. Os sintomas negativos e os distúrbios formais do pensamento praticamente não são encontrados nessa faixa etária[3,4,7]. À medida que a idade aumenta, menor é a magnitude dos transtornos formais do pensamento (desorganização, desagregação).

A presença de sintomas negativos em idosos com esquizofrenia apresenta grande variabilidade e um observacional de quatro anos mostrou que 44% dos pacientes podiam apresentar tais sintomas[17]. Em uma amostra de idosos com esquizofrenia, em que 40% apresentavam sintomas negativos, foi observado que após exclusão de possíveis causas secundárias desses sintomas, essa porcentagem caiu para 20%[18]. Assim, ao contrário do que se acreditava anteriormente, os sintomas negativos não dominam o quadro clínico nos pacientes com mais de 60 anos e, inclusive, podem flutuar ao longo do tempo.

De maneira geral, são pessoas de contato difícil, com pouca ou nenhuma crítica do seu estado mórbido. Muitas vezes, os familiares/amigos rechaçam o contato, agindo com intolerância quanto às queixas do paciente. Devido a tais questões, deve-se ter muito cuidado com as palavras e atitudes durante a entrevista para que o paciente se sinta confortável para falar sobre o seu estado mental. Acolher o sofrimento com empatia é essencial para o estabelecimento de uma boa relação com o paciente (Tabela 24.1).

EVOLUÇÃO, CURSO E PROGNÓSTICO

Comprometimento cognitivo no paciente com esquizofrenia

A discussão sobre o curso do comprometimento cognitivo no paciente com diagnóstico de esquizofrenia ocorre desde o início da sua descrição. Kraepelin denominou o quadro de *dementia praecox*, pois acreditava se tratar de um quadro crônico deteriorante, começando no início da vida adulta, evoluindo com piora (sintomática, neurocognitiva e funcional) gradual[19]. Já Bleuler, discordava dessa descrição anterior, ao observar que a maioria dos pacientes tinha apenas um moderado comprometimento após o primeiro

TABELA 24.1 Comparações entre as características marcantes da esquizofrenia de início tardio (EIT) e a de início muito tardio tipo esquizofrenia

	Esquizofrenia de início tardio (EIT)	Início muito tardio tipo esquizofrenia
Gênero	Preponderância no feminino	Preponderância ainda maior no feminino (7:1)
Genética	Semelhante aos quadros de início típico	Menor risco em familiares (menor carga genética)
Alucinações	Alucinações visuais, olfatórias e táteis são mais frequentes. Auditivas continuam sendo as mais importantes	Alucinações visuais, olfativas e táteis são mais prevalentes. Auditivas diminuem de importância
Delírios	Semelhante aos quadros de início típico	Delírios persecutórios/ideias persecutórias mais prevalentes
Alterações formais do pensamento	Menos prevalentes em relação aos quadros de início típico	Praticamente não são encontrados
Sintomas negativos	Menos prevalentes/intensos em relação aos quadros de início típico	Praticamente não são encontrados
Comorbidades	Sem associação	Maior associação (AVC, neoplasias etc.)
Mortalidade	Sem associação	Maior mortalidade

Baseado em Colijn *et al*. 2015; Howard *et al*. 2000; Lanoutte *et al*.[2].

episódio psicótico (PEP), de modo que a esquizofrenia seria uma "encefalopatia estática", caracterizada por um dano inicial (no PEP, ou até mesmo antes dos sintomas), mantendo-se ao longo da vida do paciente[19]. Hoje, sabemos que tais hipóteses de curso não são excludentes, havendo pacientes com diferentes formas de evolução.

A evolução do comprometimento na esquizofrenia é heterogênea, variando desde indivíduos de alto funcionamento até os que rapidamente desenvolvem quadros deteriorantes, com grande prejuízo já no PEP, e aqueles que rapidamente acabam institucionalizados. O PEP é um momento importante na trajetória cognitiva do paciente com diagnóstico de esquizofrenia, pois uma parte desses indivíduos tem declínio inicial e evolui estável ao longo da sua evolução, sem comprometimento significativo; esses são os de melhor prognóstico. Outra parte desses pacientes possui uma perda inicial no PEP e continua tendo um modesto declínio cognitivo ao longo da vida, levando ao baixo funcionamento. Há, ainda, aqueles que, de maneira semelhante ao grupo anterior, têm perda cognitiva significativa no PEP, mas ao longo da vida apresentam um declínio cognitivo mais rápido[20-22].

No idoso com esquizofrenia de início típico, a maioria dos pacientes não apresenta declínio cognitivo acelerado, mas, em boa parte desses pacientes, a trajetória cognitiva é bastante instável, com risco aumentado de declínio cognitivo acelerado[22]. Outro importante momento na trajetória cognitiva do paciente com esquizofrenia é quando os pacientes chegam aos 65 anos, pois nessa idade o declínio cognitivo volta a acelerar, principalmente naqueles que passaram algum tempo institucionalizados[20,23-25] (Figura 24.1).

O perfil do comprometimento cognitivo no paciente com esquizofrenia aproxima-se bastante daquele encontrado no envelhecimento normal, impactando vários domínios cognitivos, porém de maneira mais rápida e mais precoce, quando comparados aos indivíduos com envelhecimento normal. Alguns estudos chegam a relatar 30 anos de desvantagem em testagem cognitiva/funcional ou com demência de Alzheimer[25,26].

Os principais domínios cognitivos que apresentam comprometimento são, por ordem de magnitude, a velocidade de processamento psíquico, a memória episódica/trabalho e o funcionamento executivo, apesar de tais domínios poderem estar comprometidos em outras condições médicas[25]. As atividades básicas da vida diária são as mais preservadas ao longo desse curso, ao contrário das atividades instrumentais, as quais vão apresentando déficits associados às mudanças cognitivas, porém de maneira nos pacientes com esquizofrenia[25,26].

Pacientes resistentes ao tratamento com antipsicóticos apresentam comprometimento cognitivo e funcional de evolução mais rápida[25] e, com isso, é possível fazer a hipótese de que os indivíduos com esquizofrenia apresentam envelhecimento cerebral acelerado e exagerado[25].

Ao se comparar indivíduos com esquizofrenia aqueles com demência de Alzheimer, podemos observar algumas importantes diferenças, tanto do ponto de vista clínico, quanto em relação aos aspectos biológicos. Na esquizofrenia, não ocorre o esquecimento rápido de novas informações que é tão característico da demência de Alzheimer e do comprometimento cognitivo leve (CCL)[25]. Os pacientes com demência de Alzheimer apresentam maior motivação ao serem submetidos às testagens cognitivas, melhor desempenho em testes de nomeação e de praxia, bem como melhor nível educacional, quando comparados aos indivíduos com esquizofrenia[26].

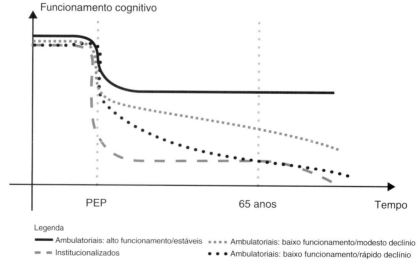

FIGURA 24.1 A relação entre funcionamento cognitivo ao longo da vida e a idade de pacientes com esquizofrenia. PEP: Primeiro episódio psicótico.

A presença do diagnóstico de esquizofrenia aumenta em mais de duas vezes o risco do desenvolvimento de demência; tal risco não pode ser explicado apenas pelos fatores conhecidos de risco para demência[27]. Aparentemente, esse comprometimento cognitivo e funcional com magnitude de síndrome demencial se deve à própria esquizofrenia, apesar de boa parte dos pacientes também desenvolver demência de Alzheimer.

Marcadores biológicos

Albertini, *et al.* demonstraram importante redução global de todas as frações αβ (alfa-beta) no liquor e a associação entre o nível dessa fração αβ (alfa-beta) 1-40 e a cognição global (mensurada por miniexame do estado mental – MEEM)[28].

Em uma revisão sistemática que analisou 14 estudos, não foi encontrada diferença estatisticamente significante entre os níveis de αβ (alfa-beta) dos pacientes com esquizofrenia em comparação aos dos controles, ou em relação aos de indivíduos com outras doenças mentais. Quanto aos níveis de αβ (alfa-beta) cortical, os pacientes com esquizofrenia apresentaram tais níveis mais baixos ao serem comparados aos com demência de Alzheimer[27]. Também não houve associação entre os níveis de αβ (alfa-beta) e o comprometimento cognitivo nos pacientes com esquizofrenia[27].

Prognóstico: comorbidades e mortalidade

Vários são os possíveis fatores de risco para o comprometimento cognitivo no paciente com esquizofrenia; entre eles, o aumento da idade e o nível educacional são os mais relacionados[23]. Classicamente, os sintomas negativos são relacionados ao maior risco da evolução para o comprometimento cognitivo, porém estudos mais recentes também relacionaram os sintomas positivos, assim como a gravidade dos sintomas psicóticos em geral[23]. Outros fatores de risco são institucionalização, recorrência de sintomas psicóticos, persistência de sintomas resistentes ao tratamento e o comprometimento da saúde física[20-23,29-31].

Comparados aos idosos saudáveis, idosos com esquizofrenia têm índices mais altos de várias comorbidades clínicas, por exemplo: insuficiência cardíaca congestiva (ICC), doença pulmonar obstrutiva crônica (DPOC), câncer e hipotireoidismo[5,32]. Devemos lembrar que indivíduos com esquizofrenia, não importa a idade, têm alta prevalência de doenças cardiovasculares, diabetes e síndrome metabólica[5]. Trata-se de uma população idosa em risco para múltiplas comorbidades clínicas limitantes, que necessitam de cuidado contínuo e tratamento precoce. De maneira geral, os custos, a presença de comorbidades, o tratamento inadequado e a não detecção de tais comorbidades são maiores em indivíduos com esquizofrenia[5]. Por isso, a melhora na comunicação interna da equipe de cuidados, como também com os próprios pacientes, podem modificar tal prognóstico, além de atuar como atividades preventivas[5].

A mortalidade em idosos com esquizofrenia continua mais alta do que na população em geral, o que se dá, na maior parte dos casos, devido às causas naturais, mais em homens e sem associação ao diagnóstico, à idade de início do quadro clínico ou ao uso de antipsicóticos[25]. As causas ou os mecanismos para explicar tal associação ainda são pouco entendidos. Apesar de o índice de suicídio e de acidentes ter aumentado ao longo dos últimos anos nos idosos com esquizofrenia, a maior parte das mortes ocorre devido a causas naturais[5,33,34]. Tal aumento de mortalidade pode também ser devido a fumo, abuso de substâncias psicoativas e não adesão ao tratamento das comorbidades clínicas[5,33,34].

A remissão dos sintomas psicóticos

Por boa parte do século XX, de Kraepelin ao DSM-3, a remissão dos sintomas psicóticos em indivíduos com esquizofrenia era vista como algo improvável, com taxas abaixo de 20%[5]. Recentemente, alguns estudos com indivíduos idosos com esquizofrenia vivendo na comunidade, reportaram taxas de remissão próximas a 50% naqueles com quadros de início em idade típica[5,35,36], e de 54% naqueles com EIT[37], as quais foram acima da taxa de 29% encontrada em uma população da comunidade que incluiu pacientes institucionalizados, com quadros psicóticos de início tardio[5,38] e 25% em outra amostra que considerou idosos com mais de 55 anos[5,39].

Esses dados citados anteriormente confrontam a ideia anterior de que a esquizofrenia no paciente idoso é uma entidade clínica estável, ou apenas um estágio final imutável de um processo patológico. Atualmente, podemos almejar uma trajetória ideal para esses indivíduos, a qual deve ser o objetivo do tratamento e da reabilitação, em que o paciente vem de um quadro sintomático, passando da remissão (recuperação sintomática) para a integração na comunidade (recuperação funcional), chegando até o envelhecimento saudável (promoção global de saúde)[5]. Indivíduos idosos com esquizofrenia pontuam menos do que controles em escalas que medem a integração funcional/social na comunidade na qual eles estão inseridos. Apesar disso, essa integração/funcionalidade não é estática, podendo variar entre boa e ruim, com oportunidades tanto para melhora, quanto para o risco de queda[5].

DIAGNÓSTICO

Critérios diagnósticos

Não existem critérios especiais para EIP ou a EIT; portanto, não são entidades clínicas distintas da esquizofrenia.

Oficialmente, o diagnóstico da esquizofrenia é feito no Brasil de acordo com os critérios da 10ª revisão da Classificação Internacional de Doenças (CID-10; OMS), conforme podemos observar no Quadro 24.1[40].

O diagnóstico de esquizofrenia também pode ser feito de acordo com os critérios da 5ª edição da Classificação Americana dos Transtornos Mentais[41] (Quadro 24.2).

QUADRO 24.1 Critérios diagnósticos de esquizofrenia de acordo com a CID-10[36]

Pelo menos uma das síndromes, sintomas e sinais listados (1) a seguir ou pelo menos dois dos sintomas listados em (2) devem estar presentes pela maior parte do tempo durante um episódio de doença psicótica que dure pelo menos um mês (ou por algum tempo durante a maioria dos dias):

(1) Pelo menos um dos seguintes deve estar presente:
(a) eco do pensamento, inserção ou roubo do pensamento ou irradiação do pensamento
(b) delírios de controle, influência ou passividade, claramente referindo-se ao corpo ou aos movimentos dos membros ou a pensamentos, ações ou sensações específicas; percepção delirante
(c) vozes alucinatórias comentando o comportamento do paciente ou discutindo entre elas sobre o paciente ou outros tipos de vozes alucinatórias vindo de alguma parte do corpo
(d) delírios persistentes de outros tipos que sejam culturalmente inapropriados e completamente impossíveis (por exemplo, ser capaz de controlar o tempo ou estar em comunicação com alienígenas)
(2) Ou pelo menos dois dos seguintes:
(a) alucinações persistentes, de qualquer modalidade, quando ocorrendo todos os dias, por pelo menos um mês, quando acompanhadas por delírios (os quais podem ser superficiais ou parciais), sem conteúdo afetivo claro ou quando acompanhadas por ideias superestimadas persistentes
(b) neologismos, interceptações ou interpolações no curso do pensamento, resultando em discurso incoerente ou irrelevante
(c) comportamento catatônico, como excitação, postura inadequada, flexibilidade cérea, negativismo, mutismo e estupor
(d) sintomas "negativos", como: apatia marcante, pobreza de discurso, embotamento ou incongruência de respostas emocionais (deve ficar claro que estes sintomas não são decorrentes de depressão ou medicação neuroléptica)

QUADRO 24.2 Critérios diagnósticos de esquizofrenia de acordo com o DSM-5[37]

A. Dois ou mais dos seguintes, cada um presente por um período significativo de tempo durante o período de um mês (ou menos, se tratado com sucesso). Pelo menos um dos sintomas deve ser (1) (2) ou (3)
(1) Delírios
(2) Alucinações
(3) Discurso desorganizado (por exemplo, frequentes descarrilamentos ou incoerência)
(4) Conduta muito desorganizada ou catatônica
(5) Sintomas negativos (isto é, diminuição da expressão emocional ou avolição)
B. Por um período significante de tempo desde o início do transtorno, o nível de funcionamento em áreas como trabalho, relações interpessoais ou autocuidados está marcadamente abaixo ao daquele anteriormente alcançado antes do início do transtorno
C. Sinais persistentes do transtorno persistem por, pelo menos, seis meses. Esse período de seis meses deve incluir, no mínimo, um mês de sintomas que preenchem o critério A (a menos que tratados com sucesso) e podem incluir períodos de sintomas prodrômicos ou residuais. Durante tais períodos de sintomas prodrômicos ou residuais, os sinais do transtorno podem se manifestar somente com sintomas negativos ou por dois ou mais sintomas listados no Critério A, presentes de forma atenuada (por exemplo, crenças bizarras, experiências perceptivas estranhas)
D. O transtorno esquizoafetivo e a depressão uni ou bipolar com sintomas psicóticos têm que ser descartados devido a 1) Não ocorrência de nenhum episódio depressivo ou maníaco durante a fase ativa da doença ou 2) Se os episódios de humor ocorreram durante a fase de sintomas ativos, sua duração total foi breve em relação aos períodos ativos e residual da doença.
E O transtorno não pode ser atribuído aos efeitos fisiológicos de uma substância (por exemplo, abuso de drogas ou medicações) ou devido a uma outra condição médica
F. Se houve história de transtorno do espectro autista ou um distúrbio da comunicação de início na infância, o diagnóstico adicional de esquizofrenia é feito somente se delírios ou alucinações estiverem presentes de forma proeminente, assim como outros sintomas da esquizofrenia, por um período mínimo de um mês (ou menos, se tratados com sucesso)

Subtipos de esquizofrenia

Desde o princípio, a heterogeneidade clínica foi identificada como uma das principais características da esquizofrenia. Bleuler, já no começo do século XX, preferiu chamar a esquizofrenia de "grupo das esquizofrenias". A CID-10 descreve cinco subtipos principais da esquizofrenia: paranoide (o mais comum), hebefrênica, catatônica, indiferenciada e residual. No entanto, devido ao fato de os subtipos apresentarem pouca estabilidade diagnóstica durante o tempo, não apresentarem agregação familiar e nem valor prognóstico, o DSM-5 os aboliu, substituindo-os pelas chamadas dimensões psicopatológicas da esquizofrenia (positiva, negativa, desorganizada, de ansiedade, depressiva, maníaca e cognitiva), que têm demonstrado validade e que permitem avaliação da gravidade[42].

DIAGNÓSTICO DIFERENCIAL

Muitas vezes, o diagnóstico diferencial dos quadros psicóticos em idosos pode ser desafiador, pois além das causas primárias (esquizofrenia de início típico que persiste ao longo da vida do paciente, EIT, psicose de início muito tardio tipo esquizofrenia e transtorno delirante persistente), eles também podem ocorrer devido a outros transtornos mentais[7].

Assim é necessário realizar boa anamnese, bem como fazer um apurado exame físico, porque algumas condições médicas sérias podem manifestar-se, inicialmente, como quadros psiquiátricos. Não há sinal patognomônico para distinguir facilmente um transtorno psiquiátrico primário de uma alteração psicótica secundária a outra condição médica geral. Assim, primeiramente devemos descartar eventuais causas orgânicas subjacentes para só então fecharmos a hipótese de transtorno psiquiátrico. Dessa forma, são fundamentais a história e o exame físico e, especialmente no paciente idoso, a inclusão de coleta de dados e informações com familiares e/ou pessoas de sua convivência diária.

Delirium

Sempre deve ser excluído, pois ele pode se apresentar com sintomas psicóticos, associados a importante agitação psicomotora, principalmente no *delirum* hiperativo. São fatores predisponentes: síndromes demenciais, comprometimento funcional, comorbidades clínicas ou doenças graves, uso de álcool e idade maior do que 74 anos[43]. São fatores precipitantes: medicamentos psicotrópicos, sedativos ou hipnóticos, uremia, coma[43] e, por isso, a exclusão de causas orgânicas se faz essencial no diagnóstico diferencial dos sintomas psicóticos.

Demência

A presença de sintomas psicóticos em idosos com demência varia de 10 a 60%[44,45], sendo maior em indivíduos institucionalizados e em quadros demenciais avançados (moderados e graves)[46].

Com relação aos tipos de demências, os pacientes diagnosticados com demência de Alzheimer apresentam maior frequência de sintomas psicóticos, quando foram comparados aos diagnosticados com demências com outras etiologias, como a demência vascular e a demência frontotemporal[47]. Os sintomas psicóticos, principalmente as alucinações, são características de outros tipos de doenças neurodegenerativas, como a demência por corpúsculos de Lewy e a doença de Parkinson.

Na demência de Alzheimer, os sintomas psicóticos são relacionados aos déficits cognitivos de longa duração, especialmente quando envolvem a memória. As alucinações nos pacientes com demência de Alzheimer tendem a ser visuais, os delírios possuem conteúdo mais simples, ou não bizarros (sendo o de roubo, o mais comum). Em casos muito graves da doença, a presença de sintomas psicóticos aparenta diminuir consideravelmente (possivelmente devido ao importante comprometimento da linguagem)[7].

Na demência de Lewy, as alucinações visuais são bem formadas, com detalhes e com conteúdo nem sempre negativo (alucinações envolvendo pessoas, criança ou animais) e recorrente. Trata-se de uma das manifestações principais, juntamente com flutuações cognitivas com variações acentuadas na atenção e no estado de alerta e o parkinsonismo espontâneo[48,49].

Devido à necessidade de se excluir o diagnóstico de síndrome demencial, o rastreio para tal quadro precisa ser realizado. Por isso, faz-se necessária a solicitação dos seguintes exames laboratoriais: hemograma completo, concentrações séricas de creatinina, TSH, T4 livre, albumina, enzimas hepáticas, vitamina B12, ácido fólico, cálcio, reações sorológicas para sífilis (VDRL) e anti-HIV (se pré-senil), bem como exames de imagem (tomografia, ressonância magnética) e, em caso dúvida diagnóstica, também neuroimagem funcional (PET e SPECT) ou liquor devem ser solicitados.

Depressão

A associação entre sintomas psicóticos e quadros depressivos é bem estabelecida na literatura. Ter sintomas psicóticos pode levar o indivíduo a desenvolver sintomas depressivos, devido ao sofrimento psíquico que eles podem causar. Além disso, episódios podem ser agravados pelos sintomas psicóticos, e vice-versa, o que pode ter levado os participantes da pesquisa a responderem positivamente quanto à presença de ambos os sintomas. Alterações degenerativas cerebrais também podem ser a origem comum de quadros depressivos e das ideias persecutórias no idoso, levando a tal associação[50,51].

O DSM-5 estabelece que os delírios nos quadros depressivos podem ser congruentes ou não congruentes com o humor[41].

Continuum psicótico

O debate na literatura atrelado ao conceito de *continuum* aplicado à psicose é bastante rico; estima-se que o fenótipo da psicose é cerca de 50 vezes mais prevalente do que a esquizofrenia[52]. Considera-se que a população adulta em geral tenha prevalência de sintomas psicóticos entre 10 e 25%; contudo, apenas uma minoria sofre, verdadeiramente, de uma doença como a esquizofrenia, ou outro transtorno mental, ou ainda de doenças neurodegenerativas, sugerindo que uma porcentagem significativa de indivíduos sem doença clinicamente definida refere experiências alucinatórias e/ou delirantes[53].

Admitir que os sintomas psicóticos possam fazer parte de um *continuum* entre normalidade e doença é possibilitar estudos que investiguem tais sintomas, permitindo identificar indivíduos mais susceptíveis que apresentem risco de fazerem a transição para um estado de psicose clinicamente definida[50,54].

Outros

- Transtorno esquizoafetivo, em que há concomitância entre a fase ativa da doença com as alterações do humor na maior parte do tempo.
- Transtorno delirante, que pode ser diferenciado pela ausência dos demais sintomas de esquizofrenia (delírios, alucinações auditivas ou visuais proeminentes, discurso desorganizado, aplainamento afetivo, comportamento grosseiramente desorganizado ou catatônico, sintomas negativos).
- Transtorno esquizofreniforme e transtorno psicótico breve, cujo tempo de duração do transtorno é menor que seis meses, mas maior que um mês.
- Transtorno da personalidade esquizotípica, transtorno dismórfico corporal, transtorno de estresse pós-traumático, do espectro autista, transtorno obsessivo-compulsivo.

Exames de rastreio importantes para exclusão

Exames laboratoriais e de imagem: necessários não só para avaliar as condições clínicas/de saúde do paciente no momento como para afastar qualquer outra patologia que possa ser comórbida ou produzindo psicopatologia; exame físico e neurológico; hemograma completo; função tireoidiana; função hepática; eletroencefalograma (EEG); presença de substâncias psicoativas na urina; tomografia ou ressonância magnética do crânio; cálcio e cobre séricos; sorologia para sífilis e para HIV; líquido cefalorraquidiano (LCR) eventualmente.

Deve-se estar atento ao uso de outros medicamentos que possam causar sintomas psíquicos, como sintomas depressivos, e alguns que podem propiciar o surgimento de sintomas psicóticos, como antivirais, antibióticos, antiparkinsonianos (especialmente dopa e seus derivados), ansiolíticos, antidepressivos, anticonvulsivantes, corticosteroides, digitálicos e psicoestimulantes (anfetaminas, principalmente).

TRATAMENTO

Tratamento medicamentoso

O tratamento farmacológico da esquizofrenia baseia-se no uso de antipsicóticos, medicamentos antigamente conhecidos como neurolépticos e que basicamente são antagonistas dos receptores dopaminérgicos D_2.

Os primeiros antipsicóticos, conhecidos também como antipsicóticos típicos ou de primeira geração (APG), carregam o maior risco de sintomas extrapiramidais (SEP). Já os antipsicóticos mais modernos, conhecidos como atípicos, ou de segunda geração (ASG), têm menor risco de causar efeitos colaterais extrapiramidais; entretanto, alguns atípicos, especialmente a Clozapina e a Olanzapina, têm maior risco de efeitos colaterais metabólicos, como hiperglicemia, aumento dos níveis de colesterol e triglicérides, bem como aumento do peso corpóreo, elevando o risco de diabetes, síndrome metabólica e doenças cardiovasculares[55-57]. A clozapina pode causar discrasia sanguínea caracterizada por leucopenia, neutropenia e inclusive agranulocitose.

Existem vários algoritmos e diretrizes de tratamento para a esquizofrenia; todos recomendam a monoterapia antipsicótica, visto que não há evidências de eficácia da associação de antipsicóticos em relação à monoterapia. Antes de se concluir que um paciente não respondeu adequadamente ao tratamento, é necessário que o medicamento tenha sido utilizado em doses terapêuticas por, pelo menos, quatro semanas. Se não houver uma resposta adequada, deve-se trocar o antipsicótico, e se o paciente não responder a dois tratamentos antipsicóticos, é considerado portador de esquizofrenia refratária e candidato ao tratamento com Clozapina, o único antipsicótico com eficácia comprovada no tratamento da esquizofrenia refratária[1,55].

Os ASG são mais bem tolerados que os APG e uma metanálise mostrou que que Clozapina, Amissulprida, Olanzapina e Risperidona são superiores ao Haloperidol na eficácia geral[57]. Os antipsicóticos, de modo geral, têm mais efeito sobre os sintomas positivos do que sobre os sintomas negativos da esquizofrenia. O tratamento medicamentoso deve ser mantido a longo prazo, mesmo após o primeiro surto, visto que são altos os índices de recidivas.

A cada passo do tratamento devem ser considerados aspectos, como risco de suicídio, sintomas catatônicos, risco de agitação ou violência, não adesão ao tratamento, sintomas depressivos, abuso de substâncias e efeitos colaterais dos antipsicóticos. Para cada um deles, medidas específicas podem ser tomadas, como a introdução de medicamentos apropriados para o combate aos sintomas dessas manifestações. Os principais antipsicóticos de primeira e de segunda geração estão listados na Tabela 24.2

Particularidades do tratamento medicamentoso no idoso com esquizofrenia

Em idosos, os antipsicóticos devem ser administrados em doses consideravelmente menores que as usuais, devendo o aumento das doses ser efetuado de forma lenta. Pacientes com EIT geralmente requerem doses que correspondem a um quarto ou à metade daquelas administradas para pacientes com menos de 40 anos. Pacientes com início muito tardio (mais de 60 anos) podem requerer 1/10 das doses utilizadas em adultos jovens[4].

TABELA 24.2 Principais antipsicóticos disponíveis, dosagens médias recomendadas e principais efeitos colaterais

Antipsicótico	Doses médias recomendadas (mg/dia)	Principais efeitos colaterais
De primeira geração ("típicos")		
Clorpromazina	100-1.000	Sedação, hipotensão, efeitos anticolinégicos
Haloperidol	2,5-20	SEP
Levomepromazina	100-1.000	Sedação, hipotensão, efeitos anticolinégicos
Penfluridol	20-60 (semanalmente)	SEP
Pimozida	10-30	Aumento do intervalo QTc
Tioridazina	100-800	Aumento do intervalo QTc
Trifluoperazina	2-30	Sedação, SEP
De segunda geração ("atípicos")		
Aripiprazol	5-30	SEP
Clozapina	25-800 (em geral, não passa de 450 mg)	Alterações da crase sanguínea, SM, anticolinérgicos
Lurasidona	40-80	Sonolência, acatisia
Olanzapina	2,5-20	SM
Paliperidona	6-12	Sonolência, taquicardia, hipotensão e elevação da prolactina
Paliperidona injetável de ação prolongada	50, 75, 100, 150/mês	
Quetiapina	25-600	Sedação, SM
Risperidona	0,5-6	SEP, aumento da prolactina, SM

Modificado de Elkis et al., 2011..

SEP: Síndrome extrapiramidal; SM: síndrome metabólica.

Um consenso de especialistas, para orientar a prescrição de antipsicóticos em idosos, publicado em 2004 propôs que a Risperidona é considerada a medicação de primeira linha, seguida de Olanzapina, Aripiprazol e Quetiapina. Foram propostas também recomendações sobre a duração do tratamento, tanto quanto os intervalos de avaliação (uma semana após o início do antipsicóticos, 10 dias depois da mudança na dose; dois meses quando o paciente está estável por, pelo menos, um mês; três meses no tratamento de manutenção); o tempo de espera para a troca de medicação (duas semanas); e a duração do tratamento antes da descontinuação[58] (Tabela 24.3).

Em 2012, uma revisão sistemática com apenas três artigos clínicos randomizados (incluindo, ao todo, 252 indivíduos idosos com mais de 64 anos com esquizofrenia) não encontrou diferenças estatisticamente significantes entre a Risperidona e a Olanzapina, como também na comparação entre Olanzapina e Haloperidol[59] em termos de eficácia desses agentes. Outra revisão semelhante também não encontrou diferenças estatísticas entre os antipsicóticos[60]. Estudos abertos com APG e ASG em indivíduos com diagnóstico de EIT e psicose de início muito tardio tipo esquizofrenia demonstraram melhora de pelo menos 50% no quadro clínico do paciente[5,7].

Pacientes idosos têm maior susceptibilidade aos efeitos colaterais e são mais sensíveis do que os adultos jovens, principalmente quanto às SEP (motoras). Devido à sua alta afinidade por receptores D2, os antipsicóticos típicos também causam sedação e efeitos anticolinérgicos, os quais podem contribuir para a ocorrência de confusão mental e desorientação[5,56,61].

Como foi dito anteriormente, o uso da Clozapina está indicado em casos refratários. Quando consideramos os pacientes idosos, apesar de haver evidência embasando tal uso, o montante é pequeno. Além disso, o maior risco de ocorrência dos efeitos colaterais (hipersalivação, sedação, diminuição do limiar convulsivo) e, particularmente, o de agranulocitose, contribui para limitar o uso nessa faixa etária[7,61].

Menos da metade dos pacientes com psicose de início muito tardio semelhante à esquizofrenia começa o tratamento medicamentoso e menos de um terço permanece no tratamento ou chega até o final do que foi proposto[62]. Uma importante barreira para a aceitação do tratamento com a medicação antipsicótica por pacientes com esse tipo de quadro é o baixo nível de *insight* quanto à existência da doença mental, ou da necessidade de tratamento[62].

Sabe-se que os antipsicóticos atípicos podem aumentar o risco de mortalidade por eventos cardiovasculares em pacientes com demência[63]; entretanto, os dados são conflitantes, particularmente em relação à Risperidona[64]. Não há dados comparativos com antipsicóticos típicos em estudos bem delineados, tampouco se notou esse risco específico em portadores de esquizofrenia até o momento. De fato, os portadores de esquizofrenia já apresentam menor expectativa de vida que a população geral, sendo a principal causa de óbito os eventos cardiovasculares[65,66]. Por isso, no tratamento do paciente idoso, portador de esquizofrenia, é importante o monitoramento rigoroso dos possíveis eventos adversos e o tratamento cuidadoso das comorbidades clínicas, com as devidas mudanças de estilo de vida, incluindo-se alimentação e rotina saudável de atividades físicas compatíveis com a faixa etária.

Particularidades do tratamento não medicamentoso no idoso com esquizofrenia

A remissão completa dos sintomas psicóticos não é comum, mas boa parte dos idosos com esquizofrenia pode alcançar ganhos substanciais no seu nível de bem-estar com o tratamento medicamentoso e multidisciplinar. Atualmente, o maior objetivo do tratamento do paciente idoso com esquizofrenia é promover a

TABELA 24.3 Duração do tratamento com antipsicótico no paciente idoso com diagnóstico de esquizofrenia

Situações	Intervalo
Intervalo de avaliação	
Após início do antipsicóticos	7 dias (Máximo: 14 dias)
Após mudança na dose	10 dias (Máximo: 28 dias)
Após estabilidade clínica na mesma dosagem por um mês	60 dias (Máximo: 90 dias)
No tratamento de manutenção após estabilidade clínica na mesma dosagem por seis meses	90 dias (Máximo: 180 dias)
Resposta inadequada (tempo antes de mudar o antipsicóticos)	14 dias
Duração do tratamento antes de descontinuar o antipsicóticos	Indefinidamente (tentar menor dosagem possível)

Baseado em Alexopoulos *et al*.[53].

sua integração à comunidade e reduzir o impacto dos sintomas psicóticos em sua vida. Esse movimento auxilia na diminuição da intensidade dos sintomas positivos, atenua o comprometimento causado pela psicopatologia da doença, aumenta os índices de remissão geral dos sintomas, além da tentativa na melhora da funcionalidade do paciente[7,67]. Tal integração à comunidade pode ser comprometida por aspectos do paciente (déficits cognitivos, sintomas negativos, transtornos depressivos), ou por aspectos externos, como a dificuldade da ação dos serviços de saúde mental[7].

Ainda não há estudos relevantes avaliando, especificamente, intervenções não farmacológicas em psicoses primárias de início tardio. Apesar disso, sabemos que apenas o tratamento medicamentoso é insuficiente para alcançar a estabilidade e atingir o objetivo citado anteriormente; necessitamos das outras abordagens. De maneira geral, esses tipos de intervenção (psicoterapia, terapia ocupacional, educação física, principalmente) são utilizados para reduzir a intensidade dos sintomas psicóticos; melhorar a aderência e a efetividade do tratamento medicamentoso; auxiliar na integração à comunidade – diminuindo o isolamento social, melhorando a funcionalidade do paciente; estimular abordagens psicossociais de pacientes e familiares; mudanças de estilo de vida; treinamento de manejo de sintomas; treinamento e reabilitação cognitiva[7,55,61]. Tais indicações baseiam-se em estudos com adultos jovens com esquizofrenia e que são "extrapolados" para os pacientes idosos com quadros semelhantes[55,61].

Com relação à neuroestimulação, poucos estudos envolvem apenas a população idosa com esquizofrenia, apesar de boa parte dos pacientes refratários serem idosas. De maneira geral, a eletroconvulsoterapia (ECT) tem eficácia bem estabelecida em diversas faixas etárias de pacientes com esquizofrenia, sendo uma alternativa importante para quadros refratários, ou com quadro clínico grave, principalmente quando envolve catatonia. A associação de ECT com antipsicóticos no tratamento de manutenção de quadros graves e refratários diminui consideravelmente a probabilidade de recaída[61]. A estimulação magnética transcraniana parece poder representar uma alternativa terapêutica, principalmente para alucinações auditivas refratárias, mas não há estudos em populações de idosos com esquizofrenia[61].

Referências

1. Elkis H, Kayo M, Louzã Neto MR, Curátolo E. Esquizofrenia ao longo da vida. In: Forlenza OV, Miguel EC, Editores. Compêndio de clínica psiquiátrica. São Paulo: Editora Manole;. 2011;277-95.
2. Kraepelin E. Dementia praecox and paraphrenia. Chicago: Chicago Medical Books; 1919.
3. Lanoutte NM, Eyler LT, Jeste DV. Late-life pscyhotic disorders: nosology and classification. In: Abou-Saleh MT, Katona C, Kumar A, editors. Principles and practice of geriatric psychiatry. John Wiley & Sons; 2011. p. 591-5.
4. Howard R, Rabins PV, Seeman MV, Jeste DV. The International Late-Onset and Very-Late-Onset Schizophrenia-Like psychosis: An International Consensus. Am J Psychiatry. 2000;157:172-8.
5. Cohen CI, Meesters PD, Zhao J. New perspective on schizophrenia in later life: implications for treatment, policy and research. Lancet Psychiatry. 2015;2:340-50.
6. Instituto Brasileiro de Geografia e Estatística. XII Censo Demográfico. Rio de Janeiro: Instituto Brasileiro de Geografia e Estatística; 2010.
7. Colijn MA, Nitta BH, Grossberg GT. Psychosis in later life: A review and update. Harv Rev Psychiatry. 2015;23(5):354-67.
8. Fields CD, Rabins PV. Schizophrenic disorder and mood-incongruent paranoid states: epidemiology and course. In: Abou-Saleh MT, Katona C, Kumar A, editors. Principles and practice of geriatric psychiatry. John Wiley & Sons; 2011. p. 596-8.
9. Perala J, Suvisaari J, Saarni SI, et al. Lifetime prevalence of psychotic and bipolar disorders in an general population. Arch Gen Psychiatry. 2007;64(1):19-28.
10. Bleuler M. The schizophrenic disorders: long-term patient and family studies. New Haven, CT: Yale University Press; 1978.
11. Iglewicz A, Meeks TW, Jeste DV. New wine in old bottle: late life psychosis. Psychiatr Clin North Am. 2011;34:295-318.
12. Palmer BW, McClure FS, Jeste DV. Schizophrenia in late life: findings challenge traditional concepts. Harv Rev Psychiatry. 2001;9:51-8.
13. Meesters PD, de Haan L, Comijs HC, Stek ML, Smeets-Janssen MM, Weeda MR, et al. Schizophrenia spectrum disorders in later life: prevalence and distribution of age at onset and sex in a Dutch catchment area. Am J Geriatr Psychiatry. 2012;20:18-28.
14. Kay DM. Schizophrenia and schizophrenia-like states in the elderly. Br J Psychiatry. 1975;S9:18-24.
15. Holden NL. Late paraphrenia or the paraphrenias? A descriptive study with a 10-year follow-up. Br J Psychiatry. 1987;150:635-9.
16. Copeland JRM, Dewey ME, Scott A, Gilmore C, Larkin BA, Cleave N, et al. Schizophrenia and delusional disorder in older age: community prevalence, incidence, comorbidity and outcome. Schizophr Bull. 1998;24:153-61.
17. Khan IA, Araujo M, Cohen CI. What happens to negative symptoms in schizophrenia in later life and what can be done about them? Int J Geriatr Psychiatry. 2012;20:S93-94.
18. Cohen CI, Natarajan N, Araujo M, Solanki D. Prevalence of negative symptoms and associated factors in older adults with schizophrenia spectrum disorder. Am J Geriatr Psychiatry. 2013;21:100-7.
19. Kurtz MM. Neurocognitive impairment across the lifespan in schizophrenia: an update. Schizophr Res. 2005;74:15-26.
20. Friedman JI, Harvey PD, Kemether E, Byne W, Davis KL. Cognitive and functional changes with aging in schizophrenia. Biol Psychiatry. 1999;46(7):921-8.

21. Maltais JR, Gagnon G, Garant MP, Trudel JF. Correlation between age and MMSE in schizophrenia. Int Psychogeriatr. 2015;27(11):1769-75.
22. Thompson WK, Savla GN, Vahia IV, Depp CA, O'Hara R, Jeste DV, et al. Characterizing trajectories of cognitive functioning in older adults with schizophrenia: does method matter? Schizophr Res. 2013;143(1):90-6.
23. Harvey PD, Silverman JM, Mohs RC, Parrella M, White L, Powchik P, et al. Cognitive decline in late-life schizophrenia: a longitudinal study of geriatric chronically hospitalized patients. Biol. Psychiatry. 1999;45:32-40.
24. Harvey PD, Reichenberg A, Bowie CR, Patterson TL, Heaton RK. The course of neuropsychological performance and functional capacity in older patients with schizophrenia: influences of previous history of long-term institutional stay. Biol Psychiatry. 2010;67:933-9.
25. Harvey PD, Rosenthal JB. Cognitive and functional deficits in people with schizophrenia: Evidence for accelerated or exaggerated aging?, Schizophr. Res., 2017. http://dx.doi.org/10.1016/j.schres.2017.05.009
26. Davidson M, Harvey P, Welsh KA, Powchik P, Putnam KM, Mohs RC. Cognitive functioning in late-life schizophrenia: a comparison of elderly schizophrenic patients and patients with Alzheimer's disease. Am J Psychiatry. 1996;153:1274-9.
27. Chung JK, Nakajima S, Plitman E. B-amyloid burden is not associated with cognitive impairment in schizophrenia: a systematic review. Am J Geriatr Psychiatry. 2016 Oct;24(10):923-39.
28. Albertini V, Benussi L, Paterlini A, et al. Distinct cerebrospinal fluid amyloid-beta peptide signatures in cognitive decline associated with Alzheimer's disease and schizophrenia. Electrophoresis. 2012;33(24):3738-44.
29. Harvey PD. Cognitive impairment in elderly patients with schizophrenia: age related changes. Int J Geriatr Psychiatry. 2001;16(Suppl 1):S78-85.
30. Harvey PD. What is the evidence for changes in cognition and functioning over the lifespan in patients with schizophrenia? J Clin Psychiatry. 2014;75(Suppl. 2):34-8.
31. Keefe RS. The longitudinal course of cognitive impairment in schizophrenia: an examination of data from premorbid through posttreatment phases of illness. J Clin Psychiatry. 2014;75(Suppl. 2):8-13.
32. Hendrie HC, Tu W, Tabbey R, Purnell CE, Ambuehl RJ, Callahan CM. Health outcomes and cost of care among older adults with schizophrenia: a 10-year study using medical records across the continuum of care. Am J Geriatr Psychiatry. 2014;22:427-36.
33. Kredentser MS, Martens PJ, Chochinov HM, Prior HJ. Cause and rate of death in people with schizophrenia across the lifespan: a population based study in Manitoba. Canada. J Clin Psychiatry. 2014;75:154-61.
34. Talaslahti T, Alanen H-M, Hakko H, Isohanni M, Hkkinen U, Leinonen E. Mortality and causes of death in older patients with schizophrenia. Int J Geriatr Psychiatry. 2012;27:1131-7.
35. Bankole A, Cohen CI, Vahia I, et al. Symptomatic remission in a multiracial urban population of older adults with schizophrenia. Am J Geriatr Psychiatry. 2008;16:966-73.
36. Leung WW, Bowie CR, Harvey PD. Functional implications of neuropsychological normality and symptom remission in older outpatients diagnosed with schizophrenia: a cross-sectional study. J Int Neuropsychol Soc. 2008;14:479-88.
37. Harrison G, Hopper K, Craig T, et al. Recovery from psychotic illness: a 15- and 25-year international follow-up study. Br J Psychiatry. 2001;178:506-17.
38. Meesters PD, Comijs HC, de Haan L, Smit JH, Eikelenboom P, Beekman AT, et al. Symptomatic remission and associated factors in a catchment area based population of older patients with schizophrenia. Schizophr Res. 2011;126:237-44.
39. Cohen CI, Iqbal M. Longitudinal study of remission among older adults with schizophrenia spectrum disorder. Am J Geriatr Psychiatry. 2014;22:450-8.
40. Organização Mundial de Saúde (OMS). Classificação dos Transtornos Mentais e do Comportamento (CID-10). Porto Alegre: Artes Médicas; 1993.
41. American Psychiatric Association. Manual Diagnóstico e Estatístico dos Transtornos Mentais - DSM-5. Porto Alegre: Artmed; 2014.
42. Tandon R, Gaebel W, Barch DM, Bustillo J, Gur RE, Heckers S, et al. Definition and description of schizophrenia in the DSM-5. Schizophr Res. 2013;150(1):3-10.
43. Klnouye SK, Westendorp RG, Saczynski JS. Delirum in elderly people. Lancet. 2014;383:911-22.
44. Ostling S, Gustafson D, Waern M. Psychotic and behavioural symptoms in a population-based sample of the very elderly subjects. Acta Psychiatr Scand. 2009;120:147-52.
45. Forsell Y, Henderson AS. Epidemiology of paranoid symptoms in an elderly population. Br J Psychiatry. 1998;172:429-32.
46. Livingston G, Kitchen G, Manela M, Katona C, Copeland J. Persecutory symptoms and perceptual disturbance in a community sample of older people: the Islington study. Int J Geriatr Psychiatry. 2001;16:462-8.
47. Lyketsos CG, Steinberg M, Tschanz JT, Norton MC, Steffens DC, Breitner JCS. Mental and behavioral disturbances in dementia: findings from the Cache County Study on Memory in Aging. Am J Psychiatry. 2000;157:708-14.
48. McKeith IG, Galasko D, Kosaka K, et al. Consensus guidelines for the clinical and pathological diagnosis of dementia with Lewy bodies (DLB): report of the consortium on DLB international workshop. Neurology. 1996;47:1113-24.
49. McKeith IG, Dickson DW, Lowe J, et al. Diagnosis and management of dementia with Lewy bodies: third report of the DLB Consortium. Neurology. 2005;65:1863-72.
50. Soares WB. Sintomas psicóticos em uma amostra comunitária de idosos sem demência da cidade de São Paulo: incidência e fatores de risco. São Paulo. Tese [Doutorado] - Faculdade de Medicina da Universidade de São Paulo (FMUSP); 2017.
51. Soares WB, Dos Santos EB, Bottino CMC, Elkis H. Psychotic symptoms in older people without dementia from a Brazilian community-based sample: A seven years' follow-up. PLoS One. 2017;12(6):e0178471.
52. Van Os J, Hanssen M, Bijl RV, Ravelli A. Strauss (1969) revisited: a psychosis continuum in the general population? Schizophr Res. 2000;45:11-20.
53. Soulas T, Cleret de Langavant L, Monod V, Fénelon G. The prevalence and characteristics of hallucinations, delusions, and minor phenomena in a non-demented population sample aged 60 years and over. Int J Geriatr Psychiatry. 2016;.
54. Johns LC, Van Os J. The continuity of psychotic experiences in the general population. Clin Psychol Rev. 2001;21(8):1125-41.

55. Elkis H, Gama C, Suplicy H, Tambascia M, Bressan R, Lyra R, et al. Consenso brasileiro sobre antipsicóticos de segunda geração e distúrbios metabólicos. Rev Bras Psiquiatr. 2008;30(1):77-85.
56. Kayo M, Hiroce VY, Tassell I, Elkis H. Esquizofrenia refratária e super-refratária. In: Pondé de Sena E, Miranda-Scippa AMA, Quaratini LC, Oliveira IR, editors. Irismar: psicofarmacologia clínica. 3. ed. Rio de Janeiro: MedBook Editora Científica Ltda; 2011. p. 384-91.
57. Leucht S, Komossa K, Rummel-Kluge C, Corves C, Hunger H, Schmid F, et al. A meta-analysis of head-to-head comparisons of second-generation antipsychotics in the treatment of schizophrenia. Am J Psychiatry. 2009;166(2):152-63.
58. Alexopoulos GS, Streim J, Carpenter D, Docherty JP. Using antipsychotic agents in older patients. J Clin Psychiatry. 2004;6:5-99.
59. Marriott RG, Neil W, Waddingham S. Antipsychotic medication for elderly people with schizophrenia. Cochrane Database Syst Rev. 2006;25(1). CD005580.
60. Essali A, Ali G. Antipsychotic drug treatment for elderly people with.late-onset schizophrenia. Cochrane Database Syst Rev. 2012 Feb 15;(2):CD004162.
61. Connelly P, Prentice N. Treatment of late-life psychosis. In: Abou-Saleh MT, Katona C, Kumar A, editors. Principles and practice of geriatric psychiatry. John Wiley & Sons; 2011. p. 604-08.
62. Sin Fai Lam CC, Reeves SJ, Stewart R, Howard R. Service and treatment engagement of people with very late-onset schizophrenia-like psychosis. BJ Psych Bulletin. 2016;40:185-6.
63. Jeste DV, et al. ACNP white paper: update on use of antipsychotic drugs in elderly persons with dementia. Neuropsychopharmacology. 2008;33(5):957-70.
64. Mazzucco S, Cipriani A, Barbui C, Monaco S. Antipsychotic drugs and cerebrovascular events in elderly patients with dementia: a systematic review. Mini Rev Med Chem. 2008 Jul;8(8):776-83.
65. Marder SR, Essock SM, Miller AL, Buchanan RW, Casey DE, Davis JM, et al. Physical health monitoring of patients with schizophrenia. Am J Psychiatry. 2004;161(8):1334-49.
66. Van Gaal LF. Long-term health considerations in schizophrenia: metabolic effects and the role of abdominal adiposity. Eur Neuropsychopharmacol. 2006;16(Suppl 3):pS142-148.
67. Jimenez Madiedo C, Garcia-Aracena EF, Ryu HH, Cohen CI. Community integration in older adults with schizophrenia on 4-year follow-up. Am J Geriatr Psychiatry. 2012;20:S91.

Leituras complementares

Brunette S, Cole MG, Elie M. Risk factors for the late-onset psychosis: a systematic review of cohort studies. Int J Geriatr Psychiatry. 2012;27:240-52.

Harvey PD, Rosenthal JB. Cognitive and functional deficits in people with schizophrenia: Evidence for accelerated or exaggerated aging? Schizophr Res. 2018;196:14-21.

Korner A, Lopez AG, Lauritzen L, Andersen PK, Kessing LV. Acute and transient psychosis in old age and the subsequent risk of dementia: A nationwide register-based study. Geriatr Gerontol Int. 2009;9:62-8.

Manepalli J, Gebretsadi K. Differential diagnosis of the older patient with psychotic symptoms. Primary Psychiatry, August 1, 2007. Disponível em: http://primarypsychiatry.com/differential-diagnosis-of-the-older-patient-with-psychotic-symptoms/.

Meesters PD, Comijs HC, Smit JH, Eikelenboom P, de Haan L, Beekman AT, et al. Mortality and its determinants in late-life schizophrenia: a 5-year prospective study in a dutch catchment area. Am J Geriatr Psychiatry. 2016 Apr;24(4):272-7.

TRANSTORNOS DELIRANTES E SINTOMAS PSICÓTICOS NO INDIVÍDUO IDOSO SEM DEMÊNCIA

Walter Barbalho Soares / Maria Alice Scardoelli / Helio Elkis

INTRODUÇÃO

Os transtornos psicóticos são bastante comuns na população, podendo estar presentes em até 23% ao longo da vida. Apesar da alta prevalência, o diagnóstico das psicoses de início tardio permanece um dilema para os clínicos[1].

Há que se considerar se é um transtorno primário ou secundário devido a outras causas médicas, e as comorbidades, frequentes nessa faixa etária, certamente irão impactar na conduta a ser seguida.

De acordo com o DSM-5, os transtornos psicóticos têm prevalência de 0,18%[2], bem menor que a da esquizofrenia de início tardio (1% entre 45 e 64 anos) e a da psicose de início muito tardio tipo esquizofrenia (0,3% acima de 65 anos)[3].

A paranoia foi descrita inicialmente por Kahlbaum e depois aprimorada por Kraepelin. A partir do DSM-3-R, sua denominação muda para transtorno delirante em função de muitas vezes ser aplicada de forma inapropriada[4]. É escassa a literatura sobre transtorno delirante em adultos e sua classificação tem mudado ao longo dos anos. Historicamente têm surgido diagnósticos ambíguos e variada nomenclatura: paranoia, reação paranoide, parafrenia, psicose paranoide, condição paranoide, estado paranoide, transtorno paranoide, esquizofrenia de início tardio, transtorno delirante de início tardio, transtorno delirante persistente, psicose atípica, transtorno esquizoafetivo, transtorno psicótico sem outra especificação[2,5-8].

Nos transtornos delirantes, até o DSM-4, considerava-se a presença apenas de delírios ditos não bizarros, ou seja, situações plausíveis de ocorrência na vida real. A partir do DSM-5 são aceitos também os delírios bizarros e as alterações de comportamento deles decorrentes.

EPIDEMIOLOGIA

A prevalência do transtorno delirante persistente varia entre 0,04 e 0,5[2,9,10] e sua incidência é de 15,6 casos por 100.000 habitantes por ano[9]. Trata-se de um transtorno mental de indivíduos mais velhos. Copeland et al. referem a prevalência de 0,04 em indivíduos com mais de 65 anos. Perala et al. ao reportarem a prevalência de 0,5, estabelecem a prevalência ao longo da vida de 0,18%.

Pouco se sabe sobre a presença de sintomas psicóticos em idosos sem diagnóstico de demência[11], levando a dificuldades no esclarecimento da etiologia e do diagnóstico desses quadros, dificultando seu manejo clínico. Em idosos sem diagnóstico de demência, a prevalência de sintomas psicóticos na literatura internacional varia de 0,9 a 8,0% em populações acima de 65 anos[11-17] e de 7,4 a 10,5% em indivíduos acima dos 85 anos[15,18,19].

Considerando-se apenas ideação paranoide, os estudos mostraram prevalências entre 1,0 e 6,9%[11,19-21]. Quanto à prevalência de sintomas psicóticos mais específicos, tais como alucinações visuais, auditivas ou outras, a variação ficou entre 0,6 e 6,7%[10,22] ou, no caso de ilusões, 8,1%[19]. No caso de delírios mais estruturados, persecutórios ou não, a prevalência foi de 0,6%[15].

Em um estudo de comunidade realizado no Brasil, a prevalência encontrada de, pelo menos, um sintoma psicótico, foi de 9,1%, e observou-se a presença de dois ou mais sintomas em 3,9% dos entrevistados e a de três sintomas em 0,9%. As alucinações visuais ou táteis (7,8%) foram discretamente mais comuns do que as alucinações auditivas (7,5%) e a presença de delírios persecutórios foi menos frequente (2,9%)[22].

A incidência de sintomas psicóticos em idosos sem demência varia entre 4,8 e 8,0%[13,23,24]. As incidências mais altas foram encontradas em estudos em que se considerou a avaliação de profissionais e informações de cuidadores[12], ou no estudo de uma população de comunidade brasileira[24]. Em uma população de muito idosos (acima de 84 anos), a incidência atingiu 19,8%. Quanto à incidência dos diferentes tipos de sintomas psicóticos, as alucinações visuais e táteis foram as mais frequentemente referidas (4,5%), seguidas pelas ideias delirantes (3,0%). Já as alucinações auditivas foram referidas por 2,5% dos avaliados[24].

Fatores de risco

Apesar de não haver um consenso, é possível especular sobre alguns fatores de risco para o desenvolvimento de sintomas psicóticos em indivíduos sem demência. As variáveis mais citadas como fatores de risco para o desenvolvimento desses sintomas são:

1. Idade avançada[5,25,26];
2. Sexo feminino[5,20,25-28];
3. Traços de personalidade paranoide[5,25-28];
4. Comprometimento sensorial (visão e audição, principalmente)[5,27,29];
5. Pior desempenho cognitivo (escores mais baixos de MEEM e menor média de anos de estudo)[5,17,22,24,25,30];
6. Comprometimento funcional[17,22];
7. Isolamento social[5,17,27];
8. História de diagnóstico de depressão[17,20] ou depressão referida[22,24];
9. Comprometimento da saúde física[21] ou presença de algumas comorbidades clínicas (por exemplo, doença de Chagas[22], história de convulsão[24]);
10. Pertencer às classes socioeconômicas mais desfavorecidas[22].

QUADRO CLÍNICO

O transtorno delirante caracteriza-se, fundamentalmente, pelo seu curso crônico com presença de delírios bem sistematizados, predominantemente do tipo autorreferência; distúrbios alucinatórios inexistentes (ou minimamente presentes); funcionamento do indivíduo na vida cotidiana preservado, embora coerente com o conteúdo do sistema delirante, podendo, assim, alterar a capacidade de julgamento e, consequentemente, a aptidão para atender às demandas do dia a dia, com mínimo comprometimento afetivo.

A identificação do transtorno delirante nos casos nos quais os delírios não são bizarros (por exemplo, ciúmes), só é possível com o auxílio de informações de familiares ou pessoas próximas de sua convivência, uma vez que seu conteúdo pode ser bastante plausível, bem sistematizado e inserido no contexto sociocultural do indivíduo. Fazer a distinção entre uma observação real, uma crença, uma ideia supervalorizada e um delírio pode representar importante desafio para o clínico, sendo mais evidente inadequações no comportamento. Os sintomas mais comumente relatados são ideias de autorreferência, irritabilidade, humor depressivo e agressividade. É necessário também verificar a presença ou ausência de confusão, agitação, distúrbios da sensopercepção, sintomas físicos e anormalidades no humor[31].

EVOLUÇÃO E PROGNÓSTICO

Sintomas psicóticos como pródromos de demência

A relação entre sintomas psicóticos e posterior desenvolvimento de demência são conflitantes. Os resultados de três estudos publicados nos últimos cinco anos sugerem que os sintomas psicóticos podem representar uma expressão prodrômica de uma demência, com base na seguinte associação de dados:

1. Estudos de *follow-up* de três ou sete anos observaram que sintomas, como alucinações, delírios e ideação paranoide estão frequentemente associados ao aumento da incidência de demência;
2. Maior presença desses sintomas correlaciona-se ao aumento da faixa etária;
3. Menores médias dos escores do Miniexame do estado mental (MEEM) estão associadas à presença de tais sintomas, como também à menor escolaridade, denotando pior desempenho cognitivo desses indivíduos, não apenas no momento da avaliação, mas também durante toda uma vida de baixa exigência cognitiva;
4. Associação com morbidades clínicas também relacionadas aos quadros demenciais;
5. Frequentemente, estão presentes em paciente com quadros demenciais, sendo comuns no final dessa doença[15,18,19,24,32,33];
6. Outros três estudos mostraram haver maior risco de desenvolvimento de uma síndrome demencial no seguimento de indivíduos com sintomas psicóticos (razão de chances - RC - variando entre: 2,5 e 5,7)[15,19,22,32], principalmente aqueles com alucinações visuais e delírios persecutórios[15,19,22].

Investigando a relação entre sintomas psicóticos e desenvolvimento de demência, Kohler et al.[32] relataram que tal risco foi relacionado ao pior desempenho cognitivo basal, à depressão, à ansiedade, aos fatores de risco cardiovasculares e se elevaram com o aumento do número de sintomas psicóticos[32].

Em um estudo de comunidade brasileiro, quase 58% dos participantes da pesquisa com sintomas psicóticos passaram a apresentar comprometimento cognitivo durante o seguimento de sete anos. Esse valor mostra-se acima do encontrado na literatura internacional, que varia entre 18,5 e 44,0%[15,19,32].

O comprometimento cognitivo desses indivíduos é mais rápido do que na população em geral e ocorre, principalmente, em outras funções cognitivas que não a memória[32]. O intervalo médio entre o início dos sintomas psicóticos e o desenvolvimento do comprometimento cognitivo foi de cinco anos[15].

AVALIAÇÃO

Exames laboratoriais e de imagem

Necessários não só para avaliar as condições clínicas/de saúde do paciente no momento como para afastar qualquer outra patologia que possa estar associada à comorbidade ou produzindo psicopatologia[34,35]:

- Exames físico e neurológico;
- Hemograma completo;
- Função tireoidiana;
- Função hepática;
- Eletroencefalograma (EEG);
- Presença de substâncias psicoativas na urina;
- Tomografia ou ressonância magnética do encéfalo;
- Cálcio e cobre séricos;
- Sorologia para sífilis e para HIV;
- Líquido cefalorraquidiano (LCR), eventualmente.

É necessário estar atento ao uso de outros medicamentos que possam causar sintomas psíquicos, como sintomas depressivos, e alguns que podem propiciar o surgimento de sintomas psicóticos, como antivirais, antibióticos, antiparkinsonianos (especialmente dopa e seus derivados), ansiolíticos, antidepressivos, anticonvulsivantes, corticosteroides, digitálicos e psicoestimulantes (anfetaminas, principalmente).

DIAGNÓSTICO

Critérios diagnósticos

Como salientado anteriormente, o diagnóstico da esquizofrenia é feito no Brasil de acordo com os critérios da 10ª revisão da Classificação Internacional de Doenças (CID-10; OMS – Quadro 25.1)[36].

O diagnóstico desses transtornos delirantes também pode ser obtido por meio dos critérios da 5ª edição da Classificação Americana dos Transtornos Mentais (DSM-5, 2014)[37](Quadro 25.2).

DIAGNÓSTICO DIFERENCIAL

- **Esquizofrenia de início tardio**: presença de delírios, alucinações, desorganização formal do pensamento, ocorrência de sintomas negativos, prejuízo sócio-ocupacional.
- **Esquizofrenia esquizoafetiva**: presença de episódio de mania ou depressão e delírios e/ou alucinações ocorrem por, no mínimo, duas semanas durante a doença com ausência de distúrbio do humor.
- **Transtornos do humor com manifestações psicóticas**: na depressão com sintomas psicóticos, maior frequência de delírios somáticos; na mania, a ideação delirante de grandeza é acompanhada de elação do humor.
- **Quadros demenciais**: presença de sintomas psicóticos são comuns, principalmente em demência de Alzheimer, doença de Parkinson, demência vascular e de Lewy (DCL). Em até 40% dos casos de demência de Alzheimer podemos observar alucinações e/ou delírios, porém estes não costumam ser bem sistematizados e estão frequentemente associados aos déficits mnêmicos. Na doença de Parkinson,

QUADRO 25.1 Critérios diagnósticos para transtornos delirantes de acordo com a CID-10[35]

F22 – Transtornos delirantes persistentes:
Esta categoria reúne transtornos diversos caracterizados única ou essencialmente pela presença de ideias delirantes persistentes e que não podem ser classificados entre os transtornos orgânicos, esquizofrênicos ou afetivos. Quando a duração de um transtorno delirante é inferior a poucos meses, este último deve ser classificado, ao menos temporariamente, em F 23: Transtornos psicóticos agudos e transitórios

F22.0 — Transtorno delirante:
Transtorno caracterizado pela ocorrência de uma ideia delirante única ou de um conjunto de ideias delirantes aparentadas, em geral persistentes e que por vezes permanecem durante o resto da vida. O conteúdo da ideia ou das ideias delirantes é muito variável. A presença de alucinações auditivas (vozes) manifestas e persistentes, de sintomas esquizofrênicos, tais como ideias delirantes de influência e um embotamento nítido dos afetos, e a evidência clara de uma afecção cerebral, são incompatíveis com o diagnóstico. Entretanto, a presença de alucinações auditivas ocorrendo de modo irregular ou transitório, particularmente em pessoas de idade avançada, não elimina este diagnóstico, sob condição de que não se trate de alucinações tipicamente esquizofrênicas e de que elas não dominem o quadro clínico

Inclui: Delírio sensitivo de autorreferência [*Sensitive Beziehungswahn*]; estado paranoico; parafrenia (tardia); paranoia; psicose paranoica

Exclui: Esquizofrenia paranoide (F20.0); personalidade paranoica (F60.0); psicose paranoide psicogênica (F23.3); reação paranoide (F23.3)

F22.8 – Outros transtornos delirantes persistentes
Transtornos nos quais a ideia ou as ideias delirante(s) são acompanhadas de alucinações auditivas persistentes tipo vozes, ou de sintomas esquizofrênicos que não satisfazem os critérios diagnósticos da esquizofrenia (F20). Dismorfofobia delirante; estado paranoico de involução; paranoia *querulans*

F22.9 – Transtorno delirante persistente não especificado

QUADRO 25.2 Critérios diagnósticos de transtorno delirante de acordo com o DSM-5[36]

Transtorno delirante critérios diagnósticos 297.1 (F22)
A. A presença de um delírio (ou mais) com duração de um mês ou mais
B. O Critério A para esquizofrenia jamais foi atendido. Nota: alucinações, quando presentes, não são proeminentes e têm relação com o tema do delírio (por exemplo, a sensação de estar infestado de insetos associada a delírios de infestação)
C. Exceto pelo impacto do(s) delírio(s) ou de seus desdobramentos, o funcionamento não está acentuadamente prejudicado, e o comportamento não é claramente bizarro ou esquisito
D. Se episódios maníacos ou depressivos ocorreram, eles foram breves em comparação com a duração dos períodos delirantes
E. A perturbação não é atribuível aos efeitos fisiológicos de uma substância ou a outra condição médica, não sendo mais bem explicada por outro transtorno mental, como transtorno dismórfico corporal ou transtorno obsessivo-compulsivo

Determinar o subtipo:
- Tipo erotomaníaco: esse subtipo aplica-se quando o tema central do delírio é o de que outra pessoa está apaixonada pelo indivíduo
- Tipo grandioso: esse subtipo aplica-se quando o tema central do delírio é a convicção de ter algum grande talento (embora não reconhecido), *insight* ou ter feito uma descoberta importante
- Tipo ciumento: esse subtipo aplica-se quando o tema central do delírio do indivíduo é o de que o cônjuge ou parceiro é infiel
- Tipo persecutório: esse subtipo aplica-se quando o tema central do delírio envolve a crença de que o próprio indivíduo está sendo vítima de conspiração, enganado, espionado, perseguido, envenenado ou drogado, difamado maliciosamente, assediado ou obstruído na busca de objetivos de longo prazo
- Tipo somático: esse subtipo aplica-se quando o tema central do delírio envolve funções ou sensações corporais
- Tipo misto
- Tipo não especificado

Especificar se: com conteúdo bizarro.

a ocorrência de fenômenos alucinatórios é frequente e eles têm sido encontrados em até 89% dos casos nos quais há associação à demência. Podem ocorrer delírios, mas não são tão frequentes e, se ocorrem, costumam ser de caráter persecutório. Na demência vascular, os sintomas psicóticos são comuns e relacionam-se à área cerebral atingida. Na demência por corpúsculos de Lewy as manifestações psicóticas comumente são alucinações visuais, surgem no início do quadro e são sua manifestação central[2].

- **Outras condições médicas**: possuem apresentação atípica e podem ocorrer alucinações visuais, confusão mental, sintomas clínicos não psiquiátricos. Observa-se relação temporal entre o início da sintomatologia e da condição não psiquiátrica, ou da prescrição ou uso da substância e ausência de evidência de qualquer doença psiquiátrica de base[1].

Exemplos:
- **Delirium**: distúrbio observado por alterações na atenção e na consciência, por determinado período de tempo, com flutuações ao longo do dia, somado à presença de alteração em um ou mais domínio cognitivo como memória, orientação, linguagem, habilidade visuoespacial ou percepção. O *delirium* é consequência direta de uma condição médica, intoxicação ou abstinência de substâncias, exposição tóxica ou múltiplas etiologias.

Pode haver alteração no ciclo do sono, distúrbios psicomotores, labilidade emocional, sintomas positivos, como delírios, alucinações ou ilusões.

Outras condições médicas que devem ser afastadas estão apresentadas na Tabela 25.1, tendo como base Reinhardt[1] e Manepalli & Gebretsadi[38] (Tabela 25.1)

TRATAMENTO

Intervenções psicossociais e ambientais são a primeira linha de tratamento, com o uso criterioso de medicamentos[1]. Estratégias de tratamento incluem a aproximação entre os cuidados com a saúde mental e a atenção básica (primária) à saúde. O planejamento da terapêutica deve considerar a melhor inserção social do paciente, melhores condições de saúde física (incluindo a prática de atividades físicas) e de habilidades cognitivas, visando preservar o máximo de autonomia para o indivíduo[4].

Farmacológico

Antipsicóticos são a principal terapêutica, iniciados em doses muito baixas e elevadas vagarosamente. As doses terapêuticas são bem mais baixas que as utilizadas em pacientes adultos[2]. É fundamental levar em conta os efeitos colaterais dos medicamentos administrados, a dosagem dos medicamentos, a duração do tratamento, bem como as interações medicamentosas[39,40].

O uso de antipsicóticos em idosos deve ser bem controlado pelos diversos e sérios efeitos adversos, uma vez que essa população é mais sensível aos efeitos colaterais extrapiramidais e motores. Entre os antipsicóticos de segunda geração estão indicadas a Risperidona e a Olanzapina, em baixas doses. Também podem ser utilizados Quetiapina e Aripiprazol[5,8,39-41]. De maneira geral, segue o mesmo padrão de doses do paciente idoso com esquizofrenia, abordado na Tabela 24.2, do Capítulo 24.

Os antipsicóticos de primeira geração ainda são utilizados com resultados semelhantes, porém com maior risco de efeitos adversos, como sintomas extrapiramidais e discinesia tardia. Não encontramos, até o momento, evidências clínicas sugerindo que qualquer antipsicótico de segunda geração tenha eficácia superior, com exceção da Clozapina, indicada aos pacientes com esquizofrenia refratária.

Efeitos adversos principais dos antipsicóticos

Sedação, efeitos anticolinérgicos, cardiovasculares, hipotensão (risco de queda e fratura), síndrome metabólica (aumento de peso, dislipidemias, hiperglicemia), hiperprolactinemia, agranulocitose (Clozapina), sintomas extrapiramidais, discinesia tardia e síndrome neuroléptica maligna[5,8,34,41] são os principais efeitos adversos dos antipsicóticos.

Embora muitos dos efeitos adversos sejam comuns tanto no tratamento com antipsicóticos de primeira quanto de segunda geração, os efeitos adversos motores estão associados ao uso dos de primeira geração, ao passo que a síndrome metabólica aos de segunda[2].

Para manejar efeitos adversos é possível tentar a retirada do antipsicótico ou a redução para até 40% da dose, na fase de manutenção[40].

TABELA 25.1 Condições médicas a serem afastadas no diagnóstico diferencial do transtorno delirante em idosos

Doenças neurodegenerativas	Tumores cerebrais (lobo frontal)
Doenças cerebrovasculares	Traumatismo cranioencefálico
Infecção no sistema nervoso central	Distúrbios metabólicos
Epilepsia (principalmente de lobo temporal)	Distúrbios endocrinológicos (principalmente tireoide e paratireoide)
Doenças autoimunes	Uso/retirada de substâncias psicoativas, prescritas e/ou ilícitas
Intoxicações exógenas	Deficiência de vitamina B12

A redução da dose pode ser uma alternativa estratégica para pacientes de difícil tratamento: a população geriátrica costuma fazer uso concomitante de diversos fármacos devido às outras condições médicas, e podem ocorrer interações farmacocinéticas e farmacodinâmicas com os psicotrópicos[1,42].

Pontos a ser lembrados e considerados no tratamento com antipsicóticos em idosos[8]:

- Prescrever a mais baixa dose efetiva pelo menor período de tempo possível;
- Avaliar risco × benefício da prescrição;
- Manter monitoramento contínuo;
- Do ponto de vista ético, para melhorar a qualidade de vida do paciente, o uso de antipsicóticos de segunda geração é justificado diante de reduzidos resultados de outras terapêuticas, farmacológicas ou não.

Tratamento não farmacológico

A abordagem psicossocial reduz o estresse relacionado aos sintomas psicóticos e facilita a adesão ao tratamento, sendo indicada a terapia cognitivo-comportamental (TCC), abordagens familiares (terapia, psicoeducação), terapia ocupacional, programas de exercícios físicos, atividades recreativas, musicoterapia, entre outras áreas técnicas. Deve-se procurar manter a autonomia do indivíduo através do estímulo às atividades de vida diária e de vida prática (AVDs e AVPs); treinar o paciente para lidar com sua própria doença, por exemplo, observar datas de consultas, terapias, uso adequado de medicação (quantidades, horários, identificação de cada droga); e ter um estilo de vida saudável.

A presença de uma equipe multidisciplinar melhora qualitativamente o resultado terapêutico, com o monitoramento contínuo dos sintomas psicopatológicos, bem como das intercorrências durante o tratamento proposto.

Manter o paciente integrado à comunidade ajuda a reduzir sintomas positivos e, de forma geral, a psicopatologia, aumentando a sensação de bem-estar[41,42].

Referências

1. Reinhardt MM, Cohen CL. Late-life psychosis: diagnosis and treatment. Curr Psychiatry Rep. 2015 Feb;17(2):1. doi: 10.1007/s11920-014-0542-0.
2. Colijn MA, Nitta BH, Grossberg GT. Psychosis in later life: a review and update. Harv Rev Psychiatry. 2015;23(5):354-67.
3. Maglione JE, Thomas SE, Jeste DV. Late-onset schizophrenia: do recente studies support categorizing LOS as a subtype of schizophrenia? Curr Opin Psychiatry. 2014 May;27(3):173-8.
4. Cohen CI, Vahia I, Reyes P, Dirvan S, Bankole AO, Palekar NK, et al. Schizophrenia in later life: clinical symptoms and social well-being. Psychiatr Serv. 2008;59(3):232-4. doi: 10.1176/appi.ps.59.3.232.
5. Howard R, Rabins PV, Seeman MV, Jeste DV. The international late-onset and very-late-onset schizophrenia-like psychosis: an international consensus. Am J Psychiatry. 2000;157:172-8.
6. Pelizza L, Bonazzi F. What's happened to paraphrenia? A case-report and review of the literature. Acta Biomed. 2010;81(2):130-40.
7. Ravidran A, Yatham L, Munro A. Paraphrenia redefined. Can J Psychiatry. 1999;44(2):133-7.
8. Gareri P, Segura-García C, Manfredi VG, Bruni A, Ciambrone P, Cerminara G, et al. Use of atypical antipsychotics in the elderly: a clinical review. Clin Interv Aging. 2014;16(9):1363-73.
9. Copeland JRM, Dewey ME, Scott A, Gilmore C, Larkin BA, Cleave N, et al. Schizophrenia and delusional disorder in older age: community prevalence, incidence, comorbidity and outcome. Schizophr Bull. 1998;24:153-61.
10. Perala J, Suvisaari J, Saarni SI, et al. Lifetime prevalence of psychotic and bipolar I disorders i na general population. Arch Gen Psychiatry. 2007;64(1):19-28.
11. Sigtrom R, Skoog I, Sacuiu S, Karlsson B, Klenfeldt IF, Waern M, et al. The prevalence of psychotic symptoms and paranoid ideation in non-demented population samples aged 70-82 years. Int J Geriatr Psychiatry. 2009;24:1413-9.
12. Henderson AS, Korten AE, Levings C, Jorm AF, Christensen H, Jacomb PA, et al. Psychotic symptoms in the elderly: a prospective study in a population sample. Int J Geriatr Psychiatry. 1998;13:484-92.
13. Lyketsos CG, Steinberg M, Tschanz JT, Norton MC, Steffens DC, Breitner JCS. Mental and behavioral disturbances in dementia: findings from the Cache County Study on Memory in Aging. Am J Psychiatry. 2000;157:708-14.
14. Livingston G, Kitchen G, Manela M, Katona C, Copeland J. Persecutory symptoms and perceptual disturbance in a community sample of older people: the Islington study. Int J Geriatr Psychiatry. 2001;16:462-8.
15. Ostling S, Borjesson-Hanson A, Skoog I. Psychotic symptoms and paranoid ideation in a population-based sample of 95-year-olds. Am J Geriatr Psychiatry. 2007;15:999-1004.
16. Ostling S, Palsson SP, Skoog I. The incidence of first-onset psychotic symptoms and paranoid ideation in a representative population sample followed from age 70-90 years. Relation to mortality and later development of dementia. Int J Geriatr Psychiatry. 2007;22:520-8.
17. Ostling S, Backman K, Waern M, Marlow T, Braam AW, Fichter M, et al. Paranoid symptoms and hallucinations among the older people in Western Europe. Int J Geriatr Psychiatry. 2013;28:513-79.
18. Ostling S, Gustafson D, Waern M. Psychotic and behavioural symptoms in a population-based sample of the very elderly subjects. Acta Psychiatr Scand. 2009;120:147-52.
19. Ostling S, Skoog I. Psychotic symptoms and paranoid ideation in a nondemented population-based sample of the very old. Arch Gen Psychiatry. 2002;59:53-9.

20. Forsell Y, Henderson AS. Epidemiology of paranoid symptoms in an elderly population. Br J Psychiatry. 1998;172:429-32.
21. Kales HC, Gitlin LN, Lyketsos CG. Assessment and management of behavioral and psychological symptoms of dementia. BMJ. 2015;350:h369.
22. Soares WB, Ribeiz SRI, Bassitt DP, De Oliveira MC, Bottino CMC. Psychotic symptoms in older people without dementia from a Brazilian community-based sample. Int J Geriatr Psychiatry. 2014. Disponível em: doi: 10.1002/gps.4156..
23. Machnicki G, Allegri RF, Dillon C, Serrano CM, Taragano FE. Cognitive, functional and behavioral factors associated with the burden of caring for geriatric patients with cognitive impairment or depression: evidence from a South American sample. Int J Geriatr Psychiatry. 2009;24:382-9.
24. Soares WB, Dos Santos EB, Bottino CMC, Elkis H. Psychotic symptoms in older people without dementia from a Brazilian community-based sample: A seven years' follow-up. PLoS One. 2017;12(6):e0178471. doi: 10.1371/journal.pone.0178471.
25. Van Os J, Howard R, Takei N, Murray R. Increasing age is a risk factor for psychosis in the elderly. Soc Psychiatry Psychiatr Epidemiol. 1995;30(4):161-4.
26. Hafner H, Loffler W, Riecher-Rossler A, Hafner-Ranabauer W. Schizophrenia and delusions in middle aged and elderly patients. Epidemiology and etiological hypothesis. Nervenarzt. 2001;72(5):347-57.
27. Almeida OP, Howard RJ, Levy R, David AS. Psychotic states arising in late life (late paraphrenia) the role of risk factors. Br J Psychiatry. 1995;166:215-28.
28. Henderson AS, Kay DW. The epidemiology of functional psychoses of late onset. Eur Arch Psychiatry Clin Neurosci. 1997;247(4):176-89.
29. Blazer DG, Hays JC, Salive ME. Factors associated with paranoid symptoms in a community sample of older adults. Gerontologist. 1996;36(1):70-5.
30. Harris MJ, Jesse DV. Late-onset Schizophrenia: an overview. Schizophr Bull. 1988;14:39-55.
31. Bourgeois JA, Khan R. Delusional Disorder. Drugs & Disease Psychiatry in Medscape. 2015 May 28.
32. Kohler S, Allardyce J, Verhey FRJ, McKeith IG, Matthews F, Brayne C, et al. Cognitive decline and dementia risk in older adults with psychotic symptoms: a prospective cohort study. Am J Geriatr Psychiatry. 2013;21:119-28.
33. Soulas T, Cleret de Langavant L, Monod V, Fénelon G. The prevalence and characteristics of hallucinations, delusions, and minor phenomena in a non-demented population sample aged 60 years and over. Int J Geriatr Psychiatry. 2016;doi: 10.1002/gps.4437.
[34] Elkis H, Kayo M, Louzã Neto MR, Curátolo E. Esquizofrenia ao longo da vida. In: Forlenza OV, Miguel EC, editors. Compêndio de clínica psiquiátrica. São Paulo: Editora Manole; 2011. p. 277-95.
35. Manschreck TC, Khan NL. Recent advances in the treatment of delusional disorder. Can J Psychiatry. 2006;51(2):114-9.
36. Organização Mundial de Saúde (OMS).. Classificação dos transtornos mentais e do comportamento (CID-10). Porto Alegre: Artes Médicas; 1993.
37. APA.. American Psychiatric Association. Diagnostic and Statistical Manual of Mental Disorders. 5th ed. Arlington, VA: American Psychiatric Publishing; 2013.
38. Manepalli J, Gebretsadi K. Differential Diagnosis of the Older Patient with Psychotic symptoms. Primary Psychiatry, August 1, 2007. Disponível em: http://primarypsychiatry.com/differential-diagnosis-of-the-older-patient-with-psychotic-symptoms/.
39. Alexopoulos GS, Streim J, Carpenter D, Docherty JP. Using antipsychotic agents in older patients. J Clin Psychiatry. 2004;6:5-99.
40. Suzuki T, Remington G, Uchida H, Rajji TK, Graff-Guerrero A, Mamo DC. Management of schizophrenia in late life with antipsychotic medications. Drugs Aging. 2011;28(12):961-80.
41. Iglewicz A, Meeks TW, Jeste DV. New wine in old bottle: late life psychosis. Psychiatr Clin North Am. 2011;34:295-318.
42. Cohen CI, Meesters PD, Zhao J. New perspective on schizophrenia in later life: implications for treatment, policy and research. Lancet Psychiatry. 2015;2:340-50.

Leitura complementar

Bourgeois JA. Delusional Disorder Medscape. 2017; Nov. https://emedicine.medscape.com/article/292991-overview.

TRANSTORNOS DE PERSONALIDADE NO IDOSO

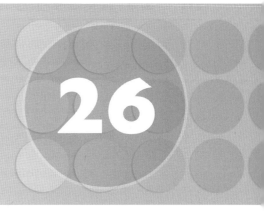

Antônio de Pádua Serafim / Mariana Medeiros Assed

INTRODUÇÃO

A característica marcante do ser humano se processa pela confluência de conciliar suas qualidades, limitações, sentimentos e necessidades no processo de adaptação social. No cenário da adaptação social se insere a interação social, que requer da pessoa amplo controle da capacidade de perceber, sentir e interpretar os estímulos ou as situações de acordo com o seu grau de desenvolvimento neuropsicológico e maturidade emocional.

Quando pontuamos capacidade de interpretar os estímulos ambientais, estamos nos referindo à capacidade intelectual. Sendo assim, não devemos pensar que a atividade intelectual é pura razão. A interação humana é permeada por dois sistemas paralelos, o da cognição que envolve funções como atenção, memória, percepção, compreensão, abstração, raciocínio etc., bem como o sistema emocional, que envolve o manejo da resposta emocional como a expressão dos afetos (amor, carinho, sensibilidade, raiva, ódio etc.) que deriva das características da personalidade.

Visto isso, há de se considerar, então, que todo desempenho cognitivo humano também depende de fatores da personalidade, como motivação, impulso de realização, persistência, sistemas de valores até a inexistência de problemas emocionais limitadores.

Cabe destacar que a ação humana deriva de um complexo biológico, psicológico e social que atua em conjunto na modulação que leva a pessoa a uma interação adequada com o ambiente, isto é, uma perspectiva biopsicossocial, como expressa na Figura 26.1.

A expressão da atitude humana implica uma interação com o meio, norteada por aprovações, reprovações, aceitação do outro e da sociedade. Esse conjunto de ações e atitudes irá definir o padrão de comportamento e da relação do indivíduo como o meio. A fundamentação dessa interação é produto da personalidade de cada pessoa[1,2].

Neste escopo, a personalidade representa a integração dinâmica dos aspectos cognitivos (intelectuais), conativos (pulsionais e da vontade) e afetivos, bem como os aspectos fisiológicos e morfológicos do indivíduo, como apontado por Pichot[3].

De acordo com Organização Mundial da Saúde por meio da Classificação Internacional de Doenças[4], a personalidade se configura pela expressão característica da maneira de viver do indivíduo e de seu modo de estabelecer relações consigo mesmo e com os outros.

Já para a Associação Americana de Psiquiatria por intermédio do Manual de Diagnóstico e Estatística das Doenças Mentais[5], a personalidade engloba padrões persistentes no modo de perceber, relacionar-se e pensar sobre o ambiente e sobre si mesmo, exibido em uma ampla faixa de contextos sociais e pessoais.

Na contextualização de Rebollo e Harris[6], a personalidade diz respeito aos padrões de comportamento e atitudes que são típicas de uma determinada pessoa, de forma que os traços de personalidade difeririam de um indivíduo para outro, sendo, entretanto, relativamente constantes em cada pessoa e estáveis.

Uma das formas de estudar a personalidade fundamenta-se pela análise dos traços psicológicos. Traços são padrões consistentes na forma como as pessoas sentem, pensam e se comportam. Portanto, os traços traduzem um padrão de respostas que cada indivíduo apresenta diante de uma série de situações seja na esfera social ou na pessoal[7]. Neste sentido, Allport[8] foi o primeiro a utilizar a noção de traço. Já para Cattell[9], os traços constituem a dimensão de base da personalidade, são herdados e se desenvolvem ao longo da vida. A Figura 26.2 expressa as funções dos traços no processo de entendimento da personalidade humana.

A síntese da Figura 26.2 aponta para o fato de que o estudo da personalidade deve contemplar a maneira como a pessoa processa, analisa e interpreta a informação. Além do que, qual o desfecho dessa

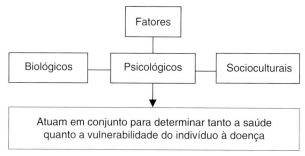

Figura 26.1 Perspectiva biopsicossocial.

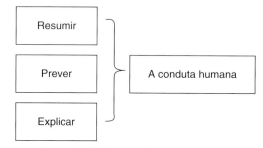

Figura 26.2 Funções de traço psicológico.

análise e interpretação, ou seja, a resposta, ou comportamento e esse resultado associa-se ao conjunto de traços que compõem essa personalidade.

A personalidade refere-se, portanto, à qualidade pessoal e ao caráter essencial e exclusivo de uma pessoa, isto é, aquele conjunto de características pessoais que a distingue de outra estando diretamente ligada aos aspectos cognitivos, emocionais e comportamentais. Assim, de forma simplificada, podemos conceituar a personalidade como uma resposta adaptativa ao ambiente em que vivemos. No entanto, se um indivíduo apresentar dificuldades com reações extremas, uma rigidez que dificulta ou até mesmo impede os relacionamentos, como também certa inadequação em diversos momentos e locais, dizemos que ele apresenta um transtorno de personalidade.

Nesse escopo, deve ficar claro que o funcionamento adequado da personalidade permite ao indivíduo uma capacidade de adaptação e ajustamento social. Entretanto, vários fatores etiológicos podem desencadear perturbações importantes de adaptação[7]. Em várias situações, essa desadaptação social pela ótica da psicopatologia vai caracterizar os transtornos específicos da personalidade[10,11], tema este que será abordado no próximo tópico.

TRANSTORNOS DA PERSONALIDADE

Os transtornos de personalidade são conhecidos por gerar efeitos danosos durante a vida adulta e, nesse tópico, abordaremos algumas características relacionadas ao conceito, à prevalência e às limitações de avaliação nos idosos.

Em termos de definição, de acordo com o DSM-5[5], transtornos da personalidade descrevem de forma sistemática o padrão *persistente* de vivência íntima ou comportamento que se *desvia acentuadamente* das expectativas da cultura do indivíduo, é *invasivo e inflexível*, tendo seu início na adolescência ou no começo da idade adulta, é estável ao longo do tempo e *provoca sofrimento ou prejuízo*, a si, ao outro e à sociedade. Além do que, os transtornos da personalidade apresentam forte associação às dificuldades ocupacionais, aos relacionamentos interpessoais, à vida acadêmica, à agressividade e às questões forenses[7,12,13].

A Figura 26.3 expressa em detalhes a descrição funcional dos transtornos da personalidade.

Nos quadros de transtornos de personalidade, o que persiste é uma intensa dificuldade de adaptação decorrente, principalmente, das distorções processadas e expressas no comportamento, associadas ao conjunto de traços específicos para cada indivíduo. De acordo com a Figura 26.3, as pessoas portadoras de transtornos da personalidade apresentam quatro grandes áreas prejudicadas:

1) A *relação com a cognição*: os indivíduos percebem e adquirem conhecimentos de modos diferentes;
2) A *relação com a conceitualização*: os indivíduos formam ideias e pensam de modos diferentes;

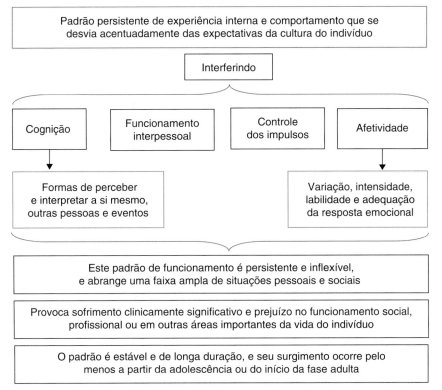

FIGURA 26.3 Transtornos da personalidade[5]

3) A *relação com a afetividade*: os indivíduos sentem e constroem valores de formas diferentes;
4) A *relação com o comportamento*: os indivíduos agem de modos diferentes.

Nesse contexto, o exame de personalidade tem como premissa apurar as condições da dinâmica e estrutura do funcionamento do indivíduo. A síntese desse exame possibilita ao profissional da psicologia e da psiquiatria verificar o nível ou a condição da organização dos afetos no que tange à relação impulso *versus* controle, e indicando, por fim, o grau de perturbação ou desvio que ele impõe ao comportamento.

Desta forma, ao se avaliar uma pessoa com hipótese de transtorno da personalidade busca-se:

PROCESSO DE VERIFICAÇÃO DA DINÂMICA E ESTRUTURA DA PERSONALIDADE

- Frente dinâmica psíquica identificar os fatores que mantém o padrão de comportamento tido como problemático;
- Identificar as variáveis que influenciam o indivíduo na execução daquele comportamento;
- Verificar a natureza de sua percepção e consciência sobre o seu próprio funcionamento psicológico e sobre sua conduta;
- Verificar se há recurso para avaliar e discernir tanto a realidade psíquica quanto a realidade externa;
- Verificar como se dá o intercâmbio entre o mundo interno e o externo;
- Identificar a capacidade para antecipar mentalmente suas ações;
- Verificar a capacidade de busca de alternativas para sua conduta, como atitudes mais adaptadas e socialmente gratificantes;
- Verificar a capacidade e a qualidade do controle da impulsividade;
- Verificar a capacidade de crítica sobre o seu funcionamento global.

Seguindo o DSM-5[5], os transtornos da personalidade estão organizados em três grandes categorias a partir de semelhanças (Tabelas 26.1 a 26.3).

Ainda em termos de prevalência, considerando a divisão por grupos, estima-se para o Grupo A uma prevalência de 5,7%, no Grupo B, 1,5% e no Grupo C 9,1%, para qualquer transtorno da personalidade, evidenciando a simultaneidade de transtornos em grupos diferentes[5].

Deve-se considerar, ainda, a *mudança de personalidade* (transtorno orgânico da personalidade) devido a outra condição médica. Esse quadro se configura como uma perturbação persistente da personalidade entendida como decorrente dos efeitos fisiológicos diretos de uma condição médica (por exemplo, lesão

TABELA 26.1 Grupo A: integram aquelas pessoas tidas como esquisitas ou excêntricas de forma frequente. Integram este grupo os transtornos da personalidade		
Personalidade	Prevalência	Características
Paranoide	Na população geral, entre 0,5 e 2,5%. Em populações clínicas, entre 10 e 30%	Suspeição e desconfiança constantes na maior parte dos ambientes Suspeitam, sem bases, dos outros Excessiva sensibilidade às decepções e às críticas Sensíveis à rejeição e aos argumentativos Ressentido, rancoroso e reivindicativo Estão sempre atentos em relação aos outros por medo de serem enganados ou manipulados Não confiam nos outros, tendem a ser ciumentos (alimentando suspeitas recorrentes e injustificadas em relação ao parceiro sexual) Não fazem amigos facilmente e evitam envolvimento em grupos Ofendem-se com facilidade e sentem-se facilmente rejeitados Encontram significados ameaçadores em observações ou acontecimentos inocentes Não esquecem insultos, injúrias ou indelicadezas Têm forte sentido dos seus direitos e facilmente entram em litigância
Esquizoide	Na população geral, entre 3,1 e 4%	Falta de prazer e sem senso de humor São emocionalmente frios e incapazes de expressarem os seus sentimentos positivos ou de revolta Pouco ou nenhum interesse nas relações sexuais Desprendidos e indiferentes e dão pouca importância à opinião dos outros Tendência a escolher quase sempre atividades solitárias Falta de prazer em atividades que a maioria das pessoas aprecia São mais introspectivos e propensos a fantasiar (têm um complexo mundo interior da fantasia, embora com falta de conteúdo emocional)
Esquizotípica	Na população geral, cerca de 3,0%	Afeto inadequado ou restrito Ansiedade excessiva em situações sociais e dificuldades nos relacionamentos Ausência de amigos íntimos ou confidentes para além de familiares em primeiro grau Sentem-se diferentes das outras pessoas e com dificuldade em enquadrar-se Presença de ideias de referência Crenças bizarras ou pensamento mágico que influenciam o comportamento e são inconsistentes com as normas culturais Discurso bizarro, com construções gramaticais pouco comuns, muitas vezes vagos e com tendência à dispersão Comportamento ou aparência estranha, excêntrica ou peculiar

TABELA 26.2 Grupo B: integram pessoas que expressam comportamento emocional inconstante ou impulsivo, como também diminuição da capacidade empática		
Personalidade	Prevalência	Características
Antissocial	Na população geral, 3% em homens e 1% em mulheres Em populações clínicas, uma amplitude de 3 a 30%	Insensíveis em relação aos sentimentos dos outros As relações são superficiais e de curta duração, apesar de seu encanto superficial São irresponsáveis e afastam-se das normas sociais, adotando uma postura de desrespeito por normas, regras e obrigações sociais Tendem a agir com impulsividade e com reduzida capacidade de antecipar as consequências da ação São mais instáveis para se manterem nos empregos, evidenciando trocas frequentes Assumem riscos, colocando em risco a sua segurança e a dos outros Irritabilidade ou agressividade demonstrada por repetidas lutas ou agressões Ausência de remorso e indiferença após terem magoado, roubado ou maltratado alguém Incapacidade de aprender com a experiência, particularmente com a punição Evitam responsabilidades, transferem a culpa para outros e tendem a racionalizar as suas atitudes
Borderline	Na população geral, 2%. Em populações clínicas, 10%. Entre os quadros de transtornos da personalidade, 30%	Evidente instabilidade afetiva Sentimentos crônicos de vazio Relacionamentos pessoais intensos, mas muito instáveis, alternando entre extremos de idealização e desvalorização Esforços excessivos para evitar o abandono, real ou imaginário Forte prejuízo da identidade com instabilidade da autoimagem ou sentido de si próprio Comportamentos, atitudes ou ameaças recorrentes de suicídio ou comportamentos de automutilação Ideação paranoide transitória relacionada ao estresse ou aos graves sintomas dissociativos Tendência para agir impulsivamente, sem considerar as consequências, seguida de explosões comportamentais Instabilidade afetiva intensa Cólera intensa e inapropriada ou dificuldade em controlá-la

TABELA 26.2 O Grupo B: integra pessoas que expressam comportamento emocional inconstante ou impulsivo, como também diminuição da capacidade empática (Cont.)

Personalidade	Prevalência	Características
Histriônica	Na população geral, entre 2 a 3%. Em populações clínicas, até 15%	Dramatização é a principal característica e há teatralidade e expressão exagerada das emoções Sugestionabilidade (facilmente influenciáveis por outros ou circunstâncias) Afeto lábil, superficial, tende a demonstrar as emoções de forma dramática Relacionamentos emocionais pouco profundos Tende a considerar íntimos relacionamentos, que, na realidade, não são Comportamento sedutor sexual inapropriado ou provocador Utilização persistente da aparência física para chamar a atenção Discurso excessivamente impressionista e com poucos detalhes Desconforto em situações nas quais não é o centro das atenções Acreditam nas suas próprias mentiras
Narcisista	Na população geral, 1%. Em populações clínicas, entre 2 e 16%	Sentimento de grandiosidade e de importância de si próprio Preocupação com fantasias de sucesso, poder, beleza ilimitados ou de amor ideal Julga ter talentos especiais; espera ser reconhecido como superior Crença de que é especial ou único e que apenas pode ser compreendido ou associar-se às pessoas com estatuto superior ou especiais Exploração das relações interpessoais associado ainda à diminuição ou mesmo à ausência de empatia e dificuldade em identificar-se com as necessidades dos outros Inveja frequente ou ideia de que os outros o invejam Arrogância, comportamentos ou atitudes altivas

TABELA 26.3 Grupo C: integra o conjunto de pessoas que vivenciam aspectos ansiosos ou receios e medos frequentes

Personalidade	Prevalência	Características
Evitativa (esquiva)	Na população geral, 1%. Em populações clínicas, cerca de 10%	Estado constante de tensão e apreensão, sentindo-se inseguros e com baixa autoestima Inibição em situações sociais novas devido aos sentimentos de inadequação e crença de ser socialmente inapto e inferior aos outros Preocupação com a possibilidade de ser criticado ou rejeitado em situações sociais Reserva nas relações íntimas com medo de vergonha ou de ser ridicularizado Relutante em assumir riscos pessoais ou em participar em novas atividades Evita ocupações que envolvam contatos interpessoais com medo da crítica, desaprovação ou rejeição
Dependente	Cerca de 1% na população geral	Necessidade de transferir para os outros as responsabilidades na maior parte das áreas importantes da sua vida Incapacidade para tomar decisões "normais" da vida diária sem apoio excessivo e aconselhamento dos outros Dificuldade em discordar dos outros por medo de perder o seu apoio ou aprovação Excessivo para obter os cuidados e apoio dos outros ao ponto de se oferecer para fazer tarefas desagradáveis Sentimento de mal-estar quando sozinho devido ao medo exagerado de não ser capaz de cuidar de si próprio Falta de autoconfiança, evitam responsabilidades e possuem necessidade excessiva de ajuda para tomar decisões, pedindo repetidamente conselhos e garantias
Anancástica (obsessiva compulsiva)	Cerca de 1% na população geral. Entre 3 e 10% em populações clínicas	Preocupação com pormenores, regras, listas e ordem ao ponto de se perder a finalidade da atividade Perfeccionismo que interfere na realização/conclusão de tarefas Diminuição da criatividade Hiperconscienciosidade, escrupulosos, inflexibilidade sobre questões de ordem ética, moral ou de valores Devoção excessiva ao trabalho e à atividade, chegando à exclusão das atividades de lazer e amizades Rígidos e inflexíveis, levando-os a dificuldade de adaptação às novas situações Relutância em delegar tarefas ou em trabalhar, a menos que os outros respeitem exatamente o seu modo de execução Incapacidade de se libertar de objetos ou situações corriqueiras A dúvida e a cautela excessiva os tornam indecisos

no lobo frontal). Nesses casos, a personalidade sofre alterações em seus aspectos dinâmicos, visto que o comportamento pode ser modificado ou amplificar um padrão que teve durante toda a vida. O Quadro 26.1 lista os principais quadros que favorecem os transtornos orgânicos da personalidade.

Outros quadros referem o transtorno da personalidade especificado e transtorno da personalidade não especificado que são categorias utilizadas para as situações a seguir[5].

QUADRO 26.1 Aspectos neuropsiquiátricos com associação para transtorno orgânico da personalidade

- Epilepsia
- Encefalites
- TCE
- Neoplasias cerebrais
- Neoplasias extracranianas com efeitos remotos no SNC (especialmente carcinoma do pâncreas)
- Doença, lesões ou malformações vasculares cerebrais
- Lúpus eritematoso sistêmico
- Hipo, hipertireoidismo e doença de Cushing
- Transtornos metabólicos (hipoglicemia, hipóxia)
- Doenças tropicais infecciosas e parasitárias (tripanossomíase)
- Efeitos tóxicos de drogas não psicotrópicas (Levodopa, anti-hipertensivos, antimaláricos)

SNC: sistema nervoso central; TCE: traumatismo cranioencefálico.
Fonte: Serafim, Castellana e Barros[14]. 2016

1) Padrão da personalidade do indivíduo atende aos critérios gerais para um transtorno da personalidade, estando presentes traços de vários transtornos da personalidade distintos, mas os critérios para qualquer um desses transtornos específicos não são preenchidos;
2) Padrão da personalidade do indivíduo atende aos critérios gerais para um transtorno da personalidade, mas considera-se que ele tenha um transtorno da personalidade que não faz parte da classificação do DSM-5 (por exemplo, transtorno da personalidade passivo-agressiva)"[5].

TRANSTORNOS DA PERSONALIDADE NO IDOSO

De acordo com a Organização Mundial da Saúde[15], a expectativa é de que, entre 2000 e 2050, haja o dobro do número de pessoas com 60 anos ou mais. E, em 2050, estima-se que dois bilhões de pessoas, ou seja, 22% da população global terão 60 anos ou mais.

Analisando a questão de longevidade, atenção e saúde do adulto mais velho tornou-se prioridade não apenas a que diz respeito aos possíveis processos degenerativos, mas a múltiplos aspectos da vida do indivíduo, por exemplo, a personalidade do idoso.

Os estudos relacionados a essa faixa etária da população têm aumentado e percebe-se incentivo para o desenvolvimento de pesquisas voltadas principalmente para o aperfeiçoamento do processo de diagnóstico do transtorno da personalidade[16].

Widiger[17] ressalta que independentemente da faixa etária, o diagnóstico de transtorno de personalidade é um processo complexo e requer do avaliador experiência, uma vez que esse diagnóstico deve ser baseado em uma história longitudinal das relações interpessoais deficientes e disfuncionais, havendo necessidade de colher uma história cuidadosamente detalhada da vida social, comportamentos sexuais, pessoais e profissionais.

Embora se discuta se os transtornos da personalidade em idosos tendem a diminuir sua expressão nessa fase do ciclo vital, autores como Mattar e Khan[18] enfatizam que é seguro dizer que os transtornos da personalidade podem, ainda, ser bastante problemáticos em pacientes idosos.

Frente ao exposto, concordamos com a visão de Mordekar e Spence[19] de que o transtorno da personalidade não "queima" com o avanço da idade, as opções de tratamento são limitadas e que se faz necessário o desenvolvimento de mais pesquisas nessa área. O que há de ficar claro é que os transtornos da personalidade, de maneira geral, dispendem um trabalho significativo de profissionais da saúde em decorrência principalmente das alterações de comportamento (incluindo tentativas de suicídio) e da impulsividade[20,219].

Mordekar e Spence[19] enfatizam que se faz necessário ao profissional da saúde expressar uma compreensão ampla no que concerne à identificação de um transtorno de personalidade no idoso. Para esses autores, é possível que em vários casos não se trate, necessariamente, do surgimento de transtorno da personalidade na pessoa idosa. É possível que algumas disfunções da personalidade relativamente moderadas em fase anterior da vida não tenham sido identificadas como problemáticas e que agora, na condição de idoso, as exigências para se adaptar à nova condição potencializem sua manifestação.

Com base nessa explanação, podemos entender que dada a condição do envelhecimento, alguns aspectos que integram o conjunto de transtornos da personalidade tenderão a reduzir sua expressão; alguns se manterão constantes, por exemplo, a inadequada modulação afetiva e as crises de identidade sofrem pouquíssimas mudanças em termos redução da expressão; e, por outro lado, outros menos evidentes se manifestarão de forma mais disfuncional.

Visto isso, a prevalência dos transtornos da personalidade na população idosa tem sido estimada em uma variação de 3 a 13% e há perspectiva de que, diante do aumento do envelhecimento da população, esse número deve continuar a aumentar[22,23].

Estudo do National Epidemiologic Survey on Alcohol and Related Conditions, nos Estados Unidos, com 8.205 pessoas idosas encontraram uma taxa de 8% de prevalência de pelo menos um transtorno da personalidade, principalmente a personalidade obsessiva (anancástica)[24].

Ainda segundo Schuster *et al.*[24], quando os estudos se voltam para pacientes da saúde mental as taxas variam entre 5 e 33% para aqueles que recebem atendimento ambulatorial, e entre 7 e 80% para os que necessitam de cuidados em nível de internação.

Dados mais longínquos referem que, decorrente de quadros orgânicos, a incidência dos transtornos da personalidade no idoso era de 6 e de 24% em pacientes com depressão maior[25].

Na Tabela 26.4 está expressa a prevalência dos transtornos da personalidade de acordo com os *clusters*.

Avaliação

Quanto à avaliação dos casos de transtornos da personalidade no idoso, dois aspectos devem ser considerados[14]

1) A necessidade de se verificar se havia desde sempre um padrão disfuncional, que só agora foi notado ou tornado relevante pelas alterações de contexto próprias da idade;
2) A necessidade de se verificar se o envelhecimento trouxe mudanças neuropsiquiátricas a ponto de provocar de forma robusta o funcionamento prévio dessa pessoa.

O processo

Quanto ao processo, a entrevista clínica diagnóstica continua sendo o pilar da coleta de informações, visto que se configura como um conjunto de técnicas de investigação, cujo objetivo é descrever e avaliar aspectos pessoais, relacionais, sistêmicos e sintomáticos. Dessa forma, é possível verificar o contexto cultural e social, a história de vida, os componentes hereditários e sua forma própria de construir significados e elaborar suas experiências pessoais. E o processo deverá englobar uma avaliação minuciosa como expressa na Figura 26.4.

Além da entrevista clínica, o avaliador deve fazer uso de recursos complementares, como a entrevista clínica estruturada (SCID), e outros instrumentos, como o inventário de temperamento e caráter (TCI).

TABELA 26.4 Prevalência de transtorno da personalidade em idosos de acordo com os *clusters*

Cluster	Intensidade
Cluster A – paranoides e esquizoides	Mais prevalentes em idosos
Cluster C – transtorno da personalidade obsessivo-compulsivo	Mais prevalentes em idosos
Cluster B – especialmente transtornos *borderline* e antissocial	Menos prevalentes em idosos

Fonte: Abrams e Horowitz[26] e Samuels *et al.*[27].

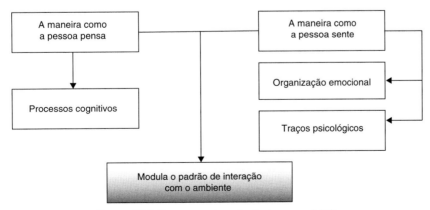

FIGURA 26.4 O processo de avaliação da personalidade.

TABELA 26.5 Traços psicológicos e transtornos da personalidade

Traços: 05 grandes fatores	Transtorno específico da personalidade
Neuroticismo	Transtorno dependente (+), ansiedade (+), depressão (+)
Extroversão	Histriônica (+), esquizoide (–) e de esquiva (–)
Socialização	Paranoide (–), antissocial (–), narcisista (–) e dependente (+)
Realização	Obsessivo (+) e antissocial (–)
Abertura	Esquizotípico (+) e histriônico (+)

(+): Aumenta a presença do traço de acordo com o transtorno da personalidade; (–): diminui a presença do traço de acordo com o transtorno da personalidade.

Os psicólogos podem utilizar, ainda, os projetivos (Zulliger, teste de apercepção temática – TAT e psicodiagnóstico de Rorschach, o expressivo teste das pirâmides coloridas Pfister) e os objetivos (inventário fatorial de personalidade - IFP, bateria fatorial de personalidade – BFP e inventário de personalidade - NEO PI-R).

O inventário NEO PI, por exemplo, consegue uma sensibilidade no que tange à associação dos traços com transtornos da personalidade descritos como possíveis marcadores[5] (Tabela 26.5).

CONCLUSÃO

Constata-se na comparação da literatura relacionada à maioria das formas de transtorno mental que os resultados são sugestivos de uma realidade ainda reduzida de trabalhos voltados aos transtornos da personalidade em idosos. Por outro lado, no entanto, é possível destacar a partir dessa literatura, mesmo ainda não robusta, que os transtornos da personalidade são diagnósticos importantes para se considerar em populações idosas, uma vez que representam importante problema de saúde mental, independentemente da faixa, o que impõe a necessidade de mais atenção nessa área.

No que concerne ao enfoque dos transtornos da personalidade no idoso, duas questões se apresentam de comum acordo na literatura. A primeira é que a avaliação diagnóstica de transtornos da personalidade em idosos é um desafio. E segundo, as doenças físicas e o próprio declínio e comprometimento cognitivo podem influenciar os sintomas clínicos e comportamentais. Essas questões são contextualizadas por Magoteaux e Bonnivier[16] ao enfatizarem que, de maneira geral, é difícil distinguir um déficit funcional relacionado à personalidade de um quadro próprio do envelhecimento. Sendo assim, torna-se fundamental que os profissionais que trabalham com idosos estejam conscientes das diferentes formas de manifestações dos sintomas nessa população e considerem que os critérios diagnósticos existentes podem não ser tão adequados para esse fim.

Dessa maneira, ressaltamos que tanto os profissionais da psiquiatria quanto da psicologia devem realizar estudos com vistas ao desenvolvimento de critérios diagnósticos confiáveis e instrumentos adaptados a essa população, o que certamente contribuirá para tratamentos eficazes e fornecerá apoio e supervisão clínica à equipe de saúde que trata de pessoas idosas.

Referências

1. Serafim AP. Avaliação da personalidade. In: Forlenza OV, Miguel EC, editors. Compêndio de clínica psiquiátrica. Barueri: Manole; 2012. p. 77-86.
2. Serafim AP. Como avaliar a personalidade em idosos. In: Forlenza OV, Radanovic M, Aprahamian I, editors. Neuropsiquiatria geriátrica. 2. ed. São Paulo: Atheneu; 2015. p. 191-9.
3. Pichot P. Les tests metaux. Paris: Edité par Puf; 1954.
4. International Classification of Diseases for Mortality and Morbidity - 11th Revision - ICD. I Chapter 06. Mental, behavioural or neurodevelopmental disorders. Switzerland – Geneve: World Health Organization; 2018.
5. Associação Americana de Psiquiatria - Manual de Diagnóstico e Estatístico dos Transtornos Mentais (DSM-5). Porto Alegre: Artmed; 2014.
6. Rebollo I, Harris JR. Genes, ambiente e personalidade. In: Flores-Mendoza CE, Colom R, editors. Introdução à psicologia das diferenças individuais. Porto Alegre: Artmed; 2006. p. 300-22.
7. Serafim AP, Barros DM, Castellana GB, Gorenstein C. Personality traits and violent behavior: a comparison between psychopathic and non-psychopathic male murderers. Psychiatry Res. 2014;219:604-8.
8. Allport GW. Personality: a psychological interpretation. New York: Holt; 1937.
9. Cattell RB. The scientific analysis of personality. Baltimore: Penguin Books; 1965.
10. Livesley WJ. Principles and strategies for treating personality disorder. Can J Psychiatry. 2005;50:442-50.
11. Louzã Neto MR, Cordás TA. Transtornos da personalidade. Porto Alegre: Artmed; 2011.

12. Johnson JG, Cohen P, Smailes E. Adolescent personality disorders associated with violence and criminal behavior during adolescence and early adulthood. Am J Psychiatry. 2000;157:1406-12.
13. Barros DM, Serafim AP. Association between personality disorder and violent behavior pattern. Forensic Sci Int. 2008;179:19-22.
14. Serafim AP, Castellana GB, Barros DM. Transtornos da personalidade em idosos. In: Forlenza OV, Radanovic M, Aprahamian I, editors. Neuropsiquiatria geriátrica. 2. ed. São Paulo: Atheneu; 2015. p. 200-5.
15. Organização Mundial da Saúde (OMS). Relatório mundial de envelhecimento e saúde. Genebra; 2015. Disponível em: www.who.int. Acesso em: set2017.
16. Magoteaux AL, Bonnivier JF. Distinguishing between personality disorders, stereotypes, and eccentricities in older adults. J Psychosoc Nurse Ment Health Serv. 2009;47(7):19-24.
17. Widiger TA. Personality disorder diagnosis. World Psychiatry. 2003;2(3):131-5.
18. Mattar S, Khan F. Personality disorders in older adults: diagnosis and management. Prog Neurol Psychiatry. 2017;1(21):22-7.
19. Mordekar A, Spence AS. Personality disorder in older people: how common is it and what can be done? Adv Psychiatr Treat. 2008;14:71-7.
20. Lieb K, Zanarini MC, Schmahl C. Borderline personality disorder. Lancet. 2004;364(9432):453-61.
21. Cheng AT, Mann AH, Chan KA. Personality disorder and suicide. A case-control study. Br J Psychiatry. 1997;170(5):441-6.
22. Amad A, Geoffroy PA, Vaiva G, et al. Personality and personality disorders in the elderly: diagnostic, course and management. Encephale. 2013;39(5):374-82.
23. Van Alphen SP, Derksen JJ, Sadavoy JJ, et al. Features and challenges of personality disorders in late life. Aging Ment Health. 2012;16(7):805-10.
24. Schuster JP, Hoertel N, Le Strat Y, Manetti A, Limoson F. Personality disorders in older adults: findings from the National Epidemiologic Survey on Alcohol and Related Conditions. Am J Geriatr Psychiatr. 2013;21(8):757-68.
25. Kunik ME, Mulsant BH, Rifai AH, et al. Diagnostic rate of comorbid personality disorder in elderly psychiatric inpatients. Am J Psychiatry. 1994;151:603-5.
26. Abrams RC, Horowitz SV. Personality disorders after age 50: a meta-analysis. J Pers Disord. 1996;10(3):271-81.
27. Samuels J, Eaton WW, Bienvenu OJ, Brown CH, Costa PT Jr, Nestadt G. Prevalence and correlates of personality disorders in a community sample. Br J Psychiatry. 2002;180:536-42.

TRANSTORNOS MENTAIS DECORRENTES DO USO DE SUBSTÂNCIAS PSICOATIVAS

27

Edson Shiguemi Hirata

INTRODUÇÃO

Substâncias psicoativas ou drogas psicotrópicas são produtos químicos, naturais ou sintéticos, que agem no sistema nervoso central (SNC) e provocam alterações no comportamento, na mente, na cognição e no humor. São exemplos de substâncias psicoativas: cocaína, anfetamina, cafeína, nicotina, álcool, opioides, sedativos, benzodiazepínicos, maconha, LSD (dietilamida do ácido lisérgico), *ecstasy*, entre outros.

Essas substâncias têm forte poder aditivo e podem propiciar o aparecimento de diferentes transtornos mentais, como intoxicação, dependência, abstinência, transtornos psicóticos, de ansiedade, de humor, demência, entre outros, com consequências médicas, sociais, familiares, legais e econômicas extensas e graves.

Os transtornos relacionados ao uso de substância psicoativa são considerados importante problema de saúde pública. Afetam, sobretudo, indivíduos jovens, com início frequentemente na adolescência. Entretanto, a população está envelhecendo e esses transtornos passaram a ser motivo de preocupação também em idosos.

A população está envelhecendo não só nos países desenvolvidos, mas principalmente naqueles em desenvolvimento. No Brasil, a proporção de indivíduos com mais de 60 anos que era de 4,7%, passou para 6,1% em 1980, 8,5% em 2000 e estima-se que em 2050 será de aproximadamente 18% da população (Instituto Brasileiro de Geografia e Estatística, 2002). Em decorrência desse envelhecimento populacional, os trabalhos têm mostrado que o número de idosos que abusam de drogas psicoativas é alto e isto deverá aumentar significativamente nas próximas décadas.

Em relação a 2000, estima-se que em 2020 o número de idosos usuários de alguma droga ilícita aumentará de 2,2 a 3,1%; o de maconha passará de 1 a 3,3%[1,2]. Em 2000, aproximadamente 1,7 milhão de idosos americanos abusadores de drogas necessitavam de tratamento. Estima-se que em 2020 esse número aumentará para 4,4 milhões[3].

O envelhecimento é uma fase da vida do indivíduo acompanhada de mudanças significativas nos planos corporal, social, familiar e econômico. Considerando que as condições corpóreas, psicológicas e sociais em que o idoso está inserido são muito diferentes das dos jovens, é importante conhecer as especificidades clínicas do abuso de drogas nessa população e verificar a necessidade de ter programas preventivos e estratégias terapêuticas específicas.

Este texto apresentará dados epidemiológicos e as particularidades clínicas e terapêuticas do abuso/dependência de substâncias psicoativas, especialmente as drogas ilícitas e o tabaco. O alcoolismo será tema de outro capítulo.

CLASSIFICAÇÃO DOS TRANSTORNOS MENTAIS DECORRENTES DO USO DE SUBSTÂNCIAS PSICOATIVAS

De acordo com seu efeito no sistema nervoso central as substâncias psicoativas são classificadas em estimulantes (por exemplo, cocaína, anfetamina, cafeína, nicotina etc.); depressores (por exemplo, álcool, opioides, sedativos, benzodiazepínicos, solventes etc.) e perturbadores (maconha, LSD, *ecstasy*, *ayahuasca* etc.).

Os depressores do SNC produzem alívio de ansiedade, sonolência, relaxamento, prejuízo da memória, confusão mental, depressão respiratória e coma.

Os derivados do ópio produzem analgesia, sonolência, êxtase e euforia. Em altas doses, convulsão, arritmia cardíaca, depressão respiratória e coma. Do ponto de vista físico, o usuário de derivados de ópio apresenta as pupilas mióticas, edema de mucosa nasal e marcas de picadas de agulha.

Os estimulantes do SNC produzem euforia, insônia, anorexia, aumento de energia, diminuição da fadiga, estado de hiperalerta, irritabilidade, agressividade, alucinações auditivas, delírios paranoides, confusão mental, taquicardia, hipertensão arterial, tremor de mãos, aumento da temperatura corpórea, pupilas dilatadas, lesão de mucosa nasal, convulsão e arritmia cardíaca.

Os perturbadores do SNC ou os alucinógenos, como o LSD, acarretam sensação de aumento da atividade mental, percepção sensorial aumentada, alteração da imagem corporal, alteração dos limites do "EU", alucinações visuais e delírios paranoides. Após o uso, o indivíduo apresenta tremor de mãos, rubor facial, taquicardia, dilatação de pupilas e aumento da temperatura corpórea.

A maconha leva à sensação de relaxamento, sonolência, euforia, prejuízo da atenção, prejuízo da memória recente, percepção alterada do tempo, aumento da libido, agressividade, alucinação e delírios. Do ponto de vista físico, o usuário de maconha apresenta boca seca, aumento da fome, tremor de mãos, hiperemia conjuntival, incoordenação motora e diminuição da força muscular.

Essas substâncias provocam ativação do sistema de recompensa no cérebro, dão sensação de prazer, reforçam o comportamento de busca da droga e propiciam o uso regular e excessivo.

O consumo de substâncias psicoativas pode levam a vários transtornos como: intoxicação, uso nocivo, dependência, estado de abstinência, *delirium*, transtorno psicótico, síndrome amnésica, transtorno afetivo, ansioso, de personalidade, cognitivo e demência.

Os principais transtornos mentais decorrentes de uso de substância psicoativa, de acordo com a Classificação Internacional dos Transtornos Mentais e de Comportamento - CID-10[4], estão listados no Quadro 27.1.

A ocorrência desses transtornos depende do tipo da substância psicoativa. O Quadro 27.2 ilustra quais são os diferentes transtornos mentais associados a cada substância psicoativa.

DIAGNÓSTICO DE USO SOCIAL RECREATIVO, USO NOCIVO E DEPENDÊNCIA

Um indivíduo que faça uso de substância psicoativa, de acordo com o padrão de consumo e suas consequências, pode ser diagnosticado como uso social ou recreativo, uso nocivo e dependência.

O uso recreacional ou uso social caracteriza-se pelo consumo de substância sem qualquer evidência de problemas, seja físico, psíquico, comportamental, social, familiar, ocupacional ou legal.

O termo uso nocivo refere-se ao dano à saúde física ou mental associado ao consumo de substância. Essa situação indica que o indivíduo tem uma doença e que necessita de tratamento. Nesse caso, o tratamento precoce é fundamental para evitar que se evolua para a dependência, que é mais grave, com maior prejuízo funcional e de recuperação mais difícil.

Na dependência, o indivíduo não consegue controlar o uso da substância apesar dos problemas decorrentes; o comportamento associado a esse consumo torna-se saliente na sua vida. Os critérios para síndrome de dependência evidenciam um padrão patológico de comportamento mal adaptado denotando prejuízos e perda de controle da ingestão da substância.

QUADRO 27.1 Transtornos mentais decorrentes de uso de substância psicoativa (CID-10)

F1x.0	Intoxicação aguda
F1x.1	Uso nocivo
F1x.2	Síndrome de dependência
F1x.3	Estado de abstinência
F1x.4	Estado de abstinência com *delirium* (*delirium tremens*)
F1x.5	Transtorno psicótico (por exemplo, esquizofreniforme, predominantemente alucinatório, delirante, polimorfo, com sintomas maníacos, com sintomas depressivos)
F1x.6	Síndrome amnésica (Korsakoff)
F1x.7	Transtorno psicótico residual/de início tardio (por exemplo, demência, comprometimento cognitivo, transtorno psicótico de início tardio, afetivo residual, de personalidade)
F1x.8	Outros transtornos mentais
F1x.9	Transtorno mental não especificado

x: Tipo de substância (álcool, cocaína etc.).

QUADRO 27.2 Transtornos associados às classes de substâncias

	Intoxicação	Abstinência	Transtorno por uso	*Delirium*	Transtorno neurocognitivo	Transtorno psicótico	Transtorno bipolar	Transtorno depressivo	Transtorno de ansiedade
Álcool	X	X	X	I – A	I – A – P	I – A	I – A	I – A	I – A
Opioides	X	X	X	I – A	—	—	—	I – A	A
Ansiolíticos, sedativos, hipnóticos	X	X	X	I – A	I – A – P	I – A	I – A	I – A	A
Estimulantes (anfetamina, cocaína)	X	X	X	I	—	I	I – A	I – A	I – A
Tabaco	—	X	X	—	—	—	—	—	—
Alucinógenos	X	—	X	I	—	I	I	I	I
Cannabis	X	X	X	I	—	I	—	—	I

A: Início durante a abstinência; I: início durante a intoxicação; P: transtorno persistente; X: diagnóstico reconhecido no DSM-5.
Fonte: APA[5].

Nos Quadros 27.3 e 27.4 estão listados os critérios de uso nocivo e dependência de acordo com a Classificação Internacional dos Transtornos Mentais e de Comportamento — CID-10[4].

Em 18 de junho de 2018, a Organização Mundial da Saúde (OMS) lançou a 11ª Classificação Internacional de Doenças (CID-11)[6]. A CID-11 foi apresentada na Assembleia Mundial da Saúde em maio de 2019 e entrará em vigor em 1º de janeiro de 2022.

Uma das novidades da CID-11 foi incluir uma nova condição, o comportamento aditivo (por exemplo, jogo patológico e dependência de games) associado aos transtornos relacionados ao uso da substância.

O Quadro 27.5 ilustra os transtornos mentais decorrentes do uso de substâncias segundo a CID-11.

Em maio de 2013, a Associação Psiquiátrica Americana lançou a 5ª edição do Manual de Diagnóstico e Estatística das Doenças Mentais (DSM-5). O DMS-5 classifica os transtornos decorrentes de uso de substâncias em dois grupos: por uso de substâncias e induzidos por substâncias. No primeiro estão os problemas relacionados ao padrão de uso, como dependência e os prejuízos decorrentes do consumo. No segundo estão os quadros induzidos pela substância, como intoxicação, abstinência, psicoses, transtornos de humor, ansiedade e demência.

QUADRO 27.3 Uso nocivo (CID-10)

- Um padrão de uso de substância psicoativa que está causando dano à saúde. O dano pode ser físico ou mental.

QUADRO 27.4 Síndrome de dependência (CID-10)

Um diagnóstico definitivo de dependência deve usualmente ser feito somente se três ou mais dos seguintes requisitos tenham sido experenciados ou exibidos em algum momento durante o ano anterior:
(a) Um forte desejo ou senso de compulsão para consumir a substância
(b) Dificuldades em controlar o comportamento de consumir a substância em termos de seu início, término ou níveis de consumo
(c) Um estado de abstinência fisiológico quando o uso da substância cessou ou foi reduzido, como evidenciado por: síndrome de abstinência característica para a substância ou uso da mesma substância (ou de uma intimamente relacionada) com a intenção de aliviar ou evitar sintomas de abstinência
(d) Evidência de tolerância, de tal forma que doses crescentes da substância psicoativa são requeridas para alcançar efeitos originalmente produzidos por doses mais baixas (exemplos claros disso são encontrados em indivíduos dependentes de álcool e opiáceos, que podem tomar doses diárias suficientes para incapacitar ou matar usuários não tolerantes)
(e) Abandono progressivo de prazeres ou interesses alternativos em favor do uso da substância psicoativa, aumento da quantidade de tempo necessária para obter ou tomar a substância ou para se recuperar de seus efeitos
(f) Persistência no uso da substância, a despeito de evidência clara de consequências manifestamente nocivas, como dano ao fígado por consumo excessivo de bebidas alcoólicas, estados de humor depressivos consequentes aos períodos de consumo excessivo da substância ou comprometimento do funcionamento cognitivo relacionado à droga; deve-se fazer esforços para determinar se o usuário estava realmente (ou se poderia esperar que estivesse) consciente da natureza e extensão do dano

QUADRO 27.5 Transtornos mentais decorrentes de uso de substância psicoativa (CID-11)

6C4x.0	Episódio único de uso nocivo
6C4x.1	Padrão de uso nocivo
6C4x.2	Dependência
6C4x.3	Intoxicação
6C4x.4	Estado de abstinência
6C4x.5	*Delirium* induzido pela substância
6C4x.6	Transtorno psicótico (com alucinação, com delírio, com sintoma psicótico misto)
6C4x.7	Outros transtornos induzidos pela substância (depressão, ansiedade, demência (6D84.x), transtorno amnésico (6D72.1x)
6C4x.Y	Outros transtornos específicos devidos à substância
6C4x.Z	Transtorno mental não especificado devido à substância

x: Tipo de substância (álcool, cocaína etc.).
Fonte: OMS[6].

Em relação aos transtornos por uso de substâncias, diferentemente da CID-11, que separa em duas categorias (uso nocivo e dependência), e do DSM-4, que separava também em duas categorias diagnósticas (abuso e dependência), o DSM-5 agrupa em uma única categoria com uma lista de 11 critérios.

Assim, o DSM-5, privilegiando uma abordagem dimensional, classifica apenas uma categoria como transtorno por uso de substância, substituindo o diagnóstico categorial do DSM-4, que separava em abuso e dependência de substância. Outra novidade do DSM-5 foi incluir uma medida de gravidade dos transtornos por uso de acordo com o número de critérios preenchidos.

O diagnóstico de transtorno por uso de substância psicoativo é baseado em um padrão patológico de comportamentos relacionados ao uso de substâncias associadas ao prejuízo ou ao sofrimento clinicamente significativo, manifestado por, pelo menos, dois critérios de uma lista de 11 (Quadro 27.6).

Os 11 critérios do DSM-5 podem ser separados em quatro grupos de acordo com a sintomatologia apresentada. Os critérios 1 a 4 representam prejuízo do controle do controle do uso da substância; 5 a 7 representam prejuízo social; 8 e 9 uso de risco; e 10 e 11 representam o critério farmacológico[5].

A gravidade pode ser mensurada baseada no número de sintomas apresentados (Tabela 27.1).

QUADRO 27.6 Transtorno por uso de substância (DSM-5)

Um padrão mal adaptativo de uso de substância, levando ao prejuízo ou ao sofrimento clinicamente significativo, manifestado por dois (ou mais) dos seguintes critérios, ocorrendo no período de 12 meses:
(1) A substância é frequentemente consumida em maiores quantidades ou por um período mais longo do que o pretendido
(2) Existe um desejo persistente ou esforços malsucedidos no sentido de reduzir ou controlar o uso da substância
(3) Muito tempo gasto em atividades necessárias para a obtenção da substância, no consumo da substância ou na recuperação de seus efeitos
(4) "Fissura" ou forte desejo ou compulsão para consumir a substância
(5) Uso recorrente da substância resultando em um fracasso em cumprir obrigações importantes relativas a seu papel no trabalho, na escola ou em casa
(6) Uso contínuo da substância apesar de problemas sociais ou interpessoais persistentes ou recorrentes causados ou exacerbados pelos efeitos da substância
(7) Importantes atividades sociais, ocupacionais ou recreativas são abandonadas ou reduzidas em virtude do uso da substância
(8) Uso recorrente da substância em situações nas quais isso representa perigo físico
(9) Uso da substância continua apesar da consciência de ter um problema físico ou psicológico persistente ou recorrente que tende a ser causado ou exacerbado pela substância
(10) Tolerância, definida por qualquer um dos seguintes aspectos:
   a. Uma necessidade de quantidades progressivamente maiores da substância para adquirir a intoxicação ou efeito desejado
   b. Acentuada redução do efeito com o uso continuado da mesma quantidade da substância
(11) Abstinência manifestada por qualquer dos seguintes aspectos (observação: este item não se aplica aos alucinógenos, como fenciclidina, LSD):
   a. Síndrome de abstinência da substância
   b. A substância é consumida para aliviar ou evitar sintomas de abstinência

TABELA 27.1	Gravidade do transtorno por uso de substância
Nível de gravidade	Número de sintomas (critérios diagnósticos preenchidos)
Leve	Presença de 2 a 3 sintomas
Moderado	Presença de 4 a 5 sintomas
Grave	Presença de 6 ou mais sintomas

TABAGISMO

O tabagismo é uma doença que começa na adolescência e causa incapacidade e morte predominantemente em idosos. Aproximadamente 70% das pessoas que morrem por ano de doenças relacionadas ao tabagismo têm mais de 60 anos de idade.

O efeito da geração tem impacto importante na prevalência de tabagismo em idosos. A população idosa atual faz parte da geração *baby boomers*, nascida entre 1946 e 1964, e que vivenciou a sua juventude em uma época em que fumar era considerado charmoso e seguro, e existia forte estímulo social ao consumo de cigarros. Esse fato contribui para as altas taxas de prevalência de tabagismo entre os idosos.

A prevalência de tabagismo na população geral idosa é alta e varia de acordo com a amostra estudada e a metodologia aplicada[7,8]. A prevalência média mundial do tabagismo em idosos é de 26% (homens 40% e mulheres 12%)[7]; entre idosos americanos é de 9,6%[8], entre idosos homens de uma amostra da Coreia é de 47% de fumantes e 17,1% de dependentes[9].

No Brasil, atualmente a prevalência de fumantes em pessoas com idade superior a 65 anos é de 12,9%[10]. Estudos realizados em populações específicas encontraram taxas maiores de 18,8% entre idosos da região urbana do Rio Grande do Sul[11] e de 18,7% entre idosos de Bambuí em Minas Gerais[12].

O tabagismo é uma das principais causas de mortalidade em idosos. O risco de mortalidade é duas vezes maior nos idosos que fumam. Aproximadamente 40% das mortes devido ao câncer e 55% das mortes por doença do sistema respiratório em idosos homens são atribuídas ao tabagismo[13]. A probabilidade de um indivíduo de 70 anos de alcançar os 85 anos de idade é de 41% para não fumantes e de apenas 21% para os fumantes[14].

Enfim, o tabagismo é frequente em idosos e está associado à alta morbidade de mortalidade, sendo um importante problema de saúde pública. No entanto, as políticas de saúde pública têm priorizado principalmente a população adolescente e adulta jovem visando tanto prevenir o surgimento de novos casos quanto realizar o diagnóstico e o tratamento precoce dos pacientes. Pouca atenção tem sido dada aos idosos, que é a população que mais sofre das consequências do cigarro.

CARACTERÍSTICAS CLÍNICAS

Os idosos tabagistas apresentam uma longa história de consumo de cigarros. Geralmente, o início do consumo é na adolescência. É raro o início na idade tardia.

Sintomas relacionados ao tabagismo, como tosse, dificuldade para respirar e cansaço fácil, são frequentes nesses pacientes. É uma doença com alta morbidade clínica, limitação física e diminuição da qualidade de vida. As condições físicas de um fumante são comparáveis às de pessoas com oito a 14 anos a mais de idade.

A comorbidade com transtornos somáticos é mais alta em idosos do que na população jovem. Inúmeras doenças que ocorrem frequentemente em idosos, como câncer, cardiopatia, hipertensão, osteoporose e diabetes, são decorrentes ou agravados pelo cigarro. Por exemplo, o câncer de pulmão, cuja causa mais importante é o cigarro, pode até ser considerado uma doença geriátrica, pois 50% dos casos ocorrem em pessoas com idade superior a 65 anos.

Idosos têm maior dificuldade em reconhecer que possuem problemas com cigarro (negação), são mais resistentes a consultar médicos, são menos propensos a parar de fumar e de aceitar o tratamento[13,15,16].

O grau de dependência nessa população é alto[16]. O teste de Fagerström (Tabela 27.2) é um instrumento muito útil e mais utilizado para avaliar dependência de nicotina.

SÍNDROME DE ABSTINÊNCIA DE NICOTINA

Caracteriza-se por uma combinação de sintomas físicos e psicológicos que tornam o tabagismo difícil de tratar.

TABELA 27.2 Teste de Fagerström para dependência de nicotina

Questões	Respostas	Pontos
1 – Quanto tempo depois de acordar você fuma o seu primeiro cigarro?	Após 60 min	0
	Entre 31 e 60 min	1
	Entre 6 e 30 min	2
	Nos primeiros 5 min	3
2 – Você encontra dificuldades em evitar fumar em lugares onde é proibido, por exemplo, igrejas, local de trabalho, cinemas, *shoppings* etc.?	Não	0
	Sim	1
3 – Qual o cigarro mais difícil de largar ou de não fumar?	Qualquer um	0
	O primeiro da manhã	1
4 – Quantos cigarros você fuma por dia?	Menos que 10	0
	Entre 11 e 20	1
	Entre 21 e 30	2
	Mais que 31	3
5 – Você fuma mais frequentemente nas primeiras horas do dia do que durante o resto do dia?	Não	0
	Sim	1
6 – Você fuma mesmo estando doente ao ponto de ficar acamado a maior parte do dia?	Não	0
	Sim	1

Pontuação: 0 a 4 dependência leve; 5 a 7 dependência moderada; 8 a 10 dependência grave.

Os sintomas da síndrome de abstinência de nicotina desenvolvem rapidamente após um fumante tentar parar de fumar. Os sintomas incluem humor disfórico ou deprimido, insônia, inquietação, impaciência irritabilidade, ansiedade, dificuldade de concentração, aumento de apetite e ganho de peso. A duração típica da maioria desses sintomas é de até quatro semanas. O aumento do apetite é uma exceção, frequentemente dura mais que 10 semanas.

TRATAMENTO

O tratamento do tabagismo pode trazer benefícios ao paciente independentemente da gravidade das complicações físicas existentes. A abstinência de cigarros reduz as complicações clínicas, melhora a qualidade de vida e aumenta a expectativa de vida. Para alguns problemas clínicos, como doença coronariana e infarto cerebral, o benefício da abstinência de cigarros é quase imediato.

Dados da Organização Mundial da Saúde mostram que o risco de mortalidade prematura cai 50% se a pessoa para de fumar entre 60 e 75 anos de idade (WHO 2011). Idosos maiores de 65 anos têm aumento de 2 a 3 anos na expectativa de vida após cessação do consumo[17].

Vários estudos randomizados e controlados têm demonstrado que as intervenções terapêuticas utilizadas para o tratamento do tabagismo são também eficazes em idosos. As taxas de sucesso de tratamento são maiores quando são associadas à terapia medicamentosa e psicoterápica[18].

Em geral, a terapia medicamentosa é indicada para os casos com maior gravidade da dependência. O Consenso Brasileiro de Abordagem e Tratamento do Fumante sugere os seguintes critérios para iniciar tratamento com medicamento: fumar mais de 20 cigarros por dia ou fumar o primeiro cigarro em até 30 minutos após acordar, pontuação no teste de Fagerströn igual ou superior a 4 e tentativas anteriores fracassadas de parar de fumar.

O tratamento medicamentoso é eficaz e seguro na população idosa. A terapia medicamentosa de primeira linha consiste na reposição de nicotina, Bupropiona ou Vareniclina. Entre os medicamentos de segunda linha estão a Nortriptilina e a Clonidina.

A terapia de reposição de nicotina é eficaz no tratamento do tabagismo, pois substitui a nicotina que seria inalada por meio do fumo, e, assim, reduz os sintomas da abstinência. Estudo realizado por Orleans *et al.*[19], com 1.070 pacientes com idade entre 65 e 74 anos, mostrou que o uso de adesivo de nicotina é eficaz e seguro nessa faixa etária.

A reposição de nicotina pode ser sob a forma de adesivo, goma de mascar, inalação e aerossol. Alguns cuidados devem ser tomados na terapia de reposição de nicotina em idosos. Por exemplo, problemas dentários e uso de próteses podem restringir o uso de goma de mascar. A prevalência maior de problemas clínicos é outro aspecto que deve ser considerado. A reposição de nicotina deve ser evitada em algumas situações clínicas, como infarto recente do miocárdio, úlcera péptica e risco de descompensação cardiovascular. Em pacientes com insuficiência renal ou hepática, a dose de nicotina deve ser menor, pois essa substância é metabolizada principalmente pelo fígado; cerca de 10% são excretados inalterados pelos rins.

A Bupropiona é um dos medicamentos mais estudados no tratamento do tabagismo. A dose usual recomendada para adultos sadios é de 300 mg/dia, dividida em duas tomadas com intervalo de 8 horas, iniciando com 150 mg pela manhã. Atualmente, existe a formulação de liberação prolongada XL de 300 mg facilitando o uso com apenas um comprimido pela manhã. Em idosos e pacientes com insuficiência renal ou hepática, a dosagem é menor e o aumento da dose deve ser lenta.

O mecanismo de ação da Bupropiona no tabagismo ainda não está bem estabelecido. Supõe-se que o mecanismo seja principalmente por sua ação dopaminérgica[20]. Além disso, a Bupropiona bloqueia a ativação e inibe a função dos receptores nicotínicos de acetilcolina[21,22].

A Vareniclina é um agonista parcial do receptor nicotínico alfa-4 beta-2 da área tegmentar ventral, o que resulta em menor liberação de Dopamina no núcleo *accumbens*. Inicia com 0,5 mg, uma vez/dia, nos dias 1 a 3; 0,5 mg duas vezes/dia, nos dias 4 a 7; e 1 mg duas vezes/dia, a partir do dia 8 até o fim do tratamento[23]. Não é necessário ajuste de dose para pacientes idosos.

Entre as terapias não farmacológicas estão entrevista motivacional, intervenção breve e terapia cognitiva comportamental.

A entrevista motivacional é uma das terapias mais utilizadas. É uma técnica empregada para pessoas que não reconhecem o problema do tabagismo ou que estejam ambivalentes em relação ao tratamento. Essa técnica visa à mudança do comportamento e à resolução da ambivalência, no caso, continuar fumando ou parar de fumar. De acordo com a prontidão para a mudança, o paciente pode se encontrar em um dos cinco estágios: pré-contemplação, contemplação, preparação, ação e manutenção. As intervenções variam de acordo com o estágio de mudança em que o paciente se encontra.

Outra técnica muito utilizada é a intervenção breve, que é de fácil aplicação, e pode ser empregada especialmente por clínicos gerais. A técnica de intervenção breve consiste em prover educação sobre o tabagismo, os efeitos nocivos e motivar o paciente para a abstinência. A técnica de intervenção breve é eficaz para a população idosa. Estudo realizado por Morgan *et al.*, com 659 pacientes com idade entre 54 e 74 anos, mostrou que intervenções breves realizadas por clínicos gerais treinados são eficazes no tratamento de tabagismo na população idosa. A taxa de abstinência após seis meses foi duas vezes maior nos pacientes que receberam intervenções breves quando comparados com o grupo controle (15,4 *vs.* 8,2%)[24].

As terapias comportamental e de reposição de nicotina são eficazes em idosos[8,19]. Os estudos têm mostrado que idosos respondem ao tratamento com as mesmas taxas que os jovens[16,25]. As taxas de sucesso de tratamento em idosos oscila entre 23 e 32% após um ano de cessação[7].

DEPENDÊNCIA DE BENZODIAZEPÍNICOS

Os idosos constituem um grupo de risco para o uso inadequado e abuso de drogas de prescrição, o que contribui para piorar a morbidade clínica desses pacientes. Entre os principais fatores de risco para o uso inadequado de drogas de prescrição em idosos temos: frequência alta de doenças físicas, prescrição de múltiplos medicamentos pelo médico, automedicação, déficit cognitivo, deficiência auditiva e visual e presença de insônia, ansiedade e depressão[26].

A prevalência de doenças físicas em idosos é muito alta. Eles apresentam, em média, três doenças, em geral crônicas e degenerativas[27]. Enquanto os idosos representam 11% da população total americana, eles consomem 25% de todos os medicamentos vendidos nos Estados Unidos. A maioria das pessoas com idade superior a 65 anos toma, regularmente, pelo menos um remédio[26]; e em média consomem cerca de três a cinco medicamentos por dia[27].

Os medicamentos mais frequentemente utilizados pelos idosos são analgésicos, anti-inflamatórios, antiespasmódicos, antirreumáticos, cardiológicos e psicotrópicos.

Entre os psicotrópicos, seguramente os benzodiazepínicos são os mais utilizados, tanto como ansiolíticos quanto como hipnóticos. Um em cada 10 adultos recebe prescrição de benzodiazepínico, sendo 33% idosos.

Os idosos são especialmente sensíveis aos efeitos colaterais dos benzodiazepínicos, como sedação, ataxia, incoordenação motora, quedas com eventuais fraturas e comprometimento cognitivo com prejuízo da memória. Os motivos são diminuição da metabolização hepática e da excreção renal; maior quantidade de drogas livres devido à diminuição dos níveis de albumina plasmática, que é frequente nos idosos; maior sensibilidade cerebral aos benzodiazepínicos decorrente da diminuição da quantidade de receptores GABA e aumento da permeabilidade da barreira hematocerebral; presença de doenças físicas, como demência, acidente vascular encefálico; e interação com outros medicamentos consumidos pelo paciente.

O abuso e a dependência de benzodiazepínico são um problema frequente nessa população e estão relacionados às prescrições inadequadas feitas pelos médicos e à automedicação que visam aliviar tanto a insônia quanto os sintomas de ansiedade e depressão.

A dependência pode surgir após quatro semanas de uso contínuo de benzodiazepínicos. É mais frequente em mulheres acima de 50 anos de idade. Apesar de apresentarem dependência fisiológica, poucos apresentam alterações comportamentais. A tolerância ocorre só em relação ao efeito hipnótico.

Após uso contínuo por mais de 12 meses, 50% apresentam sintomas de síndrome de abstinência. Os sintomas de abstinência de benzodiazepínicos mais frequentes são insônia, tremor de mãos, ansiedade, irritabilidade, inquietação, cefaleia, hiperatividade autonômica, taquicardia, sudorese, náuseas e vômitos, dor muscular e parestesia. Podem ainda surgir crises convulsivas e alucinações auditivas. Os sintomas de abstinência são mais graves nos pacientes que usam benzodiazepínicos de meia-vida curta, em altas doses, por período longo de tempo e naqueles que apresentam transtorno de ansiedade e depressão[28].

TRATAMENTO DA DEPENDÊNCIA DE BENZODIAZEPÍNICOS

Uma vez diagnosticado que o paciente tem dependência aos benzodiazepínicos, a conduta inicial é reduzir gradualmente a quantidade prescrita, na proporção de 25% da dose por semana. Pode-se substituir por um benzodiazepínico de meia-vida longa, para facilitar redução e suspensão da medicação. É importante associar estratégias não farmacológicas, como apoio psicológico, técnicas de relaxamento, treinamento de habilidades para lidar com estresse e ansiedade.

Orientações gerais para prescrição de benzodiazepínicos em idosos:

- Ao se prescrever benzodiazepínicos é necessário realizar uma boa anamnese psiquiátrica e prescrever de acordo com critérios baseados em evidências científicas;
- Indicação clínica rigorosa e orientação bem detalhada ao paciente são fundamentais para evitar uso inadequado, abuso e dependência;
- Antes de prescrever benzodiazepínicos é importante sempre considerar os riscos e benefícios da medicação escolhida;
- Na escolha da medicação, priorizar benzodiazepínicos sem metabólitos ativos e que não tenham meia-vida longa para evitar acumulação;
- Levar em consideração as alterações na farmacocinética e na farmacodinâmica relacionadas com envelhecimento;
- Analisar interação com outros medicamentos que o paciente esteja ingerindo;
- Analisar influência de doenças físicas associadas;
- Evitar prescrever para pacientes demenciados ou em confusão mental;
- Utilizar a menor dose possível. Iniciar com doses menores que as indicadas para adultos jovens; o aumento da dose deve ser mais lento;
- O tempo de uso da medicação deve ser o mais breve possível;
- Após obter o resultado terapêutico proposto, retirar a medicação gradualmente, reduzindo em torno de 25% da dose por semana.

USO DE DROGAS ILÍCITAS

O abuso/dependência de drogas ilícitas é um problema de saúde pública e que afeta principalmente indivíduos adolescentes e adultos jovens. Ainda são muito escassos estudos sobre uso de drogas ilícitas em idosos.

Entretanto, o número de idosos que fazem consumo de drogas ilícitas deverá aumentar muito devido ao envelhecimento populacional e ao efeito da geração em especial a *baby boomer*. A população idosa atual faz parte da geração *baby boomers*, que constituem os indivíduos que nasceram entre 1946 e 1964, e que vivenciaram a sua juventude na época do surgimento do movimento *hippie*, do *rock*, da liberdade sexual e do uso de drogas, como maconha.

Estudo de registro de consultas em um serviço de emergência dos Estados Unidos, em que foram analisados aproximadamente um milhão de visitas devido ao uso de drogas ilícitas em 2008, observou-se que menos de 1% tinha mais de 65 anos de idade. Comparando às idades mais jovens, a proporção era de 15 em 100.000 para pessoas com mais de 65 anos e 678 em 100.000 na faixa etária de 25 e 29 anos de idade. Ao se estudar a faixa etária com mais de 50 anos, observou que 60% concentravam-se na faixa etária de 50 a 54 anos, representantes da geração *baby boomer*, e apenas 1,5% tinha mais de 75 anos[29].

Dados de pesquisa de morbidade psiquiátrica realizada na Inglaterra mostrou que a maconha era a droga mais consumida em todas as faixas etárias. A prevalência nos últimos 12 meses e ao longo da vida era de 1,8% e 11,4%, respectivamente, entre pessoas com 50 a 64 anos e 0,4% e 1,7%, respectivamente, naqueles com idade superior a 65 anos[30]. A prevalência de uso recente de maconha aumentou 10 vezes entre indivíduos de 50 a 64 anos no período de 1993 a 2007 e duas vezes entre pessoas com 65 a 74 anos no período de 2000 a 2007. Entre pessoas com 50 a 64 anos, a prevalência de uso ao longo da vida de maconha, cocaína, anfetamina e LSD aumentou também em 10 vezes entre 1993 e 2007.

Dados de pesquisa nacional de uso de drogas nos Estados Unidos mostraram que o uso de drogas ilícitas no último mês entre pessoas na faixa etária de 50 a 65 dobrou entre os anos de 2002 e 2012, passando de 1,9 a 3,4% para 3,6 e 7,2%. O efeito da geração *baby boomers* contribuiu para esse aumento.

Nos Estados Unidos, estima-se que de 2000 a 2020 haverá aumento de 52% de usuários de drogas ilícitas em pessoas com idade maior que 50 anos; o número de usuário de alguma droga ilícita aumentará de 1,6 milhão (2,2%) para 3,5 milhões (3,1%), e o número de usuários de maconha aumentará de 719.000 (1%) para 3,3 milhões (2,9%)[1,2].

Enfim, existem evidências robustas de que o número de idosos com problemas relacionados ao uso de drogas ilícitas deverá aumentar significativamente nos próximos anos. Os serviços de saúde devem estar preparados para atender a essa demanda que necessitará de cuidados específicos relacionados a essa faixa etária.

Referências

1. Colliver JD, et al. Projecting drug use among aging baby boomers in 2020. Ann Epidemiol. 2006;16:257-65.
2. Dowling GJ. National survey on drug use & health (SAMHSA), 2007. APA 2009.
3. Gfroerer J, Penne M, Pemberton M, Folsom R. Substance abuse treatment need among older adults in 2020: the impact of the aging baby-boom cohort. Drug Alcohol Depend. 2003;69:127-35.
4. Organização Mundial da, Saúde. Classificação Internacional dos Transtornos Mentais e de Comportamento - CID-10. Porto Alegre: Artmed; 1983.
5. American Psychiatric Association. Manual de Diagnóstico e Estatístico de Transtornos Mentais. 5. ed (DSM-5). Porto Alegre: Artmed; 2018.
6. Organização Mundial da Saúde (OMS). Classificação Internacional de Doenças 11. ed. (CID-11). OPAS/OMS Brazil. 2018. Disponível em: www. paho.org/bra/.
7. Reichert J, et al. . J Bras Pneumol. 2008;34(10):845-80.
8. Abdullah ASM, Simon JL. Health promotion in older adults: evidence-based smoking cessation programs for use in primary care settings. Geriatrics. 2006;61(3):30-4.
9. Kim O, Baik S. Alcohol consumption, cigarette smoking, and subjective healthe in Korean elderly men. Addict Behav. 2004;29:1595-603.
10. IBGE. Pesquisa nacional por amostra de domicílio; 2008.
11. Marinho V, et al. Soc. Psychiatry Psychiatr Epidemiol. 2008.
12. Peixoto SV, et al. . Rev. Saúde Pública. 2006;39(5):745-53.
13. Rimer BK, Orleans CT, Keintz MK, Cristinzio S, Fleisher L. The older smoker status, challenges and opportunities for intervention. Chest. 1990;97(3):547.
14. Doll R, et al. Mortality in relation to smoking: 50 years' observations on male British doctors. BMJ. 2004;328(7455):1507.
15. Kleykamp BA, Heishman SJ. The older smoker. JAMA. 2011;306(8):876-7.
16. Appel DW, Aldrich TK. Smoking cessation in the elderly. Clin Geriatr Med. 2003;19:77-100.
17. Cox JL. . Clin Chest Med. 1993;14(3):423-8.
18. Hughes JR. New treatments for smoking cessation. CA Cancer J Clin. 2000;50:143-51.
19. Orleans CT, Noll EL, Keintz MK, Rimer BK, Brown TV, Snedden TM. Use of transdermal nicotine in a state-level prescription plan for the eldely: a first look at "Real-World" patch users. JAMA. 1994;27(8):601-7.
20. Henningfield JE, Fant RV, Buchhalter AR, Stitzer ML. Pharmacotherapy for nicotine dependence. CA Cancer J Clin. 2005;55:281-99.
21. Slemmer JE, Martin BR, Damaj MI. Bupropion is a nicotinic antagonist. J Pharmacol Exp Ther. 2000;295:321-7.
22. Roddy E. Bupropion and other non-nicotine pharmacotherapies. BMJ. 2004;328:509-11.
23. Keating GM, Asif M, Siddiqu A. . CNS Drugs. 2006;20(11):945-60.
24. Morgan GD, Noll EL, Orleans CT, Rimer BK, Amfoh K, Bonney G. Reaching midlife and older smokers: tailored interventions for routine medical care. Prev Med. 1996;25:346-54.
25. Salive ME, Huntley JC, LaCroix AZ, Ostfeld AM, Wallace RB, Hennekens CH. Predictors of smoking cessation and relapse in older adults. Am J Public Health. 1992;82(9):1268-71.
26. Finch J. Prescription drug abuse. Primary Care. 1993;20(1):231-9.

27. Gorzoni ML, Fabbri RMA, Pires SL. Medicamentos em uso à primeira consulta geriátrica. Diagn Tratamento. 2006;11(3):138-42.
28. Rickels K, Schweizer E. Benzodiazepine dependence and withdrawal: a review of the syndrome and its clinical management. Acta Psychiatrica Scandinavica. 1998;98(393):95-101.
29. Matthew H, Taylor MH, Grossberg GT. The growing problem of illicit substance abuse in the elderly: a review. Prim Care Companion CNS Disord. 2012;14(4):PCC.11r01320.
30. Fahmy V, et al. Prevalences of illicit drug use in people aged 50 years and over from two surveys. Age and Ageing. 2012;41:553-6.

Leitura complementar

Instituto Brasileiro de Geografia e Estatística – IBGE. Censo demográfico. 2000. Disponível em: http//www.ibge.gov.br/home/estatística/populacao/perfilidoso/perfilidosos2000.pdf.

ALCOOLISMO EM IDOSOS

Edson Shiguemi Hirata

ALCOOLISMO

O alcoolismo é uma doença crônica, que incide principalmente em adultos jovens e diminui com o envelhecimento. Estudo realizado por Helzer et al.[1], com uma amostra de 19.182 indivíduos de cinco grandes cidades americanas, mostrou que a prevalência de alcoolismo diminui com o aumento da faixa etária, de 17% (18 a 29 anos) para 14% (30 a 44 anos), 8% (45 a 64 anos) e 3% (> de 65 anos). Kessler et al.[2], em outro importante estudo epidemiológico, mostraram que a prevalência de alcoolismo diminuiu de 6,3% entre pessoas de 18 e 45 anos para 2,2% entre aqueles com idade superior a 60 anos.

A diminuição do risco de alcoolismo com o envelhecimento é decorrente de vários fatores: maior sensibilidade cerebral aos efeitos do álcool[3]; aumento da taxa de alcoolemia para uma mesma quantidade ingerida de álcool[4]; e maior frequência de distúrbios somáticos[5].

Embora o risco diminua com o envelhecimento, trabalhos de diferentes países e culturas mostram taxas altas de alcoolismo em idosos. Thomas e Rockwood[6] encontraram taxa de 8,6% de prevalência de abuso de álcool entre pessoas com mais de 65 anos de idade, de 36 comunidades regionais e 17 instituições de saúde do Canadá. Kim et al.[7] encontraram prevalência de 8% de alcoolismo na população urbana e rural com mais de 65 anos de idade de Kwangiu. Nos Estados Unidos, Blazer e Wu[8] observaram que 13% dos homens e 8% das mulheres com mais de 65 anos faziam uso do álcool com risco.

No Brasil, os estudos mostram também altas taxas de alcoolismo em idosos. Blay et al.[9], em um estudo com 6.961 indivíduos com idade superior a 60 anos do estado do Rio Grande do Sul, observaram que 10,6% apresentavam problemas com álcool. Hirata et al.[10], em um estudo em que foram entrevistadas 1.563 pessoas com idade superior a 60 anos da cidade de São Paulo, encontraram prevalência de 9,1% de alcoolismo. Castro-Costa et al.[11], em uma amostra de 400 pessoas da população brasileira de idade superior a 60 anos, encontraram prevalência de 2,9% de abuso/dependência do álcool e 12% de consumo de risco.

Os principais fatores de risco de alcoolismo nessa população são sexo masculino, tabagismo, história de consumo de bebidas alcoólicas ao longo da vida, antecedente familiar de alcoolismo, isolamento social e eventos estressantes psicossociais, como perda de familiares e amigos próximos[12-16].

As taxas de prevalência de alcoolismo são maiores quando se avaliam idosos usuários de serviços de saúde. Estudos com pacientes de ambulatório geral de diferentes centros mostram taxas de 15 a 33% de idosos com problemas com álcool[17-19]. Em nosso meio, estudo realizado com idosos com problemas clínicos e que procuraram atendimento no Ambulatório de Geriatria do Hospital das Clínicas da Faculdade de Medicina da Universidade de São Paulo, mostrou taxa semelhante ao da literatura internacional: 15,1% de prevalência de alcoolismo ao longo da vida[20].

Os estudos de prevalência de alcoolismo entre pacientes idosos internados em hospital geral mostram taxas que variam de 21% no Serviço de Medicina Geral do Hospital John Hopkins em Baltimore[21], 24% no Departamento de Emergência do Hospital da Universidade da Carolina do Norte[22] e 19% numa enfermaria de geriatria[23].

Enfim, o alcoolismo é uma doença altamente prevalente em idosos e é associado à alta morbidade clínica e à mortalidade. Em alguns países, o alcoolismo no idoso já é considerado um grave problema de saúde pública. É importante que os profissionais estejam preparados para diagnosticar e atender idosos com problemas com álcool, e os serviços de saúde organizados para absorver o aumento da demanda que deverá ocorrer nos próximos anos devido ao envelhecimento populacional que se observa em todo o mundo, em especial nos países em desenvolvimento como o Brasil.

Características clínicas

O processo de envelhecimento está associado às profundas mudanças corpóreas, psicológicas e sociais. Essas mudanças são responsáveis pelas peculiaridades clínicas do alcoolismo nessa população.

Os idosos consomem menor quantidade de etílicos. Para uma mesma quantidade ingerida de bebida alcoólica, os idosos se intoxicam mais facilmente que os jovens, devido às alterações na farmacocinética, especialmente redução da água corpórea que leva ao aumento da alcoolemia, e na farmacodinâmica, como maior sensibilidade tissular aos efeitos do álcool. Esse assunto será discutido mais detalhadamente no tópico intoxicação.

Embora não exista um consumo de álcool isento de risco, pois o efeito no organismo é sempre individual, algumas estimativas de nível consumo de risco têm sido sugeridas.

A sociedade americana de geriatria tem proposto que consumo maior que uma dose por dia, ou maior que três doses em uma única ocasião, pelo menos uma vez por semana, seja considerado como de risco para a população idosa (uma dose ou uma unidade de álcool equivale aproximadamente a 360 mL de cerveja, 150 mL de vinho e 40 a 50 mL de destilado).

A manifestação clínica do alcoolismo no idoso é sutil e o diagnóstico mais difícil de ser realizado. Esses pacientes se apresentam com sintomas inespecíficos, como quedas repetitivas, desnutrição, diarreia, fraqueza, esquecimento, crises de confusão mental, insônia, hipertensão arterial de difícil controle, hipoglicemia e neuropatia periférica. Por esse motivo, os médicos clínicos, ao avaliarem um idoso que apresente esses sintomas, devem cogitar sempre a possibilidade de serem decorrentes do consumo de etílicos.

O quadro clínico do alcoolismo nesta população é menos grave[6,24]. Os idosos apresentam menos problemas relacionados ao álcool, como problemas no trabalho[6] e problemas legais[25,26]. Os sintomas da dependência, como tolerância, abstinência, compulsão para beber e perda de controle, são menos frequentes e menos graves[27].

Por outro lado, as complicações somáticas são mais comuns devido ao aumento da prevalência de transtornos somáticos na medida em que se envelhece[5,28], e a maior sensibilidade tissular aos efeitos do álcool[3,29]. Hipertensão arterial sistêmica, doença pulmonar obstrutiva crônica, diabetes, tuberculose, cardiopatias e distúrbios gastrointestinais estão entre as inúmeras patologias que podem ter a sua evolução complicada pelo alcoolismo.

As complicações psiquiátricas merecem atenção especial por serem muito frequentes e pelo fato de mimetizarem inúmeros quadros psiquiátricos funcionais, dificultando o diagnóstico diferencial.

Estudo prospectivo realizado por Saunders et al.[30], com indivíduos idosos, observou que abuso de álcool aumenta em 4,6 vezes o risco de desenvolver demência. De acordo com estudo realizado por Anstey et al.[31] (2007), idosos com consumo de álcool maior que 21 unidades de álcool por semana para homens e 14 unidades para mulheres apresentam aumento de 45% do risco de demência.

Outra complicação psiquiátrica é o desenvolvimento de depressão. Estudos prospectivos mostram que pacientes com história de abuso de álcool têm risco aumentado de duas a quatro vezes de desenvolver depressão[30,32]. Por outro lado, a depressão é um fator de risco para o alcoolismo. Schuckit[33] relata que 5 a 15% de todos os casos de alcoolismo são secundários à depressão.

O alcoolismo no idoso não se caracteriza como um grupo homogêneo, sendo identificados pelo menos dois tipos: o de início precoce e o de início tardio[34,35].

Os alcoolistas idosos de início precoce são aqueles que tiveram o começo do quadro em idade jovem e sobreviveram até a idade avançada. Constituem dois terços dos casos. Esse grupo se caracteriza por apresentar mais antecedente familiar de alcoolismo, mais alterações psicopatológicas e de personalidade, pior deterioração física, maior frequência de problemas legais, sociais e familiares, quadro clínico mais grave e prognóstico pior.

O grupo de início tardio se caracteriza por começar a apresentar problemas com álcool em idades mais avançadas, após os 60 anos de idade, em resposta aos eventos estressantes, como aposentadoria, perda de familiares, separação conjugal, entre outros. Constituem um terço dos casos. Geralmente, são pacientes que têm história de vida prévia e personalidade bem adaptada e apresentam menos problemas com álcool e menor gravidade da dependência[13,16,36].

Diagnóstico

O diagnóstico do alcoolismo é mais difícil de ser realizado no idoso. A apresentação clínica com sintomas inespecíficos, a presença de déficits cognitivos e a negação frequentemente induzem os médicos a erros diagnósticos[12,21,37,38].

Quadro 28.1 Teste CAGE

CAGE (*Cut down/Annoyed/Guilty/Eye-opener*)
Resposta afirmativa a duas perguntas é sugestivo de alcoolismo
1 – (*Cut down*) Alguma vez o(a) sr(a). sentiu que deveria diminuir a quantidade de bebida ou parar de beber?
2 – (*Annoyed*) As pessoas o(a) aborrecem porque criticam o seu modo de beber?
3 – (*Guilty*) O(A) sr(a). se sente culpado(a), chateado(a) consigo mesmo(a) pela maneira como costuma beber?
4 – (*Eye-opener*) O(A) sr(a). costuma beber pela manhã para diminuir o nervosismo ou a ressaca?

Outra dificuldade é que os instrumentos diagnósticos existentes foram elaborados para a população jovem e são inadequados para os idosos. Portanto, antes de usar qualquer instrumento diagnóstico é importante verificar se são válidos para essa população.

O CAGE e o MAST (Teste de Screening de Alcoolismo de Michigan) são alguns dos testes de alcoolismo validados para a população idosa. O CAGE (Quadro 28.1), desenvolvido por Ewing, em 1984[39], é um teste de fácil aplicação constituído de apenas quatro perguntas com resposta tipo Sim × Não e validado para a população idosa[18,39]. Resposta positiva a duas perguntas é sugestivo de alcoolismo.

Outro instrumento diagnóstico de alcoolismo é o MAST, desenvolvido por Selzer *et al.*[40]. É um teste de fácil aplicação, constituído de 25 perguntas com resposta tipo Sim × Não. Pontuação maior que 5 é indicativo de alcoolismo. Esse teste foi validado para a população idosa com amostra de pacientes internados[41] e de ambulatório[42]. Blow *et al.*[43] desenvolveram uma versão geriátrica do MAST, com sensibilidade de 70% e especificidade de 81% para pontuação maior que 5.

Tanto o CAGE quanto o MAST são os testes mais utilizados para a população idosa nas pesquisas clínicas e epidemiológicas. É importante salientar que os testes não substituem uma boa entrevista clínica. Anamnese completa obtida com o paciente e os familiares é a base para se realizar o diagnóstico.

O questionário Teste de Identificação de Desordem relacionado ao Uso de Álcool (AUDIT) foi desenvolvido pela Organização Mundial da Saúde e é constituído de 10 questões relacionadas à quantidade de consumo de álcool, à dependência e aos problemas causados pelo abuso de álcool[44]. O total de pontos é 40. Pontuação 0 a 7 significa abstinência ou consumo de baixo risco; 8 a 15 pontos significa consumo de risco; 16 a 19 pontos seria uso nocivo ou de alto risco; 20 ou mais, provável dependência. A sua *performance* em idosos é pobre, com sensibilidade de 33% e especificidade de 91%[39].

Exames laboratoriais, como volume corpuscular médio (VCM), gama-glutamiltransferase (GGT) e transferrina deficiente de carboidrato (TCD) são considerados marcadores biológicos de alcoolismo.

O VCM aumenta após ingestão de quantidades moderadas a altas de álcool. Ele ocorre devido ao efeito tóxico do álcool na hematopoiese. A sua elevação ocorre após meses de ingestão etílica e se normaliza após três a quatro meses de abstinência. A sensibilidade do VCM em detectar bebedor pesado é de 30% e especificidade de 95%, e o valor preditivo positivo é de 70%.

A enzima GGT aumenta com a ingestão excessiva de álcool em decorrência da indução da atividade enzimática no fígado. Níveis de GGT superiores a 35 unidades ocorre em 70% dos bebedores pesados (APA 2013). Entretanto, a especificidade não é boa, pois lesão hepatocelular e colestase também aumentam essa enzima.

A transferrina é uma glicoproteína que carreia o ferro no sangue. O álcool leva à inabilidade de ligação de um carboidrato, o ácido siálico, na transferrina. Portanto, o consumo de álcool leva a um aumento da isoforma da TCD no sangue. A TCD apresenta sensibilidade entre 50 e 80% e especificidade entre 80 e 100%. Esse marcador bioquímico é um dos mais estudados atualmente e é o que apresenta melhor correlação com consumo de álcool.

O resultado positivo desses exames não faz diagnóstico de alcoolismo, mas alerta para a necessidade de investigação detalhada da possibilidade de ocorrência desse transtorno. Esses exames são apenas indicativos de consumo excessivo de álcool e são muito úteis no monitoramento do tratamento.

A Classificação Internacional dos Transtornos Mentais e de Comportamento — CID-10[45] distingue duas entidades: uso nocivo (Quadro 28.2) e síndrome de dependência (Quadro 28.3).

O termo uso nocivo refere-se ao dano à saúde física ou mental associado ao consumo de álcool. Essa situação indica que o indivíduo tem uma doença e que necessita de tratamento. Nesse caso, o tratamento

Quadro 28.2 Uso nocivo (CID-10)

Um padrão de uso de substância psicoativa que está causando dano à saúde. O dano pode ser físico ou mental.

QUADRO 28.3 Síndrome de dependência (CID-10)

Um diagnóstico definitivo de dependência deve usualmente ser feito somente se três ou mais dos seguintes requisitos tenham sido experenciados ou exibidos em algum momento durante o ano anterior:

(a) Um forte desejo ou senso de compulsão para consumir a substância
(b) Dificuldades em controlar o comportamento de consumir a substância em termos de seu início, término ou níveis de consumo
(c) Um estado de abstinência fisiológico quando o uso da substância cessou ou foi reduzido, como evidenciado por síndrome de abstinência característica para a substância ou uso da mesma substância (ou de uma intimamente relacionada) com a intenção de aliviar ou evitar sintomas de abstinência
(d) Evidência de tolerância, de tal forma que doses crescentes da substância psicoativa são requeridas para alcançar efeitos originalmente produzidos por doses mais baixas (exemplos claros disso são encontrados em indivíduos dependentes de álcool e opiáceos, que podem tomar doses diárias suficientes para incapacitar ou matar usuários não tolerantes)
(e) Abandono progressivo de prazeres ou interesses alternativos em favor do uso da substância psicoativa, aumento da quantidade de tempo necessária para obter ou tomar a substância ou para se recuperar de seus efeitos
(f) Persistência no uso da substância, a despeito de evidência clara de consequências manifestamente nocivas, como dano ao fígado por consumo excessivo de bebidas alcoólicas, estados de humor depressivos consequentes aos períodos de consumo excessivo da substância ou comprometimento do funcionamento cognitivo relacionado à droga; deve-se fazer esforços para determinar se o usuário estava realmente (ou se poderia esperar que estivesse) consciente da natureza e extensão do dano

precoce é fundamental para evitar que se evolua para a dependência que é mais grave, com maior prejuízo funcional e de recuperação mais difícil.

Na dependência, o indivíduo não consegue controlar o uso da bebida alcoólica apesar dos problemas decorrentes; o comportamento associado a esse consumo torna-se saliente na sua vida. Os critérios para síndrome de dependência evidenciam um padrão patológico de comportamento mal adaptado denotando prejuízos e perda de controle da ingestão da substância.

Em 18 de junho de 2018, a Organização Mundial da Saúde (OMS) lançou a 11ª Classificação Internacional de Doenças (CID-11)[46]. A CID-11 deverá ser apresentada na Assembleia Mundial da Saúde em maio de 2019 e entrará em vigor em 1º de janeiro de 2022.

O Quadro 28.4 ilustra os transtornos mentais decorrentes do uso de álcool segundo a CID-11.

Em maio de 2013, a Associação Psiquiátrica Americana lançou a 5ª edição do Manual de Diagnóstico e Estatística das Doenças Mentais (DSM-5). O DMS-5 classifica os transtornos decorrentes de uso de álcool em dois grupos: por uso de álcool e induzidos por álcool. No primeiro estão os problemas relacionados ao padrão de uso, como dependência e os prejuízos decorrentes do consumo. No segundo estão os quadros induzidos pelo álcool como intoxicação, abstinência, psicoses, transtornos de humor, ansiedade e demência.

Em relação aos transtornos por uso de substâncias, diferentemente da CID-11, que separa em duas categorias (uso nocivo e dependência), e do DSM-4, que separava também em duas categorias diagnósticas (abuso e dependência), o DSM-5 agrupa em uma única categoria com uma lista de 11 critérios.

Assim, o DSM-5, privilegiando uma abordagem dimensional, classifica o alcoolismo como transtorno por uso de substância, substituindo o diagnóstico categorial do DSM-4, que classificava em abuso e dependência substância. Outra novidade do DSM-5 foi incluir uma medida de gravidade dos transtornos por uso de acordo com o número de critérios preenchidos.

O diagnóstico de transtorno decorrente do uso de álcool é baseado em um padrão patológico de comportamentos relacionados ao uso de álcool associados ao prejuízo ou ao sofrimento clinicamente significativo, manifestado por, pelo menos, dois critérios de uma lista de 11 (Quadro 28.5).

QUADRO 28.4 Transtornos mentais decorrentes de uso de álcool (CID-11)

6C40.0	Episódio único de uso nocivo de álcool
6C40.1	Padrão de uso nocivo de álcool
6C40.2	Dependência de álcool
6C40.3	Intoxicação alcoólica
6C40.4	Estado de abstinência de álcool
6C40.5	Delirium induzido pelo álcool
6C40.6	Transtorno psicótico induzido pelo álcool (com alucinação, com delírio, com sintoma psicótico misto)
6C40.7	Outros transtornos induzidos pelo álcool (transtorno de humor, ansiedade, amnésico e demência)
6C40.Y	Outros transtornos específicos devido ao uso de álcool
6C40.Z	Transtorno mental não especificado devido ao uso de álcool

Fonte: OPAS/OMS Brazil. 2013. www.paho.org/bra/.

QUADRO 28.5 Transtorno decorrente do uso de álcool (DSM-5)

Um padrão mal adaptativo de uso de álcool, levando ao prejuízo ou ao sofrimento clinicamente significativo, manifestado por dois (ou mais) dos seguintes critérios, ocorrendo no período de 12 meses:
(1) O álcool é frequentemente consumido em maiores quantidades ou por um período mais longo do que o pretendido
(2) Existe um desejo persistente ou esforços malsucedidos no sentido de reduzir ou controlar o uso do álcool
(3) Muito tempo gasto em atividades necessárias para a obtenção do álcool, no consumo do álcool ou na recuperação de seus efeitos
(4) "Fissura" ou forte desejo ou compulsão para consumir álcool
(5) Uso recorrente de álcool resultando em um fracasso em cumprir obrigações importantes relativas a seu papel no trabalho, na escola ou em casa
(6) Uso contínuo do álcool apesar de problemas sociais ou interpessoais persistentes ou recorrentes causados ou exacerbados pelos efeitos do álcool
(7) Importantes atividades sociais, ocupacionais ou recreativas são abandonadas ou reduzidas em virtude do uso de álcool
(8) Uso recorrente de álcool em situações nas quais isso representa perigo físico
(9) O uso de álcool continua apesar da consciência de ter um problema físico ou psicológico persistente ou recorrente que tende a ser causado ou exacerbado pelo álcool
(10) Tolerância, definida por qualquer um dos seguintes aspectos:
a. Uma necessidade de quantidades progressivamente maiores de álcool para adquirir a intoxicação ou efeito desejado
b. Acentuada redução do efeito com o uso continuado da mesma quantidade de álcool
(11) Abstinência manifestada por qualquer dos seguintes aspectos:
a. Síndrome de abstinência de álcool característica
b. Álcool (ou uma substância próxima relacionada como os benzodiazepínicos) é consumida para aliviar ou evitar sintomas de abstinência

QUADRO 28.6 Gravidade do transtorno decorrente do uso de álcool

Nível de gravidade	Número de sintomas (critérios diagnósticos preenchidos)
Leve	Presença de 2 a 3 sintomas
Moderado	Presença de 4 a 5 sintomas
Grave	Presença de 6 ou mais sintomas

Os 11 critérios do DSM-5 podem ser separados em quatro grupos de acordo com a sintomatologia apresentada. Os critérios 1 a 4 representam prejuízo do controle do uso de álcool; 5 a 7 representam prejuízo social; 8 e 9 uso de risco; e 10 e 11 representam o critério farmacológico (APA, 2013).

Uma das novidades propostas pelo DSM-5 é a possibilidade de mensurar a gravidade do transtorno. A gravidade pode ser mensurada baseada no número de sintomas apresentados (Quadro 28.6).

O quadro pode apresentar o seguinte curso:
- Não remissão;
- Remissão inicial: ausência de todos os critérios com exceção do critério 4 (fissura, forte desejo de consumir álcool) no período de três meses a até 12 meses;
- Remissão mantida: ausência de todos os critérios com exceção do critério 4 (fissura, forte desejo de consumir álcool) por um período superior a 12 meses;
- Remissão em ambiente controlado: se o paciente estiver em um ambiente no qual o acesso ao álcool é restrito.

Tratamento

O tratamento do alcoolismo é complexo e sua eficácia é maior quanto mais específico e direcionado for para as necessidades do paciente. Os alcoolistas idosos constituem uma subpopulação muito específica. Na abordagem terapêutica é importante considerar as mudanças corpóreas, psicológicas e sociais associadas ao envelhecimento. Estudos realizados com idosos alcoolistas mostram que a resposta ao tratamento é maior quando são submetidos aos programas terapêuticos específicos destinados para a demanda desse segmento da população[47,48].

As terapias em grupo são mais eficientes quando constituídas só de pacientes idosos[49,50]. São pacientes que demandam abordagens de temas relacionadas com o envelhecimento e de treinamento de habilidades para se adaptar a eventos estressantes como perda de familiares e amigos, aposentadoria, perda de suporte social e declínio da saúde física[51,52](Schonfeld and Dupree, 1999).

Blow et al.[53] e Schonfeld et al.[54] observaram que a abordagem cognitivo–comportamental, com treino de habilidades para reconstruir o suporte social e para lidar com perdas e solidão, é eficaz para reduzir e interromper o uso de álcool em idosos alcoolistas.

As técnicas específicas para o tratamento de dependência, como intervenção breve e prevenção de recaída, são também eficazes em idosos. A técnica de intervenção breve é uma modalidade suportiva de tratamento de tempo limitado e pode ser utilizada por qualquer profissional de saúde. Fleming et al.[55] e Blow e Barry[56], a partir de estudos clínicos com pacientes idosos, observaram que a intervenção breve reduz substancialmente o uso de risco de álcool nessa população.

A prevenção de recaída é uma modalidade terapêutica cognitivo-comportamental baseada na premissa de que pacientes abstinentes experimentam sinais internos ou externos que estimulam o desejo de consumir álcool e que levam à posterior recaída. Essa técnica é útil principalmente em pacientes com quadros moderados a graves, inclusive para população idosa[50,56].

A terapia medicamentosa é um recurso importante de tratamento do alcoolismo. O Dissulfiram foi a primeira droga aprovada nos Estados Unidos para o tratamento do alcoolismo. É um inibidor irreversível e inespecífico da enzima acetaldeído desidrogenase, que participa do processo de metabolização do álcool. Essa inibição causa aumento de acetaldeído no organismo, o que provoca uma série de sinais e sintomas desagradáveis, potencialmente perigosos. Os sintomas incluem náusea, taquicardia, sudorese, cefaleia, tontura, desconforto físico, hipotensão, convulsão, descompensação cardiovascular e até óbito. Inúmeros estudos não recomendam o uso de Dissulfiram em idosos devido ao maior risco de complicações físicas[26,52,57,58].

A medicação mais segura e mais utilizada para o tratamento do alcoolismo em idosos é a Naltrexona. Ela atua como antagonista do receptor opioide, impedindo a liberação de dopamina induzida pelo álcool, o que faz com que se diminua o desejo de consumir bebida alcoólica. Oslin et al.[59] realizaram estudo duplo-cego controlado comparando Naltrexona e placebo em idosos alcoolistas, e encontraram que o primeiro é eficaz e bem tolerado nessa população. Devido à segurança e ao menor risco de efeitos colaterais do que o Dissulfiram, a Naltrexona é um medicamento recomendado para idosos[59,60].

Outro medicamento eficaz no tratamento do alcoolismo é o Acamprosato. O Acamprosato é um medicamento que atua normalizando a excitabilidade glutamatérgica, que ocorre precocemente na abstinência de álcool. Tem a vantagem de poder ser usado em paciente hepatopata, ter pouco efeito colateral e, portanto, é um medicamento de grande potencial para uso em idosos. Entretanto, ainda não há estudos sobre eficácia desse medicamento em idosos. Esse medicamento deixou de ser comercializado no Brasil.

Inúmeros autores[63-67] têm relatado que alcoolistas idosos respondem igualmente ou melhor ao tratamento do que pacientes de outras faixas etárias. Moi et al.[68], em revisão sistemática de 16 estudos sobre tratamento de abuso de substância em idosos, chegaram a essas mesmas conclusões.

INTOXICAÇÃO AGUDA AO ÁLCOOL

A sintomatologia clínica da intoxicação alcoólica depende da quantidade ingerida, velocidade do consumo, ingestão concomitante de alimentos e tolerância aos efeitos do álcool.

Alterações na farmacocinética e na farmacodinâmica do álcool fazem com que o idoso apresente sintomas de intoxicação com consumo baixo de bebidas alcoólicas. Com o envelhecimento, ocorre redução importante da porcentagem de água corpórea total em relação à gordura, reduzindo o volume de distribuição do álcool, que é uma substância hidrossolúvel. Este é o principal motivo pelo qual o idoso apresenta taxas maiores de alcoolemia que o jovem para uma mesma quantidade de álcool ingerida[4,69].

A eliminação do álcool ocorre principalmente por meio do fígado. Aproximadamente 90% do álcool são metabolizados no fígado e apenas 10% são excretados inalterados por pulmões, rins e suor. A metabolização do álcool ocorre em duas fases. Na primeira fase, o álcool é transformado em acetaldeído, por meio da enzima álcool desidrogenase, do sistema microssomal oxidante do etanol e da catalase. Na segunda fase, o acetaldeído é transformado em acetato por meio da enzima acetaldeído desidrogenase. Com o envelhecimento, ocorre diminuição do tamanho do fígado, do fluxo sanguíneo hepático e da redução da atividade enzimática. Esses fatores causam diminuição na taxa de metabolização do álcool.

Enfim, a consequência mais importante decorrente de alterações na farmacocinética do álcool é o aumento da taxa de alcoolemia no idoso em relação ao jovem, para uma mesma quantidade ingerida.

Em relação à farmacodinâmica, o envelhecimento está associado à maior sensibilidade tissular aos efeitos do álcool[3,29,70]. Por exemplo, os efeitos do álcool sobre a cognição e sobre o comportamento motor, como tremores e ataxia, são mais acentuados em idosos.

Concluindo, tanto as modificações na farmacocinética quanto na farmacodinâmica do álcool decorrentes do envelhecimento ajudam a entender por que os idosos apresentam sintomas de intoxicação com consumo de pequenas quantidades de bebidas alcoólicas.

O quadro de intoxicação pode variar de leve embriaguez a coma, depressão respiratória e óbito. Os sintomas mais comuns da intoxicação alcoólica são: desinibição, irritabilidade, excitação psicomotora, prejuízo da atenção e do julgamento, rubor facial, hálito alcoólico, fala pastosa, incoordenação motora, ataxia, confusão, podendo chegar ao coma.

Ao abordar um paciente com sintomas de intoxicação alcoólica é extremamente importante realizar avaliação clínica geral e investigar a presença de complicações físicas associadas como infecções, traumatismo cranioencefálico, distúrbios metabólicos, insuficiência hepática e outras comorbidades, como cardiopatia, neuropatia, entre outros.

O tratamento básico da desintoxicação consiste em cuidados gerais, deixando o paciente em repouso em ambiente seguro, com baixa estimulação, pois em poucas horas o fígado se encarrega de metabolizar o álcool.

Uma prática comum em pronto-socorro é a administração de glicose. É importante lembrar que a glicose não acelera a desintoxicação. A reposição de glicose é útil para os casos em que existem suspeita de hipoglicemia, que podem ocorrer principalmente nos pacientes desnutridos e nos usuários crônicos de álcool. Antes de administrar glicose é necessário administrar tiamina para evitar a precipitação da encefalopatia de Wernicke, que é uma condição de emergência associada às altas taxas de mortalidade. Pacientes com episódio isolado de intoxicação alcoólica e que não são usuários crônicos e que têm história nutricional adequada, sem suspeita de hipoglicemia, não necessitam de reposição de glicose ou de tiamina.

SÍNDROME DE ABSTINÊNCIA

É um quadro que surge após a diminuição ou interrupção da ingestão etílica. Esse quadro é decorrente da diminuição da atividade inibitória gabaérgica e aumento da atividade excitatória glutamatérgica, que surge após interrupção da ingestão etílica[71].

Os sintomas de abstinência alcoólica aparecem 6 a 12 horas após a interrupção da ingestão etílica, com pico de intensidade por volta do segundo dia. Os sintomas se caracterizam por tremor de mãos, insônia, náusea, vômitos, sudorese, taquicardia, aumento da pressão arterial, inquietação, irritabilidade e ansiedade. Geralmente, o quadro é autolimitado, remitindo em torno de cinco a sete dias. Alguns pacientes podem apresentar crises convulsivas tônico-clônicas generalizadas, principalmente nos casos em que os sintomas de abstinências são intensos. A ocorrência de crise convulsiva é sinal de maior gravidade e sugere evolução para *delirium tremens*. Em 5% dos casos, a síndrome de abstinência evolui para *delirium tremens*[72].

Tratamento

O tratamento visa ao alívio dos sintomas da abstinência e à prevenção de complicações. Antes de iniciar o tratamento da abstinência propriamente dito, é necessário realizar exame físico completo e investigar presença de complicações associadas, como infecção, hipoglicemia, desequilíbrio hidroeletrolítico (como hipopotassemia, hiponatremia), arritmia cardíaca, insuficiência hepática, entre outros.

O tratamento da síndrome de abstinência é feito por meio de agentes depressores do sistema nervoso central, em especial os benzodiazepínicos, que são medicamentos que apresentam tolerância cruzada com álcool. Os benzodiazepínicos são a medicação de primeira escolha por possuírem boa margem de segurança. Além de aliviar os sintomas de abstinência, os benzodiazepínicos ajudam a prevenir crises convulsivas (redução de risco de convulsão de 7,7 por 100 pacientes tratados) e evolução para *delirium tremens* (redução de risco de 4,9 casos por 100 pacientes)[73].

Os benzodiazepínicos de meia vida longa são os mais indicados pelo fato de que aliviam os sintomas de abstinência de forma mais suave, são mais eficazes para prevenir convulsões e oferecem menor risco de causar sintomas rebote após interrupção[73].

Os benzodiazepínicos Lorazepam ou Oxazepam são indicados nos casos de pacientes que apresentam comprometimento hepático, pois eles são metabolizados por meio da conjugação com ácido glicurônico, que não é afetado quando há insuficiência hepática leve a moderada.

Pacientes com quadro de abstinência leve, sem complicações clínicas ou antecedentes convulsivos, podem ser tratados ambulatorialmente e medicados com Diazepam de 10 a 30 mg/dia, nos primeiros dias. O aumento ou a diminuição da dose é realizado de acordo com a intensidade dos sintomas de abstinência.

Delirium tremens

O *delirium tremens* é um quadro de síndrome de abstinência alcoólica grave, potencialmente letal que se instala aproximadamente após 48 horas da interrupção ou diminuição da ingestão etílica. Ocorre em 5% dos indivíduos dependentes de álcool. A taxa de mortalidade é alta, variando de 5 a 15%[74].

A alteração psicopatológica fundamental para o diagnóstico de *delirium tremens* é a ocorrência de rebaixamento da consciência em um paciente que esteja apresentando sintomas de abstinência alcoólica. Os sintomas são flutuantes com piora à noite. Além da alteração da consciência, o paciente apresenta desorientação temporal e espacial, prejuízo da atenção e da memória, delírios, ilusões e alucinações, mais frequentemente visuais, em especial as microzoopsias. O paciente fica muito sugestionável, sendo fácil induzi-lo a ler uma folha em branco ou segurar um fio imaginário (sinal da linha). Ocorre hiper-responsividade autonômica, como tremores intensos, sudorese profusa, taquicardia, aumento de pressão arterial, ansiedade e inquietação psicomotora. O paciente pode ainda apresentar febre com ou sem infecção, agitação psicomotora e crise convulsiva do tipo tônico-clônica generalizada.

A conduta em paciente com diagnóstico de *delirium tremens* é inicialmente de internação devido à alta taxa de mortalidade. O quarto deve ser silencioso e bem ventilado. Exame físico detalhado e investigação laboratorial são necessários para detectar complicações físicas associadas, por exemplo, infecções, distúrbios metabólico e hidroeletrolítico, hematoma subdural etc., que além de aumentar significativamente a taxa de mortalidade, podem contribuir para o rebaixamento de consciência apresentado pelo paciente.

A medicação de primeira escolha é o benzodiazepínico. Geralmente, utiliza-se o Diazepam em doses mais altas que as empregadas para a síndrome de abstinência. Um esquema terapêutico muito utilizado é a administração oral de 10 mg de Diazepam a cada 2 a 4 horas, ou 1 mg de Lorazepam a cada 2 horas, até que o paciente apresente certo grau de sedação e alívio dos sintomas[75]. A vantagem desse esquema é o controle maior do quadro e da medicação, evitando risco de superdosagem, pois a administração de uma nova dose requer avaliação clínica. Outra proposta é a prescrição de doses fixas de 10 a 40 mg de Diazepam, via oral, quatro vezes/dia, ou outro benzodiazepínico com dose equivalente[72].

Se o paciente estiver agitado ou apresentar alucinações ou delírios, pode ser associado Haloperidol ao benzodiazepínico. Inicia-se com 0,5 a 2 mg de Haloperidol, repetindo a cada 2 horas; para a maioria dos pacientes não há necessidade de doses maiores que 10 mg nas 24 horas[75]. Outra opção, dependendo da gravidade da agitação, é a administração de Haloperidol 5 mg, intramuscular.

Além do benzodiazepínico, deve-se também administrar Tiamina parenteral para evitar o desencadeamento da encefalopatia de Wernicke.

Em idosos, a duração e a gravidade do *delirium tremens* é maior devido, principalmente, à concomitância de doenças somáticas associadas[76-78].

Referências

1. Helzer JE, Burnam A, Mcevoy LT. Alcohol abuse and dependence. In: Robins LN, Regier DA, editors. Psychiatric disorders in America. The epidemiologic catchment area study. New York: The Free Press; 1991.
2. Kessler RC, Berglund P, Demler O, Jin R, Merikangas KR, Walters EE. Lifetime prevalence and age-of-onset distributions of DSM-IV disorders in the national comorbidity survey replication. Arch Gen Psychiatry. 2005;62(6):593-602.
3. York JL, Chan AWK. Age-related differences in sensitivity to alcohol in the rat. Alcohol Clin Exp Res. 1993;17:864-9.
4. Bienenfeld D. Alcoholism in the elderly. Am Fam Physician. 1987;36:163-9.
5. Olsen-Noll CG, Bosworth MF. Alcohol abuse in the elderly. Am Fam Physician. 1989;39:173-9.
6. Thomas VS, Rockwood KJ. Alcohol abuse, cognitive impairment, and mortality among older people. JAGS. 2001;49:415-20.
7. Kim J, Shin I, Stewart R, Yoon J. Alcoholism in older Korean men: prevalence, aetiology, and comorbidity with cognitive impairment and dementia in urban and rural communities. Int J Geriatr Psychiatry. 2002;17:821-7.
8. Blazer DG, Wu L. The epidemiology of at-risk and binge drinking among middle-aged and elderly community adults - national survey on drug use and health. Am J Psychiatry. 2009;166:1162-9.
9. Blay SL, et al. Correlates of lifetime alcohol misuse among older community residents in Brazil. Int Psychogeriatr. 2009;21(2):384-91.
10. Hirata ES, Nakano EY, Pinto JA Jr, Litvoc J, Bottino CMC. Prevalence and correlates of alcoholism in community-dwelling elderly living in São Paulo. Brazil. Int J Geriatr Psychiatry. 2009;24:1045-53.
11. Castro-Costa E, et al. Alcohol consumption in late-life The first Brazilian National Alcohol Survey (BNAS). Addict Behav. 2008;33:1598-601.
12. Atkinson RM. Alcohol and drug abuse in the elderly.. In: Jacoby R, Oppenheimer C, editors. Psychiatry in the elderly. Oxford: Oxford University Press; 1991. p. p.819-51.
13. Atkinson RM. Late onset problem drinking in older adults. Int J Geriatr Psychiatry. 1994;9:321-6.
14. Byrne GJA, Raphael B, Arnold E. Alcohol consumption and psychological distress in recently widowed older men. Aust N Z J Psychiatry. 1999;33:740-7.
15. Moore AA, Morgenstern H, Harawa NT, Fielding JE, Higa J, Beck JC. Are older hazardous and harmful drinkers less likely to participate in health-related behaviors and practices as compared with nonhazardous drinkers? JAGS. 2001;49:421-30.
16. Schutte KK, Brennan PL, Moos RH. Predicting the development of late-life late-onset drinking problems: a 7-year prospective study. Alcohol Clin Exp Res. 1998;22(6):1349-58.
17. Adams WL, Barry KJ, Fleming MF. Screening for problem drinking in older primary care patients. JAMA. 1996;276:1964-7.
18. Buchsbaum DG, Buchanan RG, Welsh J, Centor RM, Schnoll SH. Screening for drinking disorders in the elderly using the CAGE Questionnaire. JAGS. 1992;40:662-5.

19. Magruder-Habib K, Saltz CC, Barron PM. Age-related patterns of alcoholism among veterans in ambulatory care. Hosp Community Psychiatry. 1986;37:1251-5.
20. Hirata ES, Almeida OP, Funari RR, Klein EL. Alcoholism in a geriatric outpatient clinic of São Paulo – Brazil. Int Psychogeriatr. 1997;9:95-103.
21. Curtis JR, Geller G, Stokes EJ, Levine DM, Moore RD. Characteristics, diagnosis, and treatment of alcoholism in elderly patients. J Am Geriatr Soc. 1989;37:310-6.
22. Adams WL, Magruder-Habib K, Trued S, Broome HL. Alcohol abuse in elderly emergency department patients. JAGS. 1992;40:1236-40.
23. Bristow MF, Clare AW. Prevalence and characteristics of at-risk drinkers among elderly acute medical in-patients. Brit J Addict. 1992;87:291-4.
24. Finlayson RE, Hurt RD, Davis LJ Jr, Morse RM. Alcoholism in elderly persons: a study of the psychiatric and psychosocial features of 216 impatients. Mayo Clin Proc. 1988;63:761-8.
25. Graham K. Identifying and measuring alcohol abuse among the elderly: serious problems with existing instrumentation. J Stud Alcohol. 1986;47(4):322-6.
26. Thibault JM, Maly RC. Recognition and treatment of substance abuse in the elderly. Subst Abuse. 1993;20:155-65.
27. Miller NS, Belkin BM, Gold MS. Alcohol and drug dependence among the elderly: epidemiology, diagnosis, and treatment. Compr Psychiatry. 1991;32(2):153-65.
28. Hurt RD, Finlayson RE, Morse RM, Davis LJ Jr. Alcoholism in elderly persons: medical aspects and prognosis of 216 inpatients. Mayo Clin Proc. 1988;63:753-60.
29. Beresford TP, Demo-Danenberg RN, Kilarris BA, Brown K, Lucey MR. Evidence for decreased tolerance to ethanol related to age. Alcohol Clin Exp Res. 1992;16:372.
30. Saunders PA, Copeland JRM, Dewey ME, Davidson IA, McWilliam C, Sharma V, et al. Heavy drinking as a risk factor for depression and dementia in elderly men: findings from the Liverpool Longitudinal Community Study. Br J Psychiatry. 1991;159:213-6.
31. Anstey KJ, Christensen H, Low LF. Prevalence, risk factors and treatment for substance abuse in older adults. Curr Opin Psychiatry. 2006;19(6):587-92.
32. Perreira KM, Sloan FA. Excess alcohol consumption and health outcomes: a 6-year follow-up of men over age 50 from the health and retirement study. Addiction. 2002;97:301-10.
33. Schuckit MA. A clinical review of alcohol, alcoholism, and the elderly patient. J Clin Psychiatry. 1982;43:396-9.
34. Rosin AJ, Glatt MM. Alcohol excess in the elderly. Quart J Stud Alc. 1971;32:53-9.
35. Zimberg S. The elderly alcoholic. Gerontologist. 1974;14:221-4.
36. Hirata ES. Alcoolismo em idosos: características clínicas e sociodemográficas. São Paulo. Tese - Faculdade de Medicina da Universidade de São Paulo. 1988.
37. Awad I, Wattis JP. Alcohol histories in hospital: does the age and sex of the patient make a difference? Br J Addict. 1990;85:149-51.
38. Beullens J, Aertgeerts B. Screening for alcohol abuse and dependence in older people using DSM criteria: a review. Aging Ment Health. 2204;8(1):76-82.
39. Ewing JA, Detecting alcoholism. The CAGE questionnaire. JAMA. 1984;252:1905-7.
40. Norton J, Jones T, Manganaro MA. Performance of alcoholism screening questionnaires in elderly veterans. Am J Med. 1996;101:153-9.
41. Selzer ML. The Michigan Alcoholism Screening Test (MAST): the quest for a new diagnostic instrument. Am J Psychiatry. 1971;127:1653-8.
42. Willenbring ML, Christensen KJ, Spring WD, Rasmussen R. Alcoholism Screening in the elderly. J Am Geriatr Soc. 1987;35:864-9.
43. Hirata ES, Almeida OP, Funari RR, Klein EL. Validity of the Michigan Alcoholism Screening Test (MAST) for the detection of Alcohol-related problems among male geriatric outpatients. Am J Geriatr Psychiatry. 2001;9(1):30-4.
44. Blow FC, Brwer KJ, Schulenber JE, Demo-Dananaber LM, Young JP, Bereford JP. The Michigan Alcoholism Screenin Test-Geriatric Version (MAST-G): a new elderly specific screening instrument (abstract). Alcohol Clin Exp Res. 1992;16:372.
45. Saunders JB. Development of the Alcohol Use Disorders Identification Test (AUDIT). Addiction. 1993;88:791-4.
46. Organização Mundial da Saúde. Classificação Internacional dos Transtornos Mentais e de Comportamento - CID-10. Porto Alegre: Artmed, 1983.
47. Organização Mundial da Saúde (OMS). Classificação Internacional de Doenças 11. ed. (CID 11). OPAS/OMS Brazil. 2018. Disponível em: www.paho.org/bra/.
48. Kofoed LL, Tolson RL, Atkinson RM, Turner JA, Toth RF. Elderly groups in an alcoholism clinic. In: Atkinson RM, editor. Alcohol and drug abuse in old age. Washington: American Psychiatric Press; 1984. p. 35-48.
49. Kashner TM, Rodell DE, Ogden SR, Guggenheim FG, Karson CN. Outcomes and costs of two VA inpatient treatment programs for older alcoholic patients. Hosp Community Psychiatry. 1992;43(10):985-9.
50. Johnson I. Alcohol problems in old age: a review of recent epidemiological research. Int J Geriat Psychiatry. 2000;15:575-81.
51. Dar K. Alcohol use disorders in elderly people - fact or fiction. Adv Psychiatr Treat. 2006;12:173-81.
52. Gurnack AM, Thomas JL. Behavioral factors related to elderly alcohol abuse research policy issues. International J Addictions. 1989;24(7):641-54.
53. Schonfeld L, Dupree LW. Treatment approaches for older problem drinkers. International Journal of Addictions. 1995;30:1819-42.
54. Blow FC, Walton MA, Chermack ST, Mudd SA, Brower KJ. Older adult treatment outcome following elder-specific inpatient alcoholism treatment. J Subst Abuse Treat. 2000;19:67-75.
55. Schonfeld L, Dupree LW, Dickson-Euhrmann E. Cognitive–behavioural treatment of older veterans with substance abuse problems. J GeriatrPsychiatry Neurol. 2000;13:124-9.

56. Fleming MF, Manwell LB, Barry KL. Brief physician advice for alcohol problems in older adults A randomised community based trial. J Fam Pract. 1999;48:378-84.
57. Blow FC, Barry KL. Older patients with at risk and problem drinking patterns New developments in brief interventions. J Geriatr Psychiatry Neurol. 2000;13:115-23.
58. Dupree L, Broskowski H, Scholfeld L. The gerontology alcohol project: a behavioral program for elderly alcohol abusers. Gerontologist. 1984;24:510-6.
59. Dufour M, Fuller RK. Alcohol in the elderly. Annu Rev Med. 1995;46:123-32.
60. Huffman JC, Stern TA. Disulfiram use in an elderly man with alcoholism and heart disease: a discussion. Prim Care Companion J Clin Psychiatry. 2003;5(1):41-4.
61. Oslin D, Liberto J, O'Brien J, et al. Naltrexone as an adjunctive treatment for older patients with alcohol dependence. Am J Geriatr Psychiatry. 1997;5:324-32.
62. Schuckit MA. Alcohol use disorders.. Lancet. 2009;373:492-501.
63. Caputo F, Vignoli T, Leggio L, Addolorato G, Zoli G, Bernardi M. Alcohol use disorders in the elderly: a brief overview from epidemiology to treatment options. Exp Gerontol. 2012;47:411-6.
64. Gallant DM. Alcohol abuse in the aging population. Alcohol Clin Exp Res. 1983;7(2):244.
65. Haugland S. Alcoholism other drug dependencies. Prim Care. 1989;16(2):411-29.
66. Moos RH, Brennan PL, Moos BS. Short-term processes of remission and nonremission among late-life problem drinkers. Alcohol Clin Exp Res. 1991;15:948-55.
67. Ownby RL, Mason Bl, Eisdorfer C. Alcohol abuse among older adults and the elderly. J Pract Psych Behav Hlth. 1996;2(4): 216-22.
68. Moi I, Crome P, Crome I, Fisher M. Systematic and narrative review of treatment for older people with substance problems. Eur GeriatrMed. 2011;2:212-36.
69. Vestal RE, Mcguire EA, Tobin JD, Andres R, Norris AH, Mezey E. Aging and ethanol metabolism. Clin Pharmacol Ther. 1977;21:343-54.
70. Scott RB, Mitchell MC. Aging, alcohol, and the Liver. JAGS. 1988;36:255-65.
71. Kosten TR, O'Connor PG. Current Concepts: Management of Drug and Alcohol Withdrawal. N Engl J Med. 2003;348(18):1786-95.
72. Mc Intoshi C, Chick J. Alcohol and the nervous system. J Neurol Neurosurg Psychiatry. 2004;75:16-21.
73. Mayo-Smith M, Michael F. Pharmacological management of alcohol withdrawal: a meta-analysis and evidence-based practice guideline. JAMA. 1997;278:144-51.
74. DeBellis R, Smith B, Choi S, Malloy M. Management of delirium-tremens. J Intensive Care Med. 2005;20:164-73.
75. American Psychiatric Association. Practice guideline for the treatment of patients with substance use disorders. 2nd ed., 2006. Disponível em: http://www.psych.org.
76. Brower KJ, Mudd S, Blow FC, Young JP, Hill EM. Severity and treatment of alcohol withdrawal in elderly versus younger patients. Alcohol Clin Exp Res. 1994;18(1):196-201.
77. Closser MH, Blow F C. Special Populations. Women, ethnic minorities, and the elderly. Psychiatric Clin North Am. 1993;16:199-209.
78. Liskow BI, Rinck C, Campbell J, De Souza C. Alcohol withdrawl in the elderly. J Stud Alcohol. 1989;50:414-42.

Leituras complementares

American Psychiatric Association. Manual de diagnóstico e estatístico de transtornos mentais. 5. ed. (DSM 5). Porto Alegre: Artmed, 2018.

Hirata ES, Hirata LCM. Bioquímica e metabolismo do etanol. In: Fortes JRA, Cardo WN. Alcoolismo: diagnóstico e tratamento. São Paulo: Sarvier, 1991. p. 57-64.

DISFUNÇÕES SEXUAIS NA CLÍNICA GERIÁTRICA

Carmita Helena Najjar Abdo

INTRODUÇÃO

Segundo projeção do Instituto Brasileiro de Geografia e Estatística (IBGE), a população brasileira com 65 anos ou mais atravessa constante e acentuado crescimento. Essa população passará dos 23,9 milhões (em 2015) para 41,5 milhões (em 2030) e atingirá 73,6 milhões em 2060. É o contingente populacional que mais aumenta e mais rapidamente cresce entre os grupos etários[1].

A sexualidade é parte fundamental de qualquer etapa da vida, mas os estereótipos atribuídos aos idosos frequentemente ignoram o significado dessa atividade e da satisfação sexual em relação à qualidade de vida e ao bem-estar emocional dessa população[2]. A par disso, a atividade sexual tem reconhecido papel na longevidade e na saúde desses indivíduos[3].

A saúde sexual resulta da interação de vários domínios: saúde geral, condição endócrina, desejo, excitação, função erétil, orgasmo e ejaculação, frequência de atividade sexual, ereções matinais, intimidade, relacionamento entre os parceiros e satisfação com a vida sexual em geral[4].

Pelo aumento progressivo da população de idosos nos países desenvolvidos e em desenvolvimento, há interesse crescente em caracterizar as mudanças na saúde sexual pelo envelhecimento e conhecer seus determinantes e efeitos[5,6].

As pesquisas pioneiras sobre dificuldades sexuais, desenvolvidas há mais de cinco décadas, concentraram-se em casais jovens e sexualmente ativos, numa época em que os termos "sexualidade" e "intercurso" eram utilizados como sinônimos e os problemas sexuais eram considerados exclusivamente psicológicos. Na atualidade, no entanto, indivíduos na maturidade e idosos procuram tratar condições médicas (inclusive psiquiátricas), as quais interferem negativamente na função sexual[3].

Conforme demonstram estudos epidemiológicos, boa parcela dos idosos permanece ativa sexualmente, os homens mais que as mulheres[5-7], havendo alguns que mantêm relacionamentos e desejo sexual mesmo em idade bastante avançada[5].

Doenças comprometem a função sexual em qualquer fase da vida, uma vez que alterações fisiopatológicas frequentemente estão associadas ao processo de envelhecimento e atuam sobre a resposta sexual de homens e mulheres. Além disso, têm repercussão psicológica[3].

Bloqueios sexuais podem anteceder outras manifestações relacionadas à doença subjacente (cardiovasculopatias, diabetes, infecção do trato urinário inferior ou câncer)[8].

Alterações fisiológicas próprias da menopausa podem gerar desconforto na atividade sexual por menor lubrificação, resultante de níveis decrescentes de estrógeno. Preconceitos associados à sexualidade na pós-menopausa aumentam a vulnerabilidade da mulher à depressão e à disfunção sexual[9]. A perda do(a) parceiro(a) (por morte ou separação) é mais comum a elas, podendo levar à interrupção da atividade sexual. Fatores relacionais e de saúde mental são mais significativos que os físicos para a resposta sexual feminina, pois a atividade sexual diminui a solidão, o medo, a ansiedade e o tédio[10-12]. Por outro lado, bom nível de satisfação com o relacionamento aumenta os índices de qualidade de vida[13].

Dificuldades sexuais não tratadas podem resultar em depressão, com isolamento social. Além disso, certos medicamentos prejudicam a função sexual, levando alguns idosos a suspender o tratamento, em função dos efeitos adversos[14].

Apesar de não haver idade limite para a resposta sexual adequada[15], alterações fisiológicas próprias do envelhecimento comprometem a função sexual de homens e mulheres, conforme resume o Quadro 29.1.

As condições que mais influenciam o comportamento sexual no envelhecimento incluem: saúde física e mental dos dois parceiros, disponibilidade de um parceiro sexualmente funcional, história e práticas sexuais ao longo da vida e possibilidade de privacidade[16,17].

> **QUADRO 29.1 Alterações fisiológicas da função sexual próprias do envelhecimento**
>
> **Homem**
> - Produção de testosterona decresce gradativamente, podendo ocasionar prejuízo à função sexual
> - Quantidade de esperma e capacidade fértil diminuem
> - Desejo (libido) pouco se modifica em indivíduos saudáveis
> - Mais estímulos táteis são necessários para a excitação/ereção
> - Ereções são mais difíceis de se obter e manter
> - Há menor rigidez do pênis por diminuição do fluxo sanguíneo na região pélvica e menor relaxamento da musculatura lisa
> - Ejaculação é mais fraca e o volume ejaculatório é menor
> - Aumenta o período refratário
>
> **Mulher**
> - Desejo (libido) pode diminuir, pelo decréscimo dos hormônios sexuais
> - Há redução do fluxo sanguíneo na região pélvica
> - Vagina encurta e estreita; mucosa vaginal se atrofia, determinando menos lubrificação
> - Mais preliminares são necessárias para a excitação
> - Contrações da vagina diminuem em intensidade e quantidade durante o orgasmo
>
> Adaptada de Agronin[3].

EPIDEMIOLOGIA

Investigações a respeito do comportamento sexual da população idosa apresentam problemas metodológicos, tanto em entrevistas face a face quanto por autorrespostas, além de obterem baixos índices de devoluções dos questionários postados ou por internet. Estudos com amostras pequenas não podem ter seus resultados generalizados. Consequentemente, a qualidade das pesquisas sobre a vida sexual de idosos requer aprimoramento[18].

Uma pesquisa por correio, desenvolvida com homens suíços entre 50 e 80 anos, obteve alto índice de respostas (73%). Aqueles entre 50 e 59 anos responderam, em 98% dos casos, ter pelo menos "algum interesse" em sexo, contra 72% daqueles entre 70 e 80 anos. Todos os domínios da função sexual (desejo, ereção, ejaculação e orgasmo) tiveram decréscimo, conforme a idade avançou, mas 46% dos homens entre 70 e 80 anos reportaram orgasmo pelo menos uma vez por mês[19].

Um estudo global que envolveu 27.500 homens e mulheres acima de 40 anos de 29 países recebeu apenas 19% de respostas e teve falhas metodológicas[6].

Outro estudo contou com amostra de 3.005 adultos americanos (75% de respostas, por entrevistas presenciais) e confirmou que, apesar do interesse em sexo ser menor nos grupos mais velhos, 59% daqueles entre 75 e 85 anos ainda lhe atribuíam importância[5]. Houve, também, diferenças de gênero: 41,2% dos homens entre 75 e 85 anos e 11,4% das mulheres da mesma faixa etária mantinham interesse sexual; o interesse sexual aumentou entre os homens idosos nos últimos anos[5], possivelmente em função do advento de medicamentos que facilitam a ereção[20].

Uma pesquisa italiana sobre qualidade de vida encontrou significativo menor interesse em sexo nos participantes mais idosos (entre os quais, 38 centenários). Surpreendente, no entanto, foi que os centenários revelaram maior satisfação com a vida e com as relações familiares que os mais jovens[21].

O Estudo Populacional do Envelhecimento (EPE), desenvolvido no Brasil, encontrou 92,7% dos homens e 50,9% das mulheres acima de 60 anos em atividade sexual nos últimos 12 meses[22].

FISIOPATOLOGIA DA FUNÇÃO SEXUAL EM IDOSOS

O desejo e o desempenho sexuais são acometidos por uma série de fatores psicossociais, físicos, relacionais e contextuais.

A idade, por si só, não determina prejuízo à atividade sexual, mas, sim, os problemas de saúde experienciados pelo indivíduo (ou sua/seu parceira/o)[5]. Homens e mulheres na meia-idade que autorreferem saúde física muito boa ou excelente são mais propensos a manter vida sexual ativa do que aqueles com saúde precária (razão de chances ajustada por idade: 1,6 para mulheres e 2,2 para homens)[20].

A partir dos 50 anos, com o advento da menopausa para as mulheres e a perda gradativa de testosterona pelos homens (o que é mais acentuado naqueles não saudáveis), ambos podem referir queixas semelhantes, notadamente aquelas relacionadas à menor resposta sexual[3,9,18].

A menopausa coroa um processo longo e heterogêneo, o climatério. Uma revisão de literatura associou o início das disfunções psicossexuais à secura vaginal, à diminuição da libido e ao intercurso doloroso[23], comuns à transição do período reprodutivo para o não reprodutivo. Déficit de estrógeno conduz à vulnerabilidade do epitélio vaginal e prejudica o fluxo sanguíneo e as secreções da cérvix e da vagina, o que se reflete na capacidade diminuída de lubrificação diante do estímulo sexual, causando dor à relação (dispareunia), a qual afeta o desempenho e os aspectos psicológicos associados ao comportamento sexual feminino. Essa alteração é menos frequente e menos intensa naquelas que se mantiveram sexualmente ativas ao longo da vida[24].

A partir da quarta década, inicia-se o comprometimento lento e progressivo da função das gônadas masculinas, levando à menor produção de testosterona. Quando essa redução excede 1% a cada ano[25], resulta em níveis menores de 300 ng/dL, o que ocorre a 6% dos homens entre 40 e 60 anos; 20% daqueles entre 60 e 80 anos; e 35% dos acima de 80 anos de idade[26]. Essa deficiência androgênica pode comprometer a saúde física, sexual e cognitiva do homem, especialmente quando é concomitante a outras condições (obesidade, alterações endócrinas, doenças crônicas, efeitos adversos de medicamentos e consumo excessivo de álcool)[25]. Condição conhecida como distúrbio androgênico do envelhecimento masculino (DAEM), caracteriza-se por disfunção erétil (DE), diminuição do desejo sexual, irritabilidade, depressão, cognição prejudicada, alterações no padrão do sono, aumento da gordura visceral, diminuição da massa muscular e da densidade mineral óssea, fadiga, rarefação dos pelos corporais, ginecomastia e sudorese.[27,28]

Doenças que acometem o sistema vasculonervoso (diabetes) ou cardiovascular (hipertensão, dislipidemia), bem como doenças da próstata, também podem inibir a função sexual masculina, por prejuízo à ereção[3,8].

A depressão e o tratamento antidepressivo se associam à pior atividade sexual, em qualquer idade[29]. Entretanto, a depressão costuma ser menos identificada e, portanto, menos atendida nos idosos que em pacientes mais jovens. Os profissionais estão pouco preparados para levantar a história sexual daqueles que apresentam sintomas depressivos e pouco aptos a encaminhá-los para serviços especializados, quando a disfunção sexual é identificada[30].

CLASSIFICAÇÃO DAS DISFUNÇÕES SEXUAIS

A quinta revisão do *Manual Diagnóstico e Estatística de Doenças Mentais* (DSM-5) aplicou alterações substanciais à classificação das disfunções sexuais, em relação à versão anterior, o DSM-4-TR. A classificação atual é apresentada na Tabela 29.1[31].

Na 11ª revisão da *Classificação Internacional de Doenças* (CID-11), divulgada em 2018, as disfunções sexuais estão classificadas no capítulo 17, Condições Relacionadas à Saúde Sexual[32], conforme apresentado na Tabela 29.1.

QUADRO CLÍNICO E DIAGNÓSTICO

Tanto o quadro clínico quanto o diagnóstico das disfunções sexuais se baseiam na queixa do paciente, associada à presença de elementos da anamnese, sendo fundamentalmente sintomatológicos. Os exames subsidiários auxiliam na elucidação de causas orgânicas (diabetes, hipo/hipertireodismo, dislipidemias, doenças cardiovasculares, déficits hormonais, por exemplo)[33].

A dificuldade sexual deve ser *persistente* ou *recorrente*, pelo período mínimo de *seis meses*, causando sofrimento ou desconforto, bem como dificuldades interpessoais. Portanto, importa ao diagnóstico não apenas o déficit na função sexual, mas a insatisfação ou o desconforto do idoso com essa condição. Se as falhas na resposta sexual são isoladas, não configuram quadro disfuncional, resultando de condições do dia a dia que podem eventualmente impactar a função sexual (preocupações, perdas, cansaço ou indisposição passageira)[31]. As disfunções podem ser *primárias* (no caso de ocorrerem desde o início da vida sexual) ou *secundárias* (quando adquiridas após tempo variável de atividade sexual satisfatória); *generalizadas* (presentes com qualquer parceria ou circunstância) ou *situacionais* (quando em determinadas situações e/ou com determinadas parcerias). Devem causar sofrimento ao indivíduo, cuja intensidade é classificada

TABELA 29.1 Classificação das disfunções sexuais de acordo com a CID-11[32] e o DSM-5[31]

CID-11	DSM-5
Disfunções sexuais	**Disfunções sexuais**
HA00 – Transtorno do desejo sexual hipoativo	302.74 – Ejaculação retardada
HA01 – Transtornos da excitação sexual	302.72 – Transtorno erétil
HA01.0 – Transtornos da excitação sexual feminina	302.73 – Transtorno do orgasmo feminino
HA01.1 – Transtorno erétil masculino	302.72 – Transtorno do interesse/excitação sexual feminino
HA02 – Transtornos do orgasmo	302.76 – Transtorno de dor genitopélvica/penetração
HA02.0 – Anorgasmia	302.71 – Transtorno do desejo sexual masculino hipoativo
HA03 – Transtornos da ejaculação	302.75 – Ejaculação prematura (precoce)
HA03.0 – Ejaculação prematura	Disfunção sexual induzida por substância/medicamento
HA03.1 – Ejaculação retardada	302.79 – Outra disfunção sexual especificada
Transtornos da Dor Sexual	
HA20 – Transtorno da dor sexual à penetração	302.70 – Disfunção sexual não especificada
HA40 – Considerações etiológicas sobre disfunções sexuais e transtornos da dor sexual	
HA40.0 – Associados com condições médicas, lesões ou efeitos de cirurgia ou tratamentos radioativos	
HA40.1 – Associados com fatores psicológicos ou comportamentais, incluindo transtornos mentais	
HA40.2 – Associados com uso de substâncias psicoativas ou medicamentos	
HA40.3 – Associados com falta de conhecimento ou experiência	
HA40.4 – Associados com fatores relacionais	
HA40.5 – Associados com fatores culturais	
HA40.Y – Outras considerações etiológicas sobre disfunções sexuais e transtornos da dor sexual	

QUADRO 29.2 Esquema dos critérios diagnósticos para as disfunções sexuais, segundo o DSM-5[31]

A. Definição da natureza do *transtorno sexual* (desejo hipoativo, disfunção erétil, por exemplo), cuja ocorrência é *persistente ou recorrente* (incluídos descritores específicos dos sintomas)
B. Duração mínima de *6 meses* dos sintomas do Critério A
C. Causa *sofrimento* pessoal clinicamente significativo
D. Não é mais bem explicado por outro transtorno mental não sexual, *não está relacionado ao grave conflito no relacionamento ou a outros estressores*, nem é atribuído aos efeitos de substância/medicação ou à condição médica geral

Determinar o subtipo:
- Quanto ao *início* da disfunção sexual
- ao longo da vida
- adquirida
- Quanto à *ocorrência* da disfunção sexual
- generalizada
- situacional

Determinar a gravidade atual:
- Quanto à *intensidade* (sofrimento)
- mínima
- moderada
- grave

Características associadas que apoiam a elucidação diagnóstica:
- Parceiro/a (disfunção sexual do(a) parceiro(a), condição de saúde do(a) parceiro(a), por exemplo)
- Relacionamento (comunicação precária, divergência quanto ao desejo por atividade sexual)
- Vulnerabilidade individual (história de abuso sexual ou emocional, autoimagem corpórea insatisfatória), comorbidades psiquiátricas (ansiedade, depressão) ou fatores estressores (desemprego, privações, por exemplo)
- Cultura/religião (proibições/inibições quanto à atividade sexual e às atitudes a respeito da sexualidade)
- Fatores médicos (relevantes para prognóstico, curso e tratamento da disfunção sexual)

como mínima, moderada ou grave. Quando forem devidas ao uso de alguma substância/medicação ou a doenças físicas ou psiquiátricas, o diagnóstico deve valorizar essas condições[31]. O Quadro 29.2 sintetiza os critérios diagnósticos para as disfunções sexuais, de acordo com o DSM-5.

As dificuldades sexuais mais frequentes no envelhecimento masculino são DE e transtorno do desejo sexual hipoativo (TDSH), por deficiência androgênica[34]. A DE resulta de depressão ou ansiedade, diabetes, doenças cardiovasculares, hipertensão, doenças ou cirurgia da próstata e uso de medicamentos[35]. A deficiência androgênica provoca pior função erétil, menor interesse por sexo, dificuldade orgásmica e diminuição do volume ejaculatório[36,37]. Todos esses elementos conduzem a muito constrangimento, o que determina desinteresse sexual, com queda do desejo.

A DE é definida como a incapacidade persistente ou recorrente de obter e/ou manter uma ereção adequada até a conclusão da atividade sexual, o que causa acentuado sofrimento e/ou dificuldades interpessoais[31]. É a mais comum das disfunções sexuais do homem após os 40 anos[8,35,38].

Por outro lado, o TDSH masculino é caracterizado pela deficiência ou ausência, persistente ou recorrente, de desejo e fantasia para a atividade sexual, levando a acentuado sofrimento e a dificuldades interpessoais[31]. Esse transtorno muitas vezes é confundido com DE, sendo a disfunção sexual mais difícil de diagnosticar e tratar[39]. O mito de que homens estão sempre motivados sexualmente, o esclarecimento precário da população para questões de saúde sexual, o conhecimento insuficiente dos profissionais de saúde e a falta de instrumentos eficazes para avaliação dessa disfunção concorrem para a dificuldade diagnóstica[40].

A ejaculação precoce (EP) é definida como a ejaculação que ocorre em aproximadamente um minuto em atividade sexual com parceria e antes que o indivíduo o deseje. Tal padrão deve ser persistente ou recorrente durante seis meses no mínimo e causar sofrimento ao homem. A EP deve ser distinguida quanto à gravidade: leve (que ocorre em cerca de 30 segundos a um minuto após a penetração vaginal); moderada (aquela que ocorre entre 15 e 30 segundos após a penetração vaginal); e grave (quando ocorre antes da atividade sexual, no início da atividade sexual ou antes de 15 segundos após a penetração vaginal)[31]. A prevalência de EP não aumenta com o envelhecimento, mantendo-se estável em todas as faixas etárias[38].

Com a transição menopáusica, modifica-se o comportamento sexual feminino, pois desejo e capacidade de excitação tendem a diminuir, como consequência da menor produção de estrógenos e atrofia da mucosa vaginal. Também a menor produção de testosterona pelos ovários e pelas suprarrenais compromete o desejo sexual feminino[41].

Devido à menor produção de estrogênio, surgem os sintomas vasomotores (ondas de calor e sudorese), os quais prejudicam o bem-estar e a atividade sexual, bem como a lubrificação vaginal durante a fase de excitação. A elasticidade dos tecidos fica reduzida, ocorre encurtamento e estreitamento da vagina e escasseamento dos pelos pubianos. Sem lubrificação, pode ocorrer dispareunia durante o ato, resultando em desinteresse pela atividade sexual[41,42]. Preliminares mais longas (antes da penetração do pênis) auxiliam na lubrificação vaginal e no relaxamento genital, evitando a dor e o desconforto.

O Quadro 29.3 resume as condições associadas à disfunção sexual no envelhecimento.

O Quadro 29.4 mostra os medicamentos mais utilizados no tratamento de diferentes doenças e o impacto negativo sobre a função sexual.

TRATAMENTO

A terapêutica das disfunções sexuais de causa psiquiátrica se compõe de antidepressivos, ansiolíticos, medicamentos específicos (para cada tipo de disfunção) e terapia sexual de casal.

QUADRO 29.3 Condições comumente associadas à disfunção sexual no envelhecimento

- Artrite e outras doenças articulares degenerativas
- Arteriosclerose (doença vascular periférica, acidente vascular encefálico)
- Câncer (especialmente urológico e genital e respectivos tratamentos)
- Doenças cardiovasculares (coronariopatias, insuficiência cardíaca congestiva, infarto do miocárdio)
- Doença pulmonar obstrutiva crônica
- Insuficiências renal e hepática
- *Diabetes mellitus*
- Esclerose múltipla
- Doença e cirurgia da próstata
- Doença de Parkinson
- Depressão e outros transtornos do humor
- Transtornos ansiosos (ansiedade generalizada, transtorno obsessivo-compulsivo, pânico)
- Psicoses
- Demência
- Abuso de substâncias

Adaptada de Agronin[3] e Graziottin e Leiblum[41].

QUADRO 29.4 Medicamentos associados à disfunção sexual no envelhecimento

- Agentes quimioterápicos
- Antiandrogênicos (Leuprolida, Cetoconazol)
- Antiarrítmicos
- Antidepressivos (IMAOs, tricíclicos, ISRS, Venlafaxina)
- Anti-hipertensivos (diuréticos tiazídicos, betabloqueadores, inibidores da ECA, Clonidina, Espironolactona, bloqueadores do canal de cálcio, Reserpina)
- Anti-histamínicos
- Antipsicóticos (convencionais e atípicos)
- Benzodiazepínicos
- Bloqueadores alfa-adrenérgicos (Fentolamina, Prazosina)
- Cardiotônicos (Digoxina)
- Corticosteroides
- Estabilizadores do humor (Lítio, Ácido valproico, Carbamazepina)
- Levodopa

Adaptada de Agronin[43].
ECA: Enzima conversora de angiotensina; IMAOs: inibidores da monoaminoxidase; ISRS: inibidores seletivos da recaptação de serotonina;

Para as disfunções sexuais masculinas

Os medicamentos que tratam os diferentes tipos de disfunção sexual têm mecanismos de ação que recuperam o ciclo de resposta sexual.

Os inibidores da fosfodiesterase tipo 5 (iPDE-5) são medicamentos de uso oral, primeira escolha para a disfunção erétil. Resgatam a resposta erétil, desde que o desejo esteja preservado. Na ausência do estímulo, os iPDE-5 não deflagram nem mantêm a ereção. Estão disponíveis no Brasil: Citrato de sildenafila, Cloridrato de vardenafila, Tadalafila, Carbonato de lodenafila e Udenafila. As doses variam, de acordo com a gravidade da dificuldade de ereção. É contraindicação absoluta aos iPDE-5 o uso concomitante de medicamentos à base de nitratos, utilizados para vasodilatação coronariana[44].

Se o tratamento de primeira linha da DE não for eficaz, outras possibilidades são: a ereção fármaco-induzida por substâncias vasoativas injetadas nos corpos cavernosos do pênis, a terapia intrauretral (pouco utilizada atualmente) ou os dispositivos penianos a vácuo[45].

Para homens com DE de origem orgânica não respondentes aos tratamentos de primeira e segunda linhas, está indicado o implante de prótese peniana (tratamento de terceira linha)[46].

Se o homem tem diminuição da libido, por baixos níveis de testosterona (confirmados por duas dosagens laboratoriais), a reposição hormonal pode ser necessária, após afastadas as contraindicações absolutas (hiperplasia prostática benigna não tratada, câncer de próstata não tratado e câncer de mama ativo) e relativas (insuficiência cardíaca grave, sintomas do trato urinário inferior, apneia do sono não tratada e policitemia)[46].

O tratamento medicamentoso para EP consiste em antidepressivos, que provocam retardo ejaculatório como efeito adverso em homens em tratamento de depressão e/ou ansiedade sem quadro de EP. Os inibidores seletivos da recaptação de serotonina (ISRS) são indicados em doses variáveis, de acordo com a gravidade da disfunção (Paroxetina, Fluoxetina e Sertralina). Tricíclicos (Clomipramina e Amitriptilina) também podem ser utilizados, embora a tolerância seja menor (efeitos adversos mais acentuados)[47].

Vêm sendo prescritos iPDE-5, isoladamente ou em combinação com ISRS, para tratar a EP, mas os resultados são controversos em homens com EP sem DE associada[47].

Ansiolíticos podem ser prescritos, se a EP for causada por ansiedade de desempenho sexual[47].

Agentes tópicos (Lidocaína e Prilocaína), que diminuem a sensibilidade do pênis e aumentam o controle da ejaculação, são úteis para alguns pacientes[47].

Quando a depressão está associada à diminuição do desejo sexual (em 40% dos casos)[48], os antidepressivos estão indicados[49]. Em contrapartida, quando o menor desejo depender do uso de antidepressivos, é recomendável a substituição e/ou o manejo do medicamento[50]. Homens com humor preservado, mas portadores de diminuição do desejo induzida por antidepressivos, tiveram melhora significativa da função sexual, ao receberem inibidor seletivo da recaptação de dopamina (Bupropiona 150 mg/dia), comparativamente aos que receberam placebo[51]. A substituição ou a complementação dos ISRS (Fluoxetina, Paroxetina e Sertralina, por exemplo) por Bupropiona é satisfatória em muitos casos[52] (20 mg/dia de Fluoxetina substituídos por 10 mg/dia de Fluoxetina e 150 mg/dia de Bupropiona). Contudo, cada caso deve ser previamente avaliado, para que não se comprometa o tratamento do quadro depressivo pela substituição medicamentosa.

A Bupropiona atua sobre estruturas cognitivas e emocionais do sistema nervoso central, aumentando a dopamina e o sulfato de desidroepiandrosterona (SDHEA) disponíveis e diminuindo a Prolactina[53]. Se a terapia androgênica para recuperar a libido estiver contraindicada, (devido ao câncer de próstata não tratado, por exemplo), a Bupropiona é uma alternativa. São contraindicações desse medicamento: presença ou história de anorexia, bulimia, ansiedade, insônia, abuso de álcool, história de crise convulsiva ou uso de drogas ilícitas. Em indivíduos idosos, as doses iniciais recomendadas são de 50 a 75 mg/dia (pela manhã), podendo chegar até 150 mg/dia. Deve-se administrar antes das 16:00 horas para não prejudicar o sono[54].

Transtornos ansiosos, especialmente ansiedade generalizada, estresse pós-traumático e estresse agudo, também podem desencadear baixo desejo sexual. Tratar essas condições (com Alprazolam, Bromazepam e/ou ISRS) ajuda a resolver essa disfunção sexual[55].

Para as disfunções sexuais femininas

Tratamento farmacológico não hormonal para o transtorno do interesse/excitação sexual está indicado se há prejuízo do desejo, mas não há deficiência hormonal, doenças sistêmicas ou causa psicológica associada. Bupropiona pode ter ação benéfica em idosas não deprimidas[56] e maior eficácia contra o retardo e a inibição do orgasmo[54,56]. Deve-se iniciar com 50 a 75 mg/dia, podendo atingir 150 mg/dia. A administração deve anteceder as 16:00 horas para evitar insônia[54]. As contraindicações são as mesmas já referidas para os homens.

Contra os sintomas próprios da pós-menopausa, a Tibolona previne a atrofia genital e a osteoporose, exercendo, ainda, efeito positivo sobre o humor[57]. Trata-se de um esteroide sintético com propriedades estrogênicas, androgênicas e progestogênicas, cujo efeito androgênico aumenta a biodisponibilidade de Testosterona, sem causar virilização. Também melhora a libido, o bem-estar, a receptividade e o prazer sexual[58].

Quando a inibição de desejo/excitabilidade sexuais é resultante de hiperprolactinemia, está indicada Bromocriptina ou Cabergolina (0,5 mg, duas vezes por semana), as quais normalizam o nível de prolactina. Havendo prolactina alta e testosterona baixa, a terapia androgênica é ineficaz, sendo necessária prévia redução dos níveis de prolactina[57].

Anorgasmia, por inibição do desejo e da excitação, em função do uso de algum medicamento (antidepressivo, por exemplo), requer avaliar a possibilidade de se substituir por outro com menor efeito adverso sobre a função sexual[59].

Dispareunia de causa física exige tratamento da doença de base, revertendo o incômodo do intercurso doloroso[60].

Em caso de desejo hipoativo por intercurso doloroso, devido à atrofia da mucosa vaginal (consequência da deficiência hormonal), a reposição estrogênica ou estrogênica/progestagênica (sistêmica ou tópica) está indicada[60]. Estrógenos conjugados de uso tópico (sob a forma de creme) são absorvidos sistemicamente, o que requer acompanhamento do crescimento endometrial em mulheres que não retiraram o útero. Por outro lado, o Promestrieno não apresenta efeitos sistêmicos, agindo apenas na mucosa vaginal. Pode ser administrado, mesmo quando houver contraindicação absoluta à terapia estrogênica. O estriol é outra alternativa, por ter efeito reduzido sobre o endométrio. Se a queixa está associada apenas à atrofia da mucosa (ou seja, ressecamento vaginal e consequente dor à relação), está recomendada a administração tópica[61].

Androgênios (produzidos nos ovários e suprarrenais da mulher) influenciam o desejo sexual, o humor, a energia e o bem-estar. Influenciam, ainda, a liberação de neurotransmissores e regulam importantes funções relacionadas à percepção, à sensibilidade e ao prazer[62].

Concentrações plasmáticas de testosterona começam a declinar a partir da quarta década da vida, devido à redução da produção de SDHEA e di-hidrotestosterona (DHT) pelas adrenais e ao aumento de ciclos anovulatórios, nos últimos anos do menacme[63]. O declínio androgênico depende de idade, insuficiência ovariana, ooforectomia, insuficiência adrenal, hipopituitarismo, doenças crônicas e uso de medicamentos (corticosteroides e estrogênios). Ainda que baixos níveis circulantes de testosterona prejudiquem a função sexual feminina, não necessariamente se constituem em fator determinante para tal alteração[64].

Produção menor de testosterona pode conduzir à síndrome de insuficiência androgênica feminina (um conjunto de sintomas clínicos, biodisponibilidade diminuída de testosterona e níveis normais de estrógenos)[65].

Terapia androgênica está aprovada para mulheres pós-menopausadas, pós-ooforectomia, pós-quimio e radioterapia em ovário, desde que estejam sob tratamento estrogênico. A administração preferível é

TABELA 29.2 "Antídotos" para disfunção sexual induzida por ISRS

Droga	Dose (mg/dia)	Fase(s) do ciclo sexual atingida(s)	Mecanismo de ação
Bupropiona	50 – 150	Desejo, excitação e orgasmo	Aumento de dopamina
Buspirona	30 – 60	Desejo, orgasmo	Redução de serotonina
Mirtazapina	15 – 45	Orgasmo	Antagonista alfa-2-adrenérgico central e antagonista 5-HT$_2$, 5-HT$_2$C e 5-HT$_3$
Inibidores da PDE-5	Variável	Excitação e orgasmo	Aumento de óxido nítrico
Trazodona	200 – 400	Desejo	Antagonismo adrenérgico periférico

Adaptada de Clayton e West[68].

por via transdérmica (adesivos) ou tópica (gel ou creme). Evita-se a via oral, pelos problemas hepáticos ou dislipidemias. Baixa dosagem é recomendada (1,25 a 2,5 mg/dia de Metiltestosterona, por exemplo) e pelo menor tempo possível[66], sendo contraindicada na presença de doenças cardiovasculares, doenças hepáticas, câncer de mama ou câncer de útero[67]. Podem ocorrer efeitos adversos (hirsutismo facial e corpóreo, acne, aumento de peso, agravamento da voz), relacionados à dose empregada, à via de administração e à sensibilidade individual da mulher, sendo reversíveis após a suspensão do tratamento (exceto o agravamento da voz)[66].

Quando a disfunção sexual for induzida por antidepressivos, está indicada a prescrição de "antídotos", ou seja, medicamentos que minimizam os efeitos sexuais adversos dos ISRS[68]. Mecanismos de ação, doses e fases do ciclo de resposta sexual em que eles atuam estão ilustrados na Tabela 29.2.

Psicoeducação e terapia sexual de casal

O paciente idoso, apesar de mais experiente, pode não ser bem informado sobre sexo. As gerações mais antigas se desenvolveram em épocas em que a atividade sexual não era discutida ou se restringia à prática genital. Daí, atitudes negativas em relação às preliminares, ao sexo oral e à masturbação. Some-se a isso o fato de que existem idosos que ignoram os riscos de doenças sexualmente transmissíveis, entendendo que preservativos não são necessários, pois não há mais risco de gravidez. Eles podem, também, se sentirem constrangidos em discutir o assunto e desconhecerem que condições físicas e mentais provocam redução do interesse na atividade sexual[43].

Aconselhamento e psicoeducação corrigem tais distorções cognitivas e a falta de informação sobre sexualidade no envelhecimento. O aconselhamento também pode ser útil para o(a) idoso(a) se adaptar às práticas sexuais que possibilitem o resgate da função e da satisfação sexuais[69]. Por meio da psicoeducação, o(a) idoso(a) pode se adaptar melhor às mudanças físicas próprias da idade e seu efeito sobre a atividade sexual. Por exemplo, esclarece que preliminares mais longas e trabalhadas beneficiam a excitação sexual no envelhecimento, quando é necessária maior estimulação.

Práticas que minimizem o esforço, a fadiga e a dor, bem como técnicas que reduzam a ansiedade de desempenho sexual, são recomendadas para casais em que um ou ambos têm doenças crônicas ou limitações físicas, com menor capacidade de se engajar em atividade sexual[43].

Recomendam-se, ainda, exercícios regulares, dieta balanceada, consumo moderado de álcool, evitação de tabaco e estresse, para preservar ou melhorar o desempenho sexual[18].

A recente disponibilidade de medicamentos de eficácia comprovada ou promissora para o tratamento das disfunções sexuais femininas e masculinas não reduziu a importância das técnicas psicoterápicas (terapia sexual e de casal). Estas estão indicadas para as disfunções sexuais com componente psicogênico (primário ou deflagrado em decorrência de disfunção de origem orgânica) e podem ser aplicadas em combinação com a farmacoterapia[69]. A abordagem psicoterápica aplica, com frequência, técnicas cognitivas e comportamentais, para a diminuição dos níveis de ansiedade de desempenho, resgatando a função e a satisfação sexual, além de propiciar a compreensão do contexto dentro do qual a disfunção se origina e se desenvolve, como nos casos de relacionamento conflituoso[70,71].

CONCLUSÃO

Quanto mais cedo incide o bloqueio no ciclo de resposta sexual, o prognóstico é tanto mais reservado. Portanto, o tratamento de desejo sexual hipoativo é mais complexo do que o de inibição do orgasmo, uma vez que o primeiro exige elucidação da causa e muitas vezes tratamento multidisciplinar, enquanto o segundo pode demandar apenas orientação para o(a) paciente ou o casal. Quando os dois parceiros têm disfunção sexual ou a disfunção é primária (ao longo da vida) e de evolução crônica sem tratamento, o prognóstico é menos favorável. As comorbidades (depressão, ansiedade ou doenças crônicas), os conflitos relacionais e/ou a baixa qualidade de vida da(o) paciente e/ou do(a) parceiro(a) complicam o prognóstico.

Referências

1. Instituto Brasileiro de Geografia e Estatística. Projeção da população do Brasil por sexo e idade para o período 2000/2060. Rio de Janeiro: Instituto Brasileiro de Geografia e Estatística; 2013. Disponível em: ftp://ftp.ibge.gov.br/Projecao_da_Populacao/Projecao_da_Populacao_2013/nota_metodologica_2013.pdf. Acesso em: 2 maio 2018.
2. Lee DM, Nazroo J, O'Connor DB, Blake M, Pendleton N. Sexual health and well-being among older men and women in England: findings from the English Longitudinal Study of Ageing. Arch Sex Behav. 2016;45(1):133-44.
3. Agronin ME. Sexual disorders in elderly patients. In: Balon R. Segraves RT. Clinical manual of sexual disorders. Washington, DC: American Psychiatric Publishing; 2009. p. 403-22.
4. Corona G, Maggi M. Sexuality in the elderly population. In , Porst, H., Reisman, Y., editors. ESSM syllabus of sexual medicine. Amsterdam: Medix; 2012.. 219-60.
5. Lindau ST, Schumm LP, Laumann EO, Levinson W, O'Muircheartaigh CA, Waite LJ. A study of sexuality and health among older adults in the United States. N Engl J Med. 2007;357(8):762-74.
6. Nicolosi A, Laumann EO, Glasser DB, Moreira ED Jr, Paik A, Gingell C. Global Study of Sexual Attitudes and Behaviors Investigators' Group. Sexual behavior and sexual dysfunctions after age 40: the global study of sexual attitudes and behaviors. Urology. 2004;64(5):991-7.
7. American Association for Retired Persons (AARP). Sexuality at midlife and beyond; 2004 update of attitudes and behaviors. Washington, DC: American Association for Retired Persons; 2004. p. 19-54.
8. Rosen RC, Wing R, Schneider S, Gendrano N. 3rd. Epidemiology of erectile dysfunction: the role of medical comorbidities and lifestyle factors. Urol Clin North Am. 2005;32(4):403-17.
9. DeLamater J, Karraker A. Sexual functioning in older adults. Curr Psychiatry Rep. 2009;11(1):6-11.
10. Bancroft J, Loftus J, Long JS. Distress about sex: a national survey of women in heterosexual relationships. Arch Sex Behav. 2003;32(3):193-8.
11. Kuhn DR, Greiner D, Arseneau L. Addressing hypersexuality in Alzheimer's disease. J Gerontol Nurs. 1998;24(4):44-50.
12. Higgins A, Barker P, Begley CM. Hypersexuality and dementia: dealing with inappropriate sexual expression. Br J Nurs. 2004;13(22):1330-4.
13. Robinson JG, Molzahn AE. Sexuality and quality of life. J Gerontol Nurs. 2007;33(3):19-27.
14. Peate I. Sexuality, non-traditional relationships and mental health in older people. In: Abou-Saleh MT, Katona C, Kumar A. Principles and practice of geriatric psychiatry. 3rd ed. Oxford: John Wiley & Sons; 2011. p. 74-77.
15. Benbow SM, Beeston D. Sexuality, aging, and dementia. Int Psychogeriatr. 2012;24(7):1026-33.
16. Davies HD, Newkirk LA, Pitts CB, et al. The impact of dementia and mild memory impairment (MMI) on intimacy and sexuality in spousal relationships. Int Psychogeriatr. 2010;22(4):618-28.
17. Sinnott J, Shifren K. Gender and aging: gender differences and gender roles. In: Birren J, Schaie K, editors. Handbook of the psychology of aging. San Diego: Academic Press; 2001;454-76.
18. Taylor A, Gosney MA. Sexuality in older age: essential considerations for healthcare professionals. Age Ageing. 2011;40(5):538-43.
19. Helgason AR, Adolfsson J, Dickman P, Arver S, Fredrikson M, Göthberg M, et al. Sexual desire, erection, orgasm and ejaculatory functions and their importance to elderly Swedish men: a population-based study. Age Ageing. 1996;25(4):285-91.
20. Lindau ST, Gavrilova N. Sex, health, and years of sexually active life gained due to good health: evidence from two US population based cross sectional surveys of ageing. BMJ. 2010;340:c810.
21. Dello Buono M, Urciuoli O, De Leo D. Quality of life and longevity: a study of centenarians. Age Ageing. 1998;27(2):207-16.
22. Abdo CH. Estudo Populacional do Envelhecimento no Brasil: resultados masculinos. São Paulo: Segmento Farma. 2009;p57-108.
23. Frackiewicz EJ, Cutler NR. Women's health care during the perimenopause. J Am Pharm Assoc (Wash). 2000;40(6):800-11.
24. The North American Menopause Society. Clinical challenges of perimenopause: consensus opinion of The North American Menopause Society. Menopause. 2000; 7(1):5-13.
25. Schatzl G, Madersbacher S, Temml C, Krenn-Schinkel K, Nader A, Sregi G, et al. Serum androgen levels in men: impact of health status and age. Urology. 2003;61(3):629-33.
26. Vermeulen A, Kaufman JM. Ageing of the hypothalamic-pituitary-testicular axis in men. Horm Res. 1995;43(1-3):25-8.
27. Wang C, Nieschlag E, Swerdloff R, Behre HM, Hellstrom WJ, Gooren LJ, et al. Investigation, treatment and monitoring of late-onset hypogonadism in males: ISA, ISSAM, EAU EAA and ASA recommendations. Eur J Endocrinol. 2008;159(5):507-14.
28. Zitzmann M, Faber S, Nieschlag E. Association of specific symptoms and metabolic risks with serum testosterone in older men. J Clin Endocrinol Metab. 2006;91:4335-43.
29. Gregorian RS, Golden KA, Bahce A, Goodman C, Kwong WJ, Khan ZM. Antidepressant-induced sexual dysfunction. Ann Pharmacother. 2002;36(10):1577-89.
30. Bouman WP, Arcelus J. Are psychiatrists guilty of "ageism" when it comes to taking a sexual history? Int J Geriatr Psychiatry. 2001;16(1):27-31.
31. Associação Psiquiátrica Americana (APA). Manual diagnóstico e estatístico de transtornos mentais. (DSM-5). 5. ed. Porto Alegre: Artmed; 2014.

32. . World Health Organization. International classification of diseases 11th revision (ICD-11). Disponível em: https://icd.who.int/. Acesso em: 25 nov 2018.
33. Hatzichristou D, Kirana PS, Banner L, Althof SE, Lonnee-Hoffmann RA, Dennerstein L, et al. Diagnosing sexual dysfunction in men and women: sexual history taking and the role of symptom scales and questionnaires. J Sex Med. 2016;13(8):1166-82.
34. Wylie K, Kenney G. Sexual dysfunction and the ageing male. Maturitas. 2010;65(1):23-7.
35. Feldman HA, Goldstein I, Hatzichristou DG, Krane RJ, McKinlay JB. Impotence and its medical and psychosocial correlates: results of the Massachusetts Male Aging Study. J Urol. 1994;151(1):54-61.
36. Travison TG, Morley JE, Araujo AB, O'Donnell AB, McKinlay JB. The relationship between libido and testosterone levels in aging men. J Clin Endrocrinol Metab. 2006;91:2509-13.
37. Rhoden EL. Morgentaler A Risks of testosterone-replacement therapy and recommendations for monitoring. N Engl J Med. 2004;350:482-92.
38. Abdo CH. Descobrimento sexual do Brasil: para curiosos e estudiosos. São Paulo: Summus; 2004.
39. Rosen RC. Prevalence and risk factors of sexual dysfunction in men and women. Curr Psychiatry Rep. 2000;2:189-95.
40. Afif-Abdo J, Abdo CHN. Desejo sexual hipoativo masculino. In: Abdo CHN. Sexualidade humana e seus transtornos. 5. ed. São Paulo: Leitura Médica; 2014. p. 147-57.
41. Graziottin A, Leiblum S. Biological and psychosocial pathophysiology of female sexual dysfunction during the menopause transition. J Sex Med. 2005;2(3 suppl):S133-45.
42. Dennerstein L, Dudley EC, Hopper JL, Burger H. Sexuality, hormones and the menopausal transition. Maturitas. 1997;26:83-93.
43. Agronin ME, Sexual disorders. . In: Blazer DG, Steffens DC, editors. Textbook of geriatric psychiatry. 4th ed Washington, DC: American Psychiatric Publishing; 2009. p. 357-73.
44. Sociedade Brasileira de Urologia (SBU). Disfunção erétil: tratamento com drogas inibidoras da fosfodiesterase tipo 5. Rev Assoc Med Bras. 2007;53(2):102-03.
45. Hatzimouratidis K, Hatzichristou DG. A comparative review of the options for treatment of erectile dysfunction: which treatment for which patient? Drugs. 2005;65(12):1621-50.
46. Sociedade Brasileira de Urologia (SBU). II Consenso brasileiro de disfunção erétil. São Paulo: BG Cultural; 2002.
47. Giuliano F, Clèment P. Pharmacology for the treatment of premature ejaculation. Pharmacol Rev. 2012;64(3):621-44.
48. Kennedy SH, Dickens SE, Eisfeld BS, Bagby RM. Sexual dysfunction before antidepressant therapy in major depression. J Affect Disord. 1999;56(2-3):201-8.
49. Thase ME, Haight BR, Richard N, Rockett CB, Mitton M, Modell JG, et al. Remission rates following antidepressant therapy with bupropion or selective serotonin reuptake inhibitors: a meta-analysis of original data from 7 randomized controlled trials. J Clin Psychiatry. 2005;66(8):974-81.
50. Balon R, Segraves RT. Survey of treatment practices for sexual dysfunction(s) associated with anti-depressants. J Sex Marital Ther. 2008;34(4):353-65.
51. Safarinejad MR. The effects of the adjunctive bupropion on male sexual dysfunction induced by a selective serotonin reuptake inhibitor: a double-blind placebo-controlled and randomized study. BJU Int. 2010;106(6):840-7.
52. Clayton AH, Warnock JK, Kornstein SG, Pinkerton R, Sheldon-Keller A, McGarvey EL. A placebo-controlled trial of bupropion SR as an antidote for selective serotonin reuptake inhibitor-induced sexual dysfunction. J Clin Psychiatry. 2004;65(1):62-7.
53. Modell JG, May RS, Katholi CR. Effect of bupropion-SR on orgasmic dysfunction in nondepressed subjects: a pilot study. J Sex Marital Ther. 2000;26(3):231-40.
54. Dhillon S, Yang LP, Curran MP, Bupropion:. a review of its use in the management of major depressive disorder. Drugs. 2008;68(5):653-89.
55. Corretti G, Baldi I. The relationship between anxiety disorders and sexual dysfunction. Psychiatr Times. 2007;24:1-7.
56. Segraves RT, Clayton A, Croft H, Wolf A, Warnock J. Bupropion sustained release for the treatment of hypoactive sexual desire disorder in premenopausal women. J Clin Psychopharmacol. 2004;24(3):339-42.
57. Brotto LA, Bitzer J, Laan E, Leiblum S, Luria M. Women's Sexual Desire and Arousal Disorders. In: Montorsi F, Basson R, Adaikan G, Becher E, Clayton A, Giuliano F, et al. Sexual medicine – Sexual dysfunctions in men and women. Paris: Health Publication; 2010. p. 1149-205.
58. Castelo-Branco C, Vicente JJ, Figueras F, Sanjuan A, Martínez de Osaba MJ, Casals E, et al. Comparative effects of estrogens plus androgens and tibolone on bone, lipid pattern and sexuality in postmenopausal women. Maturitas. 2000;34:161-8.
59. Walsh KE, Berman JR. Sexual dysfunction in the older woman: an overview of the current understanding and management. Drugs Aging. 2004;21(10):655-75.
60. Boyer SC, Goldfinger C, Thibault-Gagnon S, Pukall CF. Management of female sexual pain disorders. Adv Psychosom Med. 2011;31:83-104.
61. Al-Baghdadi O, Ewies AA. Topical estrogen therapy in the management of postmenopausal vaginal atrophy: an up-to-date overview. Climacteric. 2009;12(2):91-105.
62. Cloke B, Christian M. The role of androgens and the androgen receptor in cycling endometrium. Mol Cell Endocrinol. 2012;358(2):166-75.
63. Mushayandebvu T, Castracane VD, Gimpel T, Adel T, Santoro N. Evidence for diminished midcycle ovarian androgen production in older reproductive aged women. Fertil Steril. 1996;65(4):721-3.
64. Davis SR, Davison SL, Donath S, Bell RJ. Circulating androgen levels and self-reported sexual function in women. JAMA. 2005;294(1):91-6.
65. Bachmann G, Bancroft J, Braunstein G, Burger H, Davis S, Dennerstein L, et al. Princeton. Female androgen insufficiency: the Princeton consensus statement on definition, classification, and assessment. Fertil Steril. 2002;77(4):660-5.
66. Fernandes CE, Rennó J Jr, Nahas EA, Melo NR, Ferreira JA, Machado RB, et al. Síndrome de insuficiência androgênica: critérios diagnósticos e terapêuticos. Rev Psiquiatr Clín. 2006;3(33):152-61.

67. The North American Menopause Society. Position Statement. The role of testosterone therapy in postmenopausal women: position statement of The North American Menopause Society. Menopause. 2005;12(5):497-11.
68. Clayton AH, West SG. The effects of antidepressants on human sexuality. Primary Psychiatry. 2003;10(2):62-70.
69. Abdo CHN. Terapia para disfunções sexuais. In: Abdo CHN, editor. Sexualidade humana e seus transtornos. 5. ed. atualizada e ampliada. São Paulo: Leitura Médica; 2014. p. 337-52.
70. Abdo CHN, Rubio-Aurioles E, Kusnetzov JC. Disfunção erétil e distúrbios da ejaculação. In: Slais, organizador. Consenso Latino-americano de disfunção erétil. São Paulo: BG Cultural; 2003.
71. Bitzer J, Platano G, Tschudin S, Alder J. Sexual counseling in elderly couples. J Sex Med. 2008;5(9):2027-43.

TRANSTORNOS DO SONO

Daniel Guilherme Suzuki Borges / Rosa Hasan

INTRODUÇÃO

O sono exerce uma função fisiológica essencial e vital para o bem-estar; perfaz cerca de um terço das nossas vidas. Quando esse papel se encontra debilitado, os indivíduos estão sujeitos a diversos prejuízos: fadiga, sonolência, dificuldade de memória e concentração, desregulação metabólica, propensão a erros e acidentes. Em indivíduos mais velhos isso ocorre mais acentuadamente, com menor qualidade de vida e maior morbimortalidade.

Aproximadamente 14,3% (29,3 milhões) da população brasileira apresentava-se acima de 60 anos em 2015. Estima-se que essa cifra chegue a 29,3 % (66,5 milhões) em 2050, seguindo uma tendência mundial de mudança radical na proporção de idosos nos sistemas e cuidados de saúde[1]. Portanto, o reconhecimento e o tratamento de distúrbios do sono nessa parcela da população ganham importância à medida que ela vem crescendo continuamente.

Em paralelo, o estilo de vida moderno tem contribuído direta ou indiretamente para o aumento na incidência de distúrbios do sono. Podemos citar a invenção da iluminação artificial, a criação dos modernos meios de comunicação (televisão, computador, celular, internet, entre outros) e, por fim, a consolidação da chamada sociedade 7/24. Essas transformações socioeconômicas vêm colaborando para diminuição das horas de sono e para perpetuação de comportamentos disfuncionais e, por consequência, restrição do tempo de sono e insônia[2].

Existe maior prevalência de distúrbios do sono com o avançar da idade, isso se deve a diversos fatores como faixa etária, comorbidades médicas e psiquiátricas, tendência à polifarmácia, efeitos adversos de certas medicações (por exemplo, pesadelos com inibidores de acetilcolinesterase, insônia com betabloqueadores, nictúria com uso de diuréticos etc.), fatores psicossociais, entre outros. No entanto, queixas de sono ruim ou não restaurador na maior parte dos dias não representam um padrão de sono normal nessa faixa etária e, portanto, devem ser valorizadas[3].

Distúrbios do sono como insônia, despertar precoce matinal, síndrome da apneia obstrutiva do sono (SAOS), síndrome das pernas inquietas (SPI) e transtorno comportamental do sono REM têm apresentado alta prevalência em pessoas idosas, refletindo a multifatorialidade demonstrada até aqui. Estudos mostram que até 57% apresentam pelo menos uma queixa de sono[4].

Essas condições muitas vezes podem não ser reconhecidas e/ou tratadas adequadamente e, por conseguinte, contribuem para possível refratariedade de diversos quadros médicos e neuropsiquiátricos[5].

Sono e envelhecimento

Com o avançar da idade o ritmo circadiano tende a se tornar menos robusto, com menor amplitude e estabilidade. Isso pode se expressar com fragmentação do sono, menor nível de melatonina noturna circulante e menor capacidade de sincronização com os chamados *zeitgebers* (são as pistas sociais e comportamentais, por exemplo, o ciclo claro-escuro, o relógio e agenda social).

Tais mudanças são atribuídas ao processo neurodegenerativo do principal orquestrador do ritmo circadiano, o núcleo supraquiasmático (NSQ). Entretanto, esse processo não resulta necessariamente em uma queixa subjetiva de um distúrbio do sono[6].

Caracteristicamente, o sono no idoso e nos adultos mais velhos costuma ser fragmentado, possivelmente como resultado do processo mencionado anteriormente. Isso se repercute em sintomas de fadiga, sonolência diurna excessiva e maior probabilidade de cochilar durante o dia[7].

O processo de envelhecimento também pode estar associado a uma tendência em adormecer e acordar mais cedo, ou seja, um padrão matutino que muitas vezes pode ser confundido com insônia de fim de noite. Mulheres acima de 70 tendem a ser mais matutinas que os homens na mesma faixa etária. Outras mudanças possíveis incluem aumento da latência de sono e do número de despertares, diminuição do sono profundo (sono N3 ou sono de ondas lentas), sendo essa alteração mais acentuada no sexo masculino acima dos 70 anos[8,9].

INSÔNIA CRÔNICA

Pacientes com insônia tipicamente apresentam dificuldade em adormecer ou se manter dormindo. Em geral, descrevem variabilidade no padrão e na qualidade de sono, com uma ou mais noites de sono ruim, seguido por uma noite ou mais de sono bom.

Sintomas de insônia chegam a ser relatadas por até cerca de 50% dos adultos acima de 65 anos, 12 a 40% fecham critério para transtorno de insônia em diferentes estudos[10,11].

Idosos são particularmente vulneráveis ao desenvolvimento de insônia, visto a alta prevalência de comorbidades médicas e psiquiátricas. Além disso, maus hábitos de higiene do sono também são fatores perpetuantes para essa condição[12]. A insônia crônica está associada a maior risco de depressão, quedas, acidente vascular cerebral, declínio cognitivo e prejuízo funcional[6,13].

Diagnóstico

O diagnóstico da insônia crônica é clínico. Portanto, a história médica é a única ferramenta requerida para fins diagnósticos. Nela devem ser caracterizadas as queixas de sono atuais, as consequências diurnas das mesmas, o padrão de sono habitual (dias comuns, folgas, férias), ambiente de sono, histórico de tratamento prévio, histórico familiar, uso de medicações e avaliação de condições médicas e/ou psiquiátricas comórbidas.

O uso de diário de sono é uma ferramenta subjetiva que pode ser incluída para dar suporte ao diagnóstico. Ele permite ver com mais detalhes hábitos de sono dia a dia; assim, fornece mais subsídios para avaliação clínica, análise de hábitos a serem melhorados e eliminação de eventual viés de memória. Ferramentas objetivas, como polissonografia e actigrafia, não são indicadas rotineiramente, mas essencialmente para ajudar descartar outros distúrbios do sono (em especial, apneia do sono), afastar a possibilidade de má percepção do sono, investigar inconsistências das queixas subjetivas com o quadro clínico e a avaliar resposta de um tratamento instituído (principalmente se malsucedido).

O transtorno é definido por uma insatisfação com a qualidade e/ou quantidade de sono, associado a dificuldade de iniciar, de manter ou acordar antes que desejado ou esperado, junto com prejuízo ou sofrimento clinicamente significativo. Ele deve ocorrer pelo menos três vezes por semana nos últimos três meses, com condições e oportunidades de sono adequados, não sendo mais bem explicado por outras condições médicas e psiquiátrica ou pelo efeito direto de medicações ou substâncias psicoativas. Os critérios diagnósticos de acordo com a Academia Americana do Sono encontram-se no Quadro 30.1.[14]

A construção da The International Classification of Sleep Disorders – Third Edition (ICSD-3) e do capítulo de distúrbios do sono-vigília do DSM-5 ocorreram quase simultaneamente; assim, houve um esforço para maior grau de concordância entre esses dois sistemas. Alcançou-se tal objetivo, embora com algumas diferenças devido aos seus respectivos público-alvo.

Comparado à ICSD-3, o DSM-5[15] considera adicionalmente os seguintes critérios diagnósticos:
I. A insônia não é atribuída aos efeitos fisiológicos de alguma substância (por exemplo, abuso de drogas ilícitas, medicamentos);
II. A coexistência de transtornos mentais e de condições médicas não explica adequadamente a queixa predominante de insônia.

No DSM-5, diferentemente das classificações anteriores, a insônia crônica ganha *status* de transtorno. A sua presença concomitante em um distúrbio clínico ou psiquiátrico torna-o em especificador ao invés de sintoma acessório (por exemplo, transtorno de insônia crônica comórbido à depressão, transtorno de insônia crônica comórbido à apneia obstrutiva do sono). É impossível estabelecer a natureza precisa da relação de causalidade entre essas entidades clínicas, visto que essa relação poderá se alterar ao longo do tempo. Além de poder aparecer concomitantemente a um transtorno mental, a insônia pode ter curso clínico próprio, ser um fator de risco, sintoma prodrômico ou mesmo sintoma residual do mesmo. Portanto, ambas as condições devem ser tratadas[16].

Fisiopatologia

A insônia normalmente é conceituada como um transtorno do hiperalerta diurno e noturno, com manifestações cognitivas, emocionais e fisiológicas. Com frequência, o insone relata preocupação exces-

QUADRO 30.1 Critérios diagnósticos para transtorno de insônia crônica

A insônia crônica por ser definida como (critérios A-F devem ser preenchidos):
A. O paciente, os pais ou cuidadores relatam pelo menos um dos seguintes critérios:
1. Dificuldade em iniciar o sono
2. Dificuldade em manter o sono
3. Acordar antes que o desejado
4. Resistencia em ir para cama no horário planejado
5. Dificuldade de dormir sem a intervenção dos pais ou cuidadores
B. O paciente, os pais ou cuidadores relatam pelo menos uma das seguintes dificuldades relacionadas a noite de sono:
1. Fadiga ou mal-estar
2. Prejuízo na memória, concentração ou atenção
3. Prejuízo na performance social, familiar, ocupacional ou acadêmica
4. Distúrbio do humor e/ou irritabilidade
5. Sonolência diurna excessiva
6. Problemas comportamentais (por exemplo: hiperatividade impulsividade, agressividade)
7. Motivação, energia e/ou iniciativas reduzidos
8. Propensão a erros e/ou acidentes
9. Preocupações ou insatisfação em relação ao sono
C. As queixas do ciclo sono-vigília não são mais bem explicadas puramente por oportunidade de sono inadequada (por exemplo, deve haver tempo suficiente para dormir) ou por circunstancias ambientais inadequadas (por exemplo, o ambiente deve ser seguro, escuro, quieto e confortável)
D. O distúrbio do sono e sintomas diurnos associados ocorrem pelo menos 3 vezes por semana
E. O distúrbio do sono e sintomas diurnos associados estão presentes por pelo menos 3 meses
F. As dificuldades no ciclo sono-vigília não são mais bem explicadas por outro transtorno do sono

Notas:
(1) Relatos de dificuldade em iniciar o sono, dificuldade em manter o sono, ou acordar muito cedo podem ser observados em todas as faixas etárias. Resistência em ir para a cama em um horário apropriado e dificuldade em dormir sem a intervenção de um parente ou cuidador é mais comumente observado em crianças e adultos mais velhos que requerem a supervisão de um cuidador, devido a um nível significativo de comprometimento funcional (por exemplo, aqueles com demência).
(2) Alguns pacientes com insônia crônica podem apresentar episódios recorrentes de problemas no sono/vigília com duração de várias semanas ao longo de muitos anos, ainda assim não satisfazer o critério de duração de três meses para um único episódio. No entanto, a estes pacientes deve ser atribuído o diagnóstico de transtorno de insônia crônica, dada a persistência das suas dificuldades de sono intermitentes ao longo do tempo.
(3) Alguns pacientes que usam medicamentos hipnóticos regularmente podem dormir bem e não satisfazem os critérios para um transtorno de insônia quando tomam tais medicamentos. No entanto, na ausência de tais medicamentos estes mesmos pacientes podem satisfazer os critérios acima. Este diagnóstico se aplicaria aos pacientes particularmente se eles apresentassem preocupações sobre a sua incapacidade de dormir sem estes medicamentos.
(4) Muitas comorbidades tais como transtornos de dor crônica ou doença do refluxo gastroesofágico (DRGE) podem causar as queixas de sono/vigília apresentadas aqui. Quando essas condições são a única causa da dificuldade para dormir, um diagnóstico de insônia separado pode não se aplicar. No entanto, em muitos pacientes essas condições são crônicas e não são a única causa da dificuldade para dormir. Os fatores determinantes na decisão de aplicar um diagnóstico de insônia separada incluem: "Em quanto tempo a dificuldade para dormir surge como resultado de fatores diretamente atribuíveis à comorbidade (por exemplo, dor ou DRGE)?" ou "Existem períodos em que as queixas sobre sono/vigília ocorrem na ausência desses fatores?". "Existem fatores perpetuadores cognitivos ou comportamentais (por exemplo, expectativas negativas, despertares condicionados, hábitos perturbadores do sono) surgindo, sugerindo um aspecto autônomo da insônia em curso?". Se houver evidência de que as queixas de sono/vigília do paciente não são causados exclusivamente pela condição médica e essas queixas de sono/vigília merecerem atenção e tratamento, então o diagnóstico de transtorno de insônia crônica deve ser feito.

siva, pensamentos acelerados e atenção seletiva para estímulos ambientais. Fisiologicamente, pode-se encontrar aumento de diversas variáveis, como taxa metabólica basal, nível de cortisol, consumo cerebral de glicose, pressão arterial, frequência cardíaca e de atividades rápidas no EEG de sono[17-19].

Tratamento

As abordagens não farmacológicas são o tratamento de primeira linha na insônia do idoso[20]. Os efeitos adversos de medicações hipnóticas costumam ser significativos e limitam a abordagem medicamentosa produzindo sintomas como sedação excessiva, comprometimento cognitivo, *delirium*, agitação, problemas de equilíbrio e desempenho prejudicado nas atividades diárias. Além disso, existe o risco de quedas da própria altura com uso de benzodiazepínicos ou agonistas do receptor GABA-A (drogas Z)[21-27].

Embora não tenha sido estudada rigorosa e extensivamente em monoterapia, os hábitos de higiene do sono (Quadro 30.2) constituem primeira linha de tratamento por sua praticidade e relativa simplicidade[28]. Preconiza-se, por exemplo, uso parcimonioso de cafeína, abolição dos cochilos e do repouso diurno, uso da cama e do quarto apenas para atividades relacionadas ao sono, adoção de rituais preparatórios para o sono, entre outros.

QUADRO 30.2 Higiene do sono

a. Evitar ingestão de bebidas alcoólicas ou cafeinadas, medicamentos estimulantes pelo menos até 6 horas antes de dormir.
b. Fazer do quarto um ambiente apropriado para o sono, considerando luminosidade, temperatura e conforto adequados. Utilizá-lo apenas para dormir e para ter relações sexuais
c. Ir para a cama quando suficientemente com sono para dormir
d. Estabelecer uma rotina calma e relaxante pelo menos uma hora antes de dormir, criando um "ritual de sono"
e. Utilizar a luz natural para sincronizar nosso oscilador circadiano com o meio externo. Banho de sol ao ar livre é o mais benéfico, se não puder sair, procurar ficar próximo às janelas ou outros locais com luz direta
f. Estabelecer horários regulares de sono, mesmo aos finais de semana que supram a necessidade individual de sono
g. Cochilos de 20-30 minutos após almoço podem ser benéficos para melhorar performance, diminuir sonolência, melhorar estado de alerta e humor. Nessas circunstancias é pouco provável que afete sono noturno. Porém, cochilos longos e/ou mais tardios podem impactar negativamente
h. Ingerir quantidades adequadas de líquidos durante o dia, especialmente antes das 18 h
i. Jantar cedo e fazer refeições leves, evitando digestões lentas
j. Praticar atividade física preferencialmente pela manhã

Dos tratamentos não farmacológicos, o que apresenta maior nível de evidência (IA) é a terapia cognitivo-comportamental para insônia (TCC-i), apresentando eficácia comparável ao tratamento farmacológico, com resultados mais duradouros a longo prazo[29,30].

A TCC-i consiste em seis a 10 sessões com terapeuta treinado em trabalhar mudanças de comportamentos mal adaptativos e de crenças disfuncionais que atuam como perpetuadores do quadro de insônia. Usa como principais ferramentas a higiene do sono, a terapia cognitiva, a terapia de controle de estímulos, a terapia restrição de tempo de cama, técnicas de relaxamento, entre outros[31].

Possíveis limitações dessa abordagem seria maior resistência nessa população às mudanças comportamentais implementadas, necessidade de visitas regulares ao terapeuta, que pode ser prejudicada por questões de mobilidade, expectativa em relação aos resultados imediatos (podem levar algumas semanas a serem observadas) com menor tolerância às ações implementadas (por exemplo, fadiga por restrição de tempo de cama) e a carência de profissionais treinados na aplicação da técnica.

Outras abordagens não farmacológicas consistem em atividade física frequente, engajamento em atividades sociais, exposição à luz do dia e sua restrição à noite. Visto o risco mínimo incorrido nessas intervenções e pelos potenciais benefícios em outras esferas, essas opções devem ser sempre consideradas em conjunto com outros tratamentos adotados[32-34].

A opção pelo tratamento farmacológico para insônia do idoso (Tabela 30.1) deve levar em consideração o risco *versus* benefício do uso de medicações sedativas e hipnóticas nessa faixa etária[3].

Antidepressivos sedativos e agonistas melatonérgicos são considerados medicações de primeira linha. Medicações, como trazodona e mirtazapina em doses baixas, são consideradas seguras e mais bem toleradas nos pacientes geriátricos, assim como a ramelteona ainda não disponível no Brasil (seu regis-

TABELA 30.1 Fármacos utilizados no tratamento para insônia

Agente	Dose Recomendada (mg/dia)	Meia-vida Adultos (Idosos)
Amitriptilina[B]	12,5 – 25	21 h (31 h)
Doxepina[B]	1-6	6-17 h (15 h)
Mianserina[B]	15 – 30	10-17 h (14-40 h)
Mirtazapina[B]	7,5 – 15	20-40 h (32.2-40,6 h)
Ramelteona[C]	8	1,3 h (2,6 h)
Suvorexanto[D]	5-20	12 h (12h)
Trazodona[B]	50	7 – 8 h (6-16,2 h)
Zolpidem[A]	2,5-5	2,5 h (até 3,3h)
Zolpidem CR[A]	6,25	2,8 (4,5)
Zolpidem dispersível[A]	2,5-5	2,5 (até 3,3h)
Zolpidem sublingual[A]	2,5-5	3 h (3,96 h)
Zopiclone[A]	3,75 – 7,5	5,3 h (7 h)

Classes: A. hipnóticos agonistas seletivos de receptor GABA-A; B. antidepressivos sedativos; C. agonistas melatonérgicos; D: antagonista de receptores de orexina.

tro foi aprovado na Anvisa em 2017). Antidepressivos tricíclicos apresentam perfil de efeitos colaterais limitantes, como boca seca, tontura, hipotensão postural, arritmias cardíacas e ganho de peso[16,20,35].

Hipnóticos agonistas seletivos de receptor GABA-A, ou drogas Z, como Zolpidem e Zopiclona, apesar de frequentemente prescritos em adultos para o tratamento da insônia, na terceira idade não costumam ser tão bem tolerados e há maior sensibilidade para efeitos colaterais motores, cognitivos, além de sonambulismo e *delirium*. Havendo falha nos tratamentos de primeira linha iniciais, pode ser considerado uso cuidadoso dessa classe em doses baixas em insônia de curto prazo (Tabela 30.1)[20].

Os benzodiazepínicos não são indicados, pela maior sensibilidade aos efeitos adversos, como sedação excessiva, ataxia, risco de quedas, fraturas, *delirium*, prejuízo cognitivo, tolerância, abstinência e dependência[23].

Medicamentos, como antipsicóticos, anti-histamínicos e anticonvulsivantes, não são recomendados, em geral, como tratamento de escolha, salvo em casos quando exista comorbidade que justifique seu uso[20,36].

SÍNDROME DA APNEIA OBSTRUTIVA DO SONO (SAOS)

A apneia obstrutiva do sono figura como uma entidade clínica comum na terceira idade e frequentemente ocasiona prejuízos clinicamente significativos na qualidade de sono e de vida. O estudo EPISONO evidenciou prevalência de 60,2% nas faixas etárias de 60 a 70 anos e 86,9% entre 70 e 80 anos, usando uma amostra populacional representativa da cidade de São Paulo[37].

Apesar de ser relativamente comum, em geral passa despercebida e não diagnosticada nessa faixa etária. Possíveis fatores são[38-40]:
- Escassez de estudos nessa população;
- Presença comum de quadros atípicos, assintomáticos e subclínicos;
- Dificuldade de acesso aos meios diagnósticos;
- Relutância em se submeter ao exame de noite inteira;
- Fatores psicossociais (morar sozinho, condições de mobilidade, déficit cognitivo etc.).

As consequências de maior impacto na SAOS são cardiovasculares. Ela está relacionada à hipertensão arterial sistêmica[41], a maior incidência de eventos cardiovasculares (como infarto agudo do miocárdio, edema agudo de pulmão, acidente vascular cerebral etc.) e a maior mortalidade[41,42].

Supõe-se que a hipóxia e a fragmentação do sono intermitentes levem ao aumento de mediadores inflamatórios e à hiperativação simpática. Estes, por sua vez, levam à disfunção das células endoteliais, ao estado de hipercoagulabilidade, à vasoconstrição e à aterosclerose[43].

Associações também foram estabelecidas entre a SAOS e a síndrome metabólica, o que contribui também para a morbimortalidade cardiovascular[42].

Como muitos sintomas da síndrome se expressam de maneira inespecífica (insônia, sonolência diurna, irritabilidade, cansaço, fadiga, déficit de memória e concentração), costuma mimetizar ou exacerbar quadros neuropsiquiátricos, como déficits cognitivos, demência e síndrome depressiva. Da mesma maneira, têm-se mostrado que a síndrome cursa como fator de vulnerabilidade para esses mesmos quadros, com estudos epidemiológicos evidenciando maior risco para comprometimento cognitivo leve, demências e transtorno depressivo maior[44,45].

Diagnóstico

Classicamente, o quadro clínico se caracteriza por roncos, engasgos, respiração laboriosa, pausas respiratórias presenciadas, cefaleia matinal, hipertensão de difícil controle e sonolência diurna excessiva. Particularidades dessa população podem ser a associação de apneia do sono com enurese noturna e/ou nictúria, vagueio e/ou confusão noturna, desequilíbrio e maior propensão a quedas, déficit cognitivo e mesmo demência (pseudodemência, se reversível com tratamento)[46,47].

Sintomas neuropsiquiátricos, tanto cognitivos quanto afetivos, podem ser manifestações clínicas da SAOS e, portanto, a avaliação de distúrbios respiratórios do sono nessa população é essencial[45,48-50].

Os critérios diagnósticos segundo a ICSD-3 encontram-se no Quadro 30.3.

Fisiopatologia

Fatores, como obesidade, tabagismo, anormalidades craniofaciais e aumento circunferência cervical, contribuem para o colapso total (apneia) ou parcial (hipopneia) da via aérea superior durante o sono. Por consequência, há hipoxemia e fragmentação do sono intermitentes, o que torna o sono de má qualidade[51].

QUADRO 30.3 Critérios diagnósticos para SAOS – ICSD-3[15]

Os critérios A e B e/ou C são/é preenchido(s):
A. Presença de um ou mais dos seguintes:
1. O paciente tem queixa de sonolência, sono não reparador, fadiga ou sintomas de insônia
2. O paciente acorda com pausas respiratórias, engasgos ou asfixia
3. O parceiro de cama ou outro relata ronco frequente, pausas respiratórias ou ambos durante o sono do paciente
4. O paciente foi diagnosticado com hipertensão, transtorno do humor, disfunção cognitiva, doença arterial coronariana, acidente vascular cerebral, insuficiência cardíaca congestiva, fibrilação atrial ou diabetes *mellitus* tipo II
B. Polissonografia (PSG) ou poligrafia domiciliar (PD) demonstra:
1. Cinco ou mais eventos respiratórios predominantemente obstrutivos (apneias obstrutivas e mistas, hipopneias, ou esforço respiratório relacionado ao despertar [RERA]) por hora de sono durante uma PSG ou por hora de monitorização (PD)
OU
C. PSG ou PD demonstra:
1. Quinze ou mais eventos respiratórios predominantemente obstrutivos (apneias, hipopneias ou RERAs) por hora de sono durante uma PSG ou por hora de monitorização (PD)

Notas
1. PD comumente subestima o número de eventos respiratórios obstrutivos por hora em comparação com a PSG porque o tempo real de sono, conforme determinado principalmente pelo EEG, muitas vezes não é registrado. O termo índice de eventos respiratórios (IER) pode ser usado para denotar frequência de eventos com base no tempo de monitoração ao invés de tempo total de sono.
2. Eventos respiratórios definidos de acordo com a versão mais recente do Manual da Academia Americana de Medicina do Sono (AASM) para estagiamento do sono e eventos associados.
3. RERAs e hipopneias baseados em despertares do sono não podem ser registados com PD pois despertares por critérios de EEG não podem ser identificados.

A prevalência da SAOS aumenta com idade. Esse fato pode ser explicado pelos seguintes fatores[43,52,53]:
- Tendência ao enfraquecimento dos músculos da via aérea superior;
- Diminuição do reflexo do músculo dilatador da faringe;
- Diminuição da capacidade pulmonar com maior comprimento da via aérea superior (isso implica aumento da área colapsável e da resistência das vias aéreas superiores);
- Maior resistência nas vias aéreas superiores com aumento no despertar noturno (provocando instabilidade no controle respiratório);
- Uma arcada desdentada propiciando constrição da via aérea superior.

Tratamento

O tratamento da apneia do sono está indicado quando há sintomatologia significativa, gravidade das comorbidades clínicas e queixas cognitivas. O tratamento padrão-ouro inclui pressão positiva nas vias aéreas superiores (PAP).

O tratamento também consiste em mudanças no estilo de vida (perda de peso, exercício físico), controle da pressão arterial, terapia posicional (evitar dormir em posição supina), limitação do consumo de álcool, de medicações sedativas (em especial, benzodiazepínicos e barbitúricos) e de miorrelaxantes[54-57].

DISTÚRBIOS DE RITMO CIRCADIANO (DRC)

O ciclo sono-vigília apresenta um ciclo próximo de 24 h (cerca de 24,3 h), orquestrado pelo NSQ. Como esse período não coincide com a duração do dia, as pistas sociais e ambientais (classicamente chamadas *zeitgebers*, termo em alemão que significa "doadores de tempo") são fundamentais para sincronia do ciclo claro-escuro com o ritmo circadiano endógeno do indivíduo. Isso inclui, por exemplo, luz solar, relógio, agenda social, horário dos remédios, entre outros.

Os DRC surgem do desalinhamento do ritmo biológico endógeno em relação aos sincronizadores externos. Eles são causados por uma combinação de fatores fisiológicos, comportamentais e ambientais[58,59]. Os principais transtornos de ritmo circadiano estão no Quadro 30.4. Abordaremos com mais detalhes nesse tópico os DRC mais comuns no idoso: o transtorno do avanço de fase do sono-vigília (TAvFS) e o transtorno do ritmo irregular do sono-vigília (TRIS).

Fisiopatologia

O TAvFS pode ser explicado por fatores fisiológicos, genéticos e comportamentais. Eles atuam tanto na contribuição quanto na perpetuação de ritmos de sono mais matutinos, portanto antes que desejado ou requerido.

QUADRO 30.4 Sumário dos principais transtornos de ritmo circadiano

- **Transtorno de atraso de fase do sono-vigília:** atraso significativo há pelo menos 3 meses do sono principal em relação ao cronograma desejado e/ou requerido para dormir e se levantar, causando privação de sono e dificuldade de se levantar no horário planejado e/ou requerido. O padrão de atraso se mantém, mesmo perfazendo rotinas de sono à vontade e sem compromisso, com melhora na qualidade de sono e preservando tempo total de sono
- **Transtorno de avanço de fase do sono-vigília:** avanço significativo há pelo menos 3 meses do sono principal em relação ao cronograma desejado e/ou requerido para dormir e se levantar, causando dificuldade em se manter acordado no horário desejado e/ou convencional junto com dificuldade em se manter dormindo até horário planejado. O padrão de atraso se mantém mesmo perfazendo rotinas de sono à vontade e sem compromisso, com melhora na qualidade e tempo de sono
- **Transtorno do ritmo sono-vigília irregular:** padrão crônico e recorrente há pelo menos 3 meses do ciclo sono e vigília irregular nas 24 horas, com sonolência excessiva diurna e/ou insônia à noite, com incapacidade de manter um ciclo de sono principal no horário desejado e/ou requerido, tornando-se extensamente fragmentado ao longo das 24 horas
- **Transtorno do ritmo do sono-vigília não 24 horas (livre-curso):** atraso gradativo há pelo menos 3 meses do sono principal em relação cronograma desejado e/ou requerido para dormir e se levantar. Há uma dessincronização entre o temporizador interno e externo, causando períodos de insônia e/ou sonolência diurna excessiva, ou ambos, que se alternam com períodos assintomáticos. O padrão de atraso gradativo se mantém, mesmo perfazendo rotinas de sono à vontade e sem compromisso, com melhora na qualidade e tempo de sono
- **Transtorno de turno de trabalho:** muito prevalente em trabalhadores noturnos e cronograma de sono e vigília irregulares, ocasionando sintomas há pelo menos 3 meses de insônia e/ou sonolência diurna excessiva
- **Transtorno de mudança rápida de fuso-horário (*jet-lag*):** associado a viagens aéreas com mudança rápida de pelo menos 2 fuso-horários, com queixas de insônia e/ou sonolência diurna excessiva. Nos primeiros 2 dias pode haver além de prejuízo no funcionamento, pode haver sintomas de mal-estar geral e/ou somáticos

Uma menor responsividade à luz pode favorecer um início precoce do sono (a luz normalmente provocaria um atraso desse início). Esse processo acaba sendo facilitado por condições médicas comumente presentes com o envelhecimento, como a degeneração das células ganglionares da retina (porta de entrada dos estímulos luminosos do "relógio circadiano") e o processo de opacificação do cristalino[60,61].

Além disso, um ciclo circadiano mais encurtado (< 24 h) também favoreceria um padrão de sono antes do tempo planejado. Fatores genéticos figuram como outros potenciais facilitadores ou causadores para o distúrbio, sendo as mutações nos *clock genes* hPer2 e CK1 como uns dos possíveis candidatos. Estes foram primeiramente descritos nos casos familiares de TAvFS[62-64].

Diversos fatores psicossociais favorecem a presença e manutenção do TAvFS: menor exposição à luz natural[65,66], mobilidade reduzida[67], estilo vida mais sedentário[68], menor engajamento em atividades sociais e tendência a ter rotina diária menos estruturada[69]. Como a luz é um inibidor da secreção da melatonina, esse processo encontra-se antecipado no seu início e pico de produção.

Em relação ao TRIS, este resulta, em grande parte, de um processo de neurodegeneração do NSQ, particularmente, nos processos demenciais[70]. Por consequência, há menor secreção de melatonina, ciclo sono-vigília menos robusto e dificuldade de sincronização noite-dia. Fatores psicossociais anteriormente mencionados, geralmente mais exacerbados, também contribuem e perpetuam para instabilidade nos ritmos circadianos nesses casos.

Diagnóstico

O diagnóstico é feito primariamente a partir da entrevista clínica, em que se observa um padrão crônico de desajuste entre a agenda de sono requerida ou desejada em relação ao ritmo circadiano endógeno. Esse aspecto fica mais bem evidenciado quando é permitido ao sujeito dormir à vontade, sem pressão social em períodos, por exemplo, folgas e férias. Nesse caso, o ciclo encontra-se mantido com horas totais de sono preservadas, diferenciando-se da insônia crônica.

Os DRC costumam ser difíceis de se diagnosticar devido à inespecificidade de sintomas, que normalmente se manifestam por insônia, sonolência excessiva ou ambos. Para ser considerado distúrbio, esses sintomas devem causar sofrimento e prejuízos clinicamente significativos.

O uso de ferramentas diagnósticas como o diário de sono e/ou a actigrafia ajudam a elucidar mais claramente o quadro clínico, em um período mínimo de pelo menos 14 dias. A partir deles, obtêm-se os registros dia a dia dos períodos acordado e de sono de forma mais sistemática e visual, além de minimizar potenciais vieses de memória.

Se possível, o registro por meio da actigrafia apresenta vantagens em relação ao diário de sono. Seu registro mostra-se praticamente livre de eventuais esquecimentos, além da maior objetividade,

> **QUADRO 30.5 Critérios diagnósticos para transtornos do ritmo circadiano (geral) – ICDS-3**
>
> Os Critérios A-C devem ser preenchidos:
> A. Um padrão crônico de perturbação ou recorrente do ritmo sono-vigília devido à alteração do sistema temporizador circadiano endógeno ou desalinhamento entre o ritmo circadiano endógeno com o cronograma sono-vigília desejado ou exigido pelo ambiente físico ou pelas demandas sociais e/ou de trabalho
> B. A perturbação do ritmo circadiano leva a sintomas de insônia, sonolência excessiva, ou ambos
> C. Os distúrbios do sono e da vigília causam sofrimento ou comprometimento clinicamente significativo em áreas mentais, físicas, sociais, ocupacionais, educacionais ou outras áreas importantes de funcionamento

comodidade e de grande utilidade em populações com limitações cognitivas (crianças pequenas, quadros demenciais, déficits cognitivos etc.). Trata-se de um acelerômetro de pulso que estima sono e vigília a partir da movimentação e aceleração do aparelho.

Os critérios diagnósticos do transtorno do ritmo circadiano segundo a Classificação Internacional dos Transtornos do Sono 3ª edição encontram-se no Quadro 30.5[14].

Tratamento

O objetivo do tratamento dos DRC consiste na sincronia do ciclo sono-vigília com o ciclo claro-escuro e a agenda social. O uso da melatonina em doses baixas (0,1 a 1,0mg) à noite apresenta efeito mais cronotrópico que hipnótico, com potencial para regularição desse ciclo. O tratamento não farmacológico possui peso fundamental; nesses casos, deve incluir adesão rigorosa às práticas de higiene do sono, exposição diária à luz natural, atividade física e rotina social estruturada.

No TAvFS, o tratamento consiste na exposição à luz (2.500 a 10.000 lux) no final do dia e começo da noite, a fim de ajudar na postergação do início do sono, preferencialmente, acompanhada de atividades que sejam físico e/ou mentalmente ativantes. Nesse distúrbio em específico, a administração de melatonina não está bem indicada, pois, em teoria, deveria ser administrada 1 a 2 h após o despertar final com potencial para sonolência residual; por isso, limita essa abordagem e também estudos[71,72].

SONOLÊNCIA DIURNA EXCESSIVA NO IDOSO

Queixas de sonolência diurna excessiva e fadiga costumam ser relativamente frequentes em idosos, tanto que existe uma crença distorcida de que sonolência e fadiga nessa faixa etária representam aspectos normais do envelhecimento.

São mais prováveis que esses sintomas possuam base multifatorial, como maior prevalência de condições médicas potencialmente e mudanças fisiológicas inerentes ao processo de envelhecimento, resultando em maior necessidade de sono e/ou repouso durante o dia, como também sonolência e fadiga diurnos. Logo, faz-se necessário a exclusão de possíveis causas orgânicas ou psiquiátricas subjacentes[73].

Da mesma maneira, a maior prevalência de transtornos primários do sono torna mais aparente a sintomatologia de sonolência e a fadiga diurnas nessa faixa etária. Entre estes, a SAOS constitui a causa mais comum e tem relação idade-dependente com aumento na prevalência ao longo do envelhecimento, assim como insônia crônica, privação de sono, síndrome das pernas inquietas (SPI), transtorno dos movimentos periódicos de membros inferiores, TRIS e transtornos neuropsiquiátricos (ansiedade, depressão, doenças neurodegenerativas, entre outros)[74].

Transtornos primários de hipersonia, como narcolepsia, são raros de acometerem pessoas com idade mais avançada[75,76]; portanto, sinais e sintomas sugestivos, como ataques de sono, acompanhados ou não de cataplexia, paralisia do sono, alucinações hipnagógicas/hipnopômpicas, devem levar à suspeita de um quadro orgânico cerebral. Nesse caso, deve-se buscar acometimento em região hipotalâmica por processos, como neoplasias, placas de esclerose múltipla, acidente vascular encefálico, má-formação vascular, sarcoidose, entre outros[77-80].

Um outro agravador consiste na frequente polifarmácia a que essa população está submetida, pois torna maior a chance do uso de medicações que possam acarretar sonolência e fadiga diurnas. O mecanismo pode ser tanto por um efeito direto ou até mesmo colateral de uma dada medicação (por exemplo, benzodiazepínicos, levodopa/agentes dopaminérgicos, anti-histamínicos etc.), quanto ser devido à fragmentação do sono ao longo da noite (por exemplo, diuréticos)[81].

E não menos importante, sintomas de sonolência e fadiga diurnos também podem ser encontrados nos idosos devido às mudanças no estilo de vida como aposentadoria, diminuição na rede de suporte psicossocial e institucionalização. Esses fatores colaboram para menor contato social, atividade física reduzida, maiores períodos diurnos sedentários e inativos, menor mobilidade, redução de estímulos ambientais, falta de rotina estruturada, baixa exposição à luz natural, entre outros[82].

O manejo desses casos requer um diagnóstico correto da comorbidade subjacente causando sonolência. O caráter multifatorial do quadro descrito torna desafiador tanto em termos de diagnóstico quanto o manejo desses pacientes. Portanto, uma revisão cuidadosa de todos os aspectos da saúde dessa população, dos tratamentos instituídos, assim como o contato com os outros médicos envolvidos na assistência, tornam-se imperiais[83-86].

As intervenções terapêuticas constituem-se de abordagens comportamentais e farmacológicas. A exposição diária e regular às pistas ambientais externas (luz natural, refeições regulares, atividades sociais) torna-se imperativa para manter um ritmo circadiano normal, melhorar o sono e diminuir a sonolência excessiva.

A exposição à luz no período da noite demonstra ser uma opção terapêutica eficaz para aqueles com transtorno de avanço de fase do sono. Quando a sonolência diurna está associada à insônia, a primeira escolha do tratamento é a TCC-i, aliviando não somente as queixas de sono, mas também o humor e a qualidade de vida dos idosos.

No que diz respeito às intervenções farmacológicas, um primeiro passo pode ser diminuir os medicamentos potencialmente sedantes ou mesmo substituí-los por outros, se possível.

Quando a sonolência se apresenta no contexto da depressão, ela pode ser causada tanto pelo transtorno do humor quanto ser efeito colateral do tratamento antidepressivo (por sonolência residual quando este for sedativo ou mesmo a medicação em si perturbe a qualidade do sono).

O uso de psicoestimulantes nessa faixa etária não está indicado via de regra, dadas evidências científicas limitadas quanto à sua eficácia, efeitos colaterais limitadores e metabolização mais lenta dos fármacos e metabólitos. Quando necessário o seu uso, recomenda-se iniciar com dose baixa e monitorar atentamente quanto à presença de efeitos adversos, e preferencialmente, com um ECG prévio. A Modafinila apresenta menor efeito simpatomimético, entre outros fármacos da mesma classe, apresentando melhor perfil de segurança no uso em idosos.

TRANSTORNO COMPORTAMENTAL DO SONO REM

O TCSREM é uma parassonia em que há perda da atonia normalmente presente no sono REM; isso propicia a atuação física do conteúdo dos sonhos (onirismo). Os pacientes frequentemente relatam sonhos vívidos e violentos, debatem-se no leito, falam, gritam, gesticulam, caem ou pulam da cama, machucam a si mesmo ou parceiro de cama. Frequentemente, são os comportamentos de cunho violento que levam à procura por ajuda médica; por isso, depreende-se que os casos considerados discretos ou leves sejam sub-relatados e subdiagnosticados[87].

A literatura descreve prevalências em cerca de 0,5 a 1% da população geral e 2% dos idosos. Até recentemente, relatava-se maior incidência em indivíduos do gênero masculino, provavelmente uma subestimação no sexo feminino por não apresentar quadro clínico exuberante[88]. Atualmente, tem sido descrita incidência similar entre os gêneros[89].

O TCSREM ocorre em formas secundárias e idiopáticas. As secundárias ocorrem na vigência de quadros, como doenças neurodegenerativas, lesões pontinas, placas desmielinizantes e uso de medicações, especialmente antidepressivos (inibidor seletivo da recaptura de serotonina, antidepressivos tricíclicos, inibidores da monoaminoxidase).

Possivelmente, as formas idiopáticas sejam manifestações prodrômicas associadas às doenças neurodegenerativas, como doença de Parkinson (30 a 50%), atrofia de múltiplos sistemas (80-95%) e doença por corpúsculos de Lewy (50 a 80%). Estima-se alta taxa de conversão (81 a 90%) para esses quadros dentro de 10 anos após primeira manifestação do TCSREM[89-91].

Já na abertura do quadro idiopático, sintomas subclínicos podem estar presentes, como hiposmia, déficits cognitivos clínicos, alterações cognitivas detectadas em testes neuropsicológicos e exames de neuroimagem funcional evidenciando diminuição do transportador de dopamina no estriado. Esses achados sugerem um processo neurodegenerativo em instalação[88].

As parassonias não REM (NREM) são incomuns nessa faixa etária e, quando presentes, devem-se atentar à história pessoal de parassonias, à presença de estressor recente e aos fatores clínicos ou ambientais que estejam contribuindo para fragmentação do sono. A causa clínica mais comum de fragmentação causando parassonia NREM no idoso é a apneia obstrutiva do sono, cujas pausas respiratórias podem provocar um despertar parcial[92].

Fisiopatologia

O conhecimento da fisiopatologia do TCSREM e do sono REM sem atonia provém da inferência a partir de modelos de lesão animal e funcionais, sendo, portanto, pouco compreendido. Supõe-se que o processo neurodegenerativo conflua para diminuição do tônus inibitório dos motoneurônios exercidos por GABA e glicina[89].

De modo anatomopatológico, Braak estagiou a progressão das manifestações das doenças do espectro do Parkinson[93,94] a partir da deposição dos corpúsculos de Lewy no circuito dos gânglios da base, de dorsal para rostral:
1. Estágio 1: núcleo motor dorsal da medula;
2. Estágio 2: núcleos reticular magnocelular e dorsal sublateral, bulbo olfatório e núcleo olfatório anterior;
3. Estágio 3: substância *nigra*, núcleo pedúnculo pontino e amígdala;
4. Estágio 4: degeneração suficiente da substância *nigra* para causar parkinsonismo clínico;
5. Estágios 5 e 6: os corpúsculos de Lewy atingem estruturas límbicas e do neocórtex ocasionando prejuízo cognitivo.

Especula-se que os pacientes com TCSREM estejam no estágio 2 de Braak[89,92].

Diagnóstico

O diagnóstico de TCSREM deve ser suspeitado em pacientes com história clínica de comportamento recorrente de atuação dos sonhos e confirmado por polissonografia. Os critérios diagnósticos[14] encontram-se no Quadro 30.6.

Tratamento

A primeira conduta em casos de alteração comportamental do sono consiste em avaliar o risco de machucar a si mesmo e/ou companheiro de cama. Deve-se assegurar um ambiente de quarto e cama seguros: separar parceiros de cama, afastar objetos perigosos do alcance do paciente, afastar a cama da janela, gradeados na beira da cama ou o colchão no chão.

A principal escolha de tratamento farmacológico costuma ser clonazepam em baixas doses de 0,5 a 1 mg, 1 h antes deitar; no entanto, seus efeitos adversos podem ser limitadores. Melatonina em doses relativamente altas (3 a 15 mg), 1 h antes de deitar também pode ser efetiva em associação ou nos casos em que por alguma razão não pode ser administrado clonazepam[89,95].

QUADRO 30.6 Critérios diagnósticos para TCSREM – ICSD-3

Os critérios A ao D devem estar presentes:
A. Episódios repetidos de vocalização relacionados ao sono ou comportamentos motores complexos. (1,2)
B. Esses comportamentos são documentados na PSG e ocorrem durante o sono REM ou, com base na história clínica infere-se que aconteçam durante o sono REM
C. PSG mostra REM sem atonia (3)
D. O distúrbio não é mais bem explicado por outro transtorno do sono, transtorno mental, ou uso de medicação ou substância
(1) Este critério pode ser cumprido pela observação de episódios repetidos durante uma única noite de videopolissonografia
(2) As observações ou comportamentos observados frequentemente se correlacionam com a ocorrência simultânea com sonhos, levando frequentemente ao relato de "atuação do sonho"
(3) Como definido pelas orientações para estagiamento de achados PSG de TCSREM na versão mais recente do "Manual for the Scoring of Sleep and Associate Events" da Academia Americana de Medicina do Sono (AASM).
(4) Ao acordar o indivíduo está alerta, coerente e orientado
(5) Na ocasião, pode haver pacientes com história clínica típica de TCSREM, com comportamentos de atuação dos sonhos, que também exibem comportamentos típicos de TCSREM durante a videopolissonografia, mas não demonstram REM sem atonia suficiente, com base nos critérios atuais para satisfazer o critério polissonográfico de REM sem atonia para TCSREM. O TCSREM deve ser diagnosticado tendo como base a avaliação clínica. O mesmo critério se aplica quando a videopolissonografia não é disponível
(6) Medicamentos podem desmascarar TCSREM latente com ausência de REM sem atonia, de acordo com a opinião de experts. Portanto, TCSREM induzido por medicamentos pode ser diagnosticado como TCSREM com base na avaliação clínica até que se façam estudos subsequentes

SÍNDROME DAS PERNAS INQUIETAS

A síndrome das pernas inquietas (SPI) é um distúrbio do movimento relacionada ao sono caracterizada pela urgência em mover as pernas, muitas vezes acompanhada por uma sensação desagradável nelas, piora com o repouso, alívio com movimento e tendência a piorar à noite.

A idade avançada é um fator de risco para SPI, com prevalência estimada de aproximadamente 4% da população geral, ao passo que em indivíduos entre 70 e 89 anos a prevalência sobe para 9 a 20%. Os fatores de risco para SPI nessa faixa etária inclui baixo teor de ferro, baixo nível socioeconômico, maior presença de comorbidades médicas e psiquiátricas, doença de Parkinson, doença renal crônica terminal e uso de determinadas medicações (antidepressivos, antipsicóticos, anti-histamínicos, entre outros)[96].

Diagnóstico

O diagnóstico é essencialmente clínico, obtido pela história médica e não requer testes adicionais, exceto a avaliação dos estoques de ferro (hemograma, perfil de ferro) em todos os pacientes e da função renal (ureia, creatinina), se há suspeita de uremia. Além disso, medicamentos com potencial de causar ou exacerbar os sintomas devem ser identificados.

Não confundir com transtorno do movimento periódico de membros inferiores que é uma entidade distinta que cursa com movimentação intensa das pernas durante o sono. Este é um diagnóstico de exclusão e polissonográfico, após o descarte de outros distúrbios do sono causando agitação excessiva no leito e com repercussão diurna. Também não fazer confusão com movimento periódico de membros inferiores, que consiste em um dos parâmetros de polissonografia que pode estar aumentado ou não na SPI e outros distúrbios do sono.

De acordo com a ICSD-3, para o diagnóstico de SPI levam-se em conta os critérios apresentados no Quadro 30.7 [14].

Tratamento

A abordagem farmacológica de primeira linha para o tratamento de SPI envolve o uso de agonistas dopaminérgicos em baixas doses, como Pramipexol, Ropinirol (não vendido no Brasil), Rotigotina e, menos frequentemente, Levodopa (pelo risco de aumentação). A reposição de ferro está indicada nos pacientes com baixo estoque de ferro. Outras estratégias incluem anticonvulsivantes (especialmente Gabapentina e Pregabalina) e opioides, embora esses tratamentos possam causar efeitos colaterais significativos na população idosa.

Estratégias não farmacológicas, como higiene do sono, exercício, restrição de bebidas com cafeína e compressão com meias pneumáticas, ajudam a tratar os sintomas[97].

QUADRO 30.7 Critérios diagnósticos da SPI – ICSD-3

A-C devem estar presentes:
A. Urgência em movimentar as pernas, geralmente acompanhada por sensação de desconforto ou incômodo nas pernas. Estes sintomas devem:
1. Iniciar ou piorar durante períodos de repouso ou inatividade como deitar ou sentar
2. Ser parcial ou totalmente aliviado com movimento, como andar ou alongar, pelo menos enquanto essas atividades ocorrerem
3. Ocorrer exclusivamente ou predominantemente à tarde ou à noite
B. As características anteriores não são explicadas apenas como sintomas de outra condição médica ou comportamental (câimbras nas pernas, desconforto posicional, mialgia, estase venosa, edema nas pernas, artrite, batimento dos pés habitual)
C. Os sintomas de SPI causam preocupação, angústia, perturbações do sono, prejuízo mental, físico, social, educacional, comportamental ou em outras áreas importantes do funcionamento

Notas:
(1) Às vezes o desejo de mover as pernas está presente sem as sensações desagradáveis, e, por vezes, os braços ou outras partes do corpo estão envolvidas junto com as pernas
(2) Para as crianças, a descrição destes sintomas deve ser nas próprias palavras da criança
(3) Quando os sintomas são muito graves, alívio pela atividade pode não ser perceptível, mas deve ter sido presente anteriormente
(4) Como resultado da gravidade, tratamento ou aumentação induzida pelo tratamento, a piora no período da tarde ou noite pode não ser perceptível, mas deve ter sido presente anteriormente.
(5) Para certas aplicações em pesquisa, tais como estudos genéticos ou epidemiológicos, pode ser apropriado omitir o critério C. Se assim for, isso deve ser claramente relatado no relatório de pesquisa.

SONO E DOENÇAS NEURODEGENERATIVAS

Um sono de má qualidade pode contribuir para sintomas cognitivos em idosos; da mesma maneira, diferentes tipos de demência podem cursar com distúrbios do sono[98].

Diferentes estudos sugerem que a duração do sono, sua fragmentação, distúrbios respiratórios do sono e hipoxemia podem contribui para prejuízo cognitivo[99].

Existem evidências que sugerem que perturbações no ciclo sono-vigília e nos ritmos circadianos podem começar previamente ao desenvolvimento da doença de Alzheimer (DA), diferentemente do que se costuma pensar no aparecimento nos estágios mais tardios da doença. Mudanças, como diminuição do estágio N3, do sono não REM e do sono REM, aparecem à medida que a doença progride[100,101].

Outros sintomas na DA incluem tempo e duração anormais do ciclo do sono, aumento da latência do sono, aumento dos despertares noturnos e do tempo de sono diurno. Estima-se que processos neurodegenerativos no núcleo supraquiasmático e nos neurônios colinérgicos do núcleo basal de Meynert estejam implicados na perturbação do ciclo circadiano de sono-vigília, gerando progressivamente um sono irregular[102].

Os sintomas comportamentais na DA também podem estar associados a uma noite de sono ruim, ocorrendo agitação, ataques verbais, comportamentos agressivos e vagueio excessivo. O *sundowning* consiste numa manifestação clínica típica da DA moderada, em que se observa um aumento de sintomas comportamentais no período do final da tarde e/ou início da noite. Essa característica clínica está associada ao aumento da taxa de declínio cognitivo, aos aumentos do estresse dos cuidadores e da probabilidade de institucionalização[103-105].

Tal como acontece na DA, os distúrbios do sono nos pacientes com doença de Parkinson (DP) também se correlacionam à progressão da doença e encontram-se em 60 a 90% dos pacientes, secundário à doença em si e/ou efeito adverso do tratamento. Eles podem apresentar insônia, sonolência diurna excessiva com ataques de sono (fenótipo narcoléptico), distúrbios respiratórios do sono (mais notadamente SAOS), transtorno comportamental do sono REM, nictúria excessiva (reflexo da progressão da disautonomia), síndrome das pernas inquietas, síndrome do movimento periódico de membros inferiores e outros distúrbios do movimento atrapalhando o início do sono[106].

Outros fatores que estão comumente envolvidos na fragmentação do sono na DP são tremores, distonia, rigidez, discinesias e aumento dos despertares. O uso de medicamentos também pode ocasionar dificuldades adicionais, por exemplo, agonistas dopaminérgicos em dose baixa costumam ser sedativos; por outro lado, em alta dose pode levar às alucinações, aos pesadelos e ao aumento nos despertares[107].

Além de um processo neurodegenerativo no NSQ, especula-se que as alterações no ciclo sono-vigília na DP estão relacionadas à redução dos neurônios serotoninérgicos no núcleo dorsal da rafe, dos neurônios noradrenérgicos do lócus cerúleo e dos neurônios colinérgicos no núcleo pendunculopontino[107,108].

CONCLUSÃO

O sono no idoso pode ser influenciado por inúmeros fatores e, por conta dessa complexidade, a diferenciação entre o normal e o patológico pode ser difícil de ser feita e requer avaliação cuidadosa; isso inclui: hábitos de sono, condições médicas ou psiquiátricas comórbidas, uso de medicações, comportamentos pessoais mal adaptativos, mudanças socioambientais e as repercussões das queixas relatadas.

Grande parte dos distúrbios do sono é mais prevalente na população idosa em comparação à faixa etária mais jovem, característica que confere maior morbidade, pior qualidade e maiores custos de saúde para essa parcela da sociedade.

À exceção da SAOS, a maioria dos transtornos do sono devem ser focadas, se possível, no tratamento comportamental, a fim de que se evitem efeitos colaterais e os riscos inerentes a cada medicação e, se necessário, seja oferecida a menor dose possível para que efeitos adversos sejam minimizados.

Referências

1. Síntese de indicadores sociais: uma análise das condições de vida da população brasileira: 2016 / IBGE. Coordenação de População e Indicadores Sociais. Rio de Janeiro: IBGE; 2016.
2. Pandi-Perumal SR, Monti JM, Monjan AA, editors. Principles and practice of geriatric sleep medicine. Cambridge, UK: Cambridge University Press; 2010.
3. Zdanys FK, Steffens DC. Sleep disturbances in the elderly. Psychiatr Clin N Am. 2015;38:723-41.
4. Foley DJ, et al. Sleep complaints among elderly persons: an epidemiologic study of three communities. Sleep. 1995;18(6):425-32.
5. Gamaldo AA, Beydoun MA, Beydoun HA, et al. Sleep disturbances among older adults in the United States, 2002-2012: nationwide inpatient rates, predictors, and outcomes. Front Aging Neurosci. 2016 Nov 15;8:266.

6. Feinsilver SH, Hernandez AB. Sleep in the elderly: unanswered questions. Clin Geriatr Med. 2017;33:579-96.
7. Avidon AY, Alessi C, editors. Geriatric sleep medicine. New York: Informa Health Care; 2008.
8. Redline S, Kirchner HL, Quan SF, et al. The effects of age, sex, ethnicity, and sleep-disordered breathing on sleep architecture. Arch Intern Med. 2004;164:406-18.
9. Moe KE, Prinz PN, Vitiello MV, et al. Healthy elderly women and men have different entrained circadian temperature rhythms. J Am Geriatr Soc. 1991;39:383-7.
10. Ohayon M. Epidemiology of insomnia: what we know and what we still need to learn. Sleep Med Rev. 2002;6(2):97-111.
11. Liu X, Liu L. Sleep habits and insomnia in a sample of elderly persons in China. Sleep. 2005;28:1579-87.
12. Vitiello MV, Moe KE, Prinz PN. Sleep complaints cosegregate with illness in older adults: clinical research informed by and informing epidemiological studies of sleep. J Psychosom Res. 2002;53:555-9.
13. Jaussent I, Bouyer J, Ancelin ML, et al. Insomnia and daytime sleepiness are risk factors for depressive symptoms in the elderly. Sleep. 2011;34:1103-10.
14. International Classification of Sleep Disorders 3th edition. Produced by The American Academy of Sleep Medicine in association with The European Sleep Research Society, Japanese Society of Sleep Research and Latin American Sleep Society. 2001 American Academy of Sleep Medicine, One Westbrook Corporate Center, Suite 920, Westchester, IL 60154-5767, U.S.A.
15. American Psychiatry Association. Diagnostic and Statistical Manual of Mental disorders – DSM-5. 5th ed. Washington: American Psychiatric Association; 2013.
16. Medalie L, Cifu AS. Management of chronic insomnia disorder in adults. JAMA. 2017 Feb 21;317(7):762-3.
17. Bonnet MH, Arand DL. 24-hour metabolic rate in insomniacs and matched normal sleepers. Sleep. 1995;18:581-8.
18. Bonnet MH, Arand DL. Heart rate variability in insomniacs and matched normal sleepers. Psychosom Med. 1998;60:610-5.
19. Bonnet MH, Arand DL. Hyperarousal and insomnia: state of the science. Sleep Med Rev. 2010;14:9-15.
20. Schroeck JL, Mergenhagen KA, et al. Review of safety and efficacy of sleep medicine in older adults. Clin Ther. 2016 Nov;38(11):2340-72.
21. Gray SL, LaCroix AZ, Hanlon JT, et al. Benzodiazepine use and physical disability in community-dwelling older adults. J Am Geriatr Soc. 2006;54:224.
22. Díaz-Gutiérrez MJ, Martínez-Cengotitabengoa M, Sáez de Adana E, Cano AI, Martínez-Cengotitabengoa MT, Besga A, et al. Relationship between the use of benzodiazepines and falls in older adults: a systematic review. Maturitas. 2017 Jul;101:17-22.
23. Markota M, Rummans TA, Bostwick JM, Lapid MI. Benzodiazepine use in older adults: dangers, management, and alternative therapies. Mayo Clin Proc. 2016 Nov;91(11):1632-9.
24. Tom SE, Wickwire EM, Park Y, Albrecht JS. Nonbenzodiazepine Sedative hypnotics and risk of fall-related injury. Sleep. 2016;39:1009.
25. Glass J, Lanctôt KL, Herrmann N, et al. Sedative hypnotics in older people with insomnia: meta-analysis of risks and benefits. BMJ. 2005;331:1169.
26. Krystal AD, Edinger JD, Wohlgemuth WK, Marsh GR. Non-REM sleep EEG frequency spectral correlates of sleep complaints in primary insomnia subtypes. Sleep. 2002;25:630-40.
27. Riemann D, Spiegelhalder K, Feige B, et al. The hyperarousal model of insomnia: A review of the concept and its evidence. Sleep Med Rev. 2010;14:19-31.
28. Schutte-Rodin S, Broch L, Buysse D, et al. Clinical guideline for the evaluation and management of chronic insomnia in adults. J Clin Sleep Med. 2008;4:487-94.
29. Global Council on Brain Health (2016). The brain-sleep connection: GCBH recommendations on sleep and brain health. Disponível em:www.GlobalCouncilOnBrainHealth.org. Acessado em: 12 out. 2017.
30. Mitchell MD, Gehrman P, Perlis M. Comparative effectiveness of cognitive behavioral therapy for insomnia: a systematic review. BMC Fam Pract. 2012;13:40.
31. Trauer JM, Qian MY, Doyle JS, et al. Cognitive behavioral therapy for chronic insomnia: a systematic review and meta-analysis. Ann Intern Med. 2015;163:191-204.
32. Perlis ML, Jungquist C, Smith MT, Posner D. Cognitive behavioral treatment of insomnia: a session-by-session guide. New York: NY: Springer Science & Business Media; 2006.
33. Inoue S, Yorifuji T, Sugiyama M, et al. Does habitual physical activity prevent insomnia? A cross-sectional and longitudinal study of elderly Japanese. J Aging Phys Act. 2013;21(2):119-39.
34. Yang PY, Ho KH, Chen HC, Chien MY. Exercise training improves sleep quality in middle-aged and older adults with sleep problems: a systematic review. J Physiother. 2012;58(3):157-63.
35. Gammack JK. Light therapy for insomnia in older adults. Clin Geriatr Med. 2008 Feb;24(1):139-49.
36. Qaseem A, et al. Management of chronic insomnia disorder in adults: a clinical practice guideline from the American College of Physicians. Ann Intern Med. 2016;165(2):125-33.
37. Sateia MJ, et al. Clinical practice guideline for the pharmacologic treatment of chronic insomnia in adults: an American Academy of Sleep Medicine Clinical Practice Guideline. J Clin Sleep Med. 2017;13(2):307-49.
38. Tufik S, Santos-Silva R, Taddei JA, Bittencourt LR. Obstructive sleep apnea syndrome in the São Paulo Epidemiologic Slee Study. Sleep Med. 2010 May;11(5):441-6.
39. Endeshaw Y. Clinical characteristics of obstructive sleep apnea in communitydwelling older adults. J Am Geriatr Soc. 2006;54:1740-4.
40. Gooneratne NS. Sleep-related breathing disorders in aging. In: Avidan AY, Alessi CA. Geriatric sleep medicine. New York, USA: Informa Healthcare; 2008.
41. Morley JE, Sanford A, Bourey R. Sleep apnea: a geriatric syndrome. J Am Med Dir Assoc. 2017 Nov 1;18(11):899-904.
42. Budhiraja R, Budhiraja P, Quan SF. Sleep-disordered breathing and cardiovascular disorders. Respir Care. 2010;55(10):1322-32.
43. Okuro M, Morimoto S. Sleep apnea in the elderly. Curr Opin Psychiatry. 2014 Nov;27(6):472-7.

44. Drager LF, et al. Sleep apnea and cardiovascular disease. Circulation. 2017;136:1840-50.
45. Leng Y, et al. Association of sleep-disordered breathing with cognitive function and risk of cognitive impairment: a systematic review and meta-analysis. JAMA Neurol. 2017;74(10):1237.
46. Chen YH, et al. Obstructive sleep apnea and the subsequent risk of depressive disorder: a population-based follow-up study. J Clin Sleep Med. 2013;9(5):417. Epub 2013 May.
47. Loewen AHS, et al. Sleep apnea in the elderly. In: Pandi-Perumal SR, Monti JM, Monjan AA, editors. Principles and practice of geriatric sleep medicine. Cambridge, UK: Cambridge University Press; 2010.
48. Neikrug AB, Ancoli-Israel S. Sleep disorders in the older adult – a mini-review. Gerontology. 2010;56(2):181-9.
49. Hudgel DW. Neuropsychiatric manifestations of obstructive sleep apnea: a review. Int J Psychiatry Med. 1989;19(1):11-22.
50. Stubbs B, et al. The prevalence and predictors of obstructive sleep apnea in major depressive disorder, bipolar disorder and schizophrenia: a systematic review and meta-analysis. J Affect Disord. 2016 Jun;197:259-67.
51. Sutton EL. Psychiatric disorders and sleep issues. Med Clin North Am. 2014 Sep;98(5):1123-43.
52. Zinchuk AV, et al. Phenotypes in obstructive sleep apnea: a definition, examples and evolution of approaches. Sleep Med Rev. 2017 Oct;35:113-23.
53. Eikermann M, Jordann AS, Chamberlin NL, et al. The influence of aging on pharyngeal collapsibility during sleep. Chest. 2007;131:1702-9.
54. Malhotra A, Huang Y, Fogel R, et al. Aging influences on pharyngeal anatomy and physiology: the predisposition to pharyngeal collapse. Am J Med. 2006;119:72.
55. Morgenthaler TI, Kapen S, Lee-Chiong T, et al. Practice parameters for the medical therapy of obstructive sleep apnea. Sleep. 2006;29(8):1031-5.
56. Kushida CA, Littner MR, Hirshkowitz M, et al. Practice parameters for the use of continuous and bilevel positive airway pressure devices to treat adult patients with sleep-related breathing disorders. Sleep. 2006;29(3):375-80.
57. Ramar K, et al. Clinical practice guideline for the treatment of obstructive sleep apnea and snoring with oral appliance therapy: an update for 2015. J Clin Sleep Med. 2015 Jul 15;11(7):773-827.
58. Aurora RN, et al. Practice parameters for the surgical modifications of the upper airway for obstructive sleep apnea in adults. Sleep. 2010;33(10):1408-13.
59. Pandi-Perumal SR. Aging and circadian rhythms: general trends. In: Pandi-Perumal SR, Monti JM, Monjan AA, editors. Cambridge, UK: Cambridge University Press; 2010.
60. Naylor E, Zee PC. Circadian rhythm sleep disorders in aging. In: Avidon AY, Alessi C, editors. Geriatric sleep medicine. New York: Informa Health Care; 2008.
61. Dillon J, Zheng L, Merriam JC, et al. Transmission of light to the aging human retina: possible implications for age related macular degeneration. Exp Eye Res. 2004;79(6):753-9.
62. Hattar S, Liao HW, Takao M, et al. Melanopsin-containing retinal ganglion cells: architecture, projections, and intrinsic photosensitivity. Science. 2002;295(5557):1065-70.
63. Zhang Y, Kornhauser JM, Zee PC, et al. Effects of aging on light-induced phase-shifting of circadian behavioral rhythms, for expression and CREB phosphorylation in the hamster suprachiasmatic nucleus. Neuroscience. 1996;70(4):951-61.
64. Carpen JD, Archer SN, Skene DJ, Smits M, von Schantz M. A single-nucleotide polymorphism in the 5'-untranslated region of the hPER2 gene is associated with diurnal preference. J Sleep Res. 2005;14:293-7.
65. Carpen JD, von Schantz M, Smits M, Skene DJ, Archer SN. A silent polymorphism in the PER1gene associates with extreme diurnal preference in humans. J Hum Genet. 2006;51:1122-5.
66. Campbell SS, Kripke DF, Gillin JC, et al. Exposure to light in healthy elderly subjects and Alzheimer's patients. Physiol Behav. 1988;42(2):141-4.
67. Shochat T, Martin J, Marler M, et al. Illumination levels in nursing home patients: effects on sleep and activity rhythms. J Sleep Res. 2000;9(4):373-9.
68. Harper DG, Volicer L, Stopa EG, et al. Disturbance of endogenous circadian rhythm in aging and Alzheimer disease. Am J Geriatr Psychiatry. 2005;13(5):359-68.
69. Bortz WM 2nd. Disuse and aging. JAMA. 1982;248(10):1203-8.
70. Bassuk SS, Glass TA, Berkman LF. Social disengagement and incident cognitive decline in community-dwelling elderly persons. Ann Intern Med. 1999;131(3):165-73.
71. Swaab DF, Van Someren EJ, Zhou JN, Hofman MA. Biological rhythms in the human life cycle and their relationship to functional changes in the suprachiasmatic nucleus. Prog Brain Res. 1996;111:349-68.
72. Morgenthaler TI, et al. Standards of practice committee of the AASM Practice parameters for the clinical evaluation and treatment of circadian rhythm sleep disorders. Sleep. 2007;30(11):1445-59.
73. Auger RR, et al. Practice guideline for the treatment of intrinsic circadian rhythm sleep-wake disorders: advanced sleep-wake phase disorder (ASWPD), delayed sleep-wake phase disorder (DSWPD), non-24-hour sleep-wake rhythm disorder (N24SWD), and irregular sleepwake rhythm disorder (ISWRD). An Update for 2015: An American Academy of Sleep Medicine Clinical Practice Guideline. J Clin Sleep Med. 2015 Oct 15;11(10):1199-36.
74. Trajanovic NN, Shapiro CM. Fatigue and sleepiness in the elderly: risk factors and management strategies. In: Pandi-Perumal SR, Monti JM, Monjan AA, editors. Principles and practice of geriatric sleep medicine. Cambridge, UK:: Cambridge University Press;; 2010.
75. Bixler EO, Vgontzas AN, Lin HM, et al. Excessive daytime sleepiness in a general population sample: the role of sleep apnea, age, obesity, diabetes, and depression. J Clin Endocrinol Metab. 2005;90(8):4510-5.
76. Rye DB, Dihenia B, Weissman JD, et al. Presentation of narcolepsy after 40. Neurology. 1998;50:459-65.
77. Hublin C, Partinen M, Kaprio J, et al. Epidemiology of narcolepsy. Sleep. 1994;17:S7-S12.
78. Poirier G, Montplaisir J, Dumont M, et al. Clinical and sleep laboratory study of narcoleptic symptoms in multiple sclerosis. Neurology. 1987;37(4):693-5.

79. Bjornstad B, Goodman SH, Sirven JI, Dodick DW. Paroxysmal sleep as a presenting symptom of bilateral paramedian thalamic infarctions. Mayo Clin Proc. 2003;78(3):347.
80. Malik S, Boeve BF, Krahn LE, Silber MH. Narcolepsy associated with other central nervous system disorders. Neurology. 2001;57(3):539.
81. Mayo MC, Deng JC, Albores J, Zeidler M, Harper RM, Avidan AY. Hypocretin deficiency associated with narcolepsy type 1 and central hypoventilation syndrome in neurosarcoidosis of the hypothalamus. J Clin Sleep Med. 2015;11(9):1063-5.
82. Schwitzer PK. Drugs that disturb sleep and wakefulness. In , Kryger, M., Roth, T., Dement, W., editors. Principles and practice of sleep medicine, 4th ed. Philadelphia: Elsevier Saunders; 2005. p. 499-18.
83. Rao V, Spiro JR, Samus QM, et al. Sleep disturbances in the elderly residing in assisted living: findings from the Maryland Assisted Living Study. Int J Geriatr Psychiatry. 2005;20(10):956-66.
84. Campbell SS, Murphy PJ, Stauble TN. Effects of a nap on nighttime sleep and waking function in older subjects. J Am Geriatr Soc. 2005;53(1):48-53.
85. Malouff JM, Torsteinsson EB, Rooke SE, Bhullar N, Schutte NS. Efcacy of cognitive behavioral therapy for chronic fatigue syndrome: a meta-analysis. Clin Psycho Rev. 2008;28(5):736-45.
86. Kumar R. Approved and investigational uses of modafnil: an evidence-based review. Drugs. 2008;68(13):1803-39.
87. Roehrs T, Roth T, Caffeine:. sleep and daytime sleepiness. Sleep Med Rev. 2008;12(2):153-62.
88. Iranzo A. Parasomnias and sleep-related movement disorders in older adults. Sleep Med Clin. 2018 Mar;13(1):51-61.
89. St Louis EK, Boeve BF. REM sleep behavior disorder: diagnosis, clinical implications, and future directions. Mayo Clin Proc. 2017 Nov;92(11):1723-36.
90. Haba-Rubio J, et al. Prevalence and determinants of REM sleep behavior disorder in the general population. Sleep. 2017 Dec 5;41:1-8.
91. Howell MJ, Schenck CH. Rapid eye movement sleep behavior disorder and neurodegenerative disease. JAMA Neurol.2015 Jun;72(6):707-12. doi: 10.1001/jamaneurol.2014.4563.
92. St Louis EK, Boeve AR, Boeve BF. REM sleep behavior disorder in Parkinson's disease and other synucleinopathies. Mov Disord. 2017 May;32(5):645-58.
93. Iranzo A, Santamaría J. Severe obstructive sleep apnea/hypopnea mimicking REM sleep behavior disorder. Sleep. 2005 Feb;28(2):203-6.
94. Braak H, Ghebremedhin E, Rüb U, Bratzke H, Del Tredici K. Stages in the development of Parkinson's disease-related pathology. Cell Tissue Res. 2004 Oct;318(1):121-34.
95. Del Tredici K, Braak H, Review:. sporadic Parkinson's disease: development and distribution of α-synuclein pathology. Neuropathol Appl Neurobiol. 2016 Feb;42(1):33-50.
96. Aurora RN, Zak RS, Maganti RK, Auerbach SH, Casey KR, Chowdhuri S, et al. Best practice guide for the treatment of REM sleep behavior disorder (RBD). J Clin Sleep Med. 2010;6(1):85-95.
97. Figorilli M, et al. Restless legs syndrome/Willis-Ekbom disease and periodic limb movements in sleep in the elderly with and without dementia. Sleep Med Clin. 2015 Sep;10(3):331-42.
98. Aurora RN, Kristo DA, et al. The treatment of restless legs syndrome and periodic limb movement disorder in adults—an update for 2012: practice parameters with an evidence-based systematic review and meta-analyses. Sleep. 2012;35(8):1039-62.
99. Yaffe K, Falvey CM, Hoang T. Connections between sleep and cognition in older adults. Lancet Neurol. 2014;13(10):1017-28.
100. Blackwell T, Yaffe K, Laffan A, et al. Associations between sleep-disordered breathing, nocturnal hypoxemia, and subsequent cognitive decline in older community-dwelling men: the osteoporotic fractures in men sleep study. J Am Geriatr Soc. 2015;63(3):453-61.
101. Vitiello MV, Prinz PN. Sleep/wake patterns and sleep disorders in Alzheimer's disease. In: Thorpy MJ, editor. Handbook of sleep disorders. New York: Marcel Dekker; 1990. p. 703-18.
102. Hatfield CF, Herbert J, van Someren EJ, et al. Disrupted daily activity/rest cycles in relation to daily cortisol rhythms of home-dwelling patients with early Alzheimer's dementia. Brain. 2004;127:1061-74.
103. Musiek ES, Xiong DD, Holtzman DM. Sleep, circadian rhythms, and the pathogenesis of Alzheimer's disease. Exp Mol Med. 2015;47:148.
104. Klaffke S, Staedt J. Sundowning and circadian rhythm disorders in dementia. Acta Neurol Belg. 2006;106(4):168-75.
105. Scarmeas N, Brandt J, Blacker D, et al. Disruptive behavior as a predictor in Alzheimer disease. Arch Neurol. 2007;64:1755-61.
106. Gallagher-Thompson D, Brooks JO III, Bliwise D, et al. The relations among caregiver stress, "sundowning" symptoms, and cognitive decline in Alzheimer's disease. J Am Geriatr Soc. 1992;40:807-10.
107. Schrempf W, Brandt MD, Storch A, et al. Sleep disorders in Parkinson's disease. J Parkinsons Dis. 2014;4(2):211-21.
108. Stocchi F, Barbato L, Nordera G, Berardelli A, Ruggieri S. Sleep disorders in Parkinson's disease. J Neurol. 1998;245(Suppl 1):S15-18.

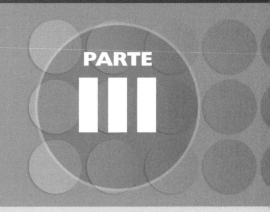

TERAPÊUTICA EM PSIQUIATRIA GERIÁTRICA

PSICOTERAPIA INDIVIDUAL E EM GRUPO COM IDOSOS

Maria Inês Falcão

INTRODUÇÃO

Um dos aspectos fundamentais para fornecimento de adequadas condições de vida aos idosos remete à qualidade de vida ao longo do processo de desenvolvimento vital e, nesse sentido, políticas públicas devem levar em consideração o sujeito desde a primeira infância até a terceira idade.

Por este ponto de vista, a saúde mental deve ser considerada em todos os períodos da vida de forma que, quando do momento do envelhecimento, o sujeito possa sentir-se minimamente adequado, adaptado e capaz de gerir as questões inerentes ao envelhecimento, sejam elas de ordem física, social ou mesmo psicológica.

Uma velhice considerada bem-sucedida depende da aceitação – interna – do passar dos anos e das condições – externas – para envelhecer, já que o aumento da população é inevitável.

Investimentos em saúde pública, resgate do valor do idoso no âmbito sociocultural e atenção às condições de desenvolvimento emocional do lactente são elementos cruciais para o envelhecimento.

Ainda assim, há grande diferença entre as condições ideais e reais de existência e seria impossível negar as vicissitudes do existir humano, o qual não pode ser concebido sem conflitos. Somos expostos a situações que exigem ou suplantam nosso esforço adaptativo; nessas situações, a psicoterapia surge como ferramenta fundamental de modo a promover a higiene mental.

O MUNDO ENVELHECE

Ainda que o presente livro muito provavelmente já contemple informações sobre a população mundial e brasileira, e seja sabido que o Brasil está envelhecendo, os dados são tão sobrepujantes que merecem destaque aqui também. Afinal, não basta sabermos quantos somos, também é necessário fornecer qualidade de vida para a população: a atenção à saúde como um todo e, portanto, inclusive a mental, é tão importante que merece políticas públicas que a suporte.

No panorama mundial, a publicação da World Health Organization (WHO): *World Report on Ageing and Health*[1], aponta o aumento do ritmo de envelhecimento da população em muitos países, incluindo o Brasil, tornando-se mister o planejamento do país para lidar com essa situação: "(...) enquanto a França contava com quase 150 anos para se adaptar a uma mudança de 10% para 20% na proporção da população com mais de 60 anos, países como Brasil, China e Índia têm um pouco mais de 20 anos para fazer a mesma adaptação. Isso significa que esses países precisam adaptar-se muito mais rapidamente do que antes"[1] (tradução livre).

Coloca-se em relevo que o envelhecimento é a consequência do nascimento, ainda que nem todos atinjam a terceira idade, afinal, *envelhece quem pode, não quem quer*. A população brasileira continua crescendo: em 16 de setembro de 2017, às 19h13, éramos 208.004.318 brasileiros e o tempo médio estimado pelo IBGE para o aumento da população era de apenas 21 segundos. Em conclusão, o tema do envelhecimento tem sido, e a cada praticamente meio minuto, será ainda mais relevante aos brasileiros, pois a taxa de mortalidade diminui e a de envelhecimento aumenta[2].

ENVELHECIMENTO SAUDÁVEL

Ainda de acordo com o *World Report on Ageing and Health* da WHO, um envelhecimento saudável depende da herança genética, das características de personalidade e de saúde do idoso, levando-se em consideração sua habilidade funcional e sua capacidade intrínseca[1], conforme Figura 31.1.

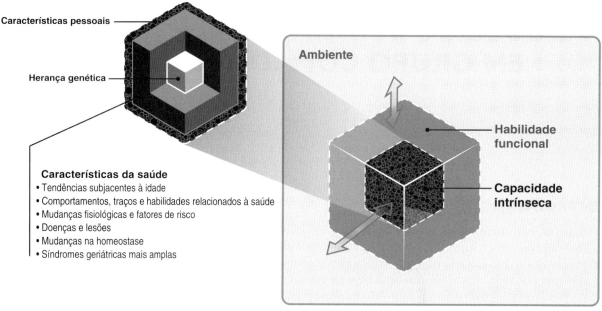

Figura 31.1 Envelhecimento saudável[1]. - (tradução livre).

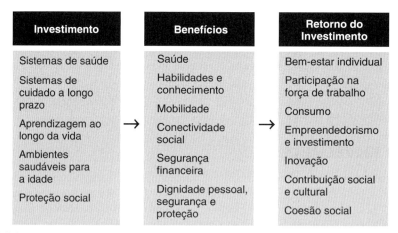

Figura 31.2 Investimento, benefício e retorno do investimento no envelhecimento populacional[1] (tradução livre).

Investimentos na saúde são fundamentais para a promoção de uma velhice saudável em termos amplos, uma vez que os gastos retornam com uma população menos necessitada de cuidados por doenças que dispendem mais recursos do que os destinados à saúde. Novamente, o Relatório sobre Envelhecimento Saudável da WHO, no Capítulo 1, mostra esse cenário, no qual o investimento na população idosa gera benefícios e também retorno, não apenas aos idosos, como à população geral, como mostra a Figura 31.2.

METAS PARA INTERVENÇÕES PSICOLÓGICAS EM IDOSOS

O *Guidelines for Psychological Practice With Older Adults*, da American Psychological Association (APA), em sua *Diretriz 9*, estima a prevalência de que aproximadamente 20 a 22% dos adultos mais velhos podem *preencher critérios* para algum tipo de transtorno mental, incluindo-se as demências. Os desafios específicos do processo de envelhecimento podem suscitar busca por serviços psicológicos, mas foi observada maior prevalência de algum tipo de transtorno mental em mulheres idosas, as quais referem menor bem-estar subjetivo (o qual pode ser explicado pelas condições desvantajosas em relação à saúde, *status* socioeconômico e viuvez), bem como em idosos em instituições de longo prazo. Histórico de doença mental crônica ou transtorno de personalidade ao longo da vida pode apresentar mudanças ou piora no padrão psicológico por comprometimento cognitivo, comorbidade médica, polifarmácia e problemas da idade, além de maior probabilidade de redução do apoio social nos últimos anos[3].

Tal panorama parece apontar para questões relacionadas a três pontos centrais:

- **Ponto 1**: Aspectos sociocultural-políticos do envelhecimento;
- **Ponto 2**: Quadros psiquiátricos de longo prazo, agudizados ou modificados em função do envelhecimento ou em comorbidade com quadros demenciais;
- **Ponto 3**: Envelhecimento normal como perda de sentido de normalidade.

"Ausência da dimensão de futuro"

Especificamente em relação às intervenções psicoterápicas em idosos, estas possuem, em si mesmas, um objetivo geral que de modo simplista intenta promover uma maior integração possível da personalidade para manter a melhor qualidade de vida que se possa alcançar nos últimos anos de existência.

Novamente, no *Guideline* da APA[3], a *Diretriz 14* salienta sobre a busca de um modelo eficaz de intervenção ao idoso, o qual pode incluir técnicas individuais, grupais, de casais e familiares, tanto para o atendimento direto ao paciente quanto para outras pessoas que trabalhem com famílias e cuidadores de idosos, e aponta que não há uma modalidade específica indicada (Quadro 31.1).

Entretanto, vale salientar que a sensação subjetiva de bem-estar físico e psíquico não tem relação direta com o tipo de dificuldade objetiva que o sujeito enfrenta. Em um estudo longitudinal de 2,5 anos com 537 adultos com idades entre 40 e 98 anos dos Estados Unidos e Alemanha sobre associação de duas facetas de percepção sobre a vida pessoal *(perspectiva do futuro* e *conscientização da mudança relacionada à idade)* para prevenção do bem-estar psicológico em adultos de meia-idade e adultos mais velhos, e entre adultos, verificou-se associação robusta em todos os sujeitos – independentemente de idade e país – entre bem-estar psicológico e conscientização sobre os ganhos relacionados à idade[4].

É nesse sentido que conhecer a personalidade pré-mórbida auxilia na compreensão das alterações de comportamento atuais e possibilita o estabelecimento de estratégias para intervenção psicológica de tais pacientes, seja no que se refere às exigências cognitivas durante o processo, seja para mobilização de questões de ordem dinâmica, de modo a focalizar a tarefa psicoterapêutica de acordo com a capacidade psíquica e cognitiva do idoso.

- **Ponto 1: Aspectos sociocultural-políticos do envelhecimento**

As mudanças em relação ao entendimento acerca do processo de envelhecimento decorrem não apenas de investimento em conhecimento científico, mas também dos campos de saber da sociedade, da cultura, da economia e da política, dentre outros; daí sua complexidade.

As diferenciações entre idades e especialização de funções, hábitos e espaços relacionados a cada grupo etário passaram a existir a partir do século XIX e atingiram quase que todas as esferas da vida social (espaço familiar, trabalho, instituições do Estado, mercado de consumo e esferas de intimidade). A partir da saída do idoso do mercado de trabalho e de consumo, e do desenvolvimento da ciência sobre a velhice física, as características positivas ligadas ao envelhecimento foram subtraídas, emergindo apenas as negativas; por isso a tentativa de reincluir essa população na sociedade de consumo. Este movimento culminou na substituição do vernáculo "velho" para "idoso"[5].

Se tradicionalmente ser "velho" significava ter sabedoria e conhecimento, ser o pilar de uma sociedade e transmissor de suas práticas e rituais, no mundo moderno o sujeito que envelhece agora é chamado de "idoso", pois o conceito "velho" passou a significar decadência. Ao "idoso" atual tentou-se vincular a ideia daquele que participa da sociedade; todavia, a sociedade aberta ao velho de hoje é a sociedade de consumo, o que significa dizer que o "idoso" deve se remeter apenas aos círculos fechados, como o da terceira idade ou mesmo ao da família. Pode-se afirmar que, no conceito ocidental moderno, envelhecer passa a ser "feio" e a morte, hedionda (não se desconsideram demais culturas, mas optou-se pela discussão do aspecto cultural que nos envolve enquanto país).

Em suma, o conceito de "velhice" é multifacetado e deve ser compreendido em termos não apenas dos valores dados pelos outros ao velho ou ao envelhecimento, mas, e, principalmente, pelos atores deste processo; por consequência, deve-se *ouvir* o sujeito, como ele se percebe e como se entende[6].

QUADRO 31.1 Modalidades de intervenção psicológica[3] (tradução livre)

"Nenhuma modalidade de intervenção psicológica é preferível para todos os adultos mais velhos.
A seleção dos tratamentos mais apropriados dependem da natureza do(s) problema(s) envolvido(s), dos objetivos clínicos, da situação imediata e das características e preferências do paciente, bem como do momento do tratamento"

- **Ponto 2: Quadros psiquiátricos de longo prazo, agudizados ou modificados em função do envelhecimento ou e comorbidade com quadros demenciais**

Novamente, de acordo como *Guideline* da APA, na *Diretriz 9*, os problemas mais comuns que geram a busca de serviços de saúde estão relacionados a depressão, transtornos de ansiedade, problemas comportamentais decorrentes de uso inadequado de medicações ou mesmo abuso de substâncias (principalmente álcool), suicídio e comorbidades psicopatológicas. Outros problemas observados no idoso são: insônia, disfunção sexual, distúrbios psicóticos (incluindo esquizofrenia e distúrbios delirantes), transtornos de personalidade e comportamentos disruptivos, incluindo-se aqui as alterações decorrentes de processo demencial[3].

Doenças físicas crônicas, de modo geral, afetam os idosos em função das características do corpo que envelhece. Similarmente, doenças psiquiátricas de longo prazo agudizam-se com o tempo, podendo promover alterações das atitudes já conhecidas durante os períodos de vida anteriores. Os quadros demenciais também apresentam alterações de comportamento, modificando o padrão relacional do sujeito quando do envelhecimento, podendo ocorrer em comorbidade com os diagnósticos psiquiátricos.

O conhecimento das patologias é essencial para uma adequação dos recursos teóricos e técnicos disponíveis no atendimento ao idoso, pois ao longo da vida apresentamos aspectos mais ou menos saudáveis, mais ou menos patológicos, de acordo com os fatores extressores intrínsecos e extrínsecos.

- **Ponto 3: Envelhecimento normal como perda de sentido de normalidade**

A *Diretriz 9* da APA aponta para questões de adoecimento psíquico em função de aspectos inerentes à velhice e, a partir de mudanças do comportamento, observam-se alterações de ordem psicológica ou psiquiátrica.

Avaliações psicológica e neuropsicológica podem auxiliar na investigação mais profunda do perfil cognitivo e emocional do idoso e devem ser pensadas como outra ferramenta para o estabelecimento dos objetivos psicoterapêuticos, uma vez que as intervenções psicológicas (psicoterapêutica ou outra) nessa população devem ser baseadas nas condições físicas, psíquicas e sociais do idoso. Isso se deve ao fato de que a avaliação fornece dados não somente acerca da existência ou não de patologia no idoso, mas é entendida dentro do processo vital de desenvolvimento.

Todavia, a qualidade de vida não correu *pari passu* com o aumento da expectativa de vida; aos idosos, restou mais tempo para lidar com doenças próprias do envelhecimento e angústias frente a essa nova realidade; os aspectos mencionados no *Ponto 1* também contribuem para a sensação de que algo está errado quando do envelhecimento, destituindo a característica natural dessa fase.

Portanto, o envelhecimento não pode ser concebido sem o desenvolvimento vital do sujeito e, desse modo, a dimensão psicológica do processo de maturação emocional auxilia a compreensão da construção da identidade do sujeito que envelheceu, sem destituí-lo de sua história. Definição tomada de Birman, o qual afirma que as "*interpretações* sobre o percurso da existência" dependem dos "*conceitos* construídos historicamente e se inserem ativamente na dinâmica dos valores e das culturas que enunciam algo sobre o seu ser [que] se funda num *campo de valores*, implicando então uma *ética*, uma *política* e uma *estética* da existência"[7] (itálicos do autor e colchetes nossos).

Diante do cenário atual da ordem social e política que desvinculou o idoso do mundo moderno, de forma sagaz, Birman afirma: "o idoso era alguém que existiu no passado, que realizou o seu percurso psicossocial e que apenas esperava o momento fatídico para sair inteiramente da cena do mundo"[7].

Considerando esse panorama, no qual a velhice passa a ser considerada *anormal*, o autor elabora três estilos psíquicos (os quais, frisa bem, não representam quadros clínicos da nosografia psiquiátrica) diante da intransponível morte, resumidos na Figura 31.3.

"Desenvolvimento psicossocial"

Tema tomado das abordagens que levam em conta o desenvolvimento ao longo da vida, as quais auxiliam a compreensão do sujeito que envelhece, dando mais clareza à noção de continuidade da existência humana e dos conflitos inerentes a esse processo.

Erikson desenvolveu sua teoria psicossocial levando em consideração conflitos que a pessoa enfrenta durante toda a vida, organizando-a em oito estágios do desenvolvimento (nascimento, primeira infância, período pré-escolar, puberdade, adolescência, adultez jovem, idade madura e velhice)*. Nestas, o sujeito se depara com um determinado conflito existencial, conforme Tabela 31.1;

---

*Note-se que as idades contemplavam a expectativa de vida da época e devem ser adaptadas ao momento atual, que considera a velhice a partir dos 60-65 anos.

Depressão — Estilo observado nas situações em que o sujeito não sente ser possível retificar o passado, uma vez que o futuro está fechado para quaisquer projetos; em consequência, não há possibilidade de rearticulação do presente.

Paranoia — Na impossibilidade de rever o passado e de não existir futuro, o sujeito acusa o mundo de prejudicá-lo e de ser responsável por aquilo que não pôde construir (ressentimento, acusações dos próprios fracassos aos outros, notadamente os mais próximos).

Mania — A recusa da inexistência de futuro e da passagem do tempo pode promover um funcionamento caricato, como se o sujeito fosse jovem, o que deflagra a impropriedade ao intentar mostrar uma juventude não reconhecida.

FIGURA 31.3 Estilos psíquicos decorrentes da ausência de dimensão de futuro[7] (adaptado).

TABELA 31.1 Teorial psicossocial de Erikson[9]

Fase desenvolvimento (idade)	Conflito	Força básica	Problema
Nascimento (0-1 ano)	Confiança vs desconfiança	Esperança	Desajuste sensorial Afastamento
Primeira infância (1-3 anos)	Autonomia vs Dúvida, vergonha	Vontade	Obstinação sem acanhamento Compulsão
Pré-escola (3-5 anos)	Iniciativa vs culpa	Objetivo	Crueldade inibição
Puberdade (6-11 anos)	Diligência vs inferioridade	Competência	Virtuosidade limitada Inércia
Adolescência (12-18 anos)	Coesão identidade vs confusão Papéis	Fidelidade	Fanatismo Repúdio
Adultez jovem (18-35 anos)	Intimidade vs isolamento	Amor	Promiscuidade Exclusividade
Idade madura (35-55 anos)	Preocupação próximas gerações vs estagnação	Carinho	Superexpansão Rejeição
Velhice (55 ou mais anos)	Integridade vs desespero	Sabedoria	Presunção Desdém

Adaptado.

da solução positiva do conflito, surge um "eu" mais forte e confiante; da solução negativa, um "eu" mais fragilizado e inseguro.

De acordo com Erikson, no último desses estágios o conflito básico está relacionado à "integridade *versus* desespero": a impossibilidade de sua resolução gera a desesperança, e a boa solução do conflito entre o que pode ou não ser vivenciado, construído e elaborado determina a qualidade de vida do idoso[8].

Baltes desenvolveu a teoria do *lifespan*, considerando a necessidade psicológica de *coerência* e *estabilidade* do homem, que permite desenvolver o senso de *autorresistência*; o ambiente tem um papel de manutenção da adaptação, mesmo diante da adversidade. Segundo ele, a relação entre a organização estrutural e coerente da personalidade (*self*) e os mecanismos de autorregulação é pré-condição para a aptidão adaptativa e posterior crescimento, elencando componentes do *self* e da personalidade e suas características de proteção e otimização, conforme Tabela 31.2[10].

"Tudo começa em casa"

Não se trata de digressão falar da infância, mas apenas de colocar ordem nas coisas, já que *tudo começa no começo*. Por esse motivo, o tema foi retirado do nome de um dos livros do pediatra e psicanalista Donald Woods Winnicott: "Tudo Começa em Casa" (original publicado em 1968).

TABELA 31.2 Componentes da personalidade e características de proteção e otimização do *self*, segundo teoria do *lifespan* de Baltes

Componentes do *self* e da personalidade	Características de proteção e otimização (exemplos)
Personalidade	Consciência, extroversão, abertura à experiência, flexibilidade, ego resiliente e investimento cognitivo
Autoconceito	Concepções e prioridades de vida inter-relacionadas e articuladas
	Crenças positivas (eficácia)
Mecanismos autorregulatórios e de gerenciamento	
Autoavaliação	Aplicação de um tipo funcional de comparação no momento adequado no processo adaptativo
Estabelecimento de metas e reestruturação	Seleção e reorganização das prioridades de vida
Estilos de enfrentamento (*coping*)	Variabilidade e flexibilidade intraindividuais em estilos de enfrentamento e estratégias compensatórias
	Flexibilidade na adaptação de metas às circunstâncias
Processos Sistêmicos	Seleção, otimização e compensação

Adaptado do texto.

As obras do autor, a partir de seu trabalho com crianças, possibilitam colocar o idoso na perspectiva de seu desenvolvimento emocional. Ainda que Winnicott não tenha trabalhado com idosos, sua obra enfatiza a importância do ambiente neste processo complexo de amadurecimento: "*existe um processo contínuo de desenvolvimento emocional, que começa antes do nascimento e prossegue ao longo da vida, até à morte (com sorte) de velhice*" (Winnicott [1950-1955] 2000, p. 216).

A noção de identidade, que se desenvolve ao longo da vida, não depende apenas de mecanismos psicológicos pasteurizados e nem tão somente de características genéticas que facilitem o amadurecimento: é no interjogo desses aspectos do sujeito em relação ao ambiente (com suas características políticas, culturais, sociais, históricas) que a vida se passa. Winnicott aponta claramente para a importância do ambiente no desenvolvimento do sujeito, o qual precisa ser "encontrado" pelo outro para poder existir.

Assim, se no início a criança depende da mãe (ou quem fizer essa função) para apresentação da realidade de maneira a fundar a noção de "eu", na vida adulta o homem depende do ambiente e da comunidade para formar a noção do "nós"; na velhice, a tarefa é, de algum modo, poder contribuir para a sociedade, para "além do nós". Genaro Junior* resume brilhantemente esta tarefa:

"Logo, vemos que o ambiente fica posto como condição de existência continuamente. Do *holding* [sustentação] inicial à necessidade de alteridade ao longo da vida, observamos que o ser humano é um ser que, para nascer e findar-se, é profundamente afetado, positiva ou negativamente, por seu ambiente, pela sua cultura e pela própria humanidade. Em outros termos, para constituir-se do início (construção de um *self*) ao fim (desconstrução do *self*), depende de um outro"[11] – (colchetes nossos).

É o projeto de um futuro que coloca o sujeito em sua trajetória rumo ao "ser-para-a-morte", de acordo com Heidegger, mesmo que nosso último projeto de vida seja a elaboração da morte[12].

Essa perspectiva, portanto, é fundamental para a recolocação da velhice no processo de desenvolvimento normal, validando as questões do envelhecimento e possibilitando que o sujeito possa sentir-se ator de sua existência até a saída de cena. Como muito bem sintetizado por Winnicott: "Que eu esteja vivo na hora da minha morte".

INTERVENÇÕES PSICOLÓGICAS ESPECÍFICAS: TRANSTORNO COGNITIVO

Quadros de transtornos cognitivos (transtorno neurocognitivo maior ou leve, ou mesmo outros, tais como alterações neurológicas após AVEs ou TCEs) são caracterizados por desordens cognitivas, comportamentais e funcionais; abordagens multiprofissionais devem ser consideradas de modo a promover qualidade de vida não apenas ao paciente, mas também aos familiares.

Pacientes com transtorno cognitivo podem apresentar (em graus variados em função do tipo de acometimento da doença) dificuldade para compreender situações complexas, concentrar-se em tarefas, manter no sistema mnéstico informações importantes, entre outros déficits cognitivos. O transtorno neurocognitivo leve é caracterizado por déficits cognitivos em memória, processos de aprendizagem mnésticos, atenção, concentração, pensamento, linguagem e função visuoespacial[13].

---

*O texto referenciado de Genaro Junior se constitui como um bom resumo dos pensamentos de Donald Winnicott e de Gilberto Safra (psicanalista brasileiro) acerca do processo de desenvolvimento ao longo da vida.

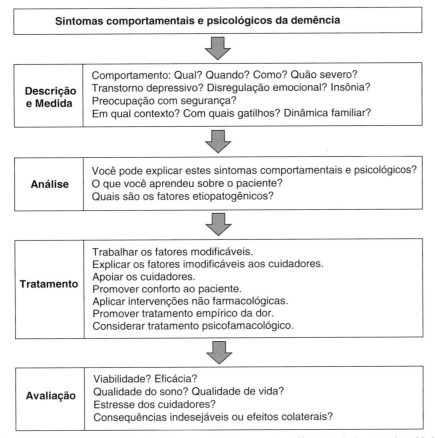

FIGURA 31.4 Manejo dos sintomas comportamentais e psicológicos da demência[14]. Adaptada do original e sublinhados nossos.

Sobre manejo de sintomas demenciais do tipo comportamentais (como mudanças cerebrais, comorbidades, medicação) e psicológicos (história de vida pessoal e personalidade), é interessante a formulação de plano terapêutico individual, de acordo com as características do paciente, como por exemplo, na utilização de uma "árvore de decisão terapêutica" (conforme apontado em um estudo de revisão), a qual é modificada pelo perfil de risco individual e ambiental, objetivando orientar o diagnóstico e os processos terapêuticos, conforme Figura 31.4. A revisão aponta, ainda, para a importância dos tratamentos psicológicos tanto aos pacientes quanto aos cuidadores[14].

A partir do histórico de vida do idoso pode-se proceder à identificação das características estruturais e dinâmicas da sua personalidade e sua apresentação ao longo da vida, facilitando o diagnóstico diferencial entre mudanças decorrentes dos transtornos cognitivos e agudização dos traços de personalidade preexistentes.

Os manejos variam caso a caso, mas devem levar em consideração a capacidade do idoso para o *insight*, e o psicoterapeuta, muitas vezes, torna-se uma "memória auxiliar" ou mesmo uma "prótese de lobo frontal" para o paciente. Mudanças são necessárias para a intervenção e para a facilitação do processo psicoterápico sem que, com isso, se perca o valor elaborativo do processo de perda da identidade, do si mesmo, inerente aos processos demenciais e, assim, pacientes em quadro inicial se beneficiam, e muito, desse tipo de intervenção[15].

INTERVENÇÕES PSICOLÓGICAS ESPECÍFICAS: DOENÇA NEUROPSIQUIÁTRICA

A prevalência de "síndrome psiquiátrica" é maior do que de "transtorno psiquiátrico", constituindo-se como a mais prevalente entidade diagnóstica na psiquiatria geriátrica; destas, os distúrbios do sono e os sintomas de ansiedade e depressão são os mais prevalentes entre os idosos. Outros achados dão conta de que, ainda que grande parte dos adultos use medicações psicotrópicas, os transtornos psiquiátricos (em especial, a depressão), geralmente não são tratados nos idosos[16].

Mais uma vez, vemos que quadros psiquiátricos podem ser decorrentes de desajustes de ordem emocional, os quais devem ser compreendidos à luz da personalidade integral do sujeito, de modo a se compreender o real significado do distúrbio.

A depressão se configura como o quadro de maior prevalência no idoso, com alterações de ordem afetiva, mas também cognitivas e funcionais e, quando do envelhecimento, pode ser confundida com quadros demenciais ou de transtorno cognitivo. Não é redundante afirmar a importância do diagnóstico de base nestes casos como forma de compreender o sofrimento psíquico e estabelecer métodos e processos interventivos que melhor se adequem à situação.

Ressalte-se, nesse momento, questões de ordem familiar interferindo em tais casos, uma vez que as dinâmicas relacionais muito provavelmente já estejam desgastadas em função do quadro psiquiátrico de longa data; pacientes idosos, com seus quadros agudizados, nem sempre possuem um entorno com condições de suprir suas necessidades, porque provavelmente os familiares estão fadigados com a situação de cuidar de um paciente crônico. Quando desordens de base cognitiva se somam aos quadros psiquiátricos, muitas vezes os familiares apresentam dificuldade em distinguir as mudanças decorrentes da cognição e continuam a atribuir os déficits às características da personalidade ou ao transtorno psiquiátrico prévio, o que interfere negativamente no tratamento mais eficaz possível. É nesse momento que as famílias também podem se beneficiar de um processo psicoterápico, em suas diversas modalidades.

ABORDAGENS DA PSICOLOGIA E TIPOS DE PSICOTERAPIA

A Psicologia, como uma área científica ampla, comporta diversas vertentes teóricas que buscam compreender o sujeito. Desse modo, não há que se considerar uma teoria psicológica melhor do que a outra; apenas levar em consideração os limites e os alcances de cada uma delas em relação ao sujeito que se beneficia dos procedimentos psicológicos ou dos serviços disponíveis.

Os tipos de psicoterapia baseiam-se nos conceitos teóricos da abordagem psicológica correspondente, destacando-se apenas que as psicoterapias psicodinâmicas podem ou não ser de orientação psicanalítica. O termo "psicodinâmica" possui várias aplicações; o significado é empregado em referência a forças psíquicas (internas) nem sempre acessíveis ao sujeito, o qual atribui significados às situações (externas), de acordo com sua história de vida e sentimentos subjacentes.

Este trabalho não pretende tratar da História da Psicologia como ciência, mas apontar, resumidamente, seu campo multifacetado por meio das principais abordagens teóricas da Psicologia Moderna aplicadas nos processos psicoterápicos: Psicanalítica, Comportamentalista e Humanista.

Abordagem psicanalítica

A teoria e a técnica da Psicanálise foram elaboradas e desenvolvidas pelo Dr. Sigmund Freud (1856-1939), neurologista de formação; no início do desenvolvimento de sua teoria psicológica buscou relacionar os aspectos neurológicos e psicológicos na formação da personalidade, conforme pode ser visto no "Projeto para uma Psicologia Científica" (Freud, 1895[1996]) e que tem sido comprovada atualmente com o desenvolvimento das neurociências, muito tendo a contribuir com a ciência de modo geral[17]. Assim, não soa mais estranho que se possa encontrar forte relação entre o que se conhece como funções executivas em neuropsicologia e como se concebem, na psicanálise, as funções egoicas básicas ligadas ao mundo exterior; todavia, esse ponto exigiria um trabalho à parte, sendo impossível maiores digressões no momento*.

De modo simplista, a questão central em psicanálise está ligada à noção do inconsciente e da possibilidade de significação dos aspectos relacionados à noção de si mesmo e do ambiente de acordo com as experiências de vida, atuais e passadas.

Uma teoria sólida como essa teve vários desdobramentos, até hoje é objeto de estudos e possui vasta literatura a respeito, seja pelos conceitos originais freudianos, seja pelas escolas que se seguiram, como a inglesa, a francesa ou a americana, com diversos expoentes.

À guisa de exemplos, cite-se apenas os trabalhos sobre o desenvolvimento infantil de Melanie Klein (1882-1960) e Donald Winnicott (1896-1971), da escola inglesa e da escola independente, respectivamente; a primeira, enfatizando a analisibilidade de psicóticos e o segundo, mostrando a necessidade de um "ambiente suficiente bom" e de uma "tendência inata à integração", dentre tantas outras contribuições. Da escola francesa, temos Jacques Lacan (1901-1981), o qual destaca a natureza da linguagem para

---

*Cite-se apenas aqui o artigo de Stuss, DT & Levine, B. (2002). Adult Clinical Neuropsychology: Lessons from Studies of the Frontal Lobes. Annual Review of Psychology, 53, p. 401-433, para o estudo das funções executivas, e o livro de Fiorini, H. J. (2004). Teoria e Técnica de Psicoterapias. São Paulo: Martins Fontes, sobre psicoterapia e as funções egoicas básicas (p.128).

uma concepção do funcionamento psíquico, e Françoise Dolto (1908-1988), que se dedicou à análise de crianças a partir dos conceitos da transgeracionalidade e da compreensão da dinâmica da família, e da relação histórica e inconsciente entre pais e criança para o nascimento do *infans*. Já Harold Searles (1918-2015), da escola americana, aponta a importância do ambiente externo no desenvolvimento psíquico e se dedicou ao estudo de psicóticos.

Psicanálise e psicoterapia psicanalítica

Em sentido estrito, Psicanálise é uma teoria e uma técnica que objetiva a reorganização da estrutura de personalidade e, originalmente, não aplicável a pacientes psicóticos ou fronteiriços; para esses casos, a psicoterapia de orientação psicanalítica é mais adequada, uma vez que intenta a adaptação do sujeito[18].

Vale apenas lembrar, no momento, que o ponto factual é tratar-se de terapêutica que leva em consideração o insconsciente e que busca analisar a transferência; pesquisas demonstram resultados a longo prazo[19].

As psicoterapias de orientação psicanalítica de curto prazo são as mais comuns em instituições, em decorrência da grande demanda de pacientes que tais locais recebem.

Neste tipo de psicoterapia (curto ou longo prazo), os princípios teóricos da psicanálise (em suas várias escolas) são aplicados para levantamento de algumas hipóteses sobre o funcionamento mental.

Em um estudo de metanálise de trabalhos sobre psicoterapias psicodinâmicas de curto prazo publicados entre 1970 e 2004, foram verificados significativos tamanhos de efeito pré e pós-tratamento para problemas-alvo, sintomas psiquiátricos e funcionamento social, mostrando que esta modalidade é tratamento eficaz para transtornos psiquiátricos; contudo, face aos rigorosos critérios de inclusão, apenas 17 estudos puderam ser tratados na metanálise e, assim, tornam-se necessários mais registros em revistas médicas sobre psicoterapias psicodinâmicas, o que não costuma ser comum neste tipo de publicação[20].

Abordagem analítica

O desenvolvimento da teoria psicológica mostrou a importância de desenvolver conhecimentos sobre a psicodinâmica da personalidade e, ainda que a psicanálise aborde tais aspectos, expoentes como Carl Jung (1875-1961) e Erik Erikson (1902-1994) contribuíram com novas possibilidades de entendimento dos fenômenos humanos.

Jung, em seu livro *O homem e seus símbolos*, apresenta o valor inconsciente no processo de individuação e, através dos sonhos e símbolos arquetípicos, funda o conceito de "inconsciente coletivo"[21].

Erikson, como visto, contribuiu para a construção do conhecimento do desenvolvimento ao longo do ciclo vital do sujeito inserido no ambiente social, com sua "teoria psicossocial do desenvolvimento"; nesta, enfatiza a importância dos desfechos positivos nas crises inerentes aos oito estágios do desenvolvimento humano descritos por ele, da infância à terceira idade[8].

Abordagem comportamentalista

Como postulado no Manifesto Behaviorista, Watson propõe que o comportamento humano e o dos animais é o mesmo e, assim, a consciência em um sentido psicológico pode ser dispensada; desse modo, a observação dos "estados de consciência é *não mais uma parte da tarefa do psicólogo quanto é do físico*". Para o autor, a consciência seria a ferramenta dos cientistas e, se a ferramenta for ou não usada de modo adequado pelos cientistas, "*é um problema da filosofia e não da psicologia*"[22] (p. 300).

Skinner contrapõe o behaviorismo radical de Watson ao behaviorismo metodológico que recorre ao ambiente, pois este seria um dos aspectos observáveis e mensuráveis entre três elementos (ambiente/estados internos/resposta). Para o behaviorismo radical, a concepção proposta é de que o comportamento seria uma interação entre o sujeito e o ambiente, este último sendo a causa do comportamento[23].

A escola comportamentalista propõe um modelo cognitivo do psiquismo humano e utiliza estratégias comportamentais nas situações interventivas ou terapêuticas; por esse motivo, muitos autores a utilizam como sinônimos na literatura, posto se basearem no modelo cognitivo. Nesse modelo cognitivo, emoções, comportamentos e fisiologia sofrem a influência da percepção dos eventos pelo sujeito; a interpretação de um episódio vivido pode levar a pensamentos automáticos que geram uma reação[24].

Objetiva-se, na abordagem comportamentalista, compreender tais comportamentos e pensamentos disfuncionais de modo a modificá-los e a promover a adaptação do sujeito ao ambiente circundante.

Psicoterapia cognitivo-comportamental

A psicoterapia cognitiva e a psicoterapia cognitivo-comportamental representam um grupo de técnicas que combinam uma abordagem cognitiva e um conjunto de procedimentos comportamentais[25].

A teoria cognitiva foca os processos intrapsíquicos e não o comportamento observável (sendo este "mais um legado da teoria psicanalítica", como mencionam os autores anteriormente[25]), ainda que se encontre semelhanças com a psicoterapia comportamental nos procedimentos terapêuticos.

Abordagem humanista

O humanismo abriu um novo paradigma que busca uma visão integral do homem por meio de uma metodologia de investigação do sujeito que abarca os movimentos filosóficos e culturais. Uma vez que a Fenomenologia e o Existencialismo se distanciam dos conceitos estruturalistas, eles são considerados vertentes da Psicologia Humanista, mas na verdade não são.

A concepção filosófica que permeia a Psicologia Humanista *per se* envolve a "contemplação estética, o intuicionismo afetivo e a superação, por fusão empática, da dicotomia entre sujeito e objeto"[12].

A Fenomenologia de Edmund Husserl e Martin Heidegger influenciou a psicologia da *Gestalt* e a psiquiatria de Karl Jaspers, ao estudar a essência dos entes – questão ontológica. O Existencialismo de Jean-Paul Sartre, Friedrich Nietzsche e Sören Kierkegaard (este último articulou fenomenologia e existencialismo), ao abordar a questão hermenêutica, influenciou a noção do *Dasein* ("ser-aí"), ou seja, o modo de ser do homem é a "existência", o "ser-aí", o "ser-no-mundo" e o "ser-para-a-morte"[12].

Daseinsanalyse

A *Daseinsanalyse* clínica busca compreender o "fenômeno" (o simples aparecer dos entes) que surge na situação clínica, peculiar ao momento e ao sujeito, afirmando ser impossível objetivar a existência humana como subjetividade encerrada em si (*pessoa*, *personalidade* e *psique* são termos, portanto, rejeitados).

Psicoterapia centrada na pessoa

Carl Rogers (1902-1987) utilizou a empatia como um recurso facilitador da mudança e buscava integrar a razão a outras faculdades humanas, tais como intuição, criatividade, sensibilidade, empatia, respeito e ampliação da consciência[26].

O PSICODRAMA

Jacob Levy Moreno (1889-1974) foi o criador de uma técnica psicoterapêutica baseada na dramatização, e fundador de um sistema teórico-prático, a "Socionomia", a qual tem como base as leis do desenvolvimento social e das relações sociais; com ela, Moreno procurava entender a vivência de cada indivíduo no grupo social, abrindo um campo interessante para as psicoterapias grupais. O próprio autor especifica seu modelo teórico e técnico psicoterápico:

> "O psicodrama é a sociedade humana em miniatura, o ambiente mais simples possível para um estudo metódico da sua estrutura psicológica. Através de técnicas como as do ego auxiliar, da improvisão espontânea, da autoapresentação, do solilóquio, da interpolação de resistência, revelam-se novas dimensões da mente e, o que é mais importante, elas podem ser exploradas em condições experimentais"[27] (p. 231).

Eficácia e duração do processo psicoterapêutico

Desde os anos de 1950 tem havido uma crescente preocupação com a Psicologia Baseada em Evidências em Psicologia (PBEP), ou seja, com que os profissionais da Psicologia embasem a prática psicoterápica (dentre outras) através de estudos com rigorosa metodologia.

PSICOLOGIA BASEADA EM EVIDÊNCIAS

A APA e algumas de suas divisões buscaram compreender os fatores comuns e específicos para uma prática baseada em evidências e, após muitos estudos e discussões, verificou-se que a Psicologia não pode seguir o modelo da Medicina, em virtude da diversidade de escolas e fundamentos teóricos que a embasa, sendo as premissas teóricas e metodológicas em Medicina "questionáveis para utilização em psicoterapias" (p. 54). Técnicas psicológicas e/ou psicoterápicas se prestam mais aos estudos qualitativos do que aos quantitativos, pois o fato de "um tratamento ser eficaz em condições controladas (validade interna), não garantiria que ele seria efetivo em ambiente real (validade externa)" (p. 52). A pesquisa baseada em evidências depende de protocolos fechados, de caracterização de sintomas independentemente da etiologia dos mesmos e, assim, não abarcam os paradigmas psicológicos, sendo insuficientes para tal. Convém apenas aqui assinalar que as evidências empíricas apontam para benefício dos sujeitos que se submetem aos processos psicoterápicos[28].

DURAÇÃO DO PROCESSO PSICOTERÁPICO

Quanto à duração, as psicoterapias podem ser efetuadas no formato de curta e longa duração (exceto a psicanálise, *strictu sensu*, a qual, pelo objetivo de promover mudanças estruturais, é oferecida no formato de longo prazo).

Conceitualmente, as psicoterapias breves são oferecidas em uma duração de 12 a 40 sessões, com frequência de uma ou duas vezes por semana; são bem indicadas em situações pontuais e/ou que se pretende reorganizar o sujeito em momentos de crise, como: recebimento de diagnóstico médico, pré e pós-procedimentos cirúrgicos (notadamente os invasivos), orientação profissional, situações de perda e luto, situações de ganho, estresse pós-traumático, bem como ao focar um aspecto psicológico que necessita de manejo (ansiedade, agressividade), além de seu uso em pesquisas, como as longitudinais.

As psicoterapias breves de orientação psicanalítica buscam promover uma aliança terapêutica com o cliente por meio de uma postura mais ativa, enfocando a transferência cliente-psicólogo em relação aos aspectos do presente.

O Quadro 31.2 apresenta exemplo de estabelecimento de intervenções ou técnicas nessa modalidade.

Psicoterapia individual e em grupo

As psicoterapias, além de poderem se configurar nos modelos de curto ou longo prazo, também podem ser oferecidas na forma individual e em grupo, dependendo do tipo de paciente e/ou do objetivo terapêutico.

INDICAÇÕES E CONTRAINDICAÇÕES

Como aspectos positivos da psicoterapia individual podemos citar: tratamentos profundos e de longa duração (explicados anteriormente); relação terapêutica dual; maior possibilidade de enfoque de problemas sem medo do juízo de outros clientes; sigilo garantido porque depende apenas do profissional; mudanças de horário mais simples de serem efetuadas[30].

Sujeitos que não podem compreender situações psicológicas, ou seja, carentes de *insight* por condições como retardo mental ou alterações orgânicas que comprometam a compreensão intelectual podem não se beneficiar, na abordagem psicanalítica, da psicanálise *strictu sensu*, mas podem ser auxiliados no modelo de orientação psicanalítica; ainda assim, podem ser indicadas psicoterapias analíticas, humanistas ou comportamentalistas.

A experiência em grupo também facilita o processo em algumas situações: atender mais pessoas em um mesmo período de tempo (quando comparada à psicoterapia individual), com grande utilidade nas instituições (local em que a modalidade grupal surgiu, em 1905, por Pratt); possibilidade de compartilhar experiências vividas, angústias sentidas e modos de resolução de problemas; enfoque de determinadas questões por um membro do grupo, as quais poderiam não ser trazidas à tona na modalidade individual[31].

Indivíduos que possuem grande dificuldade para se expor em grupo podem não se beneficiar de imediato de um atendimento grupal, mas não necessariamente este seria um fator de contraindicação, uma vez que não é necessária verbalização em todas as sessões, o que também não coloca a atenção focada no sujeito em tempo integral.

QUADRO 31.2 Técnicas e intervenções em psicoterapia psicodinâmica[29]

Intervenções ou técnicas em psicoterapia psicodinâmica

1) Foco no afeto e na expressão das emoções
2) Exploração das tentativas do paciente de evitar tópicos ou engajar-se em atividades que prejudiquem o progresso da terapia (evitação, resistência)
3) Identificação dos padrões de ações, pensamentos, sentimentos, experiências e relações do paciente
4) Ênfase nas relações passadas
5) Foco nas experiências interpessoais
6) Ênfase na relação terapêutica
7) Exploração dos desejos, fantasias e sonhos

Em suma, o que caracteriza como indicação principal para psicoterapia individual ou na modalidade grupal é a motivação para o processo e/ou o objetivo específico para o sujeito a ser atendido, não havendo indicações ou contraindicações *a priori* para a possibilidade de compreensão ou elaboração de conflitos e angústias; as metas terapêuticas, obviamente, devem se adequar às necessidades do cliente.

Psicoterapia familiar e participação da família no tratamento psicoterápico

Continuando a referência ao *Guideline* da APA, *Diretriz 14*, sobre intervenções psicoterapêuticas específicas com idosos e suas famílias, especificamente no tocante à assistência aos cuidadores (informais e formais), temos que a psicoeducação ou o suporte emocional ou mesmo psicoterapêutico (notadamente familiares) facilita a compreensão de problemas e suas potenciais soluções, de modo a melhorar a comunicação e, ainda, na coordenação de cuidados. Essa proposição se torna clara nos casos dos diagnósticos de transtornos neuropsiquiátricos e neurocognitivos, de modo a propiciar compreensão sobre as alterações comportamentais deste quadros[3].

Todavia, a psicoterapia familiar ou mesmo individual também pode ser um recurso significativo para familiares de idosos, com ou sem comprometimentos.

A modalidade familiar, nas fases inicial ou moderada de deterioração cognitiva, pode reorganizar a dinâmica da famíia, resgatando e/ou ressignificando os vínculos entre seus membros.

O processo de envelhecimento em si, ainda que inerente ao humano, é mobilizador de angústias relacionadas à perda e ao desamparo, podendo gerar angústia nos familiares de idosos, mesmo que estes gozem de boa saúde. É nesse momento que, para algumas pessoas, o temor de seu próprio envelhecimento pode distorcer os comportamentos do familiar idoso, o qual passa a ser visto como enfermo (conceito de paciente identificado); um processo psicoterápico pode propiciar ao familiar e ao idoso melhor qualidade de vida e dos vínculos relacionais.

Pode-se oferecer ao familiar o formato de psicoterapia individual ou grupal, dependendo da demanda e da rede de suporte (pública ou privada).

CONCLUSÃO

Vimos a importância do investimento na saúde do idoso em decorrência do aumento da população acima dos 60 a 65 anos e, mais do que isso, a relevância do cuidado à criança para que ela possa envelhecer com qualidade.

O trabalho com a terceira idade exige conhecimentos sobre várias áreas da saúde, antropologia, sociologia e política, de modo a compreender o espaço e o tempo que a sociedade oferece ao idoso.

Do ponto de vista psicológico, a velhice, construída ao longo da existência, deve ser entendida em termos das percepções infantojuvenis e do adulto, dando um senso de continuidade e fortalecimento do eu para que o sujeito possa gozar de adequada estruturação psicológica e, dessa forma, elaborar as perdas inerentes ao processo do envelhecimento, mas também deve atentar aos ganhos de experiência e sabedoria próprios dessa fase da vida.

Foram expostas as várias abordagens psicológicas, com suas técnicas e instrumentalizações para o auxílio ao idoso, buscando facilitar o processo de desconstrução do *self* para a talvez tardia, mas nunca infalível, morte.

Processos psicoterapêuticos podem auxiliar o idoso em relação às questões sobre este período da vida, no qual as perdas inerentes devem ser elaboradas para promover a sensação de existência e de continuidade nas gerações vindouras. É esse o sentido do famoso ditado popular que aponta como metas de vida: *ter um filho, escrever um livro e plantar uma árvore*.

Referências

1. WHO. World Report on Ageing and Health. WHO Library Cataloguing-in-Publication Data; 2015. Disponível em: http://apps.who.int/gb/ebwha/pdf_files/WHA70/A70_28-en.pdf?ua=1&ua=1.
2. IBGE. Projeções e estimativas da população do Brasil e das Unidades da Federação. Disponível em: http://www.ibge.gov.br/apps/populacao/projecao/index.html. Acesso em: 16 set. 2017.
3. American Psychological Association. Guidelines for psychological practice with older adults; 2004.
4. Brothers A, Gabrian M, Wahl HW, Diehl M. Future time perspective and awareness of age-related change: examining their role in predicting psychological well-being. Psychol Aging. 2016;31(6):605-17. doi: 10.1037/pag0000101.
5. Silva LR. Da velhice à terceira idade: o percurso histórico das identidades atreladas ao processo de envelhecimento. História, ciências, saúde – Manguinhos. 2008;15(1):155-68.
6. Altman M. O envelhecimento à luz da psicanálise. J Psicanal. 2011;44(80):193-6.

7. Birman J. O futuro de todos nós: temporalidade, memória e terceira idade na psicanálise. In: Birman J. Estilo e modernidade em psicanálise. São Paulo: Editora 34; 1997. p. 191-10.
8. Erikson EH. Infância e sociedade. 2. ed. Rio de Janeiro: Zahar Editores; 1987.
9. Schultz DP, Schultz SE. Teorias da personalidade. São Paulo: Pioneira Thompson Learning; 2002.
10. Baltes PB, Lindenberger U, Staudinger U. Lifespan theory in developmental psychology. In: Damon W. Lerner R. Handbook of child psychology: theoretical models of human development. New Jersey: John Wiley & Sons, Inc.; 2006. p. 569-95.
11. Junior FG. Aspectos fundantes na clínica do envelhecimento: o ambiente, o cuidado e o Telos. Psicologia Revista. 2014;23(1):51-74.
12. Sá RN. As influências da fenomenologia e do existencialismo na psicologia. In: Jacó-Vilela AM, Ferreira AA, Portugal FT. História da psicologia: rumos e percursos. Rio de Janeiro: Nau Ed; 2006. p. 319-38.
13. Bottino CM, Moreno MQ. Comprometimento cognitivo leve: critérios diagnósticos e validade clínica. In: Bottino CM, Laks J, Blay SL. Demência e transtornos cognitivos em idosos. Rio de Janeiro: Guanabara Kogan; 2006. p. 31-37.
14. Tible OP, Riese F, Savaskan E, Gunten AV. Best pratice in the management of behavioural and psychological symptoms of dementia. Ther Adv Neurol Diso. 2017;10(8):297-309. doi: 10.1177/1756285617712979.
15. Dourado, M. Psicoterapia de pacientes com demência. In: Bottino CM, Laks J. Blay SL. Demência e transtornos cognitivos em idosos. Rio de Janeiro: Guanabara Koogan; 2006. p. 363-70.
16. Hybels CF, Blazer DG. Demography and epidemiology of psyhciatric disorders in late life. In: Steffens DC, Blazer DG. Thakur ME. American psychiatric publishing textbook of geriatric psyhiatry. 5th ed London: American Psychiatric Publishing; 2015. p. 3-32.
17. Junior BB. Projeto para uma psicologia científica: Freud e as neurociências. Rio de Janeiro: Civilização Brasileira; 2013.
18. Silva MR, Gasparetto L, Campezatto PM. Psicanálise e psicoterapia psicanalítica: tangências e superposições. Revista Psicologia e Saúde. 2015;39-46.
19. Knekt P, Lindfors O, Laaksonen MA, Renlund C, Haaramo P, Härkänen T, et al. Quasi-experimental study on the effectiveness of psychoanalysis, long-term and short-term psychotherapy on psychiatric symptoms, work ability and functional capacity during a 5-year follow-up. J Affect Disord. 2011;37-47.
20. Leichsenring F, Rabung S, Leibing E. The efficacy of short-term psychodynamic psychotherapy in specific psychiatric disorders - a meta-analysys. Arch Gen Psychiatry. 2004;61(12):1208-16.
21. Jung CG. o homem e seus símbolos. 20. ed. Rio de Janeiro: Nova Fronteira; 1977.
22. Watson JB. Clássico traduzido: psicologia como o behaviorista a vê. Temas em psicologia, 1913[2008];16(2):289-01.
23. Sério TM. O behaviorismo radical e a psicologia como ciência. Rev Bras Ter Comport Cogn. 2005; 7(2), 247-262. Disponível em: http://pepsic.bvsalud.org/scielo.php?script=sci_arttext&pid=S1517-55452005000200009&lng=pt&tlng=pt.
24. Silva MA. Terapia cognitiva-comportamental: da teoria à prática. Psico-USF. 2014;19(1):167-8.
25. Knapp P, Beck AT. Fundamentos, modelos conceituais, aplicações e pesquisa da terapia cognitiva. Rev Bras Psiquiatria. 2008;30(Supl II):554-64.
26. Edgardo RA. La psicología humanista: sus orígenes y su significado en el mundo de la psicoterapia a medio siglo de existencia. Ajayu. 2014;12(2):135-86.
27. Moreno JL. Psicodrama. São Paulo: Cultrix; 1978.
28. Monteleone TV, Witter C. Prática baseada em evidências em psicologia e idosos: conceitos, estudos e perspectivas. Psicol., Ciênc. Prof.. 2017;37(1):48-61.
29. Rosenthal RJ. Psicoterapia psicodinâmica e o tratamento do jogo patológico. Rev Bras Psiquiatr. 2008; 30(Supl I):S41-50.
30. Rosa C. Por uma psicoterapia psicanalítica de grupo. Polêm!ca. 2011;10(4.).
31. Peluso E, Baruzzi M, Blay SL. A experiência de usuários do serviço público em psicoterapia de grupo: estudo qualitativo. Rev Saúde Públ. 2001;35(4):341-8.

Leitura complementar

Dias, E. A teoria winnicottiana do amadurecimento como guia da prática clínica. Nat Hum. 2008;10(1):29-46.

INTERVENÇÕES COGNITIVAS PARA IDOSOS

Henrique Salmazo da Silva / Isabelle Patriciá Freitas Soares Chariglione / Mônica Sanches Yassuda

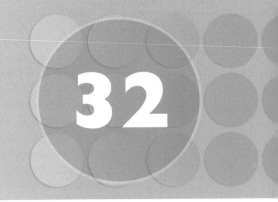

INTRODUÇÃO

As intervenções cognitivas para idosos constituem ferramentas importantes para a otimização das capacidades cognitivas em idosos saudáveis ou com prejuízos cognitivos[1,2], de forma a compensar déficits cognitivos e/ou maximizar o desempenho em um ou mais domínio cognitivo, como memória episódica, funções executivas, memória operacional, atenção, habilidades visuoespaciais, construtivas e de linguagem. Na literatura essas intervenções são classificadas em estimulação cognitiva, treino cognitivo e reabilitação cognitiva[1,3].

Neste capítulo, será dada ênfase às intervenções baseadas na estimulação cognitiva e treino cognitivo, envolvendo atividades teoricamente fundamentadas, realizadas em grupo e que possuem objetivos preventivos e adaptativos. A estimulação cognitiva refere-se a um conjunto de atividades não específicas que visam à estimulação de múltiplos domínios cognitivos e que podem assumir características que variam em função do interesse e das metas estabelecidas. O treino cognitivo, por sua vez, envolve o ensino de estratégias cognitivas e a prática repetida em tarefas padronizadas, com grau crescente de dificuldade, cujo objetivo é melhorar o desempenho em domínios cognitivos específicos, em que o idoso pode utilizar essas estratégias em suas atividades cotidianas. Dada a relevância das intervenções cognitivas para a autonomia e independência da população idosa, o objetivo deste capítulo é apresentar dados sobre a eficácia dessas intervenções, discutindo alguns achados científicos a respeito do treino e da estimulação cognitiva. Para isso, discutiremos estudos realizados no Brasil e no exterior, visando oferecer um panorama recente e contextualizado da área.

CARACTERIZAÇÃO DAS INTERVENÇÕES COGNITIVAS PARA IDOSOS

O treino cognitivo e a estimulação cognitiva divergem, não somente quanto à duração, mas em particular, quanto às estratégias empregadas. A indicação dessas intervenções pode ser feita tanto para idosos saudáveis, com ou sem queixas cognitivas, como para idosos com comprometimento cognitivo leve (CCL). Os benefícios dessas intervenções irão variar em função do desempenho cognitivo inicial, escolaridade, e dos objetivos estabelecidos. Conforme os estudos apresentados a seguir, existe uma variabilidade importante entre os estudos quanto à magnitude e à documentação dos efeitos a longo prazo.

Treino cognitivo

Em metanálise de 31 estudos com desenho experimental do tipo ensaio clínico randomizado controlado, Chiu et al.[4] investigaram a eficácia de programas de treino cognitivo em idosos saudáveis sobre a cognição global e em memória, atenção, funções executivas e habilidades visuoespaciais. Os critérios de seleção dos estudos compreenderam dispor de grupo controle (ativo ou lista de espera), ofertar treino cognitivo com foco em um ou mais domínios da cognição, e dispor de dados estatísticos que viabilizassem o cálculo do tamanho de efeito. Dos estudos analisados, 20 estudos ofertaram intervenções de memória, 20 de atenção, 22 de funções executivas e 6 de habilidades visuoespaciais. Os achados indicaram tamanho de efeito moderado na cognição global e funções executivas, e efeito pequeno em domínios de memória, atenção e habilidades visuoespaciais. Subanálises indicaram que treinos com oito semanas ou mais geraram mais benefícios em tarefas de atenção do que treinos com duração inferior a oito semanas. Com relação às funções executivas, treinos com frequência de três ou mais vezes por semana e com duração maior ou igual a 24 sessões resultaram em maior ganho do que treinos com duração inferior a oito semanas ou menos de 24 sessões[4].

Em estudo mais abrangente, Mewborn et al.[5] realizaram metanálise incluindo 97 estudos de treino com idosos saudáveis e com CCL que culminaram em 279 efeitos analisados. O interesse dos autores era investigar se características sociodemográficas, como idade e escolaridade, e se o *status* cognitivo (saudável ou CCL) poderiam moderar os benefícios associados aos programas de treino. Foram empregados critérios de seleção semelhantes ao de Chiu et al.[4]; entretanto, também foram incluídos estudos com idosos com CCL. Dos estudos analisados, 48 foram compostos de amostras de idosos saudáveis, 12 com CCL, 10 com amostras heterogêneas e 27 estudos não explicitaram o estado cognitivo da amostra, além de uma declaração simples de que os indivíduos com demência leve ou avançada haviam sido excluídos. A maioria das intervenções teve como foco múltiplos domínios cognitivos; no entanto, entre os estudos que intervieram em um único domínio, a memória episódica foi o domínio mais frequente, seguido da memória operacional, velocidade de processamento, funções executivas e raciocínio. Os resultados dessa metanálise indicaram que os participantes do grupo experimental tiveram mais benefícios para a cognição do que os do grupo controle. Idade, escolaridade e *status* cognitivo (desempenho no miniexame do estado mental ou dicotômico: saudável ou CCL) não foram moderadores da média total do tamanho dos efeitos. Não houve diferenças entre intervenções que treinaram um domínio cognitivo único ou múltiplos domínios, contudo as intervenções que treinaram memória operacional geraram tamanhos de efeito maiores do que intervenções com foco na memória episódica e velocidade de processamento. Diferentemente dos achados de Chiu et al.[4], não houve diferenças na magnitude dos efeitos em função das horas totais de treino. Os achados desta metanálise devem ser vistos com cautela em virtude da heterogeneidade das amostras e da diversidade das amostras investigadas (idosos saudáveis e com CCL).

Outros estudos de revisão, como o de Reijnders et al.[6], também incluíram estudos com idosos saudáveis e com CCL. Além de medidas objetivas (aumento do desempenho cognitivo após intervenção em uma variedade de funções cognitivas), foram examinados ganhos subjetivos, como mudanças nas crenças, atitudes e percepções sobre a memória. Ao contrário de Chiu et al.[4], também não houve relação entre as horas de treino e a extensão dos ganhos. Houve grande variabilidade quanto às medidas e qualidade dos estudos. Dessa forma, os autores sugeriram que será necessária a criação de um protocolo único de avaliação do treino, que considere avaliações objetivas (funções cognitivas), subjetivas (percepções e crenças sobre a memória) e ecológicas, considerando seu impacto para as tarefas de vida diária.

Outra questão importante refere-se aos tipos de intervenções oferecidas ao grupo controle (educativas, sociais ou sem intervenção). Conforme Reijnders et al.[6], os grupos controle expostos às intervenções educativas apresentaram mais ganhos para a cognição do que o grupo controle que não participou de nenhuma intervenção. De modo geral, para melhor avaliação do impacto das diversas modalidades de treino cognitivo, será necessário padronizar a descrição das estratégias ensinadas, a descrição da composição amostral, e harmonizar as medidas de desfecho.

ESTUDOS DE TREINO PARA IDOSOS SAUDÁVEIS E COM CCL REALIZADOS NO BRASIL

Treino cognitivo para idosos saudáveis

No Brasil, os programas de treino cognitivo para idosos ainda requerem investimentos e padronização metodológica, especialmente se considerarmos que o perfil do idoso brasileiro diferencia-se do encontrado em estudos internacionais. É notório que o Brasil congrega idosos com menor escolaridade, renda e acesso a bens e serviços do que países de alta renda, o que exige a adaptação das técnicas e abordagens já consolidadas na literatura internacional[7]. Nesse contexto, as estratégias aplicadas nos programas de treino realizados em outros países podem ter baixa eficácia para a população idosa brasileira[8].

Conforme estudos de revisão sistemática da literatura brasileira[9], os estudos desenvolvidos focalizaram estratégias, como: criação de imagens mentais; categorização; estratégia de grifos; e treino convencional aliado às estratégias psicoeducativas.

A criação de imagens mentais mostrou-se efetiva em idosos iletrados e com baixa escolaridade (entre 0 e 2 anos), com maiores ganhos na memória episódica do que o uso da estratégia de categorização de itens de supermercado e figuras coloridas[7]. Nessa intervenção foram desenvolvidas oito sessões, com duração de 90 min e em grupos de 15 participantes cada. Além dos benefícios cognitivos, os benefícios dessa intervenção também se ampliaram para a redução de sintomas depressivos, sendo esse efeito maior no grupo que treinou a formação de imagens mentais do que no grupo da categorização. Benefícios desse tipo de estratégia também foram documentados em idosos com três ou mais anos de escolaridade, com ganhos significativos entre o pré e o pós-teste no resgate tardio das 10 figuras na Bateria Breve de Rastreio Cognitivo e na autoeficácia para a memorização de histórias[9]. Dezoito meses após essa intervenção os autores identificaram manutenção desses ganhos e ganhos adicionais em algumas variáveis de desfecho após cinco sessões de reforço do treino original[10]. Desse modo, a criação de imagens mentais solicita a criação da imagética de palavras e cenas, e mostrou-se efetiva em idosos com baixa escolaridade, sendo esses ganhos importantes na memorização de histórias e figuras. Contudo, a extensão desses achados precisa ser analisada em novos estudos.

Em estudo de treino de memória episódica, com ênfase na categorização (de itens de supermercado) e grifos (para textos), no pós-teste houve diminuição das queixas de memória e melhora na velocidade de processamento nos idosos que receberam treino. Contudo, apesar de o grupo experimental ter aumentado o uso da estratégia, esse fato não garantiu melhora no desempenho da tarefa. Isto é, apesar de categorizar mais itens, essa melhora não gerou maior número de itens recordados no pós-teste, sugerindo uma deficiência de utilização (os idosos usaram a estratégia, mas não se beneficiam dela na recordação)[11].

No treino de categorização aliada a tarefas ecológicas[9], as sessões aconteceram uma vez por semana, com duração de 90 min e envolveram tarefas de compras de itens de supermercado e cálculos matemáticos. Os resultados indicaram que o grupo experimental apresentou ganhos em memória episódica (resgate imediato da lista de palavras da bateria CERAD) e em fluência verbal (categoria animais), ao passo que o grupo controle passivo manteve o desempenho inicial.

Outros estudos ofereceram treinos de categorização de listas de mercado e figuras; categorização associada a tarefas ecológicas (atividades similares às do cotidiano) como fazer compras em um mercado e calcular o troco após uma compra; e categorização de listas de palavras e embalagens tridimensionais de supermercado, associadas ao treino envolvendo funções executivas[13].

Em intervenção que objetivou a categorização de listas de palavras e embalagens tridimensionais de supermercado aliados ao treino de funções executivas[13], foram investigados 31 idosos, divididos em dois grupos de escolaridade de até oito anos de estudo formal e acima de oito anos. Diferentemente do que foi documentado em meta-análises, como a de Mewborn *et al.*[5], a escolaridade influenciou tanto o desempenho cognitivo quanto o uso de estratégias. Para a autoeficácia (crenças sobre o desempenho), assim como para as variáveis cognitivas e para a medida de Bousfield (indicador que mede o grau de categorização em itens de uma lista), os participantes com oito anos e mais de estudo tiveram maiores ganhos entre o pré e o pós-teste, além de apresentarem melhores níveis de desempenho na linha de base do estudo.

Outra proposta de intervenção desenvolvida em nosso meio é o treino convencional aliado a estratégias psicoeducativas, orientadas para a educação sobre a saúde e mudanças de atitudes em relação ao manejo de doenças crônicas. Essa abordagem foi empregada em dois estudos que focalizaram as crenças sobre a memória, estratégias cognitivas diversas e os conhecimentos de doenças específicas, incluindo a hipertensão[14] e o diabetes[15].

No estudo com idosos hipertensos[14] (35 grupo experimental – GE - e 29 grupo controle – GC), os participantes receberam conteúdos educativos sobre o manejo da doença e principalmente sobre a adesão ao tratamento medicamentoso. As estratégias cognitivas foram usadas como aliadas à promoção da alimentação e hábitos de vida mais saudáveis, e o treino focalizou memória episódica. Os resultados indicaram que houve diferença significativa do desempenho cognitivo entre os dois grupos a favor do GE, mostrando que as diferenças entre os dois grupos se acentuaram após a intervenção.

No estudo com idosos com *diabetes mellitus*[15] foi empregada metodologia semelhante e investigado se a intervenção gerava mudanças cognitivas em testes de memória episódica, em conhecimentos sobre a doença e em atitudes em relação a domínios como estressores relacionados à doença; receptividade e confiança ao tratamento; efetividade pessoal ao lidar com o diabetes; percepção sobre a saúde; e aceitação social. Os resultados desse estudo indicaram que os idosos do grupo experimental apresentaram aumento do conhecimento e mudanças de atitudes em relação à doença, apresentando maiores ganhos nesses domínios e em testes de memória episódica. Considerando que grande parcela dos idosos possui uma doença crônica ou mais, aliar o treino cognitivo a intervenções psicoeducativas pode ajudar no manejo dessas condições.

Esses achados, em conjunto, indicam que os estudos brasileiros com idosos saudáveis necessitam considerar a escolaridade dos participantes. Intervenções cognitivas que utilizem tarefas ecológicas e estejam mais alinhadas ao universo cultural e ao contexto de saúde dos idosos participantes podem gerar maiores ganhos. Em nosso meio, inexistem metanálises que possam quantificar o tamanho de efeito dessas intervenções, sendo necessários estudos futuros nessa direção. Além disso, os efeitos documentados tendem a ser específicos aos domínios cognitivos treinados, sendo moderados pela escolaridade e pelo uso das estratégias ensinadas.

Treino cognitivo para idosos com CCL

Programas de treino cognitivo baseado em categorização oferecidos para idosos com CCL se mostraram efetivos e geraram ganhos em tarefas de memória, atenção e funções executivas. Por exemplo, em um treino cognitivo com ênfase em tarefas ecológicas (que simulam atividades do cotidiano, como ir ao supermercado e calcular troco) e categorização, Brum, Forlenza e Yassuda[16] ofereceram treino de oito sessões (duas vezes por semana no período de um mês) de 90 min. Os autores encontraram que os idosos com CCL exibiram melhorias em tarefas de atenção, orientação temporal, habilidade para fazer compras e lidar com o dinheiro, além de demonstrarem diminuição nos sintomas depressivos, enquanto o grupo controle manteve o desempenho prévio[14].

Olchik *et al.*[17], em estudo de treino com ênfase em estratégias mnemônicas, investigaram 47 idosos com CCL e 65 idosos saudáveis alocados aleatoriamente em três grupos: grupo de treino, grupo educacional e grupo controle passivo. Os grupos de treino e educacional foram desenvolvidos em oito sessões semanais, sendo os exercícios de memorização oferecidos no primeiro grupo e conteúdo educacional no segundo grupo. Como resultado os autores destacaram a melhoria nos testes de memória episódica no grupo de treino. Observou-se que os idosos com CCL que participaram do treino, ao final da intervenção, mostraram desempenho cognitivo semelhante ao desempenho de idosos saudáveis, o que sugere que o treino cognitivo pode gerar compensação dos déficits.

Em síntese, os estudos brasileiros documentaram benefícios importantes do treino cognitivo para a população de idosos saudáveis e com CCL. A estimulação cognitiva, quando organizada de forma sistemática e orientada, também pode oferecer modelos interessantes de intervenção na prática com as pessoas idosas, como descrito a seguir.

Estimulação cognitiva

A estimulação cognitiva, diferente do treino, focaliza múltiplos domínios cognitivos e atividades que variam em função do interesse e das metas estabelecidas. Essas intervenções tendem a aumentar o desempenho cognitivo global de idosos com ou sem declínio cognitivo, como já destacou estudo de metanálise e metarregressão com 33 estudos em ensaio clínico randomizado, ressaltando tamanho de efeito positivo, apesar de pequenos, em escalas, como o miniexame do estado mental e na *Alzheimer's Disease Assessment Scale-Cognition* (ADAS-Cog)[1].

A aplicação dessas intervenções na prática clínica é um desafio, especialmente por serem mais abrangentes do que os programas de treino e por conjugarem técnicas, como o uso de auxílios externos, como agenda, calendário, funções do celular, a outras técnicas. Exemplos de como as intervenções baseadas na estimulação cognitiva foram desenvolvidas estão descritos em Chariglione e Janczura[18], Clare *et al.*[19] e Da-Silva *et al.*[20].

Chariglione e Janczura[18] investigaram a influência de duas intervenções em medidas neuropsicológicas e de depressão. Participaram do estudo 21 idosos institucionalizados, sendo 11 alfabetizados e 10 não alfabetizados, distribuídos em três grupos experimentais e um grupo controle. As intervenções ocorreram duas vezes por semana, durante aproximadamente quatro semanas. Essa intervenção, denominada *Stimullus*, variava quanto ao tipo dos estímulos apresentados em cada sessão, sendo mais ou menos relacionados à rotina dos idosos institucionalizados[18]. Os resultados evidenciaram melhora significativa nos sintomas depressivos para os idosos alfabetizados e não alfabetizados e nos escores de recordação livre para palavras para os idosos alfabetizados.

Um ponto importante a ser destacado, refere-se ao fato de atividades de lazer serem também inseridas no contexto da estimulação cognitiva. Em estudo realizado com 67 idosos com idade a partir de 60 anos, com o objetivo de comparar dois métodos de estimulação de funções executivas (um método cognitivo convencional e outro baseado em atividades de lazer) e um grupo controle (não estimulado), verificou-se que o método baseado em atividades de lazer (o que os autores identificam como "atividades de passatempo") foi tão eficaz quanto o método convencional baseado em atividades de recuperação de palavras, reconhecimento nome-face ou PQRST (*Preview, Question, Read, Sumarize, Test*), por exemplo. Especialmente para a memória operacional e a queixa de memória, o lazer como método ou suporte à estimulação cognitiva pode ser efetivo[22].

É importante ressaltar que, por vezes, existe uma limitação devido ao número de participantes nos estudos supracitados. Porém, apesar dessa limitação, os resultados produzidos foram encorajadores, sugerindo que a estimulação pode produzir benefícios para idosos em diferentes contextos, pois se apresentaram altamente factíveis de serem realizadas, permitindo melhora em diferentes aspectos do funcionamento cognitivo e psicossocial.

Tecnologias como ferramentas de intervenções cognitivas

O uso de tecnologia no âmbito das intervenções cognitivas tem crescido e suas aplicações encontram-se cada vez mais demonstradas, tanto para o treino cognitivo, quanto para a estimulação. O treino cognitivo computadorizado tem sido baseado em dispositivos eletrônicos individuais (*tablets*, *smartphones*, computadores) e envolve o engajamento individual em tarefa única ou múltipla[23,24]. Em estudo de metanálise com 51 estudos, que empregaram ≥ 4 h de treino em dispositivos eletrônicos individuais que estimularam domínio único ou múltiplo, foi evidenciado que essas intervenções geraram ganhos com tamanhos de efeito pequenos a moderados em desempenho cognitivo global e em tarefas de memória verbal e não verbal, memória operacional, velocidade de processamento e habilidades visuoespaciais[25]. Contudo, não foram encontrados efeitos significativos para as funções executivas e atenção. Em relação ao formato do treino, o treino no domicílio se demonstrou ineficaz em comparação ao treino em grupo. Importante ressaltar que esses resultados são limitados aos adultos saudáveis e não abordam a durabilidade dos efeitos de treinamento a longo prazo.

Em idosos com CCL e demência observou-se que intervenções baseadas no uso de tecnologia (17 estudos com CCL e 12 estudos com idosos com demência) propiciaram tamanhos de efeito pequenos a moderados em cognição global, atenção e memória operacional. Nas demências houve efeito estatisticamente significativo para cognição global e funções visuoespaciais, mas esses efeitos foram provenientes de estudos baseados em realidade virtual ou *videogames*[24].

No Brasil, estudos de treino baseados no uso da tecnologia são escassos. Ordonez, Yassuda e Cachioni[26] organizaram uma oficina de introdução à informática e investigaram os potenciais benefícios para cognição. As 14 sessões consistiam em cinco tarefas (ligar o computador, acessar a internet, entrar no *e-mail* e, em seguida, criar e enviar um *e-mail* a um destinatário). Os resultados dessa intervenção indicaram que o grupo experimental mostrou melhor desempenho em tarefa de linguagem e memória episódica do que o grupo controle, indicando que o uso de tecnologia pode gerar impacto positivo na cognição.

As intervenções cognitivas baseadas em computador têm efeitos moderados na cognição e ansiedade e pequenos efeitos na depressão. Nenhum efeito significativo foi encontrado nas atividades de vida diária, mas as intervenções cognitivas baseadas em tecnologia apresentaram resultados superiores em comparação com intervenções usuais. Há também uma necessidade de acompanhamento a longo prazo para examinar a potencial retenção dos efeitos do tratamento para as medidas de desempenho[27].

CONCLUSÃO

As intervenções cognitivas constituem recursos clínicos importantes para a promoção do envelhecimento cognitivo saudável. Entretanto, devem ser compatíveis com escolaridade, desempenho cognitivo inicial e cultura dos idosos investigados. Os estudos apresentados indicam que os ganhos do treino cognitivo tendem a ser específicos para as habilidades cognitivas estimuladas, ao passo que a estimulação cognitiva pode gerar benefícios, embora modestos, para a cognição global. Algumas intervenções cognitivas indicaram redução dos sintomas depressivos, o que indica que os ganhos em outros domínios também devem ser considerados e investigados.

Em síntese, espera-se que estudos futuros possam responder às demandas da prática clínica, com recomendações de protocolos de intervenções cognitivas para idosos com diferentes perfis cognitivos. A documentação dos ganhos a longo prazo provenientes dos diferentes tipos de intervenções, medidas de generalização dos ganhos para outros domínios cognitivos e para as atividades de vida diária também são elementos essenciais para o avanço neste campo de investigação. Apesar da variabilidade dos achados, as intervenções cognitivas constituem um campo de estudo fecundo na psicologia do envelhecimento e com potencial para contribuir para o envelhecimento saudável.

Referências

1. Huntley JD, Gould RL, Liu K, et al. Do cognitive interventions improve general cognition in dementia? A meta-analysis and meta-regression. BMJ Open. 2015;5:e005247.
2. Bahar-Fuchs A, Clare L, Woods B. Cognitive training and cognitive rehabilitation for persons with mild to moderate dementia of the Alzheimer's or vascular type: a review. Alzheimers Res Ther. 2013;5:35.
3. Mowszowski L, Batchelor J, Naismith SL. Early intervention for cognitive decline: can cognitive training be used as a selective preventive technique? Int Psychogeriatr. 2010;22:537-48.
4. Chiu H-L, et al. The effect of cognitive-based training for the healthy older people: A meta-analysis of randomized controlled trials. PLoS ONE. 2017;12(5). e0176742.

5. Mewborn CM, Lindberg CA, Miller LS. Cognitive interventions for cognitively healthy, mildly impaired and mixed samples of older adults: A systematic review and meta-analysis of randomized-controlled trials. Neuropsychol Rev. 2017;doi: 10.1007/s11065-017-93508.
6. Reijnders J, Van Heugten C, Van Boxtel M. Cognitive intervention in healthy older adults and people with mild cognitive impairment: a systematic review. Ageing Res Rev. 2013;12:263-75.
7. Salmazo-Silva H, Yassuda MS. Memory training for older adults with low education: mental images versus categorization. Educ Gerontol. 2009;35:890-5.
8. Chariglione IPF. Intervenções cognitivas para o aprimoramento da memória em idosos com envelhecimento cognitivo normal. Brasília. Tese [Doutorado em Ciências do Comportamento] – Universidade de Brasília; 2014.
9. Lima-Silva TB, Salmazo-Silva H, Brum PS. Estudos de treino cognitivo realizados no Brasil. In: Santos FS, et al. Estimulação cognitiva para idosos: Ênfase em Memória. São Paulo: Atheneu; 2013. p. 103-11.
10. Aramaki FO, Yassuda MS. Cognitive training based on metamemory and mental images: Follow-up evaluation and booster training effects. Dement Neuropsychol. 2011;5(1):48-53.
11. Yassuda MS, Batistoni SST, Fortes AG, Neri AL. Treino de memória no idoso saudável: benefícios e mecanismos. Psicol Reflex Crit. 2006;19:470-81.
12. Carvalho FC, Neri AL, Yassuda MS. Treino de memória episódica com ênfase em categorização para idosos sem demência ou depressão. Psicol Reflex Crit. 2010;23(1):23-33.
13. Teixeira-Fabrício A, Lima-Silva TB, Guidetti MV, et al. Treino cognitivo em adultos maduros e idosos: impacto no uso de estratégias segundo faixas de escolaridade. Psico-USF. 2012;17(1):85-95.
14. Lima-Silva TB, Yassuda MS. Treino cognitivo e intervenção psicoeducativa para indivíduos hipertensos: efeitos na cognição. Psicol Reflex Crit. 2012;25(1):30-40.
15. Vianna-Paulo DL, Yassuda MS. Elderly individuals with diabetes: adding cognitive training to psychoeducational intervention. Educ Gerontol. 2012;38:257-70.
16. Brum PS, Forlenza OV, Yassuda MS. Cognitive training in older adults with mild cognitive impairment: impact on cognitive. Dement Neuropsychol. 2009;3(2):124-31.
17. Olchik MR, Farina J, Steibel N, et al. Memory training (MT) in mild cognitive impairment (MCI) generates changes in cognitive performance. Arch Gerontol Geriatr. 2013;56(3):442-7.
18. Chariglione IPF, Janczura GA. Contribuições de um treino cognitivo para a memória de idosos institucionalizados. Psico-USF. 2013;18:13-22.
19. Clare L, Wilson BA, Carter G, et al. Intervening with everyday memory problems in dementia of Alzheimer type: An errorless learning approach. J Clin Exp Neuropsychol. 2000;22:46-132.
20. Da-Silva SL, Pereira DA, Veloso F, et al. Programa de reabilitação neuropsicológica da memória aplicada à demência: um estudo não controlado intra-sujeitos. Estud psicol. 2011;28:229-40.
21. Balota DA, Dolan PO, Duchek JM. Memory changes in health older adults. In: Tulving E, Craig FIM, editors. The Oxford handbook of memory. Oxford: Oxford University Press; 2000. p. 395-410.
22. Clare L, van Paasschen J, Evans SJ, et al. Goal-oriented cognitive rehabilitation for an individual with mild cognitive impairment: behavioural and neuroimaging outcomes. Neurocase. 2009;15:1-14.
23. Grimaud E, Taconnat L, Clarys D. Stimulation cognitive chez les adultes âgés: comparaison d'une méthode de stimulation par les activités de loisirs et d'une méthode de stimulation conventionnelle. Geriatr Psychol Neuropsychiatr Vieil. 2017;15(2):214-23.
24. Brinke LF, Davis JC, Barha CK, et al. Effects of computerized cognitive training on neuroimaging outcomes in older adults: a systematic review. BMC Geriatrics. 2017;17:139.
25. Hill NTM, et al. Computerized cognitive training in older adults with mild cognitive impairment or dementia: a systematic review and meta-analysis. AJP in Advance. 2017;doi: 10.1176/appi.ajp.2016.16030360.
26. Ordonez T, Cachioni M, Yassuda MS. Elderly online: effects of a digital inclusion program in cognitive performance. Arch Gerontol Geriatr. 2011;53:216-9.
27. García-Casal JA, Loizeau A, Csipke E, Franco-Martín M, Perea-Bartolomé MV, Orrell M. Computer-based cognitive interventions for people living with dementia: a systematic literature review and meta-analysis. Aging Ment Health. 2016;21(5):454-67. doi: 10.1080/13607863.2015.1132677.

FARMACOLOGIA BÁSICA, INTERAÇÕES E EFEITOS ADVERSOS NO IDOSO

33

Maria do Carmo Sitta / Maria Cristina Passarelli

A multimorbidade e a polifarmácia tornam os idosos susceptíveis aos vários efeitos adversos dos medicamentos utilizados. Conhecer os aspectos da farmacologia do idoso colaboram para entender como prescrevê-los de forma mais segura e apropriada para esta população.

RELATO DE CASO

Paciente de 66 anos, sexo feminino, portadora de transtorno afetivo bipolar desde seus 55 anos, quando abriu o quadro com surto psicótico. Está em uso da combinação dos seguintes medicamentos: Quetiapina 200 mg/dia, Valproato 500 mg/dia, Paroxetina 20 mg/dia e Aripiprazol 10 mg/dia, com relativo bom controle do quadro psiquiátrico.

Veio à consulta com queixa de dispneia e cansaço aos esforços há 25 dias. No exame clínico e no eletrocardiograma, foi identificada fibrilação atrial. O ecocardiograma revelou função sistólica preservada e dilatação do átrio esquerdo com 42 mm (normal até 40). Por não ser possível identificar o momento do início da arritmia, optou-se por tratamento clínico conservador, com controle de frequência cardíaca e anticoagulação oral, para prevenção de eventos cardioembólicos.

As dúvidas que surgem são:
- Que tipo de anticoagulante é mais seguro para esse indivíduo com menor potencial de interação medicamentosa?
- Qual o de melhor aderência?
- Há necessidade de mudar a prescrição psiquiátrica?
- Que medicamento cardiológico deve ser evitado e que conduta seria considerada de maior impacto negativo na qualidade de vida do paciente?

Para essas respostas é necessário discorrer sobre princípios básicos da farmacocinética e da farmacodinâmica do envelhecimento. Pode haver algum prejuízo da absorção, mas, em geral, o idoso apresenta maior prejuízo em distribuição, metabolismo e excreção.

DISTRIBUIÇÃO

A gordura corpórea aumenta em torno de 20 a 40%, e a água corpórea total e a massa corpórea magra diminuem em 10 a 15%. Os fármacos lipofílicos, como o Diazepam e alguns anestésicos, podem ter aumento no volume de distribuição e no tempo de meia-vida prolongado. Para a maioria dos fármacos, as alterações relacionadas à composição corpórea e à ligação às proteínas plasmáticas não apresentarão efeito importante sobre a distribuição[1].

METABOLISMO

O envelhecimento está associado à diminuição do volume hepático em aproximadamente 20 a 30% e à redução no fluxo sanguíneo hepático entre 20 e 50%. Nos idosos, o metabolismo de alguns fármacos pode ser reduzido em até 30%. A depuração do fármaco pelo citocromo P450, que realiza reações de fase I, apresenta maior interferência[1].

EXCREÇÃO

Com o envelhecimento, a massa renal diminui em aproximadamente 25 a 30%. O fluxo sanguíneo renal diminui cerca de 1% ao ano após a idade de 40 anos, e a taxa de filtração glomerular será reduzida entre 0,75 e 1,05 mL/min/ano. A diminuição do fluxo sanguíneo renal e a diminuição da taxa de filtração glomerular prejudicam a eliminação renal[1].

FARMACODINÂMICA

A farmacodinâmica refere-se à relação entre a concentração do fármaco no local de ação e seus efeitos terapêuticos e adversos. Em geral, é determinado pela ligação a um receptor. Esse efeito pode dificultar ou intensificar a ação do fármaco. Os idosos podem ser mais sensíveis aos efeitos sedativos de benzodiazepínicos, mas menos sensíveis às ações mediadas pelos receptores beta-adrenérgicos[1].

POLIFARMÁCIA

A prevalência de polifarmácia relatada na literatura, entre 5 e 78%, varia em virtude das diferentes definições utilizadas[2]. Poucos estudos examinaram a polifarmácia nos idosos hospitalizados. Estudo de Hajjar *et al.* observou que entre os 384 pacientes estudados, 41,4% apresentaram pelo menos cinco a oito medicações e 37,2%, nove ou mais[3]. A polifarmácia está associada ao maior risco de surgimento de reações adversas aos medicamentos, interações medicamentosas, não adesão ao tratamento, síndromes geriátricas e aumento dos custos em saúde[2,3].

OMISSÃO TERAPÊUTICA

Define-se omissão terapêutica ou subutilização de medicamentos como a não prescrição de um medicamento indicado para tratamento ou prevenção de uma determinada doença em que a indicação está bem subsidiada por diretrizes ou consensos e não há contraindicações conhecidas[4]. O desconhecimento de diretrizes e recomendações associado ao receio de provocar eventos adversos, como polifarmácia e interações medicamentosas, tem sido associado à omissão terapêutica. Deve-se considerar, porém, que determinadas omissões podem levar a consequências sérias, como aumento de morbimortalidade, hospitalização e institucionalização[5,6].

Os tipos de omissão terapêutica mais prevalentes correspondem à falta de tratamento da insuficiência cardíaca com inibidores da enzima conversora de angiotensina, à não introdução de antiagregantes plaquetários nos pacientes portadores de doença arterial coronária, à não anticoagulação da fibrilação atrial crônica[6,7]. A aplicação de ferramentas estruturadas tem demonstrado redução da taxa de omissão terapêutica em idosos hospitalizados, principalmente os critérios START (*Screening Tool to Alert Doctors to Right Treatment*), atualizados em 2015[7,8].

MEDICAMENTOS POTENCIALMENTE INAPROPRIADOS

Existem critérios estabelecidos para definir os medicamentos cuja prescrição deveria, preferencialmente, ser evitada em pacientes idosos. São medicamentos pouco seguros, ou potencialmente inapropriados (MPIs), que guardam como características comuns o risco elevado de complicações graves. Os critérios de Beers são os mais conhecidos e utilizados em todo o mundo[9]. Em 2008, também foram publicados os critérios STOPP (*Screening Tool of Older People's Prescriptions*) auxiliando também no alerta sobre MPis. Especialmente os medicamentos de ação antidepressiva e psicotrópicos com ação anticolinérgica que aumentam muito o risco de síncope e quedas em idosos[9,10].

REAÇÕES ADVERSAS AOS MEDICAMENTOS

As reações adversas aos medicamentos (RAM), importante causa de morbimortalidade, acometem 10 a 20% de todos os pacientes hospitalizados, e a terapia com múltiplos medicamentos tem sido o mais consistentemente implicado. São exemplos de RAM, o sangramento digestivo pelos anti-inflamatórios não esteroides, a hipotensão ortostática e o consequente aumento do risco de quedas dos anticolinérgicos, e a insuficiência renal aguda provocada por antibióticos aminoglicosídeos[10].

INTERAÇÕES MEDICAMENTOSAS

As interações medicamentosas potenciais são comuns em pacientes idosos. Digoxina, diuréticos, antagonistas dos canais de cálcio, hipoglicemiantes orais, antidepressivos tricíclicos, antiarrítmicos, Varfarina, anti-inflamatórios não esteroides (incluindo Aspirina), Fenitoína, antiácidos, Teofilina, inibidores da bomba de prótons e antipsicóticos aparecem frequentemente em listas de interações potenciais[11,12].

As interações medicamentosas podem diminuir a eficácia ou aumentar o risco de toxicidade de um fármaco. Como resultado, o prescritor pode alterar a dose ou adicionar mais medicamentos, aumentando ainda mais o risco de outras interações e reações adversas[11].

Como regras básicas, podemos citar as seguintes estratégicas para minimizar o risco de efeitos adversos dos medicamentos independentemente do contexto em que é feita a prescrição[12]:

- Escolha o medicamento que é reconhecidamente o mais eficiente e seguro;
- Prescreva o menor número possível de medicamentos;
- Prefira medicamentos que possuem esquema de administração mais simples;
- Atente-se para interações medicamentosas ao adicionar um novo medicamento ao regime terapêutico;
- Avalie a função renal e adapte a dose do medicamento;
- Reconheça que um sinal clínico ou sintoma pode ser uma reação adversa. Não adicione um medicamento para combater a reação adversa de outro;
- Utilize fonte eletrônica de informações sobre interações medicamentosas, especialmente para novos medicamentos.

Em relação ao metabolismo, muitas interações acontecem por meio de algumas isoenzimas do uso do sistema citocromo P450; a seguir, alguns exemplos de antidepressivos e anticonvulsivantes que são utilizados no tratamento de doenças psiquiátricas[13]:

- CYP2C9/10:
  - Inibidor: Fluoxetina, Fluvoxamina, Paroxetina, Sertralina, Valproato;
  - Indutor: Carbamazepina.
- CYP2D6:
  - Inibidor forte: Duloxetina, Fluoxetina, Fluvoxamina, Paroxetina.
- CYP3A4/5:
  - Inibidor: Fluoxetina, Fluvoxamina, Paroxetina, Venlafaxina.
  - Indutores: Carbamazepina, Fenitoína, Oxacarbamazepina.

Portanto, ao escolher um medicamento antidepressivo devemos pesquisar por meio de vários recursos da mídia eletrônica que nos alertam sobre a interação medicamentosa e potencial de efeitos adversos. Segue na Tabela 33.1 exemplos de antidepressivos que são recomendados aos idosos, com suas características e efeitos adversos.

TABELA 33.1 Medicamentos antidepressivos – indicações e interações

Classe	Fármaco	Potencial Interação	Características	Efeitos adversos
ISRS	Fluoxetina	Alto – CYP2D6	Baixo potencial de arritmias e hipotensão postural	Agitação, insônia, disfunção sexual, tremor
	Paroxetina	Alto – CYP2D6		
	Sertralina	Baixo		
	Citalopram	Baixo – CYP2D6		
	Escitalopram	Baixo		
	Fluvoxamina	Alto		
ADT	Nortriptilina	Moderado	Depressão associada à dor, inapetência e insônia	Risco de arritmia baixo, efeitos anticolinérgicos, hipotensão postural
Outras classes	Bupropiona	Baixo	Indicado para sonolência diurna, lentificação motora. Menor disfunção sexual	Agitação, insônia, nauseas
	Mirtazapina	Baixo	Melhora insônia e inapetência	Ganho de peso, sedação, sonolência
	Venlafaxina Deslenfaxina	Baixo	Depressão maior e ansiedade	Hipertensão, agitação, insônia, disfunção sexual
	Duloxetina	Baixo – CYP2D6	Bom efeito analgésico para fibromialgia e lombalgias	Nauseas, hipertensão dose dependente
	Vortioxetina	Baixo	Melhora atenção e cognição	Hipertensão, cefaleia
	Agomelatina	Moderado	Melhora insônia	Sonolência. Interação com Ciprofloxacino, Propranolol

Adaptada de Marcolin e Cantarelli[13].
ADT: Antidepressivos tricíclicos; CYP2D6: uma das principais enzima do citocromo P450; ISRS: inibidor seletivo da recaptação de serotonina.

TABELA 33.2 Antipsicóticos utilizados no idoso e perfil de efeitos adversos

Fármaco	Aumento de peso	Sedação	Extrapiramidal	Efeitos anticolinérgicos	Hipotensão postural	Prolongamento QTc no ECG
Haloperidol	+	++	+++	−/+	−	+
Aripiprazol	+	+	+	−	−	−/+
Clozapina	++ + +	+++	−/+	+++	+++	+
Olanzapina	++ + +	++	+	++	+	+
Quetiapina	+++	++	−/+	++	++	+
Risperidona	+++	+	+++	+	+	+

Adaptado de Gráfico 82533 – Uptodate 2018[14].

Em relação aos antipsicóticos, o perfil de menor efeito adverso extrapiramidal (parkinsonismo), favorece o uso da Quetiapina e da Clozapina, mas o Aripiprazol, a Olanzapina e a Risperidona também podem ser prescritos. Há o potencial de aumentar o intervalo QTc no eletrocardiograma e interferir na repolarização ventricular. Merecem monitoramento cardiovascular com eletrocardiograma seriado no início do tratamento e na titulação das doses. Podem também causar hipotensão postural e turvação visual em doses elevadas que podem favorecer o risco de quedas no idoso[14].

A Tabela 33.2 lista o perfil dos eventos adversos de alguns dos antipsicóticos mais usados no idoso.

Conhecidas as principais características dos fármacos de uso psiquiátrico, voltamos ao nosso paciente citado no início do capítulo. Temos o uso de medicamentos com alta chance de interação medicamentosa, principalmente a Paroxetina.

ANTICOAGULANTES E INTERAÇÃO MEDICAMENTOSA

Em relação aos anticoagulantes, a Varfarina também tem elevado perfil de interação medicamentosa. O metabolismo da Varfarina pode ser alterado, seja por bioindução da isoenzima do citocromo P450(CYP2C9), que eleva sua excreção, diminuindo o efeito anticoagulante, e/ou por inibição enzimática, que aumenta a atividade anticoagulante[15,16] (Tabela 33.3).

Os novos anticoagulantes orais diretos (ACOD)

O Dabigatran foi o primeiro ACOD a ser disponibilizado comercialmente e seu mecanismo de ação está baseado na inibição direta da trombina. Posteriormente, foram lançados Rivoraxabana e Apicaxabana[17,18]. Atualmente, já aprovado pela Anvisa, temos o antídoto Idarucizumabe (Praxbind®), para neutralizar o efeito do Dabigatran (Praxbind®), em hemorragias ativas ou risco de sangramentos em cirurgia de urgência[19].

As propriedades farmacológicas dos ACOD são mostradas na Tabela 33.4.

A principal interação medicamentosa desses fármacos é com Amiodarona, Itraconazol, Cetoconazol e Verapamil. Especial atenção com fármacos que potencializam seus efeitos, como Azitromicina, Claritromicina, Diltiazem, Naproxeno, Ritonavir, antifúngicos sistêmicos e Verapamil. Há também fármacos que reduzem os efeitos dos ACOD, como Carbamazepina, Fenobarbital, Fenitoína e Rifampicina, que podem interferir no efeito farmacológico[18].

Voltando ao nosso caso, vemos que todos os anticoagulantes têm poder de interação aliado ao custo dos novos anticoagulantes orais, e o fato de não ter uma forma de controle da anticoagulação poderia levar a Varfarina a ser a primeira escolha. Caso se atinja o controle do tempo de protrombina (INR de 2 a 3) com relativa facilidade, deverá ser mantida. Caso, não se atinja ou se tenha dificuldade de regularizar o INR, a Dabigatrana é interessante pelo perfil de metabolismo, por ter antídoto para sangramentos, e a Apixabana, se a paciente apresentar prejuízo da função renal.

TABELA 33.3 Interação medicamentosa da varfarina

Metabolismo da Varfarina	Fármacos
Incrementado	Amiodarona, Aspirina, Estatinas, Fluconazol, Fluoxetina, Paroxetina, Citalopram, Omeprazol, Fenitoína, Anti-inflamatórios não esteroides
Diminuído	Carbamazepina, Barbitúricos, Estrógenos

TABELA 33.4 Anticoagulantes orais diretos (ACOD)

Fármaco	Absorção	Metabolismo	Excreção
Dabigatana Inibição da Trombina Pradaxa®	Intestinal Glicoproteína P (P-gp)	Carboxilesterses intestinais e hepáticas	Renal – 80% Biliar – 20%
Rivoraxabana Inibidor Fator Xa Xarelto®	Intestinal	Citocromo P450 CYP3A4 CYP2J2	Renal mediada P-gp
Apixabana Inibidor fator Xa Eliquis®	Intestinal P-gp	Citocromo P450 CYP3A4 CYP3A5	Renal – 25% Biliar/fecal – 75%

Finalizando as perguntas:
- Que tipo de anticoagulante é mais seguro para esse indivíduo com menor potencial de interação medicamentosa?
  - Varfarina, pelo controle do INR apesar das interações medicamentosas. Consulte os comentários anteriormente;
  - Dabigatrana, por ter antídoto e se paciente tiver condições socioeconômicas de suportar o maior custo da medicação.
- Qual o de melhor aderência?
  - Rivoraxabana, por dose única diária, mas com perfil de interações potencialmente graves e dificuldade de controle da anticoagulação pode não ser a primeira opção, porém depende da aderência do paciente a medicação.
- Há necessidade de mudar a prescrição psiquiátrica?
  - Depende do psiquiatra, pois há relato de relativo bom controle do quadro psiquiátrico. Caso seja possível, substituir a paroxetina por escitalopram contribui para diminuir o perfil de interações.
- Que medicamento cardiológico deve ser evitado e que conduta seria considerada de maior impacto negativo na qualidade de vida do paciente?
  - Amiodarona e quinidina têm perfil muito desfavorável com medicamentos psiquiátricos e anticoagulantes;
  - Devido à dificuldade de ajuste medicamentoso, a ação mais deletéria em relação aos efeitos adversos seria a omissão de não prescrever anticoagulante para um paciente com expectativa de vida elevada e com alto risco de acidente vascular isquêmico, o que traria impacto muito negativo na sua qualidade de vida.

Referências

1. Shi S, Mörike K, Klotz U. The clinical implications of ageing for rational drug therapy. Eur J Clin Pharmacol. 2008;64(2):183-99.
2. Maher RL, Hanlon J, Hajjar ER. Clinical consequences of polypharmacy in elderly. Expert Opin Drug Saf. 2014;13(1):57-65.
3. Hajjar ER, et al. Unnecessary drug use in frail older people at hospital discharge. J Am Geriatr Soc. 2005;53(9):1518-23.
4. Tulner LR, van Campen JPCM, Frankfort SV, Koks CHW, Benijen JH, Brandjes DP, et al. Changes in undertreatment after comprehensive geriatric assessment: an observational study. Drugs Aging. 2010;27(1):831-43.
5. Wright RM, Sloane R, Pieper CF, Ruby-Scelsi C. Underuse of indicated medications among physically frail older US veterans at the time of hospital discharte: results of a cross-sectional analysis of data from the Geriatric Evaluation and Management Drug Study. Am J Geriatr Pharmacother. 2009;7(5):271-80.
6. Kuijpers MAJ, van Marum RJ, Egberts ACG, Jansen PAF. Relationship between polypharmacy and underprescribing. Br J Clin Pharmacol. 2007;65:130-3.
7. Dalleur O, Spinewine A, Henrard S, Losseau C, Speybrock N, Boland B. Inappropriate prescribing and related hospital admissions in frail older persons according to the STOPP and START criteria. Drugs Aging. 2012;29:829-37.
8. O'Mahony D, O'Sullivan D, Byrne S, O'Connor MN, Ryan C, Gallagher PC. STOPP/START criteria for potentially inappropriate prescribing in older people: version 2. Age Ageing. 2015;44:213-18.
9. The American Geriatrics Society 20015 Beers Criteria Update Expert Panel. American Geriatrics Society 2015 updated Beers criteria for potentially inappropriate medication use in older adults. J Am Geriatr Soc. 2015;63(11):2227-46.
10. Klarin I, Wimo A, Fastbom J. The association of inappropriate drug use with hospitalisation and mortality: a population-based study of the very old. Drugs Aging. 2005;22(1):69-82.
11. Shah BM, Hajjar ER. Polypharmacy, adverse drug reactions, and geriatric syndromes. Clin Geriatr Med. 2012;28(2):173-86.
12. Passarelli MCG, Gorzoni ML. Iatrogenia: reações adversas a medicamentos. In: Jacob-Filho W, Gorzoni ML, editores. Geriatria: o que todos devem saber. São Paulo: Roca; 2008. p. 19-30.
13. Marcolin MA, Cantarelli MG, Garcia Junior M. Interações farmacológicas entre medicações clínicas e psiquiátricas. Rev Psiq Clín. 2004;31(2):70-81.

14. Jibson MD, Marder S, Hermann R. Second-generation antipsychotic medications: pharmacology, administration, and side-effects. Uptodate. 2018;.
15. Johnson JA, et al. Clinical Pharmacogenetics Implementation Consortium Guidelines for CYP2C9 and VKORC1 genotypes and warfarin dosing. Clin Pharmacol Ther. 2011;90(4):625-9.
16. Bungard TJ, et al. Evaluation of a multi staged professional development course for practising pharmacists in anticoagulation management. Int J Pharm Prac. 2012;20(2):107-12.
17. Ang Y, Bajorek B, et al. New oral anticoagulants in practice: pharmacological and practical considerations. Am J Cardiovasc Drugs. 2014;14(3):175-89.
18. Wolf JM, Wolf LM. Uma revisão sobre a terapêutica anticoagulante oral no manejo da trombose. Rev Saúde e Biol. 2017;12(1):66-78.
19. Pollack CV Jr, Reilly PA, van Ryn J, Eikelboom JW, Glund S, Bernstein RA, Engl N. et al. . Med. 2017;377(5):431-41. doi: 10.1056/NEJMoa1707278.

ANTIDEPRESSIVOS

Marcus Kiiti Borges / Jason Strauss / Sivan Mauer

INTRODUÇÃO

As doenças psiquiátricas são prevalentes em idosos e os regimes de tratamento são complexos e pouco compreendidos. Condições psiquiátricas, como a depressão, são bastante comuns na população geriátrica, causando um sofrimento significativo nos pacientes e nos seus cuidadores. Felizmente, existem muitos medicamentos disponíveis para tratar os sintomas da depressão, mas eles têm, geralmente, o risco de efeitos adversos. A doença em si, assim como os regimes de tratamento, podem ter impacto significativo no bem-estar geral de um paciente idoso. Isso não é surpreendente, uma vez que mais de 10% dos idosos da comunidade apresentam sintomas depressivos, que justificam uma intervenção clínica[1].

A prevalência de depressão é substancialmente mais alta em pacientes institucionalizados. Infelizmente, a depressão em idosos, é muitas vezes tratada inadequadamente, apesar das evidências de que as intervenções farmacológicas, biológicas e psicoterapêuticas possam reduzir os sintomas depressivos efetivamente. Segundo Wang et al.[2], apenas 36% dos idosos da comunidade com depressão clinicamente significativa são tratados com antidepressivos e, daqueles tratados, em 43% dos casos foram prescritos antidepressivos numa subdosagem.

Os sintomas clássicos da depressão incluem humor deprimido, retardo psicomotor, falta de apetite, insônia e ideação suicida. Em idosos, a depressão pode se manifestar como irritabilidade, agitação ou falta de vontade de se envolver em atividades antes prazerosas. A depressão pode ser de longa data ou um diagnóstico relativamente novo, relacionado às perdas recentes ou aos estressores. Sintomas depressivos são comumente negligenciados em pacientes idosos.

O suicídio é um problema importante que é comum em idosos, particularmente em homens com mais de 85 anos. Os cinco fatores de risco mais comuns para o suicídio em idosos são: (1) depressão grave ou psicótica; (2) alcoolismo como comordidade; (3) luto devido a uma perda recente; (4) nova incapacidade causando declínio físico ou funcional; (5) uso de sedativo/hipnótico[3]. Existem evidências claras de que o tratamento da depressão diminui o risco geral de suicídio em idosos[4].

Evidências mostram algumas diferenças clínicas e biológicas quando comparadas a depressão de início em adultos (início mais precoce) com a depressão de início tardio (DIT), pois esta teria um pior prognóstico, curso mais crônico, com taxas mais elevadas de recidiva, comorbidades, comprometimento cognitivo e funcional, além de mortalidade[4,5].

A hipótese da depressão vascular mostra que a doença cerebrovascular predispõe, precipita ou perpetua os sintomas depressivos em idosos[6]. A expressão clínica "síndrome de disfunção executiva" seria decorrente dos déficits em função executiva, como planejamento, organização e abstração. A variabilidade no perfil cognitivo da depressão geriátrica sugere que essa síndrome representa um grupo heterogêneo de transtornos que exigem um planejamento cuidadoso do tratamento e acompanhamento neuropsiquiátrico.

A hipótese seria que o dano causado pelas lesões em substância branca pode desconectar os circuitos frontoestriatal e límbico, responsáveis por humor e função executiva[6,7]. Essas considerações são importantes ao se avaliar a falta de resposta às abordagens iniciais de tratamento da DIT. Além disso, a disfunção executiva, especialmente nos subdomínios de planejamento e organização, tem sido associada à fraca resposta ao tratamento antidepressivo na DIT[8]. Pode-se especular que a depressão vascular, associada à disfunção executiva, pode ser mais resistente ao tratamento farmacológico tradicional e, pode estar associada às síndromes depressivas semelhantes às manifestações precoces da demência.

A DIT seria um fator de risco para o desenvolvimento da demência da doença de Alzheimer (DA) e demência vascular (DV)[9]. Evidências também sugerem que a DIT e sintomas depressivos clinicamente relevantes podem ser um pródromo da demência[9,10]. Portanto, é fundamental a avaliação cognitiva no início e no seguimento do tratamento da DIT, principalmente no acompanhamento dos pacientes mais idosos (> 75 anos).

Mudanças na farmacocinética ocorrem com o envelhecimento, podendo diminuir a taxa de absorção, modificar a biodisponibilidade e aumentar a meia-vida de drogas lipossolúveis ou a concentração relativa de drogas hidrossolúveis e seus metabólitos[11]. O risco de interações medicamentosas aumenta com a polifarmacoterapia e o aumento de comorbidades clínicas. Além disso, efeitos adversos que são relativamente raros em adultos com o uso de antidepressivos, como síndrome serotoninérgica, efeitos colaterais extrapiramidais, síndrome neuroléptica maligna (SNM), são mais comuns em idosos[12]. Particular atenção deve ser dada ao risco de quedas, hiponatremia, sangramento gastrointestinal, associados ao uso de inibidores seletivos da recaptação de serotonina (ISRS) em geral[13,14], e o prolongamento de QT, com o uso específico do Citalopram[15].

Antidepressivos e outros medicamentos psiquiátricos são comumente prescritos em pacientes idosos. Em geral, os medicamentos antidepressivos aumentam a quantidade disponível de neurotransmissores, incluindo serotonina, norepinefrina e dopamina. Antidepressivos mais recentes, como os ISRSs, geralmente superaram os medicamentos mais antigos, como antidepressivos tricíclicos (ATCs) e inibidores da monoaminoxidase (IMAOs), devido ao seu perfil de efeitos colaterais e menor toxicidade, em casos de superdosagem.

Diferenças na tolerabilidade e toxicidade entre antidepressivos mais novos e os mais antigos são particularmente pronunciadas em idosos. Em geral, não há diferença significativa na eficácia dos antidepressivos mais novos, e a escolha da medicação deve se basear, principalmente, nos perfis de efeitos colaterais. Este capítulo tem como objetivo descrever a depressão nos idosos, bem como os tratamentos farmacológicos mais eficazes para essa condição.

MEDICAMENTOS ANTIDEPRESSIVOS

Inibidores seletivos da recaptação de serotonina (ISRSs)

Os ISRSs inibem principalmente o transportador da serotonina, diminuindo a recaptação de serotonina no neurônio pré-sináptico. Isto conduz a um aumento global na quantidade de serotonina disponível para ligação aos receptores-alvo. Os ISRSs disponíveis para uso na população geral incluem: Fluoxetina, Sertralina, Paroxetina, Citalopram e Escitalopram.

A Tabela 34.1 compara as faixas de dose inicial e terapêutica para os diferentes ISRSs. Em comparação com o tratamento de adultos mais jovens, os idosos devem começar com doses menores desses medicamentos e a titulação para doses terapêuticas deve ser realizada de forma mais conservadora. Uma desvantagem significativa desses medicamentos seria que, é necessário manter um agente por, pelo menos, oito a 12 semanas com uma dose terapêutica antes de determinar se o medicamento foi eficaz.

Dos ISRSs, a Sertralina, o Citalopram e o Escitalopram são escolhas ótimas em idosos, pois têm o menor número de interações com as enzimas do fígado (citocromo P450) e não são tão propensos a interagir com outras medicações. No entanto, o Citalopram deve ser titulado com cautela, pois, até o momento, este é o único ISRS em que a administração de doses superiores a 40 mg/dia está associada ao prolongamento do intervalo QTc, aumentando o risco de *torsades de pointes*.

A Fluoxetina (juntamente com o seu metabólito a Norfluoxetina) também tem meia-vida particularmente longa, enquanto a Paroxetina tem a meia-vida mais curta dos ISRSs. Assim, a Fluoxetina pode ser uma escolha para um idoso que tenha dificuldades com a adesão ao tratamento. A falta de uma ou duas doses da Paroxetina pode levar aos desconfortáveis sintomas de descontinuação, que podem incluir dores de cabeça, desconforto gastrointestinal e parestesias nos membros.

Os efeitos adversos mais comuns dos ISRSs incluem náusea, constipação, diarreia, tontura e dores de cabeça. Esses efeitos são mais comuns no início do uso da medicação ou na titulação da dose e

TABELA 34.1 ISRSs prescritos em idosos

Medicamento antidepressivo	Faixa de dose inicial	Faixa de dose terapêutica
Citalopram	10-20 mg/dia	20-40 mg/dia
Escitalopram	5-10 mg/dia	10-20 mg/dia
Fluoxetina	10-20 mg/dia	20-60 mg/dia
Paroxetina	5-10 mg/dia	20-40 mg/dia
Sertralina	12,5-25 mg/dia	25-100 mg/dia

geralmente desaparecem dentro de alguns dias do ajuste da dose. Esses efeitos adversos são geralmente toleráveis, mas, em certos casos, podem exigir a necessidade de troca para outro ISRS ou classe de antidepressivos.

A preocupação mais importante é que os ISRSs têm um risco aumentado para quedas em idosos. Os ISRSs também estão associados à hiponatremia secundária à síndrome da secreção inapropriada de hormônio antidiurético (SIADH); portanto, os níveis de sódio devem ser monitorados periodicamente, se um idoso estiver tomando este medicamento. Os ISRSs também foram associados a um risco aumentado de sangramento gastrointestinal (GI), considerado secundário aos seus efeitos antiplaquetários. Embora deva-se tomar uma precaução adicional se um paciente tiver antecedentes de uma hemorragia GI ou, se tiver que tomar aspirina ou um anti-inflamatório não esteroide (AINE), o risco absoluto de hemorragia GI é baixo em pacientes em uso de ISRS.

Síndrome serotoninérgica

Os ISRSs também podem causar a síndrome serotoninérgica, desencadeada por uma superestimulação dos receptores de serotonina pós-sinápticos. Os sinais e sintomas da síndrome serotoninérgica incluem alterações do estado mental, rigidez, tremor, clônus, hiper-reflexia e hipersensibilidade autonômica. A síndrome serotoninérgica é tratada, principalmente, pela suspensão do agente que a provocou, tratamento sintomático e cuidados de suporte, que podem incluir o manejo da agitação e ansiedade, quando indicado. Em casos selecionados, os antagonistas da serotonina, como a Ciproeptadina, podem ser úteis no manejo dessa síndrome. Não parece haver estudos comparando o tratamento da síndrome serotoninérgica em idosos com os adultos mais jovens.

ANTIDEPRESSIVOS TRICÍCLICOS (ATCS) E INIBIDORES DA MONOAMINOXIDASE (IMAOS)

Antidepressivos tricíclicos (ATCs) foram comumente prescritos para tratar a depressão em todas as populações até a década de 1980. Os ATCs inibem a recaptação de serotonina, norepinefrina e dopamina, potencialmente levando aos efeitos antidepressivos robustos.

Embora tão eficazes quanto os ISRSs e outros antidepressivos mais novos, eles caíram em desuso como agentes de primeira linha para tratar a depressão devido a seus perfis de efeitos colaterais incômodos, particularmente pronunciados em idosos.

Esses medicamentos interagem amplamente com os receptores muscarínicos, alfa-adrenérgicos e histamínicos, levando aos inúmeros efeitos adversos, como boca seca, constipação, retenção urinária, sedação, hipotensão ortostática e tontura. Os ATCs estão associados às arritmias cardíacas, incluindo taquicardia ventricular (TV), que pode evoluir para fibrilação ventricular e morte súbita.

Assim, os ATCs são contraindicados em pacientes com doença isquêmica cardíaca e devem ser usados com extrema cautela em pacientes com risco de suicídio, devido ao seu aumento de letalidade em comparação aos antidepressivos mais novos, em caso de superdosagem.

A Tabela 34.2 compara a gravidade relativa dos efeitos colaterais dos ATCs. Se os ATCs forem considerados opções razoáveis para o tratamento de um idoso com depressão, então a Nortriptilina e a Desipramina, como os ATCs de menor ação anticolinérgica, são geralmente as escolhas de primeira linha.

IMAOs inibem a atividade da enzima monoaminoxidase, que quebra serotonina, norepinefrina e dopamina no neurônio pré-sináptico. Há evidências de que os IMAOs são particularmente eficazes no tratamento da depressão atípica, caracterizada por aumento do sono, sensibilidade à rejeição e experiência de "paralisia de chumbo".

TABELA 34.2 Gravidade relativa dos efeitos colaterais dos ATCs

Medicamento antidepressivo	Efeitos anticolinérgicos	Sedação	Hipotensão ortostática	Efeitos cardíacos	Ganho de peso
Amitriptilina	++++	++++	++++	+++	++++
Clomipramina	+++	++++	+++	+++	+++
Desipramina	+	+	++	+++	+
Doxepina	+++	++++	+++	++	+++
Imipramina	+++	+++	++++	+++	+++
Nortriptilina	+	++	+	++	++

TABELA 34.3 Novos antidepressivos (não ISRSs) prescritos em idosos

Medicamento	Faixa de dose inicial	Faixa de dose terapêutica
Bupropiona	50-100 mg/dia	150-300 mg/dia
Desvenlafaxina	25-50 mg/dia	50 mg/dia
Duloxetina	20-30 mg/dia	30-60 mg/dia
Mirtazapina	7,5-15 mg/dia	15-30 mg/dia
Venlafaxina	25-30 mg/dia	75-300 mg/dia

Embora a hipotensão ortostática seja o efeito adverso mais comum desse medicamento, a preocupação mais proeminente é a crise hipertensiva, provocada por uma dieta rica em tiramina. O perfil de efeitos colaterais e as restrições dietéticas limitam o uso de IMAOs no tratamento da depressão em idosos. Os IMAOs nunca devem ser retirados abruptamente. Sintomas de descontinuação podem incluir agitação, tendências suicidas, alucinações e delírios paranoides.

Outros antidepressivos mais recentes

Outros antidepressivos mais novos com mecanismos de ação únicos incluem Bupropiona, Venlafaxina, Desvenlafaxina, Duloxetina e Mirtazapina. A Tabela 34.3 mostra as doses iniciais recomendadas e as doses terapêuticas desses medicamentos prescritos em idosos.

A Bupropiona bloqueia a recaptação de norepinefrina e dopamina e pode ser uma boa opção se a depressão estiver associada a pouca energia, motivação e/ou concentração. Também é uma escolha razoável para alguém que procura parar de fumar, pois tem uma indicação da FDA para o tratamento do tabagismo. Outras vantagens da Bupropiona incluem o fato de que ela não está associada a SIADH, efeitos GI significativos ou efeitos colaterais sexuais. Os efeitos adversos da Bupropiona incluem insônia, ansiedade ou agitação. Também reduz o limiar convulsivo, tornando-o uma escolha potencialmente perigosa de antidepressivos em indivíduos com abuso ou dependência de álcool. A Bupropiona é um potente inibidor do citocromo P450, o 2D6.

A Venlafaxina, seu metabólito ativo Desvenlafaxina, e a Duloxetina bloqueiam a recaptação de serotonina e norepinefrina e são chamados de inibidores da recaptação de serotonina-noradrenalina (IRSNs). Esses medicamentos podem ser boas opções para idosos que experimentam inúmeros sintomas de depressão e ansiedade, incluindo aqueles relacionados à energia, concentração e motivação, sono e apetite. Em doses mais baixas, a Venlafaxina e a Desvenlafaxina são predominantemente serotoninérgicas, com pouco efeito noradrenérgico, até o aumento das doses.

A Duloxetina tem forte afinidade pela serotonina e norepinefrina em todas as doses. A Duloxetina tem indicação particular como tratamento adjuvante da dor neuropática e pode ser uma opção razoável de primeira linha em idosos que enfrentam esses problemas. Caso contrário, os efeitos adversos desses medicamentos são semelhantes aos observados nos ISRSs. Notavelmente, a Venlafaxina está associada à hipertensão relacionada à dose, e a pressão arterial deve ser monitorada de perto se o paciente estiver tomando uma dose moderada a alta desse medicamento.

A Mirtazapina possui um novo mecanismo de ação entre os antidepressivos, com seus efeitos antidepressivos primários relacionados à liberação aumentada de serotonina e norepinefrina, por meio do bloqueio alfa-2 adrenérgico. A Mirtazapina também tem efeitos anti-histamínicos, particularmente em doses baixas. Por esse motivo, pode ser uma boa opção para um idoso que apresenta falta de apetite e transtornos relacionados ao sono decorrentes da sua depressão. A Mirtazapina é razoavelmente bem tolerada em idosos, com efeitos adversos mais comuns, incluindo sonolência, aumento do apetite com ganho de peso e hiponatremia secundária à SIHAD. Efeitos colaterais menos comuns incluem hipotensão postural, aumento do colesterol e triglicerídeos séricos e discrasias sanguíneas. A Venlafaxina e a Mirtazapina foram associadas à síndrome serotoninérgica, quando administradas com o Tramadol.

A Trazodona é um antidepressivo pela ação agonista em receptores serotoninérgicos 5HT1A e inibição de recaptação de serotonina, assim como bloqueio de receptores serotoninérgicos 5HT2A e 5HT2C. Também apresenta um efeito antidepressivo por ação em receptores noradrenérgicos e dopaminérgicos. Tem efeito na melhora da qualidade do sono, sendo usada também como medicamento sedativo-hipnótico. Além disso, não interfere na função sexual. Comprimidos são apresentados na dose de 50, 100 mg de liberação imediata, já os comprimidos de liberação prolongada na dose de 150 mg. Dose inicial no tratamento da DIT: 50mg antes de deitar, com aumento de dose gradual de 50 mg a cada 3 dias para pacientes hospitalizados e ajuste semanal para pacientes ambulatoriais, conforme a tolerância. Dose usual:

150 mg a 300 mg (dose máxima). Efeitos terapêuticos podem levar até 6 semanas, sendo o tratamento de manutenção por 6 a 12 meses após resposta para evitar recorrência da DIT.

A Vortioxetina é um antidepressivo multimodal mais novo, também conhecido como modulador serotoninérgico. Sendo ao mesmo tempo, antagonista e agonistas de múltiplos receptores serotoninérgicos 5HT, também inibindo a recaptação de serotonina. Os efeitos colaterais descritos são os mesmos que os ISRS, porém com menor impacto na função sexual e com o diferencial de reduzir os sintomas cognitivos da DIT. No intervalo de dose de 5 a 20 mg por dia da Vortioxetina, apresenta boa eficácia e tolerabilidade nos idosos.

A Agomelatina é um novo antidepressivo que combina a ação no sistema serotoninérgico como antagonista dos receptores 5HT2C e também agindo em receptores de melatonina (MT1 e MT2). Apresenta um bom perfil de tolerabilidade incluindo menor ganho de peso, disfunção sexual e efeitos gastrointestinais. Além disso, sintomas de descontinuação ou retirada da Agomelatina não são comuns A Agomelatina é prescrita na dose de 25 a 50 mg em dose única diária no tratamento da DIT. É recomendado o acomapanhamento laboratorial da função hepática do idoso quando instituído este tratamento medicamentoso.

ENSAIOS CLÍNICOS RANDOMIZADOS (ECRS) E O USO DE ANTIDEPRESSIVOS EM IDOSOS

Metanálise tem mostrado que ensaios clínicos randomizados (ECRs) para o tratamento da DIT são mais longos (duram em média oito a 12 semanas) com antidepressivos[16]. Entretanto, há discordância entre os achados de ECRs e a prática clínica. Por exemplo, o Citalopram e o Escitalopram são considerados pelos clínicos como primeira linha; entretanto, nenhuma evidência com esses medicamentos tinha demonstrado superioridade em relação ao placebo[17-19].

De fato, uma metanálise de sete estudos demonstrou que não houve diferença estatisticamente significante entre o Citalopram e outros antidepressivos, quando avaliada a remissão da depressão ou abandono do tratamento por efeitos adversos[20]. Na DIT, a baixa conectividade funcional entre o córtex cingulado anterior e o córtex pré-frontal dorsolateral tem sido associada às piores taxas de remissão durante o tratamento com Escitalopram[21].

No geral, revisões sistemáticas e metanálise recentes mostram a eficácia dos antidepressivos na DIT, sem diferença entre as classes ISRS e IRSN[22], e no transtorno depressivo maior (TDM) com início no adulto[23].

Uma metanálise subsequente, em adultos e idosos, mostrou que os antidepressivos são eficazes para a depressão em adultos com mais de 55 anos de idade[24]. No entanto, as diferenças entre o fármaco e o placebo para os estudos foram modestas e não significativas. Heterogeneidade, pequeno número de estudos, comorbidades físicas e cronicidade foram considerados capazes de afetar a capacidade de um estudo de separar o fármaco do efeito placebo[24].

Uma recente metanálise, considerando resposta (redução > 50% no escore de depressão a partir da linha de base), demonstrou riscos relativos (RR) em comparação ao placebo superior a 1,2 para apenas três medicamentos: Sertralina, Paroxetina e Duloxetina[25], resultado similar ao encontrado no estudo de Mulsant *et al.*[18].

Há também evidências que mostram a eficácia do tratamento de continuação e manutenção da DIT. Uma metanálise analisou os moderadores de resposta ao tratamento da DIT e sugere que idosos com maior tempo de doença e depressão moderada a grave se beneficiam de antidepressivos em comparação ao placebo[26].

Uma metanálise de oito ECRs duplo-cegos controlados encontrou que os antidepressivos são eficazes na prevenção de recidivas e recorrências em idosos, com tolerabilidade semelhante ao se comparar os ATCs aos ISRS[27].

Uma revisão sistemática e metanálise de depressão resistente ao tratamento (definida como falha em responder ao menos a um tratamento), em idosos com mais de 55 anos, identificou uma carência de dados provenientes de ECRs para essa população. Metade dos participantes respondeu a uma estratégia de troca do antidepressivo ou efeito potencializador com o lítio, mostrando dados mais consistentes para todas as abordagens[28].

Entre os novos antidepressivos, a Vortioxetina e a Agomelatina foram avaliadas na DIT. Um ECR e controlado (n = 453) comparando Vortioxetina, duloxetina e placebo demonstrou redução significativa dos escores de depressão com ambos os medicamentos *versus* placebo em idosos (com 65 anos de idade ou mais) com depressão moderada a grave. Além disso, ambos os medicamentos melhoraram o aprendizado verbal, e foi evidenciada melhora adicional na memória afetiva com a Vortioxetina[29].

A Agomelatina foi associada à melhora na velocidade de processamento, e melhor resposta ao tratamento do que o placebo, mas não se diferenciou, significativamente, do placebo em relação à remissão dos sintomas depressivos[30]. Portanto, a eficácia da Agomelatina na dose de 25 a 50 mg/dia foi questionada nesse ensaio clínico com uma amostra de 222 pacientes com depressão recorrente tratados por oito semanas[30].

Em outros dois estudos (IMPACT[31,32] e PROSPECT[33,34]), idosos deprimidos randomizados para uma abordagem algorítmica, passo a passo, eram muito mais propensos a melhorar do que se fossem randomizados para os cuidados habituais. Especificamente, o razão de chances (RC) para o IMPACT *versus* cuidados habituais foi de 3,45 (taxa de resposta após 12 meses de 45% *vs* 19%; $p < 0,001$) e para PROSPECT *versus* cuidados habituais, o RC foi de 2,13 (taxa de resposta após 12 meses de 54% *vs* 45% $p < 0,05$)[18].

Tendo em conta os desafios na interpretação da evidência no tratamento da DIT, recomenda-se abordagem de tratamento sequencial baseada em evidências, em vez de simplesmente extrapolar os dados, a partir de estudos individuais[18].

USO DE ALGORITMOS NO TRATAMENTO DA DIT

Dos estudos incluídos, uma estratégia de tratamento sequencial forneceu as taxas de resposta mais altas[35]. Embora a remissão seja desejável, os ensaios clínicos demonstraram que apenas pouco mais de um terço dos pacientes tratados com antidepressivos atinge esse estado clínico[36].

Estudos usando algoritmos de tratamento foram conduzidos para melhorar as taxas de remissão e resposta, priorizando o uso otimizado de antidepressivos (em relação à dosagem, à monoterapia, à terapia adjuvante e à terapia combinada). Esses estudos têm sido utilizados para orientar o tratamento farmacológico da DIT[34,37] e demonstraram taxas de sucesso, em termos de resposta e remissão. Assim, sugere-se o uso de medicamentos de maneira consistente e algorítmica, priorizando as evidências robustas dessa abordagem, a fim de otimizar os desfechos da DIT[18].

Mulsant *et al.* propõem uma abordagem gradual para o tratamento da DIT, e um algoritmo (Tabela 34.4) com melhor probabilidade de se obter taxas mais altas de resposta e remissão com o uso de antidepressivos[18].

Steffens *et al.*[37] publicaram o Programa de Duke para Transtornos de Humor (STAGED). Consistiu em cinco etapas baseadas na história de tratamento e incluiu 228 pacientes idosos deprimidos em um estudo longitudinal. Ao longo de 18 meses de tratamento, 88,60% dos pacientes responderam, e 65,35% dos pacientes conseguiram alcançar a remissão completa dos sintomas.

O algoritmo começa com um ISRS, sendo a Sertralina o mais comumente usado. Se o paciente teve uma resposta anterior a um medicamento em particular, e não houve potencial para interação medicamentosa significativa, sugere-se a utilização do mesmo medicamento por seis a 12 semanas na dose anterior.

Se os pacientes tiverem uma resposta parcial ou nenhuma resposta, o próximo passo é a potencialização com o Lítio (nível sérico: 0,3 a 0,6) ou mudar para um IRSN, a Venlafaxina. Se a remissão ainda não for alcançada, outras etapas incluem a polifarmácia ou ECT (eletroconvulsoterapia).

Uma versão dessa diretriz para tratamento farmacológico da DIT foi conduzida em uma amostra brasileira de pacientes idosos com depressão[38]. Na versão brasileira adaptada do STAGED, o ácido valproico foi uma opção adicional como estratégia de potencialização, e a Mirtazapina outra opção de antidepressivo. Os resultados desse estudo foram ainda melhores do que os encontrados no estudo

TABELA 34.4 Algoritmo para o tratamento farmacológico da DIT

Etapa 1	Escitalopram	Alternativas: Sertralina, Duloxetina
Etapa 2 (para mínima ou não resposta)	Troca para Duloxetina	Alternativas: Venlafaxina, Desvenlafaxina
Etapa 3 (para mínima ou não resposta)	Troca para Nortriptilina	Alternativa: Bupropiona
Etapas 2-3 (para resposta parcial)	Potencializar o antidepressivo com Lítio ou um antipsicótico atípico	Alternativas: combine ISRS ou IRSN com Mirtazapina ou Bupropiona
Duração de cada etapa	6 semanas	Alternativas: 4 semanas ou 8 a 12 semanas

Fonte: Mulsant *et al.*[18].
IRSN: Inibidor da recaptação de serotonina-noradrenalina; ISRS: inibidores seletivos da recaptação de serotonina.

original, provavelmente devido à menor gravidade do quadro depressivo na linha de base. Nessa amostra, 96,5 e 80,7% atingiram resposta e remissão, respectivamente[38].

CONCLUSÃO: COMO ESCOLHER O ANTIDEPRESSIVO IDEAL NA PRÁTICA CLÍNICA?

A Diretriz do Consenso de Especialistas no Canadá recomenda a terapia com antidepressivos combinada a uma intervenção psicossocial, como o tratamento de escolha para a DIT[17]. ATC não é indicado se for para melhorar a função cognitiva em idosos deprimidos. De fato, a Nortriptilina mostrou comprometer o desempenho na aprendizagem verbal de idosos deprimidos mais do que o placebo[39].

Por outro lado, alguns ISRS podem melhorar a função cognitiva, principalmente, em pacientes cujos sintomas depressivos respondem ao tratamento com antidepressivos. Especificamente, a Sertralina demonstrou melhorar o desempenho em testes cognitivos de atenção, memória episódica e função executiva, mas apenas em respondedores ao tratamento[40]. Da mesma forma, pacientes idosos deprimidos com resposta antidepressiva ao Citalopram tiveram melhora na função executiva e no funcionamento visuoespacial[41]. Além disso, algumas variáveis demográficas podem deixar os pacientes mais vulneráveis ao declínio cognitivo subjetivo, tais como: idade avançada, alto risco vascular e escores basais do miniexame do estado mental (MEEM) mais baixos que predizem uma menor taxa de melhora nos testes cognitivos em idosos deprimidos tratados com Citalopram[41].

A eficácia da Venlafaxina no tratamento da DIT que não respondeu a um ISRS é demonstrada em dois estudos[42,43]; já a eficácia da Duloxetina é descrita em outros dois ECRs duplo-cegos controlados[44,45]. A Duloxetina também mostra-se superior à Venlafaxina devido à sua indicação não só no TDM e transtorno de ansiedade generalizada (TAG), mas também no manejo da dor em pacientes idosos deprimidos: dor neuropática associada ao diabetes, fibromialgia e dor musculoesquelética crônica[46]. No entanto, uma metanálise recente que comparou os resultados de ECRs da Duloxetina e outros antidepressivos em pacientes adultos com TDM, encontrou que a Duloxetina não foi mais eficaz do que ISRS ou Venlafaxina, e seu uso foi associado a maior taxa de abandono do que o Escitalopram ou a Venlafaxina[47].

Existem evidências preliminares de estudos em animais e humanos, com a Vortioxetina[48], mostrando melhora tanto do humor quanto do funcionamento cognitivo; entretanto, é importante ressaltar que estudos em humanos são limitados, e pesquisas adicionais são necessárias para evidenciar seus tamanhos de efeitos sobre a cognição.

Um número significativo de pacientes idosos deprimidos continua apresentando sintomas depressivos residuais e déficits neuropsicológicos após o tratamento farmacológico. Déficits em funções executivas, velocidade de processamento e memória de trabalho persistem após a remissão dos sintomas do humor, em muitos pacientes com DIT[49-51]. O tratamento da depressão com Sertralina[52] ou Mirtazapina[53] na DA não melhora os sintomas depressivos mais do que o placebo. Além disso, o tratamento com ISRS também está associado ao aumento de eventos adversos, sugerindo que seu uso como tratamento de primeira linha para depressão na demência, deva ser reconsiderado[53].

Evidências mostram que vários antidepressivos têm eficácia ou efetividade comparáveis – no tratamento agudo, de continuação ou de manutenção do TDM[54]. A maioria dos médicos tenta correlacionar cada paciente a um antidepressivo específico. Os dados empíricos limitados sobre qual estratégia os médicos usam durante a escolha dos antidepressivos sugerem que eles consideram três fatores principais: presença de sintomas específicos de "alvo" – em particular insônia, ansiedade, dor, fadiga ou alterações no apetite; presença de comorbidades – em particular transtorno do pânico (TP), TAG ou transtorno do estresse pós-traumático (TEPT); ou evitar efeitos colaterais específicos – em particular: disfunção sexual, ganho de peso, fadiga, efeitos anticolinérgicos ou agitação[55].

É recomendado iniciar apenas uma medicação de cada vez, evitando mudanças prematuras, e ser cauteloso sobre novos medicamentos para os quais efeitos adversos podem não ter sido reconhecidos[56]. Por isso, o ditado de "começar baixo, ir devagar (e continuar)" é relevante no tratamento da DIT.

Portanto, etapas mais simples (por exemplo, uma medicação em vez de duas) e com medicamentos mais seguros (por exemplo, medicamentos com menor probabilidade de causarem interações medicamentosas ou medicamentos com menor probabilidade de estarem associados a efeitos colaterais graves).

Embora, uma tomada de decisão clínica sugira a escolha de antidepressivos para evitar mecanismos que possam ser prejudiciais aos idosos (por exemplo, evitar antidepressivos anticolinérgicos para minimizar a confusão mental e o risco de *delirium*), ainda há poucas evidências que sustentem as escolhas de antidepressivos por agrupamentos de sintomas-alvo ou para reduzir efeitos colaterais específicos[56].

Referências

1. Steffens DC, Helms MJ, Krishnan KRR, et al. Prevalence of depression and its treatment in an elderly population: the Cache County study. Arch Gen Psychiatry. 2000;57:601-7.
2. Wang PS, Schneeweiss S, Brookhart MA, et al. Suboptimal antidepressant use in the elderly. J Clin Psychopharmacol. 2005;25:118-26.
3. Alexopoulos GS, Katz IR, Reynolds CF, et al. Pharmacotherapy of depression in older patients: a summary of the expert consensus guidelines. J Psychiatr Pract. 2001;7(6):361-76.
4. Ismail Z, Fischer C, McCall WV. What characterizes late-life depression? Psychiatr Clin North Am. 2013;36:483-96.
5. Barcelos-Ferreira R, Izbicki R, Steffens DC, Bottino CM. Depressive morbidity and gender in community-dwelling Brazilian elderly: systematic review and meta-analysis. Int Psychogeriatr. 2010;22(5):712-26. [PubMed: 20478096].
6. Alexopoulos GS, Meyers BS, Young RC, et al. Vascular depression" hypothesis. Arch Gen Psychiatry. 1997;54:915-22.
7. Krishnan KR, Taylor WD, McQuoid DR, et al. Clinical characteristics of magnetic resonance imaging-defined subcortical ischemic depression. Biol Psychiatry. 2004;55:390-7.
8. Pimontel MA, Rindskopf D, Rutherford BR, et al. A meta-analysis of executive dysfunction and antidepressant treatment response in late-life depression. Am J Geriatr Psychiatry. 2016;24(1):31-41. doi:10.1016/j.jagp.2015.05.010.
9. Diniz BS, Butters MA, Albert SM, Dew MA, Reynolds CF. 3rd. LLD and risk of vascular dementia and Alzheimer's disease: systematic review and meta-analysis of community-based cohort studies. Br J Psychiatry. 2013;202(5):329-35. [PubMed: 23637108].
10. Ismail Z, Malick A, Smith EE, et al. Depression versus dementia: is this construct still relevant? Neurodegener Dis Manag. 2014;4:119-26.
11. Ismail Z, Pollock BG. General principles of pharmacologic therapy. In: Tasman A, Kay J, Lieberman JA, First MB, Maj M, editors. Psychiatry. 3rd ed Chichester (UK): John Wiley; 2008. p. 2097-111.
12. Topiwala A, Chouliaras L, Ebmeier KP. Prescribing selective serotonin reuptake inhibitors in older age. Maturitas. 2014;77:118-23.
13. De Picker L, Van Den Eede F, Dumont G, et al. Antidepressants and the risk of hyponatremia: a class-by-class review of literature. Psychosomatics. 2014;55:536-47.
14. Coupland C, Dhiman P, Morriss R, et al. Antidepressant use and risk of adverse outcomes in older people: population based cohort study. BMJ. 2011;343:d4551.
15. Cooke MJ, Waring WS. Citalopram and cardiac toxicity. Eur J Clin Pharmacol. 2013;69:755-60.
16. Nelson JC, Delucchi K, Schneider LS. Efficacy of second generation antidepressants in late-life depression: a meta-analysis of the evidence. Am J Geriatr Psychiatry. 2008;16:558-67.
17. Canadian Coalition for Seniors' Mental Health. National guidelines for seniors' mental health - the assessment and treatment of depression [Internet]. 2006. Available from: http://www.ccsmh.ca/en/guidelinesUsers.cfm.
18. Mulsant BH, Blumberger DM, Ismail Z, et al. A systematic approach to pharmacotherapy for geriatric major depression. Clin Geriatr Med. 2014;30:517-34.
19. Roose SP, Sackeim HA, Krishnan KR, et al. Antidepressant pharmacotherapy in the treatment of depression in the very old: a randomized, placebo-controlled trial. Am J Psychiatry. 2004;161:2050-9.
20. Seitz DP, Gill SS, Conn DK. Citalopram versus other antidepressants for late-life depression: a systematic review and meta-analysis. Int J Geriatr Psychiatry. 2010;25:1296-305.
21. Alexopoulos GS, et al. Functional connectivity in the cognitive control network and the default mode network in late-life depression. J Affect Disord. 2012;139:56-65. [PubMed: 22425432].
22. Mukai Y, Tampi RR. Treatment of depression in the elderly: a review of the recent literature on the efficacy of single-versus dual-action antidepressants. Clin Ther. 2009;31:945-61.
23. Kok RM, Nolen WA, Heeren TJ. Efficacy of treatment in older depressed patients: a systematic review and meta-analysis of double-blind randomized controlled trials with antidepressants. J Affect Disord. 2012;141:103-15.
24. Tedeschini E, Levkovitz Y, Iovieno N, et al. Efficacy of antidepressants for late-life depression: a meta-analysis and meta-regression of placebo-controlled randomized trials. J Clin Psychiatry. 2011;72:1660-8.
25. Thorlund K, Druyts E, Wu P, et al. Comparative efficacy and safety of selective serotonin reuptake inhibitors and serotonin-norepinephrine reuptake inhibitors in older adults: a network meta-analysis. J Am Geriatr Soc. 2015;63:1002-9.
26. Nelson JC, Delucchi KL, Schneider LS. Moderators of outcome in late-life depression: a patient-level meta-analysis. Am J Psychiatry. 2013;170:651-9.
27. Kok RM, Heeren TJ, Nolen WA. Continuing treatment of depression in the elderly: a systematic review and meta-analysis of double-blinded randomized controlled trials with antidepressants. Am J Geriatr Psychiatry. 2011;19:249-55.
28. Cooper C, Katona C, Lyketsos K, et al. A systematic review of treatments for refractory depression in older people. Am J Psychiatry. 2013;168:681-8.
29. Katona C, Hansen T, Olsen CK. A randomized, double-blind, placebo-controlled, duloxetine-referenced, fixed-dose study comparing the efficacy and safety in elderly patients with major depressive disorder. Int Clin Psychopharmacol. 2012;27:215-23.
30. Heun R, Ahokas A, Boyer P, et al. The efficacy of agomelatine in elderly patients with recurrent major depressive disorder: a placebo-controlled study. J Clin Psychiatry. 2013;74:587-94.
31. Unutzer J, Katon W, Callahan CM, et al. Collaborative care management of late-life depression in the primary care setting: a randomized controlled trial. JAMA. 2002;288:2836-45.
32. Unutzer J, Katon W, Williams JW Jr, et al. Improving primary care for depression in late life: the design of a multicenter randomized trial. Med Care. 2001;39:785-99.
33. Mulsant BH, Alexopoulos GS, Reynolds CF III, et al. Pharmacological treatment of depression in older primary care patients: the PROSPECT algorithm. Int J Geriatr Psychiatry. 2001;16(6):585-92.
34. Alexopoulos GS, Katz IR, Bruce ML, et al. Remission in depressed geriatric primary care patients: a report from the PROSPECT study. Am J Psychiatry. 2005;162:718-24.

35. Kok RM, Nolen WA, Heeren TJ. Outcome of late-life depression after 3 years of sequential treatment. Acta Psychiatr Scand. 2009;119:274-81.
36. Alexopoulos GS, Young RC, Meyers BS. Geriatric depression: age of onset and dementia. Biol Psychiatry. 1993;34(3):141-5.
37. Steffens DC, McQuoid DR, Krishnan KRR. The Duke Somatic Treatment Algorithm for Geriatric Depression (STAGED) Approach. Psychopharmacol Bull. 2002;36(2):58-68.
38. Ribeiz SR, Ávila R, Martins CB, et al. Validation of a treatment algorithm for major depression in an older Brazilian sample. Int J Geriatr Psychiatry. 2012;28(6):647-53.
39. Meyers BS, et al. Effects of nortriptyline on memory self-assessment and performance in recovered elderly depressives. Psychopharmacol Bull. 1991;27:295-9. [PubMed: 1775602].
40. Devanand DP, et al. Sertraline treatment of elderly patients with depression and cognitive impairment. Int J Geriatr Psychiatry. 2003;18:123-30. [PubMed: 12571820].
41. Culang ME, et al. Change in cognitive functioning following acute antidepressant treatment in late-life depression. Am J Geriatr Psychiatry. 2009;17:881-8. [PubMed: 19916207].
42. Whyte EM, Basinski J, Farhi P, Dew MA, Begley A, Mulsant BH, et al. Geriatric depression treatment in nonresponders to selective serotonin reuptake inhibitors. J Clin Psychiatry. 2004;65(12):1634-41. [PubMed: 15641868].
43. Mazeh D, Shahal B, Aviv A, Zemishlani H, Barak Y. A randomized single-blind comparison of venlafaxine with paroxetine in elderly patients suffering from resistant depression. Int Clin Psychopharmacol. 2007;22:371-5.
44. Raskin J, Wiltse CG, Siegal A, et al. Efficacy of duloxetine on cognition, depression, and pain in elderly patients with major depressive disorder: an 8-week, double-blind, placebo-controlled trial. Am J Psychiatry. 2007;164(6):900-9. [PubMed: 17541049].
45. Robinson M, Oakes TM, Raskin J, et al. Acute and long-term treatment of late-life major depressive disorder: duloxetine versus placebo. Am J Geriatr Psychiatry. 2014;22(1):34-45. [PubMed: 24314888].
46. Schueler YB, Koesters M, Wieseler B, et al. A systematic review of duloxetine and venlafaxine in major depression, including unpublished data. Acta Psychiatr Scand. 2011;123(4):247-65. [PubMed: 20831742].
47. Cipriani A, Koesters M, Furukawa TA, et al. Duloxetine versus other anti-depressive agents for depression. Cochrane Database Syst Rev. 2012;10:CD006533. [PubMed: 23076926].
48. Mork A, et al. Pharmacological effects of a novel multimodal compound for the treatment of major depressive disorder. J Pharmacol Exp Ther. 2012;340:666-75. [PubMed: 22171087].
49. Butters MA, et al. Changes in cognitive functioning following treatment of late-life depression. Am J Psychiatry. 2000;157:1949-54. [PubMed: 11097959].
50. Nebes RD, et al. Persistence of cognitive impairment in geriatric patients following antidepressant treatment: a randomized, double-blind clinical trial with nortriptyline and paroxetine. J Psychiatr Res. 2003;37:99-108. [PubMed: 12842163].
51. Aizenstein HJ, et al. Altered functioning of the executive control circuit in late-life depression: episodic and persistent phenomena. Am J Geriatr Psychiatry. 2008;.
52. Rosenberg PB, et al. Sertraline for the treatment of depression in Alzheimer disease. Am J Geriatr Psychiatry. 2010;18:136-45. [PubMed: 20087081].
53. Banerjee S, et al. Sertraline or mirtazapine for depression in dementia (HTA-SADD): a randomised, multicentre, double-blind, placebo-controlled trial. Lancet. 2011;378:403-11. [PubMed: 21764118].
54. Gartlehner G, Hansen RA, Morgan LC, et al. Comparative benefits and harms of second generation antidepressants for treating major depressive disorder: an updated meta-analysis. Ann Intern Med. 2011;155:772-85. [PubMed: 22147715].
55. Zimmerman M, Posternak M, Friedman M, et al. Which factors influence psychiatrists' selection of antidepressants? Am J Psychiatry. 2004;161(7):1285-9. [PubMed: 15229063].
56. Schiff GD, Galanter WL, Duhig J, Lodolce AE, Koronkowski MJ, Lambert BL. Principles of conservative prescribing. Arch Intern Med. 2011;171(16):1433-40. [PubMed: 21670331].

LÍTIO E OUTROS ESTABILIZADORES DE HUMOR

35

Sivan Mauer / Marcus Kiiti Borges

O termo estabilizador de humor foi usado pela primeira vez nos anos 1950 para a combinação da Dextroanfetamina (estimulante) e Fenobarbital (sedativo barbitúrico). É importante entender que a droga não foi desenvolvida para tratar episódios maníacos ou depressivos, como usada hoje, pois até os anos 1980 a única medicação aprovada pela FDA para o tratamento da doença maníaco-depressiva era o Carbonato de lítio. Quando, na década de 1980, a Carbamazepina começou a ser usada para o tratamento do transtorno afetivo bipolar (TAB) e o Valproato de sódio, nos anos 1990, recebeu aprovação pela FDA para tratamento de mania, o fabricante dessa medicação optou pelo antigo termo "estabilizador de humor"[1,2]. Desde então, múltiplos "antipsicóticos" têm recebido aprovação da FDA para tratamento de quadros de mania e/ou para manutenção do tratamento do TAB, levando a uma certa confusão de que os "antipsicoticos" seriam também "estabilizadores de humor"[3].

O termo estabilizador de humor, mesmo sendo usado há quase 30 anos, é ainda pouco compreendido. Uma das causas da pouca compreensão seria que até cerca de 20 anos atrás apenas uma medicação, o Carbonato de lítio, era inserido nessa classe. Hoje, algumas medicações parecem ser eficazes no tratamento do TAB, mas todas elas seriam estabilizadores de humor?

É importante deixar claro que a FDA não aprova nenhuma medicação como estabilizador de humor, pois o termo até hoje não é reconhecido. A primeira tentativa de definir o conceito de estabilizadores de humor foi na primeira edição do tratado de doença maníaco-depressiva de Goodwin e Jamison, em 1990[4]. Nesse tratado se demonstraram as diversas faces da eficácia do Lítio, que não parecia apenas tratar quadros de mania, mas trazia alguns estudos que comprovavam eficácia também para o tratamento de quadros agudos de depressão, além de outros estudos mostrando benefícios na profilaxia. O tratado também diferencia os neurolépticos típicos e os antidepressivos em relação aos efeitos do Lítio. Os neurolépticos tratam casos agudos de mania e, em alguns casos, tratam quadros de depressão. A grande diferença entre esses agentes e o Lítio é que este trata quadros de mania com menor ocorrência e quadros de depressão pós-mania. Os antidepressivos tratam quadros de depressão aguda, mas diversos estudos demonstram que podem provocar também quadros de mania e ainda podem piorar os quadros de TAB a longo prazo. Nenhuma dessas classes demonstrou, efetivamente, a profilaxia de quadros de depressão ou mania a longo prazo[5].

O termo estabilizador de humor inclui a conotação dos conceitos de combate às fases de depressão e às fases de mania não só agudamente, mas também fazendo a profilaxia de novos episódios. A discussão desse conceito aflorou novamente nos últimos anos com o aparecimento de novos agentes.

Para Ghaemi, em seu livro *Mood disorders*, sem tradução para o português, existem ao menos quatro definições para o termo: a estrita, a liberal, a conservativa e a simples[6]. O conceito estrito se refere às drogas que têm eficácia em mania aguda, depressão aguda e profilaxia de quadros de mania e depressão. Nesses casos, apenas o Lítio se enquadraria. O conceito liberal se refere à eficácia nos quadros de mania sem indução de depressão. Todos os neurolépticos atípicos ou de segunda geração preencheriam esse critério. O conceito conservativo se refere a ter eficácia antimaníaca e antidepressiva e, necessariamente, ter efeito profilático. Nesse conceito, até hoje, apenas quatro drogas preenchem os critérios: Lítio, Carbamazepina, Valproato de sódio e Lamotrigina. O último conceito chama-se simples, pois se baseia em eficácia na profilaxia, sem levar em conta a eficácia aguda. Lítio e Lamotrigina preenchem critérios baseados em estudos randomizados[7,8]. Valproato e Carbamazepina podem vir a preencher esses critérios em análises secundárias de estudos duplo-cegos e randomizados e análises primárias de estudos randomizados abertos[6]. Neste capítulo serão abordados os quatro estilizadores que se enquadram nesses últimos critérios: Lítio, Valproato, Carbamazepina e Lamotrigina, levando em consideração as características especiais dos idosos.

Algumas questões específicas devem sempre ser consideradas em relação aos idosos, como alteração da farmacocinética, farmacodinâmica e porosidade da barreira hematoencefálica. Em relação à farmacocinética, é importante ressaltar que nos idosos podem ocorrer alterações em absorção, metabolismo, excreção e distribuição das drogas. A absorção pode apresentar diferenças, como diminuição da acidez gástrica, aumento do tempo do esvaziamento gástrico e redução da motilidade intestinal, resultando, diversas vezes, em um atraso no início do efeito terapêutico das drogas. Com relação ao metabolismo, existe uma redução da massa hepática e da vascularização hepática. Na excreção, existem diversas alterações renais do ponto de vista anatômico, além de perda de massa e vascularização renal. Essas alterações acabam resultando na diminuição da filtração glomerular, o que pode vir a causar a acumulação de certas drogas[9]. O envelhecimento está usualmente acompanhado do aumento da gordura corporal, resultando no aumento da meia-vida da maioria das medicações psicotrópicas. Além disso, existe uma diminuição da água total corpórea ocasionando, por exemplo, a concentração de Lítio. Com relação à farmacodinâmica, as questões mais relevantes seriam a diminuição do *turnover* de dopamina, aumentando o risco do desenvolvimento de parkinsonismo e a diminuição da recaptação de serotonina com a idade[9].

A barreira hematoencefálica é a interface entre o cérebro e outros tecidos. Essa barreira é um tecido complexo heterogêneo e dinâmico. O envelhecimento é peça central no aumento da permeabilidade da barreira hematoencefálica, o que pode levar ao aumento de efeitos colaterais nessa população[10].

LÍTIO

O Lítio é um elemento natural encontrado em pequenas quantidades em plantas e animais. É o elemento principal da pedra petalita, descoberta em 1800 pelo químico brasileiro José Bonifácio de Andrada e Silva. Estudos observacionais mostram que o Lítio em água potável aumenta a longevidade humana. As doses de Lítio para o tratamento de doenças psiquiátricas são mais de cem vezes maiores que ingestão diária[11]. Antes do uso em Psiquiatria, o Lítio foi usado no tratamento de gota, cálculo urinário, diabetes e reumatismo. A história moderna do uso de Lítio começa em 1949, quando John Cade observou efeitos em pacientes maníacos[12]. Do período de 1954 até 1970, vários estudos confirmaram o efeito do Lítio em relação aos episódios agudos de mania e na profilaxia de novos episódios da doença maníaco-depressiva.

Em 1970, o uso do Lítio foi aprovado pela FDA para a prescrição para quadros de mania[13]. O Lítio em sua farmacocinética não se liga a nenhuma proteína e é absorvido no sistema gastrointestinal e eliminado quase exclusivamente pelos rins. Os níveis terapêuticos variam de acordo com a idade e com a associação de outras medicações, como anti-inflamatórios não esteroides e diuréticos conversores da angiotensina. Preconiza-se que pacientes acima dos 50 anos devam ficar com seus níveis séricos entre 0,4 e 0,7 mmol/L[14]. A comida não altera a absorção do Lítio e normalmente se aconselha que seja usado após as refeições, para evitar irritação gastrointestinal. A meia-vida normalmente é de 24 h, mas como a excreção é exclusivamente feita pelos rins, a função renal é central para determinar sua meia-vida. Como a função renal diminui com a idade, consequentemente a meia-vida do Lítio aumenta com ela.

Tratamento dos quadros de mania e quadros mistos com lítio

A eficácia do Lítio em quadros de mania aguda tem a história mais longa de qualquer medicação. Desde o primeiro relato em 1949, por John Cade[12], muitos estudos foram publicados comprovando o efeito do Lítio em relação à mania aguda. O Carbonato de lítio acabou se tornado o padrão-ouro no tratamento da afecção, passando a ser a droga a ser comparada. Com isso, todas as "novas" drogas, como Valproato de sódio, Carbamazepina, entre outras, seriam comparadas à eficácia do Lítio. Um exemplo disso é um estudo feito com o Valproato de sódio comparando os efeitos dessa droga com Lítio[15]. Em outro estudo comparativo de 2011, que usou dados de estudos com mais de 100 sujeitos, randomizados, duplo-cego e controlados para mania aguda, observou-se que o Lítio apresenta resposta em relação à mania quase sem o efeito sedativo. Além disso, o estudo mostrou um número necessário para tratar (NNT) de 4 para o Lítio, o que representa um número bastante expressivo e o menor entre os estabilizadores do humor[16]. É importante ressaltar que quanto maior o NNT, menos pessoas terão a resposta esperada, sendo a droga perfeita a que tem um NNT igual a 1. Os estudos atuais com Lítio, em quadros de mania, normalmente usam uma redução de 50% dos sintomas em escalas, como a Young Mania Rating Scale (YMRS). Além disso, valores menores a 12 nessa escala são considerados remissão.

Lítio continua a ser a droga de primeira linha para o tratamento de episódios de mania, recomendada pela grande maioria das *guidelines* internacionais. O Lítio, normalmente na forma de carbonato, pode ser usado em casos agudos associado aos antipsicóticos, por um curto prazo. Com relação à população geriátrica, existe uma falta de estudos randomizados comparados ao placebo. Uma recente revisão sistemática de 2017 avaliou os estudos que relacionavam o uso de Lítio e quadros de mania. Os critérios de inclusão foram os seguintes: pacientes de ambos os sexos acima de 50 anos, com diagnóstico de TAB e estudos que avaliassem a eficácia e a segurança do uso no tratamento e na prevenção de quadros de mania. Os estudos deveriam ter ao menos 10 sujeitos. Esses estudos compararam Lítio com outros estabilizadores de humor ou com placebo e avaliaram a tolerabilidade da droga por meio da frequência de descontinuidade. Foram excluídos estudos em que o Lítio não estava sendo utilizado para o tratamento de TAB e de episódios maníacos. Além disso, o Lítio também foi comparado a outras drogas que não fossem os estabilizadores do humor, como antipsicóticos típicos ou atípicos. Assim, 15 estudos foram incluídos, e sete deles avaliaram a eficácia e a tolerabilidade do uso do Lítio no tratamento em idosos; três estudos avaliaram apenas eficácia e cinco avaliaram tolerabilidade. As conclusões dessa revisão são de que o Lítio é bem tolerado e efetivo nesse subgrupo de pacientes e pode ser considerado como droga de primeira linha no tratamento de episódios maníacos. Além disso, parece ser mais efetivo em doses mais baixas e seu nível sérico deve ser controlado com mais rigor[17].

Tratamento dos quadros de depressão bipolar

O tratamento da depressão bipolar é considerado complexo, pois a maioria dos pacientes acaba apresentando episódios mistos, em que o principal sintoma de mania, a agitação psicomotora, está presente, sobretudo o aceleramento da velocidade do pensamento e agitação motora[18]. Este seria um dos motivos pelos quais, muitas vezes, apenas o Lítio não seria suficiente para o tratamento. Existe um número limitado de estudos randomizados comparados ao placebo, e os que existem, em sua grande maioria, têm sua metodologia questionável[19]. Em um estudo de 2014, com pacientes bipolares tipos I e II em fases depressivas, que foram tratados abertamente com Lítio, constatou-se uma remissão, depois de seis semanas, de 62%[20].

Tratamento de manutenção com lítio ou profilaxia de novos episódios

A prevenção de novos episódios, ou ao menos a diminuição da frequência e severidade em uma doença com o curso recidivo e cíclico, como o TAB, é de extrema importância para a qualidade de vida dos pacientes e seus familiares. Antes de passarmos para as evidências existentes com relação ao uso de Lítio para a manutenção ou a profilaxia de novos episódios é importante entendermos o conceito de recaída na doença. Muitos autores consideram recorrência apenas os episódios que ocorram após seis meses ou mais depois da estabilização do episódio agudo[3]. O grande objetivo a longo prazo é evitar novos episódios, sejam eles depressivos, maníacos ou, na maioria das vezes, misto. Com isso, tentativas de suicídio serão prevenidas, além da melhora das funções sociais e ocupacionais. Entretanto, sabe-se que completa remissão pode não ser possível para alguns pacientes, pois a grande maioria apresenta um dos três principais tipos de temperamento, que são sintomas subclínicos interepisódicos (distimia, hipertimia ou ciclotimia)[21]. A fase de manutenção inicia-se, a princípio, na fase aguda com o começo do uso de estabilizadores de humor e não apenas usando-se medicações de uso agudo, como em alguns casos os antidepressivos e muitas vezes antipsicóticos. As principais drogas usadas na fase de manutenção são os estabilizadores de humor.

Após as evidências demonstradas por Cade, de que o Lítio poderia ter um papel importante no tratamento dos episódios agudos, o psiquiatra dinamarquês Mogens Schou, em 1967, administrou pela primeira vez o Lítio para pacientes com TAB por longo prazo e acabou notando que esses pacientes apresentavam menos recorrência de episódios de mania e depressão. O primeiro estudo com Lítio que o comparou ao placebo para demonstrar sua eficácia foi chamado de estudo de descontinuação, em que todos os sujeitos estavam usando Lítio antes de iniciar o estudo. Um grande número de pacientes recaiu logo após começarem a usar placebo em vez de Lítio[22].

Numa revisão sistemática, em estudos usando métodos nos quais pacientes eram pré-selecionados (161 sujeitos), o Lítio teve um tamanho de efeito muito grande (RC = 22,0, 95% IC 1,0 a 68,7). Já em estudos nos quais pacientes não são pré-selecionados, o tamanho do efeito foi menor, porém muito mais preciso pelo tamanho da amostra de 495 pacientes (RC 1,9, 95% IC 1,2 a 2,8)[3]. O estudo BALANCE de 2010 randomizou abertamente 330 pacientes acima dos 16 anos. Pacientes fizeram uso de Lítio em monoterapia, Valproato de sódio em monoterapia e em uso combinado entre os dois. O índice de recaída foi muito parecido entre o grupo combinado e o grupo em uso de Lítio em monoterapia. O maior índice de recaída ocorreu no grupo que usava Valproato de sódio em monoterapia[23]. Uma recente revisão sistemática de estudos observacionais comparou Lítio a outros estabilizadores de humor, concluindo uma substancial superioridade do Lítio, agregando dados da "vida real" aos dados provenientes dos estudos randomizados existentes[24].

Além disso, pacientes em uso de Lítio têm necessidade menor de usar várias medicações ou polifarmácia. Um estudo com 4.035 sujeitos diagnosticados com TAB analisou o padrão de prescrição das principais classes de psicofármacos. O tamanho do efeito para pacientes usuários de Lítio, usando menos de quatro drogas, foi muito menor quando comparados aos pacientes em uso de outros estabilizadores de humor (Cohen d = 0,03 para usuários de Lítio e 0,11 para pacientes usuários de Valproato)[25].

Outras indicações

As evidências do uso de Lítio para prevenção de demência vêm aumentando significativamente. O último estudo naturalista concluiu que pacientes expostos a mais 15 μg/L de Lítio tiveram o seu risco para desenvolvimento de demência diminuído (RR: 0,83 95% IC 0,81 a 0,85)[26]. Uma revisão sistemática identificou cinco entre sete estudos que apresentaram uma associação positiva entre doses usuais de Lítio e diminuição dos índices de demência; além disso, todos os quatro pequenos estudos randomizados do uso de Lítio para demência apresentaram uma associação clínica ou biológica benéfica[27].

Além do uso em relação à demência, o Lítio tem apresentado evidências robustas na prevenção do suicídio, mesmo em doses baixas e em pacientes que não apresentam transtornos do humor. Uma metanálise de 2017 apresentou dados de estudos randomizados, em que o Lítio foi superior ao placebo na diminuição dos pensamentos suicidas; a maioria dos estudos tinha como desfecho sintomas de humor[28]. Outra revisão sistemática analisou estudos epidemiológicos relacionando Lítio nas fontes de água e índices de suicídio, concluindo uma redução nos números de suicídio em áreas nas quais as fontes continham Lítio[27].

Efeitos colaterais

O uso do Lítio pode apresentar efeitos colaterais leves, graves e mesmo causar toxicidade. Entre os efeitos colaterais leves, os mais comuns são sedação, boca seca, tremor de mãos, poliúria e polidipsia, náusea, diarreia e acne. Poliúria e polidipsia, quando severas, podem representar um quadro de *diabetes insipidus*. A maioria desses efeitos colaterais é tratável. Sedação pode ser aliviada usando a apresentação de liberação lenta. Poliúria e polidipsia podem ser contornadas usando diurético tiazídicos, como Hidroclorotiazida 50 mg. Como esse tipo diurético aumenta o nível sérico de Lítio, os níveis séricos devem ser acompanhados com mais regularidade e, principalmente no idoso, as doses devem ser reduzidas ainda mais. Quanto ao tremor de mãos, normalmente esse efeito colateral pode ser contornado com o uso de betabloqueadores, como Propranolol, nas doses entre 20 e 120 mg. Devemos ressaltar que nos idosos deve-se ter muito cuidado com relação à hipotensão e à queda.

Os efeitos colaterais mais sérios são divididos em três categorias: alterações tiroidianas, insuficiência renal crônica e alterações cardíacas. A alteração tiroidiana pode ocorrer tanto no início do tratamento, quanto pode aparecer após anos de uso da medicação. Por isso, é importante o monitoramento dos níveis de TSH. O aumento dos níveis de TSH pode indicar a necessidade do tratamento com Levotiroxina.

Os efeitos do Lítio sobre os rins acontecem mais a longo prazo, normalmente depois de 20 anos de uso. Um estudo de 2015 analisou 630 pacientes que iniciaram o tratamento com Lítio e que tiveram ao menos 10 anos de uso da medicação. Ao final do estudo apenas 5% dessa amostra apresentou insuficiência renal severa[29]. São contraditórias as evidências de que esses pacientes com insuficiência renal severa deveriam parar com o uso do Lítio e, ainda, se essa insuficiência seria reversível com a parada da medicação. É de extrema importância o acompanhamento dos níveis de creatinina dos pacientes usuários de Lítio, ao menos duas vezes ao ano. Uma importante medida para prevenir alterações renais e diminuir a possibilidade de poliúria seria usar o Carbonato de lítio, uma vez/dia, em vez de dividir a dose. Isso também ajudaria o paciente a aderir melhor à medicação[30,31].

Com relação às alterações cardíacas, a inversão da onda T é o achado mais frequente em eletrocardiograma. Outros achados incluem disfunção do nodo sinusal, bloqueio sinoatrial, prolongamento PR e QT e taquiarritmias ventriculares. Alguns pacientes apresentaram casos mais graves, mas com uma frequência baixa, por exemplo, bloqueios cardíacos e padrões de Brugada[32]. É importante que pacientes idosos tenham monitoramento com ECG, pelo menos uma vez/ano.

Toxicidade

Níveis de 0,8 ng/dL podem ser tóxicos em idosos que usam Lítio, por isso os níveis terapêuticos nessa população devem ser mantidos em níveis menores que para os adultos. Sintomas de intoxicação por Lítio podem variar desde diarreia, náusea, desequilíbrio, fraqueza, letargia, ataxia, vômitos e até mesmo coma. Os principais fatores que podem levar pacientes, principalmente idosos, aos quadros de intoxicação por Lítio são: desidratação, doenças infecciosas, doenças renais, uso de diuréticos e anti-inflamatórios. Pacientes idosos usuários de Lítio e seus familiares devem sempre ser orientados sobre estratégias de hidratação e sobre sintomas de intoxicação.

VALPROATO DE SÓDIO

A prescrição de Valproato de sódio vem apresentando um aumento significativo, principalmente nos Estados Unidos, onde foi aprovado para o tratamento da mania em 1995 pela FDA. A sua segurança e tolerabilidade foram comprovadas como droga anticonvulsivante. O mecanismo de ação difere de outros anticonvulsivantes; a maioria dos artigos demonstram a sua ação em relação ao ácido gama-aminobutírico (GABA) e também certa ação em relação aos receptores de serotonina. É mais provável que os mecanismos de ação em relação ao tratamento do TAB venham por meio de um segundo mensageiro, como o Lítio.

As doses usuais variam de 500 a 2.000 mg/dia, com níveis séricos entre 50 a 120 ng/dL. No idoso, o ideal é iniciar de maneira lenta e gradativa. A meia-vida dessa medicação é longa, além de existirem apresentações de liberação lenta, permitindo que ela seja administrada uma vez/dia, no período da noite, ajudando, assim, na aderência do paciente.

Tratamento dos quadros de mania e quadros mistos

O primeiro estudo controlado para avaliação da eficácia do Valproato para tratamento de quadros maníacos ocorreu em 1991 e contou com 36 pacientes hospitalizados, não responsivos ao Lítio. Esse estudo foi randomizado e duplo-cego e teve duração de três semanas, do qual 53% dos pacientes tiveram redução de 50% nos sintomas maníacos[33]. Em um segundo estudo randomizado, com amostra de 179 sujeitos, duplo-cego, comparado ao placebo e ao Lítio, 69 usaram Valproato, 36 Lítio e 74 placebo. Nesse estudo, 48% dos sujeitos usando Valproato, 49% dos usuários de Lítio e 25% dos sujeitos usando placebo tiveram melhora de 50% dos sintomas de mania[34]. Um estudo comparou a resposta de pacientes com quadros maníacos a Lítio e Valproato em idoso e concluiu que ambos têm eficácias bem parecidas quando atingem seus níveis séricos[35].

Tratamento dos quadros de depressão bipolar

Dados com relação ao tratamento de episódios depressivos com valproato vêm crescendo ano a ano. Duas recentes revisões sistemáticas incluíram quatro estudos randomizados e controlados com 142 participantes, em que os estudos tiveram duração de seis a oito semanas. A primeira metanálise demonstrou uma significante diferença a favor do Valproato na redução dos sintomas depressivos (SMD 0,35 95% IC 0,69 a 0,02)[36]. A segunda metanálise identificou um RR = 2,10 p = 0,02 para resposta e RR = 1,61, p = 0,04 para remissão. A média de resposta foi de 30,9% para Valproato e 17,5% para o placebo[37]. Mesmo com dados crescentes, novos estudos randomizados e controlados com placebo e com amostras maiores são importantes para tratamento de depressão bipolar, principalmente na população idosa.

Tratamento de manutenção

Evidências em relação ao tratamento de manutenção com Valproato são escassas. O primeiro estudo de manutenção com Valproato foi feito em 2000. Esse estudo randomizado controlado com placebo e comparado ao Lítio, durante um período de 12 meses, concluiu que o Valproato foi superior ao Lítio na duração da profilaxia de novos episódios, além de apresentar menor deterioração em sintomas depressivos e na escala GAS (Global Assessment Scale). No entanto, uma recente revisão sistemática concluiu que o Valproato reduziu o risco de novos episódios em 32, mas foi 22% menos efetivo que o Lítio em cinco estudos de longo prazo[38,39].

Efeitos colaterais

Normalmente, o Valproato de sódio é bem tolerado. Os efeitos colaterais mais comuns são ganho de peso, náuseas, dificuldades cognitivas, diarreia e tremor de mãos. Geralmente, esses efeitos colaterais estão relacionados à dose. Valproato ainda pode causar queda de cabelos, que pode ser tratada com suplementação de zinco e selênio. Com relação especificamente à população idosa é importante ficar atento aos sintomas parkinsonianos causados pelo Valproato, principalmente em pacientes que usam em concomitância drogas antipsicóticas[40]. Além disso, casos de aumento de amônia sérica podem ocorrer causando encefalopatia hiperamonêmica. Outra questão importante que deve ser verificada é o aumento de amilase nos pacientes em uso de Valproato de sódio, fazendo com que estes tenham um risco maior de apresentar quadros de pancreatite. Outra questão importante que sempre se deve cuidar em pacientes em uso de Valproato é a insuficiência hepática. Por essas razões, é de extrema importância que se faça um rastreio de amilase, função hepática, nível sérico de amônia.

Uma importante interação medicamentosa, que deve se ter cuidado em pacientes idosos, é com Aspirina e outros anticoagulantes, que podem levá-los a fazer sangramentos com mais facilidade.

CARBAMAZEPINA

A Carbamazepina é usada na Psiquiatria desde o final da década de 1970 e ainda assim é uma droga subestimada, pois é pouco lembrada no tratamento do TAB. Apresenta mais evidências com relação ao seu uso na depressão bipolar e na profilaxia, quando comparada ao Valproato de sódio. No estudo STEP-BD, apenas 10% da amostra estava em uso de Carbamazepina e 25% já tinham feito uso[41]. Porém, na população idosa seu uso apresenta um obstáculo que são as interações medicamentosas. A meia-vida é curta (em torno de 6 h), fazendo com que essa medicação deva ser administrada duas vezes/dia. Ela atua mais fortemente no segundo mensageiro cAMP, diferentemente do Lítio e Valproato que atuam mais na proteína quinase c. Normalmente, utilizam-se doses entre 600 e 1.000 mg/dia, devendo nos idosos iniciar-se mais lentamente, com doses menores entre 400 e 800 mg/dia, sempre levando em consideração a resposta clínica. O nível sérico deve ficar entre 4 e 12 ng/dL. Por causa do seu processo metabólico autoindutório, é necessário aumentar sua dose em períodos entre três e seis semanas.

Tratamento dos quadros de mania e quadros mistos

Os primeiros estudos com Carbamazepina ocorreram no final dos anos 1970, onde foi usada a apresentação de liberação imediata, pois a liberação lenta apenas teve sua aprovação pela FDA em 2005. O primeiro estudo randomizado duplo-cego ocorreu em 1979, com 60 pacientes maníacos. Esses pacientes foram comparados aos pacientes tratados com Clorpromazina e ao final das três semanas os pacientes tratados com Carbamazepina tiveram redução de 40% dos sintomas maníacos, enquanto os pacientes tratados com clorpromazina atingiram apenas 20% de redução[42]. Um segundo estudo randomizado, com 105 pacientes, comparando a Carbamazepina ao Lítio, com duração de quatro semanas e duplo-cego, apresentou respostas muito próximas entre as duas drogas (62 e 59% de diminuição dos sintomas de mania)[43].

Tratamento dos quadros de depressão bipolar

Com relação ao tratamento de episódios depressivos da doença bipolar, apenas pequenos estudos foram realizados e apresentaram respostas que variaram de moderada a acentuada (65% quando estudos abertos e 44% quando estudos controlados)[44].

Um estudo aberto com 27 sujeitos tratados com Carbamazepina em monoterapia, para tratamento de depressão bipolar por 21 dias, apresentou diminuição de 73% na escala para depressão de Hamilton[45]. Esses estudos nos mostram que a Carbamazepina pode ser uma opção para o tratamento de episódios depressivos do transtorno bipolar, porém mais estudos com amostras maiores são necessários.

Tratamento de manutenção ou profilaxia de novos episódios

Evidências clínicas de 10 estudos randomizados, duplo-cegos, comparados ao Lítio sugerem que a Carbamazepina é efetiva na manutenção ou profilaxia de novos episódios no TAB. A resposta à Carbamazepina foi, no geral, similar ao Lítio[44]. Um estudo naturalista recente acompanhou 129 sujeitos com TAB tratados com Carbamazepina por dez anos e demostrou que quase 50% desses sujeitos não tiveram nenhum episódio nesse período. A dose média usada foi de 571,3 ± 212,6 mg/dia[46].

Efeitos colaterais

A Carbamazepina tem efeitos colaterais que vão desde leves até graves condições médicas. Esses efeitos colaterais são dose-dependentes. Os mais comuns são: sedação, diplopia, ataxia e náuseas, além de alteração das funções hepáticas, que, em casos raros, podem chegar à insuficiência hepática. Existem relatos de agranulocitose e síndrome de Steven-Johnson. Na população idosa é importante ficar atento à possibilidade de ocorrer hiponatremia. Uma importante vantagem da Carbamazepina é a neutralidade em relação ao ganho de peso. É importante ressaltar que deve haver um controle de hemograma, funções hepáticas, eletrólitos e nível sérico dos pacientes em uso de Carbamazepina. Não existe uma periodicidade estabelecida; entretanto, em idosos a realização de exames ao menos duas vezes/ano seria adequada.

LAMOTRIGINA

Das medicações que podem ser consideras estabilizadores de humor a Lamotrigina é a mais recente entre elas, tendo aprovação da FDA para tratamento de manutenção em pacientes com TAB tipo II, não em tipo I. Entre os novos anticonvulsivantes, esta é única droga que demonstrou eficácia para essa indicação. Todas as outras acabaram falhando.

A Lamotrigina tem múltiplos mecanismos de ação; entre eles, canais de sódio, cálcio, efeitos sobre GABA e recaptação de serotonina. Sua metabolização é hepática, tendo meia-vida de aproximadamente 25 h, o que lhe permite ser administrada uma vez/dia. O ideal é iniciar a dose com 25 mg/dia, titulando-se 25 mg a cada duas semanas (para se minimizar o risco de *rash*), até atingir entre 100 e 200 mg/dia. Para paciente em uso concomitante de Valproato de sódio deve-se usar 25 mg a cada dois dias, pelo aumento da meia-vida para 60 h, elevando-se 25 mg a cada duas semanas. Após seis semanas, o uso passa a ser diário. Não existem dados demonstrando eficácia em doses maiores para pacientes com TAB. Já a Carbamazepina diminui a meia-vida da Lamotrigina para 15 h.

Tratamento de quadros de mania e quadros mistos

Alguns estudos têm demostrado eficácia maior da Lamotrigina em relação ao placebo, mas seus dados com relação a sua eficácia em episódios maníacos ainda não estão totalmente consolidados, pois existem muitas evidências de que a Lamotrigina poderia vir a induzir ou piorar quadros de mania[47].

Em um estudo duplo-cego, 45 pacientes foram randomizados entre o uso de Lítio, Lamotrigina e Olanzapina por quatro semanas. A redução na escala de mania indicou que a Lamotrigina foi tão eficaz quanto Lítio ou Olanzapina; no entanto, esse estudo não teve uma amostra grande o suficiente para demonstrar essa equivalência. Ao menos três estudos duplo-cegos não sustentam o uso de Lamotrigina em quadros de mania[48].

Tratamento de quadros de depressão bipolar

Vários estudos têm investigado o uso de Lamotrigina em monoterapia em quadros agudos de depressão bipolar. O primeiro estudo duplo-cego randomizado foi realizado em 1999. Nesse estudo participaram 195 sujeitos apresentando depressão bipolar. Esses sujeitos foram randomizados entre três tratamentos em monoterapia: o primeiro deles consistia em 50 mg/dia de Lamotrigina, o segundo de 200 mg/dia de Lamotrigina e o terceiro de placebo. O estudo durou sete semanas. O único dos grupos que apresentou diminuição na escala para depressão de Montgomery, estatisticamente significante, foi o grupo que usava 200 mg/dia de Lamotrigina[49]. Uma metanálise de cinco estudos randomizados comparados ao placebo, com 1.072 indivíduos ao total, concluiu que pacientes com Lamotrigina tiveram resposta superior ao placebo em ambas as escalas para depressão Hamilton e Montgomery (RR = 1,27 95% IC 1,09-1,47 e RR = 1,22 95% IC 1,06-1,41)[50].

Tratamento de manutenção ou profilaxia de novos episódios

Uma análise agrupada de dois estudos, por 18 meses, englobando 638 pacientes estabilizados com diagnóstico de TAB tipo I, randomizados entre Lítio, Lamotrigina e placebo, analisou o tempo para que novos episódios ocorressem, fossem eles maníacos ou depressivos. A dose de Lamotrigina variou entre 50 e 400 mg/dia e o nível sérico de Lítio variou entre 0,8 e 1,1 mEq/L. A Lamotrigina e o Lítio foram superiores ao placebo em relação aos novos episódios, tanto de mania quanto de depressão. Pacientes usuários de Lítio tiveram, em média, 184 dias de intervalo entre os episódios e pacientes com Lamotrigina 197 dias[51]. Novos estudos sugerem que a Lamotrigina é claramente mais eficaz em prevenir episódios depressivos, mas sua eficácia em prevenir episódios maníacos é pequena.

Efeitos colaterais

A maioria dos efeitos colaterais com a Lamotrigina são raros e leves, como cefaleia, tremores, sonolência e náuseas. No entanto, 10 a 20% dos pacientes desenvolvem um *rash* cutâneo sem severidade, mas a

FDA aconselha a retirada da medicação se houver *rash* pelo risco da progressão para a síndrome de Steven-Jonhson, potencialmente fatal. Esta é rara, ocorrendo em um entre 1.000 adultos. Um dos fatores de risco para essa síndrome é a titulação rápida. Além deste, outro fator de risco é o paciente ter algum outro tipo de alergia medicamentosa, principalmente a antibióticos.

CONCLUSÃO

Os Estabilizadores de humor são uma classe medicamentosa extremamente importante para o manuseio dos transtornos do humor de um modo geral. Não apenas usados no tratamento dos transtornos bipolares, mas também nos chamados quadros de depressão maior.

No entanto o que se vê é uma diminuição da prescrição, principalmente, do lítio. O melhor conhecimento destas medicações por parte de médicos clínicos, psiquiatras e geriatras fará com que esta situação possa ser melhorada.

Referências

1. Harris M, Chandran S, Chakraborty N, Healy D. Mood-stabilizers: the archeology of the concept. Bipolar Disord. 2003;5(6):446-52.
2. Ghaemi SN. A new nomenclature for psychotropic drugs. J Clin Psychopharmacol. 2015;35(4):428-33.
3. Goodwin F, Whitham E, Ghaemi S. Maintenance treatment study designs in bipolar disorder. CNS Drugs. 2011;25(10):819-27.
4. Goodwin FK, Jamison K. Manic depressive ilness. Oxford University press. 2007;.
5. Ghaemi SN. On defining "mood stabilizer". Bipolar Disord. 2001;3(3):154-8.
6. Ghaemi N. . Mood disorders: a practical guide. 2nd ed Philadelphia: Lippicont Williams & Wilkins; 2008. p. 320.
7. Popovic D, Reinares M, Goikolea JM, Bonnin CM, Gonzalez-Pinto A, Vieta E. Polarity index of pharmacological agents used for maintenance treatment of bipolar disorder. Eur Neuropsychopharmacol. 2012;22(5):339-46.
8. Terao T, Ishida A, Kimura T, Yarita M, Hara T. Preventive effects of lamotrigine in bipolar ii versus bipolar i disorder. J Clin Psychiatry. 2017;78(8):e1000-5.
9. Varma S, Sareen H, Trivedi J. The geriatric population and psychiatric medication. Mens Sana Monogr. 2010;8(1):30-51.
10. Zeevi N, Pachter J, Mccullough LD, Wolfson L, Kuchel GA. The blood-brain barrier: geriatric relevance of a critical brain-body interface. J Am Geriatr Soc. 2010;58(9):1749-57.
11. Mauer S, Vergne D, Ghaemi N. Standard and trace-dose lithium: a systematic review of dementia prevention and other behavioral benefits. Aust New Zeal J Psychiatry. 2014;48(9):809-18.
12. Cade JF. Lithium salts in the treatment of psychotic excitement. Med J Aust. 1949;36:349-52.
13. Bauer M, Gitlin M. Lithium and its history. In: The essential guide to lithium treatment [Internet]. Cham: Springer International Publishing. 2016;25-31. Available from: https://doi.org/10.1007/978-3-319-31214-9_3.
14. Wijeratne C, Draper B. Reformulation of current recommendations for target serum lithium concentration according to clinical indication, age and physical comorbidity. Aust N Z J Psychiatry. 2011;45(12):1026-32.
15. Bowden CL, Brugger AM, Swann AC, Calabrese JR, Janicak PG, Petty F, et al. Efficacy of Divalproex vs Lithium and Placebo in the treatment of mania. JAMA. 1994;271(12):918-24.
16. Srivastava S, Ketter TA. Clinical relevance of treatments for acute bipolar disorder: balancing therapeutic and adverse effects. Clin Ther. 2011;33(12). B40-48.
17. De Fazio P, Gaetano R, Caroleo M, Pavia M, De Sarro G, Fagiolini A, et al. Lithium in late-life mania: a systematic review. Neuropsychiatr Dis Treat. 2017;13:755.
18. Koukopoulos A, Sani G, Koukopoulos AE, Manfredi G, Pacchiarotti I, Girardi P. Melancholia agitata and mixed depression. Acta Psychiatr Scand. 2007;115(suppl. 433):50-7.
19. Grunze H, Vieta E, Goodwin GM, Bowden C, Licht RW, Möller H-J, et al. The World Federation of Societies of Biological Psychiatry (WFSBP) Guidelines for the Biological Treatment of Bipolar Disorders: Update 2012 on the long-term treatment of bipolar disorder. World J Biol Psychiatry. 2013;14(3):154-219.
20. Machado-Vieira R, Zanetti MV, de Sousa RT, Soeiro-De-Souza MG, Moreno RA, Busatto GF, et al. Lithium efficacy in bipolar depression with flexible dosing: A six-week, open-label, proof-of-concept study. Exp Ther Med. 2014;8(4):120508.
21. Rihmer Z, Akiskal KK, Rihmer A, Akiskal HS. Current research on affective temperaments. Curr Opin Psychiatry [Internet]. 2010;23(1):12-8. Available from: http://www.ncbi.nlm.nih.gov/pubmed/19809321.
22. Baastrup PC, Poulsen JC, Schou M, Thomsen K, Amdisen A. Prophylactic lithium: double blind discontinuation in manic-depressive and recurrent-depressive disorders. Lancet. 1970;296(7668):326-30.
23. The BALANCE investigators. Lithium plus valproate combination therapy versus monotherapy for relapse prevention in bipolar I disorder (BALANCE): a randomised open-label trial. Lancet. 2010;375(9712):385-95.
24. Kessing LV, Bauer M, Nolen WA, Severus E, Goodwin GM, Geddes J. Effectiveness of maintenance therapy of lithium vs other mood stabilizers in monotherapy and in combinations: a systematic review of evidence from observational studies. Bipolar Disord. 2018;. doi: 10.1111/bdi.12623.
25. Goldberg JF, Brooks JO, Kurita K, Hoblyn JC, Ghaemi SN, Perlis RH, et al. Depressive illness burden associated with complex polypharmacy in patients with bipolar disorder: findings from the STEP-BD. J Clin Psychiatry. 2009;70(2):155-62.
26. Kessing LV, Gerds TA, Knudsen NN, Jørgensen LF, Kristiansen SM, Voutchkova D, et al. Association of lithium in drinking water with the incidence of dementia. JAMA Psychiatry [Internet]. 2017 Oct 1;74(10):1005-10. Available from: http://archpsyc.jamanetwork.com/article.aspx?doi=10.1001/jamapsychiatry.2017.2362.

27. Mauer S, Vergne D, Ghaemi SN. Standard and trace-dose lithium: a systematic review of dementia prevention and other behavioral benefits. Aust N Z J Psychiatry. 2014;48(9.).
28. Smith KA, Cipriani A. . Lithium and suicide in mood disorders: updated meta-review of the scientific literature. 2017 May;575-86.
29. Aiff H, Attman PO, Aurell M, Bendz H, Ramsauer B, Schön S, et al. Effects of 10 to 30 years of lithium treatment on kidney function. J Psychopharmacol [Internet]. 2015;29(5):608-14. Available from: https://doi.org/10.1177/0269881115573808.
30. Carter L, Zolezzi M, Lewxzyk A. An updated review of the optimal lithium dosage regimen for renal protection. Can J Psychiatry [Internet]. 2013;58(10):595-600. Available from: https://doi.org/10.1177/070674371305801009..
31. Plenge P, Mellerup ET, Bolwig TG, Brun C, Hetmar O, Ladefoged J, et al. Lithium treatment: does the kidney prefer one daily dose instead of two? Acta Psychiatr Scand [Internet]. 1982;66(2):121-8. Available from: http://www.ncbi.nlm.nih.gov/entrez/query.fcgi?cmd=Retrieve&db=PubMed&dopt=Citation&list_uids=6814197..
32. Mehta N, Vannozzi R. Lithium-induced electrocardiographic changes: a complete review, vol. 40. New York: Clinical cardiology; 2017. p. 1363-7.
33. Pope HG, Mcelroy SL, Keck PE, Hudson JI. Valproate in the treatment of acute mania. A placebo-controlled study. Arch Gen Psychiatry. 1991;48(1):62.
34. Bowden CL, Davis J, Morris D, Swann A, Calabrese J, Lambert M, et al. Effect size of efficacy measures comparing divalproex, lithium and placebo in acute mania. Depress Anxiety. 1997;6(1):26-30.
35. Chen S, Altshuler L, Melnyk K, Erhart S. Efficacy of lithium vs. valproate in the treatment of mania in the elderly: A retrospective study. J Clin Psychiatry. 1999;60(3):181-6.
36. Smith LA, Cornelius VR, Azorin JM, Perugi G, Vieta E, Young AH, et al. Valproate for the treatment of acute bipolar depression: systematic review and meta-analysis. J Affect Disord. 2010;122(1):1-9.
37. Bond DJ, Lam RW, Yatham LN. Divalproex sodium versus placebo in the treatment of acute bipolar depression: a systematic review and meta-analysis. J Affect Disord. 2010;124:228-34.
38. Bowden CL, Calabrese JR, Mcelroy SL, Gyulai L, Wassef A, Petty F, et al. A randomized, placebo-controlled 12-month trial of divalproex and lithium in treatment of outpatients with bipolar I disorder. Arch Gen Psychiatry. 2000;57(5):481-9.
39. Baldessarini RJ, Tondo L, Vázquez GH. Pharmacological treatment of adult bipolar disorder. Mol Psychiatry. 2019 Feb;24(2):198-217. doi: 10.1038/s41380-018-0044-2. Epub 2018 Apr 20.
40. Mahmoud F, Tampi RR. Valproic acid-induced parkinsonism in the elderly: a comprehensive review of the literature. Am J Geriatr Pharmacother. 2011;9(6):405.
41. Wang PW, Ketter TA. Clinical use of carbamazepine for bipolar disorders. Expert Opin Pharmacother. 2005;6(16):2887-92.
42. Okuma T, Inanaga K, Otsuki S, Sarai K, Takahashi R, Hazama H, et al. Comparison of the antimanic efficacy of carbamazepine and chlorpromazine: a double-blind controlled study. Psychopharmacology (Berl). 1979;66(3):211-7.
43. Okuma T, Yamashita I, Takahashi R, Itoh H, Otsuki S, Watanabe S, et al. Comparison of the antimanic efficacy of carbamazepine and lithium carbonate by double-blind controlled study. Pharmacopsychiatry. 1990;23(3):143-50.
44. Nasrallah HA, Ketter TA, Kalali AH. Carbamazepine and valproate for the treatment of bipolar disorder: a review of the literature. J Affect Disord. 2006;95(1):69-78.
45. Dilsaver SC, Swann SC, Chen Y-W, Shoaib A, Joe B, Krajewski KJ, et al. Treatment of bipolar depression with carbamazepine: results of an open study. Biol Psychiatry. 1996;40(9):93537.
46. Chen C-H, Lin S-K. Carbamazepine treatment of bipolar disorder: a retrospective evaluation of naturalistic long-term outcomes. BMC Psychiatry. 2012;12:47.
47. Bhagyalakshmi Subodh N, Jayarajan D, Chand PK, Benegal V, Murthy P. Lamotrigine-induced manic switch: a report of 2 cases. Prim Care Companion CNS Disord. 2011;13(1). pii: PCC.10l01064.
48. Yatham L. Newer anticonvulsants in the treatment of bipolar disorder. J Clin Psychiatry. 2004;65:28.
49. Calabrese JR, Bowden CL, Sachs GS, Ascher JA, Monaghan E, David Rudd G. A double-blind placebo-controlled study of lamotrigine monotherapy in outpatients with bipolar I depression. J Clin Psychiatry. 1999;60(2):79-88.
50. Geddes JR, Calabrese JR, Goodwin GM. Lamotrigine for treatment of bipolar depression: independent meta-analysis and meta-regression of individual patient data from five randomised trials. Br J Psychiatry. 2009;194(1):4.
51. Goodwin G, Bowden C, Calabrese J, Grunze H. A pooled analysis of 2 placebo-controlled 18-month trials of lamotrigine and lithium maintenance in bipolar I disorder. J Clin Psychiatry. 2004;65(3):432.

ANTIPSICÓTICOS

Luis Agüera-Ortiz / Jorge López Álvarez / Laura del Nido Varo

INTRODUÇÃO

O emprego de fármacos antipsicóticos em idosos é uma realidade clínica que se mantém desde a sua introdução há mais de cinco décadas. Podem ser usados de forma eficaz, mesmo que nem sempre se disponha de uma indicação em protocolos, nos transtornos psicóticos primários, transtornos afetivos, transtornos da ansiedade, quadros confusionais e para sintomas neuropsiquiátricos do âmbito psicótico, ou nas condutas de agitação-agressividade em pacientes com transtornos neurocognitivos maiores. Intensidade, duração, frequência, tendência à cronicidade e disruptividade de determinados sintomas psiquiátricos pressupõem que o emprego de antipsicóticos seja uma alternativa mais realista e adequada em muitos pacientes do que evitar sua prescrição e/ou o emprego de terapias não farmacológicas. No entanto, apesar de extenso, seu uso em outros sintomas neuropsiquiátricos, ou na insônia, apresenta uma eficácia questionável.

Os fundamentos científicos nos quais se apoia o emprego de antipsicóticos em idosos estão limitados aos escassos ensaios clínicos sobre psicose na idade geriátrica. Os estudos não experimentais são os mais abundantes em psicogeriatria, mas acarretam risco maior de apresentar vieses que alteram os resultados obtidos quanto à eficácia e aos efeitos secundários. Este capítulo apresenta dados cujas fontes são de ambos os tipos de estudos.

A idade avançada condiciona alterações farmacocinéticas e farmacodinâmicas que provocam maior latência de resposta e de resposta clínica. Além disso, podem haver efeitos secundários com doses menores que as utilizadas em adultos.

Ainda que o uso de antipsicóticos na idade avançada possa ser eficaz e seguro, antes de sua prescrição recomenda-se a avaliação de processos orgânicos (clínicos ou iatrogênicos) potencialmente tratáveis, contemplando possíveis opções não farmacológicas e farmacológicas, que incluem fármacos inibidores de acetilcolinesterase (iAChE) na doença de Alzheimer e na demência por corpúsculos de Lewy, além de realizar avaliação personalizada do risco-benefício de sua utilização, informar adequadamente o paciente ou seus familiares e obter o consentimento, introduzindo-o no histórico clínico[1].

A escolha do tratamento antipsicótico em idosos deve priorizar a tolerabilidade e a segurança em conformidade com os dados publicados que informam sobre uma eficácia similar, exceto no caso da Clozapina.

MANEJO PRÁTICO DOS ANTIPSICÓTICOS EM PESSOAS IDOSAS

Formulações

A administração recomendável é por via oral. Existem preparações líquidas e orodispersíveis de alguns antipsicóticos para serem utilizadas caso seja necessária maior rapidez de ação e quando há dúvidas sobre a adesão ou dificuldades na deglutição. Loxapina inalada apresenta baixo risco de sedação no paciente agitado, embora sejam necessárias evidências em idosos. Existem formulações intramusculares para utilização urgente (Haloperidol, Olanzapina, Ziprasidona ou Aripiprazol, em alguns países). Haloperidol deve ser reservado aos casos extremos. Olanzapina intramuscular requer, por segurança, que sejam evitados os benzodiazepínicos intramusculares. Nas psicoses crônicas primárias (não na demência com psicose) existe a opção de medicação injetável de longa duração, mas é preciso fazer um uso cauteloso em relação às doses.

TABELA 36.1 Recomendações referentes aos tempos de tratamento[1]			
Indicação	Tempo até a alteração de doses	Tempo até a alteração de fármaco	Tempo mínimo de manutenção
Esquizofrenia	2 semanas	4-6 semanas	Pode ser indefinida
Transtorno delirante	2 semanas	2 meses	Pode ser indefinida
Mania psicótica	5 dias	10 dias	3 meses
Mania sem psicose	1 semana	2 semanas	2 meses
Depressão psicótica	1 semana	3-4 semanas	6 meses
Depressão agitada	1 semana	2-3 semanas	2 meses
Depressão com ansiedade grave	2 semanas	4 semanas	2 meses
Quadro confusional	1 dia	2 dias	1 semana
Demência	5 dias	2 semanas	3 meses

Tempos de tratamento

Os diferentes transtornos psicóticos requerem diferentes tempos de tratamento. Na Tabela 36.1 são apresentadas as recomendações da Sociedade Espanhola de Psicogeriatria[1] a esse respeito.

Descontinuação do tratamento antipsicótico

A possibilidade de uma interrupção bem-sucedida do tratamento antipsicótico varia de acordo com o transtorno psiquiátrico e as características individuais de cada paciente. Em geral, tendo em vista que o transtorno bipolar pode se agravar com a idade e que os sintomas do transtorno delirante podem se tornar crônicos, não está indicada a descontinuação do tratamento. Na esquizofrenia de início juvenil, deve-se contemplar como possibilidade real a descontinuação quando o risco de novos surtos psicóticos diminuir. Os sintomas psicóticos nas demências podem ser autolimitados, porém os mais graves tendem a se tornar crônicos[2], requerendo tratamento continuado, embora se deva tentar a descontinuação se ocorrer a remissão dos sintomas.

Ação de acordo com a atividade do receptor

A necessidade de alcançar uma atividade do receptor D2/3 de Dopamina entre 65 e 80% para obter eficácia antipsicótica sem efeitos extrapiramidais notáveis foi questionada ao se encontrar, em idosos com esquizofrenia, estabilidade clínica com uma atividade do receptor dopaminérgico de 50% e sintomas extrapiramidais a partir de 60%[3] e também resposta antipsicótica na demência com baixa atividade do receptor.

Prescrições de tratamento

Em vista da disruptividade dos sintomas psicóticos, a tendência é selecionar fármacos como Risperidona e Olanzapina, com possível eficácia desde a primeira dose. Quetiapina e Ziprasidona, que requerem uma titulação lenta de dose, são menos utilizadas nos processos psicóticos agudos. Recomenda-se uma dose única diária, mas ao iniciar pode ser necessário, por razões de tolerabilidade, dividir a dose em duas vezes. Há fatores, como comorbidade, polifarmácia ou maior variação individual em idosos, que desaconselham o uso estrito de diretrizes estritas em relação às doses iniciais e de manutenção. No entanto, as alterações farmacocinéticas e farmacodinâmicas associadas ao envelhecimento normalmente obrigam a um ajuste para baixo da dose desses fármacos, a fim de evitar a proliferação de efeitos adversos.

Na Tabela 36.2 são apresentadas recomendações de tratamento com antipsicóticos em idosos.

USO DE ANTIPSICÓTICOS NOS TRANSTORNOS PSIQUIÁTRICOS PRIMÁRIOS

Esquizofrenia

Os antipsicóticos são o tratamento principal das psicoses em qualquer idade. Para idosos, são recomendados os antipsicóticos atípicos por terem melhor perfil de efeitos adversos embora não existam evidências consistentes acerca de sua utilização para a esquizofrenia no paciente idoso. Risperidona e Paliperidona constituem tratamento de primeira linha para idosos com esquizofrenia. Aripiprazol, Quetiapina e Olanzapina constituem tratamento de segunda linha. Diante de um tratamento eficaz e bem tolerado,

TABELA 36.2 Prescrições de tratamento com antipsicóticos em idosos

Fármaco	Dose inicial	Orientações e especificações das variação das doses
Haloperidol	0,5-1 mg/dia	Até 3 mg/dia sob o risco de extrapiramidalismos Na demência: 0,5-1,5 mg/dia Na agitação intensa até 5-10 mg/dia
Tiaprida	25-50 mg/dia	25-200 mg/dia Extrapiramidalismos somente em doses altas
Zuclopentixol	2 mg	Aumentar 2 mg cada 3-4 dias até 4-10 mg/dia
Amissulprida	25-50 mg/dia	Distimia: 50 mg/dia Esquizofrenia: 50-200 mg/dia, com baixo risco de extrapiramidalismos. Máximo 800 mg/dia
Aripiprazol	2-5 mg/dia	Injetável de ação rápida: 10-15 mg/dia Demência: 5-10 mg/dia Potencializador na depressão: 5-10 mg/dia Transtorno delirante e esquizofrenia: 5-15 mg/dia
Asenapina	10 mg/dia	10-20 mg/dia
Clozapina	6,25-12,5 mg/dia	Doença de Parkinson: 50-100 mg/dia Esquizofrenia de início tardio: até 200 mg/dia Esquizofrenia de início juvenil: > 200 mg/dia
Olanzapina	2,5 mg/dia	Demência: 2,5-7,5 mg/dia Injetável de ação rápida: 10-15 mg/dia Transtorno bipolar ou esquizofrenia: habitual 2,5-15 mg/dia, dose máxima 20 mg/dia
Paliperidona	3 mg/dia	Transtornos psiquiátricos primários: 3-12 mg/dia
Quetiapina	25 mg/dia 50 mg/dia Prolong.	Quadros confusionais: 25-100 mg/dia Doença de Alzheimer: 25-100 mg/dia Transtorno de ansiedade generalizada e depressão maior: 50-300 mg/dia de Quetiapina fumarato Esquizofrenia e transtorno bipolar: até 800 mg/dia Titulação mais rápida que Quetiapina normal
Risperidona	0,5-1 mg/dia	Demência: 0,25 mg-3mg Esquizofrenia de início tardio: 2-4 mg/dia Esquizofrenia de início juvenil: doses mais altas
Ziprasidona	20 mg/dia	Dose máxima com base no prolongamento do intervalo QTc

recomenda-se sua manutenção, porém o surgimento de efeitos adversos, como as discinesias tardias causadas por antipsicóticos clássicos, podem motivar a substituição do tratamento. Os antipsicóticos atípicos apresentam um efeito redutor potencial das discinesias, existindo maiores evidências com a Risperidona. Os pacientes com esquizofrenia de início juvenil precisam de doses maiores do que na doença de início tardio, mas, ainda assim, as doses podem ser reduzidas sem complicações em mais de 80% de idosos com esquizofrenia de início juvenil[3], uma vez que até um terço desses pacientes apresenta remissão ou grande melhora dos sintomas. Deve-se tentar reduzir a dose para chegar a uma possível retirada completa do tratamento antipsicótico sem recidiva.

Os antipsicóticos clássicos podem ser acrescentados brevemente aos antipsicóticos atípicos quando ocorrerem exacerbações pontuais de um processo psicótico de base. Risperidona pode ser administrada na forma de comprimidos orais, orodispersíveis, gotas e por via intramuscular. Paliperidona tem eficácia similar à Risperidona com uma equivalência de dose de 1 mg = 1,5 mg de Paliperidona. Olanzapina é eficaz em idosos com esquizofrenia. Há comprimidos orais e orodispersíveis, as injeções intramusculares de ação rápida e de liberação prolongada de Olanzapina necessitam de evidências em idosos. Amissulprida não se diferencia de Risperidona quanto à eficácia ou à descontinuação do tratamento, e apresenta menos reinternações que outros antipsicóticos. Ziprasidona requer evidências em idosos com esquizofrenia, sugerindo sua eficácia para os sintomas afetivos que normalmente acompanham os sintomas psicóticos em idosos.

Clozapina tem indicação na esquizofrenia resistente. Ocorre resposta completa em um terço dos idosos e parcial em outro terço. A esquizofrenia de início juvenil pode requerer doses altas de Clozapina[4].

Transtorno delirante

Não existem estudos controlados para esta indicação em idosos, mas apenas estudos observacionais e séries de casos. Estima-se uma eficácia antipsicótica em um terço dos pacientes, com possível superioridade leve dos antipsicóticos atípicos sobre os típicos. Recomenda-se Risperidona ou Paliperidona como tratamento de primeira linha[1]. No caso de ideação delirante somática, deve-se considerar quais antipsicóticos apresentam menor probabilidade de induzir sintomas análogos.

Transtorno bipolar

O tratamento de escolha no caso de uma fase maníaca é um antipsicótico em monoterapia ou em combinação com estabilizadores do humor. Se houver risco de alteração, os antipsicóticos típicos devem ser limitados aos episódios de agitação franca. Faltam recomendações específicas de tratamento em idosos, mas estima-se que a eficácia seja similar à da população adulta; no entanto, isso obriga à desistência da monoterapia. De fato, a politerapia é a regra e não a exceção, mas faltam estudos com muitas evidências sobre as combinações de psicofármacos mais seguros, o que pode aumentar o risco real das combinações habituais e aparentemente seguras, como Ácido valproico e Quetiapina, por existir apenas publicação de casos isolados.

Asenapina, um antipsicótico de comercialização recente, apresentou taxas de resposta do 81,8% com a dose de 20 mg/dia e taxa de remissão entre 56 e 63%[5]. Quetiapina é eficaz e bem tolerada para essa indicação, apresentando o maior tempo de persistência com o tratamento dos antipsicóticos estudados. Clozapina pode ser empregada nos casos resistentes[4].

Depressões unipolares

A utilização de antipsicóticos é recomendada para idosos com depressão psicótica ou resistente, ou na depressão com agitação ou ansiedade importante. Na depressão psicótica, a primeira opção é a combinação de antidepressivos com antipsicóticos atípicos. Na presença de risco elevado de autoagressão ou a terceiros, ou de negativa absoluta à ingestão da dose, deve-se priorizar a eletroconvulsoterapia (ECT).

A depressão resistente afeta um terço dos pacientes idosos. A potencialização do tratamento antidepressivo com fármacos antipsicóticos atípicos está aumentando diante dos efeitos adversos graves de outros potencializadores. Existe risco de interação farmacológica entre os antipsicóticos e Fluoxetina e Paroxetina, mas esses antidepressivos são pouco utilizados na idade avançada. Existe um risco teórico de que a combinação de antidepressivos, como Citalopram ou Escitalopram, com Ziprasidona ou Amissulprida, prolongue o intervalo QTc, mas, na prática, não foram encontradas alterações relevantes[6].

Há poucas evidências sobre o uso de antipsicóticos em idosos com depressão. É provável que a eficácia diminua se houver disfunção cognitiva. Um estudo duplo-cego sobre depressão resistente favorece a potencialização com Aripiprazol *versus* placebo[7]. A Quetiapina fumarato na monoterapia em idosos com transtorno depressivo maior apresenta resposta mais rápida e melhor taxa de remissão que o placebo, independentemente da presença de ansiedade, insônia ou dor.

Distimia

Têm-se sugeridos efeitos específicos de alguns antipsicóticos atípicos pelo aumento dos níveis de dopamina no encéfalo. Assim, recomenda-se o emprego coadjuvante de 50 mg de Amissulprida, se o antidepressivo falhar.

Transtornos de ansiedade

Nenhum antipsicótico é indicado para os transtornos de ansiedade, mas doses ajustadas, baixas ou moderadas, de Olanzapina são seguras e eficazes em idosos com quadros de ansiedade refratários aos benzodiazepínicos. Um ensaio clínico concluiu que o Fumarato de Quetiapina na monoterapia é melhor que o placebo em idosos com transtorno de ansiedade generalizada, mostrando resposta precoce, maiores taxas de remissão e melhora do sono[8].

Insônia

Os antipsicóticos não são indicados para o tratamento da insônia. Seu uso estendido requer evidências consistentes relativas à segurança e à eficácia.

Agitação não demencial

São necessários estudos sobre eficácia e segurança dos antipsicóticos em idosos agitados, sem demência ou quadro clínico de confusão. A abordagem farmacológica é posterior ao fracasso das medidas ambientais e da contenção verbal, e deve ser uma etapa anterior ao uso de contenção mecânica. Se o paciente aceitar o tratamento farmacológico, recomenda-se o uso de formulações orodispersíveis de Risperidona ou Olanzapina, ou de Loxapina inalada, pela rapidez de ação. Se for necessário recorrer à medicação intramuscular, não é recomendável a utilização de Haloperidol ou Ziprasidona, caso se tenha conhecimento de um prolongamento do intervalo QTc, ou a utilização de Olanzapina se o paciente recebeu benzodiazepínicos intramusculares, por causa de seu perfil de segurança pior.

TABELA 36.3 Recomendação de tratamento con antipsicóticos em idosos

Diagnóstico	Primeira opção	Outras opções
Esquizofrenia	Risperidona (1,25-3,5 mg/dia) Avaliar Paliperidona (3-12 mg/dia)	Olanzapina (2,5-15 mg/dia)/ Aripiprazol (5-15 mg/dia)/ Quetiapina (100-300 mg/dia)
Transtorno delirante	Risperidona (1,25-3,5 mg/dia) Avaliar Paliperidona (3-12 mg/dia)	Olanzapina (2,5-15 mg/dia)/ Aripiprazol (5-15 mg/dia)/ Quetiapina (100-300 mg/dia)
Mania sem sintomas psicóticos	Antipsicótico atípico e/ou antiepiléptico	Ácido valproico/Antipsicótico atípico/Lítio/ ECT
Mania com sintomas psicóticos	Antipsicótico atípico em monoterapia	Antiepiléptico + antipsicótico atípico/Lítio/ECT
Transtorno bipolar: manutenção	Antipsicótico atípico + estabilizador do humor	Mudar o antipsicótico atípico/Estabilizador do humor + antipsicótico típico/Clozapina
Depressão, não psicótica	Antidepressivo em monoterapia	Antidepressivo + ansiolítico/ Combinação de antidepressivos/ECT
Depressão psicótica	Antidepressivo + antipsicótico atípico	Mudança de antipsicótico atípico/Antidepressivo + antipsicótico clássico/ECT
Depressão resistente	Mudança ou combinação de antidepressivos	Potencializar com: Lítio/Antipsicóticos atípicos/ECT/ Metilfenidato/Lamotrigina

Adaptada de SEPG[1].
ECT: eletroconvulsoterapia.

Recomendações específicas de tratamento de acordo com a indicação

Na Tabela 36.3 estão resumidas as recomendações de tratamento antipsicótico da Sociedade Espanhola de Psicogeriatria[1].

Uso de antipsicóticos nos transtornos psiquiátricos secundários

As duas causas mais frequentes de psicose em idosos são as demências e os quadros de confusão mental. Além disso, o quadro clínico psicótico ou maniforme mais frequentemente é secundário aos processos clínicos ou aos fármacos. À constatação de que sua origem é clinicofarmacológica, a abordagem deve incluir o tratamento do processo clínico de base ou a eliminação, ou diminuição, dos fármacos que produzem os sintomas psicóticos ou maniformes. Normalmente, a cessação da causa elimina os sintomas psiquiátricos.

Demências e doença de Alzheimer

Nas demências existe grande vulnerabilidade ao desenvolvimento de sintomas psicóticos ou agitação durante todo o curso da doença. Embora os sintomas psicóticos possam ter origens distintas, na doença de Alzheimer postulou-se a existência de uma síndrome de deficiência central colinérgica que daria origem aos sintomas psiquiátricos, ou que está em concordância com a eficácia comprovada de fármacos inibidores da acetilcolinesterase (iAChE).

Não é possível predizer o surgimento, a duração, a remissão ou a recorrência dos sintomas psicóticos na demência e, de fato, os sintomas psicóticos podem se resolver espontaneamente. Por isso, é necessário o uso conservador dos tratamentos, embora seja preciso lembrar que o não tratamento dos sintomas não é uma opção. A primeira opção de tratamento são as intervenções não farmacológicas individualizadas e, se falharem, os iAChE são o tratamento farmacológico inicial. Esses fármacos são menos eficazes que os antipsicóticos somente no caso de sintomas psicóticos ou agitação muito graves. Se for necessário administrar antipsicóticos, a dose inicial deve ser baixa e a titulação lenta, tentando-se a descontinuação, após vários meses, caso tenha ocorrido remissão clínica, e reiniciando o tratamento, se houver recidiva[9].

A American Psychiatric Association (APA) recomenda limitar o uso de antipsicóticos à demência para sintomas psicóticos ou de agitação graves, perigosos ou que causem um desconforto importante[9]. Não se justifica seu uso em depressão, ansiedade ou insônia. A duração mínima do tratamento antipsicótico deve ser de quatro semanas antes de se propor sua descontinuação ou mudança para outro antipsicótico. Os antipsicóticos típicos devem ser usados apenas nos quadros confusionais sobrepostos ou na agitação grave, sendo opções seguras e eficazes o Haloperidol, o Tiaprida e o Zuclopentixo.

Entre os antipsicóticos atípicos apenas a Risperidona tem indicação para o tratamento dos sintomas psicológicos e comportamentais da demência (SPCD), sendo esta a primeira opção de tratamento. No entanto, em processos não psicóticos, como a agitação não psicótica, os antipsicóticos não são a primeira linha de tratamento farmacológico[1].

No ensaio clínico CATIE-AD, a descontinuação de Olanzapina e Risperidona foi mais tardia que a do placebo por perda de eficácia[10]. Uma metanálise concluiu que o Aripiprazol e a Risperidona, mas não a Olanzapina, têm eficácia modesta na psicose da demência[11]. Uma revisão, que inclui metanálise, ensaios clínicos e grandes estudos observacionais constatou uma eficácia significativa, mas modesta, de Aripiprazol, Risperidona e Olanzapina, mas não da Quetiapina, na psicose da demência[12].

No que se refere aos sintomas individuais, dados do estudo CATIE-AD mostraram maior eficácia dos antipsicóticos no quadro clínico delirante, agressividade e ira. Uma revisão Cochrane concluiu que a Olanzapina e a Risperidona melhoram a agressividade, mas apenas a Risperidona melhora os sintomas psicóticos[13], relegando a Olanzapina aos quadros em que predominam a agitação e a agressividade.

Na demência, a medicação antipsicótica injetável de longa duração deve ser utilizada apenas nos transtornos psicóticos primários que já recebiam esse tratamento. Existem poucos dados sobre o uso de antipsicóticos injetáveis de ação rápida nas demências, embora o Aripiprazol intramuscular seja útil na agitação aguda de diferentes tipos de demência. Não existem dados de segurança ou eficácia de Clozapina, Sertindol, Zotepina, Asenapina ou Amissulprida nas demências.

Psicose na doença de Parkinson

Os antipsicóticos típicos estão proscritos para essa doença em vista do maior risco de parkinsonismo. Risperidona deve ser evitada pelo mesmo motivo, embora possa ser útil no caso de agitação e psicose[14]. Olanzapina também é mal tolerada normalmente[14]. Apesar de se postular que o Aripiprazol possa melhorar os sintomas motores e cognitivos, nessa doença, por equilibrar os níveis de dopamina devido à sua ação agonista parcial D2, na prática o fármaco pode induzir parkinsonismo, discinesia tardia, acatisia e agravar os sintomas motores. As revisões sistemáticas concluem que a Quetiapina não é superior ao placebo na doença de Parkinson, e não existem estudos com Amissulprida, Paliperidona ou Asenapina. Um único estudo aberto, não reproduzido, postula que Ziprasidona em doses baixas pode ser eficaz e bem tolerada. Pimavanserina pode ser eficaz e bem tolerada e é indicada na psicose da doença de Parkinson nos Estados Unidos[14].

Clozapina é indicada para o tratamento da psicose da doença de Parkinson, com porcentagens de melhora de até 60% dos pacientes, podendo ser utilizada a longo prazo[14]. São recomendadas doses baixas de 50 a 100 mg/dia, porém podem ser necessárias doses mais elevadas para se obter eficácia antipsicótica.

Demência por corpúsculos de Lewy

Não existem evidências de alta qualidade para o tratamento com antipsicóticos nessa demência[14]. A hipersuscetibilidade é característica dos efeitos parkinsonizantes dos antipsicóticos. Devem ser evitados os antipsicóticos típicos e a Risperidona. Olanzapina pode ser mal tolerada até em doses mínimas, a Quetiapina não é superior ao placebo[14] e, em alguns pacientes, o Aripiprazol agrava a cognição ou a psicose. Apesar da falta de evidências, a Clozapina pode ser eficaz e segura se os iAChE falharem[14].

Quadros confusionais

Os fármacos antipsicóticos são o tratamento de primeira linha para a agitação, no contexto de um quadro confusional, mas quando a origem desse quadro confusional é a abstinência de álcool ou de benzodiazepínicos, os pacientes podem piorar caso se sejam prescritos fármacos antipsicóticos, pelo risco maior de crise epilépticas. Em outros quadros confusionais de origens distintas, os antipsicóticos são mais seguros. O tratamento preferencial é a abordagem às causas orgânicas. As diretrizes do National Institute for Health and Care Excellence (NICE) recomendam o uso de antipsicóticos somente se falhar o tratamento sintomático com o uso de medidas ambientais e, sempre e quando, o quadro clínico for muito disruptivo.

Não há evidências consistentes sobre a eficácia dos antipsicóticos típicos na redução dos sintomas psicóticos nesses processos, mas o Haloperidol é considerado a abordagem farmacológica principal. Risperidona e Olanzapina são a escolha quando são necessárias doses elevadas e pouco seguras de Haloperidol. Olanzapina é menos eficaz em indivíduos com mais de 75 anos, enquanto a Quetiapina melhora alguns casos e agrava outros. Aripiprazol tem um perfil de segurança adequado no caso de deterioração por grande comorbidade física ou elevação do intervalo QTc, mas parece ser menos efetivo no quadro confusional do subtipo hiperativo.

SEGURANÇA DOS ANTIPSICÓTICOS

O uso de antipsicóticos em idosos tanto nos transtornos psiquiátricos primários como nas demências é amplo, embora nos últimos 15 anos seu uso seja controverso pela constatação de que seu emprego induz efeitos adversos potencialmente graves. Nos tópicos a seguir são apresentados dados de importância clínica no que diz respeito ao emprego de antipsicóticos em idosos.

Mortalidade por antipsicóticos

A presença de psicose em idosos, por si só, causa aumento da mortalidade, que se torna maior com a administração de antipsicóticos[15,16], ainda que a elevação do risco seja de 1%, podendo ser um risco assumível. Há dados contraditórios em relação a qual grupo de antipsicóticos está associada maior mortalidade em idosos com transtornos psiquiátricos primários, demências ou doença de Parkinson, encontrando-se risco menor com a Quetiapina[17]. O risco de morte é maior com as doses mais altas, nos primeiros 30 dias de tratamento, no decorrer do tratamento e na presença de doença cardiovascular prévia.

É recomendável constar no histórico clínico: presença de doenças cardiovasculares, histórico familiar de *torsade de pointes*, tratamentos que prolonguem o intervalo QTc, extensão do intervalo QTc no ECG e presença de distúrbios eletrolíticos.

Eventos cardiovasculares

Há doenças como a esquizofrenia que aumentam o risco de morte súbita cardíaca. Os diferentes estudos não obtiveram resultados inequívocos sobre as diferenças de risco entre os diferentes grupos de antipsicóticos no que se refere aos eventos cardiovasculares. Os quadros graves são mais frequentes em idosos cardiopatas e no primeiro mês de tratamento.

O risco de arritmias e morte súbita é maior com o uso de antipsicóticos. O prolongamento do intervalo QTc relaciona-se às maiores doses equivalentes e não à politerapia[18]. Foram encontradas variações importantes entre os antipsicóticos com relação ao risco de *torsade de pointes*, independentemente de sua classificação como neurolépticos clássicos ou como antipsicóticos de segunda geração. No âmbito dos antipsicóticos atípicos, principalmente a Ziprasidona, mas também a Amissulprida, são os fármacos menos seguros nesse nível, ao passo que o Aripiprazol é um fármaco seguro que pode também encurtar o intervalo QTc. Em contraste com as evidências até o momento, e ao contrário do que foi publicado em protocolos, um surpreendente estudo populacional encontrou segurança cardiovascular muito boa com a Ziprasidona[19].

Existe risco maior de paradas cardíacas com as fenotiazinas. Entre os antipsicóticos típicos, o Haloperidol é o mais seguro nesse sentido.

Também há dados contraditórios em relação a qual grupo de antipsicóticos apresenta maior risco de infarto do miocárdio. Acredita-se que esse risco seja dose-dependente e maior no primeiro mês de tratamento.

Todos os antipsicóticos aumentam o risco de tromboembolismo venoso, existindo risco maior em idosos imobilizados, com fratura de quadril ou com antecedentes de tromboembolismo.

Eventos cerebrovasculares

Após mais de uma década desde o surgimento de alertas sobre o uso de antipsicóticos para a demência e a restrição de seu uso, a segurança cerebrovascular dos antipsicóticos continua a ser controversa. Nem todos os estudos clínicos sobre demência concluem que os antipsicóticos aumentem os AVEs (acidentes vasculares encefálicos). Os resultados são contraditórios em relação ao maior risco de um ou outro grupo de antipsicóticos. Se, por um lado, uma revisão Cochrane sobre doença de Alzheimer conclui que Risperidona e Olanzapina aumentam o risco de eventos cerebrovasculares[13], por outro, há estudos epidemiológicos que negam a associação entre AVEs e os antipsicóticos. Os antipsicóticos atípicos aumentam o número de AVEs "menores", mas não confirmam o maior risco de novos casos por ataques isquêmicos, se comparados aos antipsicóticos típicos[20]. Risperidona é o antipsicótico atípico com maior risco de AVEs, acima da Olanzapina, enquanto o Aripiprazol e a Quetiapina apresentam risco reduzido, não existindo dados com Amissulprida, Asenapina, Clozapina, Paliperidona ou Ziprasidona.

De acordo com a evidência científica rigorosa e a prática clínica sobre o controle dos sintomas psicóticos e de agitação na demência duas conclusões são extraídas: (1) não utilizar antipsicóticos não é correto diante de sintomas muito disruptivos, devido ao risco inerente às consequências de não tratar; e (2) o risco cerebrovascular deve ser contemplado mas não deve ser um critério de seleção de um antipsicótico[1,20].

Efeitos metabólicos

O risco metabólico entre os antipsicóticos convencionais é maior com os fenotiazínicos e, entre os antipsicóticos atípicos, com Clozapina e Olanzapina. O menor risco metabólico é apresentado por Ziprasidona e Aripiprazol.

A hiperprolactinemia causa diversos problemas, entre os quais disfunção sexual e osteoporose. É mais frequente com antipsicóticos clássicos, Risperidona e Amissulprida, podendo Aripiprazol diminuir seus níveis.

Efeitos extrapiramidais

A idade é um fator de risco para apresentação de sintomas extrapiramidais. Assim, 5% das discinesias em idosos são espontâneas. Todos os fármacos antipsicóticos elevam esse risco, apesar de se levantar a hipótese de que devido ao antagonismo do receptor de serotonina 5-HT2a em nível nigroestriatal, os antipsicóticos atípicos têm menos probabilidade de originar esses sintomas. O tratamento a longo prazo aumenta o risco de discinesias tardias, podendo-se reduzir sua incidência utilizando doses baixas e durante breves períodos de tratamento. Os antipsicóticos típicos, Risperidona e Amissulprida, apresentam maior risco de extrapiramidalismos, enquanto Aripiprazol, Quetiapina e Clozapina apresentam menor risco.

Outros aspectos clínicos a considerar

Na Tabela 36.4 são apresentados os efeitos adversos e as situações clínicas a se considerar em relação ao tratamento com antipsicóticos.

CONCLUSÃO

Os fármacos antipsicóticos são o tratamento de primeira linha de diversas situações clínicas que afetam os idosos, geralmente graves e que necessitam de intervenção médica. No entanto, seu uso nos últimos anos tem sido objeto de importante polêmica referente a seus potenciais problemas de segurança e ao possível abuso de sua prescrição em certas circunstâncias, como no ambiente doméstico. Infelizmente, a investigação sobre a eficácia e a segurança de novos fármacos nas diferentes indicações potenciais nas pessoas mais velhas é muito escassa e, portanto, é preciso otimizar o tratamento com as moléculas disponíveis, favorecendo, em geral, o uso dos antipsicóticos atípicos.

A situação descrita acarreta o risco de incentivar a inibição terapêutica ou de não usar os antipsicóticos nas condições de segurança, o que, indubitavelmente, pode ocorrer de maneira razoável, quando esses

TABELA 36.4 Efeitos adversos e as situações clínicas a se considerar em relação ao tratamento com antipsicóticos

Efeitos adversos	Situações clínicas
Bloqueio muscarínico periférico	Visão borrada, boca seca, taquicardia, constipação e retenção urinária
	Mais frequente com os antipsicóticos típicos, Olanzapina e Clozapina
Bloqueio muscarínico central	Sedação, disfunção cognitiva e quadro confusional
	Mais frequente com os antipsicóticos típicos, Olanzapina e Clozapina
Sedação	Mais frequente com antipsicóticos típicos, Clozapina, Quetiapina e Olanzapina
	Menos frequente com Aripiprazol e Ziprasidona
Hipotensão ortostática	Mais frequente com uso concomitante de anti-hipertensivos, Clozapina, Quetiapina
	Menos frequente com Aripiprazol e Ziprasidona
Quedas e fraturas	Mais frequente com doses altas, na polifarmácia e na deambulação errática
Insuficiência renal	Ajuste de doses de Paliperidona (IR leve), Amissulprida (IR moderada) ou Risperidona (IR grave)
	Evitar Ziprasidona na IR grave
Insuficiência hepática	A partir do estágio B de Child, reduzir à metade Olanzapina, Quetiapina e Risperidona
	No estágio C, vigiar todos os antipsicóticos
Pneumonia	10% anual, ocorre mais com Risperidona e Olanzapina
Crises epilépticas	Maior risco de crise, sobretudo com Clozapina e fenotiazínicos
Síndrome deficitária	Não confundir com déficit primário psicótico
Síndrome neuroléptica maligna	Menos frequente com antipsicóticos atípicos e em idosos, exceto na lesão encefálica ou doença neurológica

IR (insuficiência renal)

fármacos podem trazer um claro benefício em situações clínicas geradoras de grande deterioração no funcionamento de pacientes, especialmente frágeis, e de sua família ou em seu ambiente de cuidados. Ou seja, em oposição ao *risco de tratar*, existe também o *risco de não tratar*.

Nossa recomendação é que, quando se trata de paciente idoso com um quadro clínico que possa necessitar de utilização de fármacos antipsicóticos, depois de esgotadas as medidas não farmacológicas razoáveis, que seja feita a sua prescrição, se o uso desses medicamentos parecer boa opção para o paciente. Isto deverá ocorrer no contexto de adequada informação ao paciente, quando possível, e ao seu ambiente de cuidados, obtendo o correspondente consentimento e realizando, inevitavelmente, acompanhamento e monitoramento adequados após a prescrição. O uso desses fármacos nas condições apropriadas de segurança repercutirá, certamente, na melhora da qualidade de vida do paciente.

Referências

1. Documento de la Sociedad Española de Psicogeriatría sobre el uso de antipsicóticos en personas de idade avançada. Psicogeriatría. 2017;7(Supl 1):S1-S37.
2. Declercq T, Petrovic M, Azermai, et al. Withdrawal versus continuation of chronic antipsychotic drugs for behavioural and psychological symptoms in older people with dementia. Cochrane Database Syst Rev. 2013 Mar;28(3). CD007726.
3. Graff-Guerrero A, Rajji TK, Mulsant BH, et al. Evaluation of antipsychotic dose reduction in late-life schizophrenia: a prospective dopamine D2/3 receptor occupancy study. JAMA Psychiatry. 2015 Sep;72(9):927-34.
4. Bishara D, Taylor D. Adverse effects of clozapine in older patients: epidemiology, prevention and management. Drugs Aging. 2014 Jan;31(1):11-20. doi: 10.1007/s40266-013-0144-2.
5. Baruch Y, Tadger S, Plopski I, et al. Asenapine for elderly bipolar manic patients. J Affect Disord. 2013 Feb 15;145(1):130-2.
6. Mischoulon D, Shelton RC, Baer L, et al. Ziprasidone augmentation of escitalopram for major depressive disorder: cardiac, endocrine, metabolic, and motoric effects in a randomized, double-blind, placebo-controlled study. J Clin Psychiatry. 2017 Apr;78(4):449-55.
7. Lenze EJ, Mulsant BH, Blumberger DM, et al. Efficacy, safety, and tolerability of augmentation pharmacotherapy with aripiprazole for treatment-resistant depression in late life: a randomised, double-blind, placebo-controlled trial. Lancet. 2015 Dec 12;386(10011):2404-12. Erratum in: Lancet. 2015 Dec 12;386(10011):2394.
8. Mezhebovsky I, Mägi K, She F, et al. Double-blind, randomized study of extended release quetiapine fumarate (quetiapine XR) monotherapy in older patients with generalized anxiety disorder. Int J Geriatr Psychiatry. 2013 Jun;28(6):615-25.
9. American Psychiatric Association (APA). The American Psychiatric Association Practice Guideline on the Use of Antipsychotics to Treat Agitation and Psychosis in Patients with Dementia. Disponível em: http://www.psychiatryonline.org/guidelines. 2016.
10. Schneider LS, Tariot PN, Dagerman KS, et al. CATIE-AD Study Group. Effectiveness of atypical antipsychotic drugs in patients with Alzheimer's disease. N Engl J Med. 2006 Oct 12;355(15):1525-38.
11. Schneider LS, Dagerman K Insel PS. Efficacy and adverse effects of atypical antipsychotics for dementia: meta-analysis of randomized, placebo-controlled trials. Am J Geriatr Psychiatry. 2006 Mar;14(3):191-210.
12. Farlow MR, Shamliyan TA. Benefits and harms of atypical antipsychotics for agitation in adults with dementia. Eur Neuropsychopharmacol. 2017 Mar;27(3):217-31.
13. Ballard C Waite J. The effectiveness of atypical antipsychotics for the treatment of aggression and psychosis in Alzheimer's disease. Cochrane Database Syst Rev. 2006 Jan 25;(1). CD003476.
14. Stinton C, McKeith I, Taylor JP, et al. Pharmacological management of Lewy body dementia: a systematic review and meta-analysis. Am J Psychiatry. 2015 Aug 1;172(8):731-42.
15. US Food and Drug Administration. Public Health Advisory: Deaths with antipsychotics in elderly patients with behavioral disturbances. Silver Spring, MD: US Food and Drug Administration; 2005. Disponível em:: www.fda.gov/Drugs/DrugSafety/PublicHealthAdvisories/ucm053171.html. Acessado em: 12 out 2010.
16. Schneider LS, Dagerman KS Insel P. Risk of death with atypical antipsychotic drug treatment for dementia: meta-analysis of randomized placebo-controlled trials. JAMA. 2005 Oct 19;294(15):1934-43.
17. Huybrechts KF, Gerhard T, Crystal S, et al. Differential risk of death in older residents in nursing homes prescribed specific antipsychotic drugs: population based cohort study. BMJ. 2012 Feb 23;344.
18. Barbui C, Bighelli I, Carrà G, et al. Antipsychotic dose mediates the association between polypharmacy and corrected QT interval. PLoS One. 2016 Feb 3;11(2). e0148212.
19. Sahlberg M, Holm E, Gislason GH, et al. Association of selected antipsychotic agents with major adverse cardiovascular events and noncardiovascular mortality in elderly persons. J Am Heart Assoc. 2015 Sep 1;4(9). e001666.
20. Gill SS, Rochon PA, Herrmann N, et al. Atypical antipsychotic drugs and risk of ischaemic stroke: population based retrospective cohort study. BMJ. 2005 Feb 26;330(7489):445.

BENZODIAZEPÍNICOS E ANÁLOGOS

37

Luís Câmara Pestana / Licínia Gananço

INTRODUÇÃO

Os benzodiazepínicos constituem o grupo farmacológico mais utilizado a nível mundial para o tratamento da ansiedade e da insônia nomeadamente no doente idoso, sendo um dos medicamentos mais prescritos na atualidade. Em 1960 foi comercializado o Clordiazepóxido, primeiro benzodiazepínico, desenvolvido anos antes por Leo Sternbach. Rapidamente esses medicamentos atingiram grande aceitação e popularidade graças à sua eficácia tranquilizante e ao perfil de segurança marcadamente vantajoso em relação aos outros depressores do sistema nervoso central, como os barbitúricos. Com o passar do tempo, os benzodiazepínicos foram associados ao risco de desenvolvimento de dependência, de sintomas de privação e de outros efeitos secundários[1], pondo, em questão a sua relação risco/ benefício de utilização[2,3].

Atualmente estima-se que a prevalência do uso de benzodiazepínicos em indivíduos com idade superior a 65 anos seja de 10 a 42%[4]. Além de prevalente, o consumo de benzodiazepínicos em idosos é frequentemente crônico, especialmente em doentes do sexo feminino, de um baixo nível socioeconômico, com baixa escolaridade e com doenças mental e física[4]. Os idosos, tanto por razões farmacocinéticas quanto farmacodinâmicas, são mais sensíveis aos efeitos dos benzodiazepínicos; portanto, a sua utilização nesta faixa etária merece considerações especiais[5,6].

CARACTERÍSTICAS FARMACOLÓGICAS

Do ponto de vista *farmacodinâmico*, os benzodiazepínicos são modeladores alostéricos do receptor $GABA_A$. O ácido gama-aminobutírico (GABA) é o principal neurotransmissor inibitório do sistema nervoso central, com um papel regulador importante na redução da atividade neuronal e encontra-se presente em pelo menos 30% das sinapses. Embora se desconheça o seu exato mecanismo de ação, os efeitos dos benzodiazepínicos resultam provavelmente da ligação ao complexo do receptor $GABA_A$, que é uma estrutura molecular de cinco subunidades em volta de um canal iônico permeável ao cloro. Várias combinações de isoformas de subunidades ($\alpha, \beta, \gamma, \delta, \varepsilon, \pi, \theta$), com distribuição cerebral variável, podem constituir os receptores $GABA_A$, determinando diferentes modos de ligação do receptor, assim como diferentes ações farmacológicas. A ligação do neurotransmissor ao receptor resulta em aumento da condutância da membrana celular ao cloro, que passa para o interior da célula resultando na hiperpolarização da membrana com consequente redução da excitabilidade neuronal. Assim, os benzodiazepínicos intensificam a ação do GABA ao contrário de outros moduladores do receptor $GABA_A$, como os barbitúricos, que a prolongam e apresentam também atividade gabaérgica intrínseca em doses elevadas. Os benzodiazepínicos não têm atividade gabaérgica intrínseca, apresentam um *plateau* para altas doses nas curvas de dose/efeito, o que explica o elevado índice terapêutico desse grupo farmacológico.

A presença de duas subunidades β, uma subunidade γ (γ_2 ou γ_3) e duas subunidades α (α_{1-3}) determina a sensibilidade do receptor $GABA_A$ aos benzodiazepínicos. As subunidades α_1 estão implicadas no sono e as $\alpha_{2/3}$ na ansiedade. O benzodiazepínicos não são seletivos para as diferentes isoformas α.

Outros medicamentos, como o Zolpidem, Zopiclona, Eszopiclone e o Zaleplon ("drogas Z"), com estrutura química diferente dos benzodiazepínicos, atuam no mesmo receptor $GABA_A$ e o seu efeito farmacológico é também antagonizado pelo Flumazenil. Esses medicamentos, agonistas não benzodiazepínicos, são também designados por "análogos dos benzodiazepínicos".

Por razões não totalmente esclarecidas, nos idosos o receptor $GABA_A$ apresenta maior sensibilidade para os efeitos dos benzodiazepínicos, independentemente da concentração, o que também ocorre em doentes com doença cerebral (traumatismo, doença cerebrovascular, demência).

De uma perspectiva *farmacocinética*, os benzodiazepínicos apresentam uma elevada biodisponibilidade oral e boa *absorção* que é intensificada pelo consumo de álcool e retardada pela presença de alimentos ou consumo de medicamentos inibidores da acidez gástrica. Na administração intramuscular, benzodiazepínicos geralmente tem ação rápida e são completamente absorvidos, com a exceção do Diazepam que tem uma absorção lenta e irregular. Todos os benzodiazepínicos são lipossolúveis, à exceção do alprazolam. Fármacos mais lipossolúveis, como o Diazepam, apresentam menor duração do efeito com administração única devido à rápida distribuição pelo tecido adiposo. Com administração de doses múltiplas, a redistribuição é reduzida e a duração do efeito é prolongada. Os fármacos menos lipossolúveis, como o Lorazepam, apresentam maior duração do efeito com administração única e menos variação da duração com administração de doses múltiplas, uma vez que ocorre distribuição mais limitada pelo tecido adiposo. O volume de distribuição aumenta com a idade, uma vez que existe maior tendência para apresentar mais quantidade de tecido adiposo. Os benzodiazepínicos ligam-se às proteínas plasmáticas numa percentagem elevada, cerca de 95%, sem influência direta nos seus efeitos clínicos, exceto em doentes com insuficiência renal e queimados.

Quanto às vias de *metabolização*, os benzodiazepínicos podem sofrer desmetilação e hidroxilação (reações de fase I) para formar metabólitos farmacologicamente ativos, que são posteriormente conjugados com ácido glicurônico (reação de fase II) para formar metabólitos mais hidrossolúveis e que são rapidamente excretados na pelo rim. Tanto o Oxazepam, quanto o Lorazepam e o Temazepam não sofrem reações de fase I e são diretamente conjugados com o ácido glicurônico.

Os compostos glicoronisados e seus metabólitos hidrossolúveis eliminam-se facilmente por filtração glomerular, na urina, e poderão ainda ser eliminados por transpiração, saliva e leite materno. A *eliminação* dos benzodiazepínicos metabolizados por oxidação encontra-se diminuída nos idosos, sobretudo do sexo masculino, enquanto a dos benzodiazepínicos conjugados permanece relativamente inalterada com a idade. Essa diminuição na taxa de eliminação pode resultar em aumento da meia-vida dos fármacos e associar-se à sonolência diurna excessiva ou ao comprometimento das funções psicomotoras, podendo ser necessário realizar ajustes de dose[7].

CLASSIFICAÇÃO

Os benzodiazepínicos podem classificar-se como ansiolíticos ou hipnóticos, de acordo com o seu efeito clínico. Podem ainda classificar-se de acordo com o tempo de meia-vida que apresentam: ação curta (tempo de meia-vida de 12 a 24 h), ação intermédia (tempo de meia-vida de 12 a 24 h) e ação longa (tempo de meia-vida superior a 24 h) (Tabela 37.1).

INDICAÇÕES CLÍNICAS

Os benzodiazepínicos têm indicação no tratamento da ansiedade e insônia no idoso quando esses sintomas assumem caráter patológico, não devendo ser utilizados por rotina no tratamento desses estados, isto é, ansiedade ou insônia ligeira a moderada.

Os benzodiazepínicos poderão ser utilizados no tratamento da abstinência alcoólica, principalmente pelo efeito demonstrado na prevenção de crises convulsivas. Na síndrome de abstinência também apresentam eficácia clínica na redução de ansiedade, agitação, sintomas de hiperatividade vegetativa, reduzindo a gravidade geral do quadro. Esses fármacos poderão ser também utilizados em associação no tratamento sintomático da ansiedade associada à síndrome de abstinência de opioides.

TABELA 37.1 — Classificação dos benzodiazepínicos e análogos

Ansiolíticos de curta duração	Ansiolíticos de duração intermédia	Ansiolíticos de longa duração	Hipnóticos de curta duração	Hipnóticos de duração intermédia	Hipnóticos de longa duração
Alprazolam Oxazepam	Bromazepam Lorazepam	Clobazam Clorazepato Clordiazepóxido Diazepam Prazepam	Brotizolam Midazolam Triazolam Temazepam Zolpidem Zaleplon Zopiclona	Estazolam Lormetazepam Nitrazepam	Flurazepam Quazepan

TABELA 37.2 Características dos benzodiazepínicos ansiolíticos

	Meia-vida (h)	Pico plasmático (h)	Dose habitual
Alprazolam	12-15	1-2	0,25-2 mg/dia
Bromazepam	20	2	1,5-3 mg/dia
Cetazolam	2	3	30-40 mg/dia; em idosos dose inicial: 15 mg/dia
Clobazam	35	0,5-4	20-30 mg/dia
Clorazepato dipotássico	5-30	2-4	5-30 mg/dia
Cloxazolam	65	2-3	3-8 mg/dia
Diazepam	20-80	0,5-2	5-20 mg/dia
Loflazepato de etilo	77	1,5	
Lorazepam	10-20	1-6	0,5-4 mg/dia
Mexazolam	130-200	1-2	1-3 mg/dia, em idosos não ultrapassar 1,5 mg/dia
Oxazepam	5-20	2-4	15-60 mg/dia
Prazepam	65	4-6	10-15 mg/dia no idoso

TABELA 37.3 Características dos benzodiazepínicos hipnóticos

	Meia-vida (h)	Pico plasmático (h)	Dose habitual
Brotizolam	4,5	0,5-1	0,125-0,25 mg/dia
Estazolam	10-24	2	2 mg/dia
Flurazepam	2-3	0,5-1	15-30 mg/dia
Loprazolam	8	1	1 mg/dia
Lorazepam	10-20	1-6	0,5-4 mg/dia
Midazolam	1-4	0,5-1	7,5-15 mg/dia
Temazepam	10	2	20 mg/dia
Triazolam	1,5-5,5	1-2	0,125-0,25 mg/dia

Em combinação com antipsicóticos ou antidepressivos, os benzodiazepínicos têm também indicação no tratamento das perturbações psicóticas e da depressão; contudo, não existe evidência científica robusta de que a combinação com benzodiazepínicos possa contribuir para um bom resultado terapêutico.

Os benzodiazepínicos apresentam, ainda, efeitos miorrelaxantes, embora em doses elevadas.

Todos os benzodiazepínicos apresentam eficácia no tratamento de curto prazo de ansiedade e insônia. A eficácia do tratamento de longo prazo não foi estudada sistematicamente. As principais diferenças entre os vários benzodiazepínicos prendem-se com os perfis de farmacocinética e de efeitos adversos (Tabelas 37.2 e 37.3).

MODO DE UTILIZAÇÃO

Antes da prescrição de um benzodiazepínico devem tomar-se as seguintes precauções:

- Diagnóstico diferencial com patologia médico-cirúrgica que possa cursar com sintomas de ansiedade ou insônia;
- Avaliação da presença de comorbidade médica que justifique acertos de dose ou oriente na escolha do benzodiazepínico, por exemplo, insuficiência hepática ou respiratória ligeira a moderada;
- Revisão da prescrição medicamentosa;
- Obtenção de história de história de abuso de substâncias, como álcool ou outras drogas. Doentes com história prévia de uso de substâncias apresentam maior risco de desenvolver dependência ou abuso de benzodiazepínicos. Doentes com consumo atual de substâncias apresentam maior risco de efeitos cumulativos com elas.

Devem ser discutidos com o doente e/ou cuidador os riscos associados ao consumo de benzodiazepínicos, nomeadamente o risco de dependência ou de privação e da interferência com a capacidade de utilização de máquinas e condução de veículos. O doente deve ser também aconselhado quanto à adoção de estratégias não farmacológicas para controlar a ansiedade e de medidas de higiene do sono.

O tratamento com ansiolíticos ou hipnóticos deve ser iniciado com a dose mínima eficaz e a dose máxima não deverá ser ultrapassada de acordo com o que está determinado para cada um. Incrementos na dose devem ser feitos lentamente conforme necessidade clínica e tolerabilidade. Muitos dos doentes idosos respondem a doses baixas de benzodiazepínicos.

A monitorização da resposta terapêutica é feita por meio da avaliação da remissão dos sinais e sintomas-alvo e do desenvolvimento de efeitos adversos. Níveis séricos de benzodiazepínicos associados à resposta terapêutica foram encontrados apenas para o Alprazolam (20 a 40 ng/mL) na crise de pânico em doentes não geriátricos. Níveis séricos associados à resposta terapêutica não foram estudados em idosos.

Os doentes idosos em tratamento prolongado com benzodiazepínicos devem ser observados a cada três a seis meses para avaliação do comprometimento cognitivo ou psicomotor e da necessidade de ajuste de dose devido à ocorrência de alterações farmacocinéticas paralelas à idade e à presença de comorbidade médica.

A duração do tratamento no doente idoso obedece as mesmas recomendações que em outros grupos etários, quanto ao tratamento da ansiedade e da insônia. Devem ser utilizados com duração máxima de 8 a 12 semanas, incluindo o período de descontinuação. No tratamento da insônia patológica, a duração máxima é de quatro semanas incluindo o período de descontinuação devido ao risco de tolerância. Em certas situações pode-se prolongar o período máximo de utilização, não deve ocorrer sem reavaliação médica especializada.

A interrupção do tratamento deve ser considerada nos casos de redução ou ausência de eficácia e nos casos em que se torne prudente a prevenção de certos efeitos adversos, como o comprometimento cognitivo, o risco aumentado de acidentes ou quedas ou efeitos paradoxais. Deve-se ter também em conta a gravidade e tolerabilidade da síndrome de abstinência.

INTERAÇÕES MEDICAMENTOSAS

Os benzodiazepínicos interferem pouco no metabolismo de outros fármacos ou substâncias. Os benzodiazepínicos metabolizados pelo citocromo P450 (CYP 3A4), como Alprazolam, Clonazepam, Midazolam e Triazolam, podem ser afetados por inibidores, como o Cetoconazol, a Eritromicina ou o suco de laranja; ou indutores desse citocromo, como a Carbamazepina, o consumo excessivo de álcool ou de tabaco. O Diazepam é também metabolizado pelo CYP 3A4, mas, em caso de inibição dessa via, pode ser metabolizado alternativamente pelo CYP2C19. Para além das interações da metabolização hepática, os benzodiazepínicos apresentam efeitos sedativos cumulativos com outros depressores de sistema nervoso central, especialmente álcool, barbitúricos e opiáceos.

CONTRAINDICAÇÕES

Não devem ser prescritos benzodiazepínicos nos casos de *miastenia gravis*, insuficiência respiratória grave, apneia do sono e insuficiência hepática grave.

SUPERDOSAGEM

Os sintomas de toxicidade de benzodiazepínicos incluem sedação, que pode ser extrema, depressão respiratória, quedas, imobilidade, inquietação, incontinência, confusão, *delirium* ou coma. Superdosagens fatais são raras, exceto quando ingestão concomitante com outros depressores do sistema nervosa central ou exista comorbidade física relevante. O Flumazenil, inibidor seletivo do receptor benzodiazepínico de rápida ação, pode ser utilizado para reverter a toxicidade associada aos benzodiazepínicos, embora sem efeito na reversão da depressão respiratória. A segurança da sua utilização em idosos carece de evidência, portanto, deve-se ter precaução.

EFEITOS ADVERSOS

Efeitos na cognição

O uso de benzodiazepínicos encontra-se associado às dificuldades intelectuais e cognitivas[8], sobretudo nos idosos. Os principais efeitos de curto prazo dos benzodiazepínicos na cognição são a amnésia anterógrada e o comprometimento de aprendizagem de nova informação, podendo alguns desses efeitos serem devidos à ação sedativa desses fármacos com resultante diminuição na atenção. Os idosos são particularmente sensíveis aos efeitos na memória anterógrada, sobretudo dos benzodiazepínicos de meia-vida curta. Muitos desses efeitos a curto prazo parecem atenuar-se com o uso crônico devido ao desenvolvimento de tolerância. No entanto, têm sido descritas, embora inconsistentemente, várias alterações cognitivas desenvolvidas a longo prazo, como: comprometimento das capacidades visuoespaciais e visuomotoras; diminuição do coeficiente de inteligência; comprometimento da função motora, da velocidade psicomotora e do processamento de informação, da aprendizagem verbal, da concentração e da latência dos tempos de resposta[9]. Além da idade, outros fatores de risco se associam com maior probabilidade de desenvolvimento de comprometimento cognitivo. Por exemplo, a necessidade de tomar doses mais elevadas ou o uso concomitante com álcool, outras drogas ou fármacos com propriedades anticolinérgicas.

Estudos focados na avaliação da função cognitiva especificamente em idosos que utilizam benzodiazepínicos são escassos e apresentam resultados contraditórios. Comprometimento das capacidades cognitivas foram encontrados, principalmente, em estudos populacionais, ao contrário de estudos com doentes idosos internados, onde não se encontraram diferenças significativas em comparação aos não usuários, sugerindo que, nesses tipos de doentes, a contribuição de outros fatores de morbidade para o declínio cognitivo possam ter uma maior relevância[10].

Quanto à reversão do comprometimento cognitivo após a cessação dos benzodiazepínicos em uso de longo prazo, a evidência em metanálises sugere melhoria geral das funções cognitivas, embora sem atingir os níveis de desempenho dos grupos de controle em *follow-ups* de até seis meses, não podendo excluir que a reversão total possa acontecer em períodos mais longos[11].

Vários estudos epidemiológicos têm encontrado uma relação positiva entre o uso de benzodiazepínicos e o aumento do risco de demência, embora um dos estudos tenha encontrado um efeito protetor[12]. Dada a metodologia observacional desses trabalhos, não é possível estabelecer uma relação de causalidade, não sendo de excluir que um viés de causalidade reversa possa justificar os dados encontrados. Ou seja, em muitos desses doentes os benzodiazepínicos podem ser prescritos para tratamento de sintomas, como a ansiedade e a insônia, que, por si, podem fazer parte de uma fase prodrômica de um quadro demencial.

Mecanismos explicativos têm sido utilizados para justificar essa relação, embora careçam ainda de evidência científica, em especial a hipótese da reserva cognitiva que sugere que os benzodiazepínicos, ao diminuírem o nível de atividade cerebral, limitariam a capacidade do doente para utilizar e/ ou desenvolver redes neuronais alternativas em doentes com lesões pré-sintomáticas, precipitando o início mais precoce dos sintomas. Apesar de os benzodiazepínicos apresentarem atividade inibitória das enzimas BACE-1 e γ-secretase envolvidas na formação das placas amiloides, não existe evidência de que diminuam a sua formação.

A prescrição racional de benzodiazepínicos, não excedendo os três meses recomendados, parece não apresentar aumento do risco de desenvolver quadros demenciais. No entanto, embora a evidência científica quanto à sua relação com o uso prolongado não seja ainda robusta, é consistente o suficiente para preconizar cautela, sobretudo quando os benefícios da prescrição crônica de benzodiazepínicos precisam ainda ser estabelecidos.

Efeitos respiratórios

Em doses sedativas, os benzodiazepínicos provocam o relaxamento da musculatura orofaríngea, podendo aumentar a ocorrência de apneias e hipopneias durante a respiração noturna em doentes com apneia do sono. Os efeitos do uso concomitante de benzodiazepínicos e de álcool são aditivos. Preconiza-se evitar o uso de benzodiazepínicos em doentes com apneia de sono quer obstrutiva, quer de origem central. A depressão respiratória pode ocorrer em qualquer doente, sendo mais provável com doses altas e de administração endovenosa. Tem um início rápido, geralmente de curta duração e é exacerbada pela administração concomitante de opiáceos, não sendo revertida pela administração de Flumazenil.

O uso de benzodiazepínicos no idoso pode estar também associado a uma maior incidência de infecções respiratórias, dado que os efeitos sedativos desses fármacos aumentam o risco de aspiração.

Efeitos hemodinâmicos

Os benzodiazepínicos estão associados à diminuição da frequência cardíaca e da pressão arterial. Os efeitos da administração de benzodiazepínicos e opiáceos são aditivos podendo cursar com bradicardia e hipotensão significativas.

Efeitos psicomotores

Os benzodiazepínicos podem comprometer as funções psicomotoras, incluindo capacidades críticas para a *condução de veículos* e *operação de máquinas*, como alerta cortical, tempo de reação, coordenação motora e capacidade de tomar decisões, podendo predispor a acidentes. Estudos epidemiológicos mostram que o uso de benzodiazepínicos está associado ao aumento do risco relativo de estar envolvido num acidente de carro em 1,5 a 6,5, comparável ao risco associado a 0,6 a 1 g/L pelo uso do álcool. Benzodiazepínicos com meia-vida mais longa estão associados a um maior risco devido aos efeitos de acumulação no organismo. Outros fatores incluem a dose e o início recente do uso de benzodiazepínicos. O risco é maior em doentes idosos, sendo particularmente perigoso com consumo concomitante de álcool. No entanto, convém destacar que a patologia de base, como a ansiedade, pode também comprometer as funções psicomotoras descritas. Medicamentos, como o Zolpidem e o Zaleplon, quando utilizados como hipnóticos nas doses recomendadas, apresentam um menor risco de interferir na condução.

Outro importante efeito adverso na função psicomotora é o aumento do *risco de quedas*[13], que se deve aos efeitos dos benzodiazepínicos na cognição, na marcha e no equilíbrio, sobretudo nos idosos e nos doentes com dificuldades de mobilidade. Estudos metanalíticos estimam aumento no risco de quedas com fratura associado ao consumo de benzodiazepínicos na ordem dos 13 a 30%[14]. Como fatores de risco associados à maior ocorrência de quedas em idosos destacam-se: uso de benzodiazepínicos de ação prolongada devido aos efeitos farmacocinéticos de acumulação; utilização de doses elevadas, mesmo com benzodiazepínicos de ação curta ou intermediária; início do tratamento, com risco de quedas maior nas primeiras 24 a 120 h; uso concomitante de outros fármacos com propriedades sedativas ou anticolinérgicas[15].

REAÇÕES PARADOXAIS

Nos doentes que tomam benzodiazepínicos são reportadas reações paradoxais de inquietação, irritabilidade, pesadelos, agitação, hostilidade, agressividade e sintomatologia psicótica, podendo ir da excitação aos comportamentos antissociais. Essas reações são raras e idiossincráticas. Poderão ser especialmente graves e têm maior probabilidade de ocorrência em idosos, assim como em crianças, em doentes com lesões cerebrais e com o uso concomitante de álcool ou outras drogas.

TOLERÂNCIA/DEPENDÊNCIA

Uma das preocupações mais relevantes, relativamente ao uso dos benzodiazepínicos, é o risco de desenvolvimento de *tolerância* e *dependência* para os seus efeitos, podendo originar marcada dificuldade na sua interrupção em doentes com uso prolongado desses medicamentos. Estudos clínicos e pré-clínicos mostram que a *tolerância*[16] desenvolvida para efeitos terapêuticos e adversos não é um processo uniforme. Assim, ocorre mais rapidamente para os efeitos sedativos e hipnóticos (dias), seguida de tolerância para os efeitos anticonvulsivantes (meses). A tolerância para os efeitos sedativos é geralmente mais marcada com o uso de benzodiazepínicos de meia-vida mais curta, embora estudos mostrem fraca associação com fármacos, como o Midazolam ou o Zolpidem. Cerca de 35% dos doentes com epilepsia, tratados com Clonazepam ou Clobazam, mostraram tolerância para os seus efeitos anticonvulsivantes, nos quais os benzodiazepínicos têm um papel relevante, sobretudo no tratamento agudo da crise. Dados a favor do desenvolvimento de tolerância para os efeitos ansiolíticos são menos consistentes ou conclusivos e mostram que, ocorrem com menor frequência, mais lentamente e com emergência rara de tolerância para reforço de dosagem. Embora os mecanismos fisiopatológicos que conduzem ao desenvolvimento de tolerância ainda estejam por serem elucidados completamente, alterações adaptativas no número, estrutura e/ou função dos receptores $GABA_A$ parecem mediar o desenvolvimento desse fenômeno.

O risco de *dependência* de benzodiazepínicos aumenta com a dose e a duração do tratamento. Assim como o risco de desenvolvimento de tolerância, também o risco de desenvolver dependência é superior em doentes com antecedentes de dependência de álcool e/ou drogas. Deve-se ressaltar que pode ocorrer dependência sem tolerância (dependência com doses baixas) e vice-versa. Sintomas de dependência podem surgir com consumo regular de benzodiazepínicos, mesmo em doses terapêuticas e recomendadas pelo clínico, após três a seis semanas. Estima-se que 15 a 44% dos consumidores crônicos de benzodiazepínicos apresentem sintomas de privação moderados a graves após descontinuação súbita, e que os demais apresentem também sintomatologia, todavia mais ligeira. No caso dos idosos, o risco de dependência aumenta com a idade e é mais comum em doentes com patologia médica, polimedicados, deprimidos e com abuso de álcool.

DESCONTINUAÇÃO

A descontinuação de benzodiazepínicos está associada aos sintomas de *privação* que podem resultar tanto pela redução da dose como pela descontinuação total do seu uso. Podem surgir em qualquer período, geralmente até cerca de algumas semanas após a interrupção de um benzodiazepínico de meia-vida longa e em poucas horas para os de meia-vida curta. Os sintomas estão, na sua maioria, associados ao *status* de *hiperexcitabilidade* cerebral, podendo ser distinguidos de sintomas físicos, psicológicos e sensoriais. As manifestações mais ligeiras correspondem à recorrência dos sintomas ou *ansiedade/insônia rebound*, ocorrendo geralmente após a interrupção ou redução de doses terapêuticas, mais frequentemente de benzodiazepínicos hipnóticos.

São sintomas característicos da *síndrome de abstinência* aos benzodiazepínicos: ansiedade, insônia, inquietação, irritabilidade, agitação, labilidade emocional, dificuldades de concentração, tensão e fraqueza muscular, espasmos, mialgias, tremor, sudorese, perda de apetite, desrealização, alterações da percepção como hiperacusia, fotofobia ou disestesia. Quadros confusionais, convulsões ou um estado clínico semelhante ao *delirium tremens* poderão surgir, sobretudo associados a retiradas súbitas de benzodiazepínicos. Quadros de catatonia foram também descritos em idosos. Por vezes, o quadro clínico da síndrome de abstinência pode levar semanas a meses para terem remissão.

Os idosos são mais sensíveis às interrupções súbitas ou às reduções, mesmo que ligeiras e com doses terapêuticas baixas. Ao contrário de pacientes mais jovens, mais jovens, quadros de abstinência em idosos cursam mais frequentemente com confusão e desorientação, com ou sem alterações da percepção. A abstinência de benzodiazepínicos em idosos internados em unidades médico-cirúrgicas é um dos fatores frequentemente associados ou na origem de síndromes confusionais agudas, sobretudo em idosos.

A descontinuação de benzodiazepínicos deve ser feita gradualmente e ao longo de várias semanas, geralmente até 10, dependendo da tolerabilidade do doente. Diminuições de dose de cerca de 10 a 25% por semana costumam ser bem toleradas, especialmente nas fases iniciais, podendo ser necessário intervalos mais longos, à medida que as doses diárias se tornam mais baixas. Os sintomas de abstinência tendem a ser mais intensos na ultima semana da descontinuação e na primeira da abstinência. Em casos de baixa tolerabilidade a esquemas simples de descontinuação, pode considerar-se a substituição por um benzodiazepínico de meia-vida mais longa, como o diazepam. A evidência de vantagem na substituição por diazepam não é clara e parece ser maior nos casos de uso de mais de um benzodiazepínico ou de benzodiazepínicos hipnóticos. Pode também optar-se pela utilização de outros fármacos para tratamento sintomático adjuvante, embora com evidência limitada, como fármacos não benzodiazepínicos com propriedades ansiolíticas, como a Gabapentina, a Pregabalina, a Carbamazepina, ou beta-bloqueadores; fármacos com propriedades anti-histamínicas para o tratamento da insônia, como a Hidroxizina, mas também a Trazodona ou a Mirtazapina; ou antidepressivos, como os inibidores seletivos da receptação de serotonina em doentes com perturbações depressivas e de ansiedade.

A combinação com tratamento psicológico mostrou aumentar a eficácia das estratégias psicofarmacológicas para a descontinuação de benzodiazepínicos em metanálise, mostrando a terapia cognitivo-comportamental de evidência moderada[17].

CONCLUSÃO

Os benzodiazepínicos e os análogos ("drogas Z") continuam a ser um grupo farmacológico importante e com uma relação risco/benefício favorável no manejo da ansiedade e da insônia decorrentes de perturbações psiquiátricas. Essa relação é também válida para os doentes idosos. Contudo, atendendo às características próprias do envelhecimento, deverão ser tomadas precauções especiais na sua utilização, em especial, a avaliação de comorbidades físicas e mentais prévias que possam condicionar a sua utilização. O médico deverá dar atenção e realizar de forma rotineira, a avaliação de um potencial comprometimento hepático, respiratório ou intelectual, bem como os antecedentes de dependência. A duração do tratamento, a mínima possível para assegurar a efetividade, poderá também condicionar o sucesso do tratamento minimizando os problemas de dependência e adaptação.

Referências

1. Brandt J, Leong C. Benzodiazepines and Z-drugs: an updated review of major adverse outcomes reported on in epidemiologic research. Drugs R D. 2017;7(4):493-507.
2. Baldwin DS, Aitchison K, Bateson A, Curran HV, Davies S, Leonard B, et al. Benzodiazepines: risks and benefits. A reconsideration. J Psychopharmacol. 2013;27(11):967-71.

3. Dell'osso B, Lader M. Do benzodiazepines still deserve a major role in the treatment of psychiatric disorders? A critical reappraisal. Eur Psychiatry. 2013;28(1):7-20.
4. Vaapio S, Puustinen J, Salminen MJ, Vahlberg T, Salonoja M, Lyles A, et al. Symptoms associated with long-term benzodiazepine use in elderly individuals aged 65 years and older: a longitudinal descriptive study. Int J Gerontol. 2015;9(1):34-9.
5. Airagnes G, Pelissolo A, Lavallée M, Flament M, Limosin F. Benzodiazepine misuse in the elderly: risk factors, consequences, and management. Curr Psychiatry Rep. 2016;18(10):89.
6. Bogunovic OJ, Greenfield SF. Practical geriatrics: use of benzodiazepines among elderly patients. Psychiatr Serv. 2004;55(3):233-5.
7. Schatzberg AF, Nemeroff CB. Essentials of clinical psychopharmacology. 3rd ed Washington, DC: American Psychiatric Pub; 2013. xxii, 877 p. p.
8. Stewart SA. The effects of benzodiazepines on cognition. J Clin Psychiatry. 2005;66(Suppl 2):9-13.
9. Barker MJ, Greenwood KM, Jackson M, Crowe SF. Cognitive effects of long-term benzodiazepine use: a meta-analysis. CNS Drugs. 2004;18(1):37-48.
10. Høiseth G, Tanum L, Tveito M, Kristiansen KM, Kvande K, Lorentzen B, et al. A clinical study of the cognitive effects of benzodiazepines in psychogeriatric patients. Pharmacopsychiatry. 2013;46(6):209-13.
11. Barker MJ, Greenwood KM, Jackson M, Crowe SF. Persistence of cognitive effects after withdrawal from long-term benzodiazepine use: a meta-analysis. Arch Clin Neuropsychol. 2004;19(3):437-54.
12. Pariente A, de Gage SB, Moore N, Bégaud B. The benzodiazepine-dementia disorders link: current state of knowledge. CNS Drugs. 2016;30(1):1-7.
13. Huang AR, Mallet L, Rochefort CM, Eguale T, Buckeridge DL, Tamblyn R. Medication-related falls in the elderly: causative factors and preventive strategies. Drugs Aging. 2012;29(5):359-76.
14. Xing D, Ma XL, Ma JX, Wang J, Yang Y, Chen Y. Association between use of benzodiazepines and risk of fractures: a meta-analysis. Osteoporos Int. 2014;25(1):105-20.
15. Díaz-Gutiérrez MJ, Martínez-Cengotitabengoa M, Sáez de Adana E, Cano AI, Martínez-Cengotitabengoa MT, Besga A, et al. Relationship between the use of benzodiazepines and falls in older adults: A systematic review. Maturitas. 2017;101:17-22.
16. Vinkers CH, Olivier B. Mechanisms underlying tolerance after long-term benzodiazepine use: a future for subtype-selective GABA(A) receptor modulators? Adv Pharmacol Sci. 2012;2012:416864.
17. Soyka M. Treatment of benzodiazepine dependence. N Engl J Med. 2017;376(24):2399-400.

MEDICAMENTOS ANTIDEMENCIAIS

Daniel Gomes Lichtenthaler / David Spriggs / Richard Worrall

INTRODUÇÃO

A população acima de 65 anos de idade é a de crescimento mais rápido na maior parte do mundo. Espera-se o pico desse fenômeno entre 2030 e 2050, quando os *baby boomers* entrarão nesse grupo etário. A idade é o fator de risco mais importante para a demência e, portanto, espera-se que os números absolutos de pacientes com demência aumentem de maneira uniforme. Isso ocorre apesar da feliz observação de que há uma significativa redução na incidência idade específica da demência na maioria dos países desenvolvidos.

Demência é uma síndrome caracterizada pelo declínio cognitivo progressivo que leva ao significativo comprometimento funcional e à perda da independência, que, finalmente, resulta em importantes ônus econômico, social, emocional e psicológico, não apenas para os pacientes, mas para as famílias e a sociedade. A doença de Alzheimer (DA) é a causa mais comum de demência e a mais bem estudada. Até o momento, nenhuma cura ou tratamento modificador de doença encontra-se disponível para a DA ou para quaisquer outras etiologias da demência. Os fármacos disponíveis direcionam-se às consequências bioquímicas da perda neural, mas ainda não abordam a causa subjacente da doença. No entanto, algumas intervenções podem retardar a progressão dos sintomas (por meses ou até por alguns anos), trazendo ganhos significativos para os pacientes e para todos os envolvidos em seus cuidados.

As diretrizes do National Institute for Health and Care Excellence (NICE) do Reino Unido[1] expressam que os objetivos dos tratamentos dos pacientes com demência devem ser a promoção da independência, a manutenção da funcionalidade e a diminuição dos sintomas, incluindo os sintomas cognitivos, não cognitivos, comportamentais e psicológicos da doença. Os tratamentos não farmacológicos são de grande importância e foram abordados em outros capítulos deste livro. O tratamento farmacológico dos sintomas comportamentais também não será abordado aqui. Neste capítulo, o foco serão as opções farmacológicas disponíveis para tratar o declínio cognitivo nos pacientes com demência.

Existem duas classes de fármacos aprovadas para tratamento da demência: inibidores da colinesterase (ChEIs) e antagonistas de N-metil-D-aspartato (NMDA). Revisaremos suas propriedades ressaltando indicações, dosagens, benefícios esperados e possíveis efeitos adversos.

INIBIDORES DA COLINESTERASE (ChEI)

Os fármacos disponíveis nessa classe são Donepezila (originalmente da marca Aricept®), Rivastigmina (originalmente Exelon®) e Galantamina (originalmente Reminyl®). Hoje, muitas opções genéricas diferentes desses fármacos encontram-se disponíveis em muitos países. A primeira geração de ChEIs (Tacrina) foi retirada do mercado em muitos países devido à sua precária eficácia e à alta incidência de eventos adversos sérios, e não será discutida aqui.

Embora a formulação dos ChEIs seja diferente de um país a outro, em geral pode ser encontrada nas seguintes apresentações farmacológicas:

- Donepezila: comprimidos padrão e de desintegração oral de 5 mg e 10 mg (comprimidos de 23 mg também são disponibilizados nos Estados Unidos); solução oral (1 mg/mL) disponível em alguns países. Administração uma vez/dia, geralmente à noite.
- Rivastigmina: cápsulas de 1,5 mg, 3 mg, 4,5 mg e 6 mg (administração duas vezes/dia, com as refeições); solução oral (2 mg/mL) também deve ser administrada duas vezes/dia; adesivos transdérmicos 4,6 mg/24 h, 9,5 mg/24 h, 13,3 mg/24 h (aplicados à pele uma vez/dia).

QUADRO 38.1 Principais mensagens

1. Inibidores da colinesterase (ChEI) (donepezila, galantamina e rivastigmina) e memantina são os únicos fármacos aprovados para o tratamento da demência
2. Os ChEI apresentam um benefício significativo, porém modesto, para as fases leve a moderada da Doença de Alzheimer (DA) e para Demência por corpos de Lewy. Não há diferença significativa na eficácia entre os três ChEI disponíveis e todos estão associados a taxas significativas de efeitos adversos, sendo os principais: intolerância gastrointestinal, perda de peso e síncope
3. Memantina apresenta benefício significativo, mas pequeno, nas fases moderada-grave da Doença de Alzheimer e para a demência por corpos de Lewy. O uso de memantina está associado a taxas pequenas de efeitos adversos
4. ChEI e memantina não devem ser utilizados para comprometimento cognitivo leve, demência vascular ou demência frontotemporal. Em pacientes com patologia mista (vascular e DA) é razoável se considerar o tratamento com ChEI e/ou memantina
5. Nos pacientes que já estão sob doses estáveis de ChEI, que progridem para as fases moderada-grave de DA, é razoável adicionar memantina ao ChEI.
6. Um rigoroso monitoramento dos efeitos colaterais levando em consideração o paciente e as perspectivas do cuidador é essencial para decidir se o tratamento farmacológico na demência deve ser mantido ou não
7. A evidência para o uso de ChEI e memantina é limitada para o uso a longo prazo e em pacientes muito idosos, frágeis ou com múltiplas comorbidades. A decisão de usar essa medicação, nesses casos, deve ser tomada baseada em cada caso e frequentemente reavaliada

- Galantamina: cápsulas (liberação estendida) de 8 mg, 16 mg e 24 mg (administração uma vez/ao dia, com as refeições); comprimidos de liberação imediata (4 mg, 8 mg e 12 mg) e solução oral (4 mg/mL) ainda são disponibilizados em alguns países (estes devem ser administrados duas vezes/dia).

No Quadro 38.1 enfatizamos os pontos principais quanto à evidência de benefício no tratamento farmacológico das síndromes demenciais.

Mecanismo de ação

O ChEI age inibindo a acetilcolinesterase de maneira reversível, com relativa seletividade para o sistema nervoso central, aumentando assim a concentração de acetilcolina na fenda sináptica. O racional para seu uso é reduzir o déficit colinérgico observado nas demências neurodegenerativas, especialmente na doença de Alzheimer. Há uma correlação entre a inibição da acetilcolinesterase e a melhora cognitiva observada com o uso de ChEIs. Estudos que tentaram mostrar algum efeito neuroprotetor dos ChEIs falharam e estes não podem ser considerados como fármacos modificadores de doença.

Existem poucas diferenças entre os três ChEIs disponíveis. Por exemplo, a Rivastigmina também inibe a butirilcolinesterase, com afinidade similar à inibição da acetilcolinesterase, porém não está claro se esse efeito adicional contribui para seu efeito terapêutico. Foi proposto que a Galantamina também modula alostericamente a atividade da acetilcolina nos receptores nicotínicos, mas não está claro se as concentrações de Galantamina, necessárias para esse efeito, são alcançadas em pacientes com demência. Donepezila e Galantamina aumentaram a densidade do receptor nicotínico em estudos pré-clínicos, e isto pode estar relacionado a melhor função cognitiva.

No entanto, essas diferenças entre ChEIs não são consideradas clinicamente relevantes. Estudos clínicos comparando os três ChEIs disponíveis falharam em demonstrar qualquer diferença significativa em sua eficácia (entretanto, há alguma diferença na frequência e no tipo de efeitos colaterais).

Indicações

DOENÇA DE ALZHEIMER (DA). O benefício cognitivo fornecido pelos ChEIs é bem estabelecido para a DA* leve e moderada. Alguns estudos também constataram um pequeno efeito benéfico, mas estatisticamente significativo, dos ChEIs sobre o funcionamento global e a funcionalidade (atividades da vida diária). Com base nisso, a maioria dos órgãos reguladores aprovou seu uso e a maior parte das diretrizes ressalta o alto nível de evidência apoiando uma forte recomendação para as fases leves e moderadas de DA. Mais recentemente, a US Food and Drug Administration (FDA) aprovou a Donepezila também para o tratamento de DA grave, ainda que a evidência não seja tão forte e o benefício pareça menor que o observado nas fases iniciais.

Entretanto, significância estatística não necessariamente significa efeito clínico signficativo e o real benefício do uso de ChEI não é tão claro. Metanálises agrupando dados mostraram que o uso de ChEI em pacientes com DA, comparados ao placebo, levou a melhora cognitiva média da ordem de 1,5 pontos no Mini-exame do estado Mental - MEEM (enquanto geralmente 1,5 a 3 pontos ou mais seria considerado como clinicamente significativo nesta escala de 30 pontos) e 2,5 pontos na escala ADAS-Cog de 70 pontos (a maioria dos estudos considera mudanças de 4 pontos ou mais como clinicamente significativas)*.

---

*A severidade da demência costuma ser classificada com base nos desempenho cognitivos e funcional. Embora não exista consenso sobre como classificar, baseado no que foi utilizado em ensaios clínicos com medicações, é razoável considerarmos os seguintes cut-off pelo MEEM: estágio leve (MEEM 20-23); moderado (MEEM 10-19); grave/avançada (MEEM 1-9) e final (MEEM =0).

A melhora na avaliação global foi de 0,4 a 0,5 ponto em uma escala de 7 pontos baseada em entrevista[2]. Quando esses resultados são considerados binários (melhores ou não), o número necessário para tratar (NNT) para conseguir a melhora de um deles é entre 4 e 14 quanto à cognição e entre 6 e 100 para funcionamento global com o uso de ChEI por seis meses[3]. Os benefícios para os sintomas comportamentais são muito pequenos e inconsistentes, em toda a literatura, e diretrizes recentes não recomendam a terapia com ChEI para essa finalidade.

O uso de ChEI a longo prazo e seu uso na DA grave é menos estudado e será abordado posteriormente neste capítulo.

COMPROMETIMENTO COGNITIVO LEVE (CCL) E DA PRODRÔMICA. Até agora, nenhum medicamento (incluindo ChEIs, estatinas, vitaminas B e E, ácido fólico ou *ginkgo biloba*) se comprovou eficaz para retardar a incidência da demência em pacientes com CCL devido à DA, ou DA prodrômica. Isto se dá apesar do grande número de estudos sobre medicamentos com esses pacientes. Os possíveis benefícios com o uso de ChEIs não são clinicamente significativos e claramente são superados pelos efeitos adversos (incluindo mortalidade mais alta observada em uma revisão sistemática). O ChEI não deve ser usado nesses pacientes.

DEMÊNCIAS POR CORPÚSCULOS DE LEWY: DEMÊNCIA POR CORPÚSCULOS DE LEWY (DCL) E DEMÊNCIA DA DOENÇA DE PARKINSON (DDP). Os benefícios cumulativos do uso de ChEIs para a cognição nas DCL (fases leve a moderada) são de magnitude similar aos da demência da DA. Com base nos primeiros estudos, a Rivastigmina é autorizada para DCL na maioria dos países. Foram observados benefícios não apenas na cognição, mas também no funcionamento global e em sintomas neuropsiquiátricos, incluindo alucinações visuais, transtornos do sono e apatia[4,5]. Estudos mais recentes também mostraram pequenos benefícios cognitivos para o uso de Donepezila na DDP[6] e DCL[7], embora não se tenha alcançado algum benefício significativo nos sintomas comportamentais ou neuropsiquiátricos. Diretrizes recentes recomendam o uso de qualquer ChEI para DCL e DDP[8,9].

DEMÊNCIA VASCULAR (DV). A maioria dos estudos em pacientes com DV demonstrou pequeno benefício significativo do ChEI para a cognição (cerca de 2 pontos na escala VADAS-Cog), porém com benefícios inconsistentes para o funcionamento global e atividades de vida diária. Esses resultados, combinados com preocupações sobre os efeitos colaterais e a validade diagnóstica (DV é uma entidade muito heterogênea), levaram os grupos de órgãos reguladores e de diretrizes a concluir que ChEIs e Memantina não devem ser usados para a DV. Entretanto, a maioria das diretrizes admite um possível benefício para indivíduos com DV e com DA mista. O controle do fator de risco, com terapias farmacológicas e não farmacológicas (estatinas, aspirina, anticoagulação e terapias anti-hipertensivas), deve ser considerado para esses pacientes, de acordo com as diretrizes para prevenção primária e secundária de acidente vascular encefálico.

OUTRAS DEMÊNCIAS. Nenhum tratamento específico melhorou a cognição em pessoas com demência frontotemporal. Os inibidores da colinesterase não devem ser usados nesses casos. Os inibidores seletivos dos receptores da serotonina podem proporcionar algum auxílio nos aspectos comportamentais.

A evidência existente não respalda o uso de ChEIs para tratar paralisia supranuclear progressiva (PSP). Não existem ensaios adequadamente fortes em afasia progressiva primária, degeneração corticobasal, demências da doença de Huntington ou priônicas.

Avaliação clínica e testes antes do uso de medicamento

Antes de iniciar a terapia com um ChEI, nenhum teste específico geralmente é necessário. Dito isto, é importante que seja realizada uma avaliação clínica detalhada afim de se estabelecer parâmetros básicos para os estados cognitivo, funcional e físico. Assim como, para evitar possíveis efeitos adversos desses fármacos e por fim, identificar prováveis interações medicamentosas. Depois de definido o provável diagnóstico etiológico, um histórico completo de problemas clínicos anteriores com uma lista completa de medicamentos em uso é essencial.

Qualquer histórico clínico significativo de síncope anterior deve ser excluído e um eletrocardiograma (ECG) deve ser realizado, caso o histórico ou o exame seja sugestivo de doença cardíaca.

TABELA 38.1 Atenção antes para iniciar um ChEI

Nunca inicie ChEI em pacientes com histórico recente de síncope inexplicada ou suspeitada	Realize uma Investigação completa da causa da síncope antes de considerar ChEI.
Nunca inicie ChEI em pacientes com bradicardia significativa ou doença cardíaca descompensada	O ECG deve ser realizado antes de iniciar ChEI no caso de bradicardia suspeitada ou bloqueios cardíacos
Nunca inicie ChEI em pacientes com histórico recente de perda de peso significativa	O peso deve ser rigorosamente monitorado (especialmente em pessoas frágeis ou muito idosas). Se a fragilidade física se tornar uma preocupação, deve-se suspender o ChEI até esclarecer o problema
Cuidado em pacientes com histórico de asma, úlcera péptica ou retenção urinária	Monitoramento cuidadoso é recomendável para esses pacientes. Considere medicação de proteção gástrica, se houver histórico de doença ulcerosa péptica

Isto deve identificar um significativo prolongamento de PR ou alterações de QT, uma vez que estes podem predispor a arritmias significativas (especialmente quando o histórico ou o exame físico são sugestivos). Pode também servir de referência basal, caso se desenvolva bloqueio atrioventricular subsequente.

É importante monitorar o peso do paciente visto que a diminuição do apetite e a perda de peso geralmente são induzidos por ChEI, podendo predispor ou agravar a fragilidade. Um paciente com significativa perda de peso recente (mesmo com causa conhecida) não deve ser iniciado em ChEI até a estabilização de seu peso.

Os inibidores da colinesterase apresentam um risco teórico de exacerbar doença ulcerosa péptica, retenção urinária ou asma por causa da atividade colinérgica periférica aumentada. Embora os estudos clínicos não relatem aumento das taxas desses efeitos adversos, é recomendável ter cuidado ao prescrever para indivíduos com tais patologias. Os médicos que fazem a prescrição devem considerar medicação de proteção gástrica e a informação sobre o produto recomenda exercer um rigoroso monitoramento nesses grupos. Veja na Tabela 38.1 as preocupações mais importantes antes de iniciar um ChEI e as ações usuais a serem adotadas.

Iniciando e titulando doses

Como na maioria das prescrições de medicamentos para idosos, um ChEI deve ser iniciado em baixas doses com aumento gradual subsequente até ser alcançada a dose desejada ("inicie com dose baixa e vá devagar" e ainda assim criteriosamente!). Essa prática ajuda a minimizar os efeitos adversos, maximizando a tolerabilidade e adesão. Pessoas de baixo peso (abaixo de 50 kg), frágeis e muito idosas devem iniciar com metade das doses iniciais indicadas adiante, pois esses pacientes são mais suscetíveis aos efeitos adversos. Doses altas podem ser mais benéficas para algumas pessoas (apesar do risco mais alto de efeitos adversos), assim a maioria das diretrizes recomenda que a dose de manutenção deve ser a dose máxima eficaz tolerada.

Comprimidos de Donepezila devem ser iniciados a 5 mg uma vez ao dia (2,5 mg para pessoas frágeis ou muito idosas), e essa dose deve ser mantida por, pelo menos, quatro semanas. A titulação para cima deve se seguir a cada quatro a seis semanas até 10 mg uma vez ao dia, se bem tolerada. A absorção não é alterada pelas refeições. A evidência disponível sugere não haver necessidade de ajuste no comprometimento renal[10]. No comprometimento hepático leve a moderado, recomenda-se uma titulação cuidadosa, de acordo com a tolerabilidade. Não é recomendada no caso de grave comprometimento hepático.

Donepezila 23 mg/dia foi aprovada pela US FDA para a DA grave. Entretanto, acreditamos que não existem evidências suficientes sobre o benefício clínico dessa dose aumentada, que acarreta maiores efeitos adversos (por exemplo, três vezes mais efeitos colaterais gastrointestinais), e um custo muito mais alto que a dose padrão de 10 mg, já que nenhum fármaco genérico se encontra disponível.

Cápsulas de Rivastigmina devem ser iniciadas a 1,5 mg duas vezes ao dia (com as refeições de manhã e à tarde para minimizar os efeitos colaterais). A titulação para cima deve ser tentada após um mínimo de duas semanas, se a dose atual for bem tolerada, aumentando gradualmente para 3, 4,5 e 6 mg, sempre duas vezes ao dia. As doses efetivas são de 3 a 6 mg duas vezes ao dia. Nenhum ajuste geralmente é necessário para comprometimento renal ou hepático, porém recomenda-se cuidadosa titulação no caso de comprometimento renal ou hepático moderado a grave, assim como para pacientes de baixo peso (com menos de 50 kg).

TABELA 38.2 Opções de ChEI e principais características

Nomes comerciais de fármacos (nomes de marcas registradas originais, a maioria das formulações usadas)	Dose inicial (considere reduzir a dose ou a frequência, se peso baixo)	Doses efetivas (manutenção) totais diárias; ritmo da titulação	Possíveis vantagens
Donepezila (Aricept®, comprimidos)	5 mg/dia (geralmente à noite)	5-10 mg; 4-6 semanas	Nenhum ajuste renal necessário Titulação mais rápida (menos etapas) Possivelmente menos efeitos colaterais
Rivastigmina oral (Exelon®, cápsulas)	1,5 mg duas vezes/dia (com as refeições)	6-12 mg (dividir em duas doses diárias); 2-4 semanas	Nenhum ajuste renal ou hepático necessário
Rivastigmina (Exelon®, adesivo transdérmico)	4,6 mg/24h	9,5-13,3 mg/24h; 4-6 semanas	Menos tontura, náusea e vômito Potencialmente melhor adesão
Galantamina ER (Reminyl®, cápsulas)	8 mg/dia (com alimento)	16-24 mg; 4-6 semanas	Menos diarreia

O *adesivo transdérmico de Rivastigmina* deve ser iniciado na dose de 4,6 mg/24 h (5 cm²). A titulação deve ser tentada após pelo menos quatro semanas, se bem tolerada, gradualmente até 9,5 mg/24 h (10 cm²) e, em seguida, formulações de até 13,3 mg/24 h (15 cm²). As doses eficazes são de 9,5 a 13,3 mg/24 h. Em alguns países, um adesivo com dose mais alta, com 17,4 mg/24 h (20 cm²), também se encontra disponível. No comprometimento hepático leve a moderado, não se deve exceder 4,6 mg/24 h. Nenhum ajuste é necessário para o comprometimento renal.

Galantamina deve ser iniciada em 8 mg (de preferência com alimento, uma vez ao dia, se forem cápsulas de liberação prolongada) por quatro semanas e depois aumentada para 16 mg, uma vez ao dia, por, pelo menos, mais quatro semanas. As doses efetivas são 16 a 24 mg uma vez ao dia, que devem ser determinadas pelo benefício clínico e tolerabilidade. Com o uso de comprimidos de liberação imediata ou preparação líquida oral, essa dose total deve ser dividida em duas doses diárias. Galantamina não é recomendada para pacientes com comprometimento renal ou hepático e deve ser usada com cuidado se houver comprometimento renal leve a moderado, embora nenhum ajuste de dose seja recomendado. Se houver comprometimento hepático moderado, é recomendável a redução da dose. Nesse caso, cápsulas de liberação estendida devem ser iniciadas a 8 mg em dias alternados por uma semana, seguidas por 8 mg/dia por, pelo menos, quatro semanas e nunca excedendo 16 mg/dia.

Para todos os ChEIs, no caso de descontinuação por três ou mais dias consecutivos, a reintrodução deve começar com uma dose inicial e, em seguida, fazer a titulação para cima como em usuários iniciantes[11].

Não existem dados disponíveis para pacientes com grave comprometimento hepático e o ChEI, em geral, deve ser evitado nessa população.

A Tabela 38.2 mostra as doses usuais para as formulações mais comuns e as possíveis vantagens de cada opção de fármaco ChEI.

Efeitos colaterais

Os três ChEIs comercialmente disponíveis apresentam um perfil similar de efeitos colaterais, e a maioria desses efeitos colaterais se devem ao aumento da estimulação colinérgica, central e periférica. Os efeitos colaterais são similares em pacientes com DA, DCL e DV.

Os efeitos colaterais são frequentes com o uso de ChEI e aumentam de maneira dose-dependente. Dados acumulados de estudos clínicos randomizados mostram aumento de duas vezes nas taxas de desistência devido aos efeitos adversos, em comparação aos grupos de placebo. Donepezila apresentou taxa menor de desistência comparada à Rivastigmina (OR 1,6 *versus* 3,0), enquanto as outras comparações não resultaram em significância estatística[12]. O número necessário de pessoas para tratar com ChEI, a fim de produzir um efeito adverso que leve à retirada do estudo clínico, é estimado em cerca de 10 pessoas (número necessário para causar dano – NND). Indivíduos com mais de 85 anos apresentam duplo risco de eventos adversos significativos em comparação aos pacientes mais jovens.

Um dos efeitos colaterais mais comuns dos ChEIs é a *intolerância gastrointestinal*, que pode manifestar-se como náusea e vômito, diminuição do apetite e anorexia, diarreia, dispepsia e dor abdominal. Esses efeitos geralmente são relacionados à dose, podendo ocorrer especialmente ao iniciar o tratamento ou aumentar a dose e são mais comuns em mulheres. Os adesivos cutâneos de Rivastigmina e a Donepezila parecem ser menos associados à náusea e ao vômito que a Rivastigmina ou Galantamina orais, mas com taxas similares de diarreia. A *perda de peso* também é comum, podendo ou não ser uma consequência de sintomas gastrointestinais específicos. Em uma metanálise, aumento de três vezes em perda de peso clinicamente significativa foi observado em indivíduos em uso de ChEI em comparação ao placebo[13].

Também são comuns cãibras musculares, tremor, vertigem e fadiga. Sonhos vívidos são relatados somente com Donepezila e geralmente melhoram com a mudança para dose matinal. Outros efeitos colaterais frequentes são incontinência urinária, agitação, confusão, ansiedade, tontura, cefaleia e sonolência. Efeitos colaterais mais raros são convulsões, insônia, depressão, sintomas extrapiramidais (agravamento dos sintomas da doença de Parkinson pode ser comum), hipertensão, alucinações, úlceras pépticas, pancreatite, provas de função hepática elevadas, reações cutâneas e prurido.

Os efeitos colaterais mais preocupantes são *bradicardia*, bloqueios cardíacos, arritmias e *síncope*, que podem levar a consequências sérias (fraturas do quadril e implante de marca-passo) e até morte. Recomenda-se cuidado em pacientes de alto risco, como aqueles com insuficiência cardíaca, infarto do miocárdio recente, bradiarritmias, predisposição à hipocalemia ou hipomagnesemia, ou uso concomitante de produtos medicinais conhecidos por induzir prolongamento do QT e/ou *torsade de pointes* (veja adiante interações medicamentosas). A redução do apetite e a anorexia também são consideradas um sério efeito adverso, que pode levar a importante perda de peso e precipitar ou agravar a fragilidade, com suas muitas terríveis consequências. Esses efeitos adversos devem levar a descontinuação e/ou monitoramento frequente. A Tabela 38.3 mostra os efeitos colaterais mais significativos, observados em estudos clínicos, e o número estimado de pacientes necessário para se tratar os quais apresentem cada um dos efeitos adversos.

Geralmente, quando um paciente experimenta efeitos colaterais leves que podem ser tratados com o uso a curto prazo de medicação sintomática (por exemplo, uso de antieméticos por dois a três dias), o tratamento pode ser mantido por algumas semanas, pois muitos desses efeitos colaterais são transitórios. Mas quando um paciente experimenta um efeito colateral persistente (mais de quatro semanas) ou sério, uma das seguintes opções deve ser tentada:

- A dose de inibidor de colinesterase pode ser reduzida até a dose mínima eficaz para esse fármaco (dose diária de 5 mg para Donepezila, 6 mg para Rivastigmina e 16 mg para Galantamina).
- Pode-se mudar o medicamento para outro inibidor da colinesterase (deve ser permitido um período de uma semana sem tomar o medicamento). Isto parece ser particularmente eficaz para náusea, vômito e tontura, ao mudar para a formulação de Rivastigmina em adesivo cutâneo, pode evitar efeitos de primeira passagem. Galantamina também parece apresentar taxas mais baixas de diarreia.
- Interrompa o uso de inibidores da colinesterase. Essa opção deve ser considerada para efeitos adversos sérios (especialmente síncope, bradicardia, bloqueio cardíaco) e para qualquer efeito adverso persistente, se as opções anteriores falharem.

TABELA 38.3 Efeitos colaterais comuns e significativos dos ChEIs e número necessário para causar dano (NND)

Sintomas		NND
Gastrointestinal	Náusea	4
	Vômito	6
	Anorexia	12
	Perda de peso	15
	Diarreia	16
	Dor abdominal	19
Neurológico	Sonhos anormais	11
	Tontura	14
	Vertigem	18
	Tremor	20
	Cefaleia	21
Cardiovascular	Edema periférico	9
	Síncope	64
Geral	Cãibras musculares	14
	Fadiga	17

Baseado em Birks[13].

Embora os efeitos adversos geralmente sejam vistos durante o início do uso do fármaco e durante o aumento de dose, vários estudos observacionais, usando dados administrativos, levantaram preocupações de segurança referentes ao uso a longo prazo. O uso de ChEI a longo prazo pode induzir uma "cascata de prescrições" de fármacos anticolinérgicos para tratar incontinência urinária, por exemplo. A terapia a longo prazo com ChEI também está associada a um pequeno aumento de risco, porém significativo, de bradicardia levando a hospitalização e síncope bem como às suas consequências mencionadas anteriormente[14,15].

Reações hipersensíveis a um ChEI (incluindo a síndrome de Steven-Johnson) foram descritas, mas raramente observadas. As reações cutâneas podem ocorrer com um adesivo de Rivastigmina no local de aplicação e geralmente são de leves a moderadas e não necessariamente significam sensibilização. O adesivo pode levar à dermatite alérgica de contato, que deve ser suspeitada se a reação no local se espalhar para além do tamanho do adesivo, se reação mais intensa e se os sintomas não melhorarem significativamente dentro de 48 h da remoção do adesivo. Para evitar reações no local, o adesivo deve ser colocado cada dia em um local diferente (rotativo) e, se houver dermatite de contato, a substituição por uma formulação oral ou outro ChEI pode ser tentada. O adesivo deve ser removido antes da realização de ressonância magnética, pois podem resultar em queimaduras na pele do local.

Principais interações medicamentosas

As interações medicamentosas são uma preocupação e há relatos de que estão presentes em um terço dos relatos espontâneos sobre efeitos adversos. Os médicos que fazem a prescrição devem estar cientes de cada medicação tomada por seus pacientes antes de iniciar um ChEI.

Devido aos efeitos adicionais, as interações mais sérias e temíveis são aquelas com fármacos que tornam lento o ritmo cardíaco, especialmente os betabloqueadores (mas também outros agentes, como Amiodarona, antagonistas do canal de cálcio, glicosídeo cardíaco, Pilocarpina). Além disso, é recomendável obter um ECG, caso o ChEI seja prescrito com outro medicamento que possa prolongar o intervalo QT (por exemplo, antipsicótico, anti-histamínico, antiarrítmico). A bradicardia aumenta o risco de *torsade des pointes*. Medicações associadas a essa arritmia maligna incluem antipsicóticos.

O ChEI pode exacerbar os efeitos de relaxantes musculares tipo Succinilcolina durante uma anestesia. Recomenda-se cuidado ao selecionar agentes anaestésicos e pode-se considerar a interrupção temporária do tratamento.

Devido aos possíveis efeitos adicionais e farmacodinâmicos, ChEIs não devem ser administrados concomitantes com outras substâncias colinomiméticas (como outros ChEIs, neostigminas, piridostigminas ou pilocarpinas). Além disso, não devem ser administrados com quaisquer produtos medicinais anticolinérgicos (Oxibutinina, Tolterodina) por causa dos efeitos antagonizantes.

Devido ao risco de úlcera péptica e sangramento GI, o uso concomitante de anti-inflamatórios não esteroides (AINEs) deve ser evitado, especialmente se houver histórico anterior de doença ulcerosa péptica.

Bupropiona pode aumentar os níveis de Donepezila, aumentando seus efeitos colaterais (pela inibição de CYP2D6). Em razão do risco de convulsões, o uso concomitante de Bupropiona ou Tramadol deve ser evitado.

Relata-se ocorrência muito rara de síndrome neuroléptica maligna (SNM) em associação à Donepezila, particularmente em pacientes recebendo antipsicóticos concomitantes. Se houver suspeita de SNM, o ChEI também deve ser interrompido.

Em pacientes usando inibidores potentes de CYP2D6 ou CYP3A4 (como Quinidina e Fluoxetina ou Cetoconazol, Itraconazol e Eritromicina), a redução da dose de Donepezila e Galantamina deve ser considerada.

Nenhuma interação foi relatada com Varfarina.

Toxicidade

A toxicidade cardíaca, embora não seja comum, é um efeito colateral sério bem conhecido dos ChEIs, e pode se manifestar como síncope, bradicardia sinusal, bloqueio sinoatrial, agravamento da doença do nó sinusal preexistente e bloqueios atrioventriculares, que aumentam o risco de *torsade de pointes*.

A toxicidade colinérgica é relatada nos casos de superdosagem (embora a superdosagem mais acidental não tenha sintomas associados), com sintomas muscarínicos, como miose, rubor, distúrbios digestórios (dor abdominal, vômito e diarreia), bradicardia, broncoespasmo e aumento das secreções brônquicas, hiper-hidrose, micção e/ou defecação involuntária, hipertensão e hipersecreção salivar. Também há relatos de tontura, tremor, cefaleia, sonolência, confusão, alucinações e mal-estar. Nos casos graves de superdosagem podem se desenvolver fraqueza muscular, fasciculação, convulsões e parada respiratória e morte.

Atropina pode ser usada para reverter os efeitos colinomiméticos.

Principais contraindicações

A única contraindicação absoluta é a hipersensibilidade à substância ativa ou a quaisquer excipientes usados na formulação.

Por não haver dados disponíveis, o grave comprometimento hepático é considerado uma contraindicação.

Por causa do risco de toxicidade cardíaca, para pessoas com histórico recente de síncope, bradicardia ou arritmias, assim como hipocalemia ou hipomagnesemia, ChEI deve ser considerado com extremo cuidado.

Pela ação colinomimética, recomenda-se cuidado ao prescrever ChEI para pacientes com histórico de asma ou doença pulmonar obstrutiva crônica.

Interação medicamentosa com doenças clínicas

Agrava a bradicardia e as arritmias

Por ter um efeito vagotônico, um ChEI pode induzir bradicardia e bloqueio cardíaco (veja cardiotoxicidade na seção de toxicidade). Ainda que seja mais comum, esse efeito não se restringe aos pacientes com doença cardíaca ou bradicardia anterior. Geralmente não apoiamos seu uso nesses pacientes.

Doença de Parkinson

Embora o ChEI tenha sido aprovado para as DCL, incluindo a demência da doença de Parkinson, os pacientes e a família devem ser avisados de que os sintomas motores podem se agravar, especialmente o tremor. O monitoramento dos sintomas motores e o impacto de uma eventual piora da funcionalidade são essenciais.

Doença respiratória

A terapia com ChEI deve ser iniciada com cuidado em pacientes com doença respiratória significativa, especialmente asma e doença pulmonar obstrutiva crônica, pelo risco de broncoespasmo associado ao aumento da atividade colinérgica.

Doença ulcerosa péptica

O ChEI aumenta a secreção de ácido gástrico e deve ser usado com cuidado em pacientes com histórico anterior de doença ulcerosa péptica. Nesses pacientes, o cuidadoso monitoramento de sintomas gastrointestinais e sangramento gastrointestinal oculto é importante.

Epilepsia e crises epilépticas

Em razão do efeito colinomimético, a terapia com ChEI pode induzir convulsões generalizadas e os pacientes com transtornos convulsivos devem receber cuidadoso monitoramento se iniciarem esse fármaco.

Retenção urinária (hiperplasia prostática) e incontinência urinária

Pelo efeito colinomimético, o ChEI pode causar ou agravar obstruções do fluxo da bexiga. O monitoramento cuidadoso dos sintomas urinários, especialmente em pacientes com hiperplasia da próstata, é recomendável. A prescrição de ChEI tem sido associada ao maior risco de receber medicações anticolinérgicas para incontinência urinária, uma "cascata de prescrições" que deve ser evitada.

Síndrome da abstinência/descontinuação

Alguns sintomas de abstinência (declínio cognitivo agudo e sintomas comportamentais) têm sido relatados com descontinuação abrupta do ChEI, então, se possível, recomenda-se a diminuição gradual antes da descontinuação. Entretanto, isto não é comum e a interrupção abrupta (por exemplo, para indução anestésica) pode ser feita sem grandes preocupações. Alguns estudos sugerem que a descontinuação pode ser associada à perda dos efeitos benéficos associados ao seu uso. Se a descontinuação for considerada por falta de eficácia, o paciente deve ser monitorado por um a três meses e a reintrodução de ChEI deve ser considerada, caso se torne evidente um declínio significativo[14].

ANTAGONISTAS DOS RECEPTORES DE N-METIL-D-ASPARTATO (NMDA)

O único fármaco dessa classe disponível para o tratamento da demência é a *Memantina*, originalmente comercializada como Ebixa®.

Pode ser encontrada em comprimidos de 10 e 20 mg e, em alguns países, em gotas orais (10 mg/mL). Nos Estados Unidos, uma formulação de cápsulas de liberação estendida (7, 14, 21 e 28 mg) também se encontra disponível.

Modo de ação

Memantina é um antagonista do receptor de NMDA não competitivo, de moderada afinidade e voltagem-dependente. Acredita-se que ela bloqueie os efeitos de níveis patologicamente elevados de glutamato (que podem levar à disfunção neuronal – neurotoxicidade excitatória do glutamato).

Indicação

DOENÇA DE ALZHEIMER (DA). A Memantina foi aprovada para o tratamento cognitivo na DA moderada a grave. Metanálise recente demonstrou que a Memantina apresenta um pequeno, mas significativo benefício sobre cognição, comportamento, níveis de sintomas neuropsiquiátricos e avaliação global[1,17]. Como se observa nos ChEI, estudos sobre a Memantina são limitados a três a seis meses de acompanhamento, e são principalmente patrocinados pela indústria. Diretrizes recentes[18] recomendam que a Memantina seja adicionada ao ChEI, se o paciente já estiver tomando esses fármacos, particularmente quando a demência progride para a fase grave; contudo, a força dessa recomendação é fraca. A Memantina não deve ser usada na demência da DA leve, pois apresenta apenas um benefício cognitivo marginal não considerado clinicamente significativo. A Memantina pode ser usada como uma opção para os pacientes com demência da DA moderada a grave que não toleram ChEIs.

DEMÊNCIAS POR CORPÚSCULOS DE LEWY: DCL E DDP. Embora a evidência seja menos forte do que para a DA, a Memantina também é recomendada para as demências por corpúsculos de Lewy (tanto a DCL quanto a DDP), nas quais se demonstrou que ela produz pequena melhora da função global, e em um estudo, também dos sintomas comportamentais[19].

DEMÊNCIA VASCULAR (DV) E OUTRAS DEMÊNCIAS. A Memantina não deve ser prescrita para a DV pura, pois a evidência disponível mostra apenas um benefício muito pequeno e inconsistente. Nos casos de demência mista (DV e da DA), a Memantina pode ser tentada, uma vez que pode trazer algum benefício significativo. A Memantina não deve ser usada para demências frontotemporais.

Doses iniciais e incrementais

A Memantina deve ser introduzida gradualmente, com aumento da dose após pelo menos uma semana, se a dose anterior foi bem tolerada. Pode ser administrada com ou sem alimento.

A formulação de liberação imediata deve ser iniciada com 5 mg uma vez ao dia (à noite), e aumentada em etapas de 5 mg, a intervalos semanais, até o máximo de 20 mg/dia, geralmente dividida em duas doses.

A formulação de liberação estendida deve ser iniciada em 7 mg e, de acordo com a tolerabilidade, aumentada gradualmente para 14, 21 e 28 mg, sempre uma vez ao dia. Essa formulação tem a vantagem potencial de um regime de dosagem mais conveniente, mas nenhum estudo comparativo mostrou benefício sobre a formulação de liberação imediata usual.

Não são necessários avaliação específica e/ou teste antes de iniciar o uso de Memantina e nenhum ajuste de dose é recomendado para o comprometimento renal ou hepático leve. Entretanto, no caso de um grave comprometimento renal, é recomendável a redução da dose (dose máxima de 5 mg duas vezes ao dia para liberação imediata e 14 mg/dia para a liberação estendida).

EFEITOS COLATERAIS

A Memantina geralmente é bem tolerada (incidência muito mais baixa de efeitos colaterais do que os ChEI), em especial se titulada lentamente, conforme mencionado anteriormente.

Os efeitos adversos mais comuns da Memantina são: constipação, tontura, cefaleias, sonolência e hipertensão, mas também incluem alucinações, confusão e cansaço. Geralmente, os efeitos adversos são transitórios e relacionados à dose. Nos ensaios clínicos, nenhuma diferença estatisticamente significativa no número de pacientes que sairam do estudo foi observada entre os grupos que utilizavam placebo e os que utilizavam memantina.

Principais interações medicamentosas

Uma interação medicamentosa mínima foi relatada com o uso de Memantina, mas pouco se sabe sobre a interação de Memantina com outros antagonistas de NMDA, como Amantadina, Cetamina e Dextrometorfano; recomenda-se cuidado nessas ocasiões. Medicamentos que aumentam o pH da urina (por exemplo, bicarbonato de sódio) podem elevar a concentração plasmática de Memantina. Não há uma interação significativa com ChEIs.

Principais contraindicações

A única contraindicação à Memantina é a alergia a esse medicamento.

Interação medicamentosa com doenças clínicas

Recomenda-se cuidado em pacientes com histórico de convulsões anteriores ou de epilepsia.

Condições que elevam o pH urinário podem interferir no *clearance* renal da Memantina e, então, recomenda-se cuidado em pacientes com acidose tubular renal e naqueles com grave infecção do trato urinário (especialmente pela bactéria *Proteus*).

Nos casos de comprometimento renal grave, é recomendável a redução da dose. Não existem dados disponíveis para o comprometimento hepático grave e, nesse caso, o uso de Memantina não é recomendado.

USO A LONGO PRAZO DE ChEI E MEMANTINA, TERAPIA COMBINADA E ALGUNS LIMITES DA EVIDÊNCIA

Existem poucos estudos sobre o uso de ChEIs na demência grave (MEEM 1-9) e nenhum na demência em estágio final (MEEM 0). Recentemente, o estudo DOMINO no Reino Unido[20] acrescentou uma significativa contribuição à literatura referente ao uso de ChEI na DA grave e também no uso combinado de ChEI e Memantina na DA moderada a grave. Esse estudo teve financiamento público e atribuiu 295 pacientes de comunidade com DA moderadamente avançada (MEEM 5 a 13) recebendo Donepezila 10 mg/d (por pelo menos 6 semanas), para: descontinuar Donepezila; descontinuar Donepezila e iniciar Memantina; continuar Donepezila e iniciar Memantina ou continuar Donepezila sem Memantina. Os resultados foram avaliados em 52 semanas.

O estudo DOMINO mostrou evidência de que, nesses pacientes, a continuação da Donepezila, a mudança para a Memantina ou a terapia combinada são superiores ao placebo sozinho. O grupo que substituiu Donepezila por placebo apresentou mais declínio cognitivo (diferença média no MEEM de 1,9 ponto) e funcional (diferença média de 3,0 pontos na escala de 60 pontos BALDS – *Bristol Activities of Daily Living* – não considerada clinicamente significativa) do que o grupo que continuou com Donepezila. O impacto da descontinuação da Donepezila na pontuação do MEEM (mas não no BALDS) foi mais importante nos indivíduos com demência moderada à entrada do estudo do que naqueles com demência grave. Os pacientes designados para receber Memantina (comparados àqueles que não estão recebendo Memantina) tiveram um declínio cognitivo (diferença média de 1,2 ponto no MEEM) e funcional (diferença média de 1,5 ponto na escala BALDS) significativamente menor e também sintomas comportamentais menores (diferença média de 4,0 pontos na escala do Inventário Neuropsiquiátrico – NPI de 144 pontos), mas nenhum destes foi considerado clinicamente significativo. Não houve benefício significativo da terapia de combinação sobre qualquer outro fármaco sozinho, embora a força do estudo fosse limitada por essa análise observando-se uma tendência a melhores efeitos no grupo de combinação. A análise subsequente do estudo DOMINO sugeriu que a descontinuação do uso da Donepezila em pessoas com demência moderada a grave estava associada ao número significativamente maior de admissões em casas de repouso no ano seguinte (um benefício não observado quando da comparação entre os grupos de memantina), embora essa diferença não tenha persistido nos anos subsequentes[21].

Alguns estudos observacionais também sugerem que o ChEI não deve ser interrompido depois que o paciente atinge a fase avançada da demência da DA. Duas metanálises recentes[18,22], incluindo o estudo DOMINO, concluíram que na demência da DA, moderada a grave, o tratamento combinado com ChEI (especialmente Donepezila) e a Memantina teve um benefício pequeno, mas significativo, em comparação ao ChEI sozinho sobre comportamento, cognição e impressão global, sem aumento significativo nos efeitos colaterais. A maioria dos estudos incluídos nessa metanálise avaliou os resultados em 24 semanas. Embora a força dessa recomendação seja fraca a moderada, algumas diretrizes recentes sugerem que, na demência da DA moderada a grave, o ChEI deve ser prescrito concomitante com a Memantina[8,18]. No entanto, alguns países ainda recomendam que o tratamento com ChEI deve ser interrompido quando a DA se torna grave e o reembolso de custos com saúde pode depender disso.

Ao todo, são limitados os dados existentes sobre o uso a longo prazo (pelo menos um ano) de ChEI ou Memantina e alguns estudos sugerem que pode ocorrer redução em seu benefício após um ano de uso na maioria dos pacientes. A maioria de estudos controlados sobre o uso de ChEI na demência avaliaram os resultados de 26 a 52 semanas e não existem estudos com mais de dois anos de acompanhamento. Para a Memantina, os estudos são principalmente limitados a um acompanhamento de três a seis meses.

Nesses estudos, pessoas frágeis, pessoas com múltiplas comorbidades e as muito idosas (acima de 80 anos) têm sido representadas de maneira pouco consistente (a média etária é aproximadamente 75 anos) e, apesar disso, elas representam a maioria dos pacientes que recebem medicações para demência no mundo real[23]. Assim, ao tratar esses pacientes, deve-se esperar uma taxa mais alta de efeitos colaterais do que a dos estudos clínicos. Estudos observacionais mostraram evidências de que esses pacientes são pelo menos duas vezes mais susceptíveis aos efeitos adversos dos ChEIs e às interações medicamentosas em comparação aos pacientes mais jovens e não frágeis.

O único estudo a longo prazo sobre a eficácia dos ChEI, não patrocinado por uma empresa farmacêutica, é o AD2000, que estudou a Donepezila de 5 e de 10 mg em 565 pacientes com demência da DA leve a moderada. Esse estudo mostrou pequenos benefícios cognitivos (0,8 ponto no MEEM) e funcionais (+1,0 ponto na escala BALDS) em dois anos de uso da Donepezila, mas nenhum benefício significativo com a institucionalização ou progressão das incapacidades em três anos (que são os objetivos primários). O estudo concluiu que a Donepezila não era custo-efetiva, apresentando benefícios abaixo de limiares minimamente relevantes[24].

Um estudo[25], avaliando o viés potencial da publicação, constatou que, embora a maioria dos estudos (94%) afirme examinar o dano, muitos (42%) não relataram dados sobre a mortalidade e poucos (27%) forneceram uma clara definição e uma análise detalhada sobre o dano. Outro estudo[26] avaliou a retórica dos estudos sobre a Donepezila e verificou que, mesmo mostrando resultados similares, os estudos patrocinados por empresas farmacêuticas lançaram mão de motivos fortes para enfatizar o benefício estabelecido do uso de ChEI e até estimularam o uso fora da prescrição (*off-label*), já os estudos sem o suporte do fornecedor põem ênfase em benefícios pequenos ou ausentes e na necessidade de melhores opções de tratamento.

O custo-eficácia de ChEI na DA foi debatido na última década, e a maioria dos estudos recentes concluiu que seu uso especialmente nas fases moderadas, mas também nas leves da doença, é custo-efetivo. Esse benefício seria principalmente associado ao retardo na institucionalização por tempo integral. Além disso, na última década, a expiração das patentes e a produção das formas genéricas reduziu o custo dos ChEIs, tornando seu uso mais custo-efetivo.

PRÁTICA CLÍNICA: IMPORTÂNCIA DO RIGOROSO ACOMPANHAMENTO E IMPRESSÕES DO MEMBRO DA FAMÍLIA

Na prática clínica, ao prescrever um ChEI ou Memantina, não se deve esperar uma melhora significativa ou a reversão dos sintomas da demência. Um objetivo razoável é a redução do ritmo do declínio cognitivo, eventualmente retardando a progressão da doença (benefícios funcionais e globais). A magnitude desse retardo é estimada em cerca de seis meses em média. A avaliação da ausência de resposta clínica dos indivíduos é difícil, e deve ser realizada somente após alguns meses de uso (cerca de três meses) e nunca em algumas semanas. Provavelmente também há casos em que alguns pacientes experimentam benefícios mais significativos e/ou prolongados que outros. Isso justifica um ensaio sobre um ChEI para a maioria dos pacientes com demência por uma provável DA ou com DCL/DDP, especialmente os indivíduos nas fases leve ou moderada, com menos de 85 anos, não frágeis e com poucas comorbidades.

Um rigoroso acompanhamento é muito importante e a descontinuação do tratamento medicamentoso para indivíduos que apresentam significativos efeitos colaterais, para aqueles com restrições financeiras e eventualmente também para aqueles sem resposta clínica também deve ser sempre considerado.

As impressões do cuidador e do membro da família são essenciais na avaliação dos efeitos colaterais e da eficácia clínica de qualquer tratamento em pacientes com demência. A reavaliação das experiências do paciente e dos cuidadores sobre maneiras objetivas e subjetivas (incluindo suas expectativas) é muito importante ao se considerar a manutenção de um fármaco. Não raro, pacientes e famílias indagam, por volta de 12 meses, se o medicamento está funcionando. Tipicamente não ocorre um benefício significativo óbvio no início e em 12 meses ainda há algumas evidências de que está surgindo mais declínio. As decisões sobre interromper o ensaio devem ponderar custos, efeitos colaterais e potencial para deterioração com a cessação.

Se houver dúvida se o fármaco está causando mais dano do que benefício (seja por efeitos colaterais biológicos ou econômicos), um estudo sobre abstinência (geralmente de seis semanas) é apropriado. Caso não se observe deterioração, é improvável que a reintrodução traga algum benefício.

CONCLUSÃO

Em nossa opinião, uma tentativa de tratamento com ChEI ou Memantina é razoável apenas para os pacientes nos quais se acredite que DA ou DCL/DPP tenham papel significativo na etiologia da demência. As decisões de iniciar e manter a farmacoterapia (com ChEI, memantina, ou ambos) devem ser individualizadas e baseadas na tolerabilidade, perfil de efeitos adversos, facilidade de uso e custo de medicação, assim como nas preferências dos pacientes e da família.

A seleção entre os ChEIs deve considerar custo, perfil de efeitos colaterais e disponibilidade. Sendo iguais todos os demais aspectos, a Donepezila é favorecida como primeira escolha. Adesivos cutâneos de Rivastigmina são uma segunda opção razoável, nos casos de tontura ou náusea significativas e vômito, embora geralmente seu custo seja consideravelmente alto. A Rivastigmina é considerada mais segura nos casos de comprometimento renal ou hepático.

A Memantina deve ser considerada para os pacientes nas fases moderada a avançada da demência. Na fase moderada, deve ser considerada particularmente para indivíduos que não estão tomando ChEI (por causa de contraindicação, intolerância ou preferência). Para indivíduos em fases graves, a Memantina parece conferir maior benefício e, para pacientes já sob doses estáveis de ChEI, a Memantina pode ser associada a ele ou substituí-lo (uma vez que o benefício do uso continuado de ChEI nas fases graves sobre a Memantina sozinha ainda é discutível).

Em geral, concordamos com as diretrizes do NICE, última atualização em 2016[1]. O viés da publicação parece ser significativo na literatura sobre o ChEI embora não enfatizado na maioria das diretrizes. Curiosamente, a demência em pacientes com mais de 85 anos pode ter uma fisiopatologia diferente (sendo maior a importância da doença vascular), e os efeitos do tratamento nesse grupo não são tão bem estudados. O cuidadoso monitoramento, com frequente reavaliação das indicações para a descontinuação da medicação, é até mais crucial nessa população.

É importante oferecer as melhores opções de tratamento disponíveis aos pacientes com demência e aos cuidadores. Entretanto, a modesta magnitude média do benefício e as taxas significativas de efeitos colaterais devem ser reconhecidas ao se considerar o tratamento medicamentoso.

Referências

1. NICE, National Institute for Health and Care Excellence. 2006. Clinical Guideline 42. Dementia: Supporting People with Dementia and Their Carers in Health and Social Care. NICE;2006. Disponível em:https://www.nice.org.uk/guidance/cg42. Acessado em: 13 set.
2. Buckley JS, Salpeter SR. A risk-benefit assessment of dementia medications: systematic review of the evidence. Drugs Aging. 2015;32:453-67.
3. Peters, Kevin R. Utility of an effect size analysis for communicating treatment effectiveness: a case study of cholinesterase inhibitors for Alzheimer's disease. J Am Geriatr Soc. 2013;61:1170-4.
4. McKeith I, Del Ser T, Spano P, Emre M, Wesnes K, Anand R, et al. Efficacy of rivastigmine in dementia with Lewy bodies: a randomised, double-blind, placebo-controlled international study. Lancet. 2000;356:2031-6.
5. Emre M, Aarsland D, Albanese A, Byrne EJ, Deuschl G, De Deyn PP, et al. Lane. Rivastigmine for dementia associated with Parkinson's disease. N Engl J Med. 2004;351:2509-18.

6. Dubois B, Tolosa E, Katzenschlager R, Emre M, Lees AJ, Schumann G, et al. Donepezil in Parkinson's disease dementia: a randomized, double-blind efficacy and safety study. Mov Disord. 2012;27:1230-8.
7. Ikeda M, Mori E, Matsuo K, Nakagawa M, Kosaka K. Donepezil for dementia with Lewy bodies: a randomized, placebo-controlled, confirmatory phase III trial. Alzheimers Res Ther. 2015;7:4.
8. O'Brien JT, Holmes C, Jones M, Jones R, Livingston G, McKeith I, et al. Clinical practice with anti-dementia drugs: A revised (third) consensus statement from the British Association for Psychopharmacology. J Psychopharmacol. 2017;31:147-68.
9. McKeith IG, Boeve BF, Dickson DW, Halliday G, Taylor P, et al. Diagnosis and management of dementia with Lewy bodies: Fourth consensus report of the DLB Consortium. Neurology. 2017;89:88-100.
10. Stahl SM. Stahls essential psychopharmacology: prescriber's guide. Cambridge UK. 2014;.
11. eMC.electronic Medicines Compendium (eMC). Datapharm Communications Ltd. Disponível em: www.medicines.org.uk/emc/. Acessado em 13 set 2017.
12. Kobayashi H, Ohnishi T, Nakagawa R, Yoshizawa K. The comparative efficacy and safety of cholinesterase inhibitors in patients with mild-to-moderate Alzheimer's disease: a Bayesian network meta-analysis. Int J Geriatr Psychiatry. 2016;31:892-904.
13. Birks J. Cholinesterase inhibitors for Alzheimer's disease. Cochrane Database Syst Rev. 2006;CD005593.
14. Hogan DB. Long-term efficacy and toxicity of cholinesterase inhibitors in the treatment of Alzheimer disease. Can J Psychiatry. 2014;59:618-23.
15. Gill SS, Anderson GM, Fischer HD, Bell CM, Li P, Normand SL, et al. Syncope and its consequences in patients with dementia receiving cholinesterase inhibitors: a população-based cohort study. Arch Intern Med. 2009;169:867-73.
16. Gill SS, Anderson GM, Fischer HD, Bell CM, Li P, Normand SL, et al. Donepezil, galantamine, rivastigmine and memantine for the treatment of Alzheimer's disease. NICE Technology appraisal guidance 217. Disponível em: https://www.nice.org.uk/guidance/ta217. Acessado em: 17 set 2011.
17. Kishi T, Matsunaga S, OyaK, Nomura I, Ikuta T, Iwata N. Memantine for Alzheimer's disease: an updated systematic review and meta-analysis. J Alzheimers Dis. 2017;60:401-25.
18. Schmidt R, Hofer E, Bouwman FH, Buerger K, Cordonnier C, Fladby T, et al. EFNS-ENS/EAN Guideline on concomitant use of cholinesterase inhibitors and memantine in moderate to severe Alzheimer's disease. Eur J Neurol. 2015;22:889-98.
19. Emre M, Tsolaki M, Bonuccelli U, Destee A, Tolosa E, Kutzelnigg A, et al. Memantine for patients with Parkinson's disease dementia or dementia with Lewy bodies: a randomised, double-blind, placebo-controlled trial. Lancet Neurol. 2010;9:969-77.
20. Howard R, McShane R, Lindesay J, Ritchie C, Baldwin A, Barber R, et al. Donepezil and memantine for moderate-to-severe Alzheimer's disease. N Engl J Med. 2012;366:893-903.
21. Howard R, McShane R, Lindesay J, Ritchie C, Baldwin A, Barber R, et al. Nursing home placement in the Donepezil and Memantine in Moderate to Severe Alzheimer's Disease (DOMINO-AD) trial: secondary and post-hoc analyses. Lancet Neurol. 2015;14:1171-81.
22. Chen R, Chan PT, Chu H, Lin YC, Chang PC, Chen CY, et al. Treatment effects between monotherapy of donepezil versus combination with memantine for Alzheimer disease: A meta-analysis. PLoS ONE. 2017;12:e0183586.
23. Leinonen A, Koponen M, Hartikainen S. Systematic review: representativeness of participants in rcts of acetylcholinesterase inhibitors. PLoS ONE. 2015;10:e0124500.
24. Courtney C, Farrell D, Gray R, Hills R, Lynch L, Sellwood E, et al. Long-term donepezil treatment in 565 patients with Alzheimer's disease (AD2000): randomised double-blind trial. Lancet. 2004;363:2105-15.
25. Lee PE, Fischer HD, Rochon PA, Gill SS, Herrmann N, Bell CM, et al. Published randomized controlled trials of drug therapy for dementia often lack complete data on harm. J Clin Epidemiol. 2008;61:1152-60.
26. Gilstad JR, Finucane TE. Results, rhetoric, and randomized trials: the case of donepezil. J Am Geriatr Soc. 2008;56:1556-62.

ELETROCONVULSOTERAPIA

Joana Andrade / David Mota / Filipe Félix Almeida

INTRODUÇÃO HISTÓRICA

A associação entre convulsões e melhoria de sintomas psiquiátricos pode ser traçada até aos tempos de Hipócrates, que descreveu que os doentes com malária e sintomas psicóticos concomitantes, melhoravam após convulsões febris. Uns séculos mais tarde, os relatos de epidemias de cólera da Idade Média vêm corroborar as observações de Hipócrates, em que doentes mentais em asilos melhoravam após sofrerem convulsões febris. No século XVI, Paracelso conhecia os efeitos pró-convulsivantes do óleo de cânfora e foi pioneiro na utilização desta no tratamento da mania.

O século XVIII inaugura o estudo científico dos fenômenos elétricos e desde então se defendia que a eletricidade poderia ser utilizada no tratamento de doenças do sistema nervoso. Mais tarde, em meados no século XIX, Guillaume Duchenne estuda a expressão facial humana com aplicação de estímulos elétricos sobre os diferentes ramos do nervo facial e defende que a estimulação elétrica podia ser particularmente útil no tratamento da melancolia.

Com o início do século XX surgem, na psiquiatria, as chamadas terapias físicas em paralelo com as psicoterapias, que começaram a surgir também nessa altura.

A primeira das terapias físicas foi a piroterapia/malarioterapia, que surgiu em 1917, na Áustria, desenvolvida por Julius Wagner-Jauregg para tratamento das psicoses. Wagner-Jauregg baseou-se na literatura histórica existente que relatava melhoria de sintomas psicóticos após convulsões febris em doentes com patologia infeciosa (piroterapia). A malarioterapia consistia em inocular o *Plasmodium vivax* no corpo dos doentes com esquizofrenia. As convulsões febris no contexto da malária iatrogênica melhoravam os sintomas psicóticos. A malária iatrogênica era posteriormente tratada com antimaláricos. A malarioterapia apresentava alguma eficácia, mas a taxa de mortalidade associada ao tratamento era bastante elevada (cerca de 15%). Em 1927, o austríaco Manfred Sakel (nascido na Ucrânia) desenvolveu a terapia do "choque insulínico" ou do "coma insulínico", que também ficou conhecida como cura de Sakel. Os princípios eram similares aos da piroterapia, só aqui em vez de se recorrer à inoculação de um agente infecioso, optava-se pela administração de doses elevadas de insulina, com indução de hipoglicémia grave e convulsões. Embora a mortalidade da terapia do choque insulínico fosse inferior à da malarioterapia, esta permanecia elevada segundo os padrões modernos.

Nos anos 1930, o húngaro Ladislas Meduna defendeu que existia um antagonismo biológico entre esquizofrenia e epilepsia, ideia que utilizava para explicar a melhoria de sintomas psicóticos com convulsões epileptiformes. Descreveu que haveria uma hipotrofia da glia nos doentes com esquizofrenia (motivo pelo qual os cadáveres de doentes com esquizofrenia apresentavam atrofia cerebral) e uma hipertrofia da glia nos doentes com epilepsia. Ladislas Meduna, baseando-se nestes pressupostos teóricos e na evidência empírica prévia já descrita, procurou também tratar doentes com esquizofrenia recorrendo à indução de convulsões. Inicialmente Meduna recorreu à cânfora, tal como Paracelso uns séculos antes, mas como esta demorava algum tempo até começar a atuar, optou por substituí-la pelo Pentetrazol, que apresentava um feito bem mais rápido. Nascia, assim, a *convulsivoterapia química*, mais segura que as terapias físicas que a precederam, atingindo, por isso, bastante popularidade nos anos 1930.

Porém, o Pentetrazol não era isento de riscos, nem de efeitos secundários. Na Itália, Ugo Cerletti, psiquiatra e neuropatologista, estudava a epilepsia em modelos animais recorrendo a corrente elétrica administrada em murganhos. Cerletti argumentou que a aplicação de corrente elétrica para se induzir convulsões em doentes poderia ser tão eficaz e mais segura do que a utilização de Pentetrazol. Após uma série de experiências em animais, concluiu-se que a administração bitemporal era a mais segura para evitar a parada cardíaca. Garantidas a segurança e a eficácia da técnica, foi realizada pela primeira vez a *eletroconvulsoterapia* (ECT) em abril de 1938 num doente com esquizofrenia. A eficácia e segurança da técnica tornaram-na popular quase de imediato por toda a Europa e Américas, tornando-se o tratamento de eleição para doenças mentais graves nos anos 1940. É também durante as décadas de 1940 e 1950 que surgem os aperfeiçoamentos da técnica tais como o uso de Curare (1940) e mais tarde Succinilcolina (1952) como bloqueadores de placa motora para prevenção de fraturas durante as convulsões violentas.

No entanto, com o advento dos psicofármacos nos anos 1950, as críticas dos movimentos de contracultura nos anos 1960 e a forma estigmatizante com que a técnica foi retratada no cinema nos anos 1970, a ECT foi perdendo bastante popularidade apesar de ser um dos tratamentos mais eficazes que a Psiquiatria possuía ao seu dispor.

Porém, nos anos 1980, ocorre um ressurgimento da ECT. Por um lado, os psicofármacos não se revelaram a panaceia que prometiam ser e, por outro, não eram isentos de riscos, efeitos secundários e contraindicações. A ECT passou passou a ser realizada de forma mais criteriosa, segundo indicações clínicas específicas, com consentimento informado, com monitorização hemodinâmica e eletroencefalográfica, e com recurso de anestesia geral. Além disso, hoje a ECT é feita com máquinas bastante sofisticadas que permitem administrar a corrente elétrica em pulsos, o que permitiu reduzir os efeitos secundários cognitivos da técnica.

EPIDEMIOLOGIA

A ECT é uma técnica bastante utilizada em população idosa. Na Austrália e na Nova Zelândia, cerca de um terço dos doentes tratados com ECT tem mais de 65 anos e, nos Estados Unidos, 48 a 59% dos doentes têm mais de 60 anos. Na verdade, os idosos recebem mais tratamentos de ECT (99 por 100.000) do que as pessoas mais jovens (37 por 100.000). Segundo um estudo de Olfson *et al.*[1], os doentes internados com mais de 65 anos apresentam maior probabilidade de serem tratados com ECT do que os mais jovens, na faixa etária dos 18 a 34 anos.

De acordo com McCall *et al.*[2], os idosos com depressão maior são mais vezes tratados com ECT porque esse tratamento apresenta um impacto mais positivo na qualidade de vida deles, além de que a gravidade dos sintomas nessa faixa etária costuma ser maior, cursando, muitas vezes, com alterações do apetite e/ou recusa alimentar e emagrecimento. Os idosos são mais sensíveis aos efeitos secundários dos psicofármacos, apresentando menor tolerância a eles, bem como diferentes comorbidades que complicam ou inviabilizam o uso de psicofármacos. Os idosos são ainda mais vulneráveis às complicações físicas e funcionais das depressões graves, como desidratação, desnutrição e inatividade prolongada, tornando-se a ECT, nesses casos, um procedimento potencialmente salvador da vida. Por fim, na população idosa, sintomas psicóticos na depressão maior são mais prevalentes[3].

INDICAÇÕES TERAPÊUTICAS

Indicações terapêuticas principais

Embora a ECT tenha sido historicamente utilizada no tratamento da esquizofrenia e outras psicoses, atualmente é bastante utilizada no tratamento de distúrbios afetivos graves nos países de cultura ocidental, principalmente no tratamento da depressão maior, em episódios depressivos graves refratários ao tratamento farmacológico. A ECT deve ser sempre considerada quando é necessária uma resposta antidepressiva rápida, quando há deterioração acentuada do estado físico do doente secundária ao quadro depressivo, por exemplo, nas situações de recusa alimentar grave e risco de desnutrição. A ECT é geralmente uma boa opção em perturbações depressivas recorrentes, em que o episódio atual é grave, tendo havido uma má resposta ao tratamento psicofarmacológico e/ou uma boa resposta prévia ao ECT, nos episódios depressivos anteriores.

A ECT também deve ser primeira opção quando os riscos do tratamento com psicofármacos excedem os benefícios, o que é uma situação relativamente comum em doentes idosos, população à qual se dedica este capítulo.

Tal como em outros grupos etários, a ECT deve ser considerada sempre que os doentes apresentem sintomas catatônicos, quer em contexto de patologia afetiva grave, quer em contexto de psicose, nomeadamente casos de mania refratária, esquizofrenia resistente ao tratamento e catatonia. Mais raramente, a ECT pode ser usada para tratamento de patologias, como doença de Parkinson, síndrome maligna dos neurolépticos, *delirium* e *status epilepticus* intratável (Tabela 39.1).

TABELA 39.1 Indicações para eletroconvulsoterapia segundo a Rede Canadense para Tratamentos de Humor e Ansiedade (CANMAT)[4]

Indicação clínica	Grau de evidência
Ideação suicida aguda	A
Episódio depressivo grave com sintomas psicóticos	A
Depressão resistente ao tratamento	A
Catatonia	B
Deterioração rápida do estado físico	B
Resposta favorável prévia	B
Intolerância aos psicofármacos	B
Gravidez e qualquer uma das situações anteriores	B
Escolha do doente	C

A: Evidência de pelo menos dois RTCs (Ensaios Randomizados Controlados) com amostras adequadas, ou metanálises com intervalos de confiança estreitos; B: evidência de estudos prospetivos controlados, não randomizados, séries de casos ou estudos retrospetivos de qualidade elevada; C: opinião de especialistas ou consensos.

Indicações terapêuticas especiais

A ECT é um tratamento eficaz na doença de Parkinson, podendo melhorar ambos os sintomas motores e psicopatológicos. Esses doentes podem apresentar um quadro de *delirium* pós-ECT, devendo-se considerar o uso da L-Dopa durante o tratamento com ECT. O tratamento de manutenção deve ser feito a cada três a quatro semanas.

Outra questão que surge nessa população é a realização de ECT em doentes com quadros demenciais comórbidos, principalmente no que diz respeito aos efeitos da técnica na cognição. Uma revisão feita por Oudman, em 2012,[5] refere que a literatura sobre esse tópico é escassa quer sobre a eficácia quer sobre os efeitos cognitivos da ECT em doentes deprimidos com demência, e por isso não se torna claro se a ECT tem eficácia idêntica nessa subpopulação. Segundo a mesma revisão, os estudos prospetivos encontrados sugerem que ocorre uma ligeira melhoria do funcionamento cognitivo após ECT em indivíduos com depressão e demência. O mesmo autor recomenda que se faça monitoramento da função cognitiva do doente antes, durante e depois da ECT. Conclui referindo que é de interesse primário a existência de estudos prospetivos sobre os efeitos da ECT na cognição na depressão comórbida com demência, com ensaios bem desenhados e controlados e com grupos homogêneos de doentes.

Contraindicações e efeitos adversos

A ECT não tem qualquer contraindicação absoluta; no entanto, apresenta algumas contraindicações relativas:

a) Infarte do miocárdio nos últimos três meses;
b) Acidente cerebrovascular nos últimos três meses;
c) Problemas respiratórios graves;
d) Hipertensão arterial gravemente descontrolada;
e) Hipertensão intracraniana (tumor cerebral, aneurisma cerebral).

Ao contrário do que muitas vezes é difundido, a ECT é uma técnica segura. Os casos de morte relacionados ao procedimento são raros e as taxas de mortalidade mantiveram-se estáveis nas últimas décadas[6].

A ECT aumenta a pressão arterial e a frequência cardíaca durante o procedimento. Entre o estímulo e o início da convulsão, bradicardia ou assistolia pode acontecer, mas duram cerca de 5 s. Depois da convulsão ocorrem hipertensão e taquicardia. Essas alterações hemodinâmicas se resolvem na sua totalidade em cerca de 20 min, resultando em um aumento do tônus vagal e na liberação de catecolaminas, não sendo comum acarretar complicações.

As alterações neurológicas mais comuns após o procedimento são amnésia e *delirium*. A perda de memória pode ser retrógrada ou anterógrada. O grau da amnésia está dependente do posicionamento dos elétrodos (unilateral *vs* bilateral), tipo de estímulo (pulso breve *vs* ultrabreve) e da idade do doente. A literatura sobre este assunto é consensual no fato de que o posicionamento bilateral dos elétrodos se encontra mais associado às queixas de amnésia. A amnésia normalmente se resolve num prazo de seis meses. Segundo Gagnon, Flint *et al.*[7], a idade, por si, não aumenta necessariamente o risco de efeitos laterais cognitivos, mas o risco pode aumentar com patologias comórbidas, como a demência de Alzheimer e a demência vascular.

MECANISMOS DE AÇÃO

O verdadeiro mecanismo de ação por detrás da eficácia da ECT permanece desconhecido, apesar de já existirem várias teorias e achados experimentais. Qualquer explicação que se pretenda globalizar irá sempre encontrar dificuldades, uma vez que a ECT é eficaz em diferentes patologias com possíveis fisiopatologias diferentes. De fato, uma teoria sobre o mecanismo da ECT poderá nunca estar verdadeiramente completa enquanto não se encontrar uma teoria que explique, também de forma completa, a depressão ou a esquizofrenia[8].

Segue-se um resumo dos mecanismos de ação propostos, ao longo das décadas, para explicar o funcionamento da ECT.

Primeiro, Ottoson, nos anos 1960, propôs que o mecanismo terapêutico essencial seria o da *convulsão generalizada*. Perante a controvérsia anterior, sobre qual dos processos seria mais importante (a estimulação elétrica ou a convulsão), Ottoson e Cronholm, do Departamento de Psiquiatria do Instituto Karolinska, publicaram em 1960 um trabalho em que participaram 65 doentes com depressão submetidos à ECT, com prognóstico idêntico. Os participantes foram divididos por três grupos: os que recebiam estímulo consideravelmente supraliminar (grupo A); moderadamente supraliminar/padrão (grupo B); e o grupo C, com estímulo semelhante ao grupo B, mas em que os participantes recebiam antes do tratamento uma dose de lidocaína. Após quatro sessões verificou-se um gradiente de resposta, em que a resposta do grupo A era superior à do grupo B e esta, por sua vez, à do grupo C. No fim do tratamento, após terem sido realizadas mais sessões, as respostas do grupo A e B eram superiores às do grupo C; não havia diferenças significativas na resposta entre os grupos A e B. O grupo C, tratado com Lidocaína, apresentava convulsões com duração inferior às de A e de B, mas as de A e B foram semelhantes em duração. Com esse trabalho, os autores concluíram que a duração da convulsão é mais importante para o efeito da ECT na depressão que o total de carga administrada.

Sackeim, em 1983, avançou com a *hipótese anticonvulsivante*, segundo a qual a ECT teria esse efeito e que ele seria o mecanismo terapêutico essencial. O fato de a ECT ter um efeito anticonvulsivante parece, à primeira vista, uma contradição. No entanto, Sackeim observou que as convulsões induzidas pela ECT são autolimitadas – por oposição às convulsões do *status epilepticus*, que podem ser sustentadas de forma intermitente ou contínua durante dias. A razão dessa diferença encontra-se, hipoteticamente, nas alterações bioquímicas e fisiológicas que ocorrem na fase pós-ictal. As convulsões induzidas pela ECT não terminam por exaustão neuronal ou por falta de substrato metabólico, uma vez que o aumento do fluxo sanguíneo cerebral supre essas necessidades metabólicas durante a fase convulsiva. Em vez disso, pensa-se que as convulsões terminem por um processo de inibição ativa pós-ictal. Efetivamente, durante o monitoramento por EEG observa-se que após uma fase de ondas com picos e de grande amplitude, sucede-se uma fase de ondas lentas que poderão refletir um processo inibitório em marcha, pós-hiperpolarização. Efetivamente, no decurso da terapêutica com ECT, após algumas sessões, é possível observar aumento progressivo do limiar convulsivo, bem como diminuição da duração da convulsão, o que pode obrigar a um ajuste/aumento da carga total administrada nas sessões subsequentes. Esse fenômeno pode ser explicado pelo aumento/indução da transmissão de neurotransmissores e/ou circuitos inibitórios, nomeadamente GABAérgicos e opioides. Essa teoria é apoiada por modelos animais em que foram administrados choques eletroconvulsivos. Após sacrifício desses animais, foi possível observar que estes apresentavam alterações, como maior densidade de receptores GABA-B na membrana neuronal. Sugere-se que essas alterações induzidas pela ECT sejam persistentes e que estejam diretamente relacionadas ao seu efeito terapêutico.

Rudorfer, em 1988, lançou uma hipótese alternativa – a *hipótese neuroquímica*. Esta baseia-se no seu trabalho seminal, publicado em 1988, em que se observava um aumento dos metabólitos 5-HIAA e HVA no líquido cefalorraquidiano de doentes com depressão tratados com ECT, o que sugeria que a técnica aumentaria a transmissão serotoninérgica e dopaminérgica.

Por outro lado, Fink, em 1989, considerou a *hipótese neuroendócrina-diencefálica*. Fink defendia que os sintomas depressivos melancólicos se deviam a uma disfunção neuroendócrina, que envolveria nomeadamente disfunção do eixo hipotálamo-hipófise-adrenérgico e dos hormônios tireóideos. O efeito da ECT ocorreria essencialmente nas estruturas diencefálicas, o que levaria à produção de neuropeptídios que seriam responsáveis pela correção de desequilíbrios neuroendócrinos.

Finalmente, Madsen, em 2000, propôs a *hipótese anatômico-ictal (ou de neurovasculo-gliogênese)*[9]. Esta é a hipótese mais aceita atualmente. Sabe-se que a depressão envolve diminuição da neurogênese e disfunção da glia. Essa hipótese propõe que a atividade ictal no sistema límbico induz a produção de fatores neurotróficos fundamentais para a eficácia terapêutica do ECT. O estresse e a depressão crônicos induzem alterações morfológicas no córtex pré-frontal (redução de volume, atrofia dendrítica, redução da densidade de espinhas, diminuição da atividade), do hipocampo (redução de espinhas e dendritos, redução do volume e redução da neurogênese) e da amígdala (hiperatividade, aumento do volume, das espinhas e dos dendritos). As alterações em cada um destas estruturas seriam responsáveis pelos diferentes grupos de sintomas da depressão: emoção e medo (amígdala); hipocampo (aprendizagem, memória, ansiedade, alterações neurovegetativas).

Esses achados foram comprovados em estudos de metanálise com ressonância magnética, em que os estudos de neuroimagem demonstravam, em média, redução de 8% do volume do hipocampo esquerdo e 10% do hipocampo direito em doentes com depressão, em comparação aos controles saudáveis. Pensa-se que essa redução seja causada pela produção crônica de glicocorticoides endógenos em resposta ao estresse crônico, o que provoca diminuição de fatores neurotróficos, como o fator neurotrófico derivado do cérebro (BDNF), e, consequentemente, da neurogênese[10]. Todos esses processos seriam revertidos pela ECT. Essa hipótese tem suporte de estudos em ratos e primatas não humanos, em que se observou aumento da neurogênese em cortes histológicos de animais tratados com eletrochoques; e por estudos humanos, quer por estudos com ressonância magnética, onde se observou uma reversão das alterações morfológicas provocadas pela depressão; quer por estudos com análise de BDNF no líquido cefalorraquidiano. Estímulos eletroconvulsivos em ratos foram também responsáveis por fenômenos de angiogênese, e estudos em primatas verificaram que ocorreu uma proliferação de células precursoras na zona subgranular do giro denteado, ao mesmo tempo que não se observaram fenômenos de morte ou lesão neuronal[11].

SESSÕES DE TRATAMENTO

Avaliação prévia e preparação do doente

O psiquiatra deve garantir que o doente tem indicação para ECT e que pode dar o seu consentimento informado, idealmente por escrito, uma vez que a administração de ECT sem consentimento envolve, geralmente, problemas éticos.

O histórico médico e o exame físico são importantes, uma vez que se deve ter em conta doenças do foro cardiovascular, respiratório e neurológico devido ao risco anestésico. Também se deve verificar a dentição, a forma do crânio e a existência de placas metálicas cranianas ou implantes cocleares. Pode estar indicada a observação por anestesista para determinação exata do risco anestésico ou por cardiologista, se o doente tiver um aparelho marca-passo ou desfibrilhador cardíaco. Deve ser feita uma avaliação cognitiva sumária antes e depois da administração de ECT. Além disso, é útil a realização de um hemograma, bioquímica (com atenção particular aos níveis de potássio, uma vez que a succinilcolina pode aumentar os níveis de potássio) e eletrocardiograma. Um exame neuroimagiológico (tomografia computorizada ou ressonância magnética) deve ser pedido para excluir malformações arteriovenosas ou lesões cerebrais que cursem com aumento da pressão intracraniana, situações que podem originar consequências graves sob ECT. A radiografia torácica só é necessária quando há doença cardiovascular, respiratória ou suspeita de infecção que a justifique.

O doente deve estar de jejum nas 3 a 6 h que antecedem a sessão de ECT. Pode ser dado um pouco de água nesse período e pode ser necessário fornecer medicação que afete a segurança do procedimento para o doente. Deve ser tido em conta que vários fármacos influenciam o limiar convulsivo (Tabela 39.2) e pode ser necessário diminuir a dose ou suspender a sua administração. Normalmente, são mantidos os psicofármacos para tratamento do diagnóstico que motivou a referenciação para ECT, podendo haver sinergismo terapêutico.

TABELA 39.2 Fatores que influenciam o limiar convulsivo

Aumento do limiar convulsivo (diminuição da duração total da convulsão)	Maior idade, sexo masculino, maior espessura óssea do crânio (por exemplo, doença de Paget)
	Desidratação, mau contato dos eletrodos com o escalpe, saturação de oxigênio baixa, maior número de sessões prévias de ECT
	Antiepilépticos, barbitúricos, benzodiazepínicos, Propofol
Diminuição do limiar convulsivo (aumento da duração total da convulsão)	Menor idade, sexo feminino
	Hiperventilação
	Antidepressivos*, antipsicóticos*, Cafeína, Lítio, Metohexitona, Teofilina

* Perfil variável dentro da classe.

Equipamento necessário

Atualmente, a ECT é levada a cabo sob anestesia, com administração de sedativo e relaxante muscular, além do monitoramento de batimento cardíaco, pressão arterial e saturação periférica de oxigênio do paciente (Figura 39.1).

O aparelho de ECT deve permitir a administração de um estímulo elétrico rigorosamente dosado segundo vários parâmetros e a avaliação por eletroencefalograma (EEG) da eficácia do estímulo na produção de uma convulsão adequada. Os aparelhos modernos de ECT fornecem o estímulo elétrico por pulsos, ao contrário dos aparelhos tradicionais, que forneciam o estímulo elétrico por ondas, como presente na circulação elétrica convencional. Como a energia total do estímulo corresponde à área sob a curva, como pode ser observado na Figura 39.2, a ECT por pulsos permite uma convulsão eficaz com

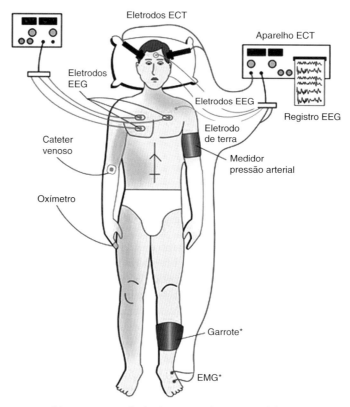

FIGURA 39.1 Equipamento necessário para uma sessão de electroconvulsivoterapia. Adaptada de Fink *et al*. ECG: eletrocardiografia; ECT: eletroconvulsoterapia; EEG: eletroencefalograma. *A utilização de garrote e eletromiografia (EMG), para medição mais exata da convulsão motora, é opcional.

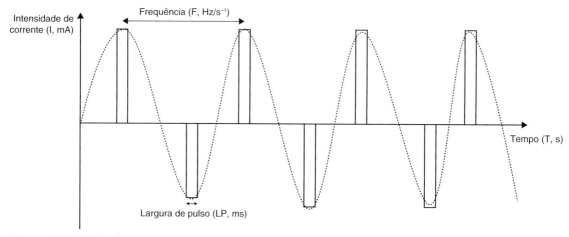

FIGURA 39.2 ECT moderna com estimulação por pulso (linha contínua) comparada com ECT tradicional por onda sinusoidal (linha tracejada). Hz/s^{-1}: hertz/segundo^{-1}; mA: miliamperes; ms: milissegundos; s: segundos.

muito menos energia total administrada, diminuindo a possibilidade de efeitos adversos. A carga elétrica total (em milicoloumbs) fornecida pelo estímulo tem, porém, de ser suficiente para provocar uma convulsão satisfatória, isto é, tem de estar acima do limiar convulsivo do paciente. A carga elétrica total corresponde à multiplicação dos valores correspondentes a largura de pulso, frequência do estímulo multiplicada por dois, duração do estímulo e intensidade de corrente ($C = LP \times 2F \times T \times I$). O psiquiatra responsável pela sessão de ECT pode variar a duração (normalmente, entre 0,1 e 8 s) e a frequência do estímulo (normalmente, entre 20 e 90 Hz/s^{-1}). A largura de pulso é selecionada previamente de acordo com o perfil do doente como ultrabreve (normalmente, 0,2 ms) ou breve (normalmente, 1 ms), seleção que pode ser depois alterada se necessário. A intensidade de corrente é geralmente mantida nos 800 a 900 mA, salvo exceções. Além disso, o psiquiatra seleciona também previamente se o estímulo é administrado por via bitemporal (normalmente com pulso breve associado, nos casos que exige maior rapidez e eficácia terapêutica) ou por via unilateral direita (com eletrodos aplicados na têmpora direita e vértex do crânio, normalmente com pulso ultrabreve associado, nos casos em que é mais importante evitar efeitos adversos).

Dosagem e administração seguras e cômodas do estímulo

Primeiramente, o paciente é anesteiado com sedativo e relaxante muscular. A anestesia deve ser levada a cabo por especialistas, mas é importante para o psiquiatra saber que existem vários sedativos usados, alguns que aumentam o limiar convulsivo, o que torna mais difícil a convulsão ou diminui a sua duração (Propofol, Tiopental) e outros sem esse efeito (Etomidato, Metohexitona). O relaxante muscular mais usado é a Succinilcolina. Além disso, antes da administração do estímulo o paciente deve ser hiperventilado com oxigênio, uma vez que a hiperoxigenação favorece a ocorrência e o aumento da duração da convulsão. Deve ser também colocado um dispositivo na cavidade oral que evite a mordedura da língua e outros tecidos moles e que assegure a via respiratória.

Há diferentes estratégias para se dosar o estímulo. Alguns centros usam estímulos pré-ajustados à idade e ao sexo do paciente. Outros centros optam por uma melhor individualização do tratamento e titulam o estímulo na primeira sessão. A titulação consiste na administração de estímulos com dose progressivamente maior nessa primeira sessão até se dar uma convulsão, com administração de estímulos determinados por esse limiar individual nas sessões seguintes. O que está aconselhado é a utilização de estímulos com carga total 2 a 2,5 vezes superior ao limiar convulsivo nas sessões seguintes (no caso de estimulação por pulso breve) ou cinco a seis vezes superior (no caso da estimulação por pulso ultrabreve). No entanto, em qualquer dos casos existem tabelas orientadoras de acordo com o aparelho utilizado. Em todas as sessões, a duração da convulsão avaliada por EEG tem que ser superior a 20 s para ser considerada satisfatória.

Um curso clássico de tratamento com ECT dura normalmente 12 sessões, estando recomendada a realização de duas a três sessões por semana. Habitualmente, é feita uma reavaliação após seis sessões para averiguar resposta clínica e a presença de efeitos adversos, razões que podem levar a sua interrupção precoce.

RESPOSTA E REMISSÃO

Segundo uma metanálise publicada em 2003 na *Lancet*, o tratamento com ECT foi mais eficaz do que o tratamento com ECT simulada; o tratamento com ECT mostrou ser mais eficaz do que o tratamento farmacológico.

Relativamente ao posicionamento dos eletrodos, um estudo publicado em 2010 mostrou que qualquer método estava associado à redução dos sintomas depressivos. A redução e a remissão eram mais rápidas com o posicionamento bilateral[12].

Outra metanálise, publicada em 2015, mostrou em doentes com depressão resistente ao tratamento, a ECT combinada com antidepressivos não mostrava diferenças relativamente à eficácia quando comparada à ECT em monoterapia[13].

Na catatonia, a ECT pode apresentar uma resposta clínica eficaz em cerca de 85% dos casos[14]. É usada, sobretudo, por falta de eficácia ou efeitos secundários indesejáveis do tratamento de primeira linha – benzodiazepínicos em doses moderadas a altas, tipicamente Lorazepam (eficácia de 70%).

Existe uma correlação positiva entre a idade e a taxa de resposta/remissão à ECT em indivíduos com depressão. Um estudo realizado mostrou que havia uma resposta à ECT bilateral de 73% entre 60 e 74 anos e de 67% acima dos 75 anos de idade, contra os 54% em indivíduos com menos de 59 anos[15].

Relativamente à taxa de remissão, acima dos 46 anos é de cerca de 90%, enquanto abaixo dessa idade é aproximadamente 70%[16]. A maior taxa de resposta em indivíduos idosos não se deve a idade em si, mas sim devido a fatores clínicos de maior gravidade (psicose, melancolia, lentificação psicomotora), que são mais frequentes neles do que em doentes mais jovens.

MANUTENÇÃO E CONTINUAÇÃO

Segundo as linhas de orientação da Associação Americana de Psiquiatria de 2000, os doentes submetidos à ECT devem manter posteriormente ECT de consolidação e manutenção se apresentarem depressões recorrentes com boa resposta à ECT e se a farmacoterapia não for suficiente para prevenir recaídas, ou se esta causar demasiados efeitos colaterais. O doente deve sempre ser capaz de decidir e dar o consentimento informado.

De fato, na ausência de qualquer tratamento pós-ECT a taxa de recaída é de cerca de 84%. Com tratamento com Nortriptilina em monoterapia é de cerca de 60%, mas, se esta for combinada com Lítio, desce para 39%. Se for feita a opção por ECT de manutenção, a taxa de recaída reduz-se para 37%[17]. O estudo PRIDE[18], realizado em população geriátrica, mostrou que a combinação terapêutica Venlafaxina (192 mg, média) e Lítio apresentava taxa de recaída de 20%, que pode ser reduzida para 13% com ECT de manutenção associado.

Um estudo de revisão sistemática publicado em 2012, sobre a eficácia e a tolerância da ECT de consolidação e manutenção em doentes deprimidos idosos, concluiu que a investigação sobre esse tópico é reduzida, mas, com base na literatura existente, a continuação da ECT após o tratamento inicial é um método seguro e eficaz de prevenção de recaídas. É, ainda, geralmente bem tolerado, embora faltem estudos consistentes que abordem os efeitos dessas intervenções em parâmetros clínicos especialmente importantes nessa faixa etária, como a cognição e as comorbilidades[19].

CONCLUSÃO

Quando corretamente administrada, a ECT é um tratamento seguro, bem tolerado e eficaz em idosos, não havendo qualquer contraindicação absoluta à sua utilização. O equilíbrio entre risco e benefício pode ser assegurado por meio da seleção apropriada de doentes para tratamento e da adaptação do estímulo e outras circunstâncias que afetam a sua eficácia e segurança.

A eficácia da ECT não é reconhecida pelas normas de orientação atuais, em que muitas vezes é considerada um tratamento como último recurso. Algumas características clínicas, como presença de sintomas psicóticos, ideação suicida, alterações psicomotoras, sintomas catatônicos e caquexia, devem levar em consideração a utilização mais precoce a ECT como opção terapêutica.

A experiência clínica mostra que a recaída após resposta clínica satisfatória à ECT permanece um problema significativo e é necessária maior investigação que permita prever e evitar a recaída após o tratamento com ECT.

Referências

1. Olfson M, Marcus SC, Pincus HA, et al. Antidepressant prescribing practices of outpatient psychiatrists. Arch of Gen Psych. 1998;55(4):310-6.
2. McCall WV, Cohen W, Reboussin B, et al. Pretreatment differences in specific symptoms and quality of life among depressed inpatients who do and do not receive electroconvulsive therapy: a hypothesis regarding why the elderly are more likely to receive ECT. J ECT. 1999;15(3):193-201.
3. Brodaty H, Luscombe G, Parker G, et al. Increased rate of psychosis and psychomotor change in depression with age. Psych Med. 1997;27(5):1205-13.
4. Kennedy SH, Milev R, Giacobbe P, et al. Canadian Network for Mood and Anxiety Treatments (CANMAT) Clinical guidelines for the management of major depressive disorder in adults: IV. Neurostimulation therapies. J Affect Disord. 2009;117:S44-53.
5. Oudman E. Is electroconvulsive therapy (ECT) effective and safe for treatment of depression in dementia?: a short review. J ECT. 2012;28(1):34-8.
6. Tess AV, Smetana GW. Medical evaluation of patients undergoing electroconvulsive therapy. N Eng J Med. 2009;360(14):1437-44.
7. Gagnon N, Flint AJ, Naglie G, et al. Affective correlates of fear of falling in elderly persons. Am J of Geriatric Psych. 2005;13(1):7-14.
8. Bolwig TG. How does electroconvulsive therapy work? Theories on its mechanism. Can J Psych. 2011;56(1):13-8.
9. Madsen TM, Treschow A, Bengzon J, et al. Increased neurogenesis in a model of electroconvulsive therapy. Biol Psych. 2000;47(12):1043-9.

10. Duman RS, Monteggia LM. A neurotrophic model for stress-related mood disorders. Biol Psych. 2006;59(12):1116-27.
11. Perera TD, Coplan JD, Lisanby SH, et al. Antidepressant-induced neurogenesis in the hippocampus of adult nonhuman primates. J Neurosc. 2007;27(18):4894-901.
12. Kellner CH, Knapp R, Husain MM, Rasmussen, et al. Bifrontal, bitemporal and right unilateral electrode placement in ECT: randomised trial. Brit J Psych. 2010;196(3):226-34.
13. Song GM, Tian X, Shuai T, et al. Treatment of adults with treatment-resistant depression: electroconvulsive therapy plus antidepressant or electroconvulsive therapy alone? Evidence from an indirect comparison meta-analysis. Medicine. 2015;94(26):e1052.
14. Hawkins JM, Archer KJ, Strakowski SM, et al. Somatic treatment of catatonia. Int J Psych Med. 1995;25(4):345-69.
15. Tew JD, Mulsant BH, Haskett RF, et al. Acute efficacy of ECT in the treatment of major depression in the old-old. Am J Psych. 1999;156(12):1865-70.
16. Petrides G, Fink M, Husain MM. ECT remission rates in psychotic versus nonpsychotic depressed patients: a report from CORE. The journal of ECT. 2001;17(4):244-53.
17. Tew JD, Mulsant BH, Haskett RF, et al. Relapse during continuation pharmacotherapy after acute response to ECT: a comparison of usual care versus protocolized treatment. Ann Clin Psych. 2007;19(1):1-4.
18. Kellner CH, Husain MM, Knapp RG, et al. Right unilateral ultrabrief pulse ECT in geriatric depression: phase 1 of the PRIDE study. Am J Psych. 2016;173(11):1101-9.
19. van Schaik AM, Comijs HC, Sonnenberg CM, et al. Efficacy and safety of continuation and maintenance electroconvulsive therapy in depressed elderly patients: a systematic review. Am J Geriatr Psychiatry. 2012;20(1):5-17.

NEUROMODULAÇÃO NÃO INVASIVA EM GERIATRIA

40

Leandro da Costa Lane Valiengo / Marina Moreno

INTRODUÇÃO

A neuromodulação consiste em várias técnicas envolvendo eletricidade que modificam a atividade cortical. Pode ser classificada como invasiva e não invasiva. A primeira consiste em técnicas cirúrgicas para se fazer a neuromodulação; as mais utilizadas são a estimulação cerebral profunda e a estimulação do nervo vago. Já com a neuromodulação não invasiva temos técnicas que não usam cirurgia para se estimular o córtex cerebral. Nessa categoria podemos colocar a eletroconvulsoterapia, a estimulação magnética transcraniana (EMT) e a estimulação transcraniana por corrente contínua (ETCC). Como há um capítulo específico de eletroconvulsoterapia, aqui o enfoque será nos dois últimos procedimentos.

A estimulação transcraniana por corrente contínua é uma nova proposta terapêutica em rápido desenvolvimento nos últimos anos, parecendo ser uma técnica promissora para o tratamento de vários distúrbios neuropsiquiátricos[1-3]. Ela consiste na aplicação de uma corrente elétrica direta que flui entre dois eletrodos relativamente grandes (cátodo e ânodo). Durante a ETCC, uma corrente elétrica de baixa intensidade é aplicada através do couro cabeludo, penetrando no crânio e chegando ao córtex cerebral, podendo modificar o potencial de repouso da membrana neuronal[4,5] e, por conseguinte, modular a taxa de disparo neuronal. Outro aspecto importante da ETCC é que seus efeitos são polaridade-dependentes, ou seja, há aumento da atividade cortical com estimulação anódica e diminuição da atividade cortical com estimulação catódica[6] e que essa técnica de estimulação aumenta a excitabilidade cortical sem induzir potencial de ação[6]. Essa técnica difere da EMT pois, tanto o ânodo como o cátodo, não produzem um potencial de ação e apenas modificam minimamente o potencial de repouso da membrana neuronal. Assim, o ânodo (que é o polo positivo) atrai íons negativos (ânions) e afasta íons positivos (cátions), diminuindo o potencial de membrana neuronal. Isso facilita o disparo neuronal, aumentando a frequência desses disparos dessa região. Esse efeito permanece mesmo quando desligada a estimulação; segundos de estimulação levam a minutos de aumento de disparo neuronal, minutos a horas e dias e a repetição disso leva a efeitos de meses. Isso ocorre por mecanismos celulares de potencialização a longo prazo. Assim, o ânodo estimula a região cerebral. Com o cátodo, ocorre exatamente o oposto: como ele é um eletrodo negativo, ele atrai os cátions e afasta os ânions, isso aumenta o potencial de membrana neuronal, dificultando o disparo normal da região, inibindo-a. Os mesmos efeitos a longo prazo aqui também são encontrados, só que aqui o mecanismo de neuroplasticidade celular envolvido é a depreciação a longo prazo. Assim, os efeitos da ETCC ocorrem tanto a curto prazo, durante o período de estimulação, como a longo prazo; esses últimos efeitos são os desejados para o uso clínico, para tratamento de doenças e transtornos mentais, da ETCC.

A ETCC oferece algumas vantagens quando comparada à estimulação magnética transcraniana, por exemplo: (1) maior portabilidade: o aparelho de ETCC é pequeno e portátil, o que possibilitaria o tratamento em domicílio – aspecto de grande importância para pacientes com dificuldade de locomoção; (2) os efeitos da ETCC apresentam maior duração: 10 min de estimulação magnética transcraniana repetitiva podem modular a excitabilidade cortical por não mais que 10 min[7], enquanto uma sessão de 13 min de ETCC tem efeitos de excitabilidade cortical por até 2 h[8]; (3) o custo de um aparelho de ETCC é significativamente menor do que um de estimulação magnética, tornando a ETCC uma opção interessante para diferentes níveis socioeconômicos.

Sabe-se que a ETCC é uma técnica bastante segura, sendo o efeito colateral mais comum a presença de vermelhidão na pele em que estava o eletrodo, com remissão disso em poucos minutos após término da estimulação. Pode acontecer também de os pacientes apresentarem parestesia na região dos eletrodos nos primeiros minutos após ligar a máquina, que desaparece em poucos segundos. Não existe o risco de ocorrem crises convulsivas, como pode acontecer na EMT.

A estimulação magnética transcraniana repetitiva (EMTr) consiste na aplicação de um campo magnético sobre o couro cabeludo, ultrapassando as estruturas cranianas até chegar ao córtex cerebral. A EMT produz um potencial de ação nos neurônios estimulados. Um único pulso pode ser usado para criar apenas um potencial de ação, enquanto mais de um pulso podem ser usados para fins de medidas neurofisiológicas e ou de tratamento. A frequência de estímulos usada determinará as modificações que acontecem com a região estimulada. Durante a EMTr o córtex atingido poderá sofrer modificações, como ficar mais excitável ou mais inibido. A primeira situação acontece quando se usam altas frequências (maiores do que 5 Hz) ou quando se utiliza intermitentemente o método *thetaburst*; a inibição cortical ocorre quando são aplicadas baixas frequências (1 Hz) ou *theta-burst* contínuo[9]. Nas altas frequências ocorre situação muito semelhante ao ETCC em relação ao efeito a longo prazo. Quando submetido a minutos de estimulação, a área estimulada permanece com aumento de fluxo cerebral por horas, porém quando se repete isso por várias sessões durante dias seguidos de EMTr, a área fica estimulada por até meses. E o contrário acontece com EMTr de baixa frequência, inibindo-se a área desejada conforme o maior tempo de estimulação. Os mecanismos celulares envolvidos são neuroplasticidade por potencialização a longo prazo e depreciação a longo prazo, respectivamente, com várias demonstrações com EMT em modelos animais[10].

Quando se avalia a eficácia da EMT é sempre importante saber se os parâmetros adequados foram realizados corretamente. Os mais importantes consistem em número total de pulsos por sessão, o limiar motor utilizado e o número de sessões utilizado. Sabe-se que no mínimo 10 sessões são necessárias para um efeito duradouro; estudos mais recentes têm demonstrado, muitas vezes, mais sessões – de 15 a 20, por exemplo[11].

O uso da EMTr é bastante usado para o tratamento clínico de várias condições em neurologia e psiquiatria. Hoje é um tratamento aprovado para o tratamento clínico em vários países pelo mundo e pelo Conselho Federal de Medicina no Brasil para transtorno depressivo maior, alucinações auditivas em esquizofrenia e neuronavegação.

Como efeito colateral mais comum na EMT tem-se a cefaleia. Esta costuma ser de duração limitada, ocorrendo mais nos primeiros três dias de EMTr e remitindo espontaneamente. Outros efeitos menos comuns consistem em náuseas, e mais raramente crises epilépticas. Este último é bastante raro, mas tendo casos descritos na literatura, todos com crises focais de poucos segundos com remissão espontânea e ocorrem apenas quando se usa a EMTr de alta frequência, nunca na de baixa frequência. Outro efeito colateral relatado pelos pacientes é o incômodo que a máquina de EMT produz ao disparar cada pulso, isso podendo ser contornado com o uso de tampões auriculares para reduzir o som.

As técnicas de neuromodulação não invasivas, usadas para o tratamento de doenças neuropsiquiátricas nos idosos, podem apresentar algumas vantagens importantes. Primeiro, o uso de psicotrópicos para tratamento de transtornos mentais em idosos tem vários problemas. Um deles é a interação farmacológica com várias outras medicações de uso crônico dessa população, dificultando ou até mesmo impedindo o seu uso. Outra dificuldade do uso de psicofármacos advém das comorbidades clínicas dos idosos que muitas vezes limitam o seu uso ou limitam o uso em doses adequadas. Por exemplo, muitos antidepressivos interferem na condução cardíaca, podendo levar a arritmias ou piora do quadro de uma insuficiência cardíaca. Nesse contexto, as técnicas de neuromodulação não invasiva apresentam a grande vantagem de ter poucos efeitos colaterais e não serem de grande gravidade. A grande desvantagem em relação aos medicamentos é a necessidade do paciente ter que ir ao centro de neuromodulação por vários dias seguidos para pode o fazer o tratamento; isso muitas vezes dificulta o acesso a esse tipo de tratamento.

APLICAÇÕES EM PSIQUIATRIA

Estimulação magnética transcraniana

A EMTr é um tratamento consolidado para depressão, com diversas metanálises demonstrando sua eficácia[12-14]. Esses estudos demonstram medidas de efeito de até 0,97 quando feita a estimulação com número de pulsos, durante sessões, de forma correta[14]. Para o tratamento da depressão com EMTr a posição da bobina é colocada de três maneiras com frequências diferentes. A mais utilizada é a bobina no córtex pré-frontal dorsolateral esquerdo (CPFDLE) com estímulos de alta frequência (10 Hz). Outra opção é fazer EMT de baixa frequência (1 Hz) no córtex pré-frontal dorsolateral direito (CPFDLD). A última opção seria uma estimulação bilateral, fazendo baixa frequência em CPFDLD e alta frequência em CPFDLE. Outra opção ao invés de usar a EMTr convencional, é o uso da estimulação *theta-burst*, com a forma contínua sendo usada no lugar da baixa frequência e a forma intermitente no lugar da alta frequência. Uma metanálise de rede avaliou qual dessas técnicas seria a mais adequada para o tratamento da depressão[15]. Nessa revisão, 81 estudos foram incluídos com possível superioridade para a estimulação bilateral em relação a outras, mas esses achados devem ser avaliados com cautela devido ao baixo número de ensaios clínicos de alguns tipos de intervenção. Outros estudos mostraram que pode haver uma potencialização da EMTr usando-se conjuntamente antidepressivos, diminuindo o tempo de melhora dos sintomas e aumentando a intensidade da reposta[16]. Contudo, existem poucos estudos que avaliaram especificamente a eficácia da EMTr na população geriátrica[17-21], entre os quais encontraram-se quatro ensaios clínicos aleatórios com EMTr ativa *versus* simulada, demonstrando-se eficácia da EMTr ativa em três desses estudos. Assim, a EMTr pode ter um papel importante no tratamento do transtorno depressivo maior na população de idosos. A EMTr pode ter algumas vantagens em relação às medicações para o tratamento do transtorno depressivo maior na população idosa. Primeiro, a EMT oferece poucos efeitos colaterais, sendo cefaleia a queixa mais comum[22]. O evento adverso mais grave é de crise convulsiva; porém, usando os parâmetros de segurança, é um evento extremamente raro, com poucos relatos de casos na literatura[22]. Adicionalmente, elimina-se o risco de interação medicamentosa observado com o uso de antidepressivos e outras medicações de uso contínuo, situação muito comum entre deprimidos idosos. E, ainda, a EMTr não interfere negativamente na função cognitiva dos pacientes, podendo até melhorá-la em alguns aspectos[23]. Ainda não foram realizados estudos controlados com o método *theta-burst stimulation* (TBS) no tratamento da depressão geriátrica; todavia, estudos recentes com o método têm mostrado boas perspectivas para o tratamento da depressão maior em adultos, com metanálises demonstrando uma possível superioridade clínica em relação a EMTr convencional[15,24-28]. Além disso, o tempo de sessão em que o paciente fica na máquina durante a TBS é muito mais curto, o que facilita a sua adesão.

A EMTr também foi bastante estudada em pacientes com depressão pós-acidente vascular encefálico (AVE), que acontece não só em pacientes geriátricos, mas, na maioria das vezes, nessa faixa etária[29]. Uma metanálise recente encontrou 22 ensaios clínicos para o tratamento da depressão pós-AVE com EMTr e encontrou resultados positivos para o uso nessa técnica nessa população, com razão de chances de 3,46 para taxa de resposta (IC 95% de 2,52 a 4,76) e diferença de médias de 6,09 (IC 95% de 7,74 a 4,45)[30].

Apesar de poucos estudos exclusivos na população geriátrica, um estudo com 387 pacientes demonstrou que a idade não era um fator de mudança de desfecho clínico para depressão nos pacientes submetidos à EMT[16]. Assim, a população geriátrica parece se beneficiar desse tipo de intervenção.

Estimulação transcraniana por corrente contínua

Em relação à ETCC, existem vários estudos demonstrando a superioridade da ETCC ativa em relação ao grupo simulado. Um desses estudos[31] avaliou 64 pacientes com depressão refratária, com medicação antidepressiva em dose estável por, pelo menos, quatro semanas, que foram randomizados para receber estimulação ativa ou simulada por três semanas, com doses diárias de 2mA por 20 min. Aqui foi feita estimulação anódica em CPFDLE e catódica em região supraorbital à direita. Esse estudo demonstrou melhora dos sintomas depressivos no grupo ativa *vs* simulada, porém não na taxa de resposta (13% nos dois grupos). Vale notar que nenhum dos estudos, até o momento, abordou a importante questão da depressão geriátrica propriamente dita. Outro estudo, batizado de SELECT-TDCS, recrutou 120 pacientes com depressão maior unipolar, que foram randomizados para quatro grupos: (1) ETCC simulada e pílula-placebo; (2) ETCC simulada e Sertralina; (3) ETCC ativa e pílula-placebo; (4) ETCC ativa e Sertralina. Aqui se usou a estimulação anódica sobre CPFDLE e a catódica no mesmo local, contralateral. Dentre os principais resultados foi observada eficácia superior da ETCC, isoladamente ou combinada com a Sertralina, em comparação ao grupo ETCC simulada e pílula-placebo. A ETCC combinada com Sertralina também foi clínica e significativamente superior à ETCC e à Sertralina isoladamente, além de ter induzido um efeito terapêutico já na segunda semana de tratamento. Esse ensaio demonstrou que a ETCC é uma técnica segura, com poucos efeitos adversos, e eficaz, abrindo caminho para o uso da técnica em outros contextos – como na população geriátrica. Além disso, ele demonstrou que o uso combinado com antidepressivos também pode ser eficaz para reduzir mais os sintomas depressivos e o tempo de resposta ao tratamento.

Também foi estudado a eficácia da ETCC em pacientes com depressão pós-AVE, num estudo com 48 pacientes, demonstrando eficácia da técnica após seis semanas do início do tratamento em relação ao grupo placebo. Esse estudo teve média de idade de 58 anos, sendo um indicativo que a ETCC possa ter eficácia nessa faixa etária.

Existem evidências de melhora, tanto com EMT quanto com ETCC, em várias outras condições como esquizofrenia, dores crônicas, transtorno obsessivo compulsivo e transtorno bipolar. Contudo, em nenhuma dessas situações a população idosa foi estudada diretamente.

APLICAÇÕES EM COGNIÇÃO

O envelhecimento está associado ao declínio de funções cognitivas, principalmente velocidade de processamento, memória de trabalho e episódica[32]. O declínio das funções cognitivas merece atenção, já que está relacionado aos sinais iniciais de doenças degenerativas e demenciais, como a doença de Alzheimer (DA) além de influenciar na autonomia, qualidade de vida e ser preditor de maior chance de quedas e maiores índices de mortalidade[33].

Observando alternativas capazes para parar ou reverter o avanço do declínico cognitivo, a farmacoterapia é apresentada em estudos como pouco eficaz na mudança do curso das doenças neurodegenerativas, como demência. Os anticolinesterásicos, por exemplo, diminuem a velocidade da queda cognitiva, mas conseguem modificar o avançar da doença e apresentam medidas de efeito leve nos ensaios clínicos. Assim, novos tratamentos devem ser pesquisados. Dessa forma, entre as alternativas de tratamento não medicamentosas, a neuromodulação não invasiva vem se apresentando não apenas como possível tratamento aos transtornos psiquiátricos como também na melhora do quadro cognitivo em pacientes idosos.

A técnica de neuromodulação não invasiva vem começando a apresentar bons resultados, melhorando o desempenho em diversos domínios cognitivos. Existe uma grande quantidade de técnicas de neuromodulação não invasiva, e o desenvolvimento de novas continua a ser feito na tentativa de tornar essas técnicas cada vez mais aprimoradas, eficazes e seguras para uso clínico. Entre elas, duas em especial vêm apresentando grande número de pesquisas e resultados positivos na melhora do desempenho cognitivo em diversos grupos de pacientes, inclusive entre aqueles com mais de 60 anos: a estimulação transcraniana por corrente contínua (ETCC) e a estimulação magnética transcraniana repetitiva (EMTr). Entre as áreas de aplicação, a mais estudada é o CPFDL, relacionado à memória de trabalho, memória verbal e não verbal[34].

Estimulação transcraniana por corrente contínua (ETCC)

Em vista disso, para comparar o efeito da ETCC em pacientes mais jovens e idosos, Manenti *et al.* investigaram a ETCC na melhora do desempenho cognitivo de 32 voluntários idosos saudáveis e 32 voluntários jovens[35]. A ETCC foi aplicada sobre o CPFDL ou sobre o córtex parietal (CPAR) com o objetivo de melhorar a memória episódica verbal. Foi verificado que a ETCC produz melhores resultados no grupo de jovens, mas também produz resultados significativos no desempenho de memória episódica verbal no grupo de idosos quando estimulados à esquerda nas regiões CPFDL e CPAR.

Segundo Summers *et al.*, sobre o uso da ETCC em pacientes, foram incluídos 25 estudos com diferentes tipos de população idosa como: pacientes saudáveis, com doença de Parkinson, doença de Alzheimer, dor crônica, acidente vascular encefálico, transtorno depressivo maior e trauma encefálico[32]. A ETCC demonstrou melhora da *performance* motora (11 estudos) e cognitiva (14 estudos). Dos estudos investigando cognição, nove deles apresentaram resultados significativos da aplicação da ETCC anódica sobre o CPFDL e catódica sobre o córtex supraorbital. Foi concluído que a ETCC pôde melhorar o desempenho em testes de memória e produção de linguagem durante e após a aplicação da estimulação.

Um aspecto que vem ganhando atenção é que por interferir nos mecanismos neuroplásticos, a ETCC durante a execução de tarefas poderia aumentar o desempenho da consolidação da memória e do aprendizado. Por isso algumas pesquisas estão investigando a associação da técnica a programas de treino cognitivo ou protocolos de neurorreabilitação física e cognitiva. Manenti *et al.*, por exemplo, investigaram o uso da ETCC em pacientes idosos com doença de Parkinson e comprometimento cognitivo leve (CCL). A ETCC foi aplicada durante a sessão de fisioterapia, por 20 min, sobre o CPFDL esquerdo com estimulação anódica, diariamente por duas semanas. Foram observadas melhoras em habilidades motoras, sintomas depressivos e desempenho em testes de fluência verbal.

Em outro estudo randomizado, duplo-cego e controlado[36], o uso da ETCC de alta definição foi aplicado diariamente por cinco dias com ânodo sobre CPFDL esquerdo em pacientes idosos com CCL. A ETCC quando combinada à estratégia de treino mnemônico e de retomada de memória autobiográfica (similar à terapia de reminiscência) mostrou resultados significativos e melhores do que com o uso das técnicas isoladas, indicando a relevância do uso do ETCC combinado aos treinos de neurorreabilitação.

Em metanálise e revisão bibliográfica[32], o mecanismo neurobiológico por trás dos achados poderia ser explicado devido à influência da ETCC nos processos de plasticidade, conectividade e aprendizado, explicando inclusive o fato de a ETCC aplicada durante tarefa cognitiva apresentar bons resultados. Nessa revisão bibliográfica, foram encontrados estudos de ETCC para melhora da cognição em idosos com diversos parâmetros de aplicação, com corrente variando de 0,5 a 2 mA e duração de 6 a 30 min. Apesar dos diferentes parâmetros utilizados, os mecanismos neurobiológicos que agem com a ETCC se mostram capazes de influenciar mecanismos de plasticidade cerebral, como a potencialização a longo prazo e a depressão a longo prazo. Além disso, os efeitos após estimulação também envolvem os interneurônios inibitórios gabaérgicos, sendo a redução da capacidade de modular o processo inibitório mediado pelo GABA em idosos associado ao declínio das funções cognitivas. Os efeitos pós-estimulação anódica também parecem estar associados a outros neurotransmissores, incluindo acetilcolina, serotonina e dopamina, sendo o sistema dopaminérgico, especialmente os receptores D2, importantes para os mecanismos de plasticidade cortical e a degeneração desse sistema relacionada também ao declínio cognitivo advindo da idade. Além disso, a ETCC se mostrou capaz de modular a conectividade inter-hemisférica e aumentar a secreção do fator neurotrófico derivado do cérebro (BDNF), com diminuição ligada ao maior avanço de idade e associado ao processo de aprendizado e memória.

Estimulação magnética transcraniana repetitiva (EMTr)

Além da ETCC, a EMTr aplicada sobre o CPFDLD em pacientes idosos influenciou na melhora da memória episódica verbal após treino de memória. Em pacientes com doença de Alzheimer (DA), a EMTr aplicada sobre o CPFDL e regiões temporais em conjunto com o treinamento cognitivo apresentou resultados significativos sobre a melhora em bateria cognitiva em diversos domínios, inclusive na manifestação de anomia, incapacidade de nomear objetos comuns, quando administrada sobre o CPFDLD e CPFDLE em pacientes com DA, melhorando nomeação de verbos, de ações e de objetos em pacientes com DA mais grave. Além disso, a EMTr aplicada sobre o CPFDLE em pacientes com DA apresentou melhora na compreensão de frases em relação ao grupo controle e placebo e melhoria em tarefas cognitivas, incluindo testes de memória episódica[34].

Numa metanálise realizada com estudos da EMTr para melhora do desempenho cognitivo em idosos com declínio cognitivo, Cheng et al. analisaram 13 artigos, a maior parte dos estudos utilizou EMTr nas frequências 10 ou 20 Hz com 840 a 4.000 pulsos contínuos no total por sessão, aplicadas cinco vezes na semana, com pelo menos cinco sessões e com participantes que apresentavam doença de Alzheimer leve a moderada[37]. A EMTr pareceu ser segura e bem tolerada com nenhum efeito adverso sério relatado, podendo ter um potencial efeito sinérgico ou aditivo quando combinado às medicações utilizadas na melhora dos déficits cognitivos nos quadros demenciais, ressaltando que o melhor entendimento dos parâmetros ideais de estimulação e seus efeitos com aplicação de treinos cognitivos ou medicamentos são de muita importância para viabilizar a aplicação clínica. Dessa forma, a EMTr também foi considerada uma alternativa para a melhoria da cognição em idosos com comprometimento cognitivo devido às mudanças na plasticidade cortical que ela ocasiona, sendo observados efeitos benéficos com a aplicação de EMTr de alta frequência sobre o CPFDL em pacientes com demência[37].

O mecanismo de ação da EMTr, por sua vez, também está ligado aos processos de plasticidade, agindo por meio da indução de uma corrente elétrica por variação do campo magnético, variando os impulsos na mesma intensidade ao longo de um período de tempo, inibindo ou estimulando determinadas regiões cerebrais de acordo com a frequência utilizada. Seus mecanismos de ação estão relacionados a três aspectos: atingir a área-alvo, aquela responsável pela atividade disfuncional; efeito a distância, atingindo uma área ligada à região disfuncional; ou agindo por meio de modulação distribuída, em que se acredita que a rede neural atingida possa fornecer efeitos além da duração da estimulação por meio de potencialização e depreciação a longo prazo[37].

Apesar de diversas evidências sobre a aplicação das técnicas de estimulação não invasivas na melhora do desempenho cognitivo em idosos e como técnica adjunta aos programas de treino cognitivo e neurorreabilitação, mais estudos são necessários para que sejam definidos os parâmetros e equipamentos mais adequados a cada área-alvo e tipo de paciente, seja saudável ou com algum tipo de doença.

CONCLUSÃO

As técnicas de neuromodulação não invasiva têm tido muitas aplicações práticas para tratamento de diversos transtornos neuropsiquiátricos. A EMT já está bastante consolidada no tratamento da depressão e alucinações auditivas em esquizofrenia; novas técnicas, como ETCC, têm demonstrado grande avanço nos últimos anos. Ambas as técnicas parecem ter um papel na melhora de sintomas cognitivos, principalmente melhora de trabalho, tanto em saudáveis, quanto em quadros de déficits. Contudo, ainda faltam estudos mais robustos para verificar a eficácia para tratamento nessas condições. Em relação à literatura dessas técnicas na população geriátrica, existem poucos estudos, apenas alguns ensaios clínicos para depressão. Assim, o papel específico da EMT e da ETCC nessa população precisa ser elucidado com novos estudos voltados aos idosos e todas as características intrínsecas voltadas a esse público.

Referências

1. Fregni F, Pascual-Leone A. Technology insight: noninvasive brain stimulation in neurology-perspectives on the therapeutic potential of rTMS and tDCS. Nat Clin Pract Neurol. 2007 Jul;3(7):383-93. PubMed PMID: 17611487. Epub 2007/07/06. eng.
2. Nitsche MA, Boggio PS, Fregni F, Pascual-Leone A. Treatment of depression with transcranial direct current stimulation (tDCS): a review. Exp Neurol. 2009 Sep;219(1):14-9. PubMed PMID: 19348793. Epub 2009/04/08. eng.
3. Boggio PS, Rigonatti SP, Ribeiro RB, Myczkowski ML, Nitsche MA, Pascual-Leone A, et al. A randomized, double-blind clinical trial on the efficacy of cortical direct current stimulation for the treatment of major depression. Int J Neuropsychopharmacol. 2008 Mar;11(2):249-54. PubMed PMID: 17559710. Epub 2007/06/15. eng.
4. Miranda PC, Lomarev M, Hallett M. Modeling the current distribution during transcranial direct current stimulation. Clin Neurophysiol. 2006 Jul;117(7):1623-9. PubMed PMID: 16762592. Epub 2006/06/10. eng.
5. Wagner T, Fregni F, Fecteau S, Grodzinsky A, Zahn M, Pascual-Leone A. Transcranial direct current stimulation: a computer-based human model study. Neuroimage. 2007 Apr 15;35(3):1113-24. PubMed PMID: 17337213. Epub 2007/03/06. eng.
6. Bindman LJ, Lippold OC, Redfearn JW. The action of brief polarizing currents on the cerebral cortex of the rat (1) during current flow and (2) in the production of long-lasting after-effects. J Physiol. 1964 Aug;172:369-82. PubMed PMID: 14199369. PMCID: 1368854. Epub 1964/08/01. eng.
7. Romero JR, Anschel D, Sparing R, Gangitano M, Pascual-Leone A. Subthreshold low frequency repetitive transcranial magnetic stimulation selectively decreases facilitation in the motor cortex. Clin Neurophysiol. 2002 Jan;113(1):101-7. PubMed PMID: 11801430. Epub 2002/01/22. eng.
8. Nitsche MA, Paulus W. Sustained excitability elevations induced by transcranial DC motor cortex stimulation in humans. Neurology. 2001 Nov 27;57(10):1899-901. PubMed PMID: 11723286. Epub 2001/11/28. eng.
9. Wischnewski M, Schutter DJ. Efficacy and Time course of theta burst stimulation in healthy humans. Brain Stimul. 2015 Jul-Aug;8(4):685-92. PubMed PMID: 26014214. Epub 2015/03/26. eng.
10. Stafford J, Brownlow ML, Qualley A, Jankord R. AMPA receptor translocation and phosphorylation are induced by transcranial direct current stimulation in rats. Neurobiol Learn Mem. 2017 Nov;. PubMed PMID: 29137960. Epub 2017/11/11. eng.
11. Dumas R, Padovani R, Richieri R, Lançon C. [Repetitive transcranial magnetic stimulation in major depression: response factor]. Encephale. 2012 Sep;38(4):360-8. PubMed PMID: 22980479. Epub 2011/10/11. fre..
12. Chen JJ, Zhao LB, Liu YY, Fan SH, Xie P. Comparative efficacy and acceptability of electroconvulsive therapy versus repetitive transcranial magnetic stimulation for major depression: A systematic review and multiple-treatments meta-analysis. Behav. Brain Res. 2017 Mar;320:30-6. PubMed PMID: 27876667. Epub 2016/11/19. eng.
13. Slotema CW, Blom JD, Hoek HW, Sommer IE. Should we expand the toolbox of psychiatric treatment methods to include repetitive transcranial magnetic stimulation (rTMS)? A meta-analysis of the efficacy of rTMS in psychiatric disorders. J Clin Psychiatry. 2010 Jul;71(7):873-84. PubMed PMID: 20361902. eng.
14. Teng S, Guo Z, Peng H, Xing G, Chen H, He B, et al. High-frequency repetitive transcranial magnetic stimulation over the left DLPFC for major depression: Session-dependent efficacy: A meta-analysis. Eur Psychiatry. 2017 Mar;41:75-84. PubMed PMID: 20361902. eng.
15. Brunoni AR, Chaimani A, Moffa AH, Razza LB, Gattaz WF, Daskalakis ZJ, et al. Repetitive transcranial magnetic stimulation for the acute treatment of major depressive episodes: a systematic review with network meta-analysis. JAMA Psychiatry. 2017 Feb;74(2):143-52. PubMed PMID: 28030740. eng.
16. Conelea CA, Philip NS, Yip AG, Barnes JL, Niedzwiecki MJ, Greenberg BD, et al. Response to Letter to the Editor regarding "Transcranial magnetic stimulation for treatment-resistant depression: Naturalistic outcomes for younger versus older patients". J Affect Disord. 2018 Jan;225:773-4. PubMed PMID: 28826888. Epub 2017/08/12. eng.
17. Nahas Z, Li X, Kozel FA, Mirzki D, Memon M, Miller K, et al. Safety and benefits of distance-adjusted prefrontal transcranial magnetic stimulation in depressed patients 55-75 years of age: a pilot study. Depress Anxiety. 2004;19(4):249-56. PubMed PMID: 15274174. eng.
18. Qin BY, Dai LL, Zheng Y. Efficacy of repetitive transcranial magnetic stimulation for alleviating clinical symptoms and suicidal ideation in elderly depressive patients: a randomized controlled trial. Nan Fang Yi Ke Da Xue Xue Bao. 2017 Jan;37(1):97-101. PubMed PMID: 28109107. chi..
19. Mosimann UP, Schmitt W, Greenberg BD, Kosel M, Müri RM, Berkhoff M, et al. Repetitive transcranial magnetic stimulation: a putative add-on treatment for major depression in elderly patients. Psychiatry Res. 2004 Apr;126(2):123-33. PubMed PMID: 15123391. eng.
20. Hizli Sayar G, Ozten E, Tan O, Tarhan N. Transcranial magnetic stimulation for treating depression in elderly patients. Neuropsychiatr Dis Treat. 2013;9:501-4. PubMed PMID: 23723700. PMCID: PMC3666544. Epub 2013/04/15. eng.
21. Manes F, Jorge R, Morcuende M, Yamada T, Paradiso S, Robinson RG. A controlled study of repetitive transcranial magnetic stimulation as a treatment of depression in the elderly. Int Psychogeriatr. 2001 Jun;13(2):225-31. PubMed PMID: 11495396. eng.

22. Machii K, Cohen D, Ramos-Estebanez C, Pascual-Leone A. Safety of rTMS to non-motor cortical areas in healthy participants and patients. Clin Neurophysiol. 2006 Feb;117(2):455-71. PubMed PMID: 16387549. Epub 2006/01/04. eng.
23. Miniussi C, Harris JA, Ruzzoli M. Modelling non-invasive brain stimulation in cognitive neuroscience. Neurosci Biobehav Rev. 2013 Sep;37(8):1702-12. PubMed PMID: 23827785. Epub 2013/07/01. eng.
24. Berlim MT, McGirr A, Rodrigues dos Santos N, Tremblay S, Martins R. Efficacy of theta burst stimulation (TBS) for major depression: An exploratory meta-analysis of randomized and sham-controlled trials. J Psychiatr Res. 2017 Feb;90:102-9. PubMed PMID: 28254709. Epub 2017/02/21. eng.
25. Bulteau S, Sébille V, Fayet G, Thomas-Ollivier V, Deschamps T, Bonnin-Rivalland A, et al. Efficacy of intermittent theta burst stimulation (iTBS) and 10-Hz high-frequency repetitive transcranial magnetic stimulation (rTMS) in treatment-resistant unipolar depression: study protocol for a randomised controlled trial. Trials. 2017 Jan;18(1):17. PubMed PMID: 28086851. PMCID: PMC5237321. Epub 2017/01/13. eng.
26. Prasser J, Schecklmann M, Poeppl TB, Frank E, Kreuzer PM, Hajak G, et al. Bilateral prefrontal rTMS and theta burst TMS as an add-on treatment for depression: a randomized placebo controlled trial. World J Biol Psychiatry. 2015 Jan;16(1):57-65. PubMed PMID: 25430687. Epub 2014/11/28. eng.
27. Plewnia C, Pasqualetti P, Große S, Schlipf S, Wasserka B, Zwissler B, et al. Treatment of major depression with bilateral theta burst stimulation: a randomized controlled pilot trial. J Affect Disord. 2014 Mar;156:219-23. PubMed PMID: 24411682. Epub 2013/12/28. eng.
28. Duprat R, Desmyter S, Rudi dR, van Heeringen K, Van den Abbeele D, Tandt H, et al. Accelerated intermittent theta burst stimulation treatment in medication-resistant major depression: A fast road to remission? J Affect Disord. 2016 Aug;200:6-14. PubMed PMID: 27107779. Epub 2016/04/19. eng.
29. Hser Y, Shen H, Grella C, Anglin MD. Lifetime severity index for cocaine use disorder (LSI-Cocaine): a predictor of treatment outcomes. J Nerv Ment Dis. 1999 Dec;187(12):742-50. PubMed PMID: 10665469. eng.
30. Shen X, Liu M, Cheng Y, Jia C, Pan X, Gou Q, et al. Repetitive transcranial magnetic stimulation for the treatment of post-stroke depression: A systematic review and meta-analysis of randomized controlled clinical trials. J Affect Disord. 2017 Mar;211:65-74. PubMed PMID: 28092847. Epub 2017/01/10. eng.
31. Loo CK, Alonzo A, Martin D, Mitchell PB, Galvez V, Sachdev P. Transcranial direct current stimulation for depression: 3-week, randomised, sham-controlled trial. Br J Psychiatry. 2012;x(x):x.
32. Summers JJ, Kang N, Cauraugh JH. Does transcranial direct current stimulation enhance cognitive and motor functions in the ageing brain? A systematic review and meta-analysis. Ageing Res Rev. 2016 Jan;25:42-54. PubMed PMID: 26607412. Epub 2015/11/30. eng.
33. Custodio N, Wheelock A, Thumala D, Slachevsky A. Dementia in Latin America: epidemiological evidence and implications for public policy. Front Aging Neurosci. 2017;9:221. PubMed PMID: 28751861. PMCID: PMC5508025. Epub 2017/07/13. eng.
34. McDonald WM. Neuromodulation treatments for geriatric mood and cognitive disorders. Am J Geriatr Psychiatry. 2016 Dec;24(12):1130-41. PubMed PMID: 27889282. Epub 2016/09/19. eng.
35. Manenti R, Brambilla M, Petesi M, Ferrari C, Cotelli M. Enhancing verbal episodic memory in older and young subjects after non-invasive brain stimulation. Front Aging Neurosci. 2013;5:49. PubMed PMID: 24062685. PMCID: PMC3769624. Epub 2013/09/11. eng.
36. Hampstead BM, Sathian K, Bikson M, Stringer AY. Combined mnemonic strategy training and high-definition transcranial direct current stimulation for memory deficits in mild cognitive impairment. Alzheimers Dement (NY). 2017 Sep;3(3):459-70. PubMed PMID: 29067352. PMCID: PMC5651427. Epub 2017/05/15. eng.
37. Cheng CPW, Wong CSM, Lee KK, Chan APK, Yeung JWF, Chan WC. Effects of repetitive transcranial magnetic stimulation on improvement of cognition in elderly patients with cognitive impairment: a systematic review and meta-analysis. Int J Geriatr Psychiatry. 2017 May;. PubMed PMID: 28493371. Epub 2017/05/11. eng.

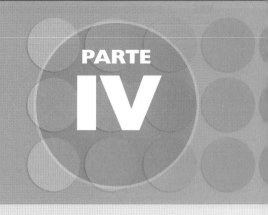

PSIQUIATRIA GERIÁTRICA EM CONTEXTOS ESPECÍFICOS

LUTO NO IDOSO

Tania Maria Alves / Joana Fernandes Osternack Curi Lage

Freud (1917) conceituou luto como uma reação à perda de um ente querido, à perda de alguma abstração que ocupou o lugar de um ente querido, como o país, a liberdade ou o ideal de alguém. Quinodoz[1] acrescentou que as perdas podem ser de vários tipos, como perda ou diminuição das capacidades físicas ou mentais, perda do emprego ou moradia, piora da saúde física e mental ou perda do bem-estar geral. Que a aceleração e somatória de perdas quando o fim da vida se aproxima pode significar que é impossível ter tempo de processá-las, como se de repente algum tipo de limite fora sido alcançado. Às vezes, uma perda que parecia insignificante leva a um estado de angústia maior que o esperado. É então quando se torna óbvio para o terapeuta que essa reação catastrófica reativou não somente perdas precoces – e acima de tudo – uma perda em particular que ocorreu talvez haja muitos anos, e que a despeito de todas as aparências, nunca foi bem elaborada. O paciente precisará, então, realizar o trabalho de luto que não tinha realizado com relação a essa perda anterior para elaborar o mais recente.

Embora a morte seja, naturalmente, parte da condição natural da vida humana, a maneira como nos encontramos com a nossa própria morte ou da pessoa amada não é necessariamente natural, nem tem uma única forma de resposta. Essas respostas são moldadas por todas as formas de forças ou discursos culturais. Somos influenciados por coisas, como dieta, sistemas econômicos, guerra, qualidade dos cuidados de saúde disponíveis e eventos sociais e psicológicos que afetam a vontade de viver. Todas essas forças também influenciam a experiência dos enlutados. Em outras palavras, devem-se levar em conta os efeitos dos discursos culturais ou os significados que as pessoas dão sobre suas experiências de morte na vida[2].

Neste capítulo, apresentamos as particularidades de alguns lutos e questões centrais com que se deparam clínicos e psiquiatras diante de idosos enlutados.

LUTO DURANTE O ENVELHECIMENTO

Danielle Quinodoz[2], psicanalista no hospital geriátrico em Genebra, percebeu em seus atendimentos que o funcionamento de uma pessoa idosa não é fundamentalmente diferente de uma pessoa mais jovem. Há as mesmas referências básicas para o inconsciente, o complexo de Édipo com seu aspecto genital e pré-genital, a compulsão à repetição, mecanismos de defesas etc., motivo pelo qual a técnica básica empregada pelo psicanalista é a mesma em ambas as faixas etárias. Observou que a principal motivação consciente ou inconsciente para uma pessoa na terceira idade procurar ajuda de um psicanalista era a dificuldade em lidar com o luto ou suas ansiedades conscientes e inconscientes em relação a sua própria morte, como visto por Segal[3] em seu artigo *Fear of death: Notes on the analysis of an old man*. Quinodoz[1] enfatizou que um aspecto universal e encontrado na maioria das pessoas idosas durante o trabalho de envelhecimento, estivessem elas ou não em psicanálise, era a necessidade fundamental de reconstruir sua própria história de vida interna para relacionar o fim de sua vida aos caminhos percorridos ao longo de sua existência. O desejo de dar coerência a sua existência vem para fora somente se estão em psicanálise ou se alguma doença ou acidente os conscientiza na realidade da inevitabilidade de sua própria morte. E que embora esse desejo exista em pessoas jovens, em idosos ele ganha muito mais força e urgência. Por outro lado, esse desejo teria uma qualidade específica em idosos para quem a morte não está muito longe, porque eles têm que lidar com a ansiedade que rodeia morrer e separar-se de seus objetos de amor. Sentem que é necessária a reparação, ingrediente da posição depressiva. Para viver em paz com o seu presente, eles precisam reconstruir sua história de vida interna de modo a transformá-la em um todo coerente, em vez de deixá-la em fragmentos. A necessidade de encontrar essa coerência torna-se mais forte à medida que nos aproximamos do fim porque isso é uma maneira de nos apropriarmos da nossa própria existência. É difícil desistirmos do nosso lugar sem primeiro encontrá-lo; deixar a vida sem primeiro sentir que esta foi realmente vivida, fechar nossa história de vida interna sem primeiro ter feito uma história inteira, uma que nos pertença. Esse processo de ressignificação não significa simplesmente justapor os eventos de vida. A ideia é construir uma história geral que seja experimentada como um todo, cujo significado é modificado por cada uma das fases que a compõe. O significado de cada fase é, por sua vez, modificado à medida que a história como um todo é criada. Com isso, temos a fantasia de deixar para trás a linearidade da repetição dos eventos de vida, mas sem perder de vista a visão do todo, com o objetivo de contemplar o passado e como cada um de nós constrói sua própria história.

No entanto, durante o processo de reconstruir sua própria história de vida, o idoso pode se deparar com um conflito inconsciente e deste resultar um estado de angústia e ansiedade paralisantes: o de se aproximar do fim da estrada, em outras palavras, o medo da morte. Enquanto reconstroem sua vida estão interessados na viagem que estão fazendo, mas que inevitavelmente, os faz pensar no fim. Protegem-se dessa ansiedade imobilizando o tempo, fazendo tudo monótono, evitando reconhecer que, para todos nós, a vida útil é de duração limitada e levada à morte. É um estado de luto antecipatório de si e não reconhecido conscientemente por si ou pelos que lhe rodeiam. Sintomatologicamente, continua Danielle Quinodoz[1], as ações repetitivas da vida cotidiana estão simplesmente justapostas. Sem nada que as liguem. Estas são experienciadas como desprovidas de utilidade ou significado, sem desenvolvimento ao longo do tempo. Alguns idosos certamente dirão: "Todos os dias são os mesmos, nada acontece, o que viver?". Esta é uma espécie de reação depressiva que paralisa o tempo e o espaço, para inconscientemente evitar a morte enquanto simultaneamente desaparece com as características interessantes de cada momento de sua vida, por causa da perspectiva do fim, antes que ele realmente ocorra. Diminuindo a velocidade do tempo e vida, retardaria a morte. O fim desaparece, não há ansiedade. O tédio se apresenta de bom grado: "Por que fazer algo hoje se tem a vida inteira pela frente para fazê-lo?". As divagações de alguns pacientes são caricatas. Eles divagam sobre as mesmas velhas coisas sem as ligar a qualquer coisa no presente ou futuro, tudo o que estão fazendo é justapor os eventos vividos. Eles se dão a ilusão de tentar reconstruir sua história interna, mas inconscientemente eles estão se defendendo contra a ansiedade e medo da morte. Estão paralisando a história interna de sua vida. Com dor, transformam o tempo cronológico e finito em infinito. Às vezes, os pacientes precisam de ajuda para saírem desse dilema.

A psicóloga Rachel Rosemberg[4] fundamentada na psicologia humanista, existencial e fenomenológica apresentou reflexões sobre as transformações vividas no envelhecer. Ela considerou morte e vida, ambas, fazendo parte de um mesmo processo e que este nascer e morrer se inicia no instante em que nascemos. Nossas células nasceriam e morreriam a todo instante e que, analogamente, viveríamos diariamente pequenas mortes, uma vez que vamos perdendo coisas o tempo todo à medida que vivemos. E não apenas perdendo, mas também ganhando, nascendo ou renascendo conforme outras perspectivas e possibilidades de vida que vão se apresentando. Ela considera ser inevitável que o ser vivo refute a morte e que para aceitá-la passe por um processo de elaboração consciente do que é a vida e do que é a morte. Ela refere-se à vida como pertencimento ao cosmos e à morte como um estado de transformação dentro do cosmos, do universo. A morte não significaria morte no nível da natureza. Significaria morte da individualidade do ser. Faz referência também a Victor Frankl, psiquiatra austríaco, que criou um sistema de psicoterapia, a logoterapia, na década de 1940 a 1950, a partir de sua vivência no campo de concentração quando observou que *o que movia o homem era a busca de sentido para a vida.* Enquanto alguns de seus companheiros se abandonavam por completo naquela situação de extremo desespero, outras sobreviviam, encontravam dentro de si forças para lidar com todo tipo de adversidade, acreditavam que sua vida tinha sentido, ainda que ninguém soubesse que estavam vivos. Acrescenta que o processo de aceitação da morte seria um processo árduo, temeroso e angustiante, mas que esse medo da morte não caminharia linearmente com a idade. Pessoas com 20 anos poderiam ter muito mais medo da morte que pessoas de 70 anos, embora estatisticamente a chance de morrer seja maior na velhice do que na juventude. E que quanto *melhor* se vive, *menos* se teme a morte, quanto mais a pessoa estiver ligada à sua vida, menos estará ligada à sua morte.

LUTO PELA PERDA DO CÔNJUGE

A perda do cônjuge tem sido descrita como um dos eventos de vida de maior estresse, embora a reação de ajustamento varie amplamente em suas características por depender das características do casamento, na natureza da morte, na coexistência de outros eventos e perdas estressantes e nos recursos pessoais e sociais, incluindo apoio social, recursos econômicos, personalidade e saúde mental prévia[5]. Apresentamos sumariamente cinco importantes influências sobre o luto do cônjuge.

1) **Padrões e tendências na perda do cônjuge de idade tardia**: de acordo com as estimativas da Tábua completa de Mortalidade para o Brasil que tem como base a Projeção de População para o período de 2000 a 2060, divulgada anualmente pelo IBGE, a expectativa de vida do brasileiro passou a ser de 74,6 anos em 2012. Em relação ao sexo, a expectativa dos homens passou de 70,6 anos em 2011 para 71 anos em 2012. E para as mulheres, aumentou de 77,7 para 78,3 anos, considerando o mesmo período. No Brasil, como as principais causas de morte entre os idosos são as doenças crônicas não transmissíveis, como doenças cardiovasculares, câncer e doenças respiratórias crônicas[6], as mulheres têm, portanto, maior probabilidade de se tornarem viúvas após um período em suas vidas como cuidadoras do cônjuge enfermo.

2) **Sobre o enlutamento**: Zissok et al.[7], também em seus trabalhos com enlutados que perderam seu cônjuge, descreveram que durante o estado de choque, que levava de horas a dias, os enlutados diziam sentirem-se confusos, com sensação de dormência, sentimento de apatia e com suas funções ditas estarem funcionando de forma automática. Entre as semanas três e cinco, esses sentimentos e sensações foram substituídos por choro, depressão e solidão que os incapacitavam de trabalhar tão bem quanto antes da perda, condição esta que voltou ao seu normal ao final do primeiro ano de luto. A habilidade de interessar-se por sexo cresceu gradualmente com o tempo e ao final do quarto ano de luto estava presente em 75% dos enlutados. Mesmo em uma reação de luto não complicado, com resultado positivo, a constante ruminação ou preocupação com pensamentos do falecido, memórias visuais, ou um senso de presença continuada do cônjuge pode se espalhar por um período de quatro meses ou mais. A negação parcial da perda, por meio da descrença, da não aceitação e da evitação de lembretes, foi um mecanismo de enfrentamento adaptativo que ajudou a(o)s viúva(o)s a lidar(em) com a morte lentamente, em vez de ficarem sobrecarregada(o)s pelo fato súbito e catastrófico. No entanto, mesmo que o processo de luto estivesse indo bem, os enlutados nunca descontinuavam completamente sua relação com o cônjuge falecido. Eles podiam, no entanto, aprender a funcionar sem a necessidade de evitar tais memórias que, desde cedo, causaram sofrimento e ruptura. Ao fim do quarto ano, nenhum dos enlutados ainda sentia a presença continuada do cônjuge, mas vários mantinham uma clara memória visual e permaneciam preocupados com os pensamentos sobre o falecido. Isto sugere que apegos profundos são comuns e que, para alguns dos viúvos, o cônjuge falecido fica com eles indefinidamente. A maioria das viúvas e viúvos gradualmente aprendeu a aceitar o fato de sua perda e, após um período de tempo, puderam aprender a encarar lembranças sem dor indevida. É como se o sobrevivente finalmente encontrasse um lugar confortável para o falecido, um lugar onde memórias, pensamentos e imagens existissem, mas não mais sobrecarregassem ou predominassem a vida da viúva ou do viúvo. A marca da resolução, então, foi a capacidade do enlutado de reconhecer que ele se entristeceu e pode agora voltar ao trabalho, retomar velhas funções e adquirir novas, conforme necessário, reviver o prazer e buscar a companhia e o amor dos outros. Carr et al.[5] mostraram que os idosos cujos casamentos foram marcados por altos níveis de calor afetivo, dependência instrumental do cônjuge (por exemplo, no desempenho de tarefas como cuidar da casa e gerenciamento das finanças) e baixos níveis de conflito, experimentaram sintomas de profundo luto e ansiedade nos primeiros 6 meses após a perda; e quanto mais jovem é uma mulher ao enviuvar, mais intenso é o seu sentimento de luto. Em contrapartida, os sintomas seriam menos incapacitantes nas mulheres acima de 65 anos e explicou o achado como se os laços entre o casal mais idoso já estivessem começando a afrouxar.

3) **Quanto à natureza da morte**: o morrer natural, seja por doenças ou deteriorações inevitáveis, foi, até certo ponto, antecipado e aceitável. A morte não natural, seja por acidentes, suicídios ou homicídios caracterizados por horror, brutalidade e calamidade – atos repulsivos –, foi psicossocialmente dissonante e, até certo ponto, inaceitável. Tais condições foram consideradas fatores de risco para o desenvolvimento de luto prolongado ou complicado[8].

4) **Suporte social e novos vínculos**: as relações sociais e emocionalmente íntimas desenvolvidas no curso da vida foram uma grande fonte de conforto para o cônjuge após a perda do seu ente querido. Viúvas idosas tenderam tipicamente a receber mais suporte prático e emocional de seus filhos do que os viúvos, em virtude da maior proximidade que as mães tinham com seus filhos durante o curso de vida. As mulheres foram também mais habilidosas em ter maior e mais variedade nas relações de amizade. Os homens viúvos, ao contrário, procuraram suporte social em novas relações românticas sejam em novos casamentos ou namoros. Muitos pesquisadores acham que a razão pela qual a mulher tipicamente tem melhor ajuste psicossocial do que o homem é porque elas têm vínculos sociais mais próximos

com seus filhos, amigos e irmãos. E que, embora um novo relacionamento seja uma boa medida de adaptação, a alta incidência de novo casamento entre as viúvas não é um fato realístico devido ao baixo número de homens idosos disponíveis (nos Estados Unidos, atualmente, são seis viúvas para cada viúvo)[7].

5) **Quando tratar**: o tratamento médico pode não ser necessário a todos os idosos que perderam seu ente, particularmente àquele cujo sofrimento está dentro de uma expectativa e o indivíduo conta com bom suporte de saúde, social e financeiro. No entanto, quando o luto se apresenta com quadros psiquiátricos como depressão, ansiedade, transtorno no pensamento, comprometimento da função cognitiva, sintomas físicos crônicos, fobia ou retraimento social, um plano de tratamento deve ser instituído, seja por psicoterapia individual ou em grupo, introdução medicamentosa e, dependendo da gravidade dos sintomas, considerar internação hospitalar. Na avaliação médica, o enlutado deve ser avaliado se o luto está na categoria de complicado ou prolongado a partir do constructo emocional (por exemplo, profundo sentimento de culpa, inabilidade para expressar seus sentimentos), cognitivo (por exemplo, pensamentos intrusivos ou confusos), comportamental (por exemplo, comportamento autodestrutivo ou compulsivo) e físico (por exemplo, queixas crônicas, dificuldades para dormir ou alimentar-se). O profissional deve apanhar essas informações a partir da observação clínica e do registro com familiares, amigos e/ou cuidadores[5].

LUTO PELA PERDA DE UM FILHO

A bibliografia aponta o processo de luto por perda do filho como sendo o mais difícil a ser superado. Oliveira e Lopes[9] fundamentam que o investimento afetivo que se faz num filho é muito grande e muito intenso. Assim, a tarefa de desinvestir desse objeto demanda um dispêndio de energia tamanho, que, por vezes, faz parecer impossível a tarefa de fazer os pais desligarem-se de um filho.

Os autores apontam que, não raro, a perda do filho pode gerar sentimento de culpa nos pais por terem sobrevivido à morte dos filhos. Estes, muitas vezes, se sentem impotentes por não terem sido capazes de ter evitado ou protegido seu filho da morte, o que pode colocar em dúvida a qualidade e competência do seu amor.

Parkes[10] nos lembra que comumente a chegada de datas comemorativas (por exemplo, aniversário de vida e morte) pode ocasionar sofrimento psíquico ou somático com sintomas de pânico, boca seca e outros relacionados à atividade autonômica do sistema nervoso e, em alguns casos, até ideação suicida, o que aponta para períodos de intensificação da dor.

TEORIAS DE ENFRENTAMENTO DO LUTO

Embora a preocupação com dor e angústia possa ser encontrada em textos datados mesmo antes do século XVII, foi Freud, entre 1914 e 1915, o primeiro a introduzir o conceito de dor psíquica pela perda de alguém (luto) no léxico psicológico. Ele produziu a série de ensaios de metapsicologia, que começa na Introdução ao Narcisismo e se estende até Luto e Melancolia, passando pela investigação das pulsões, da natureza do recalque e do funcionamento do sistema inconsciente. Ele descreveu o trabalho de luto como um trabalho paulatino, resistente, doloroso e de uma inesgotável posição investigativa do ego em relação ao seu objeto de amor e de satisfação narcísica que o ego perdeu por morte ou abandono. Esclarece que a libido é resistente em abandonar posições prazerosas já experimentadas e que aos poucos, a ausência do objeto (dado de realidade) se impõe e o ego, exausto, desiste de recriar e salvar o objeto (psicose alucinatória do desejo), ficando livre e desinibido para novos investimentos. E aquilo que foi vivido na realidade externa passa a ser mantido internamente na realidade psíquica como experienciado. As contribuições sobre escolha, vincular-se e desvincular-se ao objeto de amor foram muitas, e por mais detalhes não corresponderem ao objetivo deste livro, o leitor mais curioso deve buscar os textos originais.

Bowlby[11] formulou a hipótese de quatro estágios do luto. O primeiro, *choque e entorpecimento*, é uma fase inicial de desespero agudo, caracterizado por torpor e protesto. A negação pode ser imediata e os ataques de raiva e aflição são comuns. Esse estágio pode durar de momentos a dias e pode ser periodicamente revivido pela pessoa, através do processo de lamentação. O segundo, *desejo e busca*, é a fase de desejo e busca intensa pela presença do falecido, caracterizado por inquietação física e preocupação com o falecido. Este pode durar meses ou anos já numa forma mais atenuada. No terceiro, *desorganização e desespero*, a realidade da perda começa a ser assimilada. A pessoa enlutada sente necessidade de repassar suas emoções de perda e parece retraída, apática e inquieta. Insônia e perda de peso ocorrem com frequência, bem como o sentimento de que a vida perdeu o sentido. Há, também, um reviver contínuo de recordações do falecido e um inevitável sentimento associado de desapontamento, quando o enlutado reconhece que restam apenas recordações. O quarto, *reorganização*, é definido como a fase durante a qual os aspectos agudamente dolorosos da perda começam a desaparecer e a pessoa agora começa a sentir-se como se voltasse à vida. O falecido agora é lembrado com alegria, bem como tristeza, e a imagem da pessoa perdida é internalizada.

Parkes[10] considerou que luto não é um conjunto de sintomas que tem início depois de uma perda e, depois, gradualmente se desvanece. Descreveu uma sucessão de estágios clínicos que se mesclam e se substituem. O primeiro, *torpor*, é um estado no qual a pessoa parece, superficialmente, não ter sido afetada pela perda, mas, na realidade, está protegendo a si mesma de sentir o desespero agudo por ela produzido. O segundo, *alarme*, como um período do estresse manifestado por alterações psicológicas e somáticas, como aumento da pressão sanguínea e frequência cardíaca. Essas manifestações de alarme ou estresse são decorrentes de qualquer situação desconhecida ou imprevisível que envolva a falta de escape, de um lugar seguro, ou a presença de sinais de perigo. Todas essas são situações de ameaça à segurança do indivíduo e, como tal, as situações de perda. O terceiro, *a procura*, caracterizado por episódios agudos de dor, com muita ansiedade e dor psíquica na procura do que morreu. Nessas ocasiões, o enlutado chora e chama pela pessoa perdida. As situações de dor trazem um desejo persistente e obstrutivo pela pessoa que morreu, e preocupação com pensamentos que somente causam mais dor. Essa dor é o componente subjetivo e emocional da urgência em procurar o objeto perdido. O quarto, *raiva e culpa*. A irritabilidade e a raiva variam de pessoa para pessoa, de família para família, e de períodos para períodos. Pode se manifestar em forma de protesto, amargura e resistência em parar o processo de procura do falecido. Às vezes, é dirigida a outras pessoas, e ao próprio enlutado, como autoacusação ou culpa. O quinto, *recuperação/reorganização*, em que no enlutado, há a tentativa de encontrar um sentido para a perda, para encaixá-la no conjunto de crenças sobre o mundo, ou para modificá-las se necessário. Para Parkes[10], cada uma dessas fases tem suas características, com diferenças consideráveis de uma pessoa para outra, tanto no que se refere à duração quanto à forma de cada fase.

Worden[12] não apresentou um conceito sobre o processo de luto. Frisou que o luto não é um processo linear e exige uma aprendizagem de si e do mundo novo ao redor que, agora, não inclui aquele que morreu. Abordou luto como um processo de reaprendizagem cognitiva após uma perda significativa e identificou quatro tarefas a superar: (1) aceitar a realidade da perda; (2) vivenciar/elaborar a dor da perda; (3) ajustar-se ao meio ambiente no qual está faltando a pessoa que morreu; e (4) reposicionar a energia emocional e reinvestir em outro relacionamento. Achava que essas tarefas nem sempre eram vivenciadas na ordem anteriormente descrita e, ainda, que nem todos os enlutados iriam conseguir alcançar todas.

Stroebe e Schut[13], publicaram o Modelo do Processo Dual de Luto, baseados na teoria da transposição psicossocial e na teoria do estresse cognitivo, e que explicam a necessidade de pensar e replanejar a vida diante de uma mudança importante. Postulam que as pessoas enlutadas tendem a oscilar entre aquilo que denominaram "orientação para a perda" e "orientação para a restauração". A primeira refere-se à busca dolorosa pela pessoa perdida e, a segunda, é a luta para se reorientar em um mundo que parece ter perdido seu significado. Esse modelo define dois tipos de fatores desencadeantes de estresse, os direcionados para a perda em si e os direcionados para a restauração, secundários e decorrentes à adaptação ao mundo externo. O principal enfoque desse modelo é de que não há estágios fixos para o enlutamento. Ao contrário, o enlutado enfrenta uma oscilação dual e dinâmica entre os dois estressores, e que o resultado normal desse processo de oscilação é que, finalmente, a pessoa enlutada descobre que muito do passado do relacionamento continua a ter importância no planejamento do futuro[14].

Atualmente, o luto sem complicações é visto como uma resposta normal em vista da previsibilidade de seus sintomas e seu curso. E, de acordo com Stroebe e Stroebe[15], a perda de um ente querido ou privação deste, principalmente por morte, é consistentemente descrita como um dos eventos de vida mais estressantes, afetando muito o bem-estar físico, social e psicológico. No entanto, o processo de enlutamento pode não seguir o *curso* detalhado anteriormente e tornar-se desviante com uma ou mais fase do luto ausente, atrasada, intensificada ou prolongada. As síndromes clínicas que caracterizam essa resposta têm sido descritas por vários observadores, como luto patológico, atípico, complicado, ausente, anormal, depressão da viuvez, luto não resolvido ou luto não elaborado.

De acordo com o consenso diagnóstico do DSM-5[16], luto prolongado só pode ser diagnosticado após seis primeiros meses entre as crianças e um ano entre os adultos, após a perda. No entanto, identificar pessoas com risco de desenvolver luto complicado cedo e com precisão seria vantajoso para promover suportes e tratamentos apropriados nos níveis de atenção primária e cuidados paliativos[17,18]. O maior desafio para clínicos consiste em identificar corretamente os indivíduos susceptíveis a desenvolver luto complicado entre os enlutados. Assim, é necessária uma ferramenta clínica que possa avaliar esse risco[19]. Para rastreamento de luto complicado, podemos citar o Inventory of Complicated Grief (ICG)[20], um instrumento de 19 itens que a partir de escore total ≥ 25 prediz resultados negativos para a saúde[20], o Brief Grief questionnaire (BGC)[21], uma escala de cinco itens aplicada aos indivíduos que procuraram apoio em serviços de atendimento à saúde mental após os ataques de 11 de setembro à cidade de Nova York e, posteriormente, validada para o japonês pelo método de análise fatorial ao ser capaz de agrupar pacientes com luto complicado, e outro grupo com estresse psicológico não específico medido pelo instrumento K6[22] e o Texas Revised Inventory of Grief (TRIG)[23], traduzido e validado para o português[24]. Nesse trabalho sugere-se o uso do ponto de corte a partir de 104 para identificar sujeitos com e sem luto complicado. Simon et al.[25], usando o Inventory of Complicated Grief numa população de 782 enlutados, aplicaram um critério clínico para luto complicado criado por eles e, a partir daí, distinguiram 288 sujeitos com luto complicado e 377 sem.

LUTO E OUTRAS DOENÇAS

Estima-se que a taxa de incidência de enlutados em um ano na população geral americana varia de 5 a 9%[7] e que a prevalência de enlutados que evoluem para luto complicado e/ou prolongado varia de 2,4%[26] a 6,7%[27] na população geral, 25% entre os idosos[28] e que evolua para depressão entre as viúvas idosas em 45%[29].

Embora a maioria dos indivíduos enlutados supere seu sofrimento, uma parcela significativa desenvolve complicações mórbidas. Por exemplo, até 40% das viúvas consultam médicos por cefaleia, tontura e outros sintomas psicofisiológicos durante o estado de luto. Há queda de 25% na saúde durante os primeiros 13 meses após a perda do cônjuge, especialmente entre as mulheres. As viúvas com menos de 65 anos tendem a aumentar e manter níveis de medicação hipnótica, álcool e tranquilizantes[7]. No período de luto estão aumentados os riscos para episódios de depressão maior[30-34], episódios de ansiedade[10,35], diminuição da resposta imunológica[36], aumento das consultas médicas[37], piora na saúde física em geral[38], aumento do uso de álcool e cigarro[33] (Parkes, 1993)[39], suicídio[40,41] e aumento da mortalidade por causas não restritas apenas ao suicídio[42,43].

Dentre as morbidades que se verificam no período de luto merecem destaque o desenvolvimento das doenças no aparelho cardiovascular, sendo as de maior frequência a arritmia e a hipertensão. Um estudo realizado por Parkes, Benjami e Fitzgerald[44] evidenciou que trombose da coronária e doença coronária arterosclerótica eram responsáveis por três quartos das mortes em viúvos nos seis primeiros meses de viuvez, sendo estas as causas de morte mais frequentes nesta população. Na década de 1990, pesquisadores japoneses identificaram a chamada síndrome de Taktsubo ou síndrome do coração partido. Trata-se de uma cardiomiopatia transitória, desencadeada por forte estresse físico ou emocional que afeta o funcionamento transitório do ventrículo esquerdo, acarretando dor torácica, falta de ar e liberação discreta de enzimas, assemelhando-se ao que ocorre no infarto do miocárdio[45]. Observa-se que após dor aguda e apresentação dos sintomas descritos, isto é, passada a crise que pode ser confundida com infarto, há a reversibilidade do quadro, com restauração da função ventricular. Tal síndrome é comumente subdiagnosticada e acomete predominantemente idosos de 60 a 75 anos, sendo destes, mulheres em 82% dos casos.

Em resumo, o luto é um evento de estresse psíquico, biológico e social e o funcionamento de todos os grandes sistemas corporais pode ser alterado durante este período. As alterações nos sistemas endócrino, imune, nervoso autonômico, cronobiológicas e somatizações claramente representam reações ao fator estressor, no caso, ao trabalho de luto. As pessoas enlutadas têm verdadeiramente mais risco de morrer do que as não enlutadas e este risco está aumentado desde as primeiras semanas até um a dois anos após a perda do ente querido.

CONSIDERAÇÕES GERAIS PARA O TRATAMENTO

A primeira fonte de apoio aos enlutados é a família. Os amigos, a segunda. As ajudas podem ser especializadas ou não; em grupo ou individual; de profissionais ou voluntários; médica ou não médica; laica ou religiosa. Religiosos, clínicos gerais e serviços voluntários contribuem, inclusive, para que os enlutados não se isolem socialmente. As pessoas recém-enlutadas, especialmente as mais tímidas, raramente sentem-se encorajadas para se juntarem a grupos e poderão preferir ajuda individual ou apenas com os membros da família. A maioria das pessoas enlutadas experiencia dor e angústia e, muitas vezes, reações físicas e sociais que se adaptam ao longo do tempo, em geral, nos primeiros seis meses a dois anos. No entanto, 10 a 20% dos enlutados evoluem para o luto prolongado, podendo sofrer por anos ou décadas, o que justifica intervenção terapêutica e medicação quando necessário[46]. O encaminhamento para um psiquiatra é especialmente importante se for identificado risco de suicídio. Raramente a pessoa comete suicídio sem ter contado a alguém sobre sua intenção.

Para os idosos que residem em instituição, o acolhimento ao luto é realizado principalmente pela enfermagem, que, por sua vez, está numa complexa tensão entre dar e manter o apoio necessário, assim como manter uma distância adequada. No trabalho de Humbeecks et al.[47], a equipe de enfermagem descreveu os facilitadores-chave e os fatores de influência para o luto no contexto individual e organizacional. Em resumo, enfatizaram a necessidade de sensibilizar a enfermagem para essa questão, e a necessidade de desenvolver uma política de cuidados voluntários e multidisciplinares envolvidos na cultura de como lidar com o luto. Os componentes sugeridos dessa política de assistência ao luto são: (a) atenuar a atenção à perda não relacionada à morte e a natureza cumulativa da perda nos residentes; (b) construção da capacidade de enfrentamento por meio de práticas reflexivas; e (c) a importância das estratégias de autocuidado, educação e treinamento para a equipe de enfermagem.

Duas coisas foram encontradas no luto de pessoas com demência: diferentes comportamentos de acordo com o estágio da demência e o trabalho de luto se desenvolveu de modo não convencional. Por exemplo, as pessoas com demência nos primeiros estágios puderem codificar e guardar a morte de seu cônjuge, embora fosse difícil entender a morte de seu cônjuge devido a seu déficit de memória de curto prazo. Aquelas em estágio moderado de demência levaram de um a dois anos negando a perda, e pessoas em estágio grave da demência não apresentaram mudança imediata ao serem informadas da morte do seu cônjuge, mas passado algum tempo sem notícia do cônjuge, apresentaram irritação e desinibição sexual quando tinham suas fraldas trocadas pelos cuidadores[48]. Lembro bem de uma senhora em estado moderado de demência que fez grave quadro de agitação psicomotora seguido de síndrome cardíaca, denominada síndrome do coração partido, ao ser comunicada da perda do seu cônjuge.

RESUMO (BASEADO EM DOKA[49])

- Não diga a um enlutado para não chorar ou não sentir raiva. Luto não é somente uma emoção. Inclui reações físicas, comportamentais, cognitivas, sociais e espirituais. Cada um tem o seu jeito de enlutar. Quando enlutamos, temos uma variedade de reações naturais perfeitamente normais que podemos sentir e que aparentam ser erradas por uma razão ou outra – são fortes, inconvenientes ou inesperadas ou condenadas pela nossa cultura ou família. Essas respostas são influenciadas por sua religião, ou senso de espiritualidade, sua cultura, classe social, gênero, e experiências prévias de vida.
- Nós temos medo de compartilhar essas reações com outras pessoas, que talvez não saibam oferecer suporte. Elas podem até agravar nosso problema ao sugerir que precisamos de ajuda profissional quando nossas reações são verdadeiramente naturais e normais. Tente ter um pequeno grupo de pessoas que conheciam e possam falar sobre o falecido na presença do enlutado.
- Podemos perder a confiança em nossa capacidade de lidar com momento crítico quando precisamos nos adaptar para sobreviver. Nossos medos podem tornar-se realidade.
- Você experimenta muitas perdas secundárias como consequências de uma única perda ou morte. Essas perdas secundárias também irão influenciar a sua vida, e você também quererá nomeá-las e sofrer por elas. Por exemplo, a morte do cônjuge pode trazer outras perdas (de renda, da casa, dos amigos) e estas podem vir a ser tão traumáticas quanto o luto em si.
- O trabalho de luto não é simplesmente lidar com a perda. Há possibilidades de crescimento inerentes ao seu sofrimento, mesmo que você não os veja por algum tempo.
- Não existe um processo totalmente previsível de vivência do luto. Embora existam emoções e reações comuns, trata-se de um processo único e individual. Tentar impor um fim prematuro, ou tentar encaixar seus sentimentos em um padrão predeterminado pode causar confusão e mais dor.
- O luto não é o abandono total da pessoa que você ama. É entender as formas complexas de manter esse vínculo mesmo após a perda. Nós mantemos um vínculo constante com aqueles que amamos.
- É importante reconhecer luto antecipatório quando este ocorrer. Poder orientar as famílias traz uma nova direção.

Referências

1. Quinodoz D. Growing old: a psychoanalyst's point of view. Int J Psychoanal. 2009 Aug;90(4):773-93.
2. Hedtke L, Winslade J. The craftinting of grief – constructing aesthetic responses to loss. New York: Routledge; 2017.
3. Segal H. Fear of death: notes on the analysis of an old man. Int J Psychoanal. 1958;39:187-91. Reprinted in: The work of Hanna Segal. New York, NY, London: Aronson; 1981. p. 173-82. Apud Quinodoz D. Growing old: a psychoanalyst's point of view. Int J Psychoanal. 2009 Aug;90(4):773-93..

4. Rosemberg RL. Envelhecimento e morte. In: Kovács MJ, editor. Morte e desenvolvimento humano. São Paulo: Casa do psicólogo; 1992. p. 58-89.
5. Carr D, Jeffreys JS. . In: Neimeyer RA, Harris DL, Winokuer HR, Thornton GF, editors. Grief and bereavement in contemporary society: bridging research and practice. cap. 8 New York, NY: Routledge; 2011. p. 81-92.
6. Silva VL, Albuquerque MFPM, Cesse EAP, Luna CF. Perfil de mortalidade do idoso: análise da evolução temporal em uma capital do Nordeste brasileiro de 1996 a 2007. Rev Bras Geriatr Gerontol. 2012 jul-set;15(3):433-41.
7. Zissok S, Shuchter SR, Lyons LE. Adjustment to widowhood. cap. 49 In: Zissok S, editor. Biopsychosocial aspects of bereavement, 1 vol. Washington DC: American psychiatric press; 1987. p. 51-72.
8. Rynearson EK. cap. 5 In: Zissok S, editor. Biopsychosocial aspects of bereavement, 1 vol.. Washington DC: American psychiatric press; 1987. p. 77.
9. Oliveira JBA, Lopes RGC. O processo de luto no idoso pela morte de cônjuge e filho. Psicol Estud. 2008;13(2):217-21.
10. Parkes CM. Luto - estudos sobre a perda na vida adulta. São Paulo: Summus; 1998.
11. Bowlby J. Processes of mourning. The International Journal of Psycho-analysis. 1961;42:317-40.
12. Worden JW. Grief counseling and grief therapy: a handbook for the mental health practitioner. New York: Springer Publishing Company; 2009. p 39-52.
13. Stroebe M, Schut H. The dual process model of coping with bereavement: rationale and description. Death Stud. 1999 Apr-May;23(3):197-224.
14. Stroebe M. The dual process model of coping with bereavement: a decade on. Omega. 2010;61(4):273-89.
15. Strobe MS, Stroebe W. The mortality of bereavement. In: Stroebe MS, Stroeb W, Hansson RO, editors. Handbook of bereavement: theory, research, and intervention. New York: Cambridge University Press; 1993. p. 175-95.
16. American Psychiatry, Association. Manual diagnóstico e estatístico de transtornos mentais: DSM-5. 5. ed. Porto Alegre: Artmed; 2014.
17. Main J. Improving management of bereavement in general practice based on a survey of recently bereaved subjects in a single general practice. Br J Gen Pract. 2000;50:863-6.
18. Forte AL, Hill M, Pazder R, Feudtner C. Bereavement care interventions: a systematic review. BMC Palliative Care. 2004;3(1):3.
19. Guldin MB, O'Connor M, Sokolowski I, Jensen AB, Vedsted P. Identifying bereaved subjects at risk of complicated grief: predictive value of questionnaire items in a cohort study. Palliative Care. 2011;10:9. Open access in ht***tp://w***ww.biomedcentral.com/1472-684X/10/9.
20. Prigerson HG, Frank E, Kasl SV, Reynolds CF 3rd, Anderson B, Zubenko GS, et al. Complicated grief as a disorder distinct from bereavement-related depression and anxiety: preliminary empirical validation in elderly bereaved spouses. Am J Psychiatry. 1995;152:22-30.
21. Shear KM, Jackson CT, Essock SM, Donahue SA, Felton CJ. Screening for complicated grief among Project Liberty service recipients 18 months after September 11, 2001. Psychiatr Serv. 2006;57:1291-7.
22. Ito M, Nakajima S, Fujisawa D, et al. Brief Measure for screening complicated grief: realiability and discriminant validity. PlosOne. 2012;7(2):e31209. Open access in w***ww.plosone.org.
23. Faschingbauer TR, DeVaul R, Zissok S. Texas revised inventory of grief manual. Houston: Honeycomb publishing; 1981.
24. Alves TM, Oliveira MC, Lotufo-Neto F. Diagnosis of complicated grief using the Texas Revised Inventory of Grief, Brazilian Portuguese Version. JPsychol Clin Psychiatr. 2016;6(1):00316.
25. Simon NM, Wall MM, Keshaviah A, Dryman MT, LeBlanc NJ, Shear K. Informing the symptom profile of complicated grief. Depress Anxiety. 2011;28:118-26.
26. Fujisawa D, Miyashita M, Nakajima S, Ito M, Kato M, Kim Y. Prevalence and determinants of complicated grief in general population. J Affect Disord. 2010;127:352-8.
27. Kersting A, Brahler E, Glaesmer H, Wagner B. Prevalence of complicated grief in a representative population-based sample. J Affect Disord. 2011;131:339-43.
28. Newson RS, Boelen PA, Hek K, Hofman A, Tiemeier H. The prevalence and characteristics of complicated grief in older people. J Affect Disord. 2011;132:231-8.
29. Clayton PJ, Halikas JA, Maurice WL. The depression of widowhood. Br J Psychiatry. 1972;120:71-6.
30. Lund D, Dimond D, Caserta MS. Identifying elderly with coping difficulties two years after bereavement. Omega: J Death Dying. 1985;16:213-24.
31. Brow GW, Harris TO. Depression. In: Brow GW, Harris TO, editors. Life events and illness. New York: Guilford Press; 1989. p. 49-94.
32. Bruce ML, Kim K, Leaf PJ, Jacobs S. Depressive episodes and dysphoria resulting from conjugal bereavement in a prospective community sample. Am J Psychiatry. 1990;147:608-11.
33. Clayton PJ. Bereavement and depression. J Clin Psychiatry. 1990;51:34-8.
34. Zissok S, Shuchter S. Uncomplicated bereavement. J Clin Psychiatry. 1993;(54):365-72.
35. Bornstein PE, Clayton PJ, Halitas JA, Maurice W, Robins E. The depression of widowhood after 13 months. Br J Psychiatry. 1973;122:561-6.
36. Irwin M, Daniels M, Weiner H. Immune and neuroendocrine changes during bereavement. Psychiatr Clin North Am. 1987;10:449-65.
37. Mor V, McHorney C, Sherwood S. Secondary morbidity among the recently bereaved. Am J Psychiatry. 1986;143:158-63.
38. Helsing KJ, Szlo M. Mortability after bereavement. Am J Epidemiol. 1981;114:41-52.
39. Parkes CM. Psychiatric Problems Following Bereavement by Murder or Manslaughter. The British Journal of Psychiatry. January 1993;Volume 162(Issue 1):49-54.
40. Smith JC. Marital status and the risk of suicide. Am J Public Health. 1980;78:78-80.
41. Luoma JB, Pearson JL. Suicide and marital status in the United States, 1991-1996. Is widowhood a risk factor? Am J Public Health. 2002;92:1518-22.

42. Kraus AS, Lilienfeld AM. Some epidemiological aspects of the high mortality rate in the Young widowed persons. J Chronic Dis. 1959;10:207-17.
43. Jones DR. Heart disease mortality following widowhood: some results of the OPCS longitudinal study. Psychiatr Clin North Am. 1987;31:325-33.
44. Parkes CM, Benjami NB, Fitzgerald RG. Broken heart: a statiscal study increased mortality among widowers. Br Med J. 1969 Março;740-3. Apud Parkes CM. Luto - estudos sobre a perda na vida adulta. São Paulo: Summus; 1998. p. 33..
45. Lemos AET, Araujo ALJ, Lemos MT, Belém LS, Vasconcelos Filho FJC, Barros RB. Síndrome do coração partido (síndrome de Takotsubo). Arq Bras Cardiol. 2008;90(1):e1-3. Open access in ht***tp://w***ww.scielo.br/pdf/abc/v90n1/en_a11v90n1.pdf..
46. Shear MK. Bereave care. NIH Public Acess. 2010 Jan 1;29(3):10-4.
47. Van Humbeeck L, Dillen L, Piers R, Van Den Noortgate N. Grief and loss in older people residing in nursing homes: (un)detected by nurses and care-assistants? J Adv Nurs. 2016 Dec;72(12):3125-36.
48. Watanabe A, Suwa S. The mourning process of older people with demencia who lost their spouse. J Adv Nur. 2017;.
49. Doka KJ. Grief is a journey: finding your path through loss. cap 5 New York, NY: Atria books; 2016. p. 105-124.

Leituras complementares

Faschingbauer TR, Zissok S, DeVaul R. cap.7 In: Zissok S, editor. Biopsychosocial aspects of bereavement, 1 vol. Washington DC: American psychiatric press; 1987. p. 111-23.

Freud S. Luto e melancolia. vol XIX (1914-1916). Edição standard brasileira das Obras psicológicas completas de Sigmund Freud. Rio de Janeiro: Imago; 1969. p. 275-91.

Instituto Brasileiro de Geografia e Estatística (IBGE). Projeção da população do Brasil por idade e sexo para o período 2000/2060. Rio de Janeiro: IBGE; 2013.

Kovávs MJ. Morte e desenvolvimento humano. São Paulo: Casa do Psicólogo; 2013.

Stroebe M, Son MV, Stroebe W, Kleber R, Schut H, Bout JVD. On the classification and diagnosis of pathological grief. Clin Psychol Rev. 2000;20(1):57-75.

Stroebe W, Stroebe MS. Bereavement and health: the psychological and physical consequences of partner loss. New York: Cambridge University Press; 1987.

EMERGÊNCIAS EM PSIQUIATRIA GERIÁTRICA

Daniel Kawakami / Chei Tung Teng

INTRODUÇÃO

A rápida alteração da pirâmide demográfica da população brasileira, com o aumento da expectativa de vida e a diminuição da natalidade, nos coloca diante da previsão de um grande aumento da população de idosos e altera o perfil epidemiológico dos transtornos mentais que ocorrem em nosso meio, incluindo também as situações de urgências e emergências psiquiátricas. Nesse sentido, temos que todo profissional de saúde mental e especialmente aquele que atua em um Serviço de Emergência Psiquiátrica (SEP) deve estar preparado para essa nova realidade, pois teremos cada vez mais casos de demência, que além dos defeitos cognitivos próprios, também apresenta ao longo de sua evolução, quase invariavelmente, sintomas neuropsiquiátricos comportamentais que podem demandar a necessidade de atendimento emergencial. Somada a essa nova realidade, teremos também o aumento de idosos com transtornos mentais prévios, sujeitos às reagudizações e às crises, que também demandarão atendimentos emergenciais.

Definimos a urgência e a emergência psiquiátrica como condições nas quais ocorrem alterações de pensamentos, emoções ou comportamentos, que requerem o atendimento médico imediato, objetivando evitar prejuízos à saúde psíquica, física e social do indivíduo, além de eliminar possíveis riscos à sua vida ou à de outros[1]. Entendemos também que se trata de uma alteração comportamental que não pôde ser manejada de maneira rápida e adequada pelos serviços de saúde, sociais ou judiciários já existentes na comunidade[2] e que, portanto, demandarão o atendimento em um SEP.

Apesar do entendimento de que as urgências diferem das emergências, pois nas primeiras a situação evolui de modo mais devagar, o resultado temido não é tão iminente e, desse modo, a atenção pode ser adiada por um curto período de tempo[3], e de que nas emergências a situação é mais preemente, iremos nos referir às duas condições como emergência ao longo do capítulo, pois entendemos que essa distinção entre urgência e emergência adotada para a medicina geral parece ser de pouca utilidade para a prática psiquiátrica geral[4] e, principalmente, para a psiquiatria geriátrica, haja vista a rapidez com que um quadro de urgência se transforma em uma emergência.

O SEP possui protagonismo na atenção psiquiátrica de emergência em locais nos quais os sistemas de saúde mental extra-hospitalares não apresentam resolutividade suficiente, e por funcionarem 24 h por dia e, geralmente, serem de livre acesso, é natural que pacientes e familiares desassistidos muitas vezes os sobrecarreguem[5].

Um serviço de emergências psiquiátricas tem seis objetivos principais[6]:

1. Excluir causas orgânicas para os sintomas;
2. Rapidamente estabilizar a crise aguda;
3. Evitar medidas coercitivas;
4. Tratar da maneira menos restritiva;
5. Formar uma aliança terapêutica;
6. Assegurar um plano terapêutico e encaminhamento apropriado após o atendimento no SEP.

Estima-se que 25% dos idosos que comparecem a um serviço de emergência geral apresentam alteração de seu estado mental[7]; quadros altamente prevalentes como a demência, a depressão e o *delirium* são frequentemente subdiagnosticados nos pronto-socorros, o que contribui para um aumento no tempo de início do tratamento adequado e logicamente maior morbimortalidade, além de custos financeiros elevados ao sistema de saúde como um todo. A transição demográfica acelerada que está ocorrendo em nossa população coloca-se como grande desafio à saúde pública, que cada vez mais terá que lidar com situações de emergências psiquiátricas em pacientes idosos. Infelizmente em nosso país temos poucos

SEPs especializados em idosos, fazendo com que, na maioria das vezes, o primeiro atendimento de uma emergência psiquiátrica de idosos seja realizado por clínicos nas salas de emergência dos pronto-socorros gerais, que deste modo passam a se constituir em uma importante porta de entrada para o atendimento dos idosos com transtornos mentais. Neste capítulo iremos tratar das principais emergências em psiquiatria geriátrica, abordaremos o estado confusional agudo (*delirium*), a agitação psicomotora, a demência, a depressão e o suicídio, além de situações de abuso de idosos, um tópico pouco lembrado, mas passível de ser encontrado nos serviços de emergências gerais e psiquiátrico e que, portanto, merece atenção. Daremos um enfoque prático, visando o manejo imediato em um *setting* emergencial, elencando as mais indicadas opções terapêuticas medicamentosas e comportamentais.

AVALIAÇÃO CLÍNICA

A avaliação médica das emergências psiquiátricas nos idosos segue o mesmo princípio da abordagem das emergências em geral. Diante de qualquer alteração comportamental aguda no idoso *devemos sempre presumir como sendo devido a causas orgânicas*, mesmo nos pacientes com transtornos mentais prévios e de longa data, pois sabemos que os pacientes psiquiátricos possuem maiores comorbidades clínicas do que os idosos sem transtornos mentais, estando, dessa maneira, mais sujeitos às descompensações orgânicas que causam, devido à menor reserva funcional, risco mais elevado para um quadro confusional agudo orgânico (*delirium*).

PROPEDÊUTICA NA EMERGÊNCIA

Anamnese

A anamnese em uma situação de emergência, como em um pronto-socorro, com suas limitações de tempo e restrições inclusive de espaço físico pode ser muito prejudicada; no entanto, trata-se ainda e sempre da principal ferramenta diagnóstica e terapêutica em psiquiatria, pois quanto melhor a entrevista clínica, quanto mais humana, natural e eficiente, maior a chance de se realizar o diagnóstico correto, além do estabelecimento de um bom relacionamento médico-paciente, que, por si só, já é terapêutico. Nesse sentido, devemos sempre tentar realizar o atendimento no local mais calmo e silencioso possível, para que não haja prejuízo da anamnese. Na maioria das vezes, o paciente idoso é trazido para uma avaliação por seus cuidadores, sejam familiares ou funcionários, sendo mais infrequente a busca espontânea de atendimento pelo próprio paciente. Esses acompanhantes são muitas vezes úteis, pois em caso de déficit cognitivo que impeça a comunicação com o paciente, tornam-se importantes informantes colaterais para a coleta de uma história objetiva, fornecendo dados em relação ao funcionamento e capacidade cognitiva prévia, existência de doenças clínicas, uso de medicações, transtornos mentais prévios, possíveis fatores causais ou estressores para o quadro atual, além de outras informações que possam ser úteis, como internações anteriores. Devemos, entretanto, sempre considerar que mesmo nessas situações nas quais há um comprometimento cognitivo e que precisamos conversar com um informante colateral, esse fato não exclui a necessidade de também avaliarmos o paciente sozinho, mesmo quando o paciente apresenta-se com prejuízo da crítica, pois além de ser necessário manter a privacidade da relação médico-paciente, isso também propicia que o paciente expresse pensamentos suicidas ou paranoides que ele não expressaria perante informantes. Devemos nos atentar também para possíveis déficits sensoriais, por exemplo, o déficit auditivo, pois, muitas vezes, o paciente que aparentemente pode parecer confuso, na realidade pode estar sem a sua prótese auditiva e não compreende o que lhe é perguntado.

História da doença atual

O foco deve ser no início da alteração comportamental e sua duração, possíveis eventos desencadeantes e a severidade dos sintomas, assim como possíveis mudanças dos sintomas conforme o horário, pois, em alguns casos, sintomas seguem padrões, por exemplo, o *sundowning*, que se trata da confusão mental que ocorre ao final do dia e que é muito comum na demência e no *delirium*. Devemos investigar possíveis alterações de humor e sintomas psicóticos prévios, assim como pesquisar doenças clínicas do paciente, sempre pensando na exclusão de causas orgânicas para a alteração comportamental aguda que se apresenta. Como a história de vida dos idosos é longa, é importante não se perder em detalhes, saber filtrar informações relevantes, compreender os eventos principais e identificar padrões de comportamento. Portanto, devemos sempre nos atentar para o fato de que pacientes psiquiátricos frequentemente têm suas queixas clínicas negligenciadas, mais problemas clínicos concomitantes, crônicos e múltiplos, além de serem mais medicados que os mais jovens.

Antecedentes psiquiátricos

Devemos pesquisar acerca dos sintomas ao longo da vida, tentativas de suicídio, diagnósticos psiquiátricos prévios, medicações usadas, com suas doses e efeitos, duração de tratamento e internações. É muito importante também obtermos o contato do médico psiquiatra responsável pelo acompanhamento ambulatorial do paciente.

Antecedentes clínicos

É necessária a pesquisa também acerca de diagnósticos atuais e prévios, assim como das medicações em uso, se já houve traumatismos, cirurgias ou hospitalizações, com detalhamentos sobre elas, alergias além de saber todas as medicações em uso e, além disso, nos certificar de que o paciente tem realizado o seu uso conforme prescrito. Os pacientes idosos muitas vezes estão sujeitos a serem polimedicados; devemos ter ciência de que muitas medicações e suas possíveis interações são potencialmente causadoras de quadros de confusão mental aguda (*delirium*).

Antecedentes pessoais

Muitas vezes não questionado, é importante o conhecimento acerca de hábitos e vícios, principalmente acerca do uso drogas e de álcool. A atual geração de idosos, os *baby boomers*, eram jovens nos anos 1960 e 1970, época em que houve grande aumento no uso e abuso de drogas ilícitas. Quanto ao álcool, seu padrão de uso deve ser sempre pesquisado, principalmente diante de agitação psicomotora, visto que a síndrome de abstinência alcoólica é uma das causas mais frequentes de *delirium* nos serviços de emergência.

Antecedentes familiares

É necessária a investigação tanto de antecedentes psiquiátricos quanto de doenças clínicas, especialmente em parentes de primeiro grau, que são mais importantes por poderem estar associados ao quadro atual do paciente.

Interrogatório dos diversos aparelhos

Devemos questionar por queixas em todos os aparelhos, no entanto alguns são mais importantes que outros, por exemplo, avaliar queixas acerca do trato urinário, devido à alta prevalência de infecções, que predispõem ao risco de *delirium*, assim como de constipação intestinal. Quadros de traumatismos cranianos também devem ser investigados, devido ao risco de hematoma subdural, pois alterações comportamentais podem ocorrer dias após o trauma. No idoso, devemos sempre considerar que mesmo traumatismos pequenos e aparentemente triviais, que muitas vezes não são percebidos ou valorizados pelos cuidadores, podem ser causadores de um hematoma subdural crônico e causador de alteração comportamental[8]. Devemos dar ênfase também na avaliação da visão e da audição, pois caso deficitários, são possíveis fatores causadores de confusão cognitiva.

Exame físico

A realização do exame físico dos idosos nas situações de emergência psiquiátrica é importante, pois a maioria das alterações comportamentais agudas é causada por problemas clínicos e não quadros psiquiátricos primários. Devemos nos atentar a alguns aspectos, como a hidratação do paciente, pois muitas vezes os idosos se apresentam desidratados, o que pode indicar um desequilíbrio hidroeletrolítico; alcoolistas crônicos graves podem se apresentar desnutridos. Como regra, a aferição dos dados vitais deve ser sempre realizada, além de uma propedêutica clínica completa, com a investigação de todos os aparelhos.

Exames subsidiários

Várias condições clínicas podem estar associadas às alterações psiquiátricas; dessa maneira, muitas vezes, além da alta suspeição diagnóstica de possíveis iatrogenias, intoxicações ou interações medicamentosas, a realização de exames laboratoriais ou mesmo de imagem podem ser essenciais para a correta identificação de alguma causa orgânica, causadora da alteração comportamental. Elencamos no Quadro 42.1 exames básicos que devem ser sempre solicitados quando há a suspeita de causas orgânicas para uma alteração comportamental aguda; todavia, logicamente, na medida da suspeição clínica, exames específicos podem e

> **QUADRO 42.1 Exames laboratoriais básicos na suspeita de** *delirium*
>
> - Hemograma completo
> - Proteína C-reativa
> - Função renal
> - Função hepática
> - Função tireoidiana
> - Urina tipo 1
> - Urocultura
> - Gasometria venosa
> - Eletrólitos (sódio, potássio, cloro, cálcio)
> - ECG
> - Radiografia de tórax

devem ser solicitados, por exemplo, a dosagem sérica de medicamentos como o Lítio e o Ácido valproico ou exame de urina para substâncias psicotrópicas, em caso de suspeita de intoxicações.

Exame psíquico

Em psiquiatria geriátrica, os quadros psicopatológicos apresentados e os problemas terapêuticos são mais complexos do que os observados em adultos jovens e de meia-idade. A maioria não se enquadra facilmente nas categorias diagnósticas do DSM ou do CID, pois apresentam sintomas múltiplos que alteram tanto o funcionamento físico como o mental[10]. Devemos estar atentos, portanto, a todos os domínios do exame do estado mental, iniciando com aparência e apresentação, orientação, fala, pensamento, atenção, concentração, memória, funcionamento cognitivo global, emoções, *insight*, julgamento, motricidade, sensopercepção, afeto e humor. Em uma situação de emergência, ao avaliarmos desde o início o modo como o paciente entra no consultório, com a observação de suas vestes, da maneira que ele deambula e como interage com os cuidadores já nos fornece dados sobre aparência e apresentação. A orientação muitas vezes é prejudicada nos quadros demenciais; pela fala, já conseguimos inferir uma lentificação ou aceleração do pensamento, que são as alterações mais comuns observadas nas situações de emergências. Devemos pesquisar ativamente a presença de ideias delirantes ou prevalentes (principalmente as de cunho persecutório, religioso, de ciúmes, roubo e hipocondria). Um quadro paranoico que pode apresentar-se nos adultos velhos e que é distinto da esquizofrenia crônica e da demência, é a parafrenia da velhice, em que ocorrem delírios paranoides em indivíduos que ainda mantêm funcionalidade na sociedade. A agitação no idoso desconfiado é um sintoma agudo que demanda atendimento de emergência[9]. A atenção e concentração em geral se encontram prejudicadas nos casos de *delirium*; já a memória e o funcionamento cognitivo global estão diminuídos nos casos de demências, assim como o *insight* que, em geral, não está preservado, a não ser nos quadros demenciais iniciais. Nos casos de agitação, o *insight* e o juízo crítico encontram-se muito prejudicados, o que leva a um desafio ao médico o manejo comportamental nessas situações. Quanto à sensopercepção, normalmente a presença de alucinações visuais nos indica uma etiologia orgânica ao invés de um quadro psiquiátrico primário. O afeto deve ser sempre avaliado, pois os transtornos de humor são responsáveis por grande parte dos quadros psicóticos que chegam a um serviço de emergência. Iremos nos deter com maiores detalhes do exame psíquico em cada um dos quadros específicos.

DELIRIUM

Diagnóstico

O *delirium*, que é um estado confusional agudo, é uma síndrome neuropsiquiátrica comum nos idosos, caracterizada por um início abrupto de flutuações da atenção, consciência, cognição e comportamento, frequentemente associados aos delírios e às alucinações. O *delirium* geralmente possui etiologia multifatorial devido às doenças médicas subjacentes ou por efeito de medicação (iatrogenia). O diagnóstico de *delirium* é muitas vezes ignorado em pacientes idosos e erroneamente confundido com a depressão ou demência, que diferentemente do *delirium*, apresentam-se, em geral, com um início insidioso e que não demandam uma intervenção imediata. No *delirium*, diferentemente da depressão e da demência, há alteração do nível de consciência. Caso não tratado, ele pode ter consequências devastadoras nos idosos com altas taxas de morbimortalidade. As evidências mais recentes disponíveis indicam que detecção precoce, redução de fatores de risco e melhor gestão dessa condição podem diminuir suas taxas de morbidade.

Quadro 42.2 Medicações que podem causar delirium[11]

- Benzodiazepínicos
- Analgésicos opioides
- Corticosteroides
- Agentes antiparkinsonianos
- Antidepressivos tricíclicos
- Diuréticos
- Antiarrítmicos
- Broncodilatadores
- Anti-heméticos
- Anti-histamínicos
- Antipsicóticos

Praticamente todos os distúrbios fisiológicos podem causar *delirium*, pois o seu surgimento depende da reserva funcional do paciente. No entanto, mesmo no contexto de doenças graves ou avançadas, essas causas podem ser, na maioria das vezes, determinadas, e às vezes revertidas. Algumas das causas que são particularmente comuns nessa população são a constipação intestinal e a infecção e retenção urinária, que são mais facilmente identificadas e tratadas. Outras causas comuns de *delirium* encontradas em pacientes com doença grave ou avançada são os desequilíbrios hidroeletrolíticos, uso de medicamentos (benzodiazepínicos opioides, esteroides e anticolinérgicos), infecções, insuficiência hepática ou renal, hipóxia e distúrbios hematológicos[10]. Algumas medicações também estão sujeitas a provocarem um quadro de *delirium* e estão listadas no Quadro 42.2.

Fatores de risco para delirium

O desenvolvimento do *delirium* depende de uma interação complexa de múltiplos fatores de risco. Alguns desses fatores são modificáveis e, assim, passíveis de prevenção. Entre os pacientes idosos, a demência é o fator de risco mais proeminente, estando presente em até dois terços de todos os casos de *delirium* (Tabela 42.1).

Epidemiologia

A prevalência de *delirium* depende da população que está sendo estudada. As taxas mais elevadas são observadas em contextos médicos e cirúrgicos. Na comunidade apresenta prevalência geral baixa variando de 0,4 a 2%, já nas admissões hospitalares gerais aumentam para 11 para 42% e durante a internação sua incidência varia entre 6 e 56%. O *delirium* no pós-operatório ocorre em 15 a 62% dos pacientes idosos, já nas unidades de terapia intensiva (UTI), a incidência entre os pacientes idosos varia de 70 a 87%[13].

Tabela 42.1 Fatores de risco para delirium[12]

Fatores de risco potencialmente modificáveis	Fatores de risco não modificáveis
• Insuficiência sensorial (audição ou visão) • Imobilização (cateteres ou restrições) • Medicamentos (por exemplo, hipnóticos sedativos, narcóticos, medicamentos anticolinérgicos, corticosteroides, polifarmácia, retirada de álcool ou outras drogas) • Doenças neurológicas agudas (por exemplo, acidente vascular encefálico agudo (geralmente parietal direito), hemorragia intracraniana, meningite, encefalite) • Doença intercalar (por exemplo, infecções, complicações iatrogênicas, doença aguda grave, anemia, desidratação, mau estado nutricional, fratura ou trauma, infecção pelo HIV). • Perturbação metabólica • Cirurgia • Ambiente (por exemplo, entrada em unidade de terapia intensiva) • Dor • Dor emocional • Privação de sono sustentada	• Demência ou comprometimento cognitivo • Avanço da idade (> 65 anos) • História de delírio, acidente vascular encefálico, doença neurológica, queda ou distúrbio de marcha • Comorbidades múltiplas • Sexo masculino • Doença renal ou hepática crônica

HIV: vírus da imunodeficiência humana.

Fisiopatologia

Entre os pacientes idosos, um dos fatores de risco mais proeminentes é a demência, perfazendo dois terços de todos os casos de *delirium* neste grupo etário. Estudos demonstraram que no *delirium* e na demência há diminuição do fluxo sanguíneo cerebral e do metabolismo, deficiência colinérgica e inflamação; essas etiologias similares poderiam explicar a relação íntima entre essas duas condições[12]. Entretanto, a fisiopatologia do *delirium* ainda está em debate, e uma variedade de mecanismos patogênicos pode, em última instância, estar envolvida. Evidências recentes indicam que distúrbios nos neurotransmissores, especialmente a deficiência de acetilcolina e o excesso de dopamina, estão envolvidos, e que traumas (incluindo a cirurgia) e infecção podem causar aumento da produção de citocinas pró-inflamatórias que levam ao *delirium* em indivíduos susceptíveis. Além disso, altos níveis de cortisol associados a estresse agudo e lesão neuronal direta causada por insultos metabólicos ou isquêmicos diretos têm sido hipotetizados para precipitar e manter o *delirium*[11].

Diagnostico diferencial

O *delirium* tem como principais diagnósticos diferenciais demência, depressão e transtorno psicótico. A Tabela 42.2 elenca suas principais diferenças e modos de evolução.

Tratamento

O tratamento do *delirium* se baseia no tratamento do fator desencadeante, ou seja, da causa orgânica subjacente. Quando há sintomas de agitação psicomotora, agressividade e risco para o paciente e a equipe de saúde, muitas vezes é necessário lançar mão de medicações antipsicóticas. O Haloperidol, apesar de estar mais associado aos efeitos extrapiramidais e às distonias agudas, é o que apresenta maior nível de estudos. Outras medicações antipsicóticas, como a Olanzapina e a Risperidona, também têm sido estudadas, mas atualmente não existe evidência de melhor eficácia dos antipsicóticos atípicos em relação aos típicos[11] e ambos estão associados ao maior risco de AVE e ao prolongamento do intervalo QT nos pacientes com demência e *delirium*. Devemos também ter em mente que a dose do antipsicótico necessária para o controle de um *delirium* hiperativo em geral é muito mais baixa do que as doses máximas recomendadas para os quadros de psicose. A opção por uma ou outra medicação deve sempre levar em conta os potenciais benefícios, riscos e custos, assim como os objetivos do tratamento do paciente e dos familiares. A Tabela 42.3 apresenta algumas das medicações mais utilizadas e suas doses[12].

No entanto, mais importante que medidas para o tratamento medicamentoso do *delirium*, as medidas preventivas para evitá-lo devem ser sempre lembradas, uma vez que estima-se que cerca de 30 a 40% dos casos são previníveis[13]. Medidas comportamentais importantes e o manejo do quadro comportamental sintomático devem ser sempre levados em conta além do tratamento farmacológico, pois não há evidências de melhora do prognóstico com a utilização de medicações para o manejo da agitação psicomotora

TABELA 42.2 Diagnóstico diferencial de *delirium*[11]

	Delirium	Demência	Depressão	Psicose
Início	Agudo	Gradual	Variável	Variável
Curso	Flutuante	Progressivo	Recorrente	Crônico
Nível de consciência	Alterado	Normal	Normal	Normal
Atenção	Prejudicada	Normal até evolução posterior	Pode estar prejudicada	Pode estar prejudicada
Orientação	Flutuante	Prejudicada	Normal	Normal
Alucinações	Comuns	Raras até piora do quadro	Raras	Comuns
Duração	Horas a meses	Meses a anos	Semanas a meses	Meses a anos

TABELA 42.3 Algumas das medicações mais utilizadas e suas doses[12]

Droga	Dose	Efeitos adversos	Comentários
Haloperidol	0,5mg VO ou IM, pode repetir a cada 4 hs (VO) ou a cada 60 min (IM)	Síndrome extrapiramidal, aumento do intervalo QT	Estudos randomizados mostraram redução na severidade e na duração dos sintomas
Risperidona	0,5 mg BID	Sintomas extrapiramidais e aumento do intervalo QT	Taxas comparáveis às do haloperidol
Olanzapina	2,5-5 mg/dia		
Quetiapina	25 mg BID		

BID: duas vezes/dia; IM: intramuscular; VO: via oral.

nesses pacientes, afora o uso de benzodiazepínicos, como o Diazepam, nos casos de síndrome de abstinência alcoólica, em que se trata de um tratamento eficaz e necessário. Nesse sentido, as medidas para a identificação de pacientes com risco elevado de *delirium* e estratégias para a sua prevenção são fatores que, ao contrário do tratamento apenas sintomático dessa síndrome, causam melhores prognósticos e evitam evolução desfavorável e potencialmente fatal. Entre as medidas preventivas, temos a adoção de protocolos de orientação temporoespacial e atividades de estímulo cognitivo, estímulo à deambulação precoce, tentar evitar métodos de contenção prolongados, medidas para melhorar a qualidade do sono e manutenção do ritmo circadiano, protocolos de identificação ativa e prevenção da desidratação e identificação precoce e intervenções ativas para déficits sensoriais, sejam auditivos ou visuais (próteses auditivas, óculos, iluminação adequada).

AGITAÇÃO PSICOMOTORA

A agitação psicomotora do idoso pode ocorrer por diversos motivos, além do *delirium*; entre elas, temos esquizofrenia, transtorno bipolar, transtornos de personalidade, transtornos de ansiedade, pânico, transtorno depressivo maior e intoxicações. Caracterizamos a agitação psicomotora como atividade motora ou verbal excessiva, irritabilidade, falta de cooperação, gestos ameaçadores e, em alguns casos, agressão; além dessas características-chave geralmente presentes, observamos uma maior reatividade a estímulos internos e externos e um curso clínico instável. A agressão não é uma característica central da agitação; ela não está sempre associada à agressão[14].

Como regra geral, a agitação em um indivíduo sem histórico de transtorno psiquiátrico deve ser suspeitada como uma condição médica geral, até que se prove o contrário. Estudos sugerem que os psiquiatras devem considerar inicialmente *delirium*, déficit cognitivo e intoxicação ou síndrome de abstinência antes de se cogitar um transtorno psiquiátrico como causador da agitação. Sinais vitais anormais e alterações no exame físico, sinais de intoxicação ou abstinência de álcool ou drogas, evidência de exposição às toxinas ou diminuição do nível de consciência são todos indicativos de *delirium* ou de uma etiologia orgânica. Causas neurológicas também devem ser consideradas, como trauma craniano, acidente vascular encefálico, Parkinson e esclerose múltipla (Quadro 42.3)[15].

A avaliação de um paciente agitado é complicada por várias dificuldades. A falta de cooperação e a incapacidade de se obter uma história relevante muitas vezes obrigam os clínicos a tomar decisões com base em informações muito limitadas. Normalmente, uma avaliação psiquiátrica completa não pode ser concluída até que o paciente se acalme o suficiente para participar de uma entrevista psiquiátrica[15]. Na

QUADRO 42.3 Condições médicas e psiquiátricas que podem causar agitação[16]

- Agitação de condição médica geral
  - Traumatismo craniano
  - Encefalite
  - Meningite ou outra infecção
  - Encefalopatia (particularmente de insuficiência hepática ou renal)
  - Exposição a toxinas ambientais
  - Distúrbio metabólico (por exemplo, hiponatremia, hipocalcemia, hipoglicemia)
  - Hipóxia
  - Doença da tireoide
  - Convulsões (pós-ictal)
  - Níveis tóxicos de medicação (por exemplo, psicotrópicos ou anticonvulsivante)
- Agitação por intoxicação ou abstinência
  - Álcool
  - Outras drogas (cocaína, *ecstasy*, cetamina, inalantes, metanfetaminas)
- Agitação de transtorno psiquiátrico
  - Perturbação psicótica
  - Mania ou estados mistos
  - Depressão agitada
  - Transtorno de ansiedade
  - Transtorno de personalidade
  - Agitação reativa ou situacional (transtorno de adaptação)
  - Transtorno do espectro do autismo
- Agitação indiferenciada (presumido ser de uma condição médica geral até que se comprove o contrário)

Adaptado de Nordstrom[16].

QUADRO 42.4 Princípios de de-escalonamento da agitação psicomotora

- Demonstrar respeito pessoal e o espaço
- Não ser provocativo
- Estabelecer contato verbal
- Ser conciso
- Identificar desejos e sentimentos
- Ouvir atentamente o que o paciente diz
- Concordar ou aceitar
- Pontuar a lei e estabelecer limites claros
- Oferecer opções e demonstrar otimismo
- Conversar e tirar dúvidas do paciente e da equipe (*debrief*)

seção sobre *delirium* mencionamos algumas opções medicamentosas para o tratamento da agitação; no entanto, diante de um quadro de agitação existem também técnicas de manejo comportamental para diminuir a agitação, os princípios de de-escalonamento para o manejo da agitação, que estão descritos no Quadro 42.4[15].

No processo de avaliação, os clínicos devem realizar um exame inicial de estado mental o mais rápido possível, com o objetivo de determinar a causa mais provável de agitação, de modo a orientar as intervenções preliminares para acalmar o paciente. Uma vez que o paciente tenha sido acalmado, uma avaliação psiquiátrica mais extensa pode ser completada. Nessa linha, um diagnóstico definitivo não é considerado um objetivo primário na avaliação inicial do paciente agitado. Pelo contrário, determinar um diagnóstico diferencial, prover a segurança do indivíduo e da equipe de saúde e desenvolver uma estratégia rápida de manejo apropriado da situação deve ser o principal objetivo[15].

DEMÊNCIA

Sintomas neuropsiquiátricos na demência são altamente prevalentes (80 a 90%) e a maioria dos indivíduos irá apresentar um ou mais desses sintomas no curso da doença. Tratam-se de sintomas muito variados, que podem variar de leves (depressão, ansiedade, irritabilidade e apatia) a severos (agitação, agressão, vocalizações aberrantes, alucinações e desinibição); os sintomas mais frequentes são depressão, apatia, delírio e alucinações e agitação e agressão[16]. Desses sintomas, abordaremos as condições que mais frequentemente ocorrem em um ambiente de emergência psiquiátrica, o delírio e as alucinações, já que a agitação psicomotora foi abordada previamente neste capítulo. Entre os vários motivos que podem ser responsáveis por alterações comportamentais em um paciente que apresenta um quadro demencial sabemos que existem desde fatores modificáveis a outros que se mostram mais difíceis de manejar (Quadro 42.5).

Como princípio devemos sempre buscar o manejo por meio de medidas não medicamentosas, exceto em situações de emergência, uma vez que as medidas comportamentais se mostram eficazes e mais seguras, não implicando o risco de desenvolvime de efeitos colaterais medicamentosos potencialmente graves. A adoção desse tipo de conduta também permite maior entendimento sobre as características e origens dessas alterações, e, portanto, possibilitando uma conduta direta nas causas e não apenas nos sintomas. A abordagem não farmacológica requer uma análise e intervenções ambientais, além do estabelecimento de rotinas estruturadas e previsíveis, estímulo à prática de atividades físicas para a manutenção da capacidade de deambulação, adequação do espaço físico com o intuito de torná-lo mais seguro, entre outras. Um aspecto muito importante no manejo dos sintomas neuropsiquiátricos da demência é a psicoeducação dos cuidadores, pois há evidências de que isso reduz as crises de agitação e o uso de medidas de restrição física nos pacientes.

QUADRO 42.5 Causas de alterações comportamentais na demência[11]

- Efeitos secundários de medicamentos: especialmente anticolinérgicos, antimuscarínicos
- *Delirium* (infecção, desidratação, doença médica aguda)
- Dor ligada aos problemas médicos crônicos ou agudos
- Frustração causada por memória progressiva/falha cognitiva
- Necessidades físicas (fome, necessidade de ir ao banheiro)
- Necessidades emocionais (separação da família)
- Superestimulação ambiental (ruído, superlotação, subestimação)
- Cuidador rígido

DEPRESSÃO E SUICÍDIO

A depressão é o transtorno mental mais comum nos idosos, mas mesmo assim é frequentemente subdiagnosticada e inadequadamente tratada. Os sintomas da depressão no idoso podem quase sempre se sobrepor a muitas doenças clínicas. Estudos indicam que vários fatores estão associados a maior risco de depressão, entre eles enlutamento, distúrbio de sono, incapacidade física, depressão prévia e sexo feminino. A depressão não diagnosticada e não tratada está associada a aumento da morbidade e mortalidade devido aos problemas clínicos preexistentes e ao suicídio. Depressão é o fator de risco mais comum nos indivíduos idosos que cometem suicídio, sendo considerado que 85% dos idosos que cometeram suicídio estavam deprimidos. Em comparação aos indivíduos mais jovens, os idosos apresentam taxa de êxito no suicídio muito maior[17]. Na depressão que ocorre nos idosos há aumento da mortalidade por suicídio e não suicídio como um todo, e embora a ideação e as tentativas de suicídio sejam maiores nos mais jovens e nas mulheres, os homens mais velhos são os que apresentam maiores taxas de suicídio. Aproximadamente 75% dos idosos que cometem suicídio nunca tiveram uma tentativa prévia[18]. A idade mais velha tem sido significativamente associada a atos autodestrutivos mais determinados e planejados e com menos sinais de impulsividade do que nos mais jovens. Entre aqueles que tentam o suicídio, os mais velhos são os que mais provavelmente morrerão. Na adolescência, a proporção de tentativas de suicídios e suicídios concluídos foi estimada em 200:1, enquanto o risco estimado para a população em geral é de 8:1 a 33:1. Em contraste, há aproximadamente quatro tentativas para cada suicídio completo entre os idosos[18-20]. O Brasil possui uma taxa de suicídio relativamente baixa, em relação aos outros países (5,6 mortes por 100.000 habitantes); nos idosos essa taxa é mais elevada (7,8 mortes por 100.000 nos indivíduos com mais de 70 anos e de 6,7 mortes por 100.000 habitantes nos indivíduos entre 60 e 69 anos), fazendo com que o idoso seja o grupo etário que mais comete suicídio de todos[19]. As características sociodemográficas mais prevalentes nos idosos que cometem suicídio incluem baixo nível educacional, desemprego e estar sem cônjuge (viuvez, divórcio ou estar solteiro). Diante de situação de risco iminente de suicídio, é recomendada a internação psiquiátrica, ainda que involuntária. O Quadro 42.6[21] elenca as circunstâncias em que isso é indicado.

Caso o idoso seja internado, é importante sempre lembrarmos a necessidade de comunicação dos familiares e autoridades judiciais.

ABUSO DE IDOSOS

O médico atuante em emergências muitas vezes pode se deparar com situações de abusos e maus-tratos de idosos. Trata-se de uma realidade mundial e que tem grande subnotificação, além de ser um tópico pouco discutido. No Brasil apenas recentemente surgiram mais pesquisas acerca desse tema; no entanto, os dados existentes[22-23] são consistentes com o de outros países. Nesse sentido, temos que as modalidades de abuso podem ocorrer de diversas formas. A Tabela 42.4 apresenta como a Organização Mundial da Saúde (OMS) lista as categorias de abuso de idosos.

QUADRO 42.6 Circunstâncias que indicam a necessidade de internação psiquiátrica

- Estado mental crítico, cuja gravidade impeça a boa condução ambulatorial
- Exigência de se obter história mais acurada ou completa
- Necessidade de um período mais longo de observação do paciente
- Reavaliação do tratamento psiquiátrico que vinha sendo realizado
- Ausência de uma rede de apoio social
- Família claramente disfuncional ou sem condições de dar continência emocional
- Familiares mostram-se cansados de cuidar do paciente

TABELA 42.4 Categorias de abuso de idosos segundo a OMS[24]

Físico	Uma inflição de dor ou lesão, coerção física e/ou restrição física ou química
Psicológico/emocional	Inflição de angústia mental, como insultos, humilhações, ameaças de institucionalização ou abandono
Financeiro ou material	Caracterizada por exploração e/ou uso indevido ou ilegal de recursos de renda, roubo, mau uso de dinheiro e coerção (por exemplo, forçar a alterar um testamento)
Sexual	Abuso sexual, que implica um contato não consensual de qualquer tipo com pessoas idosas
Negligência	Negligência, que é o abuso caracterizado por recusa ou falha, intencional ou não intencional, para fornecer uma obrigação de cuidar

Muitas vezes, o profissional de saúde é o único contato que os idosos têm fora do ambiente familiar, estando em uma posição favorável para identificar sinais de violência doméstica durante as consultas. Em relação ao abuso físico, estima-se que 65 a 75% dos abusos envolvem trauma na área da cabeça e do pescoço. Lesões faciais de abuso físico incluem fratura da maxila e mandíbula, queimaduras, hematomas, fraturas e lesões nos dentes ou cicatrizes nos lábios[22]. Já em relação ao abuso financeiro, sabemos que a demência é, por si só, um fator de risco documentado para exploração financeira. Outras doenças específicas não foram identificadas como conferindo maior risco a esse tipo de abuso[25]. Apesar de os médicos estarem em uma posição privilegiada para a identificação do abuso, trata-se de uma situação em que ele pode se sentir pouco familiar e até mesmo desconfortável, pois isso apresenta vários desafios. Primeiro, as vítimas podem ocultar suas circunstâncias ou não conseguir articulá-las devido à deficiência cognitiva. Em segundo lugar, o alto fardo da doença crônica em pessoas mais velhas cria tanto achados falso-negativos (por exemplo, fraturas atribuídas erroneamente à osteoporose) e achados falso-positivos (por exemplo, hematomas espontâneos erroneamente atribuídos ao abuso físico) na avaliação. Em terceiro lugar, as barreiras culturais e linguísticas podem dificultar a divulgação de abuso. Em quarto lugar, em alguns casos, um diagnóstico definitivo de que o abuso está ocorrendo pode levar semanas ou meses, e os médicos podem ser obrigados a intervir antes que essa definição seja feita – uma medida que normalmente não é usada no gerenciamento de condições médicas. Devido a todos esses fatores complicadores, quando há a suspeita da ocorrência de abuso, feita pelo julgamento clínico do médico, será necessária uma avaliação minuciosa por todos os profissionais envolvidos[25] com o paciente, e caso confirmado, o encaminhamento legal ao caso deverá ser feito com a comunicação da suspeita a uma delegacia do idoso mais próxima. A Tabela 42.5 apresenta algumas situações sugestivas da ocorrência de abuso em idosos.

CONCLUSÃO

Neste capítulo elencamos os principais tópicos acerca das emergências psiquiátricas nos idosos. É importante sempre termos em mente que a maioria das alterações comportamentais agudas no idoso é decorrente de quadro orgânico, seja devido às iatrogenias medicamentosas ou às descompensações clínicas. Temos também que ter ciência de que com o aumento populacional dos idosos, como resultado do envelhecimento dos *baby boomers*, teremos também um aumento no número dos casos com sintomas neuropsiquiátricos devido aos quadros demenciais. Nesse sentido, temos também que em um SEP atenderemos também as descompensações de quadros psiquiátricos primários, como depressão, esquizofrenia e

TABELA 42.5 Observações sugestivas de maus tratos com idosos[26]

Gerais	Cuidador	Paciente
• Problemas com a prescrição, como medicações duplicadas ou dosagens questionáveis • Várias hospitalizações ou visitas às unidades de saúde com diferentes médicos e hospitais • Atraso em buscar atendimento médico • Lesões inexplicáveis, fraturas, exames laboratoriais inconsistentes	• Indiferença em relação ao paciente, conflitos recentes • Antecedente de transtornos mentais • Histórico de uso de álcool ou drogas • Histórico de violência ou problemas legais • Depressão • História fornecida é vaga ou não é corroborada por evidências • Tentativas de evitar que o paciente interaja com profissionais de saúde • Proporciona supervisão insuficiente ou mesmo apresenta abandono evidente • Muito preocupado com os custos médicos, financeiramente dependente do paciente • Entendimento limitado dos problemas de saúde do paciente	• Temeroso do cuidador ou indiferente • Conflitos recentes • Presença de transtornos mentais • Depressão • História é vaga e não corroborada por evidências, mostra relutância em responder questões

transtorno bipolar. Um quadro psicótico iniciado tarde na vida pode se tratar de uma parafrenia da velhice. Devemos sempre ter um alto grau de suspeição de possíveis maus-tratos aos idosos, principalmente os muitos idosos que podem estar sujeitos em relação aos cuidadores, que inclusive podem ser seus familiares.

Referências

1. Friedmann CT, Lesser IM, Auerbach E. Psychiatric urgency as assessed by patients and their therapists at an adult outpatient clinic. Hosp Community Psychiatry. 1982;33(8):663-4.
2. Hillard JR. The past and future of psychiatric emergency services in the U. S. Hosp Community Psychiatry. 1994;45(6):541-3.
3. Allen MH, Forster P, Zealberg J, Currier G. APA Task Force on Psychiatric Emergency Services.
4. Munizza C, Furlan PM, d'Elia A, D'Onofrio MR, Leggero P, Punzo F, et al. Emergency psychiatry: a review of the literature. Acta Psychiatr Scand. 1993;374(Suppl):1-51.
5. Barros REM, Tung TC, Mari JJ. Psychiatric emergency services and their relationships with mental health network in Brazil. Rev Bras Psiquiatr. 2010;32(Supl II.).
6. Zeller SL, Rhoades RW. Systematic reviews of assessment measures and pharmacologic treatments for agitation. Clin Ther. 2010 Mar;32(3):403-25.
7. Hustey FM, Meldon SW. The prevalence and documentation of impaired mental status in elderly emergency department patients. Ann EmergMed. 2002;39(3):248-53.
8. Kar SK, Kumar D, Singh P, Upadhyay PK. Psychiatric manifestation of chronic subdural hematoma: the unfolding of mystery in a homeless patient. Indian J Psychol Med. 2015 Apr-Jun;37(2):239-42.
9. Blazer DG. Tratamento de idosos. In: Hales RE, Yudofsky SC, Gabbard GO, editors. Tratado de psiquiatria clínica 5. ed. Porto Alegre: Artmed; 2012. p. 1507-10.
10. Irwin SA, Pirrello RD, Hirst JM, MD, Buckholz GT, Ferris FD. Clarifying Delirium management: practical, evidenced-based, expert recommendations for clinical practice. J Palliat Med. 2013; 16(4):423-35.
11. Piechniczek-buczek J. Psychiatric emergencies in the elderly. Psychiatr Times. 2010. Available at: http://www.psychiatrictimes.com/special-reports/psychiatric-emergencies-elderly/page/0/1..
12. Fong TG, Samir R, Tulebaev SR, Inouye SK. Delirium in elderly adults: diagnosis, prevention and treatment. Nat Rev Neurol. 2009 April;5(4):210-20.
13. Mittal V, Muralee S, Williamson D, McEnerney N, Thomas J, Cash M, et al. Delirium in the elderly: a comprehensive review. Am J Alzheimer's Dis Other Demen. 2011;26(2):97-109.
14. Zeller SL, Rhoades RW. Systematic reviews of assessment measures and pharmacologic treatments for agitation. Clin Ther. 2010;32(3):403-25.
15. Garriga M, Pacchiarotti I, Kasper S, Zeller SL, Allen MH, Vázquez G, et al. Assessment and management of agitation in psychiatry: expert consensus. World J Biol Psychiatry. 2016;17(2):86-128.
16. Nordstrom K, Zun LS, Wilson MP, Stiebe V, Ng AT, Bregman B, et al. Medical evaluation and triage of the agitated patient: consensus statement of the American Association for Emergency Psychiatry Project BETA Medical Evaluation Workgroup. West J Emerg Med. February. 2012;13(1.).
17. Sika V, Kalra S, Galwankar S. Psychiatry emergencies in the elderly. Emerg Med Clin N Am. 2015;33:825-39.
18. Yates C, Thompson C. Suicidal behavior in elders. Psychiatr Clin North Am. 2008 June;31(2):333-56.
19. Lovisi GM, Santos SA, Legay L, Abelha L, Valencia E. Epidemiological analysis of suicide in Brazil from 1980 to 2006. Rev Bras Psiquiatr. 2009;31(Supl II):S86-93.
20. Aziz R, Steffens DC. . What are the causes of late-life depression? Psychiatr Clin North Am. 2013 Dec;36(4):497-516.
21. Botega NJ. Primeiras providências. Crise suicida avaliação e manejo. Porto Alegre: Artmed; 2015. p. 163-4.
22. Santos CM, Marchi RJ, Martins AB, Hugo FN, Padilha DMP, Hilgert JB. The prevalence of elder abuse in the Porto Alegre metropolitan area. Braz Oral Res. Submitted: Jul 19, 2012 Accepted for publication: Feb 06, 2013 Last revision: Feb 11, 2013.
23. Minayo MCS, et al. Systematic review of the Brazilian academic production about external causes and violence against the Elder. Cien Saude Colet. 2010;15(6):2719-28.
24. World Health Organization. International Network for the prevention of elder abuse. Missing Voices: views of older persons on elder abuse. Geneva: World Health Organization; 2002. 32 p..
25. Lachs MS, Pillemer KA. Elder abuse. N Engl JMed. 2015 Nov 12;373(20):1947-56.
26. Kleinschmidt K. Global theme issue on aging. Elder abuse: a review. Ann Emer Med. 1997;30(4):463-72.

O SUICÍDIO NO IDOSO

Carlos Braz Saraiva / Sandra Neves

INTRODUÇÃO

O fenômeno do envelhecimento é um tema que tem chamado cada vez mais a atenção de profissionais de diferentes áreas, sendo o crescente aumento da população idosa mundial uma problemática cada vez mais atual com repercussões culturais, sociais e políticas. O século XXI é claramente marcado pelos avanços tecnológicos e científicos que se fazem sentir; contudo, e quase paradoxalmente, é também o século dos idosos. O seu aumento exponencial, rápido e dramático, revela-se uma preocupação, despertando o interesse politico e cientifico nesta área[1].

Os idosos (indivíduos com 65 ou mais anos, segundo convenção do Instituto Nacional de Estatística – INE) tenderão a ser cada vez mais numerosos em relação aos jovens e, em 2050, ascenderão a dois bilhões (20% da população mundial); o número de pessoas com mais de 60 anos superará o da população de jovens com menos de 15 anos[2].

Concretamente em Portugal, entre as principais tendências que o INE apresentou na publicação *Censos 2011* destaca-se o agravamento, ao longo da última década, do fenômeno do duplo envelhecimento da população, ou seja, o aumento da população idosa e a diminuição da população jovem em Portugal.[3]

As estimativas para os próximos 50 anos vão no sentido do incremento desse índice de envelhecimento populacional e em 2060, Portugal será dos países mais envelhecidos da União Europeia (UE). Até 2060 prevê-se que este acréscimo anual se mantenha elevado, o que triplicará a quantidade das pessoas com mais de 80 anos em Portugal. Tal aumento colocará Portugal no terceiro lugar no que se refere à proporção de pessoas deste grupo etário na UE[4].

Fruto de questões históricas e crenças sociais, muitas vezes o envelhecimento é encarado como uma fase da vida de maior serenidade e capacidade de gestão do estresse, de lidar com as emoções e até melhor qualidade de vida, não sendo dada a merecida importância à questão do suicídio entre os mais velhos nem aos fatores que a ele se associam.

No entanto, de acordo com estudos recentes, o suicídio naqueles que ultrapassaram os 65 anos pode chegar, em alguns países, a ser 50% superior aos valores verificados em outras idades. Também, é importante frisar que as tentativas de suicídio nessa faixa etária são habitualmente mais graves, recorrendo a métodos de maior letalidade e resultando em um número maior de suicídio consumado. Reconhecem-se vários fatores que contribuem para o desenvolvimento de ideação suicida, sendo o mais comum a presença de sintomatologia depressiva. Por esse motivo, muitos dos programas de prevenção do suicídio acabam por focar a deteção e na otimização da depressão, em detrimento de outros fatores[5,6].

EPIDEMIOLOGIA

Na maioria dos países do mundo que relatam as suas estatísticas à Organização Mundial da Saúde (OMS), verifica-se que as taxas de suicídio tendem a aumentar em função da idade, tanto para homens quanto para mulheres, com uma em cada quatro mortes por suicídio que ocorrerem em indivíduos com mais de 65 anos. Os idosos acima dos 75 anos são o grupo que mais tem crescido em toda a população, na maioria dos países desenvolvidos, apresentando mais problemas médicos, maior probabilidade de história psiquiátrica e uma correlação entre suicídio e doença física ainda mais forte do que nos idosos "mais novos". A idade avançada correlaciona-se aos atos autodestrutivos mais determinados e bem planejados, que se refletem numa maior letalidade. Tal letalidade pode ser ainda agravada pela maior probabilidade de isolamento do idoso, com consequente menor viabilidade de resgate, e pela frequente maior fragilidade que torna o idoso especialmente vulnerável a atos autolesivos. De acordo com um estudo realizado na população canadense, os métodos de suicídio que o idoso mais frequentemente utiliza são armas de fogo, enforcamento, envenenamento e precipitação de elevada altura. Estes são métodos de grande letalidade, o que sublinha a intenção suicida do idoso. No adolescente, apenas uma em cada 200 tentativas de suicídio é completada, e no adulto jovem esse valor estima-se entre 8 e 33. O idoso raramente falha: uma em cada quatro tentativas resulta em suicídio consumado. Se falhar a primeira tentativa, o idoso pode simplesmente tentar outra vez, normalmente três a quatro meses depois da crise suicidária original, após ter recuperado a energia psicomotora necessária à concretização da ideação suicida. A tentativa de suicídio prévia é o preditor isolado mais importante para uma nova tentativa, aumentando o seu risco cerca de 20 vezes. Foi bem demonstrada também a fragilidade do idoso após uma tentativa de suicídio, sugerindo que a mortalidade um ano após a tentativa é duas vezes superior à da população controle.

No entanto, verifica-se grande variabilidade e em alguns países onde as taxas de suicídio naqueles com mais de 65 anos podem chegar a ser 50% superiores aos valores verificados em outras faixas etárias. No Canadá, por exemplo, as taxas de suicídio atingem o pico na meia-idade, em ambos os sexos, diminuindo depois disso. Nos últimos anos, os Estados Unidos apresentaram o mesmo padrão para a população em geral. Na China, as taxas de suicídio consumado no idoso são quatro a cinco vezes superiores às da população em geral[5-7].

O Brasil ocupa o 113º lugar no mundo e 8º na América Latina, apresentando taxas de suicídios relativamente baixas se comparado a outros países, segundo dados da OMS.

No ano de 2012, no Brasil, a mortalidade por causas externas, ou seja, por suicídio, apresentou um total de 11.821 óbitos (6,9%), número este que o coloca na terceira posição em número de mortes. Segundo dados recentes apontados pela OMS, a taxa anual de suicídio no país é de 5,8 por 100 mil habitantes. Nesse contexto, as capitais que apresentaram as maiores taxas totais de suicídios do país, com 9,5 e 8,9, respectivamente, foram Florianópolis e Teresina, no ano de 2012. Há municípios brasileiros que apresentaram taxas elevadas, acima de 30, como é o caso de São Miguel da Cachoeira e São Paulo de Olivença no estado do Amapá, Três Passos no Rio Grande do Sul e Amambaí no Mato Grosso do Sul[8].

Em 1980, de acordo com o Ministério brasileiro da saúde, ocorreram 529 suicídios em pessoas com 60 anos ou mais. No ano de 2012, esse número passou para 1.670 casos, ou seja, um acréscimo bastante significativo. Numa pesquisa realizada entre os anos de 2010 e 2012, com o objetivo de compreender a dimensão referente ao suicídio em pessoas idosas com 60 anos ou mais no Brasil, constatou-se que no período que compreende os anos de 1997 a 2000 e 2003 a 2006, 3.039 municípios registaram suicídios em idosos. Essa pesquisa revelou que dos 50 municípios do país que apresentaram os índices mais elevados de morte por lesões autoprovocadas, nesta faixa etária específica, 90% estão localizados na região Sul, em contrapartida com a região Norte, onde se encontraram os menores números.

Há mais suicídios entre homens idosos do que entre mulheres da mesma faixa etária, existindo também diferenças entre homens e mulheres no que diz respeito aos métodos utilizados. Os homens recorrem, sobretudo, às armas de fogo e ao enforcamento, enquanto as mulheres recorrem, principalmente, ao uso de pesticidas e enforcamento[9].

Também no Brasil, os transtornos mentais possuem estreita relação com o suicídio em pessoas idosas. Fatores situacionais, quer dizer, eventos que provoquem depressão, melancolia e tristeza nos idosos podem ser considerados preditores de suicídio. O diagnóstico de uma doença grave, a aposentadoria, que acaba por destituir o idoso de uma função de produtividade na sociedade, bem como a consequência do isolamento social, perda de referências sociais, problemas financeiros, dificuldades de relacionamentos e até mesmo a morte de pessoas próximas e queridas, como cônjuges, filhos, amigos, parentes, podem ser eventos desencadeadores do comportamento suicida[10].

Como fatores predisponentes surgem doenças graves e degenerativas, dependência física, transtornos mentais, abuso de álcool e outras drogas.

O suicídio entre pessoas idosas está associado principalmente a história de depressão; todavia, outros fatores como as doenças físicas e mentais graves, e aspectos socioculturais (como o empobrecimento profissional e socioeconômico) encontram-se como causas destes atos. Nesse sentido, a depressão é considerada como o fator de maior relevância no suicídio, uma vez que pode estar associada não só ao sofrimento físico crônico, mas a perdas, abandono, solidão e até a conflitos familiares[11,12].

Portugal apresenta uma taxa de suicídio baixa quando comparado com outros países (8,2 por 100.000 habitantes em 2010) havendo, no entanto, uma tendência crescente do número de suicídios consumados. Uma hipótese explicativa pode ser a religiosidade da população portuguesa, embora estes baixos valores também possam ser influenciados por um registro significativo de mortes por causa indeterminada, que ocultam algumas por suicídio. Em muitas culturas (incluindo a portuguesa) existe um estigma social do suicídio que é visto "como um ato vergonhoso, pecaminoso, sinal de fraqueza, egoísmo ou manipulação". Analisando as taxas de mortalidade específica por suicídio desagregada por sexo, em Portugal, pode-se constatar um aumento com a idade, progressivo no sexo feminino. No sexo masculino ocorrem dois momentos de crescimento acentuado: 55 e 75 anos. Verifica-se ainda que a taxa de suicídio nos homens é sempre superior à das mulheres. De acordo com dados publicados pela Sociedade Portuguesa de Suicidologia em 2011, em todos os grupos etários a taxa de suicídio é mais elevada no sexo masculino. Em 2009, no grupo etário dos 65 aos 74 anos ela é superior 3,3 vezes no sexo masculino, e no grupo etário acima de 75 anos é superior 5,6 vezes. Portugal apresenta diferenças territoriais, em matéria de taxas de suicídio, observando-se as mais elevadas, para ambos os sexos, no Algarve, Alentejo, Lisboa e Vale do Tejo[13].

FATORES DE RISCO

O suicídio é um fenômeno multifatorial complexo, cujas interações formam a base empírica para a prevenção. Segundo alguns autores, os fatores de risco para o suicídio poderão ser organizados em cinco grupos principais: patologia psiquiátrica, fatores neurobiológicos, fatores psicológicos e traços de personalidade, doença física e fatores sociodemográficos. O suicídio resulta da conjugação de fatores proximais e distais. Os fatores distais englobam aqueles que aumentam a predisposição para a ocorrência de suicídio (história familiar de suicídio e componente genético, modificações epigenéticas, traços de personalidade, adversidade no início da vida e abuso crônico de substâncias psicoativas), enquanto os proximais agem como precipitantes do evento suicida (psicopatologia, especialmente a depressão maior, eventos de vida recentes com elevado componente de estresse, abuso de substâncias, como álcool e outras drogas, ideação suicida e desesperança). Muita da informação atualmente conhecida sobre fatores de risco para o suicídio do idoso deriva das "autópsias psicológicas", um método de investigação proposto por Shneidman nos anos 1950, em que o estado de saúde física e mental, assim como o envolvimento social do falecido é reconstruído por meio de elementos materiais, acontecimentos de vida documentados, entrevistas com familiares e conhecidos e fatores emocionais que nem sempre são de fácil valorização. Como se compreende, trata-se de um método que acarreta limitações, próprias da recolha de dados retrospetivos, mas também dificuldades na entrevista às pessoas mais próximas que estão em processo de luto[5,14].

Patologia psiquiátrica

Entre todos os fatores analisados em diversos estudos baseados em autópsias psicológicas, a doença psiquiátrica emerge, de forma consistente, como a mais proeminente. A doença psiquiátrica está presente em cerca de 71 a 97% dos suicídios, tendo as perturbações do humor (depressão maior em particular) uma associação particularmente significativa com os comportamentos suicidários, com prevalências entre os 54 e os 87%.

Relativamente à prevalência da depressão da população idosa em Portugal, esta estará entre os 60 e os 80%. Esses valores demonstram que se essas pessoas receberem maior atenção e tratamento adequado, poderemos prevenir um elevado número de casos.

Embora os critérios diagnósticos para a depressão maior sejam aplicáveis, tanto na população geral quanto nos idosos, há diferenças características na apresentação clínica dessa patologia no idoso. A desvalorização de certos sinais e sintomas, o que não raramente acontece, pode ter consequências devastadoras e potencialmente fatais, uma vez que apresentações clínicas não características podem não ter aparente correspondência com os sistemas de classificação internacional. A depressão no idoso continua a ser subdiagnosticada e subtratada na prática clínica, especialmente nos cuidados de saúde primários com os quais o idoso mais precocemente contata. A dificuldade diagnóstica da depressão geriátrica pode ter diversas causas, por exemplo, a falsa crença, tanto por profissionais de saúde e pela própria família, quanto pelo próprio, de que a tristeza e a depressão são parte natural do envelhecimento. É frequente que as pessoas que rodeiam e convivem habitualmente com os idosos associem à idade avançada a melancolia e a tristeza devido às perdas afetivas, econômicas e a doenças crônicas, não valorizando as suas queixas.

Os sintomas iniciais mais frequentes na depressão geriátrica são anedonia, irritabilidade e isolamento social. Por outro lado, ao contrário dos adultos jovens, os idosos tendem a focar-se mais nas queixas somáticas, especialmente sintomas gastrointestinais, como dores epigástricas e obstipação, sendo mais relutantes em exprimir os seus sentimentos de tristeza. A somatização tem sido apontada como uma das principais causas de dificuldades diagnósticas, visto que a sintomatologia somática é mais facilmente expressa na maioria das culturas. Isto é particularmente evidente em idosos oriundos de estratos socioculturais mais baixos, com maiores limitações no vocabulário e na expressão, aos quais o clínico deve prestar particular atenção. O médico pode centrar-se nos sintomas somáticos, condicionando o diagnóstico de depressão[6,15].

Contudo, as manifestações mais frequentes da depressão maior incluem ideação suicida com ou sem plano estruturado, agitação marcada, desesperança profunda, sentimentos de inutilidade e culpa, insônia e sintomatologia psicótica. Nos idosos, o fato de se associar frequentemente às características especiais, como ansiedade marcada (que pode chegar à agitação psicomotora grave) pode configurar maior risco para passagens ao ato, com tentativas de suicídio ou atos autodestrutivos fatais. Ainda no âmbito da patologia psiquiátrica, podem ser encontradas outras doenças, como fatores de risco, ainda que em proporções marcadamente mais reduzidas, por exemplo, esquizofrenia, perturbação esquizoafetiva, perturbação delirante persistente, perturbação afetiva bipolar e perturbação de ansiedade. A prevalência de perturbações por abuso de substâncias, como o álcool, é variável conforme os estudos, populações estudadas e contexto sociocultural, sendo mais elevada no Leste europeu[16].

Os déficits cognitivos em idosos têm sido também apontados como possíveis indutores dos comportamentos suicidas. Também algumas alterações neuropatológicas têm sido associadas aos gestos suicidas nessas faixas etárias. Idosos deprimidos com história de tentativas de suicídio apresentam mais hiperintensidades na substância cinzenta subcortical em imagens de ressonância magnética do que idosos deprimidos sem história de comportamentos suicidas, sugerindo que a doença cerebrovascular poderá predispô-los à depressão e ao suicídio. Lesões da substância branca podem, assim, ser um potencial marcador para o risco de suicídio. Os idosos que cometem tentativas de suicídio parecem apresentar maior número destas alterações. Tais lesões podem causar a destruição de vias críticas envolvidas na regulação do humor, cognição e comportamento, aumentando o risco de suicídio por vários motivos (quer por depressão, quer por dificuldades de ajustamento às mudanças condicionadas pela idade, quer por comportamentos de risco)[17,18].

Num estudo realizado por Dombrovski *et al.* que comparou idosos deprimidos com e sem ideação suicida, encontrou-se uma correlação positiva entre o primeiro grupo e piores resultados em tarefas de memória, atenção e funções executivas[19]. Um outro estudo reportado por Clark *et al.* em 2011, colocou em evidência a relação entre a disfunção cognitiva medida pela capacidade de tomada de decisão e o suicídio no idoso. Nesse estudo, um total de 98 adultos idosos, foi dividido em três grupos com depressão maior e com antecedentes de tentativa de suicídio, ideação suicida ativa e outros sem suicidalidade e foi considerado um quarto grupo controle. Posteriormente, comparado o desempenho probabilístico em tarefas de tomada de decisão (*Cambridge Gamble Task*), a análise de resultados revelou que idosos com tentativas de suicídio apresentavam um déficit em decisões sensíveis ao risco, negligenciando as consequências e fazendo piores escolhas. Esses déficits podem precipitar e perpetuar as crises suicidas nos idosos deprimidos[20].

Doença física

A existência de múltiplas comorbidades médicas, nomeadamente a presença de dor, pode estar na origem dos pensamentos de morte, sendo que o risco de suicídio é maior quanto mais comorbilidades médicas o idoso apresentar e quanto maior for a sua limitação funcional, real ou percebida.

A presença de disfunção neurocognitiva pode também estar relacionada, possivelmente por diminuir a capacidade de lidar com eventos adversos da vida, apesar de a evidência entre suicídio e demência já instalada ser fraca. Por outro lado, a doença cerebrovascular pode precipitar depressão e, desse modo, aumentar o risco de ideação suicida, como visto anteriormente.

No idoso, a dor parece apresentar um papel particularmente significativo nos comportamentos suicidas. A dor crônica e refratária à terapêutica predispõe aos quadros depressivos e, por outro lado, a depressão também altera a percepção dolorosa. Esses quadros de dor crônica parecem influenciar, sobretudo, os homens, que apresentam um risco de suicídio quase 10 vezes superior às mulheres, sendo este um tema de extrema importância, que tem suscitado investigação na área.

Também outras doenças, como HIV/Aids, doenças pulmonares ou lúpus eritematoso sistêmico têm também sido associados a um maior risco de suicídio, sendo o risco relativo entre 1,5 e 4 vezes superior. Idosos em que foram diagnosticadas doenças oncológicas apresentam um risco duas vezes superior de se suicidarem. Relativamente a essas patologias, algumas localizações específicas dos tumores foram associadas ao maior risco de suicídio, nomeadamente neoplasias respiratórias e gastrointestinais. Outros autores encontraram maior risco em doentes de próstata, pâncreas, pulmão, cabeça e pescoço.

É de salientar, sobretudo, que as localizações que comprometam as funções biológicas vitais, como respirar e comer, ou maior compromisso físico ou social poderão estar relacionadas ao risco aumentado de suicídio, sendo as próprias repercussões da doença oncológica, mais do que o próprio diagnóstico, o principal aspeto a considerar no risco suicida[17,21].

Fatores sociodemográficos

O risco de suicídio está também ligado aos fatores de natureza sociodemográfica. Como foi referido anteriormente, o sexo masculino apresenta um risco acrescido quando comparado com o feminino. Existe ainda uma relação direta entre o estado civil e as pessoas que se suicidam. Assim, alguns autores referem que os idosos que vivem sozinhos têm maior probabilidade de cometer suicídio. No domínio dos fatores sociais existem duas categorias principais: eventos de vida adversos e coesão social. Constituem eventos relevantes o luto por morte de pessoa querida, a perda de relações com membros da família ou outras fontes de apoio, ameaça de perda de saúde ou medo do prolongamento da vida sem dignidade, situações de dependência que criem um sentimento de humilhação e mudanças nos papéis sociais, como a aposentadoria. O isolamento social e a solidão ajudam também a compreender o fenômeno do suicídio no idoso. Assim, o estabelecimento e a manutenção de rede de amizades e relacionamentos constituem um fator protetor, quer para a depressão, quer para comportamentos suicidas. A influência da coesão social no risco de mortalidade global pode ser comparável, se não superior, a fatores de risco conhecidos e relevantes, como obesidade, tabagismo ou sedentarismo[7,13].

A teoria interpessoal do suicídio, elaborada por Joiner *et al.*, tem por objetivo estabelecer um meio racional para a relação entre a coesão social e o fenômeno do suicídio. Essa teoria propõe que existem duas causas proximais para que surja ideação suicida: a ameaça ao sentimento de pertencimento e a perceção de ser um fardo para outros. Caso também esteja presente uma capacidade adquirida para o suicídio (por exemplo, experiência prévia de quadro de dor), esses estados de dor psicológica poderão ser letais.

Em estudo recente que envolveu 90 indivíduos, 24 idosos deprimidos que tentaram o suicídio, 38 idosos deprimidos não suicidários e 28 sem antecedentes de patologia psiquiátrica, os resultados revelaram que os que tentaram o suicídio cometiam mais erros no reconhecimento de emoções sociais e tinham redes sociais mais restritas: falavam menos com os filhos, tinham menos amigos próximos, não estavam envolvidos em atividades de voluntariado. Apresentavam também, frequentemente, um padrão de conflito e hostilidade nos relacionamentos, percebiam problemas sociais como de impossível resolução e utilizavam uma abordagem mais impulsiva na resolução de problemas[22].

Também uma recente metanálise de 148 estudos concluiu que os participantes com relações sociais mais fortes apresentam aumento de 50% na probabilidade de sobrevivência[23].

Embora o suicídio seja um fenômeno que afeta todas as classes sociais, as condições de vida do idoso deprimido podem também condicionar a ideação suicida, existindo uma associação entre rendimentos mais baixos e dificuldades financeiras com níveis mais elevados de sintomatologia depressiva e risco aumentado de ideação suicida.

Existe também uma outra problemática que merece, infelizmente, destaque na nossa sociedade: a problemática da violência sobre os mais velhos (entendida por abuso físico, psicológico ou emocional), levada a cabo por um cuidador. A verdadeira incidência e prevalência dessas formas de abuso são extremamente difíceis de quantificar, quer pela tendência de negação da situação por parte do agente e pela própria vítima, quer porque abusador e abusado estão frequentemente ligados por laços familiares, havendo, além disso, uma relação de dependência financeira ou emocional entre ambos[24-26].

Personalidade

Apesar de ser reconhecido que a personalidade desempenha um papel-chave na determinação do risco de suicídio, são poucos os estudos que se têm debruçado sobre o subgrupo dos idosos. Cerca de 15% dos suicídios de idosos estão associados aos transtornos de personalidade. Um estudo de Wiktorsson *et al. realizado* em 2012, que comparou neuroticismo e extroversão em suicidas hospitalizados com mais de 75 anos, utilizando também um grupo de controle, concluiu que indivíduos com tentativas de suicídio apresentaram resultados mais elevados na escala de neuroticismo e menos elevados na de extroversão. Segundo vários estudos realizados nessa área, os idosos com elevado neuroticismo e introversão apresentaram maior risco de ideação suicida, não sendo observadas diferenças relativamente aos níveis de risco nos adultos jovens. Também outro estudo associou, de forma significativa, traços anancásticos e ansiosos de personalidade a mortes por suicídio, quando comparadas às mortes por causa natural, associação que não se encontrava para perturbações de personalidade[28].

Na esfera psicológica, o princípio da entropia aplicado ao envelhecimento referido por Carl Jung é útil para uma melhor compreensão das perdas vivenciadas pelos idosos. Há assim, ao contrário dos jovens, uma transição da concentração em eventos externos e atividades para um aumento da interioridade, de um foco interno.

Para muitos indivíduos, a velhice é um período de acumulação de perdas. Dependendo também dos traços de personalidade, os idosos podem deparar-se com uma situação na qual os papéis sociais que desempenhavam no trabalho, na família e na própria sociedade surgem reduzidos; em simultâneo, o seu rendimento, influência, *status* e prestígio diminuem. A par destas perdas, surgem outras já referidas: as doenças, a dor, a diminuição das capacidades de percepção e as dificuldades de locomoção que os arrastam ainda mais para o isolamento e a sensação de viverem vidas vazias e sem sentido, preenchidas apenas pela desesperança.

Assim, a solidão é a grande tragédia do envelhecimento. É intensificada pela alienação de diferentes gerações umas das outras, bem como pela morte de familiares e amigos.

O luto pode causar uma disrupção na vida do doente com desenvolvimento de sentimentos de solidão e perda de vontade de continuar a viver. Os idosos que perdem o cônjugue apresentam um risco 15 vezes maior de suicídio do que as pessoas de meia-idade que perdem um cônjugue. No caso de viuvez, o risco de suicídio é maior nos homens quando perdem a companheira do que ao contrário (quando a mulher perde o companheiro), sendo também maior nos casos em que o cônjuge morreu por suicídio. A presença marcada de sentimentos de desesperança e de solidão são fatores relevantes no aumento do risco, bem como a incapacidade de reconciliação com experiências e memórias traumáticas do passado. Alguns autores defendem que a presença do sentimento ser um peso para os outros pode também predispôr ao desenvolvimento de ideação suicida.

Muitas vezes, as pessoas idosas experimentam uma sensação de ameaça tanto consciente como inconscientemente. A necessidade de reassegurar a paz e a sensação de segurança pode muitas vezes desencadear comportamentos suicidas.

Por outro lado, os processos biológicos do envelhecimento levam, inevitavelmente, às alterações na imagem corporal. Essa situação que o idoso terá que enfrentar pode comparar-se ao crescimento e à ansiedade da adolescência. Tanto os adolescentes quanto os idosos descobrem que a sua aparência externa não corresponde mais à imagem corporal que está internalizada e na qual basearam toda a sua existência até a data. É dessa imagem, associada a uma sensação de poder, que o idoso desiste, tornando-se consciente de que os seus corpos agora são estranhos, frágeis e em declínio. Também esse reconhecimento da deterioração gradual do corpo causa frequentemente, no idoso, desesperança e depressão.

Assim, de um ponto de vista mais psicanalítico, o suicídio surge como uma tentativa de destruir o mundo interno e resolver os seus conflitos. O objetivo principal é frequentemente alcançar paz, libertar o Eu do mal interior, atingir um estado de harmonia, restaurando a ligação consigo próprio e com o seu mundo interior. Na verdade, a morte desempenha um papel menor como principal motivação, apenas se transforma no denominador comum quando as vítimas passam ao ato[5,15].

Pactos suicidas e "suicídio racional"

Em qualquer discussão sobre o suicídio no idoso existem duas questões que merecem atenção: a questão dos pactos suicidas e o suicídio racional. Embora essas mortes possam ocorrer em qualquer etapa da vida, tendem a ocorrer, sobretudo, após os 65 anos. Segundo alguns estudos que focaram os pactos suicidas no idoso, verificou-se que na maioria dos casais que consumaram suicídio, pelo menos um dos membros do casal estaria fisicamente doente e teria tido consulta com o seu médico de família ou outro especialista perto da data do suicídio. Ao contrário da crença popular, os casais idosos normalmente comunicam a sua intenção aos outros. Manifestam também algumas características que parecem idiossincráticas, como maior probabilidade de terem vivido perdas de pessoas próximas por suicídio. As suas personalidades tendem a interagir de uma forma que acaba por agravar os sintomas depressivos de cada um e diminuir a autoestima, o que contribui para o fato de esse tipo de tentativas de suicídio raramente falharem. Esses casais são interdependentes e isolados de outras formas de suporte. O parceiro dominante tende a ser o que manifesta a ideação suicida mais grave, enquanto o mais ambivalente tende a ser mais passivo. Esse tipo de relacionamento é muitas vezes descrito como "chave-fechadura", em que a dinâmica do casal aumenta a probabilidade de suicídio[16,29].

No que diz respeito a uma área mais controversa, embora algumas pessoas mais velhas que contemplem o suicídio tenham uma perturbação psiquiátrica clinicamente diagnosticável como a depressão, outras pessoas chegarão a essa decisão após longo processo de deliberação e uma avaliação holística do seu futuro ou das circunstâncias e qualidade de vida futuras. O suicídio não impetuoso, impulsionado pelo que é percebido como uma má qualidade de vida, irremediável e não motivado por uma doença psiquiátrica subjacente, é conhecido no movimento do direito à morte como "suicídio racional". O fenômeno foi denominado "suicídio racional da velhice" quando os motivos do suicídio racional se relacionam, especificamente, às experiências desta faixa etária. Van Wijngaarden *et al.*, em estudo realizado em 2014 nos Estados Unidos, identificaram uma série de experiências e motivações comuns entre idosos sem doença psiquiátrica que expressaram o desejo de morrer. As perdas acumuladas e irreversíveis relacionadas à idade – físicas, sociais e mentais – desempenham um papel crucial. Contudo, a personalidade e as estratégias de *coping* dos indivíduos e o suporte social disponível também são significativos na mediação dessas perdas relacionadas com a idade. Alguns idosos disseram que sentiam que a sua qualidade de vida era tão pobre que se sentiam prontos para morrer[30].

Assim, embora a expectativa de vida para aqueles que vivem nas sociedades ocidentais seja mais alta do que nunca na história humana, fato que deve ser celebrado, isso teve o efeito de tornar difícil para os médicos admitirem quando alguém está morrendo e dificuldade de reconhecer a linha que separa a vida e a morte. As pessoas idosas frágeis e com múltiplas comorbidades muitas vezes não recebem os cuidados paliativos de que poderiam necessitar e que os poderia ajudar a morrer na sua casa, no seu espaço preferido, o que poderia ser um tema mais discutido no âmbito dos cuidados de saúde[31].

PREVENÇÃO

As intervenções mais eficazes são provavelmente aquelas que se levam a cabo antes do desenvolvimento de ideação suicida quer entre aqueles com características de maior risco (detecção precoce), quer entre a população inteira independentemente do risco que apresentam os seus indivíduos (intervenção preventiva universal – por exemplo, diminuição do acesso a medicamentos ou armas de fogo). As abordagens preventivas seletivas são direcionadas a grupos-alvo que vivam em situações de particular vulnerabilidade, com fatores de risco distais, podendo inclusivamente ser assintomáticos ou pré-sintomáticos. Esses grupos englobam idosos com doenças crônicas, dolorosas ou funcionalmente limitativas, que se tornaram socialmente isolados e se perceberam como um fardo para a família ou para a sociedade. Essas abordagens incluem grupos de autoajuda, serviços de acompanhamento domiciliar do idoso e linhas de ajuda telefônica de SOS.

A intervenção em nível universal poderá ser mais eficaz, uma vez que intervenções dirigidas apenas a pequenos grupos de risco parecem ter pouco impacto nas taxas globais de suicídio. As estratégias de prevenção do suicídio têm compreendido a educação sobre o suicídio no idoso, a detecção de indivíduos em risco, o tratamento e a restrição de meios. A maioria desses programas dirige-se aos fatores de risco e são poucos os que focam o desenvolvimento de fatores protetores. Contudo, a promoção de um envelhecimento mais saudável e de melhor qualidade de vida, por meio da adoção de comportamentos mais adaptativos no idoso, do desenvolvimento de sentimentos de pertencimento e de capacidade de autocontrole, parece ser promissora na prevenção do suicídio nessa idade[32,33].

Segundo o Plano Nacional de Prevenção do Suicídio em Portugal, prevenção do suicídio tem de ser feita por meio do combate ao isolamento dos mais idosos (população que registra mais casos), da detecção precoce da doença mental e combatendo o estigma desse tipo de doença. É importante dar mais formação nos cuidados primários na área da saúde mental e aumentar a acessibilidade aos cuidados de saúde geral e de saúde mental[34,35].

CONCLUSÃO

O progressivo envelhecimento da população em geral, e em particular da população portuguesa, é, porventura, um dos fatos mais significativos do século XXI. Assiste-se a uma inexorável tendência demográfica com consequências socioeconômicas, mas também com reflexos na saúde e bem-estar das pessoas. O declínio que marca o trajeto da vida varia de indivíduo para indivíduo, é regulado pelo perfil biológico do próprio e é influenciado pelas singularidades das experiências pessoais e dos contextos sociais.

Contrariamente a algumas percepções simplificadas e estereotipadas, a depressão não faz parte do processo natural do envelhecimento humano. A desesperança e a ideação suicida não são necessariamente consequências naturais ou compreensíveis no processo do envelhecimento[36-38].

O suicídio nos idosos apresenta uma etiologia multifatorial biopsicossocial sendo assim os programas de prevenção de suicídio nessa população não devem focar apenas a presença de sintomatologia depressiva, devendo dirigir-se a todos os fatores discutidos neste capítulo. Deverá ser promovido um envelhecimento com qualidade, o controle das comorbilidades médicas, destacando o envolvimento da família e da comunidade. Fatores sociais a que temos assistido, como a violência sobre idosos e a constatação por intermédio da comunicação social do número crescente de idosos encontrados mortos nas suas casas, denunciam a falta gritante de redes de suporte. Por outro lado, embora muitos idosos vivam em casa própria, cada vez se assiste mais a uma saída para lares ou residências especializadas. Vários estudos indicam que a prevalência de depressão poderá ser superior nos idosos institucionalizados, embora sejam escassas as investigações que comparam a ideação/tentativas de suicídio entre idosos institucionalizados e não institucionalizados, havendo resultados díspares quanto à comparação dos valores entre doentes que moram em casa e aqueles que de lá saíram. Torna-se, assim, fundamental hoje implementar e avaliar estudos que esclareçam aspectos, como o perfil psicopatológico dos idosos e o impacto da sua institucionalização, bem como incentivar investigações que comparem os vários tipos de instituições e as características a que elas possam predispor para o aumento de psicopatologia no idoso institucionalizado[36-38].

O Plano Nacional de Prevenção do Suicídio (PNPS) 2013-2017, com extensão a 2020, integrado no Programa Nacional para a Saúde Mental da Direção Geral da Saúde, teceu importantes considerações sobre a problemática do suicídio em Portugal e dos idosos em particular, definindo uma ação programática e promovendo ações de reflexão e discussão, tendo em vista a sua aplicação[35].

Com o intuito de melhorar a qualidade de vida e o bem-estar desta população, é primordial a planificação de medidas capazes de inverter a relação nascimentos/número de idosos, sensibilizar autarquias e instituições públicas, incentivar ações de solidariedade, voluntariado e angariação de fundos, canalizando os resultados para a criação e o reforço de estruturas sociais para a terceira e a quarta idades. É ainda importante a atualização e a formação dos intervenientes nas ações de prevenção do suicídio sobre ideação suicida e comportamentos suicidas e, por último, mas de extrema relevância, realizar reflexão generalizada sobre a estrutura das famílias atualmente e a dramática dissolução da célula familiar que se tem visto na nossa sociedade[34].

Referências

1. WHO. The global burden of Disease 2004 Update. World Health Organization; 2008.
2. Instituto Nacional de Estatística (INE). As pessoas. Lisboa: INE; 2011.
3. Comissão Europeia (CE) (2011). Population, Key figures on Europe – 2011 edition. Luxembourg: Publications Office of the European Union; 2011.
4. Instituto Nacional de Estatística (INE). Projeções de população residente 2012-2060; 2014.
5. Saraiva CB, Peixoto B, Sampaio D. Suicídio e comportamentos autolesivos - dos conceitos à prática clínica. Lisboa: Lidel; 2014.
6. Saraiva CB. . Depressão e suicídio - um guia clínico nos cuidados de saúde primários. Lisboa: Lidel; 2014.
7. Andrade J, Seabra D. Idosos e comportamentos suicidários. In: Saraiva CB, Peixoto B, Sampaio D, editores. Suicídio e comportamentos autolesivos. Lisboa: Lidel; 2014.
8. Cavalcante F, Minayo M, Mangas R. Diferentes faces da depressão no suicídio em idosos. Cien Saude Colec. 2013;18(10):2985-94.
9. Minayo MCS, Cavalcante FG. Tentativas de suicídio entre pessoas idosas: revisão de literatura (2002/2013). Cien Saude Colec. 2015;20(6):1751-62.
10. Minayo MCS, Cavalcante FG. Suicídio entre pessoas idosas: revisão da literatura. Rev Saude Publica. 2010;44(4):750-7.
11. Minayo MCS, Cavalcante FG, Mangas RM, Souza JRA. Motivos associados ao suicídio de pessoas idosas em autópsias psicológicas. Comunicações de Pesquisa. 2011;109-17.
12. Côrte B, Lopes RCG, Silva ACL, Teixeira JB, Aguiar JS. Suicídio na envelhescência. Rev Latinoam Psicopatol Fundam. 2009;12(4):636-49.
13. Veiga FA, Saraiva CB. Suicide in Portugal. IASP Newsletter. 2002 jul;9-12.
14. Shneidman ES. Suicide as psychache. J Nerv Ment Dis. 1993;181:145-7.
15. Kalle Achté MD. Suicidal tendencies in the elderly. In: Maris R, editor. Understanding and preventing suicide. New York: The Guildford Press; 1988.
16. Suicide among the elderly. In: Stillion JM, McDowell EE, May JH. Suicide across the life spain- premature exists. USA: Harper Graphics; 1989.
17. Conwell Y, Heisel MJ. The elderly. In: Simon R, Hales RH, editors. Textbook of suicide assessment and management. Arlington: The American Psychiatric Publishing; 2006.

18. Sachs-Ericsson N, Hames J, Joiner T, Corsentino E, Rushing NC, Palmer E, et al. Differences between suicide attempters and non-attempters in depressed older patients: depression severity, white matter lesions, and cognitive functioning. Am J Geriatr Psychiatry. 2014;22(1):75-85.
19. Dombrovski AY, Butters MA, Reynolds CF, 3rd, Houck PR, Clark L, Mazumdar S, et al. Cognitive performance in suicidal depressed elderly: preliminary report. Am J Geriatr Psychiatry. 2008;16(2):109-15. [PubMed: 18239196].
20. Clark L, Dombrovski AY, Siegle GJ, Butters MA, Shollenberger CL, Sahakian BJ, et al. Impairment in risk-sensitive decision-making in older suicide attempters with depression. Psychology and Aging. 2011;26(2):321-30.
21. Albuquerque E, Cabral AS. Doença oncológica e suicídio. In: Saraiva CB, Peixoto B, Sampaio D, editors. Suicídio e comportamentos autolesivos. Lisboa: Lidel; 2014.
22. Holt-Lunstad J, Smith TB, Layton JB. Social relationships and mortality risk: a meta-analytic review. PLoS medicine. 2010;7(7). 1000316.
23. Szanto K, Dombrovski AY, Sahakian BJ, Mulsant BH, Houck PR, Reynolds CF. 3rd, et al. Social emotion recognition, social functioning, and attempted suicide in late-life depression. Am J Geriatr Psychiatry. 2012;20(3):257-65.
24. Wiktorsson S, Runeson B, Skoog I, Ostling S, Waern M. Attempted suicide in the elderly: characteristics of suicide attempters 70 years and older and a general population comparison group. Am J Geriatr Psychiatry. 2010;18(1):57-67.
25. Sampaio D, Frazão P. Família e suicídio. In , Sociedade Portuguesa de Suicidologia, editor. Comportamentos Suicidários em Portugal. Coimbra: Sociedade Portuguesa de Suicidologia.
26. Van Praag HM. About the biological interface between psychotraumatic experiences and affective dysregulation. In , Van Heeringen, K., editor. Understanding suicidal behavior. West Sussex, England: John Wiley & Sons; 2001. Ch 4.
27. Qin P. The impact of psychiatric illness on suicide: differences by diagnosis of disorders and by sex and age of subjects. J Psychiatr Res. 2011;45(11):1445-52.
28. Wiktorsson S, Berg AI, Billstedt E, Duberstein PR, Marlow T, Skoog I, et al. Neuroticism and extroversion in suicide attempters aged 75 and above and a general population comparison group. Aging Ment Health. 2013;17(4):479-88.
29. Iliceto P, Fino E, Sabatello U, Candilera G. Personality and suicidal ideation in the elderly: fatorial invariance and latent means structures across age. Aging Ment Health. 2014;18(6):792-800.
30. Van Wijngaarden E, Leget C, Goossensen A. Ready to give up on life: The lived experience of elderly people who feel life is completed and no longer worth living. Soc Sci Med. 2015;138:257-326.
31. Van Wijngaarden E, Leget C, Goossensen A. Caught between intending and doing: older people ideating on a self-chosen death. BMJ Open. 2016;6. 009895.
32. Lapierre S, Erlangsen A, Waern M, De Leo D, Oyama H, Scocco P, et al. A systematic review of elderly suicide prevention programs. Crisis. 2011;32(2):88-98.
33. Conwell Y. Suicide later in life Challenges and priorities for prevention. Am J Prev Med. 2014;47(3S2):244-50.
34. Sampaio D, et al. Suícidio nos mais velhos: fundamental não esquecer. Acta Med Port. 2013 Jan-Feb;26(1):1-2.
35. Santos JC, Carvalho A, Peixoto AB; Saraiva CB, Sampaio D, Amaro F, et al. Plano Nacional de Prevenção do Suicídio 2013-2017. Direção Geral de Saúde: Programa Nacional para a Saúde Mental; 2013.
36. Conwell Y, Duberstein P, Caine ED. Risk factors for suicide in later life. Biol Psychiatry. 2002;52:193-204.
37. Bittles AH. Biological aspects of human ageing. In , Jacoby, R., Oppenheimer, C., Dening, T., Thomas, A., editors. Oxford Textbook of Old Age Psychiatry: Oxford University Press; 2007. 3-15.
38. Wasserman D, Rhimer Z, Sarchiapone M, Sokolowski, Titelman D, Zalsman G, et al. The European Psychiatric Association (EPA) guidance on suicide treatment and prevention. Eur Psychiatry. 2012;27:129-41.

CUIDADOS FÍSICOS E MENTAIS EM INSTITUIÇÕES DE LONGA PERMANÊNCIA

José Eduardo Martinelli / Juliana Francisca Cecato

INTRODUÇÃO

Procuramos neste capítulo mostrar a realidade de nossas instituições de longa permanência para idosos (ILPI). Não as comparamos às existentes em países desenvolvidos e em desenvolvimento. Pretendemos mostrar como enfrentamos essa problemática, de internar nossos familiares numa ILPI com relação aos nossos aspectos culturais e socioeconômicos e como os profissionais que trabalham nesse setor abordam esses pacientes com relação aos cuidados físicos e mentais.

As ILPIs são instituições governamentais e não governamentais, de caráter residencial, destinadas ao domicílio coletivo de pessoas com idade igual ou superior a 60 anos com ou sem suporte familiar em condições de liberdade, dignidade e cidadania (ANVISA, 2010).

Sabemos que o idoso que se encontra numa ILPI está separado do ambiente familiar e é levado a conviver com estranhos, muitas vezes isolado da atualidade cultural, além de estar experimentando a incômoda situação de abandono, dependência e inutilidade. Os moradores das ILPIs, em sua maioria, apresentam aumento do sedentarismo, maior perda de autonomia, ausência de familiares e outros fatores que contribuem para uma qualidade de vida deficiente e maior incidência de enfermidades, sobretudo mentais.

O aumento da proporção de idosos com incapacidades e fragilizados, nas cidades brasileiras, a redução da disponibilidade de cuidado familiar, a inexistência de serviços de apoio social e saúde, o alto custo do cuidador domiciliar, moradias com espaço físico reduzido e estruturas com risco para quedas, além da violência contra o idoso são considerados fatores de risco para institucionalização.

Muitas famílias não conseguem manter o idoso dependente em casa porque o cuidado se torna difícil e desgastante física e emocionalmente. Na atualidade, nem todas as famílias estão aptas a cuidar dos seus membros, devido à crise econômica e às transformações no mundo do trabalho.

Uma pesquisa realizada por Camarano, entre 2007 e 2009, mostrou que a maioria das instituições brasileiras (65,2%) é de natureza filantrópica. Apenas 6,6% são públicas, com predominância das municipais, o que compreende 218 instituições, número bem menor do que as instituições religiosas vicentinas, aproximadamente 700. Das instituições, entre 2000 e 2009, a maioria é privada com fins lucrativos (57,8%). Isto aponta para uma tendência de mudança no perfil das instituições.

Nas ILPIs pesquisadas residem cerca de 100 mil pessoas das quais 84 mil são idosas, o que representa menos de 1% da população idosa brasileira. Pesquisas demonstram que a proporção de idosos que vivem em ILPI, nos países em transição demográfica avançada, chega a 11%, enquanto no Brasil não chega a 1,5%.

Espera-se que em 2050 haja dois bilhões de idosos; 80% deles em países em desenvolvimento. A população de 80 anos ou mais é a que mais cresce e poderá passar dos atuais 11% para 19% em 2050.

De acordo com a Sociedade Americana de Geriatria, quase a metade das pessoas que vivem em ILPIs tem 85 anos ou mais; a maioria é de mulheres (72%) e com um grupo pequeno de amigos e familiares para dar suporte. Em torno de 50 a 70% têm demência, 25% dos residentes necessitam de ajuda para uma a duas atividades de vida diária (AVDs) e 75% para três ou mais[1].

A feminização da velhice vem ocorrendo desde o final da década de 1980, mas há muito tempo tem sido superior, no país, o número absoluto de mulheres idosas, quando comparadas aos homens idosos, daí o predomínio das mulheres institucionalizadas em ILPIs.

PERFIL DO PACIENTE EM ILPI: COMPROMETIMENTO E PRESERVAÇÃO COGNITIVA

Nas ILPIs podemos separar os pacientes em dois grupos (Figura 44.1): os portadores de alterações cognitivas (presença de síndrome demencial) e não portadores de comprometimento cognitivo. Esses dois grupos podem ser subdivididos de modo a avaliar o grau de lesão cognitiva em: leve, com preservação em atividades básicas de vida diária (ABVD), que demandam menos cuidados e que podemos investir em estimulação cognitiva; moderada, em que teremos maior declínio em ABVD com demanda de mais cuidados, porém, que ainda podemos estimular a cognição; e grave, com pouca ABVD, com demanda de cuidados intensivos e sem possibilidade de estimulação cognitiva, que necessitam de cuidados especializados, por exemplo, equipe de enfermagem e assistência médica 24 h. Nos pacientes com o cognitivo preservado temos que avaliar as comorbidades presentes (sequelas de AVE, neoplasias, diabetes *mellitus*, doenças osteoarticulares) e o grau de incapacidade que provocam. Também devem receber cuidados mais intensos, não somente pela condição clínica, mas por serem o grupo com maior risco de apresentar transtornos depressivos ou de ansiedade. Temos que considerar que esses transtornos mentais provocarão o declínio em cascata de outras dimensões (AVD e alterações de comportamento).

Essa divisão dicotômica vai mostrar que atividades poderiam ser desenvolvidas na clínica com os internos e o nível do corpo de profissionais a serem contratados para desenvolver os cuidados. Pacientes em fase leve de demência conseguem tomar banho sozinhos, comer com as próprias mãos, são continentes e não apresentam, ainda, um comprometimento de linguagem que os impeçam de desenvolver um diálogo, e podem participar de atividades lúdicas e de estimulação cognitiva. Pacientes em fase grave além de não conseguirem desenvolver as ABVD e atividades instrumentais de vida diária AIVD apresentam alterações comportamentais, transtornos do sono e agitação psicomotora que demandam assistência mais específica e intensiva.

Os pacientes com cognição normal podem apresentar perdas importantes de funcionalidade, por exemplo, sequelado de acidente vascular encefálico, que pode ficar restrito em cadeira de rodas ou aqueles com limitação de movimentos por serem portadores de osteoartrose ou artrite reumatoide. A dificuldade para deambular aumenta o risco de queda e a limitação os isola socialmente entre outros moradores da ILPI. Esse grupo também deve receber cuidados intensificados, não somente pela sua condição clínica, mas por ser um grupo com maior risco de apresentar transtornos depressivos, o que pode causar uma deterioração das AVD como alterações do comportamento.

Temos que prever que esses pacientes terão a evolução das suas doenças com o tempo de internação, apresentando piora de suas condições clínicas e mentais com consequente mudança na demanda de cuidados.

CUIDADOS FÍSICOS

Com relação aos cuidados físicos temos que considerar várias situações, clínicas e/ou mentais, que podem comprometer o idoso institucionalizado predispondo-o: em menor ou maior grau para lesões por úlcera de pressão, quedas, transtornos do sono, saúde bucal e piora das comorbidades presentes.

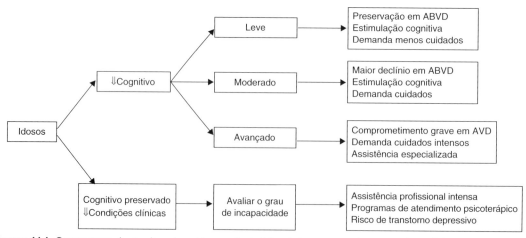

FIGURA 44.1 Organograma de atendimento ao idoso em instituições de longa permanência para idosos (ILPI). ABVD: Atividades básicas de vida diária; AVD: atividades de vida diária.

Adicionalmente, pode-se citar também situações que eventualmente podem surgir com o tempo, como incontinência urinária e fecal e condições infecciosas.

Quedas

Quedas são frequentes em idosos institucionalizados ou que estão em convívio familiar ou mesmo sós. Os que são independentes e andam livremente pela instituição são sujeitos às quedas com maior frequência porque apresentam alguma comorbidade ou fragilidade. O idoso ativo cai menos que o sedentário, assim como os portadores de alteração cognitiva. É necessário prevenir as quedas proporcionando um ambiente físico seguro aparelhando os banheiros, escadas, corredores e áreas abertas. Evitar a presença de obstáculos nos caminhos retirando tapetes, móveis e qualquer outro objeto que o façam tropeçar e cair. Dessa maneira, estaremos reduzindo as quedas chamadas extrínsecas (provocadas pelo ambiente), mas não estaremos prevenindo as intrínsecas que são provocadas por distúrbios do próprio paciente (problemas vestibulares, osteoarticulares, cardiovasculares e neurológicos).

Muitos se utilizam de bengalas e andadores para se locomoverem, sendo que o fazem, normalmente, sob a supervisão de funcionários, mas estão mais sujeitos às quedas. Ao mesmo tempo, é necessário incentivá-los a não ficarem parados.

A utilização de medicamentos psicoativos, como antipsicóticos, ansiolíticos, antidepressivos entre outros, predispõem às quedas, principalmente, aos que tem o hábito de levantar à noite para urinar.

Para pacientes acamados, sem possibilidade de sair do leito, é necessária a proteção com grades, porque não são incomuns quedas do próprio leito, e como a maioria desses pacientes utiliza camas hospitalares, que são mais altas, as lesões resultantes são mais graves.

Incontinência urinária (IU)

A IU é uma condição clínica frequente em idosos. Na literatura científica, a prevalência da IU nas ILPI varia de 43 a 77%, com média de 58%, o que representa o dobro da encontrada na comunidade, mostrando que essa condição é considerada fator de risco para a institucionalização[2]. Essa situação leva ao uso de fraldas geriátricas que dependendo das condições clínicas do idoso são utilizadas por 24 h ou apenas no período noturno. Seu uso pode desencadear uma série de eventos que são dependentes do tempo entre as trocas, da qualidade do material das fraldas, do calor ambiente e da umidade da região. Surgem dermatite provocada pelos componentes da fralda, muitas vezes associada a amoniacal, masceramento da pele, infecções, candidíase e lesões por pressão. Esses fatos mostram que as fraldas não são tão inócuas, e quanto mais postergamos o seu uso evitamos todos esses inconvenientes. Nos portadores de doença de Alzheimer (DA) grave, o uso da fralda é por 24 h e quando são acometidos por essas lesões, muitas vezes não conseguem dizer o que estão sentindo e o desconforto da fralda se transforma em agitação psicomotora. Durante a troca das fraldas deve-se inspecionar a região perineal e as nádegas, para detectar pequenas alterações para que não se tornem lesões extensas, para que sejam instituídos cuidados locais e tratamentos específicos se necessário.

Impactação fecal

É comum em idosos e sua frequência aumenta nos institucionalizados. Uma revisão, incluindo 188 artigos, analisou 220 casos de obstrução fecal. Destes, 43,5% tinham mais que 65 anos, 49% apresentavam história de constipação severa, 29% eram portadores de doenças neuropsiquiátricas e 15% estavam institucionalizados[3]. Não há diferença na distribuição por sexo, mas a idade avançada aumenta a incidência dessa patologia.

Ocasionalmente, a obstipação intestinal crônica evolui para impactação fecal, que consiste na obstrução do intestino grosso por uma massa de fezes que não consegue ser impulsionada pelos movimentos peristálticos intestinais. Compromete, principalmente, pacientes idosos acamados e ocorre em 30% dos residentes em ILPIs[4].

A impactação fecal pode ser evitada pelo acompanhamento da equipe de enfermagem do funcionamento intestinal, independentemente da situação cognitiva ou serem usuários ou não de fraldas. Nos que vão espontaneamente ao banheiro, é difícil determinar se evacuaram ou não e nos usuários de fralda é mais fácil a constatação, mas na passagem de plantão isto tem que ser informado, bem como a ausência de fezes na fralda, porque essa falta de comunicação pode levar a impactação. Uma vez estabelecido o problema, os métodos utilizados para resolvê-lo causam constrangimento e desconforto para o paciente. Muitas vezes, um quadro de agitação psicomotora ou irritabilidade de um paciente é provocado pela obstrução, já que os demenciados têm dificuldade de expressar o que sentem.

CUIDADOS ODONTOLÓGICOS

As preocupações dos idosos com relação à saúde bucal se apresentam em 14º lugar numa lista de valores de 20 queixas mais comuns nessa faixa etária. Portanto, se faz cada vez mais necessário o conhecimento da condição epidemiológica da saúde bucal da pessoa idosa, contribuindo para prevenção, diagnóstico e intervenção tanto para a população institucionalizada quanto para a não institucionalizada.

A perda total dos dentes (edentulismo) ainda é aceita pela sociedade como algo normal e natural com o avanço da idade e não como um reflexo da falta de políticas preventivas de saúde.

As repercussões bucais na demência são devastadoras à medida que a doença evolui. Os pacientes recebem cuidados de terceiros, apresentam muitas dificuldades para realizar uma simples escovação dentária, dificuldade na abertura bucal e na manutenção dela aberta por um período de tempo, falta de cooperação e comportamento agressivo; fatores que levam à formação de cáries, gengivite, periodontites e halitose.

A equipe de enfermagem percebe os problemas dentários pelas dificuldades que o paciente apresenta para a higienização bucal, pela halitose constante, pela diminuição da aceitação da comida, sendo muitas vezes difícil de avaliar a presença de dor de dente, muitas vezes revelada apenas na hora da alimentação pela face de dor esboçada pelo doente.

Segundo van den Broek *et al.*[5] existem 50 causas para halitose e, em aproximadamente, 80 a 90% dos casos são de origem bucal. A incidência de mau hálito na população brasileira acima de 65 anos é, segundo a Associação Brasileira de Pesquisa de Odores Bucais, de cerca de 50%.

A limpeza adequada das próteses dentárias, mesmo a cargo das atendentes, não é fácil, pois muitas vezes as condições cognitivas dos pacientes não permitem que elas sejam retiradas para a limpeza adequadamente. Quando há perda de peso, elas causam desconforto e mais prejudicam a mastigação do que ajudam, fazendo com que as retirem e não as aceitem de volta.

COMORBIDADES

Além do que foi exposto, podemos destacar que muitos pacientes, com ou sem comprometimento cognitivo, são portadores de comorbidades múltiplas como *diabetes mellitus*, insuficiência cardíaca, doença pulmonar obstrutiva crônica, hipertrofia prostática benigna, osteoartrite, osteoartrose, insuficiência renal, hipertensão arterial, entre outras. Habitualmente, quando internados, continuam tomando seus medicamentos. Esses pacientes durante o período de internação podem apresentar descompensação de suas doenças. É comum a hipoglicemia ou a hiperglicemia, picos hipertensivos ou hipotensão, retenção urinária, descompensações respiratórias nos pulmonares crônicos, arritmias cardíacas, processos inflamatórios articulares etc. Podem surgir outras doenças, como AVE, fraturas espontâneas devidas à osteoporose, infecções (infecção do trato urinário, pneumonias, erisipela) e neoplasias. Muitas das condições acima podem ser controladas, pela equipe de enfermagem e médicos, assim como podem ser evitadas, por meio de controles diários da glicemia, pressão arterial, suturação de oxigênio etc. As infecções podem desencadear *delirium* que pode ser hipo ou hiperativo, devendo ser prontamente reconhecido e tratado. É preciso estar sempre atento as condições que levam a desidratação e aos distúrbios hidroeletrolíticos, por exemplo, como a diminuição de ingesta de líquidos. Devemos lembrar que pacientes demenciados podem não pedir água. Isto pode ser contornado, apenas oferecendo água para o idoso, pela equipe que o assiste, com maior frequência. Outras causas são os quadros diarreicos, infecciosos e os provocados por erro alimentar. Situações essas que também podem ser evitadas com acompanhamento adequado de enfermagem e médicos.

TRANSTORNOS DO SONO

Ao longo do desenvolvimento humano, o padrão de sono vai se modificando progressivamente. Durante a infância existe uma maior necessidade de sono (16 a 20 h/dia), ao longo da vida adulta a necessidade de sono varia de 7 a 8 h e após os 60 anos cai, aproximadamente 6 a 5 h/dia. A insônia é a mais comum das disfunções do sono. A sonolência excessiva durante o dia, que pode ser uma consequência da insônia, está associada ao prejuízo na qualidade de vida.

Nos pacientes sem alterações cognitivas é necessário verificar quais são os fatores desencadeantes da insônia e tentar corrigi-los para que o paciente volte a ter um sono reconciliador.

Nos pacientes com síndrome demencial, principalmente nos portadores de DA, os sintomas mais comuns relacionados ao transtorno do sono consistem em perambulação, confusão e despertares noturnos, além da sonolência diurna e a inversão do ciclo sono-vigília; despertar noturno é o aspecto mais estressante para os cuidadores, devendo ser corrigido através de medidas não farmacológicas e farmacológicas.

A ocorrência de insônia nos idosos institucionalizados numa pesquisa realizada em ILPI mostrou-se bastante alta: 77,8% apresentou insônia inicial, 47,2% insônia intermediária e 19,5% insônia final.

Existem múltiplas causas que podem colaborar ou desencadear os transtornos do sono no idoso. Antes de iniciarmos um tratamento é necessário que se identifique todos os possíveis fatores que estão desencadeando a insônia. Uma vez conhecida tanto as causas extrínsecas quanto as intrínsecas, elas devem ser corrigidas, dentro do possível, antes de iniciarmos medicamentos para a sua correção.

INTERAÇÃO MEDICAMENTOSA

A polifarmácia (uso de cinco ou mais medicamentos) em idosos institucionalizados é muito prevalente, devido às comorbidades presentes (doenças cardiovasculares, pulmonares, osteoarticulares e metabólicas). Sabemos que a terapêutica medicamentosa em idosos merece atenção e cuidados diferenciados, pois mudanças fisiológicas, relacionadas ao envelhecimento, podem alterar, de modo significativo, a farmacodinâmica e a farmacocinética de diversos fármacos.

Nos pacientes demenciados, devido às alterações de comportamento e da insônia, os medicamentos psicoativos passam a ser prescritos com uma frequência maior, principalmente, os antipsicóticos. Seu uso acarreta uma série de situações, como predisposição a queda, dificuldade de deglutição com pneumonia aspirativa, constipação intestinal com impactação fecal e piora dos domínios cognitivos já instalados.

A administração consciente desses medicamentos associado ao tratamento não farmacológico permite melhor relacionamento entre seus pares e melhor qualidade de vida.

Estima-se que a prevalência de psicofármacos em ILPIs chegue a 63%, sendo esses medicamentos usualmente prescritos por médicos não psiquiatras em decorrência da necessidade de controle comportamental, presença de sintomas de depressão e transtornos do sono[6].

CUIDADOS MENTAIS

Com relação aos cuidados mentais devemos nos preocupar com o relacionamento do assistido com o pessoal que compõe o grupo de cuidadores, com os outros moradores, assim como com o engajamento nas atividades de lazer. Também, é importante que se evite a perda de independência, condição essa que pode gerar ansiedade e depressão.

Tudo que vamos descrever tem como objetivo evitar que o idoso institucionalizado desenvolva um quadro depressivo ou piore um previamente instalado. A depressão é apontada como o quarto maior agente incapacitante das funções sociais e de outras atividades da vida cotidiana[7].

Na população idosa é uma doença comum, recorrente e frequentemente subdiagnosticada e subtratada, principalmente em relação a cuidados de saúde primários[8]. Em termos epidemiológicos, estima-se que aproximadamente 15% dos idosos apresentam sintomas de depressão, sendo essa prevalência maior nas populações institucionalizadas[9].

Transtorno depressivo

A institucionalização é uma condição indutora de estresse e potenciadora de depressão. Nesse ambiente, o idoso vê-se isolado do seu convívio social e adota um estilo de vida diferente do seu, tendo que se adaptar a uma rotina de horários, dividir seu ambiente com desconhecidos e viver distante da família. Esse isolamento social leva-o à perda de identidade, de liberdade, de autonomia e à solidão. A depressão é uma doença que tem tratamento e não deve ser encarada como uma consequência natural do envelhecimento[10].

A depressão foi mais frequentemente associada à autopercepção de saúde ruim, à dor, à deficiência visual, à presença de comorbidades, ao AVE e ao maior risco de desnutrição. O processo de institucionalização favorece a vivência de perdas, aumentando a vulnerabilidade aos quadros depressivos e contribuindo para pior percepção do estado de saúde[11].

Um estudo identificou por meio de uma revisão integrativa da literatura seis grupos de fatores associados à depressão em idosos institucionalizados: sociodemográfico, condições de saúde, capacidade funcional, comportamento, cognição e medicamentos[7].

A depressão reativa é uma forma de depressão causada por um evento traumático ou por pressão psicológica excessiva. Está relacionada ao desenvolvimento de sentimentos de impotência e à falta de esperança como consequência de fatores externos. É um tipo de depressão temporária que, à medida que eventos que a determinaram vão sendo resolvidos ou eliminados ou no caso em que a causa foi a morte de uma pessoa querida, os sentimentos vão desvanecendo até a pessoa sentir-se capaz de voltar à rotina diária.

Pacientes portadores de doenças osteodegenerativas que apresentam dificuldade de deambulação com limitação funcional ou com dores crônicas e mesmo aqueles que conseguem se locomover à custa de aparelhos (órteses) tendem a se isolar porque não conseguem acompanhar a rotina dos outros residentes. Esses pacientes têm que receber melhor atenção, de modo a amenizar ao máximo suas limitações e proporcionar da melhor maneira possível seu relacionamento com os outros integrantes da casa, diminuindo a incidência de depressão. Outras doenças físicas, como os sequelados de AVE, sem perda cognitiva, parkinsonianos e outras doenças crônicas como as pulmonares, cardiopatias e diabéticos, também podem provocar a depressão reativa.

Transtornos ansiosos

Para Skinner *et al*.[12], a ansiedade em idosos está relacionada às limitações vivenciadas na velhice e, na maioria das vezes, interpretadas como ameaçadoras. As pessoas com altos níveis de ansiedade apresentam tendência de antecipar sua inabilidade e questionar suas habilidades intelectuais. Essas percepções negativas interferem na atenção seletiva, na codificação de informações, na maioria das vezes bloqueando a compreensão e o raciocínio[13], o que, nessa fase da vida, poderia ser a diferença entre uma boa saúde mental ou comprometida.

Estudos epidemiológicos apontam que 11,6% dos idosos entre 55 e 85 anos apresentam algum transtorno de ansiedade, sendo a fobia específica a mais prevalente, seguida pela fobia social[14]. Transtornos ansiosos, bem como transtornos de humor, têm consequências adversas, como os altos índices de mortalidade e redução da qualidade de vida.

Em estudo realizado por Gonçalves[15], com 300 idosos em Coimbra, observou-se alta correlação entre sintomas ansiosos e sintomas depressivos. A maioria da amostra apresentou sintomas de ansiedade que surgiram diante de uma visão ruim dos acontecimentos, expressando que algo ameaçador e temível poderia acontecer[16].

Outro autor[17] identificou que os sintomas foram mais intensos entre os idosos com depressão, assim aqueles que desenvolveram depressão tiveram significativamente mais sintomas de ansiedade e menos afetos positivos do que aqueles que não desenvolveram depressão. A ansiedade é considerada uma patologia muito comum, por isso seus sintomas são subestimados e pouco pesquisados; porém são considerados sintomas negativos, pois trazem desconforto na vida daqueles que os sentem.

ESTIMULAÇÃO COGNITIVA

Devido aos fatores expostos, com relação à depressão, é fundamental que ocorra a sociabilização do idoso, promovendo a integração entre os idosos residentes na instituição, levando em consideração os sem declínio cognitivo e os com síndrome demencial em fase inicial. Isto deve ser promovido pelos profissionais da instituição, incluindo enfermagem, terapeuta ocupacional, fisioterapeuta, psicólogo e todos que têm contato direto com os residentes, cada um deles dando ênfase a sua função promovendo as mais variadas atividades, desde jogos, dança, atividade física, bem como eventos festivos como comemorações de datas (aniversariantes do mês, festas juninas, natal, carnaval, entre outras).

Reuni-los para assistir a um filme monitorados por um integrante do *staff*, no sentido, de posteriormente à exibição, discutir sobre o filme (personagens, história, cenas mais marcantes) é relevante. Essa participação na discussão promove uma socialização e o interesse pelos filmes. Nos pacientes com cognição comprometida, os questionamentos sobre o enredo do filme mostra o que conseguiram captar, o que chamou a atenção, mesmo que o filme tenha que ser repetido algumas vezes. Isto é parte da estimulação cognitiva ajudando a mantê-los mais atentos e também participativos. Fazer palavras cruzadas não é a melhor maneira de se prevenir a DA, porque com o tempo de prática desse exercício e pelo fato de eles se repetirem com muita frequência, as respostas vão se tornando automáticas, não se exigindo raciocínio para sua realização. É considerado mais um passatempo, como o jogo de paciência com o baralho. Os portadores da demência da DA não conseguem praticar esse exercício, por isso não ajudam no seu tratamento ou evolução. Até por essa razão, considera-se a exibição de um filme e posterior discussão do que foi assistido uma técnica de estimulação cognitiva eficaz para o cérebro. Vale ressaltar que a estimulação cognitiva não irá curar ou resolver o problema da perda cognitiva, mas permitirá melhor qualidade de vida para a doença neurodegenerativa em evolução. Às vezes, fracionar a apresentação do filme seja mais importante do que assisti-lo inteiro. Passe 20 a 30 min e interrompa e pergunte sobre o

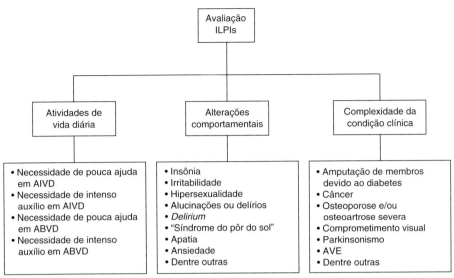

Figura 44.2 Organograma da avaliação geriátrica de uma instituição de longa permanência para idosos (ILPI). ABVD: Atividades básicas de vida diária; AIVD: atividades instrumentais de vida diária; AVE: acidente vascular encefálico.

que se lembra desse período em que assistiu ao filme. Caso seja necessário, repita o que foi visto pedindo para que preste atenção e faça o mesmo procedimento.

Outro ponto importante é a leitura. Leia e selecione um artigo curto e peça para que o doente leia atentamente e logo em seguida questione sobre o que leu (dê sua interpretação). Caso não consiga fazer isso, peça para que leia duas vezes e questione novamente. Selecione textos que você sabe previamente, que são de mais interesse. Mostre fotos de viagem e peça para que identifique os lugares e as pessoas da foto. Animais de estimação também ajudam a manter o paciente entretido e lhes dê a incumbência de cuidá-los (Figura 44.2).

CONCLUSÃO

Quando a instituição oferece condições que favorecem a realização de atividades facilitadoras de autonomia e independência dos idosos há motivação e poucos sentimentos negativos relacionados à velhice. Isto vale mesmo para paciente com síndrome demencial, isto é, devemos manter o maior grau de independência para esses pacientes. Um exemplo clássico é a hora das refeições, em que esses pacientes levam mais tempo para se alimentar, derrubam a comida na mesa e no chão, têm que usar uma espécie de proteção porque as roupas também se sujam e a comida esfria. É mais fácil para os cuidadores darem a comida na boca por evitar todos esses fatos, mas aí criam-se uma perda de independência para o paciente e uma dependência para o cuidador. O mesmo vale para o uso de fraldas, na higiene oral e nos banhos. A criação de dependências leva a uma piora da condição mental.

O aspecto mais importante com relação aos cuidados físicos e mentais nas ILPIs é a socialização entre seus residentes, o que lhes proporciona melhor qualidade de vida.

Referências Bibliográficas

1. American Geriatric Society (AGS) Foundation for Health Aging. Aging in the know: Nursing hoe care. 2005. Disponível em: http://www.healthinagingfoundation.org.
2. Moraes EM, Marino MCA, Santos RR. Principais síndromes geriátricas. Rev Med M.G. 2010;20(1):54-66.
3. Falcon BS, Lopez MB, Muñoz BM, Sanchez AA, Rey E. Fecal impactation: a systematic review of its medical complications. BMC Geriatr. 2016;16:4.
4. Cooper ZR, Rose S, J. Fecal incontinence: a clinical approach. Mt Sinai Med. 2000;67(2):96-105.
5. van den Broek AM, Feenstra L, de Baat C. A review of the current literature on aetiology and measurement methods of halitosis. J Dent. 2007;35:627-35.
6. Stella F. Factors influencing psychotropic prescription by non-psychiatrist physicians in a nursing home for the elderly in Brazil. São Paulo Med J. 2006;124(5):253-6.
7. Gonzalez LAM. Vivencia de los cuidadores familiares de adultos mayores que sufren depresión. Rev Escola de Enferm. 2010;44(1):32-9.
8. Medeiros JML. Depressão no idoso. Porto. Dissertação [Mestrado Integrado em Medicina] – Faculdade de Medicina, Universidade do Porto; 2010.

9. Siqueira GR. Análise da sintomatologia depressiva nos moradores do abrigo Cristo Redentor através da aplicação da Escala de Depressão Geriátrica (EDG). Cien Saude Colet. 2009;14(1):253-9.
10. Vaz SFA, Gaspar NMS. Depressão em idosos institucionalizados no distrito de Bragança. Rev Enferm. 2011;4(3):49-58.
11. Carreira L. Prevalência de depressão em idosos institucionalizados.. Rev Enferm. 2011;19(2):268-73.
12. Skinner BF, Vaughan ME. Viva bem a velhice: aprendendo a programar a sua vida. (A. L. Neri Trad.). São Paulo: Summus. 1985;.
13. Coes MCR, Ansiedade:. uma avaliação quantitativa de seus efeitos negativos sobre o desempenho no vestibular. Psic: Teor e Pesq. 1991;7(2):137-47.
14. Byers AL, Yaffe K, Covinsky KE, Friedman MB, Bruce ML. Occurrence of mood and anxiety disorders among older adults: the national comorbidity survey replication. Arch Gen Psychiatry. 2010;67(5):489-96.
15. Gonçalves D, Altermann C, Vieira A, Machado AP, Fernandes R, Oliveira A, et al. Avaliação das funções cognitivas, qualidade de sono, tempo de reação e risco de quedas em idosos institucionalizados. Rev Estud Interdiscipl Envelhec. 2014;9(1):95-108.
16. Gomes JB, Reis LA. Descrição dos sintomas de ansiedade e depressão em idosos institucionalizados no interior da Bahia. Revista Kairós Gerontologia. 2016;19(1):175-91.
17. Vicente FIV. Estudo longitudinal dos fatores associados à evolução de sintomas depressivos em idosos institucionalizados. Coimbra, Portugal. Dissertação [Mestrado] – Instituto Superior Miguel Torga. Escola Superior de Altos Estudos; 2013.

Leituras complementares

ANVISA. Resolução da Diretoria Colegiada nº 283, de 26 de setembro de 2005. Disponível em: http://.portalsaude.gov.br.

Camarano AA. Instituições de longa permanência e outras modalidades de arranjos domiciliares para idosos. In: Neri A. Idosos no Brasil: vivências, desafios e expectativas na terceira idade. São Paulo: Editora Fundação Perseu Abramo: SESC; 2007:169-90.

Camarano AA, Kanso S. As instituições de longa permanência para idosos no Brasil. Rev Bras Estud Popul. 2010;27(1):233-5.

ÍNDICE

A

Abordagem
   analítica, 301
   comportamentalista, 301
   humanista, 302
   psicanalítica, 300
Abuso
   de idosos emergências, 409
   e dependência de drogas ilícitas, 250
Ácido
   gama-aminobutírico (GABA), 349
   valproico, 82
Acúmulo de emaranhados neurofibrilares no *locus coeruleus* (LC), 21
Adaptações transculturais, 5
Addenbrooke's Cognitive Examination (ACE), 50, 53
Afasia
   de Broca, 45
   de Wernicke, 45
Afastamento social, 26
Afeto, 45
Agitação, 65, 130
   não demencial, 342
   psicomotora emergências, 407
Agressão, 65
Agressividade, 130
Alcohol use disorders identification test (AUDIT), 79
Alcoolismo, 85, 253
   características clínicas, 254
   diagnóstico, 254
   tratamento, 257
Alprazolam, 172
Alterações
   cerebrais para cognição, 20
   cognitivas, 13
      e funcionais no curso do transtorno depressivo, 159
   da percepção, 104
   do ciclo sono-vigília, 104
   motoras, 104
   neurocomportamentais, 63
   psicossociais, 23
Amitriptilina, 82
Amostra, 4
Amplificadores da cognição, 116
Anos vividos com incapacidade (years lived with disability – YLDs), 3
Ansiedade, 130
Antagonista do receptor N-metil-D-aspartato, 116, 135, 365

Anticoagulantes e interação medicamentosa, 316
Anticolinesterásicos, 83, 87
Antidepressivos, 135, 155, 315, 319, 320
   tricíclicos, 83, 87, 145, 321
Antipsicóticos, 92, 135, 316, 339
   atípicos, 82, 145, 172
   efeitos
      extrapiramidais, 346
      metabólicos, 346
   eventos
      cardiovasculares, 345
      cerebrovasculares, 345
   mortalidade por, 345
   nos transtornos psiquiátricos
      primários, 340
      secundários, 343
   segurança dos, 345
Aparência e atitude do paciente, 44
Apatia, 84, 78, 130
Apneia obstrutiva do sono, 279
Aposentadoria, 26, 27
Apresentação, 42
Asenapina, 172
Aspectos
   éticos, 37
   metodológicos, 4
Atenção, 34
   sustentada, 34
   e seletiva, 44
Atípicos, 92
Atividades
   avançadas de vida diária (AAVD), 66
   básicas de vida diária (ABVD), 15, 66
   de vida diária (AVD), 66, 69
   instrumentais de vida diária (AIVD), 15, 66
Atrofia, 17
Ausência da dimensão de futuro, 296
Autorresistência, 197
Autorregulação do *self*, 28
Avaliação
   cognitiva, 47, 49
      roteiro para, 48
   da família, 43
   de sintomas psiquiátricos de início recente, 88
   do estado mental, 41
   do humor, 51
   do juízo de realidade, 46
   do paciente, 42
   funcional, 51

Avaliação *(Cont.)*
   Geriátrica Compacta (AGC10), 16
   global do idoso (AGI), 15
   neuropsicológica, 57
      anamnese, 57
      em transtornos da personalidade em idosos, 60
      em transtornos do humor em idosos, 59
      entrevista devolutiva, 60
      escolha dos instrumentos, 58
      interpretação dos resultados, 59
      para diferencial entre depressão e demência, 59
      preparação do ambiente, 57
      reavaliação, 60

B

Bateria
   breve, 76
   cognitiva breve, 49, 53
   de avaliação frontal (FAB), 75
Bem-estar
   eudaimônico, 29
   psicológico, 29
Benzodiazepínicos e análogos, 82, 172, 349
   características farmacológicas, 349
   classificação, 350
   contraindicações, 352
   descontinuação, 355
   efeitos adversos, 352
      hemodinâmicos, 353
      na cognição, 352
      psicomotores, 354
      respiratórios, 353
   indicações clínicas, 350
   interações medicamentosas, 352
   modo de utilização, 351
   reações paradoxais, 354
   superdosagem, 352
   tolerância/dependência, 354
Biomarcadores liquóricos, 163
Bloqueios sexuais, 263
Bupropiona, 145, 239, 269, 322

C

Cambridge Cognitive Examination-Revised (CAMCOG-R), 74
Carbamazepina, 82, 83, 334

431

Carbonato de lítio, 83
Center for Epidemiologic Studies –
    Depression Scale (CES-D), 78
Chegada de netos, 26
Ciclo sono-vigília, 280
Citocinas inflamatórias, 162
Classificação Internacional de Doenças (CID), 5
Clinical Demential Rating (CDR), 75
Clomipramina, 82
Clozapina, 82, 172
Cognição, 20
    e demências, 73
Cognitive Abilities Screening Instrument
    (CASI), 51, 53
Comboios sociais, 25
Comorbidades, 7, 426
Compensação, 24
Comprometimento cognitivo leve, 67, 123
    critérios diagnósticos de, 123
    e biomarcadores da doença de Alzheimer, 126
Comprometimento e preservação cognitiva, 424
Confiabilidade, 5
Continuidade do *self*, 28
Continuum psicótico e esquizofrenia, 218
Cuidador, 26
Cuidados
    físicos, 424
        e mentais em instituições de longa
            permanência, 423
    mentais, 427
    odontológicos, 426

D

Dabigatran, 316
Daseinsanalyse, 302
Déficit de atenção, 104
Degeneração lobar frontotemporal, 115
Delirium, 13, 88, 103
    abordagem, 108
    características clínicas, 103, 104
    confirmação diagnóstica, 106
    diagnóstico, 106
    diagnóstico diferencial, 107
    e demência, 107
    e depressão, 107
    e esquizofrenia, 217
    e psicose, 107
    emergências, 404
    epidemiologia, 103
    evolução histórica do conceito, 103
    fatores de risco, 104
    fisiopatologia, 104
    prevenção, 110
    sinais de alarme, 106
    tratamento, 109
    tremens, 259
Demência, 59, 94, 111
    antecedentes, 113
    antipsicóticos, 343
    apresentação clínica, 111
    avaliação, 111
        clínica, 112
        cognitiva, 113
        de terapia ocupacional, 113
        inicial, 112
    cognição e, 73

Demência *(Cont.)*
    conceitos gerais, 111
    condições neurodegenerativas, 114
    consulta para o diagnóstico, 113
    de Alzheimer e esquizofrenia, 217
    de Lewy e esquizofrenia, 217
    delirium e, 107
    doença de Alzheimer, 111
    e esquizofrenia, 217
    emergências, 408
    exames por imagens, 113
    fisiopatologia da demência, 114
    frontotemporal, 93, 112
    histórico de saúde física e medicação, 113
    por corpúsculos de Lewy, 93, 112, 115
        antipsicóticos, 344
    prevenção da, 120
    problemas de humor, 113
    questões de risco, 112
    tratamentos da, 116
        dos sintomas comportamentais e
            psicológicos da, 117
    vascular, 111
Dementia Behavioral Disorder Scale
    (BEHAVE-AD), 66
Dependência, 244, 354
    de benzodiazepínicos, 249, 250
Depressão, 6, 59, 77, 130
    achados neurobiológicos, 161
    alterações de neuroimagem, 164
    aspectos cognitivos e biológicos, 159
    como pródromo de demência, 160
    delirium e, 107
    e demência diagnóstico diferencial entre, 161
    e esquizofrenia, 218
    e risco de demência, 160
    em demência preexistente, 131
    emergências, 409
    maior e persistente, 139
        alterações cerebrais estruturais, 141
        alterações neuroquímicas, 140
        diagnóstico, 142
        e cognição em idosos, 143
        e doenças clínicas, 144
        epidemiologia, 139
        fisiopatologia, 140
        tratamento, 144
    neuroquímica, 162
    sistema imunológico, 162
    subsindrômica, 149
        definições, 149
        diagnóstico, 150
        diagnóstico diferencial, 153
        e distúrbios orgânicos, 154
        e transtorno depressivo maior, 153
        epidemiologia, 150
        episódio depressivo com sintomas
            insuficientes), 150
        evolução, 152
        fatores de risco, 150
        instrumentos diagnósticos, 151
        prognóstico, 152
        quadro clínico, 151
        transtorno depressivo especificado, 150
        tratamento, 154
            abordagem psicológica, 155
            espera vigilante, 154

Depressão *(Cont.)*
        terapia cognitivo-comportamental,
            155
        terapia de resolução de problemas,
            155
        terapia interpessoal, 155
    vascular, 165
    unipolares, antipsicóticos, 342
Desagregação do pensamento, 45
Desenvolvimento psicossocial, 296
Desvenlafaxina, 322
Diagnostic and Statistical Manual
    of Mental Disorders (DSM), 5
Direct Assessment of Functional Status
    (DAFS-Br), 70
Disability adjusted life-year (DALY), 7
Disability Assessment for Dementia
    (DAD-Br), 51, 53
Disfunções sexuais, 263
    classificação, 265
    diagnóstico, 265
    epidemiologia, 264
    femininas, 269
    fisiopatologia, 264
    masculinas, 268
    quadro clínico, 265
    tratamento, 267
Distimia antipsicóticos, 342
Distribuição, 313
Distúrbio(s)
    cognitivo, 104
    de ritmo circadiano, 280
    eletrolíticos, 85
Doença(s)
    crônicas não transmissíveis (DCNT), 3
    de Alzheimer, 93, 114
        antipsicóticos, 343
    de Parkinson, 93, 96
    infecciosas, 95
    neuropsiquiátrica, 99
    vascular, 115
Donepezila, 357, 360
Drogas
    ilícitas, 250
    psicotrópica, 243
Duloxetina, 322

E

Ecolalia, 45
Efeitos adversos, 313
Ejaculação precoce, 267
Eletrocardiograma (ECG), 87
Eletroconvulsoterapia, 202, 371
    continuação, 378
    contraindicações, 373
    efeitos adversos, 373
    epidemiologia, 372
    indicações terapêuticas, 372
    manutenção, 378
    mecanismos de ação, 374
    remissão, 377
    resposta, 377
    sessões de tratamento, 375
Eletroencefalograma (EEG), 86
Eletrólitos, 85
Embotamento afetivo, 45

Emergências, 401
   abuso de idosos, 409
   agitação psicomotora, 407
   anamnese, 402
   antecedentes
      clínicos, 403
      familiares, 403
      pessoais, 403
      psiquiátricos, 403
   avaliação clínica, 402
   delirium, 404
   demência, 408
   depressão, 409
   exame(s)
      físico, 403
      psíquico, 404
      subsidiários, 403
   história da doença atual, 402
   interrogatório dos diversos aparelhos, 403
   propedêutica, 402
   suicídio, 409
Encefalopatia, 88
Entrevista clínica, 42, 48
Entrevista psiquiátrica aspectos psicopatológicos, 44
Envelhecimento, 3, 11, 33
   alterações
      cerebrais para, 20
      macroscópicas no cérebro do idoso, 17
      microscópicas no cérebro do idoso, 17
   aspectos
      clínicos e fisiológicos, 11
      cognitivos, 34
      fisiológicos, 33
   cognitivo, 33, 47
   multidisciplinaridade, 12
   normal e alterações relevantes na psiquiatria, 17
   normal e patológico, 18
   perspectiva transcultural do, 37
   saudável, 293
   síndromes geriátricas, 12
   sintomas psiquiátricos, 20
Escala breve de avaliação psiquiátrica versão ancorada (BPRS-A), 78
Escala de Avaliação de Depressão de Hamilton (HAM-D), 77
Escala de avaliação de incapacidade na demência – versão longa (DADL-BR)/Disability assessment scale for dementia – long version (DADL-BR), 70
Escala de Depressão Geriátrica de 15 itens (GDS-15), 51, 54, 77
Escala de Epworth para sono (EES), 78
Escala de Hamilton para ansiedade (HAM-A), 79
Escala de impressão clínica global (CGI), 78
Escala de Independência em atividades de vida diária (Índice de Katz), 70
Escala de rastreamento populacional para depressão (CES-D), 78
Escala de rastreio de depressão de Montgomery-Åsberg (MADRS), 77
Escala Lawton, 51
Esquizofrenia, 211
   antipsicóticos, 340
   comorbidades, 215

Esquizofrenia *(Cont.)*
   curso, 213
   diagnóstico, 216
   diagnóstico diferencial, 217
   e *continuum* psicótico, 218
   e *delirium*, 217
   e demência, 217
      de Alzheimer, 217
      de Lewy, 217
   e depressão, 218
   epidemiologia, 212
   evolução, 213
   marcadores biológicos, 215
   mortalidade, 215
   prognóstico, 213, 215
   quadro clínico, 213
   remissão dos sintomas psicóticos, 215
   subtipos de, 217
   tratamento, 218
      medicamentoso, 218
      não medicamentoso, 220
Estabilizadores de humor, 135, 329
Estado
   confusional agudo, 13
   de consciência, 104
Estatuto do Idoso, 4
Estimulação cognitiva, 310, 428
Estimulação magnética transcraniana, 382
   repetitiva, 382, 385
   por corrente contínua, 383, 384
Estratégias de enfrentamento, 28
Estudo(s)
   de fatores de risco, 8
   de morbidade e comorbidades, 7
   de mortalidade, 8
   do líquido cefalorraquidiano, 84
   epidemiológicos, 4
Etnogerontologia, 37
Evidências para rastreio, 52
Exame(s)
   de neuroimagem, 91, 92
   do estado mental, 44
   físico, 52
   psiquiátrico no paciente idoso, 41
   subsidiários, 52
Excreção, 314
Executive Function Performance Test (EFPT-Br), 70
Expressão emocional, 45

F
Família, 27
Farmacodinâmica, 314
Farmacologia básica, 313
Fármacos antidemência, 116
Fatores
   de risco, 8
      para quedas, 14
   psicológicos influenciando outras condições médicas, 198
Fenômeno da navegação espacial, 36
Fitoterápicos, 155
Fluência Verbal (FV), 50, 53
   fonética, 76
Fobia social, 188
Folato, 84

Fragilidade, 15
Frontal Behavioral Inventory (FBI), 66
Fuga de ideias, 45
Função(ões)
   endócrina, 86
   executivas, 34, 67
   hepática, 86
   renal, 85
   sexual, 263
Funcionalidade, 66
   no idoso com transtorno neuropsiquiátrico, 67

G
Gabapentina, 172, 358, 361
General Practitioners Assessment of Cognition (GPCOG), 51, 53
Geriatric Depression Scale (GDS), 77

H
Habilidade visuoespacial, 36
Haloperidol, 172
Hepatite viral, 85
Hipocalcemia, 85
Hipomagnesemia, 85
Hiponatremia, 85
Hipotenacidade, 44
Hipótese(s)
   da neurotransmissão, 106
   de desconexão de redes neuronais, 106
   do envelhecimento neuronal, 106
   fisiopatológicas, 105
   neuroinflamatória/aberrante ao estresse, 105
História
   familiar, 43
   medicamentosa, 43
   patológica pregressa, 43
HIV, 85
Holter, 87
Hospital Anxiety and Depression Scale (HADS), 65
Humor, 45

I
Iatrogenia, 12
Ideias delirantes, 104
Imipramina, 82
Impactação fecal, 425
Inatenção, 104
Incontinência urinária, 13, 14, 425
Índice de Katz, 51, 54
Informant Questionnaire on Cognitive Decline in the Elderly (IQCODE), 2, 69
Inibidor(es)
Inibidores
   da colinesterase, 116, 134, 357
      contraindicações, 364
      efeitos colaterais, 361
      interação medicamentosa com doenças clínicas, 364
      interações medicamentosas, 363
      síndrome da abstinência/descontinuação, 364
      toxicidade, 363

Inibidores *(Cont.)*
  da monoaminoxidase, 83, 145, 321
  da recaptação de serotonina-noradrenalina, 145
  seletivos da recaptação de serotonina, 82, 145, 320
Insônia
  antipsicóticos, 342
  crônica, 276
Instabilidade postural, 14
Instituições de longa permanência, 423
Instrumentos
  de avaliação, 5, 68
    das alterações neurocomportamentais, 65
    direta, 68
    indireta, 68
  para investigação de síndromes cognitivas, 75
  para rastreio clinico, 53
Interações medicamentosas, 313, 315, 427
Intervenções
  cognitivas, 307
  psicológicas, 294
    modalidades, 295
Intoxicação aguda ao álcool, 258
Inventário
  Beck de ansiedade (BAI), 79
  de depressão Beck, 77
  de depressão de Hamilton, 77
  Neuropsiquiátrico – Clínico 11 (NPI-C), 65
Item Cognitive Impairment Test 6 Item Cognitive Impairment Test (6CIT), 16, 50, 53

L
Labilidade, 104
Lamotrigina, 172, 335
Linguagem, 36, 45
Lítio, 82, 87, 329, 330
Lurasidona, 172
Luto, 139, 391
  durante o envelhecimento, 391
  e outras doenças, 396
  pela perda de um filho, 394
  pela perda do cônjuge, 392
  teorias de enfrentamento do, 394

M
Mania secundária, 179
Medicamentos
  antidemenciais, 357
  potencialmente inapropriados, 314
Medida de Independência Funcional (MIF), 69
Memantina, 365
Memória, 35
  episódica, 35, 67
  operacional, 35
  prospectiva, 35
  recente, 45
  remota, 45
  semântica, 35
Metabolismo, 313
Miniexame do Estado Mental (MEEM), 49, 53, 73

Mirtazapina, 145, 322
Modelo diátese-estresse, 104
Montreal Cognitive Assessment (MoCA), 8, 49, 53, 67, 74
Morbidade, 7
Mortalidades, 8
Motivo da avaliação, 42
Mudanças cognitivas, 33
Multidisciplinaridade, 12
Multimorbidade, 11
Mussitação, 45

N
Neologismos, 45
Neuroimagem, 91
Neuromodulação não invasiva, 381
Neuropsychiatric Inventory (NPI), 1, 65
Neurotrofinas, 162
Nível de consciência, 44
Nortriptilina, 82
Novos anticoagulantes orais diretos, 316
Novos papéis parentais, 26

O
Olanzapina, 172
Omissão terapêutica, 314
Orientação, 44
Otimização, 24
Oxcarbazepina, 172

P
Papéis sociais primários no trabalho e na família, 26
Para-respostas, 45
Parafasia, 45
Parkinsonismo atípico, 96
Participação da família no tratamento psicoterápico, 304
Pensamento, 45
Perda de memória, 13
Perseveração, 45
Personalidade
  anancástica, 237
  antissocial, 236
  borderline, 236
  dependente, 237
  esquizoide, 236
  esquizotípica, 236
  evitativa, 237
  histriônica, 237
  narcisista, 237
  obsessiva compulsiva, 237
  paranoide, 236
  personalidade, 237
Pesquisas de prevalência geral de transtornos mentais, 7
Pfeffer Functional Activities Questionnaire (PFAQ/Pfeffer), 70
Point Cognitive Screener 10-Point Cognitive Screener (10-CS), 50, 53
Polifarmácia, 314, 427
Polissonografia, 87
Pregabalina, 172
Prejuízo cognitivo, 159

Processo(s)
  de comparação social, 28
  psicoterápico, 303
Prolactina, 86
Propriedades psicométricas, 5
Pseudoalucinações, 46
Pseudodemência, 159
Psicanálise, 301
Psicodrama, 302
Psicoeducação e terapia sexual/de casal, 270
Psicologia, 300
  baseada em evidências, 272
Psicose, 130
  delirium e, 107
  na doença de parkinson antipsicóticos, 344
Psicoterapia, 300
  centrada na pessoa, 302
  cognitivo-comportamental, 301
  familiar, 304
  individual e em grupo, 293, 303
  psicanalítica, 301
  psicodinâmica, 303

Q
Quadros confusionais antipsicóticos, 344
Quedas, 425
Queixa principal, 42
Questionário das Atividades Funcionais de Pfeffer, 51, 54
Quetiapina, 172

R
Radiografia de tórax, 87
Reação adversa aos medicamentos (RAM), 12, 314
Redes de relações sociais, 25
Redução das redes sociais, 25
Relações sociais, 25
Resiliência psicológica, 30
Resposta neurocomportamental à doença, 105
Ressonância magnética, 92
Risperidona, 82, 72
Rivastigmina, 357, 360, 361
Rivermead Behavioral Memory Test (RBMT), 51, 53
Roubo do pensamento, 45

S
Sabedoria, 30
Satisfação com a vida, 29
Saúde sexual, 263
Segurança no uso dos principais psicofármacos, 82
Seleção, 24
  social, 26
Senescência, 123
Sensopercepção, 46
Sexualidade, 263
Short Cognitive Performance Test (SKT), 50, 53
Sífilis, 85
Simulação, 203

Síndrome(s)
 cognitivas instrumentos para investigação de, 75
 da apneia obstrutiva do sono, 279
 das pernas inquietas, 285
 de abstinência, 259
  de nicotina, 247
 de dependência, 245, 256
 de imobilidade, 15
 demencial, 83
 do pânico, 202
 geriátricas, 12
 neuropsiquiátricas relacionadas às demências, 129
  epidemiologia, 129
  fatores de risco, 131
  fisiopatologia, 131
  início tardio, 132
  prognóstico, 135
  tratamento, 133
   não farmacológico, 133
   farmacológico, 134
 serotoninérgica, 321
Sintomas
 ansiosos, 64, 88
 comportamentais, 64
 depressivos, 64, 88
 maníacos, 88
 neuropsiquiátricos, 64
 psicológico, 64
 psiquiátricos, 20
  causa orgânica para, 81
Sistema neuroendócrino, 163
Somatização, 201
Sono, 275
 e doenças neurodegenerativas, 286
 e envelhecimento, 275
Sonolência diurna excessiva no idoso, 282
Substâncias psicoativas, 243
Suicídio, 78, 413
 emergências, 409
 epidemiologia, 413
 fatores de risco, 415
 prevenção, 419
Suprarrenal, 86

T
Tabagismo, 247
Tecnologias como ferramentas de intervenções cognitivas, 311
Teofilina, 172
Teoria
 do Lifespan, 297
 psicossocial de Erikson, 297
Terceira idade, 23
Teste
 CAGE, 255
 de fluência verbal, 76
 de Fagerström para dependência de nicotina, 248
 desenho do relógio, 75
 do Desenho do Relógio (TDR), 50, 53
Tireoide, 86
Tolerância, 354
Tomografia
 computadorizada, 92

Tomografia *(Cont.)*
 computadorizada por emissão de fóton único (SPECT), 92
 por emissão de pósitrons (PET), 92
Topiramato, 182
Transtorno(s)
 ansioso por doença, 203
 bipolar, 167
  achados neuropsicológicos, 179
  antipsicóticos, 342
  aspectos cognitivos e biológicos, 177
  características clínicas, 168, 177
  diagnóstico diferencial, 170
  em idade avançada e transtorno neurocognitivo maior, 180
  epidemiologia, 177
  estudos de neuroimagem, 181
  fatores de risco, 167
  noções epidemiológicas, 167
  particularidades da terapêutica, 170
  tratamento, 181
   da fase depressiva, 182
   da mania aguda, 182
   de manutenção, 183
   farmacológico do episódio depressivo bipolar, 173
   farmacológico do episódio maníaco, 173
 cognitivos, 94, 298
 comportamental do sono rem, 283
 conversivo, 196, 203, 204
 da ansiedade
  antipsicóticos, 342
  comorbidades físicas, 185
  comorbidades psiquiátricas, 185
  diagnóstico na população geriátrica, 185
  diretrizes gerais para o manejo, 186
  epidemiologia, 185
  generalizada, 187, 202
  obsessivo-compulsivo e pós-traumáticos, 185
  por doença, 197, 205
  psicoeducação, 196
  social, 198
  tratamentos
   manutenção do, 197
   de primeira escolha, 196
 da personalidade, 233, 234, 238
  avaliação, 239
  processo, 239
 de atraso de fase do sono-vigília, 281
 de avanço de fase do sono-vigília, 281
 de mudança rápida de fuso-horário (Jet-lag), 281
 de ritmo circadiano, 281
 de simulação, 60
 de sintomas somáticos, 195, 203, 204
 delirantes, 225, 202
  antipsicóticos, 341
  avaliação, 227
  diagnóstico, 227
  diagnóstico diferencial, 227
  epidemiologia, 225
  evolução, 226
  exames laboratoriais e de imagem, 227
  fatores de risco, 226
  prognóstico, 226
  quadro clínico, 226

Transtorno(s) *(Cont.)*
 tratamento, 229
  efeitos adversos, 229
  farmacológico, 229
  não farmacológico, 230
 depressivos, 6, 202
 dismórfico corporal, 202
 do estresse pós-traumático, 192
 do pânico, 189
 do ritmo do sono-vigília não-24 horas (livre-curso), 281
 do ritmo sono-vigília irregular, 281
 do sono, 175, 426
 factício, 60, 198, 205
 mentais decorrentes de uso
  de álcool, 256
  de substâncias psicoativas, 243, 246
 neurocognitivos, 6
 neurocognitivo menor, 123
  conceitos, 123
  critérios diagnósticos de, 124
  diagnóstico, 124
  epidemiologia, 124
  tratamento, 126
 obsessivo-compulsivo, 189, 202
 por uso de substância, 246
 psiquiátricos, 98, 202
 somáticos, 195, 203
  diagnóstico, 201
  diagnóstico diferencial, 201
  epidemiologia, 200
  fatores de risco, 200
  mecanismos neurobiológicos e psicopatológicos, 203
  tratamento, 205
 trabalho em turno do sono, 281
Treino
 cognitivo, 307
  para idosos com CCL, 310
  para idosos saudáveis, 308
 de categorização, 309
 de memória episódica, 309
Tristeza normal e transtornos depressivos, 153
Tronco encefálico, 21

U
Uso nocivo, 244
Uso social recreativo, 244

V
Validade, 5
Valproato, 83, 333
Vareniclina, 249
Varfarina, 172
Venlafaxina, 322
Vigilância, 34
Vigilância medicamentosa, 81
Vitamina B12, 94
Vocabulário, 36
Vocalizações aberrantes, 65
Vortioxetina, 145

Z
Ziprasidona e tioridazida, 87